全国高等医药院校临床实习指南系列教材

案例版™

外科学临床实习指南

主　　编　温　浩　王喜艳

副 主 编　王云海　刘　兵　赛力克·马高维亚

张　铸　曹　力　王玉杰　柳　琛

马少林　沙力木江·呼拉比亚　郑　宏

于湘友

编写秘书　吴　磊

科 学 出 版 社

北　京

内 容 简 介

为适应我国高等医学教育改革和发展的需要，培养高素质、创新型的医学人才，为临床医学专业学生及从事临床医疗工作的外科医生编写了本书。

本教材是以外科学本科教学大纲为标准，注重真实临床病例与外科学教学内容相结合，在强化“三基”（基础理论、基本知识、基本技能）的前提下，从内容和形式上充分体现其启发性和实用性，可作为临床医学专业学生及从事外科临床工作医生的临床参考手册。本教材按病种分类进行编写，先由73位具有丰富临床和教学经验的专家完成初稿，再经各病种编写负责人集体讨论修正，由副主编再审阅修正，最后由主编定稿。全书约82万多字。

本教材可以满足广大临床医学生及外科医生临床学习的需要。并可作为执业医师资格考试及研究生入学考试的复习资料。

图书在版编目(CIP)数据

外科学临床实习指南：案例版 / 温浩，王喜艳主编. —北京：科学出版社，2008

全国高等医药院校临床实习指南系列教材

ISBN 978-7-03-022369-2

Ⅰ. 外…　Ⅱ. ①温…②王…　Ⅲ. 外科学-实习-医学院校-教学参考资料　Ⅳ. R6

中国版本图书馆CIP数据核字(2008)第091963号

策划编辑：李国红　责任编辑：周万灏　李国红 / 责任校对：赵桂芬
责任印制：张欣秀 / 封面设计：黄　超

科学出版社出版
北京东黄城根北街16号
邮政编码：100717
http://www.sciencep.com
北京建宏印刷有限公司 印刷
科学出版社发行　各地新华书店经销
*
2008年6月第　一　版　　开本：787×1092　1/16
2018年1月第二次印刷　　印张：30
字数：798 000

定价：98.00元

（如有印装质量问题，我社负责调换）

《外科学临床实习指南》编写人员

（以姓氏笔画为序）

于朝霞　于湘友　马少林　王云海　王玉杰　王　江
王喜艳　木拉提·艾斯木拖拉　文西年　邓延超
玉素甫·依米提　艾尔肯·萨德尔　艾合麦提·玉素甫
田　禾　吐尔干·艾力　伊力亚尔·夏合丁　刘　兵
刘　波　米吉提·买买提　米娜瓦尔·热扎克
安尼瓦尔·牙生　买买提江·阿布都卡得尔　杨广忠
李　刚　李　俊　李　涛　更·党木仁加甫　吴明拜
吴建江　吴　磊　何铁汉　库尔班·塞来　汪永新
沙力木江·呼拉比亚　张力为　张文斌　张立东　张昌明
张金辉　张庭荣　张　铸　张新峰　阿不都外力·吾守尔
陈启龙　陈涤平　邵英梅　罗　军　金格勒　郑　宏
赵　阳　赵晋明　郝玉军　柳　琛　哈尔满·阿吉汗
秦　涛　徐小雄　徐志新　徐新建　栾梅香　郭文平
郭丽英　郭怀荣　郭海龙　曹　力　盛伟斌　董祥林
温　浩　谢增如　詹玉林　廖霄斌　赛力克·马高维亚

前　言

医学是一门实践性很强的学科，临床实习是医学教育中重要的实践阶段，是临床理论教学的一个延续，是理论联系实践的关键性培养阶段，是巩固知识、锻炼技能、开拓思维的重要过程，它要求医学生通过临床实习学习临床工作方法，熟练掌握临床基本技能，独立地进行常见病、多发病的诊治等。

为适应医学科技的飞速发展和培养医学专业人才的需要，我们组织实践经验丰富的临床各专业的专家教授，编写了这套临床实习指南。

本书引入案例的编写模式：首先根据病例的临床资料书写病历摘要，其次结合病例，提出与发病机制、诊断、鉴别诊断、治疗、预后、随访等有关的问题，以启发学生思维，然后根据问题，给出简明扼要的答案或提示，最后引出重点理论知识，旨在加强临床理论向临床实践的过渡，为学生走上工作岗位打下基础；书中附有大量思考题和复习题，以加深理解，掌握知识点；同时，本书还创造性地增加了本学科操作诊疗常规和常见病、多发病的诊治重点。

本书内容系统全面、简明扼要、重点突出、临床实用性和可操作性强，突出"三基"内容，知识点明确，学生好学，教师好教，可以使学生在尽可能短的时间内掌握所学课程的知识点。

本书以5年制医学本科生为基本点，以临床医学专业为重点对象，兼顾预防、基础、口腔、麻醉、影像、药学、检验、护理等专业需求。

本书含有大量真实的临床案例，供高等院校医学生临床实习和见习时使用；同时，案例和案例分析紧跟目前国家执业医师资格考试和研究生入学考试案例分析的命题方向，可供参加这些考试的人员使用。

由于本书涉及专业较多，各领域科技进展迅速，受时间和水平的制约，难免存在缺点和错误，欢迎广大读者批评指正。

新疆医科大学第一临床医学院

2007年12月10日

目　　录

第一篇　普外系统

第二篇 骨科系统

第三篇　胸外系统

第四篇　泌尿系统

第五篇 神经外科导论

第六篇 烧 伤

第七篇 麻 醉

第八篇 ICU

第九篇 外科感染

第一篇 普外系统

第一章 甲状腺疾病

第一节 甲状腺肿

案例 1-1-1

患者,女,52岁,已婚,农民。以“发现颈前包块15年,气憋2个月”为主诉入院。患者自诉15年前无明显诱因发现颈前有一包块,约“杏子”大小,无疼痛、发热等不适症状,亦无多食消瘦、心悸、怕热、多汗、性格改变等症状,当时未引起重视及诊治。15年来,自觉颈前包块数量增多、逐渐增大,现已有“拳头”大小。2个月前开始出现气憋,并逐渐加重,且有胸闷等不适。为彻底诊治,今日就诊我院外科门诊,行B超检查提示为“甲状腺双侧叶实质性占位,符合结节性甲状腺肿改变”。以“甲状腺双侧叶肿块”为诊断收入我科,患者发病以来饮食、睡眠、大小便正常。病程中,否认有声音嘶哑及体重减轻。专科检查:颈软,无抵抗,气管居中,甲状腺弥漫性肿大,右侧叶明显,右侧可触及大小约5cm×3cm×2cm的结节,左侧可触及大小约4cm×2cm×1cm的结节,质中,无压痛,活动度可,可随吞咽上下活动,未闻及血管杂音。颈部未触及肿大淋巴结。

问题

◆最可能的诊断?

◆诊断依据有哪些?

◆进一步确诊尚需的检查项目?

◆鉴别诊断?

◆治疗方案?

参考答案和提示

◆诊断 (甲状腺双侧叶)结节性甲状腺肿。

◆诊断依据

1. 以“发现颈前包块15年,气憋2个月”为主诉入院。

2. 病史中无多食消瘦、心悸、怕热、多汗、性格改变等不适症状。

3. 甲状腺弥漫性肿大,以右侧叶明显,右侧可触及大小约5cm×3cm×2cm的结节,左侧可触及大小约4cm×2cm×1cm的结节,质中,无压痛,活动度可,可随吞咽上下活动,未闻及血管杂音。颈部未触及肿大淋巴结。

4. 颈部B超检查 甲状腺双侧叶实质性占位,符合结节性甲状腺肿改变。

◆进一步确诊尚需的检查项目 甲状腺功能化验,甲状腺核素扫描,基础代谢率测定及喉镜检查,必要时行甲状腺穿刺活检,术后病理诊断是确诊的“金标准”。

◆鉴别诊断

1. 甲状腺癌 甲状腺触诊质地较硬,表面不平整,固定,吞咽时随气管移动度较小,与周围组织粘连,局部淋巴结肿大,穿刺活检可鉴别。

2. 甲状腺腺瘤 ①甲状腺腺瘤经多年仍保持单发,结节性甲状腺肿的单发结节经一段时间后,多变为多个多节。②术中两者区别明显,腺瘤有完整包膜,周围组织正常,界限分明;结节性甲状腺肿单发结节则无完整包膜,且周围甲状腺组织质地有明显区别。

◆治疗

1. 治疗原则 甲状腺双侧叶大部分切除术。

2. 治疗方案

(1) 术前准备:常规术前检查及甲状腺功能化验,甲状腺核素扫描,必要时行甲状腺穿刺活检。

(2) 术中注意事项 手术操作应轻柔、细致,认真止血,注意保护甲状旁腺和喉返神经。还应注意:充分显露甲状腺体,通常需切除腺体的80%~90%,同时切除峡部。严格止血,常规切口内放置引流。

(3) 术后处理 ①注意患者呼吸、体温、脉搏、血压的变化,预防甲亢危象的发生。②注意引流液的颜色及量。③预防性使用抗生素、止血治疗。④术后5~7天拆线、出院。

临床思维:单纯性甲状腺肿

【临床表现】 单纯性甲状腺肿一般不呈现功能上的改变,故一般无全身症状,基础代谢率正常。早期,双侧甲状腺呈弥漫性肿大,质软,表面光滑无结节,可随吞咽上下移动。逐渐在单侧腺体,也可在两侧扪及多个(或单个)结节。囊肿样变的结节,可并发囊内出血,结节在短期内迅速增大。较大的结节性甲状腺肿,可以压迫邻近器官,而引起各种伴随症状。

1. 压迫气管 比较常见,自单侧压迫,气管向他侧移位或变弯曲;自两侧压迫,气管变为扁平。由于气管内腔变窄,呼吸发生困难,尤其胸骨后甲状腺肿更为严重。气管壁长期受压,可以软化,引起窒息。

2. 压迫食管 情况少见,仅胸骨后甲状腺肿可能压迫食管,引起吞咽时不适感,但不会引起梗阻症状。

3. 压迫颈深部大静脉 可引起头颈部血液回流障碍,此种情况多见于位于胸廓上口的巨大的甲状腺肿,特别是胸骨后甲状腺肿,临床出现面部青紫、肿胀,颈部和胸前表浅静脉的明显扩张。

4. 压迫喉返神经 可引起声带麻痹,声音嘶哑。压迫颈部交感神经节链,可引起霍纳(Horner)综合征。

【化验检查】

1. 甲状腺激素及TSH测定基本正常,部分缺碘患者T_4偏低。甲状腺摄碘率常偏高,但T_3抑制试验正常,少数有功能自主性结节者TSH降低,TRH兴奋试验反应降低。

2. 甲状腺同位素扫描 结节囊性变者示"冷结节",功能自主性结节示"热结节"。

【病史分析】 对于甲状腺疾病的患者,在采集病史时,要重点了解疾病有无伴随症状,有无甲亢的症状。较大的结节性甲状腺肿,可以压迫邻近器官,从而引起各种症状。

【体检分析】 该病例查体的重点在甲状腺的大小、质地、活动度、气管有无移位及有无淋巴结肿大。

【治疗分析】 患者因肿大的甲状腺组织已压迫气管,产生相应的气憋症状,故有明确的手术指征。为预防甲状腺功能低下,故手术原则上应保留腺体原体积的10%~20%。

思 考 题

1. 单纯性甲状腺肿施行甲状腺大部切除术的手术指征?

2. 单纯性甲状腺肿施行甲状腺大部切除术前的准备和术中注意事项？

思考题答案

1. 答题要点：有以下情况时，应及时施行甲状腺大部切除术治疗。
   (1) 因气管、食管或喉返神经受压引起临床症状者。
   (2) 胸骨后甲状腺肿。
   (3) 巨大甲状腺肿影响生活和工作者。
   (4) 结节性甲状腺肿继发功能亢进者。
   (5) 结节性甲状腺肿疑有恶变者。
2. 答题要点：
   (1) 术前准备：常规术前检查及甲状腺功能化验，甲状腺核素扫描，必要时行甲状腺穿刺活检。
   (2) 术中注意事项：手术操作应轻柔、细致、认真止血，注意保护甲状旁腺和喉返神经。还应注意：充分显露甲状腺腺体及通常需切除腺体的80%~90%，并同时切除峡部。严格止血，常规切口内放置引流。

第二节　甲状腺腺瘤

案例 1-1-2

患者，男，48岁，已婚，干部。以“发现颈前包块2年”为主诉入院。患者自诉2年前无明显诱因发现颈前有一包块，约1cm大小，无疼痛、发热等不适症状。当时未引起重视，现自觉包块逐渐增大，现已有“鸡蛋”大小。为彻底诊治，今日就诊我院外科门诊，行B超检查提示为“甲状腺左侧叶实质性占位”。以“甲状腺腺瘤”为诊断收入我科，患者发病以来饮食、睡眠、大小便正常。病程中，否认有声音嘶哑及体重减轻。

专科检查：颈软，无抵抗，气管居中，左侧甲状腺可触及大小约3cm×3cm×3cm的结节，质韧，无压痛，活动度可，可随吞咽上下活动，未闻及血管杂音。颈部未触及肿大淋巴结。

辅助检查：B超检查提示为甲状腺左侧叶实质性占位，考虑甲状腺腺瘤。

问题

◆最可能的诊断？

◆诊断依据有哪些？

◆进一步确诊尚需的检查项目？

◆鉴别诊断？

◆治疗方案？

参考答案和提示

◆诊断　左侧甲状腺腺瘤。

◆诊断依据

1. 以“发现颈前包块2年”为主诉入院。
2. 病史中无食多消瘦、心悸、怕热、多汗、性格改变等不适症状。
3. 左侧甲状腺可触及大小约5cm×3cm×3cm的结节，质韧，无压痛，活动度可，可随吞咽上下活动，未闻及血管杂音。颈部未触及肿大淋巴结。
4. 特殊检查　B超检查提示为甲状腺左侧叶实质性占位，考虑甲状腺腺瘤。

◆进一步确诊尚需的检查项目　甲状腺功能化验，甲状腺核素扫描，甲状腺穿刺活检，基础代谢率测定及喉镜检查。

◆鉴别诊断 甲状腺癌：甲状腺触诊质地较硬，表面不平整，固定，吞咽时移动度较小，与周围组织粘连，局部淋巴结肿大，穿刺活检可鉴别。

◆治疗

1. 治疗原则 甲状腺左侧叶次全切除术。

2. 治疗方案

(1) 术前准备：常规术前检查及甲状腺功能化验，甲状腺核素扫描，必要时行甲状腺穿刺活检。

(2) 术中注意事项：手术操作应轻柔，认真止血，注意保护甲状旁腺和喉返神经。还应注意：充分显露甲状腺腺体及通常需切除腺体的80%~90%，并同时切除峡部。严格止血，常规切口内放置引流。

(3) 术后处理：①注意患者呼吸、体温、脉搏、血压的变化。②注意引流液的颜色及量。③预防性使用抗炎、止血治疗。④术后5~7天拆线、出院。

临床思维：甲状腺腺瘤

甲状腺腺瘤是甲状腺最常见的甲状腺良性肿瘤。此病在全国散发性存在，于地方性甲状腺肿流行区稍多见。

【病理及临床特点】 甲状腺腺瘤病理上可分为滤泡腺瘤和乳头状囊性腺瘤及混合型腺瘤三种，前者较常见。切面呈淡黄色或深红色，具有完整的包膜。后者较前者少见，特点为乳头状突起形成。

患者多为女性，年龄常在40岁以下，一般均为甲状腺体内的单发结节，多个者少见。瘤体呈圆形或卵圆形，局限于一侧腺体内，质地较周围甲状腺组织稍硬，表面光滑，边界清楚，无压痛，随吞咽上下活动，生长缓慢，大部分患者无任何症状。乳头状囊性腺瘤有时可因囊壁血管破裂而发生囊内出血。此时，肿瘤体积可在短期内迅速增大，局部有胀痛感。

【诊断及鉴别诊断】 甲状腺腺瘤的诊断主要根据病史、体检、同位素扫描及B超等检查确定。但甲状腺腺瘤应与其他甲状腺结节相鉴别。

甲状腺腺瘤与结节性甲状腺肿的单发结节在临床上有时不易鉴别。以下两点可供鉴别的时参考依据：①甲状腺腺瘤经多年仍保持单发，结节性甲状腺肿的单发结节经一段时间后，多变为多个多节。②术中两者区别明显，腺瘤有完整包膜，周围组织正常，界限分明；结节性甲状腺肿单发结节则无完整包膜，且周围甲状腺组织不正常。

以下几点可作为与甲状腺癌鉴别时的参考依据：①儿童或60岁以上的男性患者应考虑甲状腺癌的可能，而甲状腺腺瘤多发生在40岁以下的女性患者。②甲状腺癌结节表面不平，质地较硬，吞咽时活动度小，且在短期内生长较快。有时虽然甲状腺内结节较小，但可扪及同侧颈部有肿大淋巴结。甲状腺腺瘤表面光滑，质地较软，吞咽时上下活动度大，生长缓慢，多无颈部淋巴结肿大。③^{131}I扫描或核素γ照相甲状腺癌多表现为冷结节，而甲状腺腺瘤可表现为温结节、凉结节或冷结节，且冷结节行B超检查多为囊性表现。④手术中可见甲状腺癌没有包膜，与周围组织粘连或浸润表现，而甲状腺腺瘤多有完整包膜，周围甲状腺组织正常。

【病史分析】 对于甲状腺疾病的患者在采集病史时，要重点了解疾病有无伴随症状，有无甲状腺功能亢进的症状。甲状腺腺瘤经多年仍保持单发，而结节性甲状腺肿单发结节经一段时间后，多变为多个结节。

【体检分析】 该病例查体的重点在甲状腺的大小、质地、活动度及有无淋巴结肿大。甲状腺腺瘤质地较周围甲状腺组织稍硬，表面光滑，边界清楚，无压痛，随吞咽上下活动。

【治疗分析】 由于腺瘤有癌变的危险，癌变率可高达10%，且有引起甲状腺功能亢进的可能，发生率为20%，故应早期切除。要注意的是，在切除腺瘤时应将腺瘤连其包膜和周围1cm的正常甲状腺组织整块切除，必要时连同切除同侧大部腺体。切除后即行冷冻切片检查，如检查有癌变，则应按甲状腺癌处理。

第三节　甲状腺癌

案例 1-1-3

患者，女，57 岁。患者自述 3 年以来，发现颈部左侧有一肿物逐渐增大，单发，有压痛。因经济困难，一直未就医。近 3 个月以来，发现颈部左侧多个淋巴结肿大，时常伴咳嗽、咯血及胸部不适并逐渐出现声音嘶哑，呼吸困难。查体可见：甲状腺左叶可扪及一约 3.0cm×4.0cm 肿物，质硬，活动度差，按之有压痛，气管向右偏移。行甲状腺 B 超检查提示：左侧甲状腺有一 3.5cm×4cm 的混合性肿物，颈部有多个大小约 1cm×1cm 淋巴结。胸部 X 线检查可见两肺有多个直径约 1.0~1.5cm 的阴影。以"甲状腺癌"为诊断收入我科，患者发病以来饮食、睡眠、大小便正常。病程中患者有声音嘶哑及体重减轻。

问题

◆该患者最可能的诊断是什么？

◆甲状腺癌诊断依据？

◆进一步确诊需要的检查项目？

◆鉴别诊断？

◆外科治疗具体方案包括？

参考答案和提示

◆初步诊断　甲状腺癌伴肺转移。

◆甲状腺癌的诊断　应综合病史、临床表现和必要的辅助检查结果。

1. 孤立性甲状腺结节质硬、固定或合并压迫症状。

2. 存在多年的甲状腺结节突然生长迅速。

3. 有侵犯、浸润邻近组织的证据；或扪及分散的肿大而坚实的淋巴结。

4. 有多发性内分泌腺瘤病的家族史，常提示甲状腺髓样癌。

5. 既往有头颈部的 X 线照射史。现已确诊 85% 的儿童甲状腺癌患者都有头颈部放射史。

◆进一步确诊需要的检查项目　甲状腺 CT 检查；甲状腺 ECT 检查；甲状腺功能检查。

◆甲状腺癌应与甲状腺瘤或单侧性甲状腺肿？慢性甲状腺炎等病相鉴别。

1. 甲状腺瘤或单侧甲状腺肿　为甲状腺一侧或双侧单发或多发结节，表面平滑，质地较韧，无压痛，可随吞咽上下活动。边界清楚，囊肿张力大，也可表现质硬。甲状腺同位素扫描，B 超检查等可帮助诊断。仍鉴别困难时可行细针穿刺细胞学检查。

2. 慢性甲状腺炎　以慢性淋巴结性和慢性纤维性甲状腺炎为主。慢性淋巴结性甲状腺炎，起病缓慢，甲状腺弥漫性肿大，质地坚韧有弹性，如橡皮样，表面光滑，与周围正常组织无粘连，可随吞咽运动活动，局部无发热，可并发轻度甲状腺功能减退，晚期压迫症状明显。其他检查有血沉加快，血清蛋白电泳分析示 γ 球蛋白增高，甲状腺扫描常示 ^{131}I 摄取减少且分布不匀。慢性侵袭性纤维性甲状腺炎，甲状腺逐渐肿大，质地异常坚硬，如岩石样。其特点为侵袭甲状腺周围组织，甲状腺位置固定，不能随吞咽上下活动，也可压迫气管、食管，引起轻度呼吸困难或吞咽困难，但一般不压迫喉返神经或颈交感神经节。晚期多合并有甲状腺功能减退。鉴别困难时，可行穿刺细胞学检查。

◆外科治疗　具体方案包括：一旦诊断为甲状腺癌，手术切除是最佳的治疗方法。手术方法往往依据癌细胞的种类、肿瘤大小、是否转移、年龄及性别等而有所差别。按照手术切除的范围，可分为全甲状腺切除、甲状腺大部切除和次全切除等。

临床思维：甲状腺癌

甲状腺癌是头颈部比较常见的恶性肿瘤，占全身恶性肿瘤的1%，女性多见，女性发病率为男性的2~3倍。由于甲状腺癌的病理类型较多，生物学特性差异很大。低度恶性的甲状腺癌患者有时可自然生存10年以上，有的甚至有肺部转移还能带病生存5年左右，但高度恶性的甲状腺癌患者可以在短期内死亡。绝大多数的甲状腺癌都发生在青壮年。本病的病因尚不明确，已知分化性甲状腺癌（乳头状腺癌和滤泡状癌）与放射线及地方性甲状腺肿大有关；髓样癌有家族遗传性；部分未分化癌可能来自分化型乳头状腺癌和滤泡状癌。甲状腺癌发病年龄因类型不同而异，乳头状腺癌分布最广。

【病史分析】 对于甲状腺癌患者在采集病史时，要重点了解有无诱因和发病部位，对于可能合并血管、神经损伤的患者，要注意询问发病前后的呼吸及感觉的不同。该病主要症状为甲状腺结节或肿物多在短期内迅速变硬、增大，腺体在吞咽时上下移动性减少或固定。更多合并有局部症状：如颈部常有不适或胀满感、束紧感。初诊时多有颈淋巴结的转移，并可出现波及耳枕部和肩的疼痛，声音嘶哑以及呼吸困难、吞咽困难和明显的Horner综合征。

【体检分析】 该病例查体的重点在检查颈部肿物大小，活动度，有无压痛，与周围组织关系，气管有无移位，颈部淋巴结有无肿大，是否有远处转移等征象。

【治疗分析】

1. 外科治疗

（1）对可疑甲状腺癌性结节的处理：比较合理的方案是进行筛选，对所有甲状腺结节常规做^{131}I扫描。除了^{131}I扫描显示为功能性或炎性结节外，其他都采用手术探查。尤其有下列情况者更应早期手术治疗：①不除外癌性结节。②直径大于3~5cm的囊性结节或穿刺检查找到癌细胞或2~3次穿刺后不消失者。③超声检查为实质性肿物者。

（2）对已确诊为甲状腺癌者应采用何种处理方式，要取决于患者的体质情况、癌肿的病理类型和临床分期。

2. 化学治疗　分化型甲状腺癌对化疗反应差，临床上仅有选择性的和其他治疗方法联用于一些晚期、局部无法切除或远处转移的患者。

3. 内分泌治疗　甲状腺素能抑制TSH分泌，从而对甲状腺组织的增生和分化好的癌有抑制作用，对乳头状癌和滤泡状癌有较好的治疗效果。

4. 放射治疗　各种类型的甲状腺癌对放射线的敏感性差异很大，几乎与甲状腺癌的分化程度成反比，分化越好，敏感性越差；分化越差，敏感性越高。

思　考　题

1. 甲状腺癌的分类是什么？
2. 甲状腺癌的鉴别诊断是什么？
3. 甲状腺癌的诊断依据是什么？
4. 甲状腺癌患者术后随访的注意事项。

思考题答案

1. 答题要点：甲状腺癌的分类是：

A. 原发性甲状腺癌：根据组织型态，分为以下5种：①乳头状腺癌，约占甲状腺癌的70%。②滤泡状腺癌：由滤泡上皮细胞衍生而来，约占甲状腺癌的20%。③未分化癌：约占甲状腺癌的3%。④髓样癌：由甲状腺旁细胞（C-cells，一种神经内分泌细胞）衍生而来，约占5%。⑤甲状腺淋巴癌：极为罕见，约占甲状腺癌的1%。

B. 甲状腺转移癌：罕见，指身体其他器官的癌细胞转移至甲状腺。

2. 答题要点：甲状腺癌应与甲状腺瘤或囊肿、慢性甲状腺炎等相鉴别。

(1) 甲状腺瘤或囊肿：为甲状腺一侧或双侧单发或多发结节，表面平滑，质地较韧，无压痛，吞咽时移动度大。边界清楚，囊肿张力大，也可表现质硬。甲状腺同位素扫描，B超检查等可帮助诊断。仍鉴别困难时可行细针穿刺细胞学检查。

(2) 慢性甲状腺炎：以慢性淋巴结性和慢性纤维性甲状腺炎为主。慢性淋巴结性甲状腺炎，起病缓慢，甲状腺弥漫性肿大，质地坚韧有弹性，如橡皮样，表面光滑，与周围正常组织无粘连，可随吞咽运动活动，局部无发热，可并发轻度甲状腺功能减退，晚期压迫症状明显。其他检查有血沉加快，血清蛋白电泳分析示γ球蛋白增高，甲状腺扫描常示^{131}I摄取减少且分布不匀。慢性侵袭性纤维性甲状腺炎，甲状腺逐渐肿大，质地异常坚硬，如岩石样。其特点为侵袭甲状腺周围组织，甲状腺位置固定，不能随吞咽上下活动，也可压迫气管、食管，引起轻度呼吸困难或吞咽困难，但一般不压迫喉返神经或颈交感神经节。晚期多合并有甲状腺功能减退。鉴别困难时，可行穿刺细胞学检查。

3. 答题要点：甲状腺癌的诊断应综合病史、临床表现和必要的辅助检查结果。

(1) 既往有头颈部的X线照射史。现已确诊85%的儿童甲状腺癌患者都有头颈部放射史。

(2) 有多发性内分泌腺瘤病的家族史，常提示甲状腺髓样癌。

(3) 孤立性甲状腺结节质硬、固定或合并压迫症状。

(4) 存在多年的甲状腺结节突然生长迅速。

(5) 有侵犯、浸润邻近组织的证据；或扪及分散的肿大而坚实的淋巴结。

(6) 借助^{131}I甲状腺扫描、B超、细胞学检查、颈部X线平片、血清降钙素测定、间接喉镜等检查，可明确诊断。

4. 答题要点：甲状腺癌患者术后随访注意事项有：在手术及放射性碘治疗后一年内，应每3个月检查一次血中甲状腺素、促甲状腺素(TSH)及甲状腺球蛋白浓度。一年后每6个月检查一次，如果一切正常，两年后可以一年检查一次。值得提出的是血中甲状腺球蛋白浓度被认为可以作为判断高分化型甲状腺癌是否复发的指标。如果甲状腺球蛋白的水平突然升高，应安排全身放射性碘扫描，以便察看复发部位及安排治疗。对于甲状腺髓样癌患者则可测定其血中降钙素浓度以检测癌细胞是否复发及推测预后。此外，所有患者每年应做一次胸部X线检查以明确是否有肺部转移。由于过量补充甲状腺素会造成骨质疏松症，因此女性患者每年应检查一次骨质密度。

复 习 题

一、名词解释

1. 基础代谢率　2. 甲状腺冷结节

3. 甲状腺危象

二、填空题

1. 引起单纯性甲状腺肿的原因为：①________；②________；③________。

2. 甲状腺手术中，出现声嘶，多与损伤________有关；术后出现饮水呛咳多与损伤________有关。

3. 简述单纯性甲状腺肿的手术指征________。

4. 在做视诊和触诊时，甲状腺如正常，则应________、________。

5. 施行甲状腺手术，分离甲状腺，应在甲状腺的________和________之间进行。

6. 释放入血的甲状腺素与血清蛋白结合，其中90%为________，10%为________。

7. 鉴别甲状腺“冷结节”的良恶性，可用________做甲状腺显影。

三、单项选择题

1. 颈部肿块在下列哪个部位应考虑甲状腺腺

瘤(　　)

A. 颈侧位

B. 颈下区

C. 颈前区中下部,随吞咽上、下活动

D. 颈前区中区随伸舌而活动

E. 锁骨上窝

2. 甲状腺结节的检查,下列哪项是正确的(　　)

A. 随伸舌移动　B. 随吞咽移动

C. 随呼吸移动　D. 不移动

E. 咳嗽时移动

3. 甲状腺手术后一侧喉返神经损伤时会发生(　　)

A. 吞咽困难　B. 音调降低

C. 饮水时呛咳　D. 呼吸困难

E. 声音嘶哑

4. 下列甲状腺疾病中哪一项必须手术(　　)

A. 青少年甲状腺功能亢进

B. 青春期甲状腺肿

C. 妊娠期甲状腺肿

D. 轻度甲状腺功能亢进

E. 结节性甲状腺肿继发甲状腺功能亢进

5. 女,52岁,来自内陆山区,自述颈部粗大已数十年,最近颈部逐渐增粗,并感呼吸受影响,体检:颈部外观明显粗大,双侧扪及多个结节,随吞咽活动,应考虑为(　　)

A. 甲状腺多发性腺瘤

B. 单纯性甲状腺肿

C. 弥漫性甲状腺肿

D. 结节性甲状腺肿

E. 慢性淋巴细胞性甲状腺炎

6. 与甲状腺有关的肿块特点是(　　)

A. 位于颈前区

B. 可随吞咽上、下移动

C. 可随伸缩舌上、下移动

D. 常为囊性

E. 具有对称性

7. 应及时施行甲状腺大部切除术的是(　　)

A. 地方性甲状腺肿　B. 生理性甲状腺肿

C. 胸骨后甲状腺肿　D. 单纯性甲状腺肿

E. 青春期甲状腺肿

8. 甲状腺手术后出现呼吸困难或窒息的可能原因是(　　)

A. 一侧喉返神经损伤

B. 喉上神经内支损伤

C. 喉上神经外支损伤

D. 切口内出血

E. 甲状旁腺损伤

9. 甲状腺手术后出现饮水呛咳,其原因是(　　)

A. 喉上神经外支损伤

B. 喉上神经内支损伤

C. 一侧喉上神经损伤

D. 两侧喉上神经损伤

E. 甲状旁腺缺血

10. 甲状腺癌中预后最差的是(　　)

A. 乳头状癌　B. 未分化癌

C. 滤泡状腺癌　D. 髓样癌

E. 混合型癌

11. 适于外照射治疗的甲状腺癌是(　　)

A. 乳头状癌　B. 髓样癌

C. 未分化癌　D. 滤泡状癌

E. 乳头状与滤泡状混合癌

四、多项选择题

1. 甲状腺瘤应早期手术切除,是因为(　　)

A. 可以恶变

B. 可引起甲状腺功能亢进

C. 与甲状腺癌难于鉴别

D. 与结节性甲状腺肿难于鉴别

E. 囊性者易发生囊内出血

2. 下列哪些情况多考虑为恶性的可能(　　)

A. 儿童甲状腺结节

B. 年轻男性多发结节

C. 核素扫描“冷结节”

D. “亲肿瘤”扫描,冷结节处放射性浓聚

E. 短期内迅速增大并伴局部胀痛

3. 甲状腺手术后第2天出现手足抽搐的处理是(　　)

A. 立即注射葡萄糖酸钙

B. 立即抽血查钙、磷浓度

C. 立即抽血查 T_3、T_4、TSH

D. 立即做气管切开

E. 立即拆除切口缝线,检查切口积血

4. 甲状腺癌手术后可能发生的并发症有(　　)

A. 声嘶　B. 呛水

C. 低钙　D. 音调降低

E. 甲状腺危象

五、简答题

1. 简述甲状腺手术后出现呼吸困难和窒息的常见原因。
2. 试述甲状腺手术后发生呼吸困难或窒息的预防及处理措施。
3. 甲状腺手术治疗的并发症是什么?
4. 甲状腺癌的分类是什么?
5. 单纯性甲状腺肿施行甲状腺大部切除术的手术指征是什么?

六、问答题

1. 请试述甲状腺癌远处转移的症状和分期。
2. 单纯性甲状腺肿施行甲状腺大部切除术术前准备和术中的注意事项是什么?

复习题参考答案

一、名词解释

1. 基础代谢率 在完全安静、空腹的情况下进行测定。基础代谢率=(脉率+脉压)-111。
2. 甲状腺冷结节 应用放射性[131]I 等扫描,将结节的放射性密度与周围正常甲状腺组织的放射性密度进行比较,完全缺如者为冷结节。单个冷结节的恶性可能性较大。
3. 甲状腺危象 甲状腺功能亢进的严重合并症主要表现为:高热(>39°C),脉快(>120次/分),同时合并神经、循环及消化系统严重功能紊乱,如烦躁、谵妄、大汗、呕吐、水泻等反应。

二、填空题

1. ①甲状腺原料(碘)缺乏 ②甲状腺素需要量增加 ③甲状腺素的合成与分泌障碍
2. 喉返神经 喉上神经
3. ①胸骨后甲状腺肿;②结节性甲状腺肿恶变;③结节性甲状腺肿并功能亢进;④有临床症状者;⑤影响生活和工作者。
4. 看不见 摸不着
5. 内被膜 外被膜
6. T_4 T_3
7. "亲肿瘤"放射性核素

三、单项选择题

1. C 2. B 3. E 4. E 5. D 6. B 7. C 8. D 9. B 10. B 11. C

四、多项选择题

1. ABCE 2. ABCD 3. AB 4. ABCD

五、简答题

1. 答题要点:①切口内出血;②喉头水肿;③气管塌陷;④双侧喉返神经损伤。
2. 答题要点:发生原因为:①切口出血;②喉头水肿;③气管塌陷;④双侧喉返神经损伤。

   预防指标为:①止血彻底,必要时放置引流;②减少气管的损伤;③发现气管软化者做气管悬吊或手术中做气管切开;④避免双侧喉返神经损伤,处理下极时认清解剖关系,上极可做包膜内处理。

   处理措施为:①常规床旁备气管切开包;②伤口内积血者拆除切口缝线,清除血块,出血点止血,放置引流;③必要时紧急做气管切开。
3. 答题要点:手术治疗的并发症包括甲状腺功能低下,甲状腺旁腺功能低下症(引起钙磷代谢紊乱,血钙过低),喉返神经损伤致声带麻痹,喉上神经损伤致饮水或进流食时呛咳,手术创面出血、窒息等。
4. 答题要点:

   A. 原发性甲状腺癌:根据组织型态,分为以下数种:①乳头状腺癌:由滤泡上皮细胞衍生而来,约占甲状腺癌的50%~70%。②滤泡状腺癌:由滤泡上皮细胞衍生而来,约占甲状腺癌的15%。③未分化癌:由滤泡上皮细胞衍生而来,约占甲状腺癌的10%。④髓样癌:由甲状腺旁细胞(C-cells,一种神经内分泌细胞)衍生而来,约占1%~2%。⑤甲状腺淋巴癌:极为罕见,约占甲状腺癌的1%。

   B. 甲状腺转移癌:罕见,指身体其他器官的癌细胞转移至甲状腺。
5. 答题要点:有以下情况时,应及时施行甲状腺大部切除术治疗:

   (1) 因气管、食管或喉返神经受压引起临床症状者。

   (2) 胸骨后甲状腺肿。

   (3) 巨大甲状腺肿影响生活和工作者。

   (4) 结节性甲状腺肿继发功能亢进者。

(5) 结节性甲状腺肿疑有恶变者。

六、问答题

1. 答题要点:脑部转移引起头痛及呕吐、肺部或纵隔腔转移引起咳嗽、咯血及胸部不适、骨转移造成病理性骨折或引起疼痛、脊髓转移引起手足酸麻或无力等。

临床上有人将甲状腺癌分为四期:如癌细胞只局限在原发部位者(甲状腺单侧叶内)为第一期;如癌细胞已扩散至甲状腺对侧叶内但仍局限于甲状腺包膜内者则为第二期;癌细胞穿过包膜侵犯局部组织如淋巴结者为第三期;有了肝脏、肺脏、骨骼、脑部或腹膜等远端转移者则为第四期。

外科治疗具体方案包括:一旦诊断为甲状腺癌,手术切除是最佳的治疗方法。手术方法往往依据癌细胞的种类、肿瘤大小(有些外科医师以肿瘤是否大于 1.5cm 或 2cm 作为决定手术方法的标准)、是否转移、年龄及性别等而有所差别。按照手术切除的范围,可分为全甲状腺切除、甲状腺大部切除和次全切除等。

2. 答题要点:

(1) 术前准备:常规术前检查及甲状腺功能化验,甲状腺核素扫描,必要时行甲状腺穿刺活检。

(2) 术中注意事项:手术操作应轻柔、细致、认真止血,注意保护甲状旁腺和喉返神经。还应注意充分显露甲状腺腺体及通常需切除腺体的 80%~90%,并同时切除峡部。严格止血,常规切口内放置引流。

诊 疗 常 规

一、术前一般检查

1. 血常规、尿常规,大便常规。
2. 术前凝血功能。
3. 肝、肾功能,水、电解质测定。
4. 测定血型。
5. 心电图。
6. 胸片。
7. 颈部 B 超/CT。
8. 甲状腺 ECT。
9. 肝炎、艾滋病病毒学检查。
10. 血清 T_3、T_4、TSH 测定。
11. 肺功能检查(≥65 岁)。
12. 喉镜检查(气管明显受压或声音嘶哑者)。

二、术 前 准 备

1. 入院后即开始做颈部锻炼,以适应术中体位。
2. 术前备皮、交叉配血,请麻醉科会诊,签手术同意书。
3. 术晨置尿管。
4. 术前常规联系术中快速冰冻检查。

三、治 疗

(一) 单纯性甲状腺肿

1. 非手术治疗　25 岁以前且结节较小的年轻患者可给予少量甲状腺素治疗,一般用优甲乐

50～100μg。

2. 手术治疗

(1) 甲状腺腺叶次全切除术:结节位于腺叶上/下极。

(2) 甲状腺一侧腺叶切除术:肿块较大占据整个腺叶或一侧腺叶弥漫性结节者。

(3) 甲状腺一侧+对侧部分切除术:结节占据一侧腺叶,对侧有小的结节者。

(4) 甲状腺全切术:甲状腺两侧腺叶弥漫性结节样变,腺体明显变硬,无正常腺体者。

(二) 甲状腺瘤

1. 在切除腺瘤时应将腺瘤连其包膜和周围 1cm 的正常甲状腺组织整块切除,必要时连同切除同侧大部分腺体。

2. 切除后即行冷冻切片检查,如检查有癌变,则应按甲状腺癌处理。

(三) 甲状腺癌

1. 手术治疗(乳头状癌,滤泡状癌及髓样癌)

(1) 甲状腺一侧腺叶+峡部切除术。

(2) 甲状腺一侧腺叶+峡部+对侧部分切除术。

(3) 甲状腺全切术。

(4) 颈淋巴结清扫术。

2. 内分泌治疗　应用左甲状腺素片(优甲乐)100～150μg/d,根据血清甲状腺素 TSH 水平加以调整,控制 T_3,T_4 于正常范围高限,TSH 于正常范围下限,一般在 1.0mmol/L 以下为好,能达到 0.1mmol/L 效果更佳,但临床上很难达到。

3. 放疗

(1) 放射性核素治疗:主要用于乳头状癌,滤泡状癌。术后应用 ^{131}I,适合于 45 岁以上患者、多发性癌灶、局部侵袭性肿瘤及存在远处转移者。

(2) 外放射治疗:主要用于未分化型甲状腺癌。

四、术后治疗

1. 抗生素应用　术后 3～5 天。

2. 对症治疗。

3. 术后定期复查血清甲状腺素水平。

五、术后并发症

1. 术后切口内出血、呼吸困难、窒息。

2. 术后声音嘶哑、喝水呛咳、音调变低等。

3. 术后口周麻木、手足抽搐。

4. 术后气管塌陷、窒息。

5. 术后甲状腺功能减低。

六、建立患者随访档案,定期随访

出院后每个月查血清 T_3、T_4、TSH;定期门诊随访。

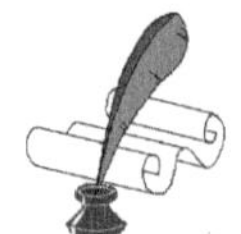

第二章 乳腺疾病

第一节 急性乳腺炎

案例 1-2-1

患者,女,27岁,已婚。以“产后1个月,右乳红肿胀痛3天”为主诉入院,患者诉产后1个月,3天前开始出现右乳胀痛,局部皮肤发红,皮温高,伴有寒战,发热,无局部皮肤溃烂,疼痛呈波动性。自服抗炎药物(具体不详)效果不佳,遂来我院就诊,以“急性乳腺炎”收住我科。患者自发病以来,无头晕、头痛,无恶心、呕吐。饮食睡眠均差,大小便正常,体重无明显减轻。平素体健,否认肝炎、伤寒、肺结核等传染病史,否认食物、药物过敏史,否认其他外伤史及手术史。系统回顾无特殊。

体格检查:T 39.1℃,专科检查:望诊,右侧乳房明显增大,右乳外侧局部皮肤红肿,乳头无脓性分泌物。触诊,红肿区域触痛明显,皮温高,质地变硬,未及波动感,未触及腋淋巴结肿大。

辅助检查:血常规示 WBC 12×10^9/L。乳腺B超,右乳外侧可见一大小约5cm×6cm×6cm 液性区域。

问题

◆最可能的诊断?

◆诊断依据有哪些?

◆进一步确诊尚需的检查项目?

◆鉴别诊断?

◆治疗方案?

参考答案和提示

◆初步诊断　急性乳腺炎。

◆诊断依据

(1) 产后1个月,右乳红肿胀痛3天,伴寒战、高热。

(2) 右侧乳房明显增大,右乳外侧局部皮肤红肿,乳头无脓性分泌物。红肿区域触痛明显,皮温高,质地变硬,未及波动感,未触及腋淋巴结肿大。

(3) 辅助检查:血常规示 WBC 12×10^9/L。乳腺B超示右乳外侧可见一大小约5cm×6cm×6cm 低回声区域。

◆进一步确诊尚需的检查项目　B超引导下的脓肿穿刺;脓肿细菌学;细胞学检查及药敏试验。

◆鉴别诊断　炎性乳腺癌:患者多为中青年,常合并妊娠、哺乳,患乳表面皮肤有红、肿、热、痛等急性炎症病变的表现,伴暗红色、弥漫性水肿及橘皮样改变,乳房质硬,早期出现腋淋巴结肿大,白细胞数正常,无明显发热等全身炎症表现,经短期抗生素治疗无效,可与急性乳腺炎鉴别。

◆治疗

1. 治疗原则　消除感染,排空乳汁。

2. 治疗方案

(1) 足量有效的抗生素治疗,多用青霉素。

(2) 局部热敷或理疗,促进炎症吸收。

(3) 未形成脓肿者,可继续哺乳,哺乳后吸尽剩余乳汁。

(4) 已形成脓肿者,应及时切排,如果脓肿与大乳管相通,切排术后伤口不愈,形成乳瘘则应停止哺乳,药物退奶。

(5) 乳头内陷者,指导患者经常清洗乳头;严重内陷,乳头难以外翻者,可考虑行矫形手术。

临床思维:急性乳腺炎

急性乳腺炎常见于产后哺乳期妇女,初产妇多见,可发生于乳房的任何象限。多为葡萄球菌感染。部分先天性乳头内陷或者各种原因导致的后天性乳头内陷者,可在乳晕周围出现急性炎性病变,难以治愈。

【临床表现】 患侧乳房红肿热痛,局部可触及硬块,压痛明显,不经治疗可发展为乳房脓肿,脓肿穿入乳管可见乳头溢脓;病情严重者伴寒战、高热、白细胞升高等全身感染症状;急性炎症治疗不当或引流不充分可导致慢性乳腺炎,乳腺内形成硬结,边界不清,活动度不大。

【治疗】 治疗包括足量有效的抗生素治疗,多用青霉素;局部热敷或者理疗,促进炎症吸收;未形成脓肿者,可继续哺乳,哺乳后吸尽剩余乳汁;已形成脓肿者,应及时切排,如果脓肿与大乳管相通,切排术后伤口不愈,形成乳瘘则应停止哺乳,药物退奶;乳头内陷者,指导患者经常清洗乳头;严重内陷,乳头难以外翻者,可考虑行矫形手术。

【病史分析】 对于急性乳腺炎的患者在采集病史时,要重点了解哺乳史,产生炎症的原因,炎症的部位,全身症状以及有无乳头内陷、溢脓等情况。该病例主要症状为右乳红肿胀痛 3 天,伴寒战高热,右侧乳房明显增大,右乳外侧局部皮肤红肿,乳头无脓性分泌物。红肿区域触痛明显,皮温高,质地变硬,未及波动感,未触及腋淋巴结肿大。

【体检分析】 该病例查体的重点在患乳局部皮肤情况,乳腺质地情况,有无乳头溢脓、局部破溃溢脓等情况。另外注意有无全身炎症反应的情况。

【治疗分析】 急性乳腺炎是由于乳汁淤积、细菌入侵引起的,治疗的原则就是消除感染,排空乳汁。早期不宜手术,但一旦脓肿形成后仅以抗生素治疗,则可导致更多乳腺组织破坏,脓肿形成后,主要的治疗措施就是及时做脓肿切开引流,做到有脓必排,排脓必畅。

思 考 题

1. 试述急性乳腺炎的病因是什么?
2. 试述急性乳腺炎的临床表现。
3. 试述急性乳腺炎的处理原则以及具体措施。
4. 急性乳腺炎应与哪些乳腺疾病鉴别?

第二节 乳腺囊性增生病

案例 1-2-2

患者,女,41 岁,已婚,干部。以“发现左乳肿块伴经期胀痛半年”为主诉入院,患者诉半年前扪及左乳头外上方有多个肿块,约 2cm 大小,与月经关系明显,月经来潮前肿块增大明显,伴有明显胀痛,期间未经特殊治疗,今患者为进一步治疗,来我院就诊,以“乳腺增生”收住,患者自发病以来,无头晕、头痛,无恶心、呕吐。无局部红肿热痛,无乳头溢液及凹陷。饮食睡眠均可,大小便正常,体重无明显减轻。平素体健,否认肝炎、伤寒、肺结核等传染病史,否认食物、药物过敏史,否认其他外伤史及手术史。系统回顾无特殊。

体格检查: T 36.5℃,P 80 次/分,R 20 次/分,BP 120/70mmHg。专科检查:望诊,双乳对称,大小形态正常,无皮肤红肿,乳头无凹陷。触诊,左乳腺体明显增厚、质韧,可触及数个大小不等的肿块,最大直径约 2cm,最小约 1cm,肿块质硬,边界较清,表面不光滑,与周围组织无粘连,活动度良好。乳头无溢液,未触及腋淋巴结肿大。

辅助检查：血常规，WBC 6×10^9/L。乳腺B超示左乳外侧可见数个大小不等的回声灶最大约2cm×2cm×1cm，最小约1cm×1cm×1cm。乳腺X线片示双乳增生。

问题

◆最可能的诊断？

◆诊断依据有哪些？

◆进一步确诊尚需的检查项目？

◆鉴别诊断？

◆治疗方案？

参考答案和提示

◆初步诊断 乳腺囊性增生病。

◆诊断依据

1. 发现左乳肿块伴经期胀痛半年。

2. 左乳腺体明显增厚，质韧，可触及数个大小不等的肿块，最大直径约2cm，最小约1cm，肿块质硬，边界较清，表面不光滑，与周围组织无粘连，活动度良好。

3. 辅助检查：血常规，WBC 6×10^9/L。乳腺B超示左乳外侧可见数个大小不等的强回声占位，最大约2cm×2cm×1cm，最小约1cm×1cm×1cm。乳腺钼靶片，双乳团块状乳腺结构紊乱阴影。

◆进一步确诊尚需的检查项目 占位灶穿刺活检。

◆鉴别诊断 乳腺癌：乳腺增生有时与乳腺癌难以鉴别。临床上可疑为恶性病变时，必须切除组织行病理学检查，乳腺增生的大体标本质地较乳腺癌软，有韧感，肿块无浸润性生长，瘤体中心无出血坏死。小叶原位癌与重度不典型增生、硬化性腺病与硬癌在冷冻切片中亦不易鉴别，需经常规病理切片检查确诊。

◆治疗

1. 治疗原则 对症治疗。

2. 治疗方案

(1) 临床症状轻微者可不用药物治疗，嘱患者3~6个月定期随访，并指导患者月经后自查。

(2) 药物治疗可缓解疼痛，部分患者肿块可消散。

1) 软坚散结的中成药，如乳核散结片、逍遥丸、小金丸等。

2) 他莫昔芬：雌激素受体拮抗剂。

3) 溴隐亭：多巴胺受体长效激活剂。

4) 丹那唑：雄激素衍生物，调节激素水平。

5) 维生素E：调节黄体酮和雌二醇的比值。

(3) 手术治疗：手术方式有局部肿块+部分腺体切除；肿块区域乳腺区段切除；皮下全乳房切除。

手术适应证：①重度增生伴单个或多个瘤样增生者；②乳头溢液，保守治疗无效者；③绝经前后发现乳腺增生且局限于一侧，病变较硬者；④局部肿块不能排除乳腺癌，应该手术切除病检；⑤病变广泛，症状严重，影响患者生活、工作，久治不愈，患者要求切除者。

临床思维：乳腺囊性增生病

乳腺囊性增生病是最常见的乳腺良性疾病，本质既非炎症，亦非肿瘤，好发于25~45岁中青年妇女，极少数绝经后妇女也有发生。病因尚不明确，考虑与内分泌调节功能失调有关。

【病理分型】 病理类型可分为：小叶增生型；纤维腺瘤型；纤维硬化性腺瘤型；乳腺囊肿型。

【临床表现】 周期性的乳房疼痛，多为胀痛、隐痛，可向上臂、腋窝、背部放射；乳房肿块多以乳腺外上象限为主,肿块随着月经周期缩小变软或增大变硬;偶可见乳头间歇性或者持续性溢液。

【治疗】　治疗主要以对症治疗为主。

1. 临床症状轻微者可不用药物治疗,嘱患者 3~6 个月定期随访。

2. 药物治疗可缓解疼痛,部分患者肿块可消散。

3. 手术治疗。

【病史分析】　对于乳腺囊性增生病的患者在采集病史时,要重点了解疼痛与月经的关系,了解肿块的大小、质地、边界情况、肿块表面,有无粘连,有无淋巴结肿大等,该病例主要症状为发现左乳肿块伴经期胀痛半年,左乳腺体明显增厚,质韧,可触及数个大小不等的肿块,最大直径约 2cm,最小约 1cm,肿块质硬,边界较清,表面不光滑,与周围组织无粘连,活动度良好。

【体检分析】　该病例查体的重点在于患乳肿块的大小、质地、边界情况,肿块表面是否光滑,有无与周围组织粘连,局部皮肤情况,有无乳头溢液,腋淋巴结有无肿大。

【治疗分析】　乳腺囊性增生病的病因考虑与内分泌调节功能失衡有关,雌激素、孕激素、催乳素等激素水平的异常,造成乳腺组织结构不良、增生。治疗以对症治疗为主,早期不宜手术,

1. 临床症状轻微者可不用药物治疗,嘱患者 3~6 个月定期随访,并指导患者月经后自查。

2. 药物治疗可缓解疼痛,部分患者肿块可消散。

(1) 软坚散结的中成药,如乳核散结片、逍遥丸、小金丸等。

(2) 他莫昔芬:雌激素受体拮抗剂。

(3) 溴隐亭:多巴胺受体长效激活剂。

(4) 丹那唑:雄激素衍生物,调节激素水平。

(5) 维生素 E:调节黄体酮和雌二醇的比值。

3. 手术治疗　手术方式有局部肿块+部分腺体切除;肿块区域乳腺区段切除;皮下全乳房切除。

手术适应证:①重度增生伴单个或多个瘤样增生者。②乳头溢液,保守治疗无效者。③绝经前后发现乳腺增生且局限于一侧,病变较硬者。④局部肿块不能排除乳腺癌,应该手术切除病检。⑤病变广泛,症状严重,影响患者生活、工作,久治不愈,患者要求切除者。

思　考　题

1. 试述乳腺囊性增生病的病因是什么?
2. 试述乳腺囊性增生病的临床表现。
3. 试述乳腺囊性增生病的处理原则以及具体措施。
4. 乳腺囊性增生病与哪些乳腺疾病可以鉴别?

第三节　乳 腺 肿 瘤

一、乳腺纤维腺瘤

案例 1-2-3

患者,女,23 岁,未婚,学生。以“无诱因发现左乳无痛性包块 3 个月”为主诉入院。患者自诉于 3 个月前洗澡时发现左乳外侧包块,约 2cm 大小,无疼痛等不适及按压痛。肿块大小与月经周期无明显关系,其间肿块无明显增大,未行任何治疗。今日为明确肿块性质来我院就诊。门诊以“右乳包块性质待查”收住我科,患者平素体健,否认肝炎、伤寒、肺结核等传染病史,预防接种史不详。否认食物、药物过敏史,否认输血史及其他外伤史,2 年前曾行“左乳纤维腺瘤”手术。初潮 14 岁,1~5/30 天,经量一般,无痛经,经期规律。无生育史。系统回顾无特殊。

体格检查:T 36.6℃,P 74 次/分,R 21 次/分,BP 110/70mmHz。

专科检查:望诊,双侧乳房对称、丰满,双侧乳房皮肤均未见红肿、凹陷及皮肤溃烂,双侧乳头坚挺,外形正常,左乳内上象限可见一长约4cm的陈旧性手术瘢痕。触诊,左侧乳房外下象限可触及一肿块,大小约3cm×2cm,呈圆形,边界清楚,质韧,表面光滑,活动度良好,无压痛,肿块与皮肤不粘连,与胸壁无粘连。双侧腋窝及锁骨上淋巴结均未触及肿大。

辅助检查:乳腺B超提示,左乳外下实性信号影,血流不丰富,大小约3cm×3cm,考虑乳腺纤维腺瘤的可能性大,建议术中病理检查。

问题

◆最可能的诊断?

◆诊断依据有哪些?

◆鉴别诊断?

◆进一步确诊尚需的检查项目?

参考答案和提示

◆初步诊断　左乳纤维腺瘤。

◆诊断依据

1. 患者无诱因发现左乳无痛性包块3个月。

2. 患者自诉于3个月前洗澡时发现左乳外侧包块,约2cm大小,无疼痛等不适。肿块大小与月经周期无明显关系,其间肿块无明显增大。

3. 查体　左乳内上象限可见一长约4cm的陈旧性手术瘢痕。左侧乳房外下象限可触及一肿块,大小约3cm×2cm,呈圆形,边界清楚,质韧,表面光滑,活动度佳,无压痛,肿块与皮肤不粘连,与胸壁无粘连。双侧腋窝及锁骨上淋巴结均未触及肿大。

4. 乳腺B超提示　左乳外下实性信号影,血流不丰富,大小约3cm×3cm,考虑乳腺纤维腺瘤的可能性大,建议术中病理检查。

◆鉴别诊断

1. 乳腺增生　是妇女最常见的非炎性非肿瘤性乳腺疾病,因妇女内分泌功能紊乱所致,最常见的是雌激素分泌过多,引起乳腺增生与复旧不全,发病年龄多为20~40岁,半数人均有症状。临床主要表现为乳腺组织增厚,稍晚则可触到大小不等的结节,与皮肤和乳腺后方均无粘连。有时候能触到具有囊性感的肿块,好发于乳腺外上象限。一般多为双侧,在月经前期,乳腺外侧或弥漫性疼痛,有的为月经前期疼痛加重,月经来潮后即可缓解或解除,疼痛时不敢碰撞和按压,此为诊断要点。乳腺X线可发现广泛的或局限的乳腺致密阴影。

2. 乳腺癌　好发于45~50岁,绝经后发病率继续上升,早期表现是患侧乳房出现无痛、单发的小肿块。肿块质硬,表面不光滑,与周围组织分界不清楚,在乳房内不易被推动。随着肿块的增大,可以引起乳房局部隆起。晚期可出现酒窝征、橘皮样改变及乳头扁平、回缩、凹陷。

◆进一步确诊尚需的检查项目　占位灶穿刺活检术。

◆治疗

1. 治疗原则　手术切除是唯一有效的治疗方法。但是术后有复发的可能。

2. 治疗方案

(1) 术前准备:常规术前检查,血尿便常规,生化检查,凝血功能,定血型,心电图,胸片;患者右胸壁备皮,术前请麻醉科会诊,术前导尿,向患者及家属交待手术中及手术后可能会出现的意外,并签手术志愿书。

(2) 手术治疗的原则:应将肿瘤连同其包膜整块切除,以周围包裹少量正常乳腺组织为宜,肿块必须常规做病理检查,消除乳腺残腔,防止积液。

(3) 术后处理:①术后切口加压包扎,防止血肿形成。②予补液、抗炎,加强患者营养,提高机体免疫力治疗。③根据病理结果决定后续治疗方案。

临床思维:乳腺腺瘤

【病史分析】　对于乳腺疾病的患者在采集病史的时候,要重点掌握患者的月经史,婚育史及家族史。

1. 了解患者乳房的不适症状及肿块大小是否与月经周期有关;
2. 患者的生育年龄及哺乳情况;
3. 患者的家族中有无该类疾病患者以及患者的绝经年龄。

该病例主要症状为左侧乳房肿块,病程较短为3个月;患者年轻,未婚;肿块无疼痛及按压痛,肿块大小与月经周期无相关性;既往有乳腺纤维瘤病史,乳腺B超提示:左乳外下实性信号影,血流不丰富,大小约3cm×3cm,考虑乳腺纤维腺瘤的可能性大。根据以上病史可以考虑为乳腺纤维腺瘤复发。

【体检分析】　该病例查体的重点在于乳腺及其腋窝淋巴结的查体。乳腺纤维腺瘤有其特有的体征,纤维瘤单发或多发,单发者多见。肿块性质:肿块形态规则,边界清楚,表面光滑,质硬,活动度良好,无明显压痛等。该患者左侧乳房外下象限可触及一肿块,大小约3cm×2cm,呈圆形,边界清楚,质韧,表面光滑,活动度良好,无压痛,肿块与皮肤不粘连,与胸壁无粘连。双侧腋窝及锁骨上淋巴结均未触及肿大。

【治疗分析】　手术切除是治疗乳腺纤维腺瘤唯一有效的方法。但该类患者小叶内纤维细胞对雌激素的敏感性异常增高,所以有复发的可能性。

思　考　题

1. 乳腺纤维腺瘤的临床表现是什么?
2. 乳腺纤维腺瘤为什么会复发?
3. 乳腺疾病的检查方法有哪些?

二、乳　腺　癌

案例 1-2-4

患者,女,53岁,已婚,农民。患者以“无明显诱因发现右腋下包块1年,右乳房包块3个月”为主诉入院。患者自述于2006年初无诱因发现有右腋下包块,约2cm大小,无疼痛、压痛等不适感觉,未行任何特殊处理,自感包块逐渐增大。于2006年9月又发现右侧乳房外上方包块,约3cm大小,有刺痛感,故就诊,怀疑乳腺癌,建议转入上级医院治疗,因当时经济困难未就医。

患者神志清楚,精神欠佳,饮食可,睡眠正常,二便通畅。否认低热,消瘦病史。于今日来我院就诊。门诊以“右乳包块性质待查①乳腺癌?②乳腺增生?”收住我科,患者平素体健,否认肝炎、伤寒、肺结核等传染病史,预防接种史不详。否认食物、药物过敏史,否认输血史、其他外伤史及手术史。初潮12岁,1~4/28天,绝经年龄53岁,经量一般,无痛经,经期规律。妊娠5次,17岁第一次生育,有子女5人,均为自然生产,哺乳3次,共计18个月。系统回顾无特殊。体格检查:T 36.5℃,P 84次/分,R 21次/分,BP 140/80mmHg。

专科检查:望诊,双侧乳房均下垂,双侧乳房不对称,左乳皮肤及乳头未见凹陷、红肿、静脉曲张。右乳乳头凹陷,偏向右侧,外侧皮肤局部有红肿,橘皮样改变。右乳外形有增大改变,右乳腋窝下可见到肿块。

触诊:右侧乳房外上象限可触及一肿块,大小约7cm×6cm,呈类圆形,边界不清楚,质硬,表面不光滑,活动度欠佳,有压痛,肿块与皮肤粘连,与胸壁无粘连。右侧腋窝可触及一约5cm×5cm肿块,呈不规则形状,边界不清楚,质硬,表面不光滑,活动度欠佳,有压痛。左侧乳房及腋下未触及明显肿块。双侧锁骨上淋巴结均未触及肿大。

辅助检查 乳腺钼靶X线提示：右乳外侧及右腋窝下密度增高影，大小约为6cm，其中可见点状钙化点，考虑乳腺癌的可能性大，建议术中病理检查。

问题

◆最可能的诊断？

◆诊断依据有哪些？

◆鉴别诊断？

◆还需要完善的检查项目有哪些？

◆治疗方案？

参考答案和提示

◆初步诊断 右乳癌。

◆诊断依据

1. 患者无明显诱因发现有右腋下包块1年，右乳房包块3个月。

2. 患者自述于2006年初无诱因发现有右腋下包块，约2cm大小，无疼痛、压痛等不适感觉，未行任何特殊处理，自感包块逐渐增大。于2006年9月又发现右侧乳房外上方包块，约3cm大小，有刺痛感。

3. 双侧乳房均下垂，双侧乳房不对称，左乳皮肤及乳头未见凹陷、红肿、静脉曲张。右乳乳头凹陷，偏向右侧，外侧皮肤局部有红肿，橘皮样改变。右乳外形有增大改变，右侧腋下可见到肿块。右侧乳房外上象限可触及一肿块，大小约7cm×6cm，呈类圆形，边界不清楚，质硬，表面不光滑，活动度欠佳，有压痛。肿块与皮肤粘连，与胸壁无粘连，右侧腋窝可触及一约5cm×5cm肿块，呈不规则形状，边界不清楚，质硬，表面不光滑，活动度欠佳，有压痛。左侧乳房及腋下未触及明显肿块。双侧锁骨上淋巴结均未触及肿大。

4. 辅助检查 乳腺钼靶X线提示：右乳外侧及右腋窝下密度增高影，大小约为6cm，其中可见点状钙化点，考虑乳腺癌的可能性大，建议术中病理检查。

◆鉴别诊断

1. 乳腺纤维腺瘤 多发生于20~25岁青年妇女，该病的发生与雌激素有密切关系。单发的乳腺纤维腺瘤好发于乳腺外上象限，多为较小的卵圆形肿块，月经初潮前生长的纤维瘤都有可能生长较大。表面光滑，质坚韧，肿瘤边界清楚，与皮肤和周围组织无粘连。在乳房内容易推动，触之有滑动感。生长缓慢，数年内可无变化，但妊娠期可增大。多发性乳腺纤维瘤表现均匀一致，中等硬度，大小不等。较大的可呈分叶状，光滑，质韧，边界清楚，肿瘤中心有钙化颗粒。乳腺纤维腺瘤X线片可见为密度均匀的巨大肿块影，呈分叶状，周围组织被压形成透亮区，肿瘤中心可有钙化影，附近多伴有血管增粗和曲张。

2. 乳腺增生 是妇女最常见的非炎性非肿瘤性乳腺疾病，因妇女内分泌功能紊乱所致，最常见的是雌激素分泌过多，引起乳腺增生与复旧不全，发病年龄多为20~40岁，半数人均有症状。临床主要表现为乳腺组织增厚。稍晚则可触到大小不等的结节，与皮肤和乳腺后方均无粘连。有时候能触到具有囊性感的肿块，好发于乳腺外上象限。一般多为双侧，在月经前期，乳腺外侧或弥漫性疼痛，有的为月经前期疼痛加重，月经来潮后即可缓解或解除，疼痛时不敢碰撞和按压，此为诊断要点。乳腺X线可发现广泛的或局限的乳腺致密阴影。

◆检查项目 乳腺及腋窝肿块穿刺活检；全身核素骨扫描；腹部及盆腔B超；头颅CT。

◆治疗

1. 治疗原则 先行乳腺及腋窝肿块穿刺活检术，证实为乳腺癌后，患者经过辅助检查若未发现明显远处转移，患者身体情况允许的情况下可行以手术治疗为主的综合治疗。因乳腺及腋窝肿块较大，可先行新辅助化疗，待肿块缩小，手术操作方便，便于完整切除后可行手术治疗。根据术后病理结果决定后续治疗方案。

2. 治疗方案

(1) 术前化疗:(因患者经济困难)采用CMF方案(环磷酰胺+甲氨蝶呤+5氟尿嘧啶)。

(2) 术前准备:常规术前检查包括,血尿便常规,生化检查,凝血功能,定血型,心电图,胸片;患者右胸壁备皮,术前请麻醉科会诊,术前导尿,向患者及家属交待手术中及手术后可能会出现的意外,并签手术志愿书。

(3) 手术治疗的原则:

1) 原发病灶在条件允许的情况下,应尽量切除已明确诊断或高度可疑的原发病灶,包括原发灶及浸润灶。

2) 第一站淋巴结应该尽可能清除,哨兵淋巴结以切除为宜。

3) 远处转移患者均应近期内非手术综合治疗(化疗及放疗)为主,单个或者极少数脏器转移也应尽量切除,否则影响非手术疗效,但是单脏器多发或多脏器转移的患者已不宜手术。

4) 晚期乳腺癌在患者条件允许的情况下,仍应尽量对较大的原发灶及表浅的转移灶行简单的姑息切除,以减轻非手术治疗的肿瘤负荷,提高非手术治疗疗效。

(4) 术后处理:①术后放置引流管,术区加压包扎。②予补液、抗炎,加强患者营养,提高机体免疫力治疗。③根据病理结果回报决定后续治疗方案。

临床思维:乳腺癌

【病史分析】 对于乳腺疾病的患者在采集病史的时候,要重点掌握患者的月经史,婚育史及家族史。

1. 了解患者乳房的不适症状及肿块大小是否与月经周期有关。

2. 患者的生育年龄及哺乳情况。

3. 患者的家族中有无该类疾病患者以及患者的绝经年龄。该病例主要症状为右侧乳房及腋窝下的肿块,病程较短为1年;患者第一次生育年龄为17岁;生产次数多为5次;绝经年龄较晚为53岁;患者为老年人,这些均为乳腺癌的高发因素。乳腺钼靶X线提示:右乳外侧及右腋窝下密度增高影,大小约为6cm,其中可见点状钙化点,考虑乳腺癌的可能性大。该患者首先发现腋窝有肿块,3个月前才发现乳房肿块,可以考虑为乳腺腋尾部的原发恶性肿瘤,在乳腺内转移。

【体检分析】 该病例查体的重点在于乳腺及其腋窝淋巴结的查体。乳腺癌有其专有体征,但是在晚期乳腺癌表现明显。乳房肿块质硬,表面不光滑,边界不清楚,活动度欠佳,无疼痛,乳头凹陷,乳腺皮肤红肿,橘皮征等。该患者可见到明显的患侧乳头凹陷、皮肤红肿、肿块及橘皮征表现。双侧锁骨上淋巴结未触及肿大,左侧腋窝淋巴结未触及肿大。

【治疗分析】 乳腺癌的治疗是综合性的治疗,在没有明显远处转移及患者身体情况允许的情况下,可采用手术治疗为主的综合性治疗。根据该患者的临床表现及各项辅助检查回报,为早期乳腺癌,可先采用术前辅助化疗后行手术,采用的是患侧乳腺改良根治术,术后行后续化疗。有腋窝淋巴结转移则需行放射治疗。

思考题

1. 乳腺的淋巴回流途径是什么?
2. 乳腺触诊的方法是什么?
3. 乳腺癌的临床表现怎样?
4. 试述乳腺疾病的检查方法。
5. 试述乳腺癌的分类?

复 习 题

一、名词解释

1. Cooper 韧带
2. “酒窝征”
3. “橘皮样”改变
4. Paget 乳头病

二、填空题

1. 乳房生理活动受________、________和________的影响。
2. 乳腺癌最常见的远处转移依次为________、________和________。
3. 乳腺癌目前的治疗方针以________为主，辅以________、________、________和________等措施的综合治疗。
4. 急性乳腺炎的常见致病菌为________。
5. 乳腺癌的转移途径包括________、________、________。
6. 乳腺由腺叶组成，腺叶和乳管均以乳头为中心，呈________排列。
7. 急性乳腺炎的病因是______、______。

三、单项选择题

1. 乳房的淋巴主要输出途径，以下哪项是错误的(　　)
   A. 乳房大部分淋巴液由腋窝淋巴结至锁骨下淋巴结
   B. 部分淋巴可直接流向锁骨下淋巴结至锁骨上淋巴结
   C. 少数淋巴可直接流向锁骨上淋巴结
   D. 部分内侧乳房的淋巴液流向胸骨旁淋巴结
2. 下列哪项检查对乳腺癌最灵敏(　　)
   A. 乳腺钼靶　　B. 乳腺 CT
   C. 乳腺 MRI　　D. 乳腺 B 超
3. 下列哪项不是乳腺癌最常见的远处转移脏器(　　)
   A. 肺　　B. 骨
   C. 肝　　D. 脑
4. 腋窝淋巴结不包括下列哪组(　　)
   A. 中央组　　B. 锁骨下组
   C. 胸骨旁组　　D. 胸肌组
5. 关于乳腺癌下列哪项是错误的(　　)
   A. 早期表现为乳房无痛，质硬的肿块
   B. 是女性最常见的恶性肿瘤之一
   C. 治疗以放疗和化疗为主
   D. 乳腺癌淋巴结转移最初多见于腋窝
6. 女性，24 岁，左乳肿痛半个月余，体温波动在 38.5~40℃之间，服退热药降温可降至正常，持续约 10 天来诊，检查，左乳房红肿，无波动，全乳房压痛，呈结节状，乳房约 15cm×8cm×7cm，门诊行穿刺（垂直进针约 10cm），勉强抽出黄色黏稠脓液，此时预行切开引流，最佳切口选择是(　　)
   A. 以乳头为中心放射性切口
   B. 乳晕旁做乳晕边缘弧形切口
   C. 沿乳房下缘做弧形切口
   D. 在波动明显处做切口
   E. 做对口引流切口
7. 乳腺癌患者，术中发现同侧腋下及胸骨旁区有淋巴结转移，一般情况尚可，宜行(　　)
   A. 单纯乳房切除术　　B. 乳癌根治术
   C. 扩大乳癌根治术　　D. 改良根治术
   E. 放疗加化疗
8. 确定乳腺肿块性质最可靠的方法是(　　)
   A. 乳房扪诊
   B. 乳头溢液的检查
   C. 乳房 X 线检查
   D. 活组织切片的检查
   E. B 超
9. 一中年妇女，乳腺内可扪及大约 1.5cm×1.5cm×1cm 肿块，活动，边缘欠清与皮肤无粘连，应如何处理(　　)
   A. 可短期内继续观察
   B. 中药治疗
   C. 局部麻醉下将肿瘤组织切除一小块，送病理检查，明确诊断后再决定方案
   D. 将肿瘤组织连同周围的正常乳腺组织完整地切除送病理检查，做明确诊断
   E. 可做乳腺单纯切除
10. 26 岁，女性，8 个月来在左乳房外上象限扪及一直径 3cm 的圆形、光滑、活动、质韧的肿块，可能为(　　)
    A. 早期乳癌　　B. 纤维腺瘤

C. Psget 乳头病　D. 乳房囊性增生病
E. 乳腺结核

11. 急性乳腺炎的病因是(　　)
A. 全身和局部抵抗力下降
B. 乳腺组织发育不良
C. 乳汁淤积加细菌入侵
D. 哺乳次数过多
E. 乳腺分泌障碍

12. 乳腺癌最主要的诊断依据是(　　)
A. B 超
B. 波晶热图像
C. X 线小板,钼靶摄片
D. 病理活检
E. ^{37}P 同位素扫描

13. 女性,30 岁,发现右乳肿物 2 年,疼痛时较重,肿块约 2cm×2cm,呈片状,有结节,周围边界不清,质不硬,与周围无粘连,乳头有溢液,腋窝淋巴结未触及,最大可能的诊断是(　　)
A. 乳腺癌
B. 乳头湿疹
C. 慢性囊性乳腺病
D. 乳管内乳头状瘤
E. 乳腺纤维腺瘤

14. 女,27 岁,产后 1 周,右乳房肿胀、疼痛,伴全身发热寒战,查体乳房肿胀,内上象限有压痛和波动,如需确诊应首先应做(　　)
A. 软 X 线照片　B. B 超
C. 穿刺　D. CT 检查
E. 细胞学检查

15. 乳腺癌最多发生于(　　)
A. 乳腺内上象限
B. 乳腺外上象限
C. 乳晕区
D. 乳腺内下象限
E. 乳腺下区

四、简答题

1. 乳腺癌的临床表现有哪些?
2. 乳腺疾病的辅助检查包括什么?
3. 试述乳腺癌的治疗原则。
4. 简述乳腺良恶性肿块体检时的差别。
5. 急性乳腺炎的临床表现包括什么?

五、问答题

1. 试述乳腺的淋巴回流。
2. 试述简述乳腺癌病理分型并举例。

复习题参考答案

一、名词解释

1. Cooper 韧带　乳房内不同走向的纤维组织,分隔脂肪组织,并将乳腺组织与前方的皮肤及后方胸肌筋膜相连接,而起到固定乳房的作用,此称乳房悬韧带或库伯(Cooper)韧带。
2. "酒窝征"　乳房病灶增大,而 Cooper 韧带不能随着病变的增大而延长,出现乳房表面皮肤的凹陷点,称之为"酒窝征"。
3. "橘皮样"改变　乳腺癌导致乳房皮下的淋巴管被癌细胞阻塞或中央区的乳腺癌浸润使乳腺浅表淋巴液回流受阻,皮肤变厚,毛囊开口扩大深陷,此体征称"橘皮样"改变。
4. Paget 乳头病　较少见,恶性程度低,发展慢。乳头有瘙痒、烧灼感,以后出现乳头和乳晕区的皮肤粗糙,糜烂如湿疹样,进而形成溃疡,有时覆盖黄褐色鳞屑样痂皮。

二、填空题

1. 腺垂体激素　肾上腺皮质激素　性激素
2. 肺　骨　肝
3. 早期手术　放疗　化疗　激素　免疫
4. 金黄色葡萄球菌
5. 局部扩散　淋巴转移　血运转移
6. 放射状
7. 乳汁淤积　细菌入侵

三、单项选择题

1. C　2. C　3. D　4. C　5. C　6. C　7. C
8. D　9. D　10. B　11. C　12. D　13. C
14. C　15. B

四、简答题

1. 答题要点:早期表现是患侧乳房出现无痛、单发的小肿块。肿块质硬,表面不光滑,与周围组织分界不清楚,在乳房内不易被推动。随着肿块的增大,可以引起乳房局部隆起。晚期可出现酒窝征,橘皮样改变及乳头扁平,回缩,凹陷。

2. 答题要点:乳腺钼靶;乳腺 B 超;乳腺 CT;乳腺 MRI;乳腺红外线。

3. 答题要点:以早期手术治疗为主,辅助以化疗、放疗、免疫、激素等措施的综合治疗。

4. 答题要点:良性肿瘤边界清楚,活动度大;恶性肿瘤边界不清,质地硬,表面不光滑,活动度小。

5. 答题要点:多发生在哺乳期,发病多在产后 3~4 周,开始乳房胀痛随后乳房出现硬结,皮肤发红,继而寒战高热,数天后形成脓肿。

五、问答题

1. 答题要点:

(1) 乳房大部分淋巴液经过胸大肌外侧缘淋巴管流至腋窝淋巴结,再流向锁骨下淋巴结;部分乳房上部淋巴液可流向胸大小肌间淋巴结,直接到达锁骨下淋巴结;通过锁骨下淋巴结后,淋巴液继续流向锁骨上淋巴结。

(2) 部分乳房内侧的淋巴液通过肋间淋巴管流向胸骨旁淋巴结。

(3) 两侧乳房间皮下有交通淋巴管,一侧乳房的淋巴液可流向另一侧。

(4) 乳房深部淋巴网可沿腹直肌鞘和肝镰状韧带通向肝脏。

2. 答题要点:

(1) 非浸润性癌:包括导管内癌,小叶原位癌及乳头湿疹样乳腺癌。

(2) 早期浸润性癌:包括早期浸润性导管癌,早期浸润性小叶癌。

(3) 浸润性特殊癌:包括乳头状癌、髓样癌(伴有大量癌细胞浸润)、小管癌、腺样囊性癌、黏液腺癌、大汗腺样癌、鳞状细胞癌等。

(4) 浸润性非特殊癌:包括浸润性小叶癌、浸润性导管癌、硬癌、髓样癌、单纯癌、腺癌等。

诊疗常规

一、乳腺外科操作诊疗常规

乳房体格检查

1. 乳房视诊　应叫患者先脱去上衣,在良好的光线下,仔细进行两侧比较。首先要注意乳腺的外形,有无乳房增大或缩小,有无肿块或者凹陷,一侧乳房有无因哺乳较多而下垂,例如右侧乳房侧壁左侧下垂明显,若发现有局部隆起,要注意隆起的范围和大小。还要注意双侧乳头是否平行,有无内缩和方向改变。应该注意乳腺皮肤是否有红肿,皮面有无静脉曲张或者高低不等的结节。

2. 乳房触诊　患者坐位或平卧位,医生注意检查乳房时避免乳腺重叠,触摸不清而遗漏。

(1) 患者端坐两臂自然下垂。

(2) 乳房检查:外上—外下—内下—内上——中央;先健侧后患侧。

(3) 应注意肿块的大小、活动度、压痛、表面是否光滑、边界是否清楚和硬度等。

(4) 若乳头溢液,了解双乳还是单乳、多孔还是单孔、颜色、时间等。同时检查乳腺内侧时上肢应上举过头,检查外侧时,应上肢下放 45°,触摸腋尾部比较清楚。检查乳房时应先内侧后外侧,先上后下依次进行。

触诊主要的目的在于:①发现乳房内肿物并决定其性质;②明确有无区淋巴结的转移。

(1) 乳房肿块的触诊:①数目;②大小;③形态;④边界;⑤软硬度;⑥活动度。

(2) 区域淋巴结的触诊:①腋窝淋巴结检查时应使胸肌松弛,以同侧手臂拖住患者的手臂,再用另一只手检查患者的腋窝。检查时要注意腋窝淋巴结的数目和大小,还要注意其硬度和移动度。②锁骨上淋巴结检查时患者取坐位,先摸锁骨内侧端,再摸锁骨外侧端。

3. 特殊检查

(1) X 线检查:①钼靶+乳管造影时,乳腺癌的 X 线表现为密度增高的肿块影,边界不规则,呈毛刺状。有时可有微小钙化。单侧单孔乳头溢液患者可行乳管镜检查。②CT:乳腺癌的CT表现为不规则形或椭圆行,个别圆形的肿块,边界清,呈分叶状、毛刺状。另外有钙化、皮肤粘连、乳头内陷、非对称性血管影增多增粗、转移征象。

(2) B超:区分囊性、实性肿块和观察血运情况。乳腺癌的声像图特征为肿块形态多为不规则,边界不整,呈伪足样或锯齿状,无包膜回声。近红外线检查:乳腺恶性疾病的红外线特点为形态不规则、边界不清、灰度不均匀、中央密度大、向四周逐渐变淡或整个病变乳腺光度低于健侧、肿块与阴影不相称、肿块小、阴影大、分布呈孤立吸光团、灰度分级呈中灰或深灰。

(3) MRI:乳腺癌的表现为不规则包块,表面有毛刺,类星芒状,少数则呈边缘光滑的球形。

(4) 病理学检查包括:穿刺细胞学、活检、乳头溢液涂片、快速冰冻等。

二、乳腺疾病的手术操作

(一) 乳房脓肿切开引流术

【适应证】 乳头周围或乳腺组织的肿块开始软化并出现波动感;形成脓肿的深部感染,脓肿穿破乳腺纤维囊进入乳房后疏松结缔组织内,经超声波检查或穿刺吸出脓液;乳房结核有混合感染。

【术前准备】 应用抗生素或其他消炎药物,局部热敷促进脓肿局限化。应用胸罩减轻淤血和坠胀感。

【麻醉与体位】 全身麻醉下有利于彻底引流。局部麻醉镇痛效果较差,适于较表浅的脓肿引流。也可在乳房与胸大肌间隙注入麻醉药。

【手术步骤】

(1) 多做乳头向外延伸的放射状切口。乳头周围或者乳房上方的脓肿可在乳晕边缘做弧形切口。乳腺深部脓肿,位于下方时可选乳房皱襞下的胸乳部切口,不仅引流通畅,而且瘢痕少。

(2) 先做脓肿穿刺明确其深度,然后再将脓腔顶部切开。

(3) 从切口伸入手指分离脓腔间隔,使小间隔完全贯通。排除分离的坏死组织。

(4) 浅表脓肿排脓后用等渗盐水冲洗残腔,用凡士林纱布或橡皮条引流。

(5) 乳房后脓肿,手术时将乳房推向上方,沿乳房与胸壁交接处的皱褶,根据脓肿底部的位置作乳房内下缘或外下缘的弧形切口,然后用血管钳钝性分离,在胸大肌筋膜前间隙达胸腔,排脓后伸入手指,分离脓腔纤维间隔,清除大部分坏死组织后,以等渗盐水溶液或3%过氧化氢溶液冲洗脓腔,防止引流橡皮片或凡士林纱条将引流物固定。避免其脱位,以纱布加压包扎。

(6)脓液应做细菌培养,对慢性乳房脓肿反复发作者应切取脓腔壁做病理检查。

(二) 乳房良性肿瘤切除术

【适应证】 诊断为乳腺纤维瘤,乳管内乳头状瘤、乳腺囊肿,乳腺小叶增生局部有腺瘤形成,乳腺内脂肪瘤,寄生虫性囊肿或性质未明确的局限性肿块,局部无急性感染征象者。

【术前准备】 清洁手术野皮肤,范围是同侧胸前壁,锁骨上区和腋窝区。

【麻醉与体位】 切除小肿瘤可采用皮肤麻醉或肋间神经阻滞,也可在肿块边缘2~3cm做皮下浸润麻醉。或在切口缘做局部麻醉。大的肿瘤切除可做全身麻醉。取仰卧位,乳腺肥大悬垂可在同侧肩下放置肩垫,有利于显露乳房侧方的肿块,患侧上肢不做静脉输液。

【手术步骤】

1. 根据肿瘤体积大小决定切口部位和长度,上半部采用弧形切口,下半部多采用放射状切口。

2. 切开皮肤,皮下组织,找到肿瘤组织。

3. 用组织钳夹持肿瘤组织。

4. 乳腺腺瘤,有明确包膜的囊肿可在其与正常间隙做锐性或钝性分离。

5. 肿瘤切除后,检查残腔内有无活动性出血,将橡皮引流管置入腺体的深部。

6. 用0号不吸收线将乳腺的残面缝合,尽可能避免局部凹陷,缝合皮下脂肪层和皮下组织,应使切口满意对合。

(三)乳腺腺叶区段切除术

【适应证】 局限性乳腺囊性增生病变局限在某一区段者;乳房瘘管;乳管内乳头状瘤。

【术前准备】 清洁手术野皮肤,范围是同侧胸前壁,锁骨上区和腋窝区。

【麻醉与体位】 切除小肿瘤可采用皮肤麻醉或肋间神经阻滞,也可在肿块边缘2~3cm做皮下浸润麻醉,或在切口缘做局部麻醉。大的肿瘤切除可做全身麻醉。取仰卧位,乳腺肥大悬垂可在同侧肩下放置肩垫,有利于显露乳房侧方的肿块,患侧上肢不做静脉输液。

【手术步骤】

1. 硬块位于乳腺上半部分者按病变的长轴做弧形切口或放射状切口,位于下半部分者做放射状切口或乳房下皱襞纹的弧形切口。

2. 切开皮肤、皮下组织,潜行分离皮瓣使肿块全部显露。

3. 仔细检查确定肿块的范围后,在其中心缝制一根粗丝线或用手指钳夹持牵引。

4. 沿肿块的两侧做楔形切口,然后自胸大肌筋膜前将肿块完整切除。

5. 严密止血后,用不吸收线将乳腺的残面缝合,尽可能避免局部凹陷,缝合皮下脂肪层和皮下组织,应使切口满意对合、引流。

(四)乳腺癌改良根治术

【适应证】 此术适应证包括:①非浸润性导管内癌;②乳腺癌位于乳腺外侧方无腋窝淋巴结转移者;③湿疹样乳腺癌,乳房内未能触及明显肿块者;④黏液癌,髓样癌,乳管内乳头状癌,叶状囊肉瘤等。腋窝淋巴结转移较晚者。

【术前准备】 根治术前尽可能明确肿瘤的性质。确定癌肿实行根治术时,应重新消毒手术野并更换手术衣和手套。

【麻醉与体位】 全身麻醉。患者取仰卧位,患侧上肢外展90°,肩胸侧部置垫肩,全面消毒胸部皮肤,患侧达腋后线,对侧达腋前线,包括上肢和腋窝部,上界从颈根部平面,下达脐平面。

【手术步骤】

1. 纵形和横形切口均可,切缘应距肿瘤边缘5cm。

2. 在皮肤与前筋膜之间做皮瓣分离,皮瓣可保留稍后的皮下脂肪层,上达锁骨下缘,下达肋弓处,内侧近胸骨,外侧达背阔肌前缘,将乳腺从胸大肌筋膜浅面分离。

3. 将胸大肌,胸小肌分离,保留胸肩峰动脉、胸肌支、胸前神经外侧支,切断其内侧支。

4. 牵拉胸小肌,清除腋血管周围的淋巴组织,保留胸长神经、胸背神经及肩胛下血管支。

5. 将腋窝部淋巴结、脂肪组织及整个乳房整块切除。彻底止血,放置负压引流,无张力缝合。

三、乳腺疾病诊疗常规

(一)急性乳腺炎

急性乳腺炎(acute mastitis)是化脓性感染,多数发生于产后哺乳期的妇女,往往发生在产后

3~4 周。

【病因】 病因通常为乳汁淤积和细菌入侵两种原因,乳汁是理想的细菌培养基,乳汁淤积有利于细菌生长。乳头破裂可使细菌入侵导致感染,细菌沿淋巴管入侵是感染的主要途径。

【诊断】

1. 临床表现 乳房疼痛、局部红肿、发热,随着炎症的发展,可出现高热、寒战、脉搏加快、WBC 升高、患侧淋巴结肿大等。抗炎治疗无效数日后形成乳腺脓肿,脓肿可以是单发或多发,也可形成乳后脓肿,感染严重者可并发败血症。

2. 辅助检查 脓肿处穿刺有脓液抽出,细菌培养及药敏试验阳性。B 超可见液性暗区。

【鉴别诊断】 炎性乳癌:患者多为中青年,常发生于妊娠、哺乳期,患乳表面皮肤有红、肿、热、痛等急性炎症病变的表现,伴暗红色、弥漫性水肿及橘皮样改变,乳房质硬,早期出现腋淋巴结肿大,白细胞数正常,无明显发热等全身炎症表现,经短期抗生素治疗无效,可与急性乳腺炎鉴别。

【治疗】

1. 非手术治疗 抗炎、排空乳汁等。

2. 手术治疗 切开排脓、抗炎、局部治疗和断奶等。

3. 切口的选择 放射状、弧形和对口等。

4. 手术操作和注意事项 切开后以手指分离脓肿的多房间隔,以利引流。脓腔较大的可在脓腔的最低处加切口行对口引流。

5. 乳房停止哺乳 以吸乳器吸净乳汁,促使乳汁通畅排出,局部热敷以利早期炎症消散。

【预防】 避免乳汁淤积,防止乳头损伤、保持清洁,如有积乳用吸奶器将乳汁排空。养成定期哺乳、婴儿不含乳头睡觉的良好习惯。

(二) 乳腺囊性增生症(mastopathy)

本病是女性最常见的一种非炎症、非肿瘤性疾病。常见于中年妇女。增生可发生于腺管周围并伴有大小不等的囊肿形成;或腺管内表现为不同程度的乳头状增生,伴乳管囊性扩张,发生于小叶实质,主要为乳管及腺泡上皮增生。

【病因】

1. 体内女性激素代谢障碍。

2. 中年后部分乳腺组织激素受体的质和量异常。

【病理类型】 囊性增生病(cystic hyperplasia)主要是乳腺导管上皮不同程度增生伴中小导管不同程度的扩张。在病理上的改变与囊肿、导管上皮增生,中小导管乳头状瘤,腺管性腺病和大汗腺化生五种病变有依存关系,可认为是本病的组成部分,囊肿、中小导管乳头状瘤病、腺管性腺病是本病的主要病变。

1. 囊肿 由小导管高度扩张而形成,孤立或多个相邻。囊内上皮乳头状增生呈乳头状囊肿,囊内无增生呈单纯囊肿。

2. 导管上皮增生 中小导管或末梢导管轻度扩张,腺上皮细胞增生,但细胞排列极性正常,细胞无异性,肌上皮细胞明显。

3. 乳头状瘤病 多个中小导管或末梢导管不同程度的扩张,腺上皮呈乳头状增生,据增生程度分为轻度、中度和重度。

(1) 轻度不典型导管上皮增生:导管扩张,上皮细胞增生形成实性、乳头状或腺样结构,增生细胞和泡核轻度异型,部分细胞排列紊乱,但肌上皮细胞存在。

(2) 中度不典型导管上皮增生:轻度和重度之间,导管扩张,上皮细胞明显增生形成实性、乳头状或腺样结构,增生细胞和泡核有异型,大部分细胞排列紊乱,但肌上皮细胞清楚。

(3) 重度不典型导管上皮增生：导管明显扩张，上皮细胞明显增生形成实性、乳头状或类筛结构，增生细胞和泡核异型较明显，大部分细胞排列紊乱，肌上皮细胞不存在。与原位癌的区别为细胞异型较轻，少数周边上皮细胞有一定的排列，无坏死，无典型的筛状结构。

【诊断】

1. 临床表现

(1) 周期性疼痛。

(2) 持续性疼痛。

(3) 弥漫性肿块。

(4) 局限性肿块。

(5) 乳头溢液。

(6) 本病病程长，发展缓慢。

2. 辅助检查

(1) 乳腺B超：乳腺腺体增厚，可见实性占位灶。

(2) 乳腺钼靶：团块状乳腺结构紊乱阴影。

【鉴别诊断】 乳腺癌：乳腺增生有时与乳腺癌难以鉴别。临床上可疑为恶性病变时，必须切除组织行病理学检查，乳腺增生的大体标本质地较乳腺癌软，有韧感，肿块无浸润性生长，瘤体中心无出血性坏死。小叶原位癌与重度不典型增生、硬化性腺病与硬癌在冷冻切片中亦不易鉴别，需经常规病理切片检查确诊。

【治疗】

1. 治疗原则 对症治疗。

2. 治疗方案

(1) 临床症状轻微者可不用药物治疗，嘱患者3~6个月定期随访，并指导患者月经后自查。

(2) 药物治疗可缓解疼痛，部分患者的肿块可消散。

1) 软坚散结的中成药，如乳核散结片、逍遥丸、小金丸等。

2) 他莫昔芬：雌激素受体拮抗剂。

3) 溴隐亭：多巴胺受体长效激活剂。

4) 丹那唑：雄激素衍生物，调节激素水平。

5) 维生素E：调节黄体酮和雌二醇的比值。

(3) 手术治疗：手术方式有局部肿块+部分腺体切除；肿块区域乳腺区段切除；皮下全乳房切除等。

手术适应证：①重度增生伴单个或多个瘤样增生者；②乳头溢液，保守治疗无效者；③绝经前后发现乳腺增生且局限于一侧，病变较硬者；④局部肿块不能排除乳腺癌，应该手术切除病检；⑤病变广泛，症状严重，影响患者生活、工作，久治不愈、患者要求切除者。

（三）乳腺纤维瘤

【病因】 本病系小叶内纤维细胞对雌激素的敏感性明显增高，可能和纤维细胞内所含雌激素受体的量和质地异常有关。

【诊断】

1. 临床表现 多发生于20~25岁青年妇女，该病的发生与雌激素有密切关系。单发的乳腺纤维瘤好发于乳腺外上象限，多为较小的卵圆形肿块，月经初潮前生长的纤维瘤都有可能生长较大。表面光滑、质坚韧、肿瘤边界清楚，与皮肤和周围组织无粘连。在乳房内容易推动，触之有滑动感。生长缓慢，数年内可无变化，但妊娠期可增大。多发性乳腺纤维瘤表现均匀一致，中等硬度，大小不等。较大的可呈分叶状、光滑、质韧、边界清楚，肿瘤中心有钙化颗粒。

2. 辅助检查　乳腺纤维腺瘤X线片可见为密度均匀的巨大肿块影，呈分叶状，周围组织被压形成透亮区，肿瘤中心可有钙化影，附近多伴有血管增粗和曲张。

乳腺B超提示乳房实性信号影，血流不丰富。

【鉴别诊断】

1. 乳腺增生　是妇女最常见的非炎性非肿瘤性乳腺疾病，因妇女内分泌功能紊乱所致，最常见的是雌激素分泌过多，引起乳腺增生与复旧不全，发病年龄多为20～40岁，半数人均有症状。临床主要表现为乳腺组织增厚，稍晚则可触到大小不等的结节，于皮肤和乳腺后方均无粘连。有时候能触到具有囊性感的肿块，好发于乳腺外上象限。一般多为双侧，在月经前期，乳腺外侧或弥散性疼痛，有的为月经前期疼痛加重，月经来潮后即可缓解或解除，疼痛时不敢碰撞和按压，此为诊断要点。乳腺X线可发现广泛的或局限的乳腺致密阴影。

2. 乳腺癌　好发于45～50岁，绝经后发病率继续上升，早期表现是患侧乳房出现无痛、单发的小肿块。肿块质硬，表面不光滑，与周围组织分界不清楚，在乳房内不易被推动。随着肿块的增大，可以引起乳房局部隆起。晚期可出现酒窝征，橘皮样改变及乳头扁平、回缩、凹陷。

【治疗】

1. 治疗原则　手术切除是唯一有效的治疗方法。但是术后有复发的可能。

2. 治疗方案

(1) 术前准备：常规术前检查为血尿便常规、生化检查、凝血功能、定血型、心电图、胸片；患者右胸壁备皮，术前请麻醉科会诊，术前导尿，向患者及家属交待手术中及手术后可能会出现的意外，并签手术志愿书。

(2) 手术治疗的原则：应将肿瘤连同其包膜整块切除，以周围包裹少量正常乳腺组织为宜，肿块必须常规做病理检查，消除乳腺残腔，防止积液。

(3) 术后处理：①术后切口加压包扎，防止血肿形成。②给予补液、抗炎，加强患者营养，提高机体免疫力治疗。③根据病理结果回报决定后续治疗方案。

(四) 乳腺癌

随着我国生活水平的提高、文化的进步，乳腺癌的发病率正在逐步上升，现已成为城市妇女中占首位的恶性肿瘤。在我国人群中占全身各种恶性肿瘤发病率的7%～10%，部分大城市如上海市和北京市均占居第一位。

【病因】　乳腺癌的病因尚不清楚，一般认为与雌酮、雌二醇——直接关系，雌三醇、孕酮——保护作用，催乳素促进作用存在一定的关系。年龄与乳腺癌的关系：20岁以前妇女发生本病少见，45～50岁妇女发病率较高，绝经后妇女发病率继续上升；月经初潮与乳腺癌的发生有密切关系，初潮年龄越小发生乳腺癌的几率越高；产妇年龄与乳腺癌的关系；初产年龄越小乳腺癌的发生几率越高，35岁以后危险性最高。一级直亲家族乳腺癌史与乳腺癌发生的关系为正常人群的2～3倍，占发病率的5%～10%；乳腺良性疾病与乳腺癌的关系：乳腺纤维腺瘤发生乳腺癌的几率是正常人群的2倍；放射电离辐射与乳腺癌的关系：是乳腺癌的危险因素，呈正相关；脂肪饮食增加乳腺癌的发病率。

【病理类型】　乳腺癌有多种分类方法，目前国内多采用以下病理分型：

1. 非浸润性癌　导管内癌（癌细胞未突破导管壁基膜）、小叶原位癌（癌细胞未突破末梢导管或腺泡基膜）、乳头湿疹样乳腺癌（Paget）。

2. 早期浸润性癌　浸润性导管癌（癌细胞突破导管壁基膜，开始向间质浸润）、早期浸润性小叶癌（癌细胞突破末梢导管或腺泡基膜，开始向间质浸润，但仍局限于小叶内）。

3. 浸润性特殊癌 乳头状癌、髓样癌(伴大量淋巴细胞浸润)、小管癌(高分化腺癌)、黏液腺癌、大汗腺样癌、鳞状细胞癌等。

4. 浸润性非特殊癌 浸润性小叶癌、浸润性导管癌、硬癌、髓样癌(无大量淋巴细胞浸润)、单纯癌、腺癌。

5. 其他 炎性乳腺癌等。

【转移途径】 乳腺癌的转移途径包括:

1. 局部扩散 癌细胞沿导管或筋膜间隙蔓延,继而侵及Cooper韧带和皮肤。

2. 淋巴转移

(1) 乳腺大部分淋巴液经胸大肌外侧缘淋巴管流至腋窝淋巴结-锁骨下淋巴结,再经胸导管(左)或右淋巴管侵入静脉血流向远处转移。

(2) 部分乳腺内侧的淋巴液通过肋间淋巴管流向胸骨旁淋巴结-锁骨上淋巴结。

(3) 两侧乳腺间皮下有交通淋巴管。

(4) 乳腺深部淋巴网可沿着腹直肌鞘和肝镰状韧带伸向肝脏。

3. 血运转移 以往血运转移多发生在晚期,这一概念早已被否定,乳腺癌是全身性疾病的观念已被公认。癌细胞可以经淋巴途径进入静脉,也可以直接进入血循环而向远处转移。最常见的转移部位依次为肺、骨和肝等。

【诊断】

1. 临床表现 最典型的早期表现为单发的无痛性肿块,质硬、不光滑、界限不清等。

(1) 局部肿块:早期出现单发小肿块,肿块质硬,表面不光滑,与周围组织分界不清楚,不易推动。

(2) 皮肤呈橘皮样改变,皮下淋巴管堵塞,引起淋巴回流障碍,真皮水肿。

(3) 乳头及乳晕凹陷:临近乳头或乳管的肿瘤侵入乳管使之缩短导致内陷,近期内陷有诊断意义。

(4) 酒窝症:累及Cooper韧带,使肿瘤表面皮肤凹陷。

(5) 肿块变大,皮肤溃破、溃疡、出血等。

(6) 转移的表现:同侧腋淋巴结肿大、无痛、质硬、活动度差、融合成块。全身转移可出现相应的临床表现:疼痛,肝大,腹、胸水,黄疸,呼吸困难,头疼,头晕等。

(7) 特殊类型乳癌

1) 炎性乳腺癌:局部炎性改变,病情发展快,恶性度高,转移早,预后差。

2) 乳头湿疹样乳腺癌:如乳头瘙痒、灼热逐渐向乳晕和乳头发展,皮肤粗糙、糜烂、溃疡,发展缓慢,淋巴转移较晚。

2. 辅助检查 ①红外线;②B超;③钼靶;④CT;⑤MRI;⑥乳腺导管造影;⑦穿刺细胞学检查、脱落细胞检查、病理活检和快速冰冻。

【鉴别诊断】

1. 乳腺纤维腺瘤 常见于青年妇女,肿瘤大多数为圆形或椭圆形,边界清楚,活动度大,发展缓慢,一般易于诊断。

2. 乳腺囊性增生病 此病多见于中年妇女,特点是乳房胀痛、肿块可呈周期性,与月经周期有关。肿块或局部乳腺增厚与周围乳腺组织分界不清。

3. 浆细胞性乳腺炎 此病是乳腺组织的无菌性炎症,炎性细胞中以浆细胞为主。临床上60%呈急性炎性表现,肿块大时皮肤可呈橘皮样改变。

4. 乳腺结核 是由结核杆菌所致乳腺组织的慢性炎症。好发于中、青年女性。局部表现为乳房内肿块,肿块质硬偏韧,部分区域可有囊性感。

【治疗】 有手术治疗、辅助化学药物治疗、内分泌治疗、放射治疗、免疫治疗等。

1. 手术治疗 手术治疗是乳腺癌治疗中的首选

(1) 乳腺癌根治术:手术应包括整个乳房、胸大肌、胸小肌、腋窝及锁骨下淋巴结的整块切除。

(2) 乳腺癌改良根治术 :有两种术式,一种是保留胸大肌,切除胸小肌;另一种是保留胸大、小肌。前者淋巴结清扫范围与根治术相仿,后者不能清除腋上淋巴结。

(3) 乳腺癌扩大根治术:在上述清除腋下、腋中、腋上三组淋巴结的基础上,同时切除胸廓内动、静脉及其周围的淋巴结(即胸骨旁淋巴结)。

(4) 全乳房切除术:手术范围必须切除整个乳腺,包括腋尾部及胸大肌筋膜。适用于原位癌、微小癌及年迈体弱不宜做根治术者。

(5) 保留乳房的乳腺癌根治术:手术包括完整切除肿块及腋淋巴结清扫。肿块切除时要求肿块周围包裹适量正常乳腺组织,确保切除标本的边缘无肿瘤细胞浸润。术后必须辅以放、化疗。

(6) 前哨淋巴结监测。

2. 化学药物治疗 已经证明浸润性乳腺癌术后应用化学药物辅助化疗,可以改善生存率。乳腺癌是实体肿瘤中应用化疗最有效的肿瘤之一,化疗在整个治疗中占有重要的地位。化疗应早期应用,联合化疗的效果优于单药化疗。

(1) 化疗的指征:

1) 浸润性导管癌。

2) 任何淋巴结转移癌。

3) 雌激素和孕酮受体(-)者。

4) 癌基因(C-erbB-2)有过度表达者。

(2) 化疗开始时间:术后 14 天。

(3) 化疗方案:CMF 方案、CAF 方案等。

(4) 疗程: 6 个疗程。

3. 化疗药物以及注意事项

(1) 药物治疗:20 世纪 70 年代发现雌激素受体(ER),当癌细胞 ER 含量高者,称为激素依赖性肿瘤,对内分泌治疗有效。而 ER 含量低者称激素非依赖性肿瘤,对内分泌治疗效果差。近年来,内分泌治疗的新进展就是他莫昔芬(tamoxifen)的应用。抗雌激素药物,对 ER PgR 阳性的绝经后妇女效果尤为明显。用量一般每日 20mg,至少服用 3 年,一般服用 5 年。

(2) 手术治疗:卵巢切除术,早在 1896 年就有报道应用卵巢切除术治疗晚期及复发性乳腺癌的案例。

(3) 放射治疗:乳腺癌局部治疗的一种手段之一。对Ⅱ期以后的病例可能降低局部复发率。

(4) 生物治疗:指通过从体外补充、诱导或活化体内固有的生物活性细胞或因子,以调整机体的免疫反应。

(5) 中药治疗:在综合治疗基础上的一种内科治疗。

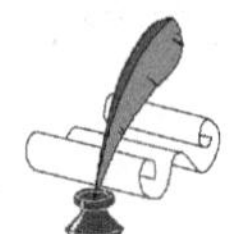

第三章 腹 外 疝

案例 1-3-1

患者,男,45 岁,农民。主诉:右腹股沟下方见包块,剧烈腹痛 10h。

病史:入院前 10h 在劳动中突然出现、下腹部疼痛,呈持续性疼痛阵发性加剧,呕吐 5 次,量较多,为胃内容物,伴腹胀,无肛门排气、排便,尿少,无畏寒、发热。既往无腹部外伤手术史及溃疡病史。

体格检查:T 38℃,P 86 次/分,R 18 次/分,BP 17/11kPa。发育正常,肥胖体型(75kg),急性痛苦病容,全身浅表淋巴结不肿大,胸部无异常。腹部膨隆,偶见肠型,肝脾触诊不满意,全腹轻压痛,但无肌紧张和反跳痛,也未及包块,肠鸣音亢进,偶闻气过水声,右侧腹股沟下方扪及6cm×6cm×8cm 包块,并有触痛。

辅助检查:血尿常规正常,腹部 X 线可见数个气液平面。

问题

◆该患者最可能的诊断是什么?

◆诊断依据是什么?

◆需与哪些疾病鉴别诊断?

◆治疗方案及依据?

参考答案和提示

◆诊断 ①腹股沟斜疝嵌顿;②肠梗阻。

◆诊断依据 ①有强力劳动腹内压骤增病史;②疝块突然增大,并伴有明显疼痛。平卧或用手推送不能使肿块回纳。肿块紧张发硬,且有明显触痛。有腹部绞痛、恶心、呕吐、便秘、腹胀、停止排气排便以及腹部平片见有液气平面等。

◆鉴别诊断

(1) 腹股沟区脂肪瘤:包块质软,活动度好,肿块表面光滑,表面按压外环口不可回纳,无压痛主诉。

(2) 隐睾:腹股沟管下方包块,挤压时出现特有的胀痛,患侧阴囊内睾丸缺如。

◆治疗原则 以尽快手术治疗,解除梗阻,现多行无张力修补术。但是术中发现如有肠坏死,则仅行疝囊高位结扎术即可。

案例 1-3-2

患者,男,61 岁。因中下腹出现可复性包块 3 年入院。患者 10 年前因外伤致乙状结肠破裂,在外院行乙状结肠造瘘术后又行关瘘术。近 3 年发现中下腹切口瘢痕处在站立行走或咳嗽时有肿块突出,有时伴局部酸胀及腹部胀痛,用手按压或平卧后肿块能回纳至腹腔。

体格检查:一般情况可,心肺正常,腹平坦,中下腹可见切口瘢痕,无压痛、反跳痛与肌紧张,肝脾不大,腹部叩诊无移动性浊音,双肾区无叩痛,听诊肠鸣音活跃,患者在站立行走或咳嗽时,中下腹切口瘢痕处可见 8cm×4cm×4cm 肿块,手按之可还纳。

问题

◆该患者最可能的诊断是什么?

◆诊断依据是什么?

◆治疗方案及依据?

参考答案和提示

◆诊断 切口疝。

◆诊断依据 ①有中下腹部手术史;②手术瘢痕处出现肿块,患者在站立行走或咳嗽时,中下腹切口瘢痕处可见8cm×4cm×4cm 肿块,手按之可还纳;③偶有腹部便秘、腹胀。

◆治疗原则 手术治疗,解除梗阻,在无张力下拉拢健康组织进行修补,较大的切口疝用疝补片进行修补。但是术中发现如有肠坏死,则仅行疝囊高位结扎术即可。

临床思维:腹外疝

【腹股沟区解剖概要】 腹股沟区解剖概要包括:①皮肤、皮下组织和浅筋膜;②腹外斜肌;③腹内斜肌和腹横肌;④腹横筋膜;⑤腹膜外脂肪和壁腹膜。

【腹股沟管解剖】

1. 内口 在腹股沟中点上方2cm、腹壁下动脉外侧处,男性精索和女性子宫圆韧带穿过腹横筋膜而造成一个卵圆形裂隙。

2. 外口 腹外斜肌腱膜纤维在耻骨结节外上方形成三角形的裂隙。

3. 四个壁 前壁、后壁、上壁、下壁。

成年人腹股沟管的长度为4~5 ㎝。腹股沟管的内口即深环,外口即浅环。它们的大小一般可容一指尖。以内环为起点,腹股沟管的走向由外向内、由上向下、由深向浅斜行。腹股沟管的前壁有皮肤、皮下组织和腹外斜肌腱膜,但外侧1/3部分尚有腹内斜肌覆盖;管的后壁为腹横筋膜和腹膜,其内侧1/3尚有腹股沟镰;上壁为腹内斜肌、腹横肌的弓状下缘;下壁为腹股沟韧带和腔隙韧带。女性腹股沟管内有子宫圆韧带通过,男性则有精索通过。

直疝三角的外侧边是腹壁下动脉,内侧边为腹直肌外侧缘,底边为腹股沟韧带。此处腹壁缺乏完整的腹肌覆盖,腹横筋膜比周围部分薄,易发生疝。腹股沟直疝即在此由后向前突出,故称直疝三角。直疝三角与腹股沟深环之间有腹壁下动脉和凹间韧带相隔。

【病因】

1. 腹壁强度降低

(1)先天性因素:①某些组织穿过腹壁的部位,如精索或子宫圆韧带穿过腹股沟管、股动静脉穿过股管、脐血管穿过脐环等处;②腹白线因发育不全也可成为腹壁的薄弱点。

(2)术切口愈合不良、外伤、感染、腹壁神经损伤、老年、久病、肥胖所致肌萎缩等,也常是腹壁强度降低的原因。

2. 腹内压力增高 慢性咳嗽、慢性便秘、排尿困难(如包茎、膀胱结石)、腹水、妊娠、举重、婴儿经常啼哭等是引起腹内压力增高的常见原因。正常人虽偶有腹内压增高情况,但如腹壁强度正常,则不致发生疝。

【病理解剖】 典型的腹外疝由疝囊、疝内容物和疝外被盖等组成。疝囊颈是疝囊比较狭窄的部分,是疝环所在的部位,又称疝门,它是疝突向体表的门户,亦即腹壁薄弱区或缺损所在。各种疝通常即以疝门部位作为命名依据,例如腹股沟疝、股疝、脐疝、切口疝等。疝内容物是进入疝囊的腹内脏器或组织,以小肠为最多见,大网膜次之。此外,如盲肠、阑尾、乙状结肠、横结肠、膀胱等均可进入疝囊,但较少见。疝外被盖指疝囊以外的各层组织。

【临床类型】

1. 易复性疝 凡疝内容物很容易回纳入腹腔的,称为易复性疝。

2. 难复性疝 疝内容物不能回纳或不能完全回纳入腹腔内但并不引起严重症状者,称难复性疝。

3. 滑动疝 有少数病程较长的疝,内容物进入疝囊时将囊颈上方的腹膜逐渐推向疝囊;尤其是髂窝区后腹膜与后腹壁结合得极为松弛,以致盲肠(包括阑尾)、乙状结肠或膀胱随之下移而成为疝囊壁的一部分,这种疝称为滑动疝,也属难复性疝。

4. 绞窄性疝 嵌顿如不及时解除,肠管及其系膜受压情况不断加重可使动脉血流减少,最后导致完全阻断,即为绞窄性疝。

5. Richter 疝 嵌顿的内容物仅为部分肠壁,系膜侧肠壁及其系膜并未进入疝囊,肠腔并未完全梗阻,称为肠管壁疝或 Richter 疝。

6. Littre 疝 嵌顿的小肠是小肠憩室(通常是 Meckel 憩室),则称 Littre 疝。

7. 逆行性嵌顿疝 绞窄肠管包括几个肠袢,或呈"W"形,疝囊内各嵌顿肠袢之间的肠管可隐藏在腹腔内,不仅疝囊内的肠管可坏死,腹腔内的中间肠袢也可坏死;有时疝囊内的肠袢尚存活,而腹腔内的肠袢已坏死。在手术时必须把腹腔内有关肠袢牵出检查,以确保安全。

8. 腹股沟斜疝 先天性解剖异常,右侧腹股沟疝较多。后天性腹壁薄弱或缺损,腹内斜肌弓状下缘发育不全或位置偏高,易发生腹股沟疝。

9. 易复性斜疝 肿块常在站立、行走、咳嗽或劳动时出现,多呈带蒂柄的梨形,并可降至阴囊或大阴唇。用手按肿块并嘱患者咳嗽,可有膨胀性冲击感。如患者平卧休息或用手将肿块向腹腔推送,肿块可向腹腔回纳。以手指通过阴囊皮肤伸入浅环,可感浅环扩大、腹壁软弱;如嘱患者咳嗽,指尖有冲击感。用手指紧压腹股沟管深环,让患者起立并咳嗽,疝块并不出现;移去手指,则可见疝块由外上向内下鼓出。疝内容物如为肠袢,则疝块柔软、光滑、叩之呈鼓音,回纳时常先有阻力;一旦回纳,肿块较快消失,在肠袢进入腹腔时发出咕噜声;内容物如为大网膜,则坚韧呈浊音,回纳缓慢。

10. 难复性斜疝 除胀痛稍重外,其主要特点是疝块不能完全回纳。疝块除了不能完全回纳外,尚有消化不良和便秘等症状。临床多见于右侧,滑入疝囊的盲肠或乙状结肠可能在疝修补手术时被误认为疝囊的一部分而被切开,应特别注意。

11. 嵌顿性疝 常发生在斜疝、强体力劳动或排便等腹内压骤增的情况。表现为疝块突然增大,有明显疼痛,肿块紧张发硬,且有明显触痛。嵌顿内容物如为大网膜,局部疼痛常较轻微;如为肠袢,不但局部疼痛明显,还可伴有腹部绞痛、恶心、呕吐、便秘、腹胀等机械性肠梗阻的临床表现。自行回纳的机会较少,多数患者的症状逐步加重,如不及时处理,终将成为绞窄性疝。肠管壁疝(Richter 疝)嵌顿时,由于局部肿块不明显,又不一定有肠梗阻表现,容易被忽略。

12. 绞窄性疝 绞窄性疝的临床症状多较严重,但在肠袢坏死穿孔时,疼痛可因疝块压力骤降而暂时有所缓解。绞窄时间较长者,疝内容物容易发生感染,侵及周围组织,引起疝外被盖组织的急性炎症,严重者可发生脓毒症。

13. 腹股沟直疝 常见于年老体弱者,当患者直立时,在腹股沟内侧端、耻骨结节上外方出现一半球形肿块。直疝囊颈宽大,疝内容物又直接从后向前顶出,故平卧后疝块多能自行消失,不需用手推送复位。直疝不进入阴囊,极少发生嵌顿。

【诊断】 腹股沟疝的诊断一般不难,但确定是腹股沟斜疝还是直疝,需术中鉴别。

【鉴别诊断】

1. 斜疝和直疝鉴别 ①发病年龄:斜疝多见于儿童和青壮年,直疝多见于老年人。②突出途径:斜疝经腹股沟管突出,可进入阴囊;直疝由直疝三角突出,不进入阴囊。③疝块外形:斜疝为椭圆形或梨形,上部呈蒂柄状;直疝为半球形,基底较宽。④回纳疝块后压住内环:斜疝不再突出,直疝可突出;⑤精索与疝囊的关系:斜疝的疝囊在精索前方,直疝的疝囊在精索的后外方。⑥与腹壁下动脉的关系:斜疝疝囊颈在腹壁下动脉的外侧,直疝疝囊颈在腹壁下动脉的内侧。⑦嵌顿机会:斜疝较多,直疝极少。

2. 睾丸鞘膜积液 鞘膜积液所呈现的肿块完全局限在阴囊内,其上界可以清楚地摸到;用透光试验检查肿块,鞘膜积液多为透光(阳性),而疝块则不能透光。

3. 交通性鞘膜积液　于每日起床后或站立活动时肿块缓慢地出现并增大；平卧或睡觉后肿块逐渐缩小，挤压肿块，其体积也可逐渐缩小。透光试验为阳性。

4. 精索鞘膜积液　肿块较小，在腹股沟管内，牵拉同侧睾丸可见肿块移动。

5. 隐睾　腹股沟管内下降不全的睾丸可被误诊为斜疝或精索鞘膜积液。挤压时可出现特有的胀痛感觉，如患侧阴囊内睾丸缺如，则诊断更为明确。

6. 急性肠梗阻　肠管被嵌顿的疝可伴发急性肠梗阻，但不应仅满足于肠梗阻的诊断而忽略疝的存在，尤其是患者比较肥胖或疝块比较大。

【治疗】　腹股沟疝如不及时处理，疝块可逐渐增大，终将加重腹壁的损坏而影响劳动力；斜疝又常可发生嵌顿或绞窄而威胁患者的生命。

1. 非手术治疗　1岁以下婴幼儿可暂不手术，因为婴幼儿腹肌可随躯体生长逐渐强壮，疝有自行消失的可能。长期使用疝带可使疝囊颈经常受到摩擦变得肥厚坚韧而增高疝嵌顿的发病率，并有促使疝囊与疝内容物发生粘连的可能。

2. 手术治疗　腹股沟疝最有效的治疗方法是手术修补。手术方法可归纳为传统的疝修补术、无张力疝修补术和经腹腔镜疝修补术。

（1）传统的疝修补术：手术的基本原则是疝囊高位结扎、加强或修补腹股沟管管壁。成年腹股沟疝患者都存在程度不同的腹股沟管前壁或后壁薄弱、缺损，单纯疝囊高位结扎不足以预防腹股沟疝的复发，只有在薄弱或缺损的腹股沟管前壁或后壁得到加强或修补之后，才有可能得到彻底的治疗。修补或加强腹股沟管后壁常用的方法有4种：①Bassini法；②Halsted法；③McVay法；④Shouldice法。

（2）无张力疝修补术（tension-free hernioplasty）：常用的修补材料是合成纤维网。

（3）经腹腔镜疝修补术：目前临床上较少开展。

嵌顿性和绞窄性疝的处理原则：嵌顿性疝具备下列情况者可先试行手法复位，嵌顿时间在3~4h以内，局部压痛不明显，也无腹部压痛或腹肌紧张等腹膜刺激征者；年老体弱或伴有其他较严重疾病而估计肠袢尚未绞窄坏死者。除上述情况外，嵌顿性疝原则上需要紧急手术治疗，以防止疝内容物坏死并解除伴发的肠梗阻。

手术处理中应注意：①如嵌顿的肠袢较多，应特别警惕逆行性嵌顿的可能。②少数嵌顿性或绞窄性疝，临手术时因麻醉的作用疝内容物自行回纳腹内，以致在术中切开疝囊时无肠袢可见。遇此情况，必须仔细探查肠管，以免遗漏坏死肠袢于腹腔内。必要时另做腹部切口探查。③凡施行肠切除吻合术的患者，因手术区污染，在高位结扎疝囊后，一般不宜做疝修补术，以免因感染而致修补失败。

【复发性腹股沟疝的处理原则】

1. 真性复发疝　由于技术上的问题或患者本身的原因，在疝手术的部位再次发生疝。再发生的疝在解剖部位及疝类型上，与初次手术的疝相同。

2. 遗留疝　初次疝手术时，除了手术处理的疝外，还有另外的疝，也称伴发疝，如右侧腹股沟斜疝伴发右侧腹股沟直疝等。由于伴发疝较小，临床上未发现，术中又未进行彻底的探查，成为遗留的疝，又称为马鞍疝。

3. 新发疝　初次疝手术时，经彻底探查并排除了伴发疝，疝修补手术也是成功的。手术若干时间后再发生疝，疝的类型与初次手术的疝相同或不相同，但解剖部位不同，为新发疝。

后两种情况，又称假性复发疝。

【切口疝】　切口疝是发生在腹壁手术切口处的疝。最常发生切口疝的是经腹直肌切口，下腹部更多；其次为正中切口和旁正中切口。腹部切口疝多见于腹部纵切口。

1. 常见原因　除腹部横向肌组织纤维被手术切口切断等解剖因素外，手术操作不当是切口疝的重要原因,其中切口感染所致腹壁组织破坏是最常见原因。当然,各种原因所致的伤口愈合不良也是一个重要因素。

2. 临床表现 腹壁切口处逐渐膨隆,有肿物出现,站立或用力时明显。较大的切口疝有腹部牵拉感,伴消化道症状。常因形成难复性疝而伴有不完全性肠梗阻,但很少发生嵌顿。体格检查时可见切口瘢痕处肿块,有时疝内容物可达皮下。肿块复位后,多数能扪到腹肌裂开后所形成的疝环边缘。

3. 治疗 原则上应手术治疗。手术步骤包括:

(1)切除疝表面原手术切口瘢痕。

(2)显露疝环,沿其边缘清楚解剖出腹壁各层组织。

(3)回纳疝内容物后,在无张力的条件下拉拢疝环边缘,逐层细致地缝合健康的腹壁组织,必要时可用重叠缝合法加强,也可用合成纤维网片或自体筋膜组织进行修补。

复 习 题

一、名词解释

逆行性嵌顿

二、填空题

1. 修补或加强腹股沟管后壁常用的方法有四种 A. ______, B. ______, C. ______, D. ______。
2. 现代疝手术强调在________的情况下进行缝合修补,常用的修补材料是合成纤维网。
3. 股疝诊断明确后,应及时进行________治疗。对于嵌顿性或绞窄性股疝,则应进行________。
4. 切口疝原则上应行________治疗。
5. 腹股沟斜疝重要的临床表现是腹股沟区有________。

三、选择题

【A 型题】

1. 腹外疝最重要的发病原因是( )
   A. 慢性咳嗽
   B. 长期便秘
   C. 排尿困难
   D. 腹壁有薄弱点或腹壁缺损
   E. 经常从事导致腹股沟内压增高的工作
2. 腹股沟斜疝,疝内容物最多见的是( )
   A. 盲肠 B. 阑尾
   C. 大网膜 D. 膀胱
   E. 小肠
3. 腹外疝的疝环位置相当于疝囊的( )
   A. 底部 B. 体部
   C. 颈体交界部 D. 颈部
   E. 以上都不对
4. 左侧腹股沟滑动性疝,下列哪项是正确的( )
   A. 属可复性疝
   B. 疝内容物没有小肠
   C. 乙状结肠是疝囊的一部分
   D. 最易嵌顿
   E. 疝块很小
5. 疝囊内容物只能部分回纳入腹腔,肠壁无血循环障碍的腹外疝是( )
   A. 易复性疝 B. 难复性疝
   C. 可复性疝 D. 嵌顿性疝
   E. 绞窄性疝
6. 发生嵌顿最重要的原因是( )
   A. 疝内容物大,疝囊小
   B. 疝环小,腹压剧增
   C. 疝内容物与疝囊粘连
   D. 疝囊颈部水肿
   E. 疝内容物弹性差
7. 腹外疝嵌顿指( )
   A. 所有不能回纳的腹外疝
   B. 内容物与疝囊粘连的腹外疝
   C. 疝囊颈弹性收缩将内容物卡住的腹外疝
   D. 肠管成为疝囊一部分的腹外疝
   E. 以上都不是
8. 关于腹股沟疝,下列描述哪项是错误的( )
   A. 斜疝多见于儿童及青壮年
   B. 直疝疝囊在精索后内方

C. 直疝疝囊颈在腹壁下动脉外侧
D. 腹股沟管下壁为腹股沟韧带
E. 斜疝嵌顿机会较多

9. 最常见的腹外疝是( )
A. 股疝 B. 腹壁切口疝
C. 腹股沟斜疝 D. 脐疝
E. 腹股沟直疝

10. 腹股沟斜疝的疝囊位于精索的( )
A. 内侧 B. 外侧
C. 前方 D. 后方
E. 下方

11. 腹股沟管走行的方向是( )
A. 向外、上、浅 B. 向内、上、浅
C. 向外、下、浅 D. 向内、下、浅
E. 以上都不对

12. 腹股沟管的内环位于( )
A. 陷窝韧带外侧
B. 股静脉内侧
C. 腹壁下动脉内侧
D. 腹壁下动脉外侧
E. 以上都不对

13. 形成腹股沟管外环的是( )
A. 联合肌腱 B. 腹横肌
C. 腹内斜肌 D. 腹外斜肌腱
E. 皮下浅筋膜

14. 腹股沟管解剖结构中,下列哪项描述是错误的( )
A. 内口为内环、外口为皮下环
B. 上壁为腹内斜肌和腹横肌的弓状下缘
C. 下壁为腹股沟韧带和腔隙韧带
D. 前壁为腹横肌
E. 后壁为腹横筋膜和腹膜

15. 先天性腹股沟斜疝是由于哪种解剖因素所致( )
A. 腹膜鞘状突上端未闭
B. 腹膜鞘突中未闭
C. 腹膜鞘突下未闭
D. 未闭的腹膜鞘状突只是一条非常细小的管道
E. 腹膜鞘状突未下降到阴囊

16. 腹股沟斜疝和直疝的区别,下列哪项是正确的( )
A. 斜疝与腹横筋膜薄弱有关;直疝与腹内斜肌薄弱有关
B. 斜疝自内环处发生,沿精索发展;直疝则由海氏三角区发生,不沿精索发展
C. 斜疝位于腹壁下动脉内侧;直疝则位于外侧
D. 斜疝疝囊在精索后方;直疝在前方
E. 斜疝的内环在陷窝韧带内侧;直疝在外侧

17. 关于直疝三角,下列说法哪项是错误的( )
A. 直疝三角在腹股沟管下端内侧后方
B. 腹股沟韧带是其底边
C. 腹直肌外缘是其内侧边
D. 腹壁下动脉是其外侧边
E. 腹横筋膜发育正常

18. 直疝三角的三边是( )
A. 腹壁下动脉,联合肌腱和腹股沟韧带
B. 联合肌腱、腹股沟韧带和腹直肌外缘
C. 联合肌腱、腹股沟韧带
D. 腹壁下动脉、腹直肌外缘和腹股沟韧带
E. 腹壁下动脉、腹直肌外缘和耻骨梳韧带

19. 后天性腹股沟斜疝好发于儿童及青壮年,是因为下列何组织发育不全( )
A. 腹外斜肌腱膜
B. 腹横筋膜
C. 腹内斜肌及腹横肌
D. 腹外斜肌和腹横筋膜
E. 腹股沟韧带

20. 关于斜疝,哪项描述是错误的( )
A. 多见于儿童和青少年
B. 后天性较先天性多
C. 左侧较右侧多
D. 能否进入阴囊不是与直疝区别的要点
E. 婴幼儿斜疝手术治疗时,一般不需行修补术

21. 嵌顿疝与绞窄性疝鉴别要点是( )
A. 疝块不能回纳
B. 疝块是否有压痛
C. 绞窄疝出现呕吐
D. 绞窄疝出现休克
E. 绞窄疝内容物发生血循环障碍

22. 切口疝发病因素中最重要的是( )
A. 缝合技术欠妥

B. 术后腹胀剧咳
C. 切口感染
D. 安置引流物过久
E. 切口过长

23. 斜疝和直疝最重要的鉴别点是(　　)
A. 斜疝呈椭圆形或梨形
B. 斜疝肿块常坠入阴囊
C. 斜疝多见于儿童和青少年
D. 回纳疝块后压住内环,疝块不再突出者为斜疝
E. 以手指插入皮下环,令患者咳嗽后有冲击感者为斜疝

24. 手术中诊断腹股沟斜疝的主要依据是(　　)
A. 疝环在腹壁下动脉内侧
B. 疝环在直疝三角内
C. 疝囊颈在耻骨结节下方
D. 疝囊颈在腹壁下动脉外侧
E. 疝囊在腹股沟内

25. 最容易发生嵌顿的腹外疝是(　　)
A. 切口疝　B. 难复性疝
C. 滑动性疝　D. 股疝
E. 直疝

26. 有关绞窄性疝,下列哪项说法是错误的(　　)
A. 疝囊内渗液转为血性
B. 被卡住的肠管呈深红色
C. 伴有急性机械性肠梗阻
D. 引起疝外被盖组织蜂窝组织炎
E. 自行穿破引起粪瘘

【B 型题】

A. 腹内斜肌,腹横肌的弓状下缘
B. 腹股沟韧带和腔隙韧带
C. 腹外斜肌腱膜
D. 腹膜、腹横筋膜和联合肌腱
E. 腹内斜肌和联合肌腱

27. 构成腹股沟管前壁的是(　　)
28. 构成腹股沟管后壁的是(　　)
29. 构成腹股沟管上壁的是(　　)
30. 构成腹股沟管下壁的是(　　)

A. 腹股沟管的外环
B. 腹股沟管的后壁
C. 腹股沟管的上壁
D. 腹股沟管的下壁
E. 腹股沟管的内环

31. 腹横筋膜卵圆形裂隙构成(　　)
32. 腹膜和腹横筋膜构成(　　)
33. 腹外斜肌腱膜的三角形裂隙构成(　　)
34. 腹内斜肌、腹横肌弓状下缘构成(　　)

A. 腹壁浅动脉外侧,腹股沟韧带上方
B. 腹壁浅动脉内侧,腹股沟韧带上方
C. 腔隙韧带外侧,腹股沟韧带上方
D. 腹壁下动脉外侧,腹股沟韧带上方
E. 腹壁下动脉内侧,腹股沟韧带上方

35. 腹股沟斜疝的疝囊颈位于(　　)
36. 腹股沟直疝的疝囊位于(　　)
37. 股疝的疝囊颈位于(　　)

A. Ferguson 法　B. Bassini 法
C. Mc Vay 法　D. 疝成型术
E. 保守疗法

38. 巨大斜疝,腹股沟管后壁严重缺损(　　)
39. 老年直疝(　　)
40. 青壮年疝(　　)
41. 复发疝(　　)

【C 型题】

A. 腹壁强度降低　B. 腹内压增高
C. 两者均有　D. 两者均无

42. 腹外疝的发病原因(　　)
43. 腹内疝的发病原因(　　)

A. 难复性疝　B. 嵌顿性疝
C. 两者均可　D. 两者均不可

44. 腹股沟包块下降到阴囊内,平卧时不能完全回纳腹腔(　　)
45. 腹股沟包块逐渐长大、坚硬、无压痛(　　)

【X 型题】

46. 典型的腹外疝应由下列哪几部分组成(　　)
A. 疝门　B. 疝外被盖
C. 疝内容物　D. 疝囊
E. 以上均不是

47. 关于腹股沟斜疝,下列哪几项是不正确的(　　)
A. 疝囊在腹股沟韧带下方突出

B. 压迫内环后疝能突出
C. 精索在疝囊前方
D. 疝囊颈在腹壁下动脉外侧
E. 疝内容物不会降至阴囊内

48. 嵌顿疝试行手法复位的适应证是(　　)
A. 腹壁缺损大,疝环较松
B. 年老,体弱或伴有严重疾病估计肠管无绞窄
C. 嵌顿在4h内,局部压痛不明显
D. 局部压痛不明显,但嵌顿时间有12h以上
E. 无腹膜刺激征

49. 腹股沟疝的特点是(　　)
A. 斜疝是从腹壁下动脉外侧的内环处突出
B. 以男性为多见
C. 直疝和斜疝均可进入阴囊内
D. 压内环后,疝块仍突出者为直疝
E. 均需行手术治疗

50. 下列各类疝,哪些不需急诊手术(　　)
A. 肠管壁疝　　B. 难复性疝
C. 嵌顿性疝　　D. 滑动性疝
E. 麻痹性疝

51. 成年人腹股沟斜疝手术的原则不包括(　　)
A. 疝囊颈部高位结扎
B. 缩小内环口
C. 加强腹股沟管壁
D. 常规切除全部疝囊
E. 切除疝内容物

四、问答题

简述腹股沟斜疝和直疝的鉴别要点。

复习题参考答案

一、名词解释

逆行性嵌顿:部分嵌顿的肠管可包括几个肠袢,或呈“W”形,囊内各嵌顿肠袢之间的肠管可隐藏在腹腔内。

二、填空题

1. Bassini　Halsted　McVay　Shouldice
2. 无张力
3. 手术　急诊手术
4. 手术
5. 突出的肿块

三、选择题

【A 型题】

1. D　2. E　3. D　4. C　5. B　6. B
7. C　8. C　9. C　10. C　11. D　12. D
13. D　14. D　15. A　16. B　17. E
18. D　19. C　20. C　21. E　22. C
23. D　24. D　25. D　26. B

【B 型题】

27. C　28. D　29. A　30. B　31. E　32. B
33. A　34. C　35. D　36. E　37. C　38. D
39. C　40. B　41. C

【C 型题】

42. C　43. D　44. C　45. D

【X 型题】

46. BCD　47. ABCE　48. BCE　49. ABD
50. ABDE　51. BDE

四、问答题

答题要点:腹股沟斜疝多见于儿童及青壮年,其疝内容物经腹股沟股管突出,可进入阴囊,外观呈椭圆形或梨形,在回纳疝块后压住深环疝块不再突出,其疝囊在精索前方,而其疝囊颈在腹壁下动脉外侧,其发生嵌顿机会较多;腹股沟直疝则多见于老年人,其疝内容物自直疝三角突出,不进入阴囊,外观呈半圆形,在回纳疝块后压住深环疝块仍突出,其疝囊在精索后方,而其疝囊颈在腹壁下动脉内侧,其发生嵌顿机会较少。

诊 疗 常 规

一、腹股沟斜疝

腹股沟斜疝有先天性和后天性两种。

【发病机制】 胚胎早期,睾丸位于腹膜后第2、3腰椎旁,以后逐渐下降,同时在未来的腹股沟管内环处带动腹膜、腹横筋膜以及各层肌肉经腹股沟管逐渐下移,并推动皮肤而形成阴囊。随之下移的腹膜形成一鞘状突,而睾丸则紧贴在鞘状突的后壁。鞘状突在婴儿出生后不久,除阴囊部分成为睾丸固有鞘膜外,其余部分即自行萎缩闭锁而遗留一纤维索带。如环不闭锁,就可形成先天性斜疝,而未闭的鞘状突就成为先天性斜疝的疝囊。如果鞘状突下段闭锁而上段未闭,也可诱发斜疝;如两端闭锁而中段不闭,则在临床上表现为精索鞘膜积液。右侧睾丸下降比左侧略晚,鞘突闭锁也较迟,因此,右侧腹股沟疝较为多见。

后天性斜疝较先天性者为多,它是因为腹股沟区存在着解剖上的缺陷所致,即腹股沟管区是腹壁薄弱区,又有精索通过而造成局部腹壁强度减弱,但主要是发育不良或腹肌较弱而腹横肌与腹内斜肌对内环括约作用减弱,以及腹横肌弓状下缘(或为联合肌腱)收缩时不能靠拢腹股沟韧带,均诱发后天性斜疝。

【临床表现】

1. 症状 大多数患者主诉为:体力劳动、运动时、咳嗽、用力或举重时在腹股沟区发现肿块或包块。婴儿则在用力哭闹或剧烈活动后发现肿块。肿块多半在休息、平卧后自行消失。也有个别以首次发作以持续性嵌顿的肿块前来就诊。若肿块持续性疼痛,伴有恶心、呕吐则提示可能是嵌顿伴有肠梗阻。当疝内容物绞窄时,则表现不同程度的全身中毒症状,甚至发生休克。

2. 体格检查 对于疑为疝的患者除疝的局部检查外,应进行全身体格检查。特别是了解有无下述情况,以明确病因以及进行鉴别诊断决策治疗方案,特别需要了解:①心脏:有无右心衰;②肺:有无慢性支气管炎;③肝脏:有无腹水或门脉高压;④代谢性疾病:有无糖尿病;⑤肿瘤:特别是有无转移性肿瘤;⑥泌尿系统:有无前列腺肥大、泌尿系结石;⑦肠道系统:有无便秘、结肠肿瘤;⑧血液系统:有无霍奇金病、淋巴结转移性癌;⑨血管病变:有无腹主动脉瘤等。

3. 局部体检 必须充分显露腹股沟区和会阴部,对于疝的局部检查应在光线充分的情况下站立位和平卧位进行检查。典型的斜疝的肿块多呈圆形或梨形,经腹股沟管内环、通过腹股沟管从皮下环疝出。完全性疝肿块则进入阴囊,可在耻骨结外上方扪及扩大的皮下环,肿块回纳入腹腔后,在腹股沟韧带中点上方2cm处压迫内环口疝块不再脱出。令其咳嗽或用力时有冲击感。隐匿性疝(不完全性疝)肿块停留在腹股沟管内。

【诊断和鉴别诊断】 根据以下三点诊断腹股沟斜疝并无困难:①疝块发生在腹股沟区;②肿块多数可还纳,且能大能小;③咳嗽有冲击感,压迫内环肿块不再脱出。但是,腹股沟斜疝需要与诸多的腹股沟肿块进行鉴别:①腹股沟直疝;②股疝;③睾丸精索鞘膜积液;④睾丸下降不完全;⑤睾丸的其他炎症、肿瘤及扭转;⑥精索静脉曲张;⑦腹股沟原发性及转移性肿瘤;⑧淋巴结炎、结核、髂窝脓肿;⑨动脉瘤;⑩大阴唇恶性肿瘤及炎症。

1. 腹股沟直疝 与斜疝的鉴别(表3-1)。

表3-1 斜疝与直疝的鉴别

斜疝和直疝的鉴别	斜疝	直疝
发病年龄	多见于儿童及青壮年	多见于老年
突出途径	经腹股沟管突出,可进阴囊	由直疝三角区突出,不进入阴囊
疝块外形	椭圆形或梨形,上部呈蒂柄状	半球形,基底较宽
回纳疝块后压住内环	疝块不再突出	疝块仍可突出
精索与疝囊的关系	精索在疝囊后方	精索在疝囊前外方
疝囊颈与腹壁下动脉的关系	疝囊颈在腹壁下动脉外侧	疝囊颈在腹壁下动脉内侧
嵌顿机会	较多	极少

2. 股疝 经股环进入股管从卵圆孔出来的疝视为股疝。股疝的肿块多位于腹股沟韧带下

方,带蒂的半球形状,还纳困难,冲击感不明显,若压迫股环前方的腹股沟韧带时疼痛明显。

3. 睾丸精索的肿块与疝的鉴别:在于阴囊内是否有完整、正常的睾丸,是否能还纳,据此易于鉴别。睾丸或精索鞘膜积液可进行透光实验以进行区别,利用B超能明确肿块内容物的性质。

4. 腹股沟肿大的淋巴结、脂肪瘤及其他肿瘤需与嵌顿性斜疝相鉴别　其主要区别在于这些肿块一旦出现,不会自行消失,既没有压痛(炎症除外),更没有内脏嵌顿所致的梗阻症状。

5. 腹股沟下肢静脉曲张　常伴有下肢静脉曲张,肿块有可压缩性,但不能还纳、消失。

6. 腹股沟区脓肿　脊柱或骶椎结核形成寒性脓肿可流注到腹股沟部。然而,脓肿有波动感,有压痛,其位置多位于腹股沟区的外侧。仔细检查脊柱,腰骶关节,可发现骨关节病变。

【治疗】　除部分婴儿外,腹股沟斜疝不能自愈,且随着疝块增大,必将影响劳动和治疗效果,并因常可发生嵌顿和绞窄而威胁患者的生命安全。因此,除少数特殊情况外,均应尽早施行手术修补。

1. 非手术治疗

(1) 婴儿在长大过程中,腹肌逐渐强壮,部分有自愈可能,一般主张在一周岁内的婴儿,可暂不手术,先用棉线束带或绷带压迫腹股沟管内环,以防疝的突出(图3-1)。

(2) 对于年老体弱或伴其他严重疾病不宜手术者,可配用疝带阻止疝块突出(图3-2)。

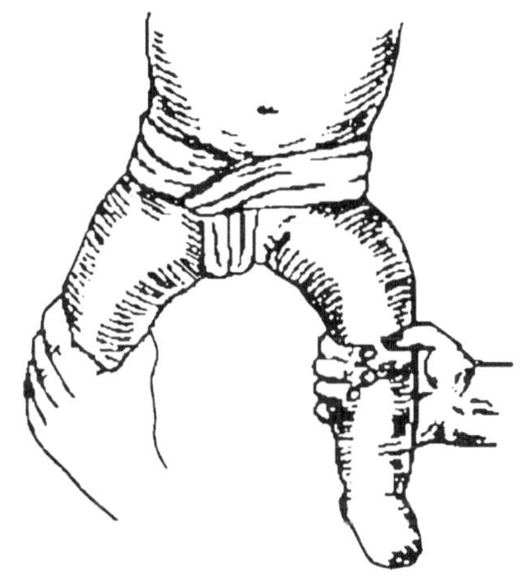

图3-1　棉束带使用法

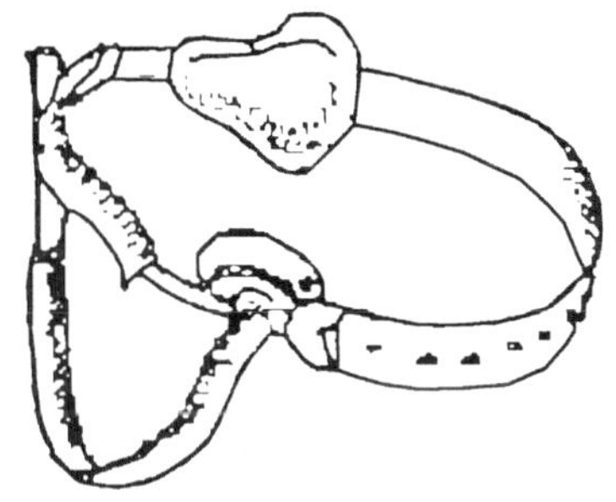

图3-2　疝带

(3) 嵌顿性疝手法复位法:嵌顿性疝原则上应紧急手术,以防止肠管坏死。但在下列少数情况下:①如嵌顿时间较短(3~5h内),局部压痛不明显,没有腹部压痛和腹膜刺激症状,估计尚未形成绞窄,尤其是小儿,因其疝环周围组织富于弹性,可以试行复位。②病史长的巨大疝,估计腹壁缺损较大,而疝环松弛者复位方法:注射哌替啶以镇静、止痛、松弛腹肌,让患者取头低脚高位,医生用手托起阴囊,将突出的疝块向外上方的腹股沟管做均匀缓慢、挤压式还纳,左手还可轻轻按摩嵌顿的疝环处以协助回纳。手法复位,切忌粗暴,以免挤破肠管。回纳后,应反复严密观察24h,注意有无腹痛、腹肌紧张以及粪便带血现象,也需注意肠梗阻现象是否得到解除。

2. 手术治疗　斜疝的手术方法可归为高位结扎术、疝修补术和疝成形术三类。

(1) 高位结扎术:手术在内环处显露斜疝囊颈,在囊颈根部以粗丝线做高,位结扎或贯穿缝合术,随即切去疝囊。疝囊切除高位结扎术也适用于斜疝绞窄发生肠坏死,局部有严重感染的病例。

(2) 疝修补术:修补是在高位切断、结扎疝囊颈后的基础上进行的。修补应包括内环修补和腹股沟管壁修补两个主要环节。内环修补只适用于内环扩大、松弛的病例,它是在疝囊颈高位结扎后,把内环处腹横筋膜间断缝合数针或做一“8”字形缝合,以加强因疝内容物经常通过而松弛、扩大了的内环;加强腹股沟前壁的方法有佛格逊(Ferguson)法;加强腹股沟后壁的方法有:①巴西尼(Bassini)法、②赫尔斯坦(Halsted)法、③麦克凡(Mc Vay)法,加强后壁的方法亦宜于不同情况的腹股沟直疝修补术。

(3) 疝成形术:适用于巨型斜疝、复发性疝、腹股沟管后壁严重缺损、腹横腱膜弓完全萎缩、不能用于缝合修补的病例。

3. 嵌顿性和绞窄性疝的处理原则　术前应做好必要的准备,如有脱水和电解质紊乱,应迅速补液或输血。这些准备工作极为重要,可直接影响手术效果。手术的主要关键在于正确判断疝内容物的生命力,然后根据病情确定处理方法。判断嵌顿肠管的生命力,应先扩张或切开疝环,在解除疝环压迫的前提下,根据肠管的色泽、弹性、蠕动能力以及相应肠系膜内是否有动脉搏动等情况加以判定。但如嵌顿的肠袢较多,应特别警惕逆行性嵌顿的可能。所以,不仅要检查疝囊内肠袢的生命力,还应检查位于腹腔内的中间肠袢是否坏死。

少数嵌顿性或绞窄性疝,在临手术时因麻醉的作用而回纳腹内,以致在术中切开疝囊时无肠袢可见。遇此情况,必须仔细探查肠管,以免遗漏坏死肠袢于腹腔内。必要时另做腹部切口探查之。

凡施行肠切除吻合术的患者,因手术区污染,在高位结扎疝囊后,一般不宜做疝修补术,以免因感染而致修补失败。绞窄的内容物如系大网膜,可予切除。

4. 修补术手术步骤(以常见的 Bassini 法为例)

(1) 麻醉:多选用局部麻醉,也可用腰麻,小儿宜用乙醚全身麻醉。

(2) 切口:在腹股沟韧带上 2cm,切口起自腹股沟韧带中点稍外斜行至耻骨结节上方(相当于外环处),切口与腹股沟韧带平行,切开皮肤与皮下组织,显露出银白色的腹外斜肌腱膜与外环。

(3) 以手指找到外环,然后用钝力将腱膜两叶分离、推开,内侧显露腹内斜肌、腹横肌及其腱膜弓(或为联合肌腱),外侧显露腹股沟韧带的内面。

(4) 用牵开器将髂腹股沟神经和腹内斜肌、腹横肌及其腱膜弓(或联合肌腱)一起拉开,充分显露提睾肌,沿肌纤维分开提睾肌,看到疝囊。

(5) 以血管钳夹住疝囊切口边缘几点,术前左手提起疝囊,左手示指伸进疝囊内顶住囊壁,右手示指裹以盐水纱布,用钝力将疝囊与其周围组织和精索分离。精索动静脉与输精管位于疝囊外侧,与疝囊粘连,宜细心推开,特别要注意不可损伤静脉引起出血。

(6) 游离疝囊颈部一圈,然后在中间横形切断,分疝囊为近、远两部分。术前细心用钝力或以剪刀分离近侧囊壁,直至内环,然后将疝囊用血管钳向四周牵开,再探查疝囊内的内脏组织确已全部回纳入腹腔后,用丝线在疝囊颈部(内环处)做荷包口或贯穿缝合(图3-3)。剪去多余的疝囊壁,荷包口的远端再以丝线贯穿缝合一次。将两根缝合线分别以弯针从腹横肌腱膜弓深面穿过腹横肌、腹内斜肌两肌浅面结扎,以期达到将疝囊残端向高处移位,避免成为腹内压直接压住点的目的。如查得内环松弛宽大者,可将其附近腹横筋膜缝合数针以修补加固。

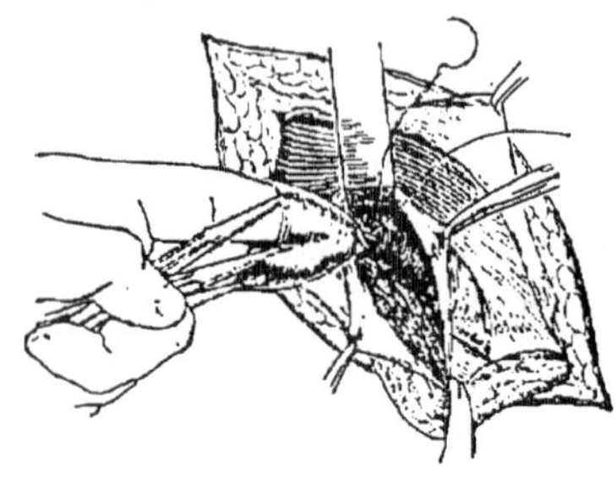

图 3-3　疝囊颈部高位贯穿缝扎

(7) 远侧疝囊应根据粘连程度,可以全部、部分剥离,或者全部不剥离。但需检查剥离的边缘以及疝囊与精索的剥离面、予以妥善和严密的止血。

(8) 腹股沟管管壁修补(Bassini 法):游离并以纱布条提起精索。在其深面用粗丝线将腹横腱膜弓(或联合肌腱)与腹股沟韧带内侧面做间断缝合,自上而下缝合 3~5 针(图 3-4)。

最后一针应将腹横腱膜弓(或联合肌腱)缝于耻骨结节的骨膜上,以防止最内端残留三角形空隙,术后易引起疝的复发。

(9)将精索放置于新位,再次检查无出血后,以粗丝线间断缝合腹外斜肌腱膜,缝合皮下及皮肤层。其他的腹股沟斜疝修补术(1)~(7)和(9)的步骤均相同,仅在第(8)项腹股沟管壁修补有异。如 Mc Vay 法,在完成前7项后,将精索牵开,在耻骨上支的浅面切开腹横筋膜,推开疏松组织,以显示耻骨梳韧带。术者左手示指沿耻骨梳韧带由内向外侧移动,直到触到股静脉,固定不动,以挡开股静脉。此时将腹内斜肌、腹横腱膜弓(或联合肌腱)的游离缘缝穿一针于耻骨梳韧带上。然后,在第一针缝合和耻骨结节之间,再缝合2~3针(图3-5)。缝合完毕后,放回精索,在精索浅面缝合腹外斜肌腱膜。

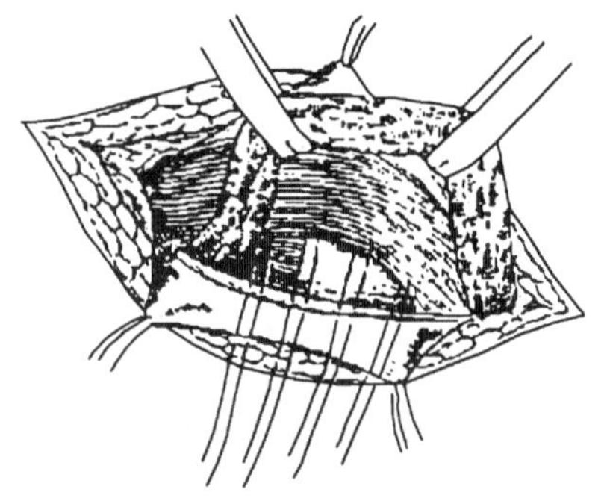

图3-4 缝合联合肌腱与腹股沟韧带

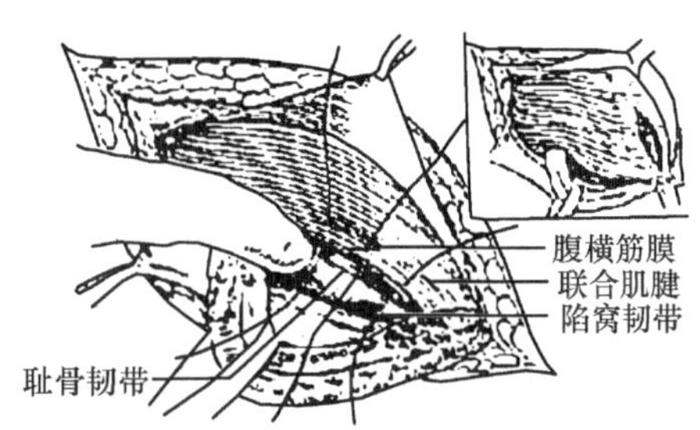

图3-5 联合肌腱耻骨梳韧带缝合法

二、腹股沟直疝

腹股沟直疝指从腹壁下动脉内侧、经腹股沟三角区突出的腹股沟疝。其发病率较斜疝为低,约占腹股沟疝的5%,多见于老年男性,常为双侧。

【病因】 腹股沟直疝绝大多数属后天性,主要病因是腹壁发育不健全、腹股沟三角区肌肉和筋膜薄弱。

【临床表现】 主要为腹股沟区可复性肿块,位于耻骨结节外上方呈半球形,多无疼痛及其他不适。当站立时,疝块即刻出现,平卧时消失。肿块不进入阴囊,由于直疝颈部宽大,极少嵌顿。还纳后可在腹股沟三角区直接扪及腹壁缺损,咳嗽时指尖有膨胀性冲击感。用手指在腹壁外紧压内环,让患者起立咳嗽,仍有疝块出现,可与斜疝鉴别。双侧性直疝、疝块常于中线两侧互相接近。

【治疗】 直疝多采用手术疗法。手术要点:加强腹内斜肌和腹横筋膜的抵抗力,以巩固腹股沟管的后壁。直疝修补方法基本上与斜疝相似(图3-4、3-5),常用 Bassini 法。如果在手术过程中发现腹横筋膜缺损很大,不能直接缝合时,可利用自身阔筋膜、腹直肌前鞘以及尼龙布等材料,做填充缺损成形术。

直疝属继发性疝。术前须考虑其发病原因(慢性咳嗽、前列腺肥大、便秘等),应予处理。若不能控制或另伴有严重内脏疾病者,则不宜手术,可使用疝带治疗。

三、腹股沟滑动性疝

【临床特点】 绝大多数患者是男性,平均年龄在40岁以上,右侧多见,内容物多为盲肠,及其相连的回肠、阑尾、升结肠等。在左侧则为乙状结肠与降结肠。疝块巨大,大多下坠至阴囊,疝囊内滑出的内容一般较多,如大段回肠,可以回纳;但滑出腹膜后的内脏,如盲肠,则始终不能回复,构成难复性疝。滑动性疝发生嵌顿较少,手术前难以确诊,大半在术中才被发现。

【治疗】 采取手术修补。原则是将滑出内脏的周围腹膜(即疝囊的一部分)切开,缝合,将内脏回纳,人工形成一完整疝囊,然后进行修补。显露疝囊后,在其前壁切开,然后在滑出内脏(例如盲肠)的周围约 1.5cm 处做一环形切口,切开腹膜(即疝囊),在腹膜外游离盲肠,直至疝囊颈部(内环)处,在切开与游离时,特别在疝囊与肠之间有粘连处,必须十分细心,千万不可误伤供应肠管的动静脉,以致引起肠坏死,并谨慎地推开精索。游离的盲肠显露于切口外,在其后面将两侧腹膜做间断对合缝合,使其成为一个新的完整疝囊(图 3-6、3-7)。将游离的盲肠回纳入腹腔,在内环处用丝线做一荷包缝合,以关闭腹腔,剪除多余的疝囊(图 3-8),然后施行 Bassini 或 Mc Vay 术修补腹股沟管。

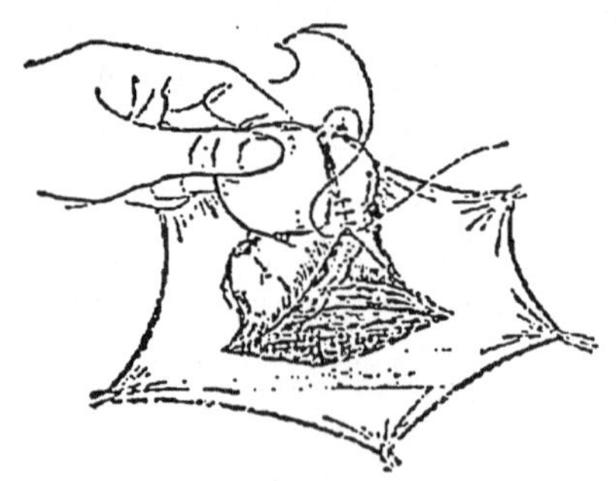

图 3-6 游离盲肠

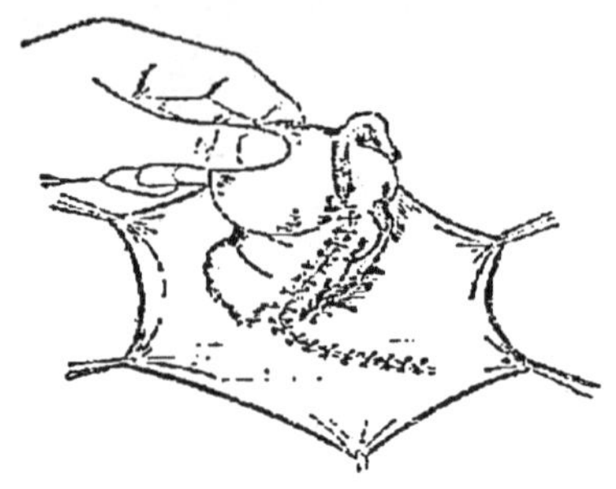

图 3-7 间断缝合腹膜

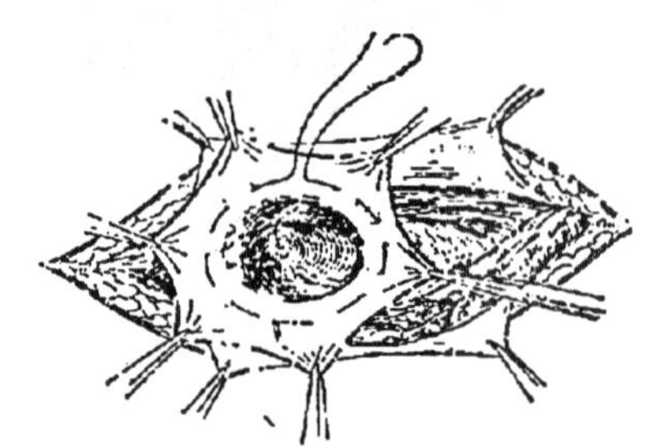

图 3-8 荷包缝合疝囊颈部

四、复发性腹股沟疝

腹股沟疝修补术后的复发率一般仍较高,斜疝术后复发率约在 4% 左右,但也有高达 10% 的报告,直疝术后复发率约比斜疝高 4~6 倍,多在术后 1 年内复发。

【病因】 造成复发的原因很多,除了患者全身和局部因素外,手术宜做到:①准确可靠的疝囊高位缝扎;②妥善修补内环;③合理选择术式;④修补术的间隔不太宽,避免修补处张力过大;⑤防止术中损伤神经和术后并发血肿;⑥防止感染。

患者全身和局部因素:如老年、体弱、腹壁肌肉软弱严重、局部缺损过大,术后没能控制引起腹内压增加的伴随病;此外,术后过早地参加体力劳动,也是造成术后复发的因素,应予注意。

【治疗】 行手术修补。根据腹股沟壁缺损情况,采取 Bassini、Mc Vay 手术或施行疝成形术(自体移植阔筋膜或应用金属丝网及网状合成材料)。加强腹股沟三角区。

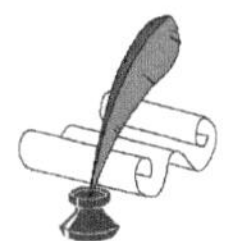

第四章 腹部损伤

案例 1-4-1

患者,男,36 岁,因车祸腹部撞伤后腹痛 3h 入院,伴有恶心、呕吐症状,体格检查:BP 100/60mmHg,R 96 次/min,腹平,腹肌紧张,全腹压痛及反跳痛明显,肝区浊音界消失,移动性浊音阳性,肠鸣音减弱。腹部立位 X 线平片示双侧膈下有游离气体。

问题

◆最有可能的诊断及诊断依据是什么?

◆应采取何有效的治疗措施?

◆腹部外伤手术探查的顺序是什么?

参考答案和提示

◆腹部闭合性损伤,空腔脏器破裂。

◆急症剖腹探查。

◆探查次序原则上应先探查肝、脾等实质性器官,同时探查膈肌有无破损。接着从胃开始,逐段探查十二指肠第一段、空肠回肠、大肠以及其系膜。然后探查盆腔器官,最后则切开胃结肠韧带显露网膜囊,检查胃后壁和胰腺。如属必要,最后还应切开后腹膜探查十二指肠二、三、四段。

案例 1-4-2

患者,男,29 岁,左季肋区撞伤 2h,面色苍白,有恶心,无呕吐,心慌,出冷汗。体格检查:BP 80/50mmHg,R 145 次/min。全腹压痛,以左上腹为著,伴轻度肌紧张,反跳痛阳性,脾区有叩击痛。移动性浊音阳性,肠鸣音存在。血红蛋白 70g/L,腹腔穿刺抽出不凝血,CT 示脾体积增大,脾周围有积液。

问题

◆最有可能的诊断是什么?

◆未手术前应采取什么措施?

◆应采取哪些有效的治疗措施?

参考答案和提示

◆腹部闭合性损伤,脾破裂。

◆抗休克治疗。

◆应在积极治疗休克的同时,急症手术探查并止血。脾破裂可行脾破裂修补(应坚持“抢救生命第一,保留脾脏第二”的原则)或行脾切除术。

案例 1-4-3

患者,男,57 岁,因公出差美国,在休斯敦地区的高速公路上发生车祸,10 分钟后由飞机急救送往市区医院,并紧急行全身 CT 检查,发现存在左股骨闭合性骨折和右上臂开放性骨折,胸腔、腹腔未见异常,骨折处理后患者血压下降,立即输血 1000ml 后好转,第二天患者仍然血压不稳,再次输血 1000ml,同时患者出现腹痛和腹胀的症状,胸部无不适主诉,查体全腹压痛,以左上腹为著,伴轻度肌紧张,反跳痛阳性,脾区有叩击痛,移动性浊音阳性,肠鸣音减弱。

问题

◆该患者腹部最可能的诊断是什么?

◆诊断依据是什么?

◆该患者为明确诊断应进行哪些补充体格检查及辅助检查？请提出你的理由和早期处理方案。

◆需与哪些疾病鉴别诊断？

◆治疗方案及依据？

参考答案和提示

◆腹部最可能的诊断　腹腔闭合性损伤，脾破裂。

◆诊断依据　患者，男，57岁，在高速公路上发生车祸，出现血压不稳和出现腹痛和腹胀的症状，胸部无不适主诉，查体有腹膜炎体征，脾区有叩击痛。

◆进一步确诊需要的检查项目　第一次做CT检查腹腔未见异常，与发生车祸时间短有关，腹腔出血少，CT检查并未获得阳性发现。第二，患者合并有骨折，骨折处理后并输血但血压仍不稳；第三，患者出现腹膜炎体征。故需再次行诊断性腹腔穿刺、B超、腹腔CT检查，以明确腹腔出血的原因和部位。

◆鉴别诊断　①空腔器官损伤，腹膜炎体征的体征出现早；②实质性器官损伤，如肝、胰腺等。

◆治疗方案及依据　应在积极治疗休克的同时，急症手术探查并止血。脾破裂可行脾破裂修补(应坚持“抢救生命第一，保留脾脏第二”的原则)或脾切除术，同时探查空腔器官有无破裂。

复　习　题

一、名词解释

1. 急腹症
2. Grey-Turner征

二、填空题

1. 腹壁伤口穿破腹膜者称________伤，无腹膜穿破者称________伤，其投射物有入出口者称________伤，有入口而无出口者称________伤。
2. 单纯腹壁损伤的症状和体征是受伤部位________，腹壁________性肿胀和压痛，可见________瘀斑并随时间推移逐渐减轻和缩小。
3. 实质性器官损伤时，主要临床表现是________，空腹脏器损伤则以________症状和体征为主要表现。
4. 诊断性腹腔穿刺的穿刺点是________或________。
5. 对保脾手术的评价，在________中已较为肯定。
6. 迟发性脾破裂常发生在外伤后________周。
7. 肝单纯的裂伤，裂口深度小于________者，可不必清创，单纯修补即可。
8. 严重肝外伤者，手术的关键是________和________。
9. 腹膜反折之上的直肠破裂手术是________，同时施行________术，腹膜反折之下段直肠损伤手术是________，同时施行________术。
10. 外伤后，有左或右季肋部肋骨骨折者，应注意有无________、________破裂的存在。

三、单项选择题

1. 对于腹部损伤，无论是开放性还是闭合性损伤，诊断中最关键的问题在于(　　)
   A. 确定有否内脏损伤
   B. 确定哪个脏器损伤
   C. 什么性质的脏器受到损伤
   D. 是否为多发性损伤
   E. 是开放性还是闭合性损伤
2. 对可疑肝脾破裂伤员，首先选用的检查方法是(　　)
   A. B超　　B. CT
   C. X线平片　　D. 诊断性腹腔穿刺
   E. 诊断性腹腔灌洗术
3. 腹部穿透伤或贯通伤的诊断中，下列哪项是错误的(　　)
   A. 伤口可能不在腹部
   B. 伤口大小与伤情不一定成正比
   C. 伤口与伤道是直线关系

D. 腹壁切线伤未穿透腹膜,并不能排除内脏损伤
E. 入口或出口可能均不在腹部

4. 外伤后,腹腔穿刺抽出不凝固血液,提示( )
A. 实质性器官破裂出血
B. 空腔脏器破裂
C. 后腹膜血肿
D. 肾脏损伤
E. 膀胱损伤

5. 对腹部损伤的处理原则是( )
A. 优先处理穿破性损伤
B. 优先处理出血性损伤
C. 优先处理污染重的损伤
D. 优先处理污染轻的损伤
E. 优先处理腹膜后器官的损伤

6. 在肝外伤的处理中,非病理肝者,常温阻断入肝血流的安全时限为( )
A. 5 分钟 B. 10 分钟
C. 15 分钟 D. 20 分钟
E. 30 分钟

7. 肝外伤术中,使用纱布填塞法者,其填塞止血的纱布取出时间是( )
A. 术后 3 天 B. 术后 5 天
C. 术后 7~15 天 D. 术后 15 天以上
E. 术后 24 小时

8. 关于小肠破裂的说法中,哪项是错误的( )
A. 受伤机会多
B. 早期便可产生腹膜炎
C. 以简单修补为主
D. 以间断横向缝合法为佳
E. 无弥漫性腹膜炎者不会是小肠破裂

9. 关于结肠破裂的说法中,哪项是错误的( )
A. 腹膜炎出现晚,但严重
B. 可导致严重的腹膜后感染
C. 大部分患者可采取一期修补或切除吻合
D. 大部分患者应采取肠造口或肠外置术
E. 术后即行肛管扩张

10. 外伤性腹膜后血肿的主要临床表现有( )
A. 腰肋部瘀斑(Grey-Turner 征)
B. 腰背痛
C. 肠麻痹,里急后重
D. 血尿
E. 内出血征象,腰背痛,肠麻痹

四、简答题

1. 简述遇到外伤患者,哪些情况应考虑有腹内脏器损伤的情况存在?
2. 简述诊断性腹腔灌洗术的阳性发现内容。
3. 简述腹部外伤患者,先采用非手术治疗的适应证。
4. 简述对腹部损伤非手术治疗的患者如何严密观察。
5. 简述肝外伤非手术治疗的指征。

五、问答题

试述遇到腹部外伤患者,哪些情况下应立即剖腹探查或停止非手术治疗而改为剖腹手术。

复习题参考答案

一、名词解释

1. 急腹症 指以急性腹痛为突出表现,需要紧急处理的腹部疾患的总称。它的特点是发病急、进展快、变化多、病情重,一旦延误诊断、抢救不及时,就可能给患者带来严重的危害和生命危险。
2. Grey-Turner 征 多因高处坠落、车祸等所致腹膜后脏器损伤,脊柱和腹膜后血管损伤引起的腹膜后血肿而导致的腰肋部瘀斑。

二、填空题

1. 穿透 非穿透 贯通 盲管
2. 疼痛 局限性 皮下
3. 腹腔内出血 腹膜炎
4. 脐和髂前上棘中、外 1/3 交界处 经脐水平线与腋前线相交处
5. 儿童
6. 1~2
7. 2cm
8. 彻底清创 止血

9. 剖腹进行修补 乙状结肠双筒造口术 充分引流直肠周围间隙 乙状结肠造口术
10. 肝 脾

三、单项选择题

1. A 2. D 3. C 4. A 5. B 6. E 7. C 8. E 9. C 10. E

四、简答题

1. 答题要点:①腹部持续性疼痛,且进行性加重、伴恶心、呕吐;②早期出现明显失血性休克表现;③有明显腹膜刺激征;④腹腔内积气,肝浊音界缩小或消失;⑤腹部明显胀气,肠蠕动减弱或消失;⑥腹部出现移动性浊音;⑦有便血、呕血、血尿;⑧直肠指检,前壁有压痛或指套染血者。
2. 答题要点:①肉眼所见灌洗液为血性,含胆汁、胃肠内容物或尿液;②红细胞计数>100 $\times10^9$/L;③白细胞计数>0.5$\times10^9$/L;④淀粉酶>100 Somogyi;⑤涂片发现细菌。
3. 答题要点:①通过检查,一时尚不能确定有无内脏损伤者;②诊断已经明确,为轻度、单纯实质性脏器损伤,生命体征稳定或仅轻度变化。
4. 答题要点:①每 15~30 分钟测血压、脉搏、呼吸;②每半小时 1 次检查腹部体征,有无腹膜炎、程度、范围变化;③每 30~60 分钟测血常规;④每 30~60 分钟做 1 次 B 超检查;⑤重复进行诊断性腹腔穿刺或灌洗术。
5. 答题要点:①入院时患者神志清楚,能正确回答问题;②血流动力学稳定,收缩压>11.9kPa(90mmHg),脉率<100 次/分;③无腹膜炎体征;④B 超或 CT 检查确定肝损伤为轻度;⑤未发现其他内脏合并伤;⑥经输液或输血 300~500ml 后血压和脉率很快恢复正常,并保持稳定;⑦反复 B 超,证明肝损伤情况稳定,腹腔内积血量未增或减少。

五、问答题

答题要点:①腹痛和腹膜刺激征进行性加重或范围扩大;②肠蠕动减少,消失或出现明显腹胀者;③全身情况恶化,口渴、烦躁,脉率增快或体温、白细胞计数上升;④膈下有游离气体表现;⑤红细胞计数进行性下降;⑥血压由稳定至不稳定,甚至休克;⑦腹腔穿刺阳性;⑧胃肠出血不易控制者。

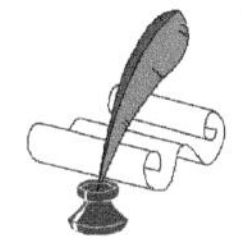

第五章　急性化脓性腹膜炎

案例 1-5-1

患者，女，9 岁，T 39°C，咳嗽 5 天，腹痛 2 天，腹胀，广泛轻压痛，反跳痛和肌紧张，肠鸣音少而弱，腹腔穿刺为稀薄无臭味脓液。

问题

◆最有可能的诊断是什么？

◆应采取哪些有效的治疗措施？

参考答案和提示

◆原发性腹膜炎。

◆以非手术治疗为主，包括禁食、胃肠减压、纠正水电解质紊乱、抗生素、补充热量和营养支持。

案例 1-5-2

患者，男，28 岁，2 小时前突然出现上腹部刀割样疼痛，迅速波及全腹不敢直腰走路，查腹部有明显腹膜刺激征，肝浊音界消失，肠鸣音消失。

问题

◆最有可能的诊断是什么？

◆未手术前应采取什么措施？

◆应采取哪些有效的治疗措施？

参考答案和提示

◆胃十二指肠溃疡穿孔、继发性腹膜炎。

◆以非手术治疗为主，包括禁食、胃肠减压、纠正水电解质紊乱、抗生素、补充热量和营养支持。

◆急诊行剖腹探查术，明确穿孔部位，行彻底性溃疡手术，包括胃大部切除术。

案例 1-5-3

患者，男，35 岁，因持续性全腹疼痛 1 天入院，下腹肌紧张，压痛反跳痛以右下腹部为显著，移动性浊音可疑，肠鸣音减弱，白细胞计数及中性分类均增高。给予抗炎、补液治疗 24 小时后患者出现腹痛加重，BP 80/50mmHg，R 135 次/min，全腹压痛反跳痛。

问题

◆该患者最可能的诊断是什么？

◆诊断依据是什么？

◆为何病情加重？

◆简述引起血压 80/50mmHg，心率 135 次/分变化的病理生理基础。

◆需与哪些疾病鉴别诊断？

◆治疗方案及依据？

参考答案和提示

◆最可能的诊断　继发性腹膜炎、感染性休克、阑尾炎穿孔。

◆诊断依据　①男，45 岁，持续性全腹疼痛 1 天；下腹肌紧张，压痛反跳痛等腹膜炎体征；②抗炎治疗后患者出现腹痛加重，全腹压痛；③血压 80/50mmHg，心率 135 次/min。

◆患者入院时为继发性腹膜炎，可能引起的原因为阑尾炎穿孔，患者年轻和其他有关手术禁忌证，应手术治疗，不应非手术治疗。

◆患者主要出现由腹膜炎引起感染性休克的表现,病理生理基础为:① 腹腔炎性渗出,腹腔内细胞因子、细菌等的损害作用;②腹膜严重充血、水肿并渗出大量液体,引起水电解质紊乱;③发热、呕吐、肠管麻痹,肠腔内大量积液,使血容量减少;④肠管麻痹扩张使膈肌抬高,影响心肺功能。

◆与胃十二指肠溃疡穿孔等引起的继发性腹膜炎相鉴别。

◆治疗方案及依据 积极抗休克治疗并手术治疗。

复 习 题

一、名词解释

1. 继发性腹膜炎
2. 板状腹

二、填空题

1. 大腹腔即指________,小腹腔即指________,两者经由________相通。
2. 腹膜有很多皱襞,其面积几乎与全身的皮肤相等,约________。
3. 腹膜炎治疗后,可发生粘连,可发生______。
4. 腹膜炎最主要的临床表现是________,典型的腹膜炎体征是________、________、________。
5. 腹膜炎的手术原则是________、________、________。
6. 盆腔腹膜的特点是________、________。
7. 腹膜炎使用抗生素,最合理的选择是根据________及________。
8. 胃十二指肠溃疡穿孔的患者穿孔时间不超过________小时,可做胃大部切除。
9. 与体壁贴近的局限的腹内单房脓肿可使用________治疗。
10. 腹膜渗出液中的________因子的浓度能反映腹膜炎的严重程度,终末介质 NO 能阻断________而导致细胞缺氧窒息,导致多器官衰竭和死亡。

三、单项选择题

1. 腹膜炎的标志性体征是(　　)
   A. 腹部压痛　B. 腹肌紧张
   C. 反跳痛　D. 压痛、肌紧张
   E. 压痛、肌紧张、反跳痛
2. 腹膜炎患者腹部体征最明显的是(　　)
   A. 原发病灶所在部位
   B. 继发性病变所在部位
   C. 手术切口选择部位
   D. 感染所在部位
   E. 最可忽视的部位
3. 对各种刺激敏感痛觉定位准确的是(　　)
   A. 脏层腹膜　B. 壁层腹膜
   C. 腹膜腔　D. 大网膜
   E. 膈肌
4. 在脏腹膜的特点描述中,哪项是错误的(　　)
   A. 对牵引、胃肠内压力增加刺激较为敏感
   B. 对炎症、压迫牵引刺激较为敏感
   C. 常为钝痛,定位不准,表现为脐周腹中部
   D. 重刺激常引起心率变慢,血压下降和肠麻痹
   E. 对疼痛的刺激定位最为准确
5. 腹膜的特点中,下列哪项错误(　　)
   A. 面积大,几乎与全身面积相等
   B. 为双向半透性膜
   C. 能向腹腔内渗出少量液体
   D. 能分泌出大量渗出液,稀释毒素
   E. 有修复病变和损伤的作用
6. 在正常情况下,腹腔内有多少毫升液体对腹腔内器官起润滑作用(　　)
   A. 40ml　B. 50ml
   C. 60ml　D. 75~100ml
   E. 200~300ml
7. 大网膜俗称腹腔的"卫士",以下哪项不是大网膜的特点(　　)
   A. 有丰富的血供
   B. 含大量脂肪组织
   C. 活动度大,能够移动到病灶处
   D. 能稀释和吸收毒素
   E. 可使炎症局限,有修复病变和损伤的作用
8. 腹膜炎患者一般采取的体位是(　　)
   A. 平仰卧位　B. 患侧卧位
   C. 健侧卧位　D. 休克体位

E. 半卧位

9. 对急性腹膜炎或腹腔内脏器炎性病变患者,手术后数日出现的膈下脓肿的诊断,最好的诊断方法是(　　)
   A. 胸片　　B. 动态查血象
   C. CT　　D. 磁共振
   E. B超引导下诊断性穿刺

10. 诊断盆腔脓肿的简单检查是(　　)
   A. B超　　B. CT
   C. 直肠指检　　D. 磁共振
   E. 腹部检查

四、简答题

1. 简述原发性腹膜炎,细菌进入腹腔的途径。
2. 简述继发性腹膜炎的手术适应证。
3. 简述腹膜炎手术、放置引流管的指征。

五、问答题

1. 试从神经支配的角度论述腹膜对刺激的反应。
2. 试述急性化脓性腹膜炎手术疗法的指征。
3. 急腹症的特点是什么?

复习题参考答案

一、名词解释

1. 继发性腹膜炎　腹腔内器官穿孔,损伤引起的腹壁或内脏破裂,手术污染或吻合口瘘,导致腹膜炎,称为继发性腹膜炎。主要原因是急性阑尾炎穿孔和胃十二指肠溃疡急性穿孔。
2. 板状腹　是指腹膜受到胃酸、胃液、胆汁的强烈刺激所引起的腹肌的高度紧张,呈木板状,故称为板状腹。

二、填空题

1. 腹腔　网膜囊　网膜孔
2. 1.7~2m^2
3. 粘连性肠梗阻
4. 腹痛　腹部压痛　腹肌紧张　反跳痛
5. 处理原发病　彻底清洁腹腔　充分引流
6. 面积小　吸收毒素能力低
7. 细菌培养出的菌种　药敏结果
8. 12
9. 经皮穿刺插管引流术
10. 细胞　三羧酸循环

三、单项选择题

1. E　2. A　3. B　4. E　5. E　6. D　7. D
8. E　9. E　10. C

四、简答题

1. 答题要点:①血行播散;②上行性感染;③直接扩散;④透壁性感染。
2. 答题要点:①经非手术治疗6~8小时后,腹膜炎症状及体征反而加重;②腹腔内原发病严重;③腹腔内炎症较重,有大量积液,出现严重的肠麻痹或中毒症状,尤其是有休克表现者;④腹膜炎病因不明,无局限趋势者。
3. 答题要点:①坏死病灶未能切除;②大量坏死组织无法清除;③坏死病灶已切除或穿孔已修补防止漏液;④手术部位有较多渗液或渗血;⑤已形成局限性脓肿。

五、问答题

1. 答题要点:
   (1) 壁层腹膜,主要受体神经(肋间神经和腰神经分支)的支配,故对各种刺激较敏感,痛觉定位准确,所以壁层腹膜在炎症时,可引起局部疼痛,压痛和反射性肌紧张。
   (2) 膈肌中心部分腹膜受到刺激,通过膈神经的反射可出现肩部的放射痛或打嗝。
   (3) 脏层腹膜受自主神经支配,来自交感神经和迷走神经末梢对牵引、胃肠腔内压力增加或炎症压迫等刺激较为敏感,其表现常为钝痛而定位差,感觉局限于脐周中腹,重刺激常可引起心率变慢、血压下降和肠麻痹。
2. 答题要点:
   (1) 腹腔内原发病严重,如腹腔内脏损伤破裂、绞窄性肠梗阻、胃肠道或胆管坏死穿孔、胃肠手术短期内吻合口瘘等所致的腹膜炎。
   (2) 腹膜炎重,腹腔积液多,肠麻痹重或中毒症状严重,尤其是有休克症状者。
   (3) 腹膜炎病因不明,无局限趋势。
   (4) 经非手术治疗,症状及体征不缓解反而加重。
3. 答题要点:急腹症是指以急性腹痛为突出表现,需要紧急处理的腹部疾患的总称。它的特点是发病急、进展快、变化多、病情重,一旦延误诊断,抢救不及时,就可能给患者带来严重的危害和生命危险。

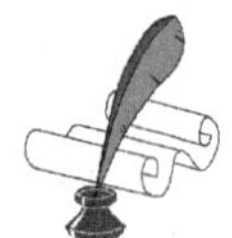

第六章　胃十二指肠疾病

第一节　胃十二指肠溃疡

案例 1-6-1

患者,男,27岁,学生,患者间歇性上腹部疼痛8年余,每年春季及秋季症状加重,主要表现为三餐前疼痛明显,进食30分钟后症状明显缓解,5年前在当地医院行上消化道钡餐检查提示十二指肠溃疡,曾接受内科治疗(具体治疗方案不详),症状有所缓解,1年前患者上腹部疼痛症状逐渐加重,有时出现午后呕吐现象,呕吐物为宿食,经内科治疗无效后,到普通外科门诊求治,行上消化道钡餐透视检查提示胃腔扩张,十二指肠球部明显变形,24小时后可见钡剂残留。

问题

◆该患者最可能的诊断是什么?

◆诊断依据是什么?

◆进一步确诊需要的检查项目?

◆需与哪些疾病鉴别诊断?

◆治疗方案及依据?

◆预后如何?

参考答案和提示

◆初步诊断　十二指肠溃疡合并瘢痕性幽门梗阻。

◆诊断依据　患者,男性,27岁,上腹部疼痛呈周期性发作的特点,病程为8年,饥饿痛,午后呕吐宿食,上消化道钡餐透视检查提示胃腔扩张,十二指肠球部明显变形,24小时后可见钡剂残留。

◆进一步确诊需要的检查项目　纤维胃镜检查:可以观察梗阻部位,同时可以取活检行病理诊断。

◆鉴别诊断　①痉挛水肿性幽门梗阻,经过积极的胃肠减压及内科治疗后症状可明显缓解;②十二指肠及周围组织的其他病变引起的梗阻,如十二指肠癌、良性十二指肠淤滞症、胰头癌、壶腹癌等;③胃窦部肿瘤。

◆治疗方案及依据　根据胃镜检查及组织病理活检结果,如果确诊为十二指肠溃疡合并瘢痕性幽门梗阻,经内科治疗无效后可决定行胃大部切除术。手术方式为:毕Ⅱ式胃大部切除术或胃大部切除术后胃空肠 Roux-en-Y 吻合,若十二指肠溃疡切除困难时可将溃疡旷置。

◆预后　①毕Ⅱ式胃大部切除术,改变了正常的解剖生理,最常见的并发症为胆汁、胰液反流,并可以出现残胃癌;②胃空肠 Roux-en-Y 吻合,可以防止胆汁、胰液反流,但因手术方法复杂,吻合口多可并发吻合口漏,远期可出现残胃癌。

案例 1-6-2

患者,女,36岁。上腹部胀满疼痛7天,进食后症状加重,甚则不能系腰带及弯腰拾物,时而呕吐,打嗝后症状略有缓解,大便滞而量少。患者表情抑郁,面色青黄,上腹部膨胀,震水音阳性。钡透:食管未见异常,胃腔内可见中量空腹留滞液,胃体部及窦部黏膜增粗紊乱,可见一圆形龛影,大小约 0.5cm×0.5cm,边缘光滑,对侧大弯部可见一指压切迹,胃黏膜钡剂附着不良,胃体积扩张,排空延迟,十二指肠球部及各段未见异常。

问题

◆该患者最可能的诊断是什么?

◆诊断依据是什么?

◆进一步确诊需要的检查项目?

◆需与哪些疾病鉴别诊断?

◆治疗方案及依据?

◆预后如何?

参考答案和提示

◆初步诊断　胃窦溃疡合并幽门不全梗阻。

◆诊断依据　患者女性,36 岁,上腹部胀满疼痛 7 天,进食后症状加重。上腹部膨胀,震水音阳性。钡透:食管未见异常,胃腔内可见中量空腹留滞液,胃体部及窦部黏膜增粗紊乱,可见一龛影,大小约 0.5cm×0.5cm,边缘光滑,对侧大弯部可见一指压切迹,胃黏膜钡剂附着不良,胃体积扩张,排空延迟,十二指肠球部及各段未见异常。

◆进一步确诊需要的检查项目　同案例 6-1。

◆鉴别诊断　同案例 6-1。

◆治疗方案及依据　同案例 6-1。

◆预后　同案例 6-1。

临床思维:胃十二指肠溃疡并发幽门梗阻

【分类】　溃疡病并发幽门梗阻有四种:

1. 痉挛性梗阻　幽门附近溃疡,刺激幽门括约肌反射性痉挛所致。
2. 炎症水肿性梗阻　幽门区溃疡本身炎症水肿。
3. 瘢痕性梗阻　溃疡胼胝硬结,溃疡愈后瘢痕挛缩。
4. 粘连性梗阻　溃疡炎症或穿孔后引起粘连或牵拉。

前两种梗阻是暂时性或是反复发作,后两种梗阻是永久性,必须施手术治疗。

梗阻初期,为了克服梗阻,胃蠕动加强,胃壁肌肉呈相对肥厚,胃轻度扩张。到梗阻晚期代偿功能减退,胃蠕动减弱,胃壁松弛。因而胃扩张明显。长期有大量胃内容物潴留,黏膜受到刺激,而发生慢性炎症,又将加重梗阻,因而形成恶性循环。由于长期不能进食,反而经常发生呕吐,造成水电解质失调和严重的营养不良。大量氢离子和氯离子随胃液吐出,血液中氯离子降低;碳酸氢离子增加,造成代谢性碱中毒。钾除呕吐丢失外,随尿大量排出,可以出现低血钾。因此,低钾低氯性碱中毒在幽门梗阻患者中较为多见。

其他:尿少、便秘、脱水、消瘦,严重时呈现恶液质。口服钡剂后,钡剂难以通过幽门。胃扩张、蠕动弱、有大量空腹潴留液,钡剂下沉出现气、液、钡三层现象。

【临床表现】

1. 呕吐　是幽门梗阻的突出症状,其特点是:呕吐多发生在下午或晨起,呕吐量大,一次可达 1 升以上,呕吐物为郁积的食物,伴有酸臭味,不含胆汁。呕吐后感觉腹部舒服,因此,患者常自己诱发呕吐,以缓解症状。

2. 胃蠕动波　腹部可见隆起的胃型,有时见到胃蠕动波,蠕动起自左肋弓下,行向右腹,甚至向相反方向蠕动。

3. 震水音　扩张内容物多,用手叩击上腹时,可闻及水震荡声。

溃疡发生于幽门部或十二指肠球部,容易造成幽门梗阻。有暂时性和永久性两种同时存在。约有 10% 的溃疡患者并发幽门梗阻。梗阻初期,胃内容物排出发生困难,引起反射性胃蠕动增强,到了晚期,代偿功能不足,肌肉萎缩,蠕动极度微弱,胃形成扩张状态。

【诊断】 有长期溃疡病史的患者和典型的胃潴留及呕吐症状,必要时进行 X 线或胃镜检查,诊断不困难,需要与下列疾病相鉴别:

1. 活动期溃疡所致幽门痉挛和水肿　有溃疡病疼痛症状,梗阻为间歇性,呕吐虽然很剧烈,但胃无扩张现象,呕吐物不含宿食。经内科治疗梗阻和疼痛症状可缓解或减轻。

2. 胃癌所致的幽门梗阻　病程较短,胃扩张程度较轻,胃蠕动波少见。晚期上腹可触及包块。X 线钡餐检查可见胃窦部充盈缺损,胃镜取活检可确诊。

3. 十二指肠球部以下的梗阻性病变　如十二指肠肿瘤、环状胰腺、十二指肠淤滞症均可引起十二指肠梗阻,伴呕吐,胃扩张和潴留,但其呕吐物多含有胆汁。X 线钡餐或内镜检查可确定梗阻性质和部位。

【治疗措施】

1. 非手术疗法　幽门痉挛或炎症水肿所致梗阻,应用非手术治疗,方法包括:胃肠减压,保持水电解质平衡及全身支持治疗。

2. 手术疗法　溃疡瘢痕所致幽门梗阻和非手术治疗无效的幽门梗阻应视为手术适应证。手术的目的是解除梗阻,使食物和胃液能进入小肠,从而改善全身状况。

常用的手术方法有:

(1) 胃空肠吻合术:方法简单,近期效果好,死亡率低,但由于术后吻合溃疡发生率很高,故现在很少采用。对于老年体弱,低胃酸及全身情况极差的患者仍可考虑选用。

(2) 胃大部切除术:患者一般情况好,在我国为最常用的手术方式。

(3) 迷走神经切断术:迷走神经切断加胃窦部切除术或迷走神经切断加胃引流术,对青年患者较适宜。

幽门梗阻患者术前要做好充分准备。术前 2~3 天行胃肠减压,每日用温盐水洗胃,减少胃组织水肿。输血、输液及改善营养,纠正水、电解质紊乱。

案例 1-6-3

患者,男,57 岁,患者间歇性上腹部疼痛 20 年余,上腹部剧烈疼痛 6 小时,患者 20 多年前出现上腹部疼痛,腹痛症状呈间歇性,多于餐后半小时后出现,曾到××医院就诊,胃镜检查:胃窦部溃疡,内科治疗后,症状略有缓解。本次患者晚餐后,突然出现上腹部剧烈疼痛,口服索米痛片(去痛片)后症状无缓解,疼痛范围扩展到全腹部,随后到急诊外科求治,体格检查:腹式呼吸消失,板状腹,全腹部压痛反跳痛,尤其是剑突下最为明显,移动性浊音阳性,肠鸣音消失,腹腔穿刺液为黄绿色胆汁样液,腹平片可见膈下游离气体,血常规检查:WBC16. 4×10^9/L,RBC3. 3×10^{12}/L。

问题

◆该患者最可能的诊断是什么?

◆诊断依据是什么?

◆需与哪些疾病鉴别诊断?

◆治疗方案及依据?

◆预后如何?

参考答案和提示

◆初步诊断　胃溃疡急性穿孔。

◆诊断依据　①患者男性,57 岁,间歇性上腹部疼痛 20 余年,腹痛症状呈间歇性,多于餐后半小时后出现;②曾行胃镜检查提示有胃溃疡病史,晚餐后突发上腹部剧烈疼痛;③查体:腹式呼吸消失，板状腹，全腹部压痛反跳痛，尤其是剑突下最为明显，移动性浊音阳性，肠鸣音消失；④腹腔穿刺液为黄绿色胆汁样液；⑤腹平片可见膈下游离气体，血常规检查：WBC 16.4×10⁹/L。

◆鉴别诊断　①急性胆囊炎、胆囊结石主要通过腹部B超检查相鉴别；②急性胰腺炎通过腹部B超及CT检查相鉴别；③急性阑尾炎，病史为转移性右下腹痛，起始症状较轻，主要为脐周不适，后疼痛局限在右下腹，腹平片无膈下游离气体，主要鉴别点为查体时疼痛最明显的部位在右下腹部；④胃窦癌合并穿孔，手术前较难鉴别诊断，多需手术中活检病理证实。

◆治疗方案及依据　①非手术治疗：主要适用于空腹穿孔、腹膜炎较轻、一般情况良好，同时合并有重要脏器疾病、暂时不适合手术的患者。非手术治疗包括胃肠减压、纠正休克、抗炎、纠正水电解质及酸碱平衡紊乱、营养支持、抑酸治疗等，非手术治疗也可作为手术前治疗的准备。②手术治疗：主要包括单纯穿孔修补缝合术和彻底性溃疡手术（毕Ⅰ、Ⅱ式胃大部切除术，胃空肠Roux-en-Y吻合术）。单纯穿孔修补缝合术适应证：穿孔时间超过8小时，腹腔感染严重，胃肠浆膜水肿严重的患者。彻底性溃疡手术适应证：穿孔时间不到8小时，腹腔感染轻，胃肠浆膜水肿不明显的患者。

◆预后　①溃疡再次穿孔；②胃溃疡癌变；③彻底性溃疡手术后，远期可出现残胃癌。

临床思维：胃十二指肠溃疡急性穿孔

胃十二指肠溃疡急性穿孔是溃疡病的严重合并症之一。急性十二指肠溃疡穿孔多见于十二指肠球部前壁；急性胃溃疡穿孔多发生在近幽门的胃前壁偏小弯侧。位于胃和十二指肠后壁的溃疡在向深部发展时，多逐渐与周围组织形成粘连，表现为慢性穿透性溃疡，故一般不易发生急性穿孔。溃疡发生穿孔后，食物、胃酸、十二指肠液、胰液、胆汁等具有化学性刺激的胃肠内容物流人腹腔引起化学性腹膜炎，导致腹部剧烈疼痛及大量腹腔液渗出。6~8小时后细菌开始生长并逐渐转为细菌性腹膜炎。病原菌多为大肠埃希菌。

【临床表现】　多有长期溃疡病史和近期加重病史，但约10%患者无明确溃疡病史。饮食不当、情绪变化等可诱其发生。典型的溃疡急性穿孔表现为骤发性剧烈腹痛，如刀割样，呈持续性或阵发性加重。疼痛初始位于上腹部或心窝部，很快波及全腹但仍以上腹部为重。有时伴有肩部或肩胛部牵涉性痛。若消化液沿右结肠旁沟流入右下腹，可引起右下腹痛。由于腹痛，患者可出现面色苍白、四肢冰凉、冷汗、脉搏快、呼吸浅等，常伴有恶心、呕吐。如患者未得到及时治疗，病情进一步发展，可出现发热、心跳加快、血压下降、白细胞增高等全身感染中毒症状，腹胀、肠麻痹、腹腔积液等也随之出现并越来越重。查体时可见患者为急性痛苦面容，仰卧拒动，腹式呼吸减弱，全腹有压痛、反跳痛，腹肌紧张可呈“木板样”强直，上述体征以上腹部为重。约75%的患者肝浊音界不清楚或消失，移动性浊音可阳性。肠鸣音减弱或消失。立位腹部X线检查约80%的患者可见右膈下游离气体。

【诊断和鉴别诊断】

1. 急性胰腺炎　急性胰腺炎的腹痛虽然也很突然，但其发作一般不如溃疡病急性穿孔者急骤，腹痛有一个由轻转重的过程。腹痛多位于上腹部偏左并向背部放射。肌紧张程度也较轻。血清和腹腔穿刺液淀粉酶升高明显，X线检查膈下无游离气体。

2. 急性胆囊炎　表现为右上腹部绞痛或持续性痛阵发性加剧，伴畏寒发热。体征主要为右上腹压痛和反跳痛，有时可触及肿大的胆囊，莫菲征阳性。B超提示结石性或非结石性胆囊炎。

3. 急性阑尾炎　溃疡穿孔后消化液沿右结肠旁沟流到右下腹，引起右下腹痛和腹膜炎体征，易与急性阑尾炎相混淆。但急性阑尾炎一般症状较轻，发病时无上腹部剧烈疼痛，腹部体征也不以上腹部为主，X线检查无膈下游离气体。

4. 胃癌穿孔　鉴别较难。如既往无溃疡病史而近期又伴有胃部不适、消瘦的老年患者，应考虑到有胃癌穿孔的可能。

【治疗】

1. 非手术治疗　近一半患者的溃疡穿孔可自行闭合或经非手术治疗而闭合。

具体适应证如下：

(1) 临床表现轻，腹膜炎体征趋于局限。

(2) 空腹穿孔。

(3) 不属于顽固性溃疡，不伴有溃疡出血、幽门梗阻等情况。

(4) 全身条件差，难以耐受麻醉与手术者。

非手术治疗的方法：主要包括：①持续胃肠减压，目的在于减少胃肠内容物继续外漏，有利于穿孔的闭合和腹膜炎的消退；②维持水、电解质和酸碱平衡；③加强营养代谢支持；④全身应用广谱抗生素；⑤针灸，可选择足三里、内关等穴位。

非手术治疗期间必须严密观察患者的症状和腹部体征的变化，如治疗 6~8 小时后病情无好转甚至加重，应及时转手术治疗。用泛影葡胺等水溶性造影剂行胃十二指肠造影检查有助于判断穿孔是否闭合。

2. 手术治疗

(1) 穿孔修补术：穿孔修补术简便易行，手术耗时短、创伤轻、安全性高。穿孔修补后，胃十二指肠内容物不再外漏，加上彻底清除了腹腔内污染物，可使穿孔很快愈合。因此，对于一般状态差，伴心肺肝肾等重要脏器严重疾病，穿孔时间超过 12 小时，腹腔内炎症重及胃十二指肠严重水肿，估计行根治手术风险较大的患者应选择穿孔修补术。穿孔修补的方法有：①开腹修补，横向间断丝线缝合，再用大网膜覆盖；②经腹腔镜修补，应用尚少。修补时气腹压力宜维持在 11mmHg 以下，以免因压力过高发生细菌移位和内毒素血症。术中按补片技术闭合穿孔，插入网膜，用不吸收线缝合 2~3 针。

(2) 根治性手术：根治性手术的优点在于手术同时解决了穿孔和溃疡两个问题。如果患者一般情况较好，穿孔在 12 小时以内，腹腔内感染和胃十二指肠水肿较轻且无重要器官患病者可考虑行根治手术。

具体适应证如下：

1) 病史长、反复发作。

2) 曾有溃疡穿孔或出血病史。

3) 此次穿孔伴有出血、幽门狭窄或修补后易致狭窄。

4) 疑有癌变。

根治性手术包括：

1) 胃大部切除术。

2) 穿孔修补加壁细胞迷走神经切断术。

3) 穿孔修补、迷走神经切断加胃窦部切除或幽门成形术。

其中前两种手术效果较好。

思　考　题

1. 消化性溃疡手术适应证？

2. 消化性溃疡的并发症？

案例 1-6-4

患者，男，43 岁，患者间歇性上腹部疼痛 15 年余，患者早餐后突感腹部不适，解出柏油样大便后晕厥，急诊送入××医院急诊外科，体格检查：T 37.1℃，P 108 次/分，R 22 次/分，BP 90/70mmHg，神志清，精神差，自主体位，表情淡漠，面色苍白，舟状腹，全腹未触及压痛及反跳痛，腹部叩诊为鼓音，听诊肠鸣音活跃，18 次/分。实验室检查：RBC 3.1×10^{12}/L，Hb 70g/L，WBC 7.3×10^{9}/L，粪潜血阳性。

问题

◆该患者最可能的诊断是什么？

◆诊断依据是什么？

◆进一步确诊需要的检查项目？

◆需与哪些疾病鉴别诊断？

◆治疗方案及依据？

◆预后如何？

参考答案和提示

◆初步诊断　①消化性溃疡大出血；②失血性休克。

◆诊断依据　①患者男性，43 岁，患者间歇性上腹部疼痛 15 年余，患者早餐后突感腹部不适，解出柏油样大便后晕厥；②查体：P 108 次/分，BP 90/70mmHg，神志清，精神差，表情淡漠，面色苍白，舟状腹，全腹未触及压痛及反跳痛，腹部叩诊为鼓音，听诊肠鸣音活跃，18 次/分；③实验室检查：RBC 3.1×10^{12}/L，Hb 70g/L，WBC 7.3×10^{9}/L，粪潜血阳性。

◆进一步确诊需要的检查项目　①急诊行纤维胃镜检查，明确出血部位，了解有无继续出血，给予内镜下止血治疗；②数字减影，选择性腹腔动脉或肠系膜上动脉造影，如果出血速度大于 0.5ml/min，可确定出血部位也可经动脉导管注入血管加压素控制出血。

◆鉴别诊断　①门静脉高压症，患者往往有慢性肝炎肝硬化病史或酒精性肝硬化病史，出血量大可伴有呕血，胃镜检查可明确诊断，B 超检查可了解有无肝硬化，门静脉直径有无增宽；②胃癌出血，胃镜检查可观察有无肿块，并可取活检，鉴别溃疡的良恶性；③胆道出血，胆道出血可表现有：胆绞痛、梗阻性黄疸和消化道出血三联征。

◆治疗方案及依据　治疗原则是纠正失血性休克，明确出血部位，采取有效的止血措施。①监测生命体征，补充血容量积极纠正失血性休克；②胃肠减压，通过胃管使用 4℃ 生理盐水或 200ml 生理盐水中加入 8mg 去甲肾上腺素洗胃，以期达到止血目的；③使用静脉止血药物如氨甲环酸等，制酸药物如西咪替丁、奥美拉唑等，生长抑素及血管加压素等；④急诊纤维胃镜检查，明确出血原因及部位，采取局部止血措施处理活动性出血；⑤选择性动脉造影，确定出血部位，若发现活动性出血，可经动脉导管注入血管加压素控制出血；⑥手术治疗：彻底性溃疡手术（毕Ⅰ、Ⅱ式胃大部切除术，胃空肠 Roux-en-Y 吻合术），贯穿缝扎溃疡底部以期达到止血目的，主要适用于溃疡难以切除、重症患者不能耐受彻底性溃疡手术时。

◆预后　①贯穿缝扎溃疡底部后，溃疡再次出血；②胃溃疡癌变；③彻底性溃疡手术后远期可出现残胃癌。

临床思维：上消化道出血

（一）确定是否上消化道出血

上消化道出血（UGIB）指 Treitz（屈氏）韧带近端的消化道，包括食管、胃、十二指肠以及胆、胰等脏器病变引起出血，胃空肠吻合术后空肠病变所致出血亦属此范畴。当出血引起外周循环衰竭症状或 24 小时内输血量超过 2500ml 时，称为大出血。

【临床表现】

1. 特殊表现

(1) 呕血(hematemesis):呕出血液或咖啡色胃内容物,但需排除咯血和假性呕血。

(2) 黑粪(melena):排出黑色发亮的柏油样便,提示出血量在50ml以上,应排除药物(铁剂、铋剂等)或食物(血、肝等)影响。

(3) 血便。

(4) 隐血便:粪便颜色无明显异常。经特殊方法(隐血试验)可证实其中含有血液。

UGIB一般表现为呕血和(或)黑粪。幽门以上病变出血常呕血,呕血者多伴黑粪,黑粪者可无呕血。空回肠出血常表现为黑粪。当UGIB速度快、出血量大,也可便血。

2. 一般失血表现

(1) 急性周围循环衰竭:头昏、心悸、冷汗、口渴、黑矇、晕厥、血压下降,甚至休克。

(2) 急性失血后贫血:面色苍白、心动过速、四肢无力等。但出血24小时后,外周血和细胞计数、血红蛋白、血细胞比容才下降。

(二) 估计出血严重性并做出相应处理

【估计血流动力学状况】 卧位时收缩压<11.9kPa,HR>120次/min,估计血容量丧失25%。须取头低足高位,建立两条静脉补液通道,快速补液扩容,吸氧。

仰卧位时血压正常,直立后收缩压<11.9kPa,估计血容量至少丧失15%~20%。

改变体位后血压变化幅度超过1.3kPa和(或)HR>120次/min,提示血容量丧失10%~15%。处理同前。

【估计有无活动性出血】 就诊时活动性出血者预后不良,病死率高2~3倍。

提示活动性出血指征:①继续呕血;②便血,特别是有较大新鲜血块;③胃管抽吸到鲜血或咖啡色胃内容物;④内镜下观察到活动性出血。

估计患者基础健康状况:了解有无糖尿病,慢性心、肺、肝、肾、脑血管疾患,血液病等。

(三) 获取现病史、既往史、体检及实验室资料

完成此工作包括此次消化道出血的特点、诱因,本人及家族消化道疾病史(消化道溃疡、肿瘤及血管发育不良等),以往放射学、内镜、手术证实的胃肠道病史。静脉补液前留取血标本,测血常规、凝血酶原时间、血清电解质、血型、血交叉和肝肾功能试验等。留置胃管。

【诊断】

1. 根据呕血、黑粪等出血症状,诊断上消化道出血并不困难,但要明确出血的原因和部位,则要结合病史和辅助检查。

2. 出血后及时行胃镜或十二指肠镜检查,可发现出血病灶,明确出血原因,了解是否仍在出血。内镜的检查时间以出血停止后24~48小时为宜。因为急性胃黏膜损伤出血常在出血停止后48小时左右即可修复,如果出血停止48小时以后再做胃镜,有可能查不出出血原因。如果边出血边行内镜检查,则血液将影响内镜视野,有可能影响诊断的正确性。但有时出血不止,考虑要行急诊手术,为了在手术时“心中有数”,也常在术前出血阶段行急性内镜检查。

3. 胃肠钡餐透视摄片,也是了解食管、胃十二指肠疾病常用而有效的方法,但一般要在出血停止后1周以上才可进行,因为检查时吞钡和对胃的挤压有可能引起愈合不久的出血灶再次出血的可能。急性胃黏膜损伤出血、浅小溃疡、早期癌肿等常显示不清,有可能造成漏诊,因此,应以选择内镜检查为首选。

第二节　胃　　癌

案例 1-6-5

患者，男，63 岁，退休职工，患者于 2002 年 8 月份无明显诱因出现纳差，进食后上腹部饱胀感，逐渐加重，能进流食，并伴有疼痛，症状逐渐加重，出现晨起呕吐，呕吐物为宿食，偶有黑粪，小便正常，体重 3 个月减轻 8 公斤，到××医院门诊求治，行上消化道钡餐透视见胃窦部不规则充盈缺损，病变区域胃腔狭窄、胃壁僵硬，可见龛影，龛影形状不规则，呈半月形，外缘平直，内缘不整齐而有多个尖角，龛影位于胃轮廓之内，龛影周围绕以宽窄不等的透明带，轮廓不规则而锐利，其中见结节状或指压迹状充盈缺损，胃窦部黏膜皱襞破坏、中断，蠕动消失，提示胃窦癌可能性大。

问题

◆该患者最可能的诊断是什么？

◆诊断依据是什么？

◆进一步确诊需要的检查项目？

◆需与哪些疾病鉴别诊断？

◆治疗方案及依据？

参考答案和提示

◆初步诊断　胃窦癌。

◆诊断依据　①患者为老年男性；②出现幽门梗阻症状如：纳差，进食后上腹部饱胀感，晨吐，呕吐物为宿食；③出现消化道出血症状：偶有黑便；④恶性肿瘤至营养不良：体重 3 个月减轻 8 公斤；⑤影像学检查（上消化道钡餐透视）提示胃窦癌可能性大。

◆进一步确诊需要的检查项目　①纤维胃镜检查：可以观察病变的直接征象，同时可以行组织活检诊断；②上腹部及盆腔 CT：可以了解肿瘤与邻近脏器的关系有无直接蔓延，有无淋巴结转移，是否侵及重要血管，有无肝脏转移，有无腹、盆腔转移；③上腹部及盆腔 MRI：可获得与 CT 相似结论；④肿瘤标志物检查，目前胃癌肿瘤标志物主要为 CEA，CA19-9，手术前后对照判断手术的效果，尤其手术后随访发现其异常增高时，提示肿瘤可能转移或复发。

◆鉴别诊断　①胃十二指肠溃疡病，尤其是胃十二指肠溃疡所致瘢痕性幽门梗阻；②壶腹周围癌；患者常伴有进行性加重的梗阻性黄疸；③胃及十二指肠间质瘤，病变部位黏膜往往完整，纤维胃镜常不能取得病变标本；④十二指肠憩室，常伴有憩室炎，上消化道钡餐透视可明确诊断。

◆治疗方案及依据　胃癌的治疗中手术治疗作为首选的方法，同时根据情况合理的配合化疗、放疗、中医中药和免疫治疗等综合治疗。

根据 TNM 分期，当前采用综合治疗方案，大致如下：

1. Ⅰ期胃癌属于早期胃癌，主要以手术切除为主。

2. Ⅱ期胃癌属于中期胃癌，主要以手术切除为主，可配合辅助化疗或免疫疗法。

3. Ⅲ期胃癌多侵及周围组织并出现较广泛淋巴结转移，虽以手术切除为主，但应配合化疗、放疗、免疫治疗和中医中药治疗。

4. Ⅳ期胃癌已属晚期，多采用非手术疗法，有适于手术者尽量切除原发与转移病灶，配合化疗、放疗、免疫、中医中药综合疗法。

（1）手术治疗：手术治疗分为根治性手术、姑息性手术和短路手术。

1）根治性手术切除：此概念是相对的，指从主观判断认为肿瘤已被切尽，可以达到治疗的效果，实际上只有一部分能达到治愈。

2) 姑息性切除：指主观上判断肿瘤已不可能完全切除，但主要的瘤块可切除，切除肿瘤可解除症状、延长寿命，为进一步综合治疗创造条件。

3) 短路手术：主要用于已不可能手术切除的伴有幽门梗阻的病例，做胃空肠吻合术可缓解梗阻。

(2) 放射治疗：多数学者认为无效。

(3) 化疗：早期胃癌可不用化疗外，其他进展期胃癌均应适当化疗。

(4) 免疫疗法：免疫治疗与化疗并用，可延长患者生命。常用干扰素、IL-2、BCG 等药物。

(5) 中医中药治疗：以扶正为主。可对抗放疗副作用，提高白细胞、血小板数量，调整胃肠功能，提高机体抵抗力。

临床思维：胃癌

【临床表现】

1. 症状

(1) 早期胃癌 70% 以上无明显症状，随着病情的发展，可逐渐出现非特异性的、酷似胃炎或胃溃疡的症状，包括上腹部饱胀不适或隐痛、泛酸、嗳气、恶心，偶有呕吐、食欲减退、黑粪等。

(2) 进展期胃癌症状见胃区疼痛，与进食无明显关系，也有类似消化性溃疡疼痛，进食后可以缓解。上腹部饱胀感、沉重感、厌食、腹痛、恶心、腹泻、消瘦、贫血、水肿、发热等。

贲门癌主要表现为剑突下不适、疼痛或胸骨后疼痛，伴进食梗阻感或吞咽困难；胃底及贲门下区癌常无明显症状，直至肿瘤巨大而发生坏死溃破引起上消化道出血时才引起注意，或因肿瘤浸润延伸到贲门口引起吞咽困难后始予重视；胃体部癌以膨胀型较多见，疼痛不适出现较晚；胃窦小弯侧以溃疡型癌最多见，故上腹部疼痛的症状出现较早，当肿瘤延及幽门口时，则可引起恶心、呕吐等幽门梗阻症状。

癌肿扩散转移可引起腹水、肝大、黄疸及肺、脑、心、前列腺、卵巢、骨髓等的转移而出现相应症状。

2. 体征　绝大多数胃癌患者无明显体征，部分患者有上腹部轻度压痛。位于幽门窦或胃体的进展期胃癌有时可扪及肿块，肿块常呈结节状、质硬，当肿瘤向邻近脏器或组织浸润时，肿块常固定而不能推动，女性病员在中下腹扪及肿块，常提示为 Krukenberg 瘤的可能。当胃癌发生肝转移时，可在肿大的肝脏触及结节状物。当腹腔转移肿块压迫胆总管时可发生梗阻性黄疸。有幽门梗阻者上腹部可见扩张的胃型，并可闻及震水声，癌肿通过胸导管转移可出现左锁骨上淋巴结肿大。晚期胃癌有盆腔种植时，直肠指检于膀胱(子宫)直肠窝内可扪及结节。有腹膜转移时可出现腹水。小肠或系膜转移使肠腔缩窄可导致部分或完全性肠梗阻。癌肿穿孔导致弥漫性腹膜炎时出现腹肌板样僵硬、腹部压痛等腹膜刺激症状，亦可浸润邻近腔道脏器而形成内瘘。

3. 常见并发症

(1) 当并发消化道出血时，可出现头晕、心悸、解柏油样便、呕吐咖啡色物。

(2) 胃癌腹腔转移使胆总管受压时，可出现黄疸，大便呈陶土色。

(3) 合并幽门梗阻，可出现呕吐，上腹部见扩张的胃型，闻及震水声。

(4) 癌肿穿孔致弥漫性腹膜炎，可出现腹肌板样僵硬、腹部压痛等腹膜刺激症。

(5) 形成胃肠瘘管，排出不消化食物。

【常规治疗】　外科治疗在胃癌的治疗中有重要地位，是目前能达到治愈目的的主要治疗方法。对不能做根治性切除的也应根据患者具体情况争取做原发灶的姑息切除术。此外，根据胃癌的病期、肿瘤的生物学特性及患者的机体情况全面考虑，选择化疗、放疗、中医中药治疗、免疫治疗。

1. 外科治疗 凡临床检查无明显转移征象,各重要脏器无严重器质性病变,估计全身营养状态、免疫功能能耐受手术者均应予剖腹探查的机会。有时即使有远处转移或伴有幽门梗阻、出血、穿孔等严重并发症而一般情况尚能耐受手术者,亦应予以姑息性手术的机会,以缓解症状、减轻痛苦。胃癌手术治疗的效果与胃癌的早期诊断、病理形态和手术方案的选择有很大关系。

2. 化学治疗 胃癌的化疗有效率较低,只能作为辅助疗法,即一般作为手术的术前、术中和术后的辅助治疗,可以达到以下目的:①使病灶局限,以提高手术切除率;②减少术中肿瘤细胞播散、种植的机会;③根治术后辅助化疗,以消灭可能存在的残留病灶以防止转移和复发;④姑息性手术治疗后,可控制病情发展,延长生存期。

3. 放射治疗 凡未分化癌、低分化癌、管状腺癌、乳头状腺癌对放疗均有一定的敏感性,黏液腺癌及印戒细胞癌对放疗无效,故为禁忌。

4. 免疫治疗 免疫治疗的适应证包括:①早期胃癌根治术后适合全身应用免疫刺激剂;②不能切除的或姑息切除的病例可在残留癌内直接注射免疫刺激剂;③晚期患者伴有腹水者适于腹腔内注射免疫增强药物。

思 考 题

1. 试述胃癌发病机制。
2. 试述胃癌分期。
3. 试述胃癌手术治疗。

复 习 题

一、名词解释

1. 倾倒综合征
2. 残胃癌
3. 胃十二指肠溃疡

二、填空题

1. 胃黏膜屏障包括______、______、______。
2. 十二指肠分________、________、________、________四部分,其中十二指肠乳头开口位于________,是________和________的共同开口,距幽门________cm,距门齿________cm、
3. 胃大部切除术治疗胃溃疡的机制是______、______、______、______。
4. 胃的区域淋巴结分________站________组。胃癌的主要转移途径是________。
5. 进展期胃癌按 Bormann 分型法分为_______、_______、_______、_______四型。
6. 胃近/远端大部切除范围应达全胃组织的________。
7. 良性十二指肠淤滞症是指十二指肠第三部受________压迫所致。
8. 迷走神经切除术后并发症有________、________、________。

三、单项选择题

1. 胃、十二指肠溃疡发生形成和发展过程中,肯定无疑的一点是( )
   A. 饮食不规律
   B. 情绪激动
   C. 饮入过多酒类等刺激物
   D. 胃酸过多,激活胃蛋白酶
   E. 以上均不是
2. 胃的血供来源,哪些是错误的( )
   A. 腹腔动脉干分出胃左动脉
   B. 肝固有动脉分出胃右动脉
   C. 胰十二指肠上动脉分出胃网膜右动脉
   D. 脾动脉分出胃网膜左动脉
   E. 脾动脉分出胃短动脉
3. 胃穿孔的X线检查所见主要为( )
   A. 双侧横膈抬高
   B. 膈下游离气体
   C. 小肠积气
   D. 肠道内有气液平面
   E. 胃泡增大
4. 瘢痕性胃幽门梗阻的治疗中,下列哪项是错

误的(　　)
A. 术前做好充分准备
B. 纠正缺水和代谢性碱中毒
C. 年轻、高胃酸患者应做胃大部切除术
D. 年老、情况差者,宜做胃空肠吻合术
E. 可采用胃迷走神经干切断术

5. 胃溃疡首选的术式是(　　)
A. 高选择性胃迷走神经切断术
B. 胃大部切除术(毕Ⅰ式)
C. 胃大部切除术(毕Ⅱ式)
D. 胃大部切除术(溃疡旷置)
E. 胃空肠吻合术

6. 胃与十二指肠患者外科治疗的绝对适应证是(　　)
A. 年轻的溃疡病患者
B. 并发瘢痕性幽门梗阻
C. 并发水肿性幽门梗阻
D. 症状轻的十二指肠球部溃疡
E. 大便隐血阳性

7. 十二指肠溃疡手术适应证中,下列哪项是错误的(　　)
A. 内科治疗无效
B. X线钡餐检查证实龛影较深
C. 有穿孔史、溃疡呈活动性
D. 反复多次大出血
E. 年龄在45岁以上,不能排除恶变

8. 胃窦部溃疡首选的手术式是(　　)
A. 毕Ⅰ式胃大部切除术
B. 毕Ⅱ式胃大部切除术
C. 高选择性胃迷走神经切断术
D. 胃空肠吻合术
E. 全胃切除术

9. 因溃疡做胃大部切除术,通常认为适当的胃切除容积是(　　)
A. 30%~40%　　B. 40%~50%
C. 50%~60%　　D. 60%~70%
E. 70%~80%

10. 毕Ⅱ式胃大部切除术吻合近端空肠位置高于远端空肠,是为了避免发生(　　)
A. 内疝
B. 食物在胃内淤积
C. 吻合口远端空肠段梗阻
D. 吻合口近端空肠段梗阻
E. 十二指肠残端破裂

11. 高选择性胃迷走神经切断术的要点是(　　)
A. 不切断胃窦部位的迷走神经支
B. 保留迷走神经左主干
C. 保留迷走神经右主干
D. 保留胃壁细胞的迷走神经分支
E. 不切断迷走神经的肝、胆支

12. 胃大部切除术后3~6天,十二指肠残端破裂,治疗除积极纠正水、电解质紊乱和供给营养外,下列哪项治疗是正确的(　　)
A. 手术修补　　B. 局部加压包扎
C. 局部填塞　　D. 切除破裂,重新缝合
E. 破裂处置T管负压吸引

13. 倾倒综合征常发生于(　　)
A. 迷走神经切断术后
B. 毕Ⅰ式胃大部切除术后
C. 毕Ⅱ式胃大部切除术后
D. 幽门成形术后
E. 高选择性胃迷走神经切断术后

14. 胃癌手术发现下列哪些情况并非根治手术禁忌(　　)
A. 有腹水　　B. 癌肿固定
C. 腹膜广泛转移　　D. 癌肿侵犯胰腺
E. 癌肿侵及横结肠

15. 恶性程度较高的胃癌可以超越常规局部淋巴结转移方式,而直接转移至远处淋巴结,其中最常见为(　　)
A. 胰脾淋巴结　　B. 肝门淋巴结
C. 腹腔淋巴结　　D. 左锁骨上淋巴结
E. 直肠上动脉旁淋巴结

16. 胃窦癌根治术中,下列哪项错误(　　)
A. 全胃切除可以明显提高5年生存率
B. 小弯侧切除应距癌肿边缘6~8cm
C. 大弯侧切除点约在脾门下
D. 胃远侧应切至幽门远侧2~3cm
E. 将大、小网膜组织整块切除

17. 女,60岁,胃穿孔已18小时,全腹压痛肌紧张,肠鸣音消失,处理为(　　)
A. 禁食,胃肠减压观察
B. 腹腔引流术
C. 穿孔修补术
D. 胃大部切除术

E. 输液,抗生素,非手术治疗

18. 男,50岁,钡餐提示胃溃疡已2年,1个月来疼痛加重,6小时前突发上腹部剧痛,扩散至全腹,患者全身情况好,诊断为胃溃疡穿孔,最理想的手术是( )
   A. 穿孔修补术
   B. 大网膜填塞
   C. 胃大部切除术
   D. 溃疡楔形切除术
   E. 穿孔修补加选择性迷走神经切断术
19. 确诊胃癌的患者,没有幽门梗阻,检查发现左锁骨上淋巴结有转移(病理报告),其治疗选用( )
   A. 无手术指征,给予适当的化疗
   B. 做姑息性胃空肠吻合术
   C. 做根治性胃癌切除加左锁骨上淋巴结清扫术
   D. 放射治疗
   E. 全胃切除术
20. 男,50岁,患十二指肠溃疡在内科治疗一个月,三天来呕血、便血不止,每日需输血1000ml,才能维持血压,应( )
   A. 继续输血,给止血剂,待血压稳定后手术
   B. 继续输血,静脉滴注西咪替丁
   C. 观察2~3日,仍有出血再手术
   D. 继续输血的同时急症手术
   E. 胃肠减压,同时注入冰水、肾上腺素止血

四、简答题

1. 消化性溃疡外科手术常用手术方式?
2. 胃大部切除术后近期并发症?
3. 胃大部切除术后远期并发症?
4. 胃癌转移方式?
5. 胃癌临床表现?

五、问答题

1. 消化性溃疡穿孔的鉴别诊断?
2. 胃癌手术方式?
3. 消化性溃疡的常见并发症?

复习题参考答案

一、名词解释

1. 倾倒综合征 由于胃大部切除术后,原有的控制胃排空的幽门窦、幽门括约肌及十二指肠球部解剖结构不复存在,加上部分患者胃肠吻合口过大,导致胃排空过速所产生的一系列综合征。
2. 残胃癌 胃十二指溃疡行胃大部切除后5年以上,残胃发生的原发癌称残胃癌。多发生在术后20~25年,发生原因与胃切除术后的胆汁反流及肠道细菌逆流入残胃引起萎缩性胃炎有关,患者常有上腹疼痛,进食后饱胀,消瘦和消化道出血。
3. 胃十二指肠溃疡 胃十二指肠局限性圆形或椭圆形全层黏膜缺损,称为胃十二指肠溃疡。

二、填空题

1. 黏液-碳酸氢盐屏障 胃黏膜上皮细胞的紧密连接 胃黏膜血流
2. 上部、降部 水平部 升部 降部的后内侧壁中部 胆总管 胰管 8~10 75
3. 切除了胃窦部消除了胃泌素引起的胃酸分泌 切除了大部分胃体减少了壁细胞主细胞数 切除了溃疡的好发部位 切除了溃疡本身
4. 3 16 淋巴转移
5. 结节型 溃疡局限型 溃疡浸润型 弥漫浸润型
6. 不少于60%
7. 肠系膜上动脉
8. 吞咽困难 胃小弯缺血坏死 腹泻

三、单项选择题

1. D 2. C 3. B 4. E 5. B 6. B 7. E 8. A 9. C 10. B 11. A 12. E 13. C 14. E 15. D 16. A 17. C 18. C 19. A 20. D

四、简答题

略

五、问答题

略

胃十二指肠疾病诊疗规范

一、胃十二指肠溃疡

溃疡病是常见的消化系统慢性病,统称消化性溃疡,但二者又具有不同的临床特点。主要由胃酸分泌异常、幽门螺旋杆菌感染、黏膜屏障损害、遗传、吸烟、心理压力、饮食等多因素导致。近40年来,其发病率、住院率、死亡率及外科手术率均有下降。主要外科手术适应证为:①内科治疗无效;②出现穿孔、出血、幽门梗阻、恶变等并发症者;③巨大溃疡、贲门胃底溃疡、复合性溃疡、胰源性溃疡等。

(一) 胃十二指肠溃疡大出血

1. 诊断依据

(1) 病史:多有消化性溃疡的既往病史;常有上腹痛急性加重;上消化道出血病史(如黑粪、呕血);失血性休克的表现。

(2) 体征:上腹压痛、脉速、低血压、呼吸浅促、皮肤湿冷苍白、口渴、头晕、烦躁、昏迷、少尿等休克表现。

(3) 辅助检查:

1) 血常规示贫血,血尿素氮升高。

2) 急诊胃镜检查:为首选检查,可确诊、活检及治疗。

3) 上消化道钡餐造影:不宜。

4) 选择性十二指肠上动脉造影。

5) 放射性核素检查。

2. 治疗措施

(1) 快速补充血容量,必要时输血。

(2) 禁食水、留置胃管;冰盐水洗胃,注药。

(3) 急诊纤维胃镜检查。

(4) 止血,制酸药物。

(5) 急诊手术止血:胃大部分切除术,溃疡缝扎止血并迷走神经干切断加幽门成形术或胃窦切除术,手术耐受力差者仅行溃疡贯穿缝扎等。

(二) 胃十二指肠溃疡穿孔

1. 诊断依据

(1) 病史:多有消化性溃疡的既往病史;骤起上腹刀割样剧痛,迅速波及全腹;恶心、呕吐、腹胀等其余消化道症状;可有失血性休克及发热、乏力等感染的全身症状。

(2) 体征:可有发热、脉速、低血压、皮肤苍白;表情痛苦,屈膝强迫体位;全腹压痛、反跳痛、板状腹,上腹部明显。

(3) 辅助检查:

1) 血常规示白细胞计数增加,血淀粉酶轻度增高。

2) 立位 X 线检查:80%患者可见膈下新月状游离气体影。

2. 治疗措施　诊断明确的,原则上应急诊手术。

(1) 保守治疗:禁食水,胃肠减压,抗感染,抑酸,对症治疗等。我们认为一般状况好,空腹,无出血、梗阻、恶变、休克等并发症，腹膜炎局限，可保守治疗。治疗中密切观察，如腹膜炎加重，应立即手术治疗。

(2) 手术治疗：为主要疗法。

1) 单纯穿孔缝合术或腹腔镜穿孔缝合术：安全简便，仅适于穿孔超过8小时，腹腔炎症严重，无溃疡病史或未经内科正规治疗，无其他并发症，手术耐受力不佳的患者。胃溃疡也可行胃部分切除术。这些术式患者仍需规范内科治疗，部分需二期彻底性手术。

2) 彻底性溃疡手术：胃大部分切除术(有毕Ⅰ式、毕Ⅱ式、胃空肠 Roux-en-Y 吻合的方式)，十二指肠溃疡穿孔缝合加高选择性迷走神经切断术、迷走神经干切断术加幽门成形术，迷走神经干切断术加胃窦切除术。此操作复杂费时，风险大，但是远期疗效好。

(三) 胃十二指肠溃疡瘢痕性幽门梗阻

发生率低，多见于老年男性。

1. 诊断依据

(1) 病史：多有幽门附近溃疡病史；消化道症状以反复上腹痛和反复呕吐为主，呕吐物为大量宿食，无胆汁，吐后腹胀缓解；病史较长者有营养不良、贫血、纳差、乏力、脱水、便秘等消耗性症状。

(2) 体征：可食欲减退、口渴、皮肤干燥、尿少、乏力、消瘦；胃蠕动波、胃型，上腹压痛、振水音。

(3) 辅助检查：

1) 血常规示贫血；血生化示低蛋白血症、低钾低钠低氯碱中毒。

2) X线钡餐：可了解梗阻的原因、程度及部位。

3) 胃镜检查：可清楚溃疡部位、大小、形态，可疑恶变可取活检，诊断价值最高。

4) 胃抽吸及盐水负荷试验。

2. 治疗措施 为绝对手术适应证，术前应充分准备。

(1) 保守治疗：禁食水，留置胃管并温盐水洗胃，强化支持，对症治疗等。

(2) 手术治疗：胃大部分切除术(有毕Ⅰ式、毕Ⅱ式、胃空肠 Roux-en-Y 吻合的方式)，迷走神经干切断术加胃窦切除术，迷走神经干切断术加引流术。

二、胃 癌

(一) 诊断依据

1. 病史 因大多数患者症状不明显，仅少数人有恶心、上腹不适等非特异的消化道症状，而且缺乏有效的筛查手段，故早期胃癌诊断率低。进展期胃癌常有明确消化道症状，以上腹痛、体重减轻最为常见。癌肿位置不同也可出现进行性吞咽困难、幽门梗阻，破坏血管可有出血。晚期患者可出现营养不良、贫血甚至恶病质表现。

2. 体征 晚期患者一般状况差，可有上腹压痛、腹块、腹水、黄疸，体表淋巴结肿大等。

3. 确诊需要的检查项目 ①纤维胃镜检查：可以观察病变的直接征象，同时可以行组织活检诊断；②上腹部及盆腔CT：可以了解肿瘤与邻近脏器的关系有无直接蔓延，有无淋巴结转移，是否侵及重要血管，有无肝脏转移，有无腹、盆腔转移；③上腹部及盆腔MRI：可获得与CT相似结论；④肿瘤标志物检查，目前胃癌肿瘤标志物主要为CEA，CA19-9，手术前后对照判断手术的效果，尤其手术后随访发现其异常增高时，提示肿瘤的转移或复发。

4. 鉴别诊断 ①胃十二指肠溃疡病，尤其是胃十二指肠溃疡所致瘢痕性幽门梗阻；②壶腹周围癌，患者常伴有进行性加重的梗阻性黄疸；③胃及十二指肠间质瘤，病变部位黏膜往往完整，纤维胃镜常不能取得病变标本;④十二指肠憩室,常伴有憩室炎,上消化道钡餐透视可明确诊断。

(二) 治疗方案及依据

胃癌的治疗中手术治疗作为首选的方法,同时根据情况合理的配合化疗、放疗、中医中药和免疫治疗等综合治疗。

根据 TNM 分期,当前普遍采用综合治疗方案,大致如下。

Ⅰ期胃癌属于早期胃癌,主要以手术切除为主。

Ⅱ期胃癌属于中期胃癌,主要以手术切除为主。可配合辅助化疗或免疫疗法。

Ⅲ期胃癌多侵及周围组织并出现较广泛淋巴结转移,虽以手术切除为主,但应配合化疗、放疗、免疫治疗和中医中药治疗。

Ⅳ期胃癌已属晚期,多采用非手术疗法,有适于手术者尽量切除原发与转移病灶,配合化疗、放疗、免疫、中医中药综合疗法。

1. 手术治疗　手术治疗分为根治性手术、姑息性手术和短路手术。

(1) 根治性手术切除:此概念是相对的,指从主观判断认为肿瘤已被切尽,可以达到治疗的效果,实际上只有一部分能达到治愈。

(2) 姑息性切除:指主观上判断肿瘤已不可能完全切除,但主要的瘤块可切除,切除肿瘤可解除症状,延长寿命,为进一步综合治疗创造条件。

(3) 短路手术:主要用于已不可能手术切除的伴有幽门梗阻的病例,做胃空肠吻合术可缓解梗阻。

2. 放射治疗　多数学者认为无效。

3. 化疗　早期胃癌可不用化疗外,其他进展期胃癌均应适当化疗。

4. 免疫疗法　免疫治疗与化疗并用,可延长患者生命。常用干扰素、IL-2、BCG 等药物。

5. 中医中药治疗　以扶正为主。可对抗放疗不良反应,提高白细胞、血小板数量,调整胃肠功能,提高机体抵抗力。

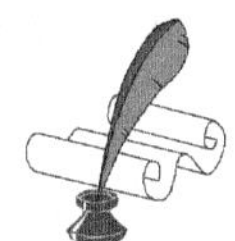

第七章 肠 梗 阻

案例 1-7-1

患者,男,34 岁,因阵发性腹部疼痛伴恶性、呕吐 4 天入院。患者自述 4 天前无明显原因突发腹部疼痛,部位不定,呈阵发性绞痛,伴有恶心、呕吐,呕吐物为黄绿色,每天约 3~4 次,腹胀,肛门有少许排气,无排便,曾就诊于某医院,给与禁食、胃肠减压、补液和抗炎治疗,自觉症状无缓解且有所加重,腹痛呈持续性伴阵发性加剧,腹胀加重,呕吐较前频繁,肛门停止排气、排便,门诊以"机械性肠梗阻"收住。发病后一直禁食,无大便,尿量减少并色深。患者 6 年前因"急性阑尾炎"在外院行"阑尾切除术",术后恢复良好,此次发病前无特殊不适。

体格检查:T 36.8℃,P 90 次/分,R 22 次/分,BP 118/76mmHg,急性病容,抬入病房,呻吟不断。右下腹有一手术瘢痕,腹部膨隆,隐约可见小肠肠型,全腹有压痛,以右下腹较明显,无明显肌紧张和反跳痛,未触及包块,腹部叩诊为鼓音,肠鸣音稍弱。入院后急查血常规:WBC 12×10^9/L,中性粒细胞 0.85。腹部平片:小肠扩张,"阶梯状"多个气液平面。

问题

◆该患者可能的诊断是什么?

◆诊断依据是什么?

◆可能的病因?

◆采取什么治疗方案?

参考答案和提示

◆临床诊断　急性机械性肠梗阻。

◆诊断依据　以突发阵发性腹痛、腹胀、恶心、呕吐、肛门停止排便发病。曾在外院非手术治疗 4 天,症状未缓解,腹痛由阵发性转为持续性并阵发性加重,腹胀、恶性、呕吐较前明显,肛门完全停止排气、排便。入院后查体腹部膨隆,隐约有肠型,全腹压痛,以右下腹为重,腹部叩诊为鼓音,肠鸣音稍减弱。腹部平片示小肠扩张和"阶梯状"气液平面。

◆病因诊断　患者 6 年前因"急性阑尾炎"曾行"阑尾切除术",腹腔炎症和手术可能造成肠粘连。

◆ 治疗方案

1. 基础治疗　禁食、胃肠减压、补液、抗炎治疗。

2. 手术治疗

(1) 手术依据:发病后曾在外院行基础治疗 4 天症状未缓解,腹痛由阵发性转为持续性阵发性加重,表明非手术治疗无效且病情加重。入院查体全腹压痛,以右下腹为重,肠鸣音稍减弱,血常规白细胞及中性粒细胞增高,考虑由单纯性肠梗阻转为绞窄性肠梗阻的可能。

(2) 手术所见:急行剖腹探查术,术中见腹腔有少量淡红色液体,右下腹有一粘连带,较多小肠由其下穿过,形成内疝,小肠扩张明显,肠壁颜色呈暗紫色,结扎离断粘连带,小肠颜色逐渐转为正常。

(3) 最终诊断:急性粘连性肠梗阻。

临床思维:粘连性肠梗阻

【定义】 粘连性肠梗阻是由肠或腹腔粘连所致的肠梗阻,是较常见的肠梗阻类型,约占肠梗阻的 40%。

【病因】 原因分为先天性和后天性两种。先天性较为少见，由发育异常或胎粪性腹膜炎引起。后天性多与腹部手术、外伤、放疗或腹腔出血、感染等因素有关。

【诊断】 既往有上述病史，加上典型的腹痛、腹胀、恶性呕吐、肛门停止排气、排便，体查可见腹胀、肠型和肠蠕动，腹部压痛，早期肠鸣音亢进的机械性肠梗阻表现，X 线平片可见肠腔扩张和气液平面，应考虑粘连性肠梗阻。

【治疗】 治疗方法取决于粘连性肠梗阻是单纯性还是绞窄性，是完全性还是不完全性。通常单纯性和不完全性可先行非手术治疗。

1. 非手术治疗(基础治疗) 包括禁食、胃肠减压、纠正水电介质紊乱及酸碱失衡、防治感染。

2. 手术治疗

(1) 手术指征：粘连性肠梗阻经非手术治疗病情缓解甚至病情加重，或怀疑有绞窄性肠梗阻；反复频繁发作的粘连性肠梗阻。

(2) 手术方法：视术中探查情况决定。粘连带和小片粘连可施行简单的切断和分离；一组肠袢紧密粘连成团难以分离，可切除此段肠袢做一期肠吻合，倘若无法切除，则可行梗阻部分近、远端肠侧侧吻合的短路手术；广泛粘连而屡次引起肠梗阻可行小肠折叠排列术；绞窄性肠梗阻视肠管有无生机，决定是否行肠切除。

复　习　题

一、名词解释

1. 肠梗阻
2. 单纯性肠梗阻
3. 绞窄性肠梗阻

二、填空题

1. 肠梗阻的分类有______；______；______。
2. 肠梗阻时根据肠壁有无血运障碍将肠梗阻分为________；________。
3. 术中判断小肠有无生机可遵循的原则有________；________；________。
4. 绞窄性肠梗阻的手术原则是________；________；________。
5. 老年患者结肠梗阻病因多为________或________；小儿肠梗阻伴血便应疑有________。

三、单项选择题

1. 临床上引起肠梗阻的最常见原因是(　　)
   A. 粘连性肠梗阻　B. 嵌顿性肠梗阻
   C. 肠扭转性肠梗阻　D. 肠腔堵塞性肠梗阻
   E. 麻痹性肠梗阻
2. 肠梗阻诊断明确后，最为重要的是了解(　　)
   A. 是机械性还是动力性
   B. 是单纯性还是绞窄性
   C. 是高位性还是低位性
   D. 是完全性还是不完全性
   E. 梗阻的原因
3. 老年人发生机械性肠梗阻时首先考虑(　　)
   A. 蛔虫团阻塞　B. 小肠扭转
   C. 肠套叠　D. 肿瘤引起急性梗阻
   E. 嵌顿性腹外疝
4. 不完全性肠梗阻主要无下列哪项症状(　　)
   A. 恶心　B. 呕吐
   C. 腹痛　D. 腹胀
   E. 肛门停止排气、排便
5. 绞窄性肠梗阻的临床表现中，下列哪项是错误的(　　)
   A. 出现腹膜刺激症
   B. 持续剧痛无缓解
   C. 肠鸣音减弱或消失
   D. 呕吐血性和棕褐色液体
   E. X 线显示膨胀突出的孤立肠袢，随时间而改变其位置
6. 引起麻痹性肠梗阻的常见原因是(　　)
   A. 蛔虫团　B. 粘连带
   C. 弥漫性腹膜炎　D. 肠套叠
   E. 早期嵌顿疝
7. 肠梗阻行钡灌肠检查见结肠内有杯口形影，

最可能的诊断是(　　)

A. 先天性巨结肠　B. 肠套叠
C. 小肠闭锁　　D. 中肠旋转不良
E. 胎粪性腹膜炎

8. 绞窄性肠梗阻(　　)
9. 闭袢性肠梗阻(　　)
10. 机械性肠梗阻(　　)

A. 由于各种原因引起肠腔变狭小,因而使肠内容物通过障碍
B. 由于神经反射或毒素刺激引起肠壁肌功能紊乱,以致肠内容物不能正常运行
C. 由于肠系膜血管栓塞或血栓形成而导致
D. 梗阻并伴有血运障碍
E. 一段肠袢两端完全阻塞

四、简答题

1. 试述肠梗阻的全身性病理生理改变?
2. 肠梗阻的临床表现有哪些?
3. 肠梗阻患者有哪些表现时应考虑绞窄性肠梗阻的可能?
4. 急性机械性肠梗阻的治疗原则有哪些?
5. 临床上为什么将结肠梗阻归入绞窄性肠梗阻?

五、问答题

1. 试述急性肠梗阻的诊断步骤。
2. 试述急性肠套叠的临床表现、体征、X线表现。
3. 试述机械性肠梗阻和麻痹性肠梗阻的鉴别。

复习题参考答案

一、名词解释

1. 肠梗阻　肠内容物部分或完全受阻,不能正常运行和顺利通过肠道者。
2. 单纯性肠梗阻　仅肠内容物通过障碍,肠管血运未受影响。
3. 绞窄性肠梗阻　除肠内容物通过受阻外,肠管血运也有障碍。

二、填空题

1. 机械性肠梗阻　动力性肠梗阻　血运性肠梗阻
2. 单纯性肠梗阻　绞窄性肠梗阻
3. 肠壁颜色　肠壁弹性　肠管相应的肠系膜终末小动脉
4. 先解除梗阻　恢复血运　争取保留更多的小肠
5. 结直肠癌　粪块　肠套叠

三、单项选择题

1. A　2. B　3. D　4. E　5. E　6. C　7. B　8. D　9. E　10. A

四、简答题

1. 答题要点:①体液丧失;②感染中毒;③休克;④呼吸和循环功能衰竭。
2. 答题要点:①腹痛;②呕吐;③腹胀;④停止肛门排气、排便。
3. 答题要点:①突发持续性剧烈腹痛;②病情发展快,早期出现休克;③腹胀不对称,可扪及压痛性包块;④腹膜刺激征明显,高热,脉快;⑤呕吐物、胃肠减压液体以及肛门排泄物呈血性,腹腔穿刺可抽出血性腹水;⑥X线可见孤立胀大的肠袢。
4. 答题要点:胃肠减压;矫正水、电解质紊乱和酸碱失衡;抗休克;防治感染;手术治疗解除梗阻。
5. 答题要点:由于结肠的解剖特殊性,一旦远端流出道受阻,近端又由于回盲瓣限制反流,形成两端受阻的闭袢性肠梗阻,肠管容易过度扩张,造成肠壁血运障碍,加之结肠内含有大量细菌,容易形成细菌易位。

五、问答题

1. 答题要点:

(1) 肠梗阻的病理生理学变化:①体液丧失;②感染中毒;③休克;④呼吸和循环功能衰竭。

(2) 临床表现:①腹痛;②呕吐;③腹胀;④停止肛门排气、排便。

(3) 腹部查体,化验室检查,X线检查。

(4) 注意:①是否是肠梗阻;②是机械性还是动力性梗阻;③单纯性还是绞窄性;④高位还是低位梗阻;⑤完全还是不完全梗阻;

⑥何种原因引起的肠梗阻。

2. 答题要点：

(1) 急性肠套叠的临床表现：有典型的三大症状：腹痛、血便、腹部肿块。

(2) 体征：腹部扪及有触痛的腊肠样肿块，右下腹有空虚感。

(3) X线空气或钡剂灌肠在结肠内受阻，阻端钡影呈"杯口状"，甚至"弹簧状"阴影。

3. 答题要点：

(1) 原因：机械性肠梗阻是由于各种原因引起肠腔狭小，因而使肠内容通过发生障碍，可因肠腔堵塞、肠管受压、肠壁病变所致。麻痹性肠梗阻是由于神经反射或毒素刺激引起肠壁肌功能紧张，使肠蠕动丧失，常见的如急慢性腹膜炎、腹部大手术、腹膜后血肿或感染引起。

(2) 临床表现：机械性肠梗阻表现为阵发性腹部绞痛，有时可见到肠型和肠蠕动波，早期腹胀可不显著，肠鸣音亢进，X线示肠积气、积液限于梗阻以上的部分肠管。麻痹性肠梗阻无阵发性腹部绞痛等肠蠕动亢进表现，相反为肠蠕动减弱或消失，腹胀显著，X线示大、小肠全部充气扩张。

肠梗阻诊疗常规

(一) 病史采集

注意询问既往史(有无腹部外伤、感染、手术史、肠道蛔虫病史、腹外疝病史等)。腹痛，呕吐，腹胀，肛门停止排气、排便等症状。

(二) 体格检查

1. 全身检查　可有脱水(口唇干燥、眼窝凹陷、皮肤弹性差、尿少以及无尿)、脉搏加快、面色苍白、四肢变冷、血压下降、休克等。

2. 腹部体查　腹胀、腹部隆起，有时可见肠型和肠蠕动。腹部触痛，绞窄性肠梗阻时腹部压痛明显，压痛明显处常为梗阻部位，伴有腹膜刺激征。腹部肿瘤和寄生虫引起的肠梗阻有时可触及腹部肿块或寄生虫团块。梗阻初期腹部叩诊多为鼓音，发展后则变为浊音或有移动性浊音。机械性肠梗阻早期肠鸣音亢进，有时可有气过水声或金属音。机械性肠梗阻后期发生肠坏死或麻痹性肠梗阻，肠鸣音减弱或消失。

3. 直肠指检　触摸到直肠内肿块、肠外压迫性肿块有助于肠梗阻病因的诊断。

(三) 辅助检查

1. 化验检查　血常规、血气分析、血电解质测定等。

2. X线检查　腹部X线平片(立位或卧位)。X线钡剂灌肠有助于结、直肠肿瘤及肠套叠的诊断。

(四) 诊断

诊断肠梗阻时，必须明确：

1. 有无肠梗阻　根据腹痛、腹胀、呕吐和肛门停止排气排便的病史，结合体格检查和腹部X线检查。

2. 梗阻的性质　机械性梗阻、麻痹性梗阻。

3. 梗阻段的肠壁血供　单纯性梗阻，绞窄性梗阻。

4. 梗阻的部位　高位梗阻，低位梗阻。

5. 梗阻的程度　急性完全性梗阻，慢性不全性梗阻。

6. 梗阻的病因 根据年龄、病史、症状、体征,辅助检查综合判断。

(五) 治疗

包括全身基础治疗和解除梗阻。

1. 基础治疗(非手术治疗) 胃肠减压,纠正水电解质紊乱及酸碱失衡,防治感染。

2. 解除梗阻 包括非手术治疗和手术治疗。

(1) 非手术治疗:适合单纯性粘连性肠梗阻,特别是不完全性梗阻、麻痹性肠梗阻、蛔虫和粪块性肠梗阻、结核性肠梗阻和肠套叠早期。方法包括肠梗阻的基础治疗,视病情可采用中药和针灸、空气或钡剂灌肠复位、口服生物油、颠簸疗法等。

(2) 手术治疗:根据不同病因、术中探查的情况、患者对手术和麻醉的耐受程度决定手术方式和范围。

1) 松解、复位手术:包括肠粘连松解术、肠切开异物取出术、内疝及肠扭转或肠套叠复位术。

2) 肠切除术:适合肠坏死、肠肿瘤、炎性狭窄等。

3) 捷径手术:适用于方法是将病变梗阻不能解除或病变不能切除的患者。方法是将病变两侧的肠管侧侧吻合。

4) 肠造口或肠外置:适用于全身情况差或病变局部不能切除的患者。

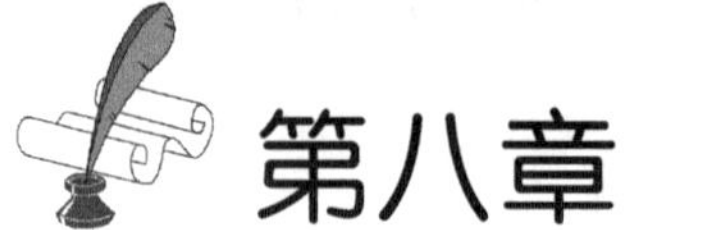

第八章 阑尾疾病

第一节 急性阑尾炎

案例 1-8-1

患者,女,26岁,已婚。转移性右下腹痛15小时。于2006年5月20日入院,患者自诉20小时前,在路边餐馆吃饭,半天后,出现腹部疼痛,呈阵发性疼痛并伴有恶心,自服解痉药物治疗,未见好转,后来出现呕吐,呕吐物为胃内容物,体温37.3~38.5℃,腹泻数次,为稀便,无脓血,来我院。查粪常规阴性,按“急性胃肠炎”治疗效果欠佳,晚间腹痛加重,并由上腹部移至右下腹部,夜里再来就诊,查血象:WBC 19×10^9/L,收入院。既往体健。月经史:14(5~6/27~30),末次月经2006年5月6日。体格检查:T 38.8℃,P 122次/分,BP 110/70mmHg,发育营养正常,全身皮肤无黄染,无出血点及皮疹,浅表淋巴结不大,眼睑无浮肿,结膜无苍白,巩膜无黄染,心界大小正常,心率122次/分,律齐未闻及杂音,双肺清,腹平,肝脾未及,全腹压痛以右下腹麦氏点为著,无明显肌紧张,肠鸣音12~15次/分。辅助检查:Hb 162g/L,WBC 19×10^9/L,中性分叶粒细胞0.88,尿常规阴性,大便常规:稀水样便,WBC:3~6/高倍视野,RBC:0~1/高倍视野。

问题

◆诊断及诊断依据?

◆鉴别诊断?

◆进一步检查?

◆治疗原则?

参考答案和提示

◆诊断及诊断依据

1. 诊断　急性阑尾炎。

2. 诊断依据

(1) 转移性右下腹痛。

(2) 右下腹固定压痛、反跳痛。

(3) 发热,白细胞增高。

◆鉴别诊断

1. 急性胃肠炎、菌痢。

2. 宫外孕、卵巢滤泡或黄体囊肿破裂。

3. 尿路结石感染。

4. 急性盆腔炎。

◆进一步检查

1. 复查粪常规。

2. B超　回盲区,阑尾形态。

◆治疗原则

1. 抗感染治疗。

2. 阑尾切除术。

临床思维:急性阑尾炎

急性阑尾炎是由于各种原因引起的阑尾急性化脓性感染,是外科常见病,是最多见的急腹症。

【概述】 急性阑尾炎是阑尾的急性炎症,阑尾为一细长而管腔狭小的盲管,阑尾腔的机械性梗阻是诱发阑尾急性炎症的基本原因。阑尾腔阻塞后,腔内压力升高,血液回流受阻,阑尾壁水肿、充血,黏膜发生溃疡,甚至发生阑尾壁坏死、穿孔。细菌感染会加重此过程的发展。致病菌多为肠道内的各种革兰阴性杆菌和厌氧菌,如大肠埃希菌、肠球菌和厌氧菌。常见引起阑尾腔阻塞的机械因素有粪石堵塞、管腔狭窄、肠寄生虫病等。

根据急性阑尾炎的临床过程和病理解剖学变化,可分为四种病理类型:急性单纯性阑尾炎、急性化脓性阑尾炎、坏疽性及穿孔性阑尾炎和阑尾周围脓肿。

【诊断标准】

1. 转移性右下腹痛　初起上腹或脐周痛,数小时后转移到右下腹。70%~80%的患者具有典型的转移性腹痛的特点。部分患者开始即为右下腹痛。

2. 胃肠道症状　恶心、呕吐、腹泻、里急后重、腹胀等。

3. 全身症状　乏力、发热。发生门静脉炎时可出现寒战、高热和黄疸。

4. 腹膜刺激征　右下腹有局限性压痛、反跳痛及肌紧张。右下腹压痛是急性阑尾炎的重要体征,压痛点多在麦氏点(右侧髂前上棘与脐连线的中外1/3交点)。右下腹包块,提示阑尾脓肿形成。

5. 病理体征

(1) 结肠充气试验:右手压住左下腹降结肠部,再用左手按压近段结肠,结肠内气体既可传至盲肠和阑尾部位,引起右下腹疼痛者为阳性。

(2) 腰大肌试验:左侧卧位,将右大腿后伸引起右下腹痛者为阳性,说明阑尾靠近腰大肌处。

(3) 闭孔内肌试验:仰卧位,将右髋和右膝屈曲90%,然后将右股向内旋转,引起右下腹疼痛者为阳性。提示阑尾位置较低,靠近闭孔内肌。

(4) 直肠指诊:如阑尾位于盆腔或阑尾炎症已波及盆腔,指诊有直肠右前方触痛。

6. 实验室检查　白细胞计数升高、中性粒细胞比例增高,尿检查一般正常,尿中少量红细胞提示阑尾与输尿管或膀胱靠近。

7. B超、CT影像学检查　可以发现肿大的阑尾或脓肿。

【治疗方案】 急性阑尾炎诊断明确后,应早期行手术治疗,这样既安全,又可防止并发症的发生。术前应积极进行准备,补充水和电解质,使用抗菌药物,特别是儿童和老年患者。术后当日即可坐起,次日可进食,6~7日后即可拆线。病情较重者,酌情补液、禁食、半坐位,使用抗生素等。

1. 非手术治疗　适应证:仅使用于单纯性阑尾炎及急性阑尾炎的早期阶段,阑尾周围脓肿患者不接受手术治疗或客观条件不允许,或伴存其他严重器质性疾病有手术禁忌者。主要措施包括禁食、补液、维持水电解质平衡;使用针对革兰阴性杆菌和厌氧菌的抗生素;使用解痉剂如654-2等。

2. 手术治疗　绝大多数急性阑尾炎一旦确诊,应早期行阑尾切除术。适应证:

(1) 急性单纯性阑尾炎、急性化脓性阑尾炎、急性坏疽性阑尾炎。

(2) 阑尾穿孔并发弥漫性腹膜炎。

(3) 婴幼儿急性阑尾炎。

(4) 妊娠合并较重的阑尾炎。

(5) 慢性阑尾炎反复发作。

(6) 阑尾蛔虫症。

【并发症】 ①腹腔脓肿;②内外瘘形成;③门静脉炎;④出血;⑤切口感染;⑥粘连性肠梗阻;⑦阑尾残株炎;⑧粪瘘。

思考题

1. 急性阑尾炎有哪些病理类型?
2. 急性阑尾炎有哪些辅助诊断的体征?
3. 急性阑尾炎术中怎样寻找阑尾?

第二节 慢性阑尾炎

案例 1-8-2

患者,男,32岁。以"反复右下腹部不适隐痛2年"为主诉入院,患者诉近2年常有右下腹部不适,隐痛,常在剧烈活动后加重,位置固定,口服抗炎药物可缓解消失。不伴有发热、呕吐、腹泻、无脓血便。既往体健,2年前有急性阑尾炎发作病史,经抗炎对症保守治疗后治愈。体格检查:体温,呼吸,脉搏,血压均正常,心肺无明显阳性体征,腹平软,肝脾未及,右下腹麦氏点压痛,无肌紧张及反跳痛,余阴性。辅助检查:血尿便常规正常,右下腹B超无阳性发现。

问题

◆最有可能诊断?

◆最有意义检查及表现?

◆治疗原则?

参考答案和提示

◆最有可能诊断 慢性阑尾炎。

◆最有意义检查 钡灌肠X线检查,典型表现是阑尾不充盈或充盈不全,阑尾腔不规则,狭窄变细、扭曲、固定。阑尾充盈虽然正常,但72小时后透视仍有钡剂残留。

◆治疗原则 手术切除阑尾。

临床思维:慢性阑尾炎

慢性阑尾炎大多是由急性阑尾炎转变而来,少数开始即呈慢性过程。

【病理】 阑尾壁增生肥厚,呈纤维化和粗短坚韧,表面灰白色,阑尾系膜增厚、缩短和变硬。有时由于阑尾壁纤维化而致管腔狭窄,甚至闭塞成一索条。阑尾慢性炎症后可以自行蜷曲,或四周为大量纤维粘连所包围,管腔内存有粪石或其他异物。

【临床表现】

1. 症状 既往常有急性阑尾炎发作病史,也可能症状不重亦不典型。患者经常感右下腹疼痛,有的仅有隐痛或不适,剧烈活动或饮食不洁可诱发急性发作。有的患者有反复急性发作病史。

2. 体征 右下腹固定压痛,经常存在,并不严重。发作时常有反射性胃部不适、腹胀、便秘等症状。部分患者右下腹还可以扪到索状质硬的阑尾,触之即痛,因此临床上容易识别。至于无急性阑尾炎发作史者,病史不清,症状体征又不典型,诊断较难。

【检查】 钡餐灌肠X线检查帮助较大。典型表现是钡剂充盈阑尾,发现阑尾狭窄变细、不规则、间断充盈、扭曲、固定。有时阑尾不充盈或仅部分充盈,局部有压痛,也可考虑为慢性阑尾炎的表现。此外,阑尾充盈虽然正常,但72小时后透视仍有钡剂残留,也可作为诊断参考。

【诊断】 对曾有急性阑尾炎发作史,反复右下腹疼痛,固定压痛,结合钡餐灌肠X线检查可明确诊断。

【治疗】 慢性阑尾炎一旦确诊,需手术切除阑尾。慢性阑尾炎手术既作为治疗,也可作为最后明确诊断的措施。发现阑尾增生变厚、系膜缩短变硬,阑尾扭曲,四围粘连严重,则可证实术前慢性阑尾炎的诊断正确。如发现阑尾基本正常,或稍有炎症表现与临床不符,则应首先详细探查邻近有关器官,如盲肠、回肠末端、右侧输卵管等。

思 考 题

1. 慢性阑尾炎的主要症状和体征是什么?
2. 慢性阑尾炎如何诊断?

复 习 题

一、名词解释

1. 麦氏点
2. 结肠充气试验
3. 腰大肌试验

二、填空题

1. 急性阑尾炎、阑尾切除术后的并发症有______、______、______、______、______和______。
2. 急性阑尾炎可分为四种病理类型:______、______、______。
3. 急性阑尾炎的病因:______、______,及其他。
4. 慢性阑尾炎的重要的体征是______,X线钡餐可见______和______或______。

三、选择题

1. 引起急性阑尾炎的最重要原因是( )
   A. 暴饮暴食　B. 过度疲劳
   C. 饭后运动　D. 阑尾腔梗阻
   E. 肠炎
2. 行阑尾切除术时,寻找阑尾基底部最常用的方法是( )
   A. 从髂窝寻找
   B. 用手指探查阑尾尖端
   C. 沿结肠带向盲肠部寻找
   D. 切开盲肠外侧腹膜寻找
   E. 沿盲肠外侧寻找
3. 关于阑尾解剖的叙述中,下列哪项是错的( )
   A. 阑尾是一富于淋巴组织的盲管
   B. 阑尾基底部与盲肠的位置关系是固定的
   C. 阑尾与盲肠交界处有Gerlach瓣
   D. 阑尾神经传入的脊髓节段在$T_{10\sim11}$
   E. 阑尾血供应丰富,阑尾动脉有丰富的侧支循环
4. 急性阑尾炎时最有意义的临床表现为( )
   A. 胃内不佳或恶心、呕吐
   B. 先有腹痛,后有发热
   C. 转移性右下腹痛
   D. 白细胞计数增高,尤以中性粒细胞为著
   E. 常有呼吸道感染史
5. 阑尾切除术后最常见的并发症( )
   A. 切口感染　B. 切口出血
   C. 阑尾残端漏　D. 盆腔脓肿
   E. 肠梗阻
6. 老年人急性阑尾炎临床表现特点( )
   A. 白细胞显著增高
   B. 常出现高热
   C. 胃肠道症状明显
   D. 腹痛及腹部压痛均较轻,腹肌紧张不明显
   E. 常在上呼吸道感染后发生
7. 急性阑尾炎时,闭孔内肌试验阳性提示( )
   A. 阑尾位置较深
   B. 阑尾为盲肠后位
   C. 阑尾位置较低,靠近闭孔内肌
   D. 阑尾为盲肠内位
   E. 发生盆腔脓肿
8. 女性,50岁,中腹部疼痛12小时,扩散至全

腹2小时,查右下腹部有压痛、反跳痛及肌紧张,化验:白细胞 21×10^9/L(21000/mm^3),尿中红细胞3~4/HP,应考虑哪一种疾病(　　)

A. 急性胰腺炎

B. 右侧输卵管妊娠破裂

C. 急性胆囊炎

D. 右侧输尿管结石

E. 急性阑尾炎穿孔

9. 阑尾切除后不常见的并发症是(　　)

A. 腹膜炎　　B. 切口感染

C. 结肠肿瘤　　D. 粘连性肠梗阻

E. 阑尾残株炎

10. 有关急性阑尾炎时体征的含义,下列哪项不正确(　　)

A. 肛门指诊检查直肠前方有触痛,提示盆腔位阑尾

B. 闭孔肌试验阳性,提示阑尾位置较低

C. 右下腹有肌紧张和反跳痛,提示炎症侵及壁层腹膜

D. 腰大肌试验阳性,提示盲肠后位阑尾炎

E. 结肠充气试验阴性,可排除急性阑尾炎

11. (1) 腹腔切开引流术适用于(　　)

(2) 择期阑尾切除术适用于(　　)

A. 急性单纯性阑尾炎

B. 急性坏疽性阑尾炎

C. 急性化脓性阑尾炎

D. 慢性阑尾炎

E. 阑尾周围脓肿

12. (1) 临床表现无特殊穿孔率达80%的是(　　)

(2) 临床表现和病理变化不一致的是(　　)

(3) 大网膜发育不全、穿孔率高、易扩散成弥散或弥漫性腹膜炎的是(　　)

(4) 压痛可在任何部位的是(　　)

A. 婴幼儿阑尾炎　　B. 儿童阑尾炎

C. 妊娠期阑尾炎　　D. 老年人阑尾炎

E. 异位阑尾炎

四、简答题

1. 急性阑尾炎的病理类型?
2. 急性阑尾炎的病因是什么?
3. 急性阑尾炎用于协助诊断的体征有哪些?
4. 急性阑尾炎的临床表现有哪些?
5. 急性阑尾炎有哪些并发症?

五、问答题

1. 妊娠期阑尾炎的诊治原则有哪些?
2. 急性阑尾炎需与哪些疾病鉴别?

复习题参考答案

一、名词解释

1. 麦氏点　脐与右髂前上棘连线中外1/3交点处,是阑尾根部的体表投影。
2. 结肠充气试验　右手压住左下腹降结肠部,再用左手按压近段结肠,结肠内气体既可传至盲肠和阑尾部位,引起右下腹疼痛者为阳性。
3. 腰大肌试验　左侧卧位,将右大腿后伸引起右下腹痛者为阳性,说明阑尾靠近腰大肌处。

二、填空题

1. 穿孔　腹膜炎　腹腔脓肿　化脓性门静脉炎　肠瘘　外瘘形成
2. 急性单纯性阑尾炎　急性化脓性阑尾炎急性坏疽性阑尾炎　阑尾周围脓肿
3. 阑尾管腔阻塞　细菌入侵
4. 阑尾部位的局限性压痛　阑尾不充盈　钡剂排出缓慢　充盈的阑尾位置不易移动

三、选择题

1. D　2. C　3. B　4. C　5. A　6. D　7. C　8. E　9. B　10. E　11. (1)E,(2)D　12. (1)A,(2)D,(3)B,(4)E

四、简答题

1. 答题要点:

(1) 急性单纯性阑尾炎:炎症从黏膜和黏膜下层开始,向肌层和浆膜层扩散。

(2) 急性化脓性阑尾炎:炎症加重,浆膜有脓性渗出物附着,管腔积脓形成局限性腹膜炎。

(3) 急性坏疽性阑尾炎:阑尾管壁坏死,合并管腔梗阻可发生穿孔。

(4) 阑尾周围脓肿:急性阑尾炎化脓坏疽

或穿孔,大网膜移至右下腹将阑尾包裹,形成炎性肿块或阑尾周围脓肿。

2. 答题要点:

(1) 阑尾管腔阻塞。

(2) 细菌入侵。

(3)其他:胃肠道疾病,饮食因素及全身疾病。

3. 答题要点:

(1) 结肠充气试验:右手压住左下腹降结肠部,再用左手按压近段结肠,结肠内气体既可传至盲肠和阑尾部位,引起右下腹疼痛者为阳性。

(2) 腰大肌试验:阳性说明阑尾位置较深或盲肠后位,细菌入侵。

(3) 闭孔内肌试验:阳性提示阑尾位置较低。

(4) 直肠指诊:炎症波及盆腔,指诊可触及直肠右前方的触痛,如发生盆腔脓肿,则可触及痛性肿块。

4. 答题要点:

症状:

(1) 腹痛:转移性右下腹疼痛。

(2) 胃肠道症状:如恶心、呕吐等。

(3) 全身症状:早期乏力,出现高热。

体征:

(1) 右下腹压痛:右下腹出现固定性压痛。

(2) 腹膜刺激征:反跳痛、肌紧张、肠鸣音减弱。

(3) 结肠充气试验阳性,腰大肌试验阳性,闭孔内肌试验阳性,直肠指征右前方触痛。

5. 答题要点:①腹腔脓肿;②内外瘘形成;③门静脉炎;④出血;⑤切口感染;⑥粘连性肠梗阻;⑦阑尾残株炎;⑧粪瘘。

五、问答题

1. 答题要点

(1) 妊娠1~3个月,尤其是既往有慢性阑尾炎病史者,应及早手术。

(2) 妊娠4~7个月轻者可保守治疗,但重者不宜保守治疗。

(3) 妊娠晚期8~9个月轻者可保守治疗,重者应不失时机的手术。即使早产,婴儿大多数可存活。

2. 答题要点:

(1) 溃疡病穿孔:因穿孔溢出的胃内容物可沿右结肠旁沟流至右下腹,容易误认为转移性腹痛。

(2) 右侧输尿管结石:多呈突然发生的右下腹阵发性剧烈绞痛,疼痛会向阴部、外生殖器放射,但右下腹无固定压痛。

(3) 妇产科疾病:如异位妊娠破裂、卵巢滤泡或黄体破裂、急性附件炎或急性盆腔炎、卵巢囊肿蒂扭转等。

(4) 急性肠系膜淋巴结炎:多见于儿童,患儿常伴有上呼吸道感染。

(5) 急性胆囊炎。

阑尾炎操作诊疗常规

阑尾手术一般采用硬脊膜外麻醉,选右下腹麦氏切口,诊断不明时可用右下腹直肌旁切口。手术中寻找阑尾是关键步骤,一般沿盲肠三条结肠带的汇合处即可寻见。

【术中注意事项】

1. 如遇阑尾与大网膜粘连时,应将粘连的大网膜炎性组织一并切除;如与肠管粘连,应仔细分离,切勿盲目硬撕;若与髂动、静脉,输尿管,子宫等重要器官粘连时,更应注意仔细操作,以防血管破裂或脏器穿孔。

2. 阑尾切除线应距根部结扎线0.5cm,残端不宜过长或过短。过长可能形成残腔脓肿;过短可因盲肠内张力牵引,使结扎线松脱,造成粪瘘和腹腔内感染。也有人主张残端不结扎,只做荷包缝合加8字缝合,以免残端水肿,又无结扎松脱的危险。

3. 阑尾残端用石炭酸消毒时,勿涂到浆膜,以免灼伤浆膜,增加术后粘连。

4. 阑尾根部结扎线不宜扎得过松或过紧,过松容易滑脱,过紧则可将阑尾扎断,此两种情况均可引起遗留阑尾动脉支出血。

5. 荷包缝合与阑尾根部距离不宜过远或过近；过近不易埋入残端，过远可形成较大死腔，易发生残端感染或脓肿。

6. 阑尾根部穿孔时，常引起盲肠肠壁炎性改变，明显水肿，不易将阑尾残端埋入荷包缝合线内。可在残端两侧盲肠壁上做间断褥式缝合3~5针，一一结扎，将残端埋入，必要时再将阑尾系膜覆盖加固。

7. 对阑尾蛔虫症，应在阑尾切开前刺激阑尾壁，使蛔虫退出阑尾。如不成功，应在切开阑尾后将蛔虫推入盲肠内，再扎紧结扎线，处理残端。一般忌将蛔虫经阑尾断端取出，避免污染腹腔；更不应将蛔虫与阑尾一并结扎。

8. 如阑尾位于盲肠后、腹膜外，而且术前已经明确，即可于分开腹横肌之后，小心保护腹膜囊，勿予切开，而完整地将其向内侧推开，从外侧达到腹膜后间隙阑尾所在部位，并切除阑尾。此法对已穿孔的腹膜外阑尾炎更加重要，可使腹腔免受污染。腹膜外间隙要彻底引流。如切开腹膜后才发现阑尾位于腹膜外并已穿孔，此时仍可把腹膜缝合，然后按所述方法处理，或切开盲肠外下方的后腹膜，再用纱布包住盲肠向上翻转，露出阑尾后，做逆行阑尾切除术。另若阑尾较长伴末端粘连固定，不宜按常规勉强提出末端，改为逆行切除阑尾。先用止血钳在靠近阑尾根部处穿过其系膜，带过两根4-0号丝线，双重结扎阑尾根部。在结扎线远端1cm处夹一把弯止血钳，用刀在止血钳与结扎线之间切断。阑尾残端消毒处理后，根据具体情况行荷包缝合包埋或褥式缝合包埋。再用弯止血钳向阑尾尖端方向分段钳夹、切断阑尾系膜，最后切除阑尾。

9. 术中如发现阑尾病变与体征不符时，应仔细检查盲肠、回肠、输卵管、卵巢、回肠系膜淋巴结及腹腔液体，必要时扩大切口，以求确诊后正确处理。

诊 疗 常 规

一、急性阑尾炎

【诊断】

1. 转移性右下腹痛。
2. 胃肠道症状。
3. 全身症状。
4. 腹膜刺激征。
5. 病理体征 ①结肠充气试验；②腰大肌试验；③闭孔内肌试验；④直肠指诊。
6. 实验室检查 白细胞计数升高、中性粒细胞比例增高。
7. B超、CT影像学检查 可以发现肿大的阑尾或脓肿。

符合第1、4、6项可确诊。

【治疗】 急性阑尾炎诊断明确后，应早期行手术治疗，除非患者不接受手术治疗或客观条件不允许，或伴存其他严重器质性疾病有手术禁忌者。

二、慢性阑尾炎

【诊断】 对曾有急性阑尾炎发作史，右下腹疼痛，固定压痛的患者，结合钡餐灌肠X线检查可明确诊断。

【治疗】 慢性阑尾炎一旦确诊，需手术切除阑尾。

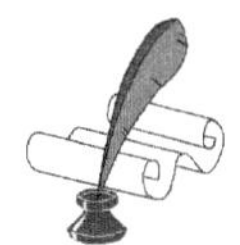

第九章 结 肠 癌

案例 1-9-1

患者，女，74岁，因间歇性血便伴身体消瘦6个月入院。患者自述半年前无明显诱因出现血便，呈暗红色，与粪便半混合状，无明显大便次数增多，无脓样便，未伴有腹痛腹胀，未就医。此后间歇出现类似血便，食量减少，渐感身体疲乏，体重下降(原为49kg，现为43kg)，入院前曾在肛肠门诊诊断为“内痔”，给予润肠通便、外用药治疗，症状未见好转。近3天出现阵发性腹痛、腹胀、无肛门排便。入院查体体型较瘦，眼结膜稍苍白，浅表淋巴结无肿大，腹部稍膨隆，未见胃肠形，左下腹隐约可触及一5cm×3cm肿块，质偏硬，界欠清，活动度欠佳，局部深压痛，肠鸣音活跃。入院血常规检查Hb 86g/L；结肠镜检查示距肛缘约24cm处有一较大溃疡性病灶，表面质脆易出血，局部肠腔狭窄结肠镜未能通过，病灶处取活检3处。腹部CT示肝内未见异常，左下腹乙状结肠处见一5cm×4cm肿块影，其系膜及腹主动脉旁未见肿大淋巴结。

问题

◆该患者可能的诊断是什么？

◆临床诊断依据是什么？

◆采取什么治疗方案？

参考答案和提示

◆临床诊断　机械性不全性肠梗阻，乙状结肠癌。

◆诊断依据　老年女性。间歇性血便伴纳差6个月，消瘦。近3天出现阵发性腹痛、腹胀、无肛门排便。腹部稍膨隆，左下腹隐约可触及一5cm×3cm肿块，质偏硬，界欠清，活动度欠佳，局部深压痛，肠鸣音活跃。眼结膜稍苍白，血常规检查Hb:86g/L，呈中度贫血。结肠镜检查示距肛缘约24cm处有一较大溃疡性病灶，表面质脆易出血，局部肠腔狭窄结肠镜未能通过。腹部CT示肝内未见异常，左下腹乙状结肠处见一5cm×4cm肿块影。结肠镜所取组织病理检查报告为高-中分化腺癌。

◆治疗方案　手术治疗和术后化疗。

1. 手术指证　根据病史、查体、结肠镜、腹部CT和病理检查结果，乙状结肠癌诊断明确，术前检查未发现肿瘤远处转移，无手术禁忌证。

手术所见和手术方式：术中见乙状结肠中下段有一5cm×3cm肿块，质硬，侵及浆膜层，其系膜区有数个肿大淋巴结，其近端肠管轻度扩张，内有较多粪便。行乙状结肠癌根治切除，乙状结肠近端与直肠端端吻合术。

2. 术后化疗　草酸铂/CF/5-Fu方案

术后病理：乙状结肠高-中分化腺癌，侵及浆膜，淋巴结中有转移(7/13)，远、近切断未见癌组织。

最终诊断：机械性不全性肠梗阻，乙状结肠癌(Dukes C期或TNM Ⅲ期)。

临床思维：结肠癌

结肠癌的发病情况：是常见的恶性肿瘤。在我国，特别在大城市其发病率明显上升，死亡率为10.25/10万。

【结肠癌的病因】　发病原因尚不清楚，可能与下列因素有关：高脂肪、高蛋白、低纤维素饮食，缺乏体育锻炼；遗传因素；结肠慢性炎症(溃疡性结肠炎、Crohn病和血吸虫病)；癌前病变(结肠腺瘤)等。

【结肠癌的病理】

1. 大体类型

(1) 肿块型(菜花型):肿瘤主体向肠腔内突出生长,好发于右半结肠。

(2) 浸润型:癌肿沿肠壁浸润,易引起肠腔狭窄和肠梗阻,多发生于左半结肠。

(3) 溃疡型:癌肿向肠壁深层生长并向周围浸润,瘤体中央深陷,周边隆起,是结肠癌最常见的类型。

2. 组织学分类　主要分为管状腺癌、乳头状腺癌、黏液腺癌、印戒细胞癌、未分化癌、腺鳞癌。

【结肠癌的扩散与转移】

1. 直接浸润　结肠癌可向肠壁深层、环状和沿纵轴三个方向浸润,可穿透浆膜层侵犯邻近器官(如肝、胃、胰腺、子宫、膀胱等)。

2. 淋巴转移　为主要转移途径。先至结肠壁和结肠旁淋巴结,后可转移至肠系膜血管周围及肠系膜根部淋巴结。

3. 血行转移　癌肿侵入静脉后沿门静脉转移至肝(最先和最常受累的器官),其次是肺和骨等部位。

4. 种植转移　癌细胞脱落可以在腹腔、盆腔腹膜形成结节和腹水。

5. 卵巢转移。

【结肠癌的分期】　主要有 Dukes 分期及其改良 Dukes 分期、TNM 分期。

【结肠癌的临床表现】

1. 腹痛　早期症状之一。

2. 排便习惯与粪便行状改变　也是结肠癌的早期症状。

3. 腹部肿块。

4. 肠梗阻症状。

5. 全身症状　慢性失血、肿瘤坏死感染及毒素吸收可有贫血、乏力、消瘦、低热等全身症状。结肠癌晚期可出现肝肿大、黄疸、腹水、锁骨上淋巴结肿大、直肠前凹肿块和恶液质等。

右半结肠癌主要临床表现:腹部肿块;贫血、消瘦、发热等全身中毒症状;肠刺激症状和非特异性胃肠道症状。

左半结肠癌主要临床表现:肠刺激症状和排便习惯改变;肠梗阻;便血。

【辅助检查】　辅助检查包括:①血常规可以了解患者有无贫血及程度;②血清癌胚抗原(CEA)约60%的结肠癌患者高于正常;③X 线钡剂灌肠或双重对比造影检查;④纤维结肠镜检查可直接看到病变,并可取病变组织做病理检查;⑤腹部 B 超、CT 和 MRI 扫描检查可了解腹腔有无肿大淋巴结、肝内有无转移、腹部肿块及其与邻近器官的关系等。

【治疗方法】　采取以手术为主的综合治疗。

1. 结肠癌根治性手术　切除范围须包括癌肿所在肠袢及其系膜和区域淋巴结。

2. 结肠癌姑息性手术　结肠癌伴有肝转移,若能切除结肠病灶,可缓解结肠癌引起的全身和局部症状,术后结合肝转移病灶的放射介入治疗延长患者的生存期。结肠癌不能切除,可将梗阻近远端的肠袢侧侧吻合或行近端肠袢腹部造口,缓解患者的梗阻症状。

3. 结肠癌伴发急性肠梗阻的手术　患者全身情况及结肠局部条件较好,右半结肠癌可行右半结肠切除、一期肠吻合术;左半结肠应先行左半结肠切除、近端结肠造口、远端结肠关闭或近端和远端结肠双造口的分期手术。

患者全身情况不能耐受较长时间手术或肠道局部条件不佳,可先行梗阻近端肠袢造口,待患者全身情况改善后,再行二期根治性切除手术。

结肠癌的术前肠道准备包括饮食控制和肠道清洁。术前3天起进无渣饮食，口服肠道抗菌药物，术前服用泻药或术前晚清洁灌肠。

4. 化学药物治疗 包括术前的新辅助化疗、结肠癌根治术后的辅助化疗、姑息性手术后和晚期结肠癌的化疗。

5-氟尿嘧啶（5-Fu）是结肠癌化学药物治疗的基础用药。常用的有亚叶酸钙（CF）/5-Fu、草酸铂/CF/5-Fu、口服希罗达等方案。

复 习 题

一、名词解释

1. CEA
2. （结肠癌）排便习惯改变
3. （结肠癌）粪便性状改变

二、填空题

1. 肿块型结肠癌多见于________半结肠；浸润型结肠癌多见于________半结肠；结肠癌最常见的大体类型是________。
2. 结肠癌的主要转移途径是________；血行转移最先和最常受累的器官是________，其次是________与________等部位。
3. 结肠癌的早期症状是________和________。
4. 结肠癌晚期可出现________、________、________、________、________和________等。
5. 结肠癌术前血清CEA增高与术前CEA正常者相比，其术后复发率________，预后________。故术前血清CEA水平可________及________。

三、选择题

【A型题】

1. 结肠癌最早出现的症状为（　　）
   A. 贫血　B. 腹部不适
   C. 腹痛　D. 体重减轻
   E. 排便习惯与粪便性状的改变
2. 男，60岁。大便带血3个月，并感肛门部下坠感，里急后重。肛查：距肛缘约3cm处可扪及一表面凸凹不平肿块，占据1/2肠管，指套退出时带有血渍，活检为直肠腺癌，应选用哪种手术方式（　　）
   A. Miles手术　B. Dixon手术
   C. 局部切除　D. 局部放疗
   E. 全身化疗
3. 女，65岁。因腹痛、腹胀、呕吐、肛门停止排便排气3天。腹部照片显示肠梗阻，行剖腹探查发现降结肠一肿块，考虑为结肠癌。近端结肠扩大胀气明显，此病例应选择何种手术（　　）
   A. 胃肠减压，纠正水盐代谢紊乱
   B. 行左半结肠切除术
   C. 纤维结肠镜下行肿瘤电灼
   D. 暂先行横结肠造口术
   E. 行横结肠与肿瘤远侧肠管吻合术

【B型题】

A. 癌肿局限于黏膜内
B. 癌肿累及肠壁浅及深肌层
C. 癌肿穿透肠壁但无淋巴结转移
D. 癌肿穿透肠壁有淋巴结转移
E. 癌肿已有肝、肺转移

4. Dukes A期（　　）
5. Dukes C期（　　）
6. Dukes B期（　　）
7. 结肠癌最好发部位是（　　）
   A. 盲肠　B. 结肠肝脾曲
   C. 升降结肠　D. 乙状结肠
   E. 横结肠
8. 女，62岁，因排便习惯改变2年，左下腹腹痛加重1个月来诊。诉经常便血，有时腹泻，有时便秘。查体：腹软，左下腹扪及一5cm×4cm的包块，质硬，呈结节状，未见肠型及蠕动波。为确诊，首选的检查方法是（　　）
   A. B型超声波检查　B. CT检查
   C. 钡剂灌肠检查　D. MRI检查
   E. 血清学检查
9. 大肠癌患者，54岁，术中情况差，发现肿瘤位于升结肠上、中段，局部明显充血水肿，肿块局部浸润广泛，已固定，肠梗阻产生，此时

造瘘术适宜( )
A. 右结肠切除,回横结肠吻合术
B. 盲肠造瘘
C. 肿块段肠曲切除,升、横结肠吻合术
D. 回肠末段造瘘,回肠、横结肠端侧吻合术
E. 回肠远端与横结肠侧吻合术

10. 关于大肠腺瘤是否要恶变的问题,以下说法中正确的是( )
A. 多数腺瘤要恶变
B. 管状腺瘤恶变率低,绒毛状腺瘤恶变率高
C. 管状腺瘤恶变率高,绒毛状腺瘤恶变率低
D. 多发性腺瘤恶变率高,单发性腺瘤恶变率低
E. 家族性结肠息肉病癌变率为30%

四、简答题

1. 试述结肠癌手术的术前肠道准备有哪些?
2. 试述结肠癌常用检查方法。
3. 结肠癌的大体类型有哪些?
4. 右半结肠癌的主要临床表现有哪些?
5. 左半结肠癌的主要临床表现有哪些?

五、问答题

1. 试述结肠癌的常见临床表现、诊断及治疗。
2. 乙状结肠癌并急性梗阻,可考虑做什么手术?

复习题参考答案

一、名词解释

1. CEA　癌胚抗原。
2. (结肠癌)排便习惯改变　指大便变频或便秘,也有腹泻与便秘交替。
3. (结肠癌)粪便性状改变　指大便表现为血便、黏液便或黏液血便,形状变细或变扁。

二、填空题

1. 右　左　溃疡型
2. 淋巴　肝　肺　骨
3. 腹痛　排便习惯与粪便性状改变
4. 肝肿大　黄疸　腹水　锁骨上淋巴结肿大　直肠前凹肿块　恶液质
5. 高　差　预测预后　术后随访

三、选择题

【A 型题】

1. E　2. A　3. D

【B 型题】

4. B　5. D　6. C　7. D　8. C　9. B　10. B

四、简答题

1. 答题要点:包括饮食控制和肠道清洁:术前3天起进无渣饮食,口服肠道抗菌药物,术前服用泻药或术前晚清洁灌肠。
2. 答题要点:血常规;CEA;X 线钡剂灌肠或气钡双重对比造影检查;纤维结肠镜检查;腹部超声、CT、MRI 检查。
3. 答题要点:肿块型;溃疡型;浸润型。
4. 答题要点:腹部肿块;贫血、消瘦、发热等全身中毒症状;肠刺激症状和非特异性胃肠道症状。
5. 答题要点:肠刺激症状和排便习惯改变;肠梗阻;便血。

五、问答题

1. 答题要点:

常见临床表现:①排便习惯和粪便性状的改变;②腹痛,为早期症状之一;③腹部肿块;④肠梗阻症状;⑤全身症状:患者可出现贫血、消瘦、乏力、低热等,多由于慢性失血、毒素吸收、感染、癌肿溃烂等引起;⑥晚期可出现肝肿大、黄疸、水肿、腹水、锁骨上淋巴结肿大、恶病质等。

诊断:①可疑的症状和体征:腹部隐痛、大便习惯或性状改变、进行性贫血、消瘦、乏力、腹部肿块等;②X 线钡剂灌肠或气钡双重对比造影;③乙状结肠镜有助于判定乙状结肠癌;④腹部 B 超、CT 及 MRI 等辅助检查。

治疗原则:结肠癌以手术切除为主的综合治疗。包括:①根治性手术;②姑息性手术;③结肠癌并发急性肠梗阻的手术;④化疗。

2. 答题要点:乙状结肠癌并急性梗阻的治疗原则为:①进行胃肠减压,纠正水、电解质酸碱紊乱后,早期进行手术治疗;②若患者全身情况尚可及癌肿可切除,应先行左半结肠切除,近端结肠造口、远端结肠关闭或近端和远端结肠双造口的分期手术。若患者全身情况差或癌肿不能切除,应在梗阻部位的近侧做横结肠造口,肿瘤可切除者待全身情况改善,在肠道充分准备的条件下,行二期手术根治切除。

结肠癌诊疗常规

(一) 病史采集

注意询问既往病史(有无溃疡性结肠炎、Crohn 病及血吸虫病等结肠慢性炎症病史),家族史(家族性腺瘤性息肉病、家族性非息肉病性结肠癌家族遗传病史)。腹痛,大便排便习惯与粪便性状改变,腹部肿块,肠梗阻症状。贫血、乏力、消瘦、低热等全身症状。晚期出现肝肿大、黄疸、腹水、锁骨上淋巴结肿大和恶病质。

(二)体格检查

1. 全身检查　贫血貌、消瘦,晚期可有黄疸、锁骨上淋巴结肿大、恶液质。
2. 腹部检查　部分腹部可扪及肿块,晚期可有肝肿大、腹水、直肠前凹肿块。

(三) 辅助检查

1. 血常规。
2. CEA。
3. X 线钡剂灌肠或气钡双重造影。
4. 纤维结肠镜。
5. 腹部 B 超、CT、MRI。

(四) 治疗

采取以手术为主的综合治疗。

1. 根治性切除术。
2. 姑息性切除术。
3. 伴发急性肠梗阻的手术。
4. 化疗　包括术前的新辅助化疗、根治术后辅助化疗、姑息性手术后和晚期患者的化疗。5-氟尿嘧啶(5-Fu)是结肠癌化学药物治疗的基础用药。常用有亚叶酸钙(CF)/5-Fu、草酸铂/CF/5-Fu、口服希罗达等方案。

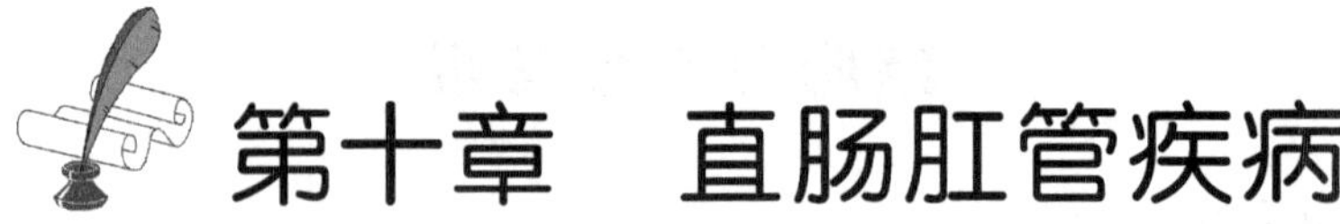

第十章　直肠肛管疾病

第一节　痔

案例 1-10-1

患者,男,54 岁,因“间歇性便血两周”就诊。患者便时出血,呈鲜红色、无痛,出血量不多。指检提示在齿线缘可触及一约 1cm×1cm 肿块,质软,活动度好。行肛镜检查提示肿块位于齿线上不脱出肛门,考虑为内痔。

问题

◆最可能的诊断?

◆诊断依据?

◆鉴别诊断?

◆治疗方案?

参考答案和提示

◆最可能的诊断　内痔Ⅰ期。

◆诊断依据　①便时出血,呈鲜红色、无痛,出血量不多;②指检提示在齿线上缘可触及一约 1cm×1cm 肿块,质软,活动度好;③肛镜检查提示在齿线上肿块不脱出肛门,考虑为内痔。

◆鉴别诊断　①直肠息肉无痛性便血是常见症状,低位带蒂息肉可脱出肛门外,与痔脱出相混淆,指检可扪及肿块,多数有蒂。肛镜检查可明确诊断。②直肠癌:认真做直肠指检和肛镜检查,病理活检可明确诊断。

◆治疗方案　①痔初期,偶有大便带血。以调理排便为主,保持排便通畅,便后热水坐浴,肛门内可用栓剂,如痔疮栓,有消炎、滑润、收敛的作用。②硬化剂注射疗法。

临床思维:痔

痔是齿线两侧直肠上、下静脉丛曲张引起的团块,可产生出血、栓塞、脱出。分为内痔、外痔和混合痔,多发生在成年人,影响生活和工作。

【病因】

1. 静脉曲张学说。

2. 肛垫增生滑脱学说。

【分类和病理】

1. 内痔　是直肠上静脉丛的曲张静脉团块,位于齿线以上,表面黏膜覆盖,常见于左侧、右前、右后三处。

2. 外痔　是直肠下静脉丛的曲张静脉团块,位于齿线以下,表面为肛管皮肤所覆盖,常因静脉内血栓形成而突出在肛门口或肛门外。

3. 混合痔　由直肠上、下静脉丛互相吻合,互相影响,痔块位于齿线上下,表面同时为直肠黏膜和肛管皮肤所覆盖。

我国目前将内痔分为三期:①第一期为便时带血,痔块不脱出肛门外,仅肛镜检查可见;②第二期为便时痔块脱出肛门外,便后自行回复;③第三期为便时痔块脱出肛门外,不能自行回复而需用手托回。

【临床表现】

1. 内痔

(1) 便时出血是内痔的常见症状,呈鲜红色、无痛,出血量一般不多,有时较多,呈喷射状,日久可造成严重贫血。

(2) 痔块脱出,内痔第二、三期即可脱出肛门外,由自行回复变为必须用手推回肛门内,否则容易嵌顿、坏死。

(3) 单纯内痔无疼痛。当内痔黏膜糜烂、水肿、继发感染可有疼痛,如发生嵌顿绞窄、坏死感染,可有剧痛。

(4) 直肠黏膜因痔脱出,刺激分泌物增多,括约肌松弛,分泌物外流,使肛周皮肤瘙痒,甚至发生皮肤湿疹。

2. 血栓性外痔 多因排粪或用力,肛门边缘静脉破裂,血液渗至皮下组织,成为血肿,凝结成疼痛肿块。排粪和活动时加重,检查见肛缘处有一突出的暗紫色长圆形肿块,表面皮肤水肿、质硬、压痛明显,不活动。

3. 结缔组织外痔 是肛缘皮肤皱褶变大,内有结缔组织增生,血管少,无曲张静脉,底宽尖长,大小形成不等,有单个,也有多发。局部不易保持清洁,炎症时可疼痛。

【诊断与鉴别诊断】 根据痔的典型症状,直肠指检和肛门镜检查,一般不难诊断,但应与下列疾病鉴别。

1. 直肠息肉 无痛性便血是常见症状,低位带蒂息肉可脱出肛门外,与痔脱出相混淆,指检可扪及肿块,多数有蒂。

2. 直肠癌 严格讲两者不难鉴别,只要认真做直肠指检和肛镜检查,直肠癌块都可发现。

3. 直肠脱垂 排便时脱出,一般为全层直肠壁、黏膜为同心环状皱襞。

【治疗】 痔多数处于静止、无症状状态,只需注意饮食,保持大便通畅,预防出现并发症等

1. 一般治疗适用于痔初期,偶有大便带血。以调理排粪为主,保持大便通畅,便后热水坐浴,肛门内可用栓剂,如痔疮栓,有消炎、滑润、收敛的作用。血栓性外痔局部外敷抗炎止痛膏或理疗,若内痔脱出嵌顿初期,可及时将痔团推回肛门内。

2. 硬化剂注射疗法 适用一、二期内痔,将药物注射入母痔基部黏膜下层,发生无菌性炎症反应,小血管闭塞和痔内纤维增生,硬化萎缩。常用的硬化剂有5%鱼肝油酸钠、复方明矾注射液、5%酚甘油溶液等。操作方法:患者排空大便,胸膝位肛镜下显露痔块,消毒后在齿线上方针头刺入黏膜下层注药,每个痔块注射1~2ml。

3. 冷冻疗法 适用于痔出血不止,术后复发、年老体弱或伴有心、肺、肝、肾病等而不宜手术者,应用液氮(-196℃)通过冷冻探头与痔块接触,达到组织坏死脱落。操作方法:术前准备和体位与注射疗法相同,经肛门镜将冷冻探头直接与痔块中心接触,持续2分钟,使整个痔变成白色冰球,术后无特殊处理,5~7天痔组织坏死,10~14天坏死腐脱,同时上皮生长,愈合后局部留白色微薄瘢痕。国内外冷冻痔已超过万例,治愈率可达70%。

4. 枯痔丁疗法 适用于内痔出血或脱出者,用两头尖呈梭状如火柴棒大小的药锭插入痔内,使痔发生急性炎症反应,腐蚀坏死,最后纤维化。枯痔丁内含有枯矾、五倍子、三七、冰片等药物。插丁前准备同注射疗法,要求直视下插丁,不宜太深、太浅。过深可插入肌层或穿透肠壁,会引起直肠周围感染;过浅可引起黏膜坏死出血。

5. 红外线凝固 适用于一、二期小型内痔,它是使蛋白凝固的硬化疗法。探头焦点对着痔块基底部肛管上部黏膜,凝固15秒,每个痔块凝固6个小点,术后常有少量出血,但需再次手术的较多。

6. 手术疗法 适用于痔脱出较重者或混合痔环状脱垂,手术效果较好。常用方法有:

(1) 结扎法:在痔根部用粗丝线贯穿结扎,使痔缺血、坏死脱落。需注意术后继发大出血。

(2) 胶圈套扎法:将特制的0.2~0.3cm宽的乳胶圈套在痔根部,使痔缺血坏死脱落,术后有继发出血的可能。如无套扎器,也可用两把止血钳替代。

(3) 痔切除术:适用孤立的脱出性痔,麻醉下扩肛显露痔团,切开皮肤及黏膜,将曲张静脉团剥出、结扎切除,齿线上黏膜可缝合,皮肤切口敞开引流。

(4) 痔环状切除术:对严重环状痔可一期切除,手术借助长8~12cm有柄软木圆柱,插入肛门将痔拖出切除,间断缝合内外创缘。由于创伤大,容易感染,且可造成肛门狭窄,术后需定期扩肛。

痔诊疗常规

(一) 临床表现

1. 内痔 ①便时出血是内痔的常见症状,呈鲜红色;②痔块脱出,内痔第二、三期即可脱出肛门外,由自行回复变为必须用手推回肛门内,否则容易嵌顿、坏死;③单纯内痔无疼痛,当内痔黏膜糜烂、水肿、继发感染可有疼痛。

2. 血栓性外痔多因排粪或用力,肛门边缘静脉破裂,成为血肿,凝结成疼痛肿块。排粪和活动时加重,检查见肛缘处有一突出的暗紫色长圆形肿块,表面皮肤水肿,质硬、压痛明显,不活动。

3. 结缔组织外痔是肛缘皮肤皱褶变大,内有结缔组织增生,血管少,无曲张静脉,底宽尖长,大小形成不等,有单个,也有多发。局部不易保持清洁,炎症时可疼痛。

(二) 直肠指检或肛镜检查

有助于诊断。

(三) 治疗

1. 一般治疗适用于痔初期,偶有大便带血。以调理排粪为主,保持大便通畅,便后热水坐浴,肛门内可用栓剂等。

2. 硬化剂注射疗法 适用一、二期内痔。

3. 冷冻疗法 适用于痔出血不止,术后复发、年老体弱或伴有心、肺、肝、肾病等而不宜手术者。

4. 枯痔丁疗法 适用于内痔出血或脱出者。

5. 红外线凝固 适用于一、二期小型内痔。

6. 手术疗法 适用于痔脱出较重或混合痔环状脱垂者,手术效果较好。

第二节 直肠脱垂

案例 1-10-2

患者,男,65岁,因"便后发现有肿块脱出一个月,加重两天"入院。患者一个月前排便时发现有肿块由肛门脱出,便后自行回缩到肛门内,近两天逐渐发展到必须用手托回。检查时令患者蹲位用力,使肿块脱出,见有直肠黏膜脱出,指诊时两层折叠黏膜,用手可回纳。未触及肿块。患者有长期便秘、排尿困难病史。

问题

◆最可能的诊断?

◆鉴别诊断?

◆治疗方案?

参考答案和提示

◆最可能的诊断　不完全性直肠脱垂。

◆诊断依据　①患者有长期便秘、排尿困难病史;②临床表现:发现有肿块由肛门脱出,便后自行回缩到肛门内,近两天逐渐发展到必须用手托回;③检查时令患者蹲位用力,使肿块脱出,见有直肠黏膜脱出,指诊时两层折叠黏膜,用手可回纳。

◆治疗方案　①可口服润肠剂和治疗前列腺增生药物,避免便秘和排尿困难。便后立即复位,以改善局部情况,嘱患者每日自行收缩肛门多次,以增加肛门括约肌的能力。②若症状加重,可采取直肠黏膜下注射硬化剂和手术治疗。

临床思维:直肠脱垂

直肠脱垂指肛管、直肠,甚至乙状结肠下段向外翻出脱垂于肛门之外。

【病因与病理】　发病多与长期腹泻、习惯性便秘、排尿困难等因素有关,使腹内压增高,促使直肠向外脱出。年老衰弱,幼儿发育不全者,盆底组织软弱,不能支持直肠于正常位置。临床常见有不完全脱垂和完全脱垂两种。

【临床表现】　排便时直肠由肛门脱出,便后自行回缩到肛门内,以后逐渐发展到必须用手托回,严重时不仅大便时脱出、在咳嗽、喷嚏、走路等腹压增高的情况下,均可脱出。常有大量黏液污染衣裤,引起肛周瘙痒。当脱出的直肠被嵌顿时,局部水肿呈暗紫色,甚至出现坏死。

检查时嘱患者蹲位用力,使直肠脱出,不完全性脱垂仅黏膜脱出,指诊只是两层折叠黏膜。完全性脱垂为全层肠壁翻出,黏膜呈同心环状皱襞,肿物层层折叠,如倒宝塔状。

【治疗】

1. 一般疗法排粪便时,蹲踞时间不可太长,避免便秘或腹泻,便后立即复位,以改善局部情况,嘱患者每日自行收缩肛门多次,以增加肛门括约肌的能力。

2. 注射疗法　直肠黏膜下注射硬化剂,治疗部分脱垂患者,按前后左右四点注射至直肠黏膜下,每点注药1~2ml。注射到直肠周围可治疗完全性脱垂,造成无菌炎症,使直肠固定。常用药物有5%酚植物油或甘油溶液等。

3. 手术疗法

(1) 脱垂黏膜切除:部分性黏膜脱垂患者,将脱出黏膜做切除缝合。

(2) 肛门环缩术:麻醉下在肛门前后各切一小口,用血管钳在皮下绕肛门潜行分离,使两切口相通,置入金属线(或涤纶带)结成环状,使肛门容一指通过,以制止直肠脱垂。

(3) 直肠悬吊术:重度的直肠完全性脱垂患者,经腹手术,用两条阔筋膜(腹直肌前鞘、纺绸、尼龙布等)将直肠悬吊固定在骶骨岬筋膜上,并封闭直肠陷凹,加强对直肠的支持。

直肠脱垂诊疗规范

1. 多有长期腹泻、习惯性便秘、排尿困难等因素,使腹内压增高,促使直肠向外脱出,或年老衰弱,幼儿发育不全者,盆底组织软弱,不能支持直肠于正常位置。

2. 临床表现　排便时直肠由肛门脱出,便后自行回缩到肛门内,可发展到必须用手托回,严重时不仅大便时脱出、在咳嗽、喷嚏、走路等腹压增高的情况下,均可脱出。

3. 查体　检查时令患者蹲位用力,使直肠脱出,不完全性脱垂仅黏膜脱出,指诊只是两层折叠黏膜。完全性脱垂为全层肠壁翻出,黏膜呈同心环状皱襞,肿物有层层折叠,如倒宝塔状。

4. 治疗 ①一般疗法:排粪便时,蹲踞时间不可太长,避免便秘或腹泻,便后立即复位,以改善局部情况,嘱患者每日自行收缩肛门多次,以增加肛门括约肌的能力;②注射疗法:直肠黏膜下注射硬化剂,可治疗部分脱垂患者;③手术疗法。

第三节 直 肠 癌

案例 1-10-3

患者,女,65 岁,因"左下腹部隐痛伴血便两个月"入院。患者无明显诱因于两月前开始出现左下腹部不适,感左下腹部疼痛,疼痛呈持续性隐痛,同时有大便不成形,表面带血,每日 1~2 次,伴腹胀。体格检查:腹部平坦,未见静脉曲张及胃肠型。左上腹部深压痛、无反跳痛,未触及包块。肝肋下未触及,Murphy 征阴性,移动性浊音阴性。肠鸣音正常。指检提示距肛缘 6~8cm 直肠后壁,可触及一菜花样肿块。结肠镜检查提示距肛缘 8cm 处可见菜花样肿块。取活检 4 块,病理回报:低分化腺癌。

问题

◆最可能的诊断?

◆诊断依据?

◆治疗方案?

参考答案和提示

◆最可能的诊断 直肠低分化腺癌。

◆诊断依据 ①临床表现:患者无明显诱因出现左下腹部不适,感左下腹部疼痛,疼痛呈持续性隐痛,同时有大便不成形,表面带血,每日 1~2 次,伴腹胀。②腹部查体:除左上腹部深压痛,余为阴性。指检提示距肛缘 6~8cm 直肠后壁,可触及一菜花样肿块。③结肠镜检查提示距肛缘 8cm 可见菜花样肿块。取活检 4 块,病理回报:低分化腺癌。

◆治疗方案 入院后行血、尿、便常规,血生化,血 CEA,心电图、胸片和 CT 检查,未发现明显转移病灶,无手术禁忌证。限期行直肠前切除术(Dixon 手术)。

临床思维:直肠癌

【病因】

1. 直肠腺瘤。
2. 局部慢性炎症病变。
3. 膳食影响。

【病理】

1. 大体分型

(1) 溃疡型:多见,约占 50% 以上。此型分化程度较低,转移较早。

(2) 肿块型:亦称菜花型癌。向周围浸润少,预后较好。

(3) 浸润型:亦称硬癌或浸润型癌,分化程度低,转移早而预后差,发生结肠梗阻的病例中此型多见。

2. 组织学分类

(1) 腺癌:主要为管状腺癌和乳头状腺癌,占 75%~85%,其次为黏液腺癌,占 10%~20%。①管状腺癌:根据其分化程度可分为高分化腺癌、中分化腺癌和低分化腺癌;②乳头状腺癌;③黏液腺癌:恶性程度较高;④印戒细胞癌:恶性程度高,预后差;⑤未分化癌:预后差。

(2) 腺鳞癌：亦称腺棘细胞癌，肿瘤由腺癌细胞和鳞癌细胞构成。其分化多为中度至低度。腺鳞癌和鳞癌主要见于直肠下段和肛管，较少见。

结、直肠癌可以在一个肿瘤中出现两种或两种以上的组织类型，且分化程度并非完全一致，这是结、直肠癌的组织学特征。

3. 组织学 Broders 分级　按癌细胞分化程度分为四级。Ⅰ级，75%以上癌细胞分化良好，属高分化癌，呈低度恶性；Ⅱ级，25%~75%的癌细胞分化良好，属中度分化癌，呈中度恶性；Ⅲ级，分化良好的癌细胞不到25%，属低分化癌，高度恶性；Ⅳ级，为未分化癌。

4. Dukes 分期(1935年)

A期：癌肿浸润深度限于直肠壁内，未穿出深肌层，且无淋巴结转移。

B期：癌肿侵犯浆膜层，亦可侵入浆膜外或肠外周围组织，但尚能整块切除，无淋巴结转移。

C期：癌肿侵犯肠壁全层或未侵犯全层，但伴有淋巴结转移。

C1期：癌肿伴有癌灶附近肠旁及系膜淋巴结转移。

C2期：癌肿伴有系膜根部淋巴结转移，尚能根治切除。

D期：癌肿伴有远处器官转移、局部广泛浸润或淋巴结广泛转移不能根治性切除。

5. 扩散和转移

(1) 直接浸润：结、直肠癌向三个方向浸润扩散，即肠壁深层、环状浸润和沿纵轴浸润。结肠癌向纵轴浸润一般局限在5~8cm内；直肠癌向纵轴浸润发生较少。

多组大样本临床资料表明：直肠癌标本向远侧肠壁浸润超过2cm的在1%~3%之间。下切缘无癌细胞浸润的前提下，切缘的长短与5年生存率、局部复发率无明显相关，说明直肠癌向下的纵向浸润很少，这是目前保肛术的手术适应证适当放宽的病理学依据。

直接浸润可穿透浆膜层侵入邻近脏器如肝、肾、子宫、膀胱等。下段直肠癌由于缺乏浆膜层的屏障作用，易向四周浸润，侵入附近脏器如前列腺、精囊、阴道、输尿管等。

(2) 淋巴转移：为主要转移途径。引流结肠的淋巴结分为四组：①结肠上淋巴结；②结肠旁淋巴结；③中间淋巴结；④中央淋巴结。通常淋巴转移循逐级扩散。

直肠癌的淋巴转移分三个方向：向上沿直肠上动脉、腹主动脉周围的淋巴结转移；向侧方经直肠下动脉旁淋巴结引流到盆腔侧壁的髂内淋巴结；向下沿肛管动脉、阴部内动脉旁淋巴结到达髂内淋巴结。

齿状线以下的淋巴引流有两条途径：向周围沿闭孔动脉旁引流到髂内淋巴结；向下经外阴及大腿内侧皮下注入腹股沟浅淋巴结。齿状线周围的癌肿可向侧、下方转移，向下方转移可表现为腹股沟淋巴结肿大。淋巴转移途径是决定直肠癌手术方式的依据。

(3) 血行转移：癌肿侵入静脉后沿门静脉转移至肝；也可转移至肺、骨和脑等。结、直肠癌手术时约有10%~20%的病例已发生肝转移。结、直肠癌致结肠梗阻和手术时的挤压，易造成血行转移。

(4) 种植转移：腹腔内播散，最常见为大网膜的结节和肿瘤周围壁层腹膜的散在砂粒状结节，亦可融合成团块，继而全腹腔播散。在卵巢种植生长的继发性肿瘤，称 Krukenberg 肿瘤。腹腔内种植播散后产生腹水。结、直肠癌如出现血性腹水多为腹腔内播散转移。

(5) 神经鞘传播。

【临床表现】

1. 直肠刺激症状　便意频繁，排便习惯改变，便前肛门有下坠感，里急后重，排便不尽感，晚期有下腹痛。

2. 肠腔狭窄症状　癌肿侵犯致肠管狭窄，初时大便变形、变细，严重时出现肠梗阻表现。

3. 癌肿破溃感染症状　大便表面带血及黏液，甚至脓血便。

直肠癌症状出现的频率依次为便血 80%~90%；便频 60%~70%；便细 40%；黏液便 35%；肛门痛 20%；里急后重 20%；便秘 10%。癌肿侵犯前列腺、膀胱，可出现尿频、尿痛、血尿；侵犯骶前神经可出现骶尾部持续性剧烈疼痛。

【诊断】

1. 粪潜血试验。

2. 直肠指诊。

3. 内镜检查。

4. 影像学检查

（1）钡剂灌肠：是结肠癌的重要检查方法，对低位直肠癌的诊断意义不大。

（2）腔内超声：用腔内超声探头可探测癌肿浸润肠壁的深度及有无侵犯邻近脏器。

（3）CT：可以了解直肠癌盆腔内扩散情况，有无侵犯膀胱、子宫及盆壁，是术前常用的检查方法，也可判断肝、腹主动脉旁淋巴结是否转移。

5. 肿瘤标记物　对结、直肠癌诊断和术后监测较有意义的肿瘤标记物是癌胚抗原（carcinoembryonicantigen）。但 CEA 作为早期结、直肠癌的诊断缺乏价值。血清 CEA 水平与 Dukes 分期呈正相关，DukesA、B、C、D 期患者的血清 CEA 阳性率依次分别为 25%、45%、75% 和 85% 左右。CEA 主要用于监测复发，但对术前不伴有 CEA 升高的结、直肠癌患者术后监测复发亦无重要意义。

【术前肠道准备】

1. 术前一天清流质饮食。

2. 全胃肠道清洁（服用番泻叶或 25% 硫酸镁溶液），不全梗阻者，采用早期禁食，术前清洁灌肠。

3. 术前 3 天服用抗生素（新霉素、红霉素、甲硝唑）等。

【治疗】

1. 手术治疗　建立直肠全系膜切除的原则。

（1）腹会阴联合切除术（Miles 手术）：适用于腹膜返折以下的直肠癌。切除范围包括乙状结肠远端、全部直肠、肠系膜下动脉及其区域淋巴结、全直肠系膜、肛提肌、坐骨直肠窝内脂肪、肛管及肛门周围约 5cm 直径的皮肤、皮下组织及全部肛管括约肌，于左下腹行永久性结肠造口。

（2）直肠前切除术（Dixon 手术）：是目前应用最多的直肠癌根治术，原则上适用于癌肿距齿状线 5cm 以上的直肠癌。

（3）Hartman 术：适用于耐受性差或肠道准备不充分的患者。

2. 放射治疗　无法行根治手术的患者，可行放射治疗，以减轻症状。

3. 化疗　采用以氟尿嘧啶+LV 为基本药物的化疗方案。

直肠癌诊疗规范

1. 临床表现　早期可无特异性表现。

（1）直肠刺激症状：排便便意频繁，排便习惯改变，便前肛门有下坠感、里急后重、排便不尽感，晚期有下腹痛。

（2）肠腔狭窄症状：癌肿侵犯致肠管狭窄，初时大便变形、变细，严重时出现肠梗阻表现。

（3）癌肿破溃感染症状：大便表面带血及黏液，甚至脓血便。

2. 辅助检查

（1）粪潜血试验。

（2）直肠指诊：有助于诊断，指导手术方式。

（3）内镜检查：可行活检，明确诊断。

（4）影像学检查示：①腔内超声：用腔内超声探头可探测癌肿浸润肠壁的深度及有无侵犯邻近脏器；②CT：可以了解直肠癌盆腔内扩散情况，有无侵犯膀胱、子宫及盆壁，是术前常用的检查方法，也可判断肝、腹主动脉旁淋巴结是否转移。

（5）肿瘤标记物：对结、直肠癌诊断和术后监测较有意义的肿瘤标记物是癌胚抗原（carcinoembryonicantigen，CEA）。CEA 主要用于监测复发。

3. 治疗 ①手术治疗：建立直肠全系膜切除的原则。手术方式：a. 腹会阴联合切除术（Miles 手术）；b. 直肠前切除术（Dixon 手术）；c. Hartman 术。②放射治疗：无法行根治手术的患者，可行放射治疗，以减轻症状。③化疗：采用以氟尿嘧啶+LV 为基本药物的化疗方案。

第四节 肛 裂

案例 1-10-4

患者，男，65 岁，有长期便秘史，因“便后疼痛伴出血两天”入院。两天前因粪块干而硬，便时用力过猛，便后出现强烈疼痛和便后滴血来院就诊。检查时用双手拇指轻轻分开肛门口，即见溃疡面，新发生的肛裂边缘整齐、软、溃疡底浅，无瘢痕组织，色红、易出血。肛指和肛镜检查会引起患者剧烈疼痛，不宜进行。

问题

◆最可能的诊断？

◆诊断依据？

◆治疗方案？

参考答案和提示

◆最可能的诊断 肛裂。

◆诊断依据 ①有长期便秘史；②便时用力过猛，便后出现强烈疼痛和便后滴血；③检查时见溃疡面，新发生的肛裂边缘整齐、软、溃疡底浅，无瘢痕组织，色红、易出血。

◆治疗方案 新鲜肛裂，经非手术治疗可达愈合，如局部热水坐浴，便后用 1∶5000 高锰酸钾溶液坐浴，可促使肛门括约肌松弛；溃疡面涂抹抗炎止痛软膏（含丁卡因、甲硝唑等），促使溃疡愈合；口服缓泻剂，使粪便松软、润滑；疼痛剧烈者可用普鲁卡因局部封闭或保留灌肠，使括约肌松弛。

临床思维：肛裂

肛裂是肛管处深及全层的皮肤溃疡，大多发生在后正中部位，少数发生在前正中部位。

【病因与病理】 长期排便秘结的患者，因粪块干而硬，便时用力过猛，排出时裂伤肛管皮肤，反复损伤使裂伤深及全层皮肤。肛管后正中部是肛裂的常见部位。肛裂下端皮肤因炎症、浅静脉及淋巴回流受阻，发生水肿，形成结缔组织性外痔，称“前哨痔”。肛裂上端肛乳头因炎症和纤维病变，成肥大乳头状。

【临床表现】 典型症状是疼痛、便秘、出血。

1. 排便时干硬粪便直接挤擦溃疡面和撑开裂口，造成剧烈疼痛，粪便排出后疼痛短暂缓解，经数分钟后由于括约肌反射性痉挛，引起较长时间的强烈疼痛，有的需用止痛剂方可缓解。

2. 肛裂患者恐惧排便，使便秘更加重，形成恶性循环。

3. 创面裂开可有少量出血，在粪便表面或便后滴血。

4. 检查时用双手拇指轻轻分开肛门口，即见溃疡面，新发生的肛裂边缘整齐、软、溃疡底浅，无瘢痕组织，色红、易出血。慢性肛裂深而硬，灰白色，不易出血。裂口下方为“前哨痔”。肛指和肛镜检查会引起患者剧烈疼痛，不宜进行。

【**治疗**】 新鲜肛裂，经非手术治疗可达愈合，如局部热水坐浴，便后用 1∶5000 高锰酸钾溶液坐浴，可促使肛门括约肌松弛；溃疡面涂抹消炎止痛软膏（含丁卡因、甲硝唑等），促使溃疡愈合；口服缓泻剂，使粪便松软、润滑；疼痛剧烈者可用普鲁卡因局部封闭或保留灌肠，使括约肌松弛。

陈旧性肛裂，经上述治疗无效，可采用手术切除，包括溃疡连同皮赘（前哨痔）一并切除，还可切断部分外括约肌纤维，可减少术后括约肌痉挛，有利愈合，创面不予缝合，术后保持排便通畅，热水坐浴和伤口换药，直至完全愈合。近年来采用液氮冷冻肛裂切除术，获得满意疗效，术后痛苦小，创面不出血，不发生肛门失禁等情况。

肛裂诊疗常规

1. 有长期便秘史。

2. 临床表现 典型症状是疼痛、便秘、出血。排便时干硬粪便直接挤擦溃疡面和撑开裂口，造成剧烈疼痛，粪便排出后疼痛短暂缓解，经数分钟后由于括约肌反射性痉挛，引起较长时间的强烈疼痛，有的需用止痛剂方可缓解。创面裂开可有少量出血，在粪便表面或便后滴血。

3. 指检 检查时用双手拇指轻轻分开肛门口，即见溃疡面，新发生的肛裂边缘整齐、软、溃疡底浅，无瘢痕组织，色红、易出血。慢性肛裂深而硬，灰白色，不易出血。裂口下方为“前哨痔”。肛裂上端肛乳头因炎症和纤维变，成肥大乳头状。

4. 治疗

（1）新鲜肛裂：经非手术治疗可达愈合。

（2）陈旧性肛裂：经非手术治疗无效，可采用手术切除。

第五节 肛门周围脓肿

案例 1-10-5

患者，男，32 岁，因“肛门周围肿痛两天”入院。患者一周前曾因上呼吸道感染，经臀部行青霉素注射治疗。注射后两天，臀部出现皮下硬结，无其他不适。近两天皮下硬结逐渐增大，出现局部红肿、发硬、压痛，自服抗炎药物（药名不详）效果不佳。检查发现局部出现红肿、发热、压痛，触之波动感明显，未从皮肤破溃。无发热、畏寒等全身中毒症状。行 B 超检查提示液性暗区伴混杂回声，脓肿形成。穿刺可抽出脓液。

问题

◆最可能的诊断？

◆诊断依据？

◆鉴别诊断？

◆治疗方案？

参考答案和提示

◆最可能的诊断 肛门周围脓肿。

◆诊断依据 ①有药物注射史；②检查发现局部出现红肿、发热、压痛，触之波动感明显；③行B 超检查提示液性暗区伴混杂回声，脓肿形成。穿刺可抽出脓液。

◆鉴别诊断 ①坐骨直肠窝脓肿：脓肿较大、较深，症状较重，全身可发热、畏寒，检查肛周，病初无明显体征，以后出现红肿、压痛，直肠指检可扪及柔软有波动、压痛的肿块，穿刺可抽出脓液；②骨盆直肠窝脓肿：位置较深，全身症状更明显而局部症状轻，检查肛周区无异常发现，指检在直肠侧壁外有隆起肿块或波动感，依靠穿刺抽脓液确诊。

◆治疗方案 脓肿一旦确诊，多需手术切开引流。

临床思维:肛管直肠周围脓肿

肛管直肠周围脓肿指直肠肛管组织内或其周围间隙内的感染,发展成为脓肿,多数脓肿在穿破或切开后形成肛瘘。

【病因和病理】　多数起源于肛管直肠壁内的感染。少数肛管直肠周围脓肿可继发于外伤,炎性病变或药物注射;肛周皮肤内的毛囊,皮脂腺感染,也可形成脓肿,最后也可形成肛瘘。

发病过程可分为三个阶段:①肛隐窝炎阶段;②肛管直肠周围炎阶段;③脓肿阶段。在肛门周围皮下的为肛旁皮下脓肿;在肛提肌以下肛旁间隙的,为坐骨直肠窝脓肿;肛提肌以上直肠两侧、盆腔腹膜以下的为骨盆直肠脓肿,在骶骨前直肠后两侧韧带之间的为直肠后窝脓肿。

【临床表现】

1. 肛门周围脓肿　局部持续性跳痛,排便加重,脓肿表浅,全身症状不明显。初起时局部红肿、发硬、压痛,脓肿形成则波动明显,如未及时治疗,脓肿可自行从皮肤穿破,形成外瘘或向肛窦引流,形成内瘘。

2. 坐骨直肠窝脓肿　较常见。脓肿较大、较深,症状较重,全身可发热、畏寒,局部呈持续性胀痛而逐渐加重为跳痛,排便可加重,有时出现排尿困难和里急后重症。检查肛周,病初无明显体征,以后出现红肿、压痛,直肠指检可扪及柔软有波动、有压痛的肿块,穿刺可抽出脓液。

3. 骨盆直肠窝脓肿　位置较深,全身症状更明显而局部症状轻,造成诊断上困难。有持续高热、头痛、恶心等,局部肛门坠胀,便意不尽,排尿不适等。检查肛周区无异常发现,指检在直肠侧壁外有隆起肿块或波动感,依靠穿刺抽脓确诊。

4. 其他　如直肠后窝脓肿、直肠黏膜下脓肿等,由于位置较深,局部症状不显,诊断较困难。患者有不同程度的全身感染症状以及局部坠胀,常有便意等,脓肿大者,可扪及压痛性包块。

【治疗】　脓肿一旦确诊,多需手术切开引流。如感染未形成脓肿时,可采用非手术治疗:①应用抗菌药物,根据病情选用 1~2 种抗生素或清热解毒利湿的中药;②热水坐浴;③局部理疗;④口服缓泻剂以减轻患者排便时疼痛。

手术切开引流的方法,因脓肿部位不同而各异。

1. 表浅者局麻下进行,以波动明显部位为中心,做肛门周围放射形切口,要足够大,以保证引流通畅。

2. 坐骨直肠窝脓肿部位较深,范围亦大,应鞍麻下切开引流,切口应距肛缘 3~5 厘米,呈弧形,略偏后,切口大,术者手指能进入脓腔,保证引流通畅。

3. 骨盆直肠窝脓肿,由于肛提肌间隔,脓腔要在穿刺引导下引流,穿过肛提肌的切口也必须够大,其他一些脓肿均可经直肠切开引流,较低位的可在直视下进行,较高的需通过肛镜进行。

肛管直肠周围脓肿诊疗常规

1. 临床表现

(1) 肛门周围脓肿:局部持续性跳痛,排便加重,脓肿表浅全身症状不明显。初起时局部红肿、发硬、压痛、脓肿形成则波动明显,如未及时治疗,脓肿可自行从皮肤穿破,形成外瘘或向肛窦引流,形成内瘘。

(2) 坐骨直肠窝脓肿:较常见。脓肿较大,较深,症状较重,全身可发热,畏寒,局部呈持续性胀痛而逐渐加重为跳痛,排便可加重,有时出现排尿困难和里急后重症。检查肛周,病初无明显体征,以后出现红肿、压痛,直肠指检可扪及柔软有波动、有压痛的肿块,穿刺可抽出脓液。

(3) 骨盆直肠窝脓肿:位置较深,全身症状更明显而局部症状轻,造成诊断上困难。有持续高热、头痛、恶心等,局部肛门坠胀,便意不尽,排尿不适等。检查肛周区无异常发现,指检在直肠侧壁外有隆起肿块或波动感，依靠穿刺抽脓确诊。

2. B超检查 有助于诊断。

3. 治疗

(1) 脓肿一旦确诊，多需手术切开引流。

(2) 如感染未形成脓肿时，可采用非手术治疗：①应用抗菌药物，根据病情选用1~2种抗生素或清热解毒利湿的中药；②热水坐浴；③局部理疗；④口服缓泻剂以减轻患者排便时疼痛。

第六节 肛 瘘

案例 1-10-6

患者，男，45岁，因"外伤后形成肛门直肠脓肿，脓肿破溃，反复发作一年"入院。患者肛门周围脓肿破溃，流脓。常有假性愈合，引起反复发作。当外口阻塞，局部肿胀疼痛，甚至发热，以后封闭的瘘口破溃，症状方始消失。检查时外口为一肉芽组织的隆起，挤压有少量脓液排出，为单一外口，在肛门附近。

问题

◆最可能的诊断？

◆诊断依据？

◆治疗方案？

参考答案和提示

◆最可能的诊断 单纯性肛瘘。

◆诊断依据

1. 外伤后形成肛门直肠脓肿，脓肿破溃，反复发作。

2. 外口流脓，当外口阻塞，局部肿胀疼痛，甚至发热，以后封闭的瘘口破溃，症状消失。

3. 检查时外口为一肉芽组织的隆起，挤压有少量脓液排出，为单一外口，在肛门附近。

◆治疗方案 肛瘘切除术。

临床思维：肛门瘘管

肛门瘘管简称肛瘘，是肛管直肠与肛门周围皮肤相通的感染性管道，其内口位于齿线附近，外口位于肛门周围皮肤上，长年不愈。

【病因与分类】 大部分肛瘘由肛门直肠脓肿破溃或切开排脓后形成。根据瘘口和瘘道的位置、深浅、高低以及数目，其分类有：

1. 外瘘和内瘘 外瘘至少有内外两个瘘口，一个在肛门周围皮肤上，多数距肛门2~3cm，称为外口，另一个在肠腔内，多数在齿线处肛窦内，称为内口，少数内口在中齿线上方，直肠壁上。内瘘的内口与外瘘相同，并无伤口，临床所见90%为外瘘。

2. 低位瘘和高位瘘 瘘道位于肛管直肠环平面以下者为低位瘘，在此平面以上为高位瘘。后者对治疗方法的选择有关。

3. 单纯性肛瘘和复杂性肛瘘 前者只有一个瘘管，后者可有多个瘘口和瘘管。

从临床治疗角度以肛瘘和括约肌的关系较重要，可分为：①括约肌间型；②经括约肌型；③括约肌上型；④括约肌外型。

【临床表现】 流脓是主要症状，脓液多少与瘘管长短，多少有关，新生瘘管流脓较多，分泌物刺激皮肤而瘙痒不适，当外口阻塞或假性愈合，瘘管内脓液积存，局部肿胀疼痛，甚至发热，以后封闭的瘘口破溃，症状方始消失。由于引流不畅，脓肿反复发作，也可溃破出现多个外口。

检查时外口常为一乳头状突起或是肉芽组织的隆起，挤压有少量脓液排出，多为单一外口，在肛门附近。也有多个外口,外口之间皮下瘘管相通,皮肤发硬并萎缩。也有多个外口位于两侧,瘘管成“马蹄形”,直肠指诊在病变区可触及硬结或条索状物,有触痛,随索状物向上探索,有时可扪及内口。若外口不整齐,不隆起,有潜行边缘,肉芽灰白色或有干酪样稀薄分泌物,应怀疑为结核性肛瘘。

【治疗】

1. 急性感染发作期 应用抗菌药物,局部理疗,热水坐浴,脓肿形成应切开引流。

2. 瘘管切开术 适用低位单纯性肛瘘,内外括约肌之间的外瘘。切开瘘管仅损伤部分内括约肌,外括约肌皮下部及浅部,不会引起术后肛门失禁。一般在鞍麻下,用探针由外口插入,通透瘘管的内口穿出,沿探针方向切开瘘管,将腐烂肉芽组织清除干净,为保证瘘管从底部向外生长,可将切口两侧皮肤剪去少许,呈底小口大的“V”形伤口,同时注意有无分支管道,也应一一切开。

3. 挂线疗法 适用高位单纯性肛瘘,即内口在肛管直肠环平面上方,手术切断可引起肛门失禁。采用瘘管挂线,使要扎断的括约肌与四周组织先产生粘连,因结扎后局部缺血、坏死,经10~14天后自行断裂,此时不发生收缩失禁,瘘管敞开成创面,达到逐渐愈合。方法:将探针从外口经瘘管在内口穿出,探针引导一无菌粗丝线或橡皮筋,将此线从内口经瘘管而在外口引出,然后扎紧丝线。挂线时须注意:①找到内口的确切位置,不可造成假道,免手术失败;②收紧丝线或橡皮筋前,要切开皮肤及括约肌皮下部,以减轻术后疼痛,缩短脱线日期;③结扎要适当收紧,过松不易勒断瘘管。术后热水坐浴,经3~5天再拉紧一次,一般在2周可完全断裂。

4. 肛瘘切除术 适用低位单纯性肛瘘,与切开不同之处在于将瘘管及周围组织分开并切除,直至显露健康组织创面,一般不缝合,术后坐浴、换药,直至愈合。高位或复杂性肛瘘在手术中要注意保护肛管直肠环,免术后排便失禁。

复 习 题

一、名词解释

1. anal fissure
2. Anal fistula
3. Internal hemorrhoid

二、填空题

1. 肛瘘主要症状是肛门周围的外瘘口不断有________,可刺激皮肤而瘙痒不适。
2. 内痔是________的曲张静脉团块,位于________,表面为________所覆盖。
3. 外痔是________的曲张静脉团块,位于________,表面为________所覆盖。
4. 直肠癌扩散和转移途径________、________、________、________和________。
5. 直肠癌的大体分型分为________、________和________。

三、单项选择题

1. 肛裂主要症状是( )
   A. 疼痛 B. 便秘
   C. 出血 D. 腹泻
   E. 黏液便
2. 急性肛裂的治疗下列哪项不正确( )
   A. 1∶5000 高锰酸钾温水坐浴
   B. 口服缓泻剂
   C. 多吃蔬菜水果
   D. 急诊肛裂切除术
   E. 局麻下扩张肛管
3. 直肠肛管周围脓肿中最常见的是( )
   A. 肛门周围脓肿
   B. 坐骨直肠窝脓肿
   C. 骨盆直肠窝脓肿
   D. 直肠后周围脓肿
   E. 肛管括约肌间隙脓肿
4. 肛裂常发生于截石位( )
   A. 12 点处 B. 3 点处
   C. 9 点处 D. 6 点处
   E. 10 点处
5. 直肠癌最常见的症状( )
   A. 便血 B. 便频
   C. 黏液便 D. 肛门痛
   E. 里急后重

6. 直肠癌最常见的远处转移( )
   A. 骨盆 B. 肺
   C. 肝 D. 脑
   E. 椎体
7. 直肠癌根治术是否保留肛门,主要取决于( )
   A. 肿瘤的病理类型
   B. 肿瘤大小
   C. 肿瘤距肛门的距离
   D. 肿瘤是否侵犯周围组织
   E. 乙状结肠的长度
8. 诊断直肠癌简便又可靠的办法( )
   A. 直肠镜和乙状结肠镜
   B. 直肠指检
   C. 直肠内镜 B 超
   D. 钡灌肠
   E. CT
9. 术后病理报告:直肠腺癌,侵犯直肠壁全层,淋巴结 3/4 转移,Dukes 分期为( )
   A. A 期 B. B 期
   C. C 期 D. D 期
10. 影响直肠癌预后最主要的因素( )
   A. Dukes 和 TNM 分期 B. 年龄
   C. 组织学分型 D. 性别
   E. 血管及神经周围浸润

四、简答题

1. 急性肛裂的治疗是什么?
2. 肛瘘的治疗原则和手术方法是什么?
3. 手术治疗痔的适应证是什么?
4. 直肠脱垂的病因有哪些?
5. 齿状线在临床上的意义是什么?

五、问答题

1. 试述直肠癌的淋巴转移。
2. 试述肛管直肠周围脓肿常见类型和临床表现。

复习题参考答案

一、名词解释

1. 肛裂是肛管处深及全层的皮肤溃疡,大多发生在后正中部位,少数发生在前正中部位。
2. 肛门瘘管简称肛瘘,是肛管直肠与肛门周围皮肤相通的感染性管道,其内口位于齿线附近,外口位于肛门周围皮肤上,长年不愈。
3. 内痔是直肠上静脉丛的曲张静脉团块,位于齿线以上,表面黏膜覆盖。

二、填空题

1. 少量脓性分泌物排出
2. 直肠上静脉丛 齿状线以上 直肠黏膜
3. 直肠下静脉丛 齿状线以下 肛管皮肤
4. 直接浸润 淋巴转移 血行转移 种植转移 神经鞘传播
5. 溃疡型 肿块型 浸润型

三、单项选择题

1. A 2. D 3. A 4. D 5. A 6. C 7. C 8. B 9. C 10. A

四、简答题

1. 答题要点:新鲜肛裂,经非手术治疗可达愈合,如局部热水坐浴,便后用 1 :5000 高锰酸钾溶液坐浴,可促使肛门括约肌松弛;溃疡面涂抹消炎止痛软膏(含丁卡因等),促使溃疡愈合;口服缓泻剂,使大便松软、润滑;疼痛剧烈者可用普鲁卡因局部封闭或保留灌肠,使括约肌松弛。
2. 答题要点:
   (1) 急性感染发作期:应用抗菌药物,局部理疗,热水坐浴,脓肿形成应切开引流。
   (2) 瘘管切开术:适用低位单纯性肛瘘,内外括约肌之间的外瘘。
   (3) 挂线疗法:适用高位单纯性肛瘘。
   (4) 肛瘘切除术:适用低位单纯性肛瘘,与切开不同之处在于将瘘管及周围组织分开并切除,直至显露健康组织,创面内小外大,一般不缝合,术后坐浴、换药直至愈合。高位或复杂性肛瘘在手术中要注意保护肛管直肠环,免术后大便失禁。
3. 答题要点:适用于痔脱出较重者或混合痔环状脱垂,手术较好。
4. 答题要点:发病多与长期腹泻、习惯性便秘,排尿困难等因素有关,使腹内压增高,促使直肠向外推出。年老衰弱,幼儿发育不全者,盆底组织软弱,不能支持直肠于正常位置。

5. 答题要点:齿线是直肠和肛管的分界线,线的上、下表层组织、神经、血管,淋巴液回流等都截然不同。为局部的病理变化,症状、诊断、治疗提供了鉴别和处理的科学依据。①表层不同引起癌变不同,线上为直肠癌,多为腺癌。线下为肛管癌,多为鳞状细胞癌。②齿线是黏膜皮肤的分界线。③神经分布不同,对疼痛反应不同,齿线上内痔冷冻、结扎,注射治疗都不会疼痛,齿线下肛裂,感染,血栓外痔等,均可剧烈疼痛。④排便中作用,当粪便下行达齿线时,产生便意感。一旦遭到破坏,将影响排便感,容易使粪便积滞于直肠内。

五、问答题

1. 答题要点:引流结肠的淋巴结分为四组:①结肠上淋巴结;②结肠旁淋巴结;③中间淋巴结;④中央淋巴结。通常淋巴转移循逐级扩散。直肠癌的淋巴转移分三个方向:向上沿直肠上动脉、腹主动脉周围的淋巴结转移;向侧方经直肠下动脉旁淋巴结引流到盆腔侧壁的髂内淋巴结;向下沿肛管动脉、阴部内动脉旁淋巴结到达髂内淋巴结,表明直肠癌主要以向上、侧方转移为主,很少发生逆行性的淋巴转移。齿状线以下的淋巴引流有两条途径:向周围沿闭孔动脉旁引流到髂内淋巴结;向下经外阴及大腿内侧皮下注入腹股沟浅淋巴结。齿状线周围的癌肿可向侧、下方转移,向下方转移可表现为腹股沟淋巴结肿大。淋巴转移途径是决定直肠癌手术方式的依据。

2. 答题要点:

(1) 肛门周围脓肿:局部持续性跳痛,排便加重,脓肿表浅全身症状不明显。初起时局部红肿、发硬、压痛、脓肿形成则波动明显,如未及时治疗,脓肿可自行从皮肤穿破,形成外瘘或向肛窦引流,形成内瘘。

(2) 坐骨直肠窝脓肿:较常见。脓肿较大,较深,症状较重,全身可发热,畏寒,局部呈持续性胀痛而逐渐加重为跳痛,排便可加重,有时出现排尿困难和里急后重症。检查肛周,病初无明显体征,以后出现红肿、压痛,直肠指检可扪及柔软有波动、压痛的肿块,穿刺可抽出脓液。

(3) 骨盆直肠窝脓肿:位置较深,全身症状更明显而局部症状轻,造成诊断上困难。有持续高热、头痛、恶心等,局部肛门坠胀,便意不尽,排尿不适等。检查肛周区无异常发现,指检在直肠侧壁外有隆起肿块或波动感,依靠穿刺抽脓确诊。

(4) 其他:如直肠后窝脓肿,直肠黏膜下脓肿等,由于位置较深,局部症状不显,诊断较困难。患者有不同程度的全身感染症状以及局部坠胀,常有便意等;脓肿大者,可扪及压痛性包块。

肛瘘诊疗常规

1. 大部分肛瘘由肛门直肠脓肿破溃或切开排脓后形成。

2. 临床表现　流脓是主要症状。分泌物刺激皮肤而瘙痒不适。当外口阻塞或假性愈合,瘘管内脓液积存,局部肿胀疼痛,甚至发热,以后封闭的瘘口破溃,症状方始消失。由于引流不畅,脓肿反复发作,也可溃破出现多个外口。较大较高位的肛瘘,常有粪便或气体从外口排出。

3. 查体　检查时外口常为一乳头状突起或是肉芽组织的隆起,挤压有少量脓液排出,多为单一外口,在肛门附近,也有多个外口,外口之间皮下瘘管相通。直肠指诊有助于诊断。

4. 瘘管造影　有助于诊断。

5. 治疗

(1)急性感染发作期:应用抗菌药物,局部理疗,热水坐浴,脓肿形成应切开引流。

(2) 瘘管切开术:适用低位单纯性肛瘘,内外括约肌之间的外瘘。

(3) 挂线疗法:适用高位单纯性肛瘘,即内口在肛管直肠环平面上方。

(4) 肛瘘切除术:适用于低位单纯性肛瘘。

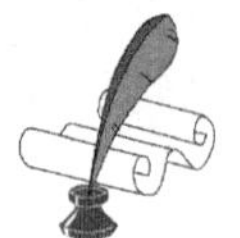

第十一章　肝脏疾病

第一节　门静脉高压

案例 1-11-1

患者，男，45岁，反复黑粪三周，呕血一天。三周前，自觉上腹部不适，偶有嗳气，反酸，口服西咪替丁有好转，但发现排便色黑，次数大致同前，1～2次/天，仍成形，未予注意，一天前，进食辣椒及烤馒头后，觉上腹不适，伴恶心，并有便意如厕，排出柏油便约600ml，并呕鲜血约500ml，当即晕倒，家人急送我院，查Hb 48g/L，收入院。发病以来乏力明显，睡眠、体重大致正常，无发热。93年发现HbsAg阳性，有"胃溃疡"史10年，常用制酸剂。否认高血压、心脏病史，否认结核史，药物过敏史。

体格检查：T 37℃，P 120次/分，BP 90/70mmHg，重病容，皮肤苍白，无出血点，面颊可见蜘蛛痣2个，浅表淋巴结不大，结膜苍白，巩膜可疑黄染，心界正常，心率120次/分，律齐，未闻杂音，肺无异常，腹饱满，未见腹壁静脉曲张，全腹无压痛、肌紧张，肝脏未及，脾肋下10cm，并过正中线2cm，质硬，肝浊音界第Ⅶ肋间，移动性浊音阳性，肠鸣音3～5次/分。

问题

◆最可能的诊断？

◆诊断依据有哪些？

◆鉴别诊断？

◆治疗方案？

参考答案和提示

◆诊断及诊断依据

1. 初步诊断

(1) 上消化道出血。

(2) 食管静脉曲张破裂出血可能性大。

(3) 肝硬化门脉高压、腹水。

2. 诊断依据

(1) 有乙肝病史及肝硬化体征(蜘蛛痣、脾大、腹水)。

(2) 出血诱因明确，有呕血、柏油样便。

(3) 腹部移动性浊音阳性。

◆鉴别诊断

1. 胃十二指肠溃疡。

2. 胃癌。

3. 肝癌。

4. 胆道出血。

◆进一步检查

1. 肝功能检查，乙肝全套、AFP、血常规。

2. 影像学检查　B超、CT，缓解时可做食管造影。

3. 内镜检查。

◆治疗原则

1. 禁食、输血、输液。
2. 三腔二囊管压迫。
3. 经内镜硬化剂注射及血管套扎术止血。
4. 贲门周围血管离断术。

临床思维:门静脉高压

正常门静脉压力为110~180mmH_2O,由于各种原因使门静血流受阻,血液淤滞时,则门静脉压力升高,从而出现一系列门静脉压力增高的症状和体征,叫做门静脉高压症。临床表现为脾肿大,脾功能亢进,进而发生食管胃底静脉曲张,呕血和黑便及腹水等症状和体征。

【门静脉系统解剖概要】 门静脉主干是由肠系膜上、下静脉和脾静脉汇合而成,脾静脉的血回流约占20%。在肝门处门静脉分为左右两支,分别进入左、右半肝,进肝后再逐渐分支,其小分支和肝动脉小分支的血流汇合于肝小叶的肝窦,然后流入肝小叶的中央静脉、肝静脉,进入下腔静脉,所以门静脉系统是位于两毛细血管网之间,一端是胃肠脾胰的毛细血管网,另一端是肝小叶的肝窦。

肝脏的血液供应70%~80%来自门静脉,20%~30%来自肝动脉,但由于肝动脉的压力和含氧量高,故门静脉和肝动脉对肝的供氧比例约各占50%。

门静脉系统和腔静脉之间有四个交通支,在正常情况下这些交通支都甚细小,血流量亦少。

1. 胃底、食管下段交通支 门静脉血流经胃冠状静脉,胃短静脉通过食管静脉丛与奇静脉相吻合;血流入上腔静脉。

2. 直肠下端、肛管交通支 门静脉血流经肠系膜下静脉,直肠上、下静脉与肛管静脉丛吻合,流入下腔静脉。

3. 腹壁交通支 门静脉经脐旁静脉与腹壁上、下静脉吻合,血流入上、下腔静脉。

4. 腹膜后交通支 肠系膜上、下静脉分支与下腔静脉支吻合。

【病因及病理】 门静脉高压症的病因,可分为肝内型和肝外型两种。以肝内型最常见,约占90%左右。

1. 肝内型 按病理形态的不同又可分为窦前阻塞和窦后阻塞两种。窦前阻塞常见的原因是血吸虫病性肝硬化。血吸虫在门静脉系统内发育成熟,产卵,形成虫卵栓子,顺门静脉血流抵达肝小叶间汇管区的门静脉小分支,从而引起这些小分支的血栓性内膜炎和其周围的纤维化,致门静脉的血流受阻,门静脉压力升高。窦后性阻塞的常见病因是肝炎后肝硬化。主要病理改变是肝小叶内纤维组织增生和肝细胞的增生。由于增生的纤维索和再生肝细胞结节的挤压,使肝小叶内肝窦变窄和阻塞,以致门静脉血液不易流到肝小叶的中央静脉,血流淤滞,引起门静脉压力升高。窦后阻塞,由于许多肝小叶内肝窦的变窄或闭塞,以致部分压力高的肝动脉血流经肝小叶间汇管区的动脉交通直接反注入压力低的门静脉小支,使门静脉压力更高。

2. 肝外型 主要是肝外门静脉主干血栓形成,门静脉主要属支的阻塞所致。最常见为脾静脉血栓形成。肝外型门静脉的阻塞,在梗阻的远端血流停滞,静脉压力升高,可以发生食管静脉曲张及上消化道出血。此类患者多见于小儿,肝功能多属正常。

门静脉无静脉瓣存在,当门静脉系统压力升高时,门静脉内淤血,门静脉系统发生普遍扩张。临床上首先发生脾脏充血肿大,脾窦的长期充血,脾内纤维组织增生和脾髓细胞增生则发生不同程度的脾功能亢进。临床上,特别重要的是胃底,食管交通支显著扩张,于食管胃底黏膜下形成曲张静脉丛。使黏膜变薄,容易发生破裂引起急性大出血。其他交通支亦可发生扩张如出现脐旁及腹壁上、下浅静脉怒张;直肠上、下静脉丛扩张可引起继发性痔。门静脉高压肝功受损代偿不全时,由于低蛋白症致血浆胶体渗透压降低;门静脉压升高,使血管床滤过压升高,淋巴液容量增加，大量漏出及醛固酮抗利尿激素在体内升高，致水钠潴留，产生腹水。

【临床表现】 门脉高压症多见于中年男子，病情发展缓慢。症状与体征因病因不同而有所差异，但主要是脾肿大、脾功能亢进、呕血和腹水。

1. 脾肿大 由于门静脉压力升高，使脾静脉压力长期增高，脾脏发生充血性增大，脾肿大程度不一，早期质地较软，晚期较硬。脾肿大多合并有脾功能亢进症状，如贫血，血细胞及血小板减少等。一般而言，脾脏愈大，脾功能亢进愈显著。

2. 上消化道出血 当门静脉压力增高后，门静脉与腔静脉之间侧支循环扩张。胃冠状静脉血流到奇静脉，或胃短静脉血流至半奇静脉，均使胃底静脉及食管下端静脉曲张。因此，食管下端静脉曲张是门静脉高压症的重要表现。曲张的静脉位于黏膜下，常因溃疡、创伤而破裂出血。由于有肝功能损害致凝血功能障碍，出血多不易停止。临床表现为呕血和柏油样便等上消化道大出血症状。此外，由于大出血引起的失血性休克，以及大量血液在肠道中被分解，吸收后，大量毒素物质进入肝脏，均可进一步引起肝功能损害，致出现肝昏迷。一般首次大出血死亡率可达25%，大出血过后患者常会再次反复出血。

3. 腹水 肝内型门脉高压症的晚期，由于：①低蛋白血症浆胶体渗透压降低；②门静脉压升高，门脉血液漏出增加；③肝功能损害醛固酮抗利尿激素在体内增加等，致使水钠潴留，产生腹水。因此，腹水的出现是肝功能代偿不全的表现。肝外型门脉梗阻的病员由于肝功能多属正常，一般没有腹水，在有腹水的病员中，腹壁浅静脉往往曲张较明显，有时伴有黄疸。

【诊断思路及鉴别诊断】 门脉高压症的诊断一般不困难，主要根据脾肿大，食管下段静脉曲张或上消化道出血和腹水三个特点。食管下段静脉曲张可以通过食管钡餐检查确定、除确诊为门脉高压症外，还应判断门静脉梗阻所在部位，是肝内还是肝外型；梗阻的原因是什么？有无脾功能亢进？各种肝功能检查结果如果正常，肝扫描肝脏大小正常，质软，一般为肝外型。如果有肝功能损害，肝扫描肝脏缩小或变形，一般为肝内型。在我国血吸虫病流行区，青壮年的门静脉高压症多为晚期血吸虫病引起；在城市之病员以肝炎后肝硬化多见；年老病员，则应考虑慢性门脉性肝硬化，应特别指出：由于肝脏代偿能力强且现有的肝功能试验都不太敏感，因此肝功能检查不能完全代表肝脏的实际情况。

鉴别诊断：当食管静脉曲张破裂出血时，应与胃十二指肠溃疡，糜烂性胃炎，胃癌和呕吐源性食管黏膜破裂等相鉴别。详细询问病史，全面查体和化验检查，包括血象，肝功能检查、血氨测定等。胃十二指肠溃疡出血，一般有溃疡病史，脾不肿大、肝功能正常，在大出血之后一般不出现黄疸、腹水。这些都有助于鉴别。有时鉴别困难，可行 X 线钡餐检查，纤维胃镜检查或选择性腹腔动脉造影检查等做出诊断。

【治疗】 因为约 85%~90% 的门静脉高压病症由肝硬化所致，故基本的治疗仍然是内科治疗。外科主要是治疗或预防食管下段静脉曲张破裂出血以及治疗脾功能亢进。大部分患者需经过妥善准备后择期手术，有时当大出血采用非手术治疗不能控制时，则要施行紧急止血手术。手术治疗的死亡率及预后与肝功能损害程度有密切关系，必须正确判断肝储备力，慎重选择手术适应证。

手术治疗：手术治疗一般分为二类，一类是通过各种分流术，降低门静脉压力。另一类是阻断门奇静脉的反常血流，从而达到防治出血的目的。

(1) 分流手术：是采用门静脉系统主干及其主要分支与腔静脉及其主要分支血管吻合，使较高压力的门静脉血液分流入腔静脉中去，由于能有效地降低门静脉压力，是防治大出血的较为理想的方法，当前手术方式应用较广的有六种（图 2-79）：①门腔静脉分流术：门静脉直接与下腔静脉侧侧吻合，分流降压作用显著，止血效果好，但肝性脑病发生率较高。②肠系膜上静脉与下腔静脉侧分流术。③肠系膜上静脉与下腔静脉"桥式"分流术（一般取自右侧颈内静脉移植），以上分流效果好，尤其已行脾切除术又发生大出血及门静脉粘连、栓塞等原因不能施行门腔分流的患者。④脾肾静脉端侧分流术:脾切除后,将脾静脉断端与左肾静脉的侧面吻合,其分流降压作用较逊。脾静脉口径选择在1厘米以上较好。⑤脾腔静脉分流术:脾切除后将脾静脉断端与下腔静脉的侧面的吻合。⑥远端脾肾静脉分流术:将脾静脉远断端与肾静脉的侧面或肾静脉的近侧断端吻合,通过脾静脉,胃短静脉,引流降低食管胃底曲张静脉压力,这样,既能改善脾肿大及脾功能亢进,又不降低门静脉压力。维持门静脉血液对肝的灌注,有利于肝细胞功能的改善,同时还保持了脾脏的免疫功能,预后较好。

(2) 门奇断流术:一般包括腔内食管胃底静脉结扎术。贲门周围血管离断术,冠状静脉结扎术。贲门周围血管离断术:即脾切除,同时彻底结扎、切断胃冠状静脉,包括高位食管支、胃后支及贲门周围的血管,此手术对防止大出血较确切,操作较简便,又不影响门静脉的血流灌注,对患者负担较小,预后较好而且脾切除可减少门静脉系统来自脾静脉的血量20%~40%,尚可同时纠正脾功能亢进所致的症状。

近年来,应用纤维内窥镜将硬化剂(多用1% aethoxysclerol溶液)直接注射到曲张静脉内。在食管下段贲门上方5ml处开始,向贲门方向行2~3层次的环行注射,每个注射点注入1~3ml,总量为30~50ml;每周可重复注射。近期疗效虽较好,但再出血率高,可高达45%。

(3) 上消化道大出血紧急处理:上消化道大出血是门静脉高压症十分严重的并发症。肝硬化患者中仅有40%出现食管胃底静脉曲张,而有食管胃底静脉曲张的患者中约有50%~60%可并发大出血。大出血后,病员不仅可因急性大出血发生休克,还有发生肝昏迷的可能,抢救措施如下:

1) 非手术治疗:①及时补足血容量,纠正休克。②使用止血药物,如卡巴克洛,维生素K,若出血仍不止,可使用脑垂体后叶素20单位加入5%葡萄糖200毫升内缓慢静脉滴注,必要时4小时后重复注射。③三腔管压迫止血:原理是利用充气的气囊分别压迫胃底和食管下段的曲张静脉,以达止血目的。该管有三腔,一通圆形气囊,充气后压迫胃底;一通椭圆形气囊,充气后压迫食管下段;一通胃腔,经此腔可行吸引、冲洗和注入止血药物。

2) 手术疗法:经非手术处理之后,若血压脉搏不能恢复正常,三腔管胃管内抽出鲜血,甚至血压继续下降,则应考虑急诊外科手术治疗。手术方法一般采用胃底静脉结扎术,胃底横断术,脾切除术及胃小弯胃底贲门周围血管离断术。对肝功能及一般情况较好的病员,可争取做早期急诊分流术。对肝功能差有轻度黄疸及少量腹水,宜采用简单的止血手术,如脾切除加胃底贲门周围血管离断术。手术方法简单,易于掌握,止血效果一般较好。

【肝移植时代的门静脉高压症】 肝移植是慢性进行性肝功能衰竭及门静脉高压症的有效治疗手段和根本治疗方法,一个有效的肝移植一劳永逸地解决了门静脉高压症的一些致命合并症。自从美国NIH的National Consensus Development Conference和1983年将肝移植指定为晚期不可逆肝病的治疗手段并加以推荐以来,国外在肝硬化门静脉高压症的肝移植方面积累了丰富经验,改写了门静脉高压症患者预后悲惨的局面,连带的在门静脉高压症患者上消化道出血时前期处理、手术适应证、禁忌证,甚至在门静脉高压症发病机制的认识上都有了很大进步。

目前对于肝硬化门静脉高压症患者肝移植手术一些公认的适应证如下:①反复发生的自发性肝性脑病,患者生活质量显著下降,甚至不能生活自理。②顽固性大量腹水、对利尿药反应不佳甚至需要反复进行腹水穿刺者。③反复发生的严重上消化道出血。④严重的进行性肝性骨营养不良。⑤严重肝病消耗性营养不良。⑥肝肺综合征、不断恶化的低氧血症、心功能受损。⑦肝肾综合征,进行性少尿,氮质血症。⑧严重肝性黄疸、胆红素100mg/L或以上。⑨慢性进行性加重的感染尤其自发性腹膜炎等。

以下情况应列为肝移植相对禁忌证:

1. 肝硬化基础上进行性肝功能衰竭深度昏迷。

2. 严重脑水肿、脑疝形成、颅内压>40mmHg。

3. PT时间延长超过10秒,活动度20%以下或APTT>80秒或血液不凝固。

4. 24小时尿量<400ml。

5. 心、肺功能严重受损。

6. 急性重型肝炎、肝昏迷。

当然,这些情况的存在不意味着是绝对禁忌证,但必将使手术风险过大,应该仔细权衡。手术前有效地支持治疗也是必要的,如人工和生物肝透析、血液滤过、凝血障碍的纠正、水电平衡的调节、呼吸支持、感染的控制等等。

【并发症的治疗】

1. 上消化道出血

(1) 禁食、静卧、重症监护。

(2) 补充血容量、纠正休克。

(2) 止血治疗:药物、三腔二囊管、内镜、介入、手术。

2. 自发性腹膜炎 早期、足量、联合应用抗生素,疗程足够长(2周以上),腹腔局部用药,放腹水或腹腔冲洗,加强支持治疗。

3. 肝肾综合征

(1) 迅速控制上消化道大量出血、感染等诱发因素。

(2) 严格控制输液量,量出为入,纠正水、电解质和酸碱失衡。

(3) 输注右旋糖酐、白蛋白或浓缩腹水回输,以提高循环血容量,改善肾血流,在扩容基础上应用利尿剂。

(4) 血管活性药物:如多巴胺、酚妥拉明、依前列醇、特利加压素等,可改善肾血流量,增加肾小球滤过率。

(5) 透析治疗。

(6) 重在预防,避免强烈利尿、单纯大量放腹水及服用损害肾功能的药物等。

思 考 题

1. 何谓肝前、肝内、肝后、窦前、窦后门静脉高压症。
2. 简述Child肝功能分级。
3. 门静脉高压症侧支循环交通支有哪些?
4. 门静脉高压症病理生理改变和临床表现的联系如何?

复 习 题

一、名词解释

门静脉高压性胃病

二、填空题

1. 门静脉主干是由________和________组成的。
2. 门静脉高压症的主要临床表现为________、________和________。
3. 食管静脉曲张时,食管吞钡X线检查表现为:食管轮廓呈________,曲张静脉呈________。

三、选择题

【A型题】

1. 门静脉的正常压力约在( )之间

A. 0~1.2kPa(0~13cmH_2O)

B. 1.27~2.35kPa(13~24cmH_2O)

C. 2.35~2.94kPa(24~30cmH_2O)

D. 2.94~4.90kPa(30~50cmH_2O)

2. 正常肝脏血流量每分钟约( )

A. 500ml B. 800 ml

C. 1200 ml D. 1500ml

3. 三腔二囊管放置时间不宜持续超过(　　)
 A. 1~2 天　　B. 2~3 天
 C. 3~5 天　　D. 5~7 天

【B 型题】
 A. 肝前型　　B. 肝后型
 C. 窦前阻塞　　D. 窦后阻塞

4. 肝炎后肝硬化所引起的门静脉高压征属于(　　)
5. 门静脉主干先天性畸形所引起的门静脉高压征属于(　　)
6. Budd-Chiari 综合征所引起的门静脉高压征属于(　　)
7. 血吸虫肝硬化所致门静脉高压征属于(　　)

【C 型题】
 A. 非选择性门体分流术
 B. 选择性门体分流术
 C. 两者皆是
 D. 两者皆不是

8. 门静脉下腔静分流术属于(　　)
9. 中心性脾肾静脉分流术属于(　　)
10. 远端脾肾静脉分流术属于(　　)
11. 贲门周围血管离断术属于(　　)

【X 型题】
12. 门静脉系与腔静脉系之间的交通支包括(　　)
 A. 胃底食管下段交通支
 B. 直肠下端肛管交通支
 C. 前腹壁交通支
 D. 腹膜后交通支
 E. 腹腔内动静脉瘘
13. 门静脉高压症形成腹水的机制包括(　　)
 A. 静脉系滤过压升高
 B. 低蛋白血症
 C. 继发性醛固酮增多
 D. 淋巴液生成增加
 E. 交通支开放

四、判断改错题

肝炎后肝硬变引起的门静脉高压症,是由于窦前阻塞,导致门静脉压力升高。(　　)

五、问答题

1. 简述门静脉高压症的外科治疗原则。
2. 试述分流术和断流术的优缺点?

复习题参考答案

一、名词解释

门静脉高压性胃病:在门静脉高压时,胃壁淤血、水肿,胃黏膜下层的动静脉交通支广泛开放,胃黏膜微循环障碍,导致胃黏膜的防御屏障的破坏,形成门静脉高压性胃病。

二、填空题

1. 肠系膜上静脉、脾静脉
2. 脾肿大和(或)脾功能亢进、消化道出血、腹水
3. 虫蚀样改变、蚯蚓样或串珠状负影

三、选择题

【A 型题】

1. B　2. D　3. C

【B 型题】

4. D　5. A　6. B　7. C

【C 型题】

8. A　9. A　10. B　11. D

【X 型题】

12. ABCD　13. ABCD

四、判断改错题

错　肝窦和窦后阻塞性

五、问答题

1. 答题要点:门静脉高压症的外科治疗,主要是针对门静脉高压症的并发症进行治疗。

(1) 食管胃底曲张静脉破裂出血。

1) 非手术治疗:对肝功能储备 Child. C 级的患者,尽可能采用非手术治疗。

A. 输血、输液、防治休克

B. 血管加压素、生长抑素的使用

C. 内镜治疗:内镜下硬化剂注射、内镜下曲张静脉套扎术的使用,但是对破裂出血者无效。

D. 三腔二囊管压迫止血。

E. 经颈静脉肝内门体分流术

2) 手术治疗:可在曲张静脉破裂出血时急诊施行,也可为预防再出血择期手术

A. 门体分流手术:通过分流手术,以降低门静

脉压力

B. 断流手术:阻断手术:阻断门奇静脉间的反常血流,从而达到止血的目的。

(2) 严重脾肿大,合并明显的脾功能亢进的患者,单纯行脾切除术。

(3) 对于肝硬变引起的顽固性腹水,有效的方法是肝移植。其他方法包括 TIPS 和腹腔-静脉转流术。

2. 答题要点:分流术:使压力较高的门静脉血直接分流到腔静脉中,从而降低了门静脉的压力;另外脾肾分流术同时切除了巨脾很快矫正了脾亢,但分流术使回肝血流减少,影响了肝的营养,并且由手术后肠道内的氨被吸收后部分或全部不再通过肝进行解毒,转化为尿素而直接进入周身血循环引起肝性脑病。

门静脉高压症诊疗常规

(一) 共同特征

脾肿大和脾功能亢进,呕血或黑粪,腹水

1. 脾肿大和脾功能亢进

(1) 门静脉压力增高 ↓

脾脏充血性肿大——{早期脾质软、活动；晚期变硬、可达脐下}

(2) 脾功能亢进→全血细胞减少

2. 呕血和黑粪 出血特点:

(1) 出血量大、急,往往有呕血、血凝块,伴休克等。

(2) 出血不易自止,首次大出血,死亡率 25%~50%。

(3) 首次出血后,1~2 年内 50% 可再次发生大出血。

3. 腹水 1/3 患者有腹水病因

(1) 门脉压力升高→脉系毛细血管床滤过压增高→组织液漏入腹腔

(2) 窦后阻塞、肝内淋巴产生增多、输出不畅→淋巴自肝包膜漏入腹腔

(3) 肝功能减退→白蛋白合成障碍→血浆胶体渗透压降低→血浆外渗

(4) 醛固酮、抗利尿激素体内灭活减少→钠水潴留

4. 肝病体征 腹壁静脉曲张;肝掌;蜘蛛痣。

(二) 诊断

1. 血象 全血细胞减少。

2. 肝功能 肝功受损,白/球(A/G)比例倒置,肝炎免疫等。

3. 食管 X 线吞钡检查 70%~80% 有食管静脉曲张。

4. 超声扫描

(1) 肝硬化表现。

(2) 脾肿大,长×宽>20cm。

(3) 腹水。

(4) 门静脉流量测定。

5. 食管内镜检查:食管静脉曲张:

(1) 轻:蛇形,直径<3mm。

(2) 中:结节状隆起直径 3~6mm,不超过食道中段。

(3) 重:结节状隆起直径>6mm,波及食管上段。

6. CT、MRI 等

(1) 肝硬化。

(2) 腹水。

(3) 脾肿大(超过 5 个肋单位)。

7. 门脉造影　直接了解门静脉血流动力学。

(1) 经皮脾穿刺门静脉造影:穿刺后易出血。

(2) 经皮肝穿刺门静脉造影。

8. 门静脉压测定。

(三) 鉴别诊断

1. 胃十二指肠溃疡出血　溃疡病史,出血前腹痛,出血后疼痛缓解,腹部或右上腹局限性压痛,内镜检查可鉴别。

2. 胃黏膜病变出血　门脉高压→胃黏膜下层静脉高度扩张,易形成静脉短路→胃黏膜下有效循环血量下降,易形成糜烂出血。黑粪为主,无明显疼痛,胃镜检查可见广泛糜烂出血点。

3. 食道贲门黏膜撕裂综合征　恶心、呕吐后出血。

(四) 治疗

第一, 分别对待两种不同原因的肝硬变:

血吸虫性(schistosomiasis) →窦前阻塞→脾肿大,脾功能亢进为主,

肝功良好 →脾切除即获得良效。

肝炎后(viral hepatitis)→窦后阻塞→脾肿大,脾功能亢进不显著,肝功损害明显→手术效果较差。

第二, 外科治疗的目的是对症处理:

1. 抢救食管胃底曲张静脉破裂所致的大出血。

2. 纠正脾亢。

3. 顽固性腹水的处理。

第三, 在抢救治疗中必须分别对待两种情况:

1. 肝功良好 Child A,B。

2. 肝功不良 Child C。

肝功能的 Child 分级

	A	B	C
血清胆红素(μmol/L)	34. 2	34. 2~51. 3	>51. 3
血浆白蛋白(g/L)	>35	30~35	<30
腹水	无	易控制	难控制
肝性脑病	无	轻	重、昏迷
营养状态	无	良	差、消耗性

(五) 门脉高压食管胃底曲张静脉破裂出血的治疗

黄疸,腹水,肝功能严重受损的患者(Child C, Ⅲ级)→非手术疗法:

1. 输血　新鲜血。

2. 药物治疗

(1) 内脏血管收缩选择性降低门 V 压:

1) 垂体加压素:20U+5% GS200ml→20~30 分钟维生素 D。

2) 奥曲肽(Sandostatin):100μg ivgtt 400μg/24h 维生素 D 3~5 天。

施他宁(Stanlarnin):300μg ivgtt 6mg/24h 维生素 D 维持。

(2) 减低血排出量及内脏血管减压:普萘洛尔:20mg 每日 3 次,心率比原来慢 25% 为宜。

3. 三腔管气囊压迫 利用充气的气囊分别压迫胃底和食管下段破裂的曲张静脉,达到止血目的。

(1) 充气试验。

(2) 置放。

(3) 充气压迫:胃囊 150~200ml 空气,食管囊 100~150ml 空气。

(4) 牵引 0.5kg。

(5) 注意事项:

1) 一般需压迫 24~48h,<72h。

2) 12~24h 放空气囊,观察,若再出血重新压迫。

3) 加强护理,严防气囊上滑,填塞咽喉部引起窒息。

4) 适度牵引,注意前后鼻孔压迫坏死。

4. 纤维内镜下硬化剂注射 内镜下将硬化剂直接注射到曲张静脉内,近期疗效好,再出血率高,可高达 45%。

5. 内镜下食管曲张静脉套扎 (EVL)。

6. 放射介入行食管胃底曲张静脉栓塞术 经皮肝穿刺门脉分支栓塞法(PTE)

(1) 途径:皮→肝→门 V 系统→冠状 V→栓塞剂。

(2) 栓塞剂:凝血酶、95% 无水乙醇、十四烃硫酸钠。

第二节 肝棘球蚴病

案例 1-11-2

患者,男,21 岁,牧民,右上腹隐痛 1 年,加重伴发热 1 周。体格检查:体温 38.5℃,上腹部有压痛,无反跳痛,右上腹可触及包块,触之表面光滑,压之有弹性,扣之有包虫震颤,可随呼吸上下移动,肝区有叩击痛。

辅助检查示血常规 WBC :14×10^9,中性粒细胞 0.81;B 超示:肝右叶约 10cm×8cm×6cm 大小囊性病灶,囊肿壁呈双层改变,周边有弧形钙化,肝内胆管可轻度扩张。

问题

◆最可能的诊断?

◆诊断依据有哪些?

◆鉴别诊断?

◆进一步检查的项目?

◆治疗方案?

参考答案和提示

◆诊断 肝囊性棘球蚴病并感染。

◆诊断依据

1. 有流行病学史,牧民来源于牧区。

2. 右上腹隐痛,发热等临床症状。

3. 上腹部有压痛,右上腹可触及包块,触之表面光滑,压之有弹性,扣之有包虫震颤,可随呼吸上下移动,肝区有叩击痛。

4. 血常规 WBC 14×10^9,中性粒细胞 0.81;B 超示:肝右叶约 10cm×8cm×6cm 大小囊性病灶,囊肿程双层改变,周边有弧形钙化,肝内胆管轻度扩张。

◆鉴别诊断

1. 肝囊肿　囊壁较薄,无"双层壁"囊的特征,并可借助棘球蚴病免疫试验加以区别。

2. 细菌性肝脓肿　无包虫特异性影像,其脓肿壁相对较薄且全身中毒症状较重。

3. 肝右叶包虫囊肿还应与右侧肾盂积水,胆囊积液相鉴别,除影像学特征外免疫检测是主要鉴别方法

◆进一步检查　肝功能检查,血液免疫学检查,CT 或 MRI 检查

◆治疗原则　手术摘除包虫囊是主要的治疗方法,药物治疗是手术前后重要的辅助治疗手段。

案例 1-11-3

患者,男,34 岁,牧民,因"右上腹包块逐渐增大 2 年,巩膜黄染伴寒战发热 1 周"入院。患者自述 2 年前发现右上腹包块,因无特殊不适,故未在意,其间包块逐渐增大,一周前无明显诱因出现巩膜黄染伴寒战高热,最高 39℃,在当地诊断:胆管炎,给予抗炎对症治疗,效果欠佳,故前往我院进一步治疗,门诊血常规 WBC 21×10^9,中性粒细胞 0. 94,CT 显示肝右叶可见 101mm×86mm×110mm 大小占位呈高密度,内可见低密度积液空腔,形态不规整,空腔周围是钙化壁,空腔壁的钙化团块可伸入空腔,胆囊中 90mm×84mm,壁厚,肝内外胆管明显扩张。体格检查:体温 38℃,急性面容,皮肤巩膜黄染,上腹部有压痛,反跳痛,莫非征阳性,右上腹可触及包块,质硬,可随呼吸上下移动,肝区有叩击痛。

问题

◆最可能的诊断?

◆诊断依据有哪些?

◆鉴别诊断?

◆进一步检查的项目?

◆治疗方案?

参考答案和提示

◆诊断

1. 肝右叶泡型棘球蚴病。

2. 梗阻性化脓性胆管炎。

3. 急性胆囊炎。

◆诊断依据

1. 有流行病学史,牧民来源于牧区。

2. 早期无明显特异临床症状,晚期侵犯胆道引起梗阻性化脓性胆管炎典型症状。

3. 查体　体温 38℃, 急性面容,皮肤巩膜黄染,上腹部有压痛,反跳痛,莫非征阳性,右上腹可触及包块,质硬,可随呼吸上下移动,肝区有叩击痛。

4. 血常规 WBC 21×10^9,中性粒细胞 0. 94,CT 显示肝右叶可见 101mm×86mm×110mm 大小占位呈高密度,内可见低密度积液空腔,形态不规整,空腔周围是钙化壁,空腔壁的钙化团块可伸入空腔,胆囊中 90mm×84mm,壁厚,肝内外胆管明显扩张。

◆鉴别诊断

1. 肝癌　肝占位病变发展速度快,病程相对短。典型的肝癌病灶周边部多为"富血供区",而肝 AE 病灶周边部多为"贫血供区",而且病灶生长相对缓慢,病程较长。借助甲胎蛋白(AFP)和棘球蚴病免疫检测可有效地鉴别两种肝占位性病变。

2. 肝囊性病变　包括先天性肝囊肿和肝囊型棘球蚴病,若肝泡型棘球蚴病伴巨大液化坏死腔,亦可误诊为肝囊肿,甚至肝囊型棘球蚴病。肝 AE 在影像学除了显示液化腔隙外,其周边形态不规则室腔壁高回声或"地图征"可以鉴别先天性肝囊肿。囊壁较薄,周边正常肝组织影像,

可借助棘球蚴病免疫试验加以区别；肝囊型棘球蚴病可经特异性 Em2 和 Em18 诊断抗原和“双层壁”影像特征加以鉴别。

3. 细菌性肝脓肿 无肝棘球蚴特异性影像，其脓肿壁相对较薄且全身中毒症状较重，通过免疫反应程度和包虫免疫试验作鉴别。

◆进一步检查 肝功能检查，血液免疫学检查，MRI 检查，AFP，乙肝及丙肝抗原抗体。

◆治疗原则

1. 禁食、胃肠减压，补液，抗炎，营养支持。

2. 积极术前准备。

3. 行根治性肝叶切除加胆囊切除及必要时辅以胆肠吻合术，. 如患者条件不允许先行 PTCD 减黄术并积极抗炎，外科营养支持后再行上述手术。

临床思维：肝棘球蚴病

肝棘球蚴病(hepatic echinococcosis)是流行于世界畜牧业发达地区常见的人畜共患性寄生虫病。对人体构成危害的主要有两种棘球蚴病类型，即由细粒棘球绦虫(亦称犬绦虫)虫卵感染所致肝囊形棘球蚴病(hepatic cystic echinococcosis，HCE)约占 97% 和由多房棘球绦虫(狐、狼绦虫)虫卵感染所致的肝泡形棘球蚴病(hepatic alveolar echinococcosis，HAE)约占 3%。

(一) 肝囊形棘球蚴病

【病因学】 肝囊形棘球蚴病的终末宿主是犬，而中间宿主是羊、牛、马及人。细粒棘球绦虫寄生在狗的小肠内，虫卵随粪便排出，污染草场、水源环境。人误食虫卵后，可在胃、十二指肠内孵化成六钩蚴，穿经黏膜静脉后汇入门静脉血流，首先到达肝脏滞留寄生逐渐成囊，约占棘球蚴病的 70%；部分六钩蚴亦可再经肝静脉汇入到心脏，进而至肺脏寄生成囊，约占棘球蚴病的 20%；仍有六钩蚴可穿经肺循环而入体循环播散至全身其他脏器。例如：腹腔、脾、肾、脑、骨、肌肉、眼眶等寄生，约占棘球蚴病的 10%。

【病理组织学】 包虫囊肿病理形态结构分可为内囊和外囊。内囊为包虫的本体，由两层构成，内层为生发层；外层是多层角质层。外囊是在内囊周围形成的一层纤维包膜，病程久时外囊肥厚可达 1~2 厘米，常有钙化形成。囊内容物有囊液、育囊、原头节、生发囊和子囊。囊内的生发囊可形成多个子囊，病史长的子囊内又可产生孙囊。囊液无色透明，囊壁破裂可使囊内容物外溢导致过敏反应甚至过敏性休克，亦可腹腔内播散种植生成新的包虫囊。

【临床表现】 早期可无明显症状，随着包虫囊逐渐增大而产生压迫症候群：即肝区受压、胀痛不适；肝顶部巨大包虫可使膈肌抬高，影响呼吸；肝门部包虫可压迫门静脉和胆道，引起梗阻性黄疸、脾肿大和腹水；肝左叶包虫压迫胃影响食欲。肝包虫囊肿的主要危害是其并发症。其中包虫破裂最为常见，表现为腹痛和腹部包块骤然缩小或消失，常伴有皮肤瘙痒、荨麻疹、腹膜炎等，严重者可突发过敏性休克。包虫囊破裂后原头节液播散种植形成腹腔内多器官包虫；包虫囊破入肝内胆管继发感染，表现为胆管炎，如肝区不适，发热和黄疸，严重者可演变为急性化脓梗阻性胆管炎；包虫囊合并感染亦是常见的并发症，可表现为类肝脓肿。肝顶部包虫感染亦可穿透膈肌破入肺内形成胆管—包虫囊—支气管瘘，从而导致肺部感染和支气管扩张症。

【诊断要点】

1. 可有流行病学史或过敏反应史。

2. 具有包虫压迫，破裂或感染的相应临床表现。

3. 典型的包虫囊肿查体可触及右上腹包块。触之表面光滑，压之有弹性，扣之有包虫震颤，可随呼吸上下移动。

4. 影像学检查中以B超为首选方法,包虫的特征性影像例如“双层壁”结构。

5. 免疫学是棘球蚴病诊断和鉴别的重要方法:常用的检测方法有酶联免疫吸附试验,间接血凝法和金标渗滤法等。

【鉴别诊断】

1. 肝囊肿 囊壁较薄,无“双层壁”囊的特征,并可借助棘球蚴病免疫试验加以区别。

2. 细菌性肝脓肿 无包虫特异性影像,其脓肿壁相对较薄且全身中毒症状较重。

3. 肝右叶包虫囊肿还应与右侧肾盂积水,胆囊积液相鉴别,除影像学特征外免疫检测是主要鉴别方法。

【治疗原则】 手术摘除包虫囊是主要的治疗方法,药物治疗是手术前后重要的辅助治疗手段。常用的手术方法有:①包虫囊肿内囊摘除术;②包虫囊肿外囊完整剥除术;③肝部分切除术。常用的抗棘球蚴病药物有阿苯达唑和甲苯达唑。

1. 肝包虫囊肿外囊完整剥除术是避免囊液外溢和胆瘘的手术方法,应列为首选术式,但手术中外囊剥离具有一定难度,并受包虫囊肿的部位,大小和术后粘连的限制。

2. 肝包虫囊肿穿刺内囊摘除术,结合包虫头节杀虫剂局部应用,其特点是手术方法简单,创伤较小,已广泛推广应用,适用于绝大部分包虫囊肿,但存在囊内胆瘘感染需长期带管引流和术后包虫复发的弊端。

3. 肝部分切除术是包虫囊肿根治性手术方法,但要求一定的手术条件,手术创伤相对较大。

4. 包虫囊肿破入肝内胆管需施胆总管引流及外囊残腔引流。

(二)肝泡形棘球蚴病

肝泡形棘球蚴病是由多房棘球绦虫所致的一种寄生虫病,其病理学特征是病灶由毫米大小囊泡组成,程芽生增殖在肝脏形成中心液化坏死及片状钙化并由肝组织浸润“病灶”特征。具有直接侵犯邻近组织,肝和膈肌,并可向肺、脑转移,故亦有肝脏“虫癌”之称。肝泡形棘球蚴病主要累及第一肝门,以右半肝多见,多数患者在中晚期出现梗阻性黄疸时才到医院就诊,故其预后较差。

【诊断】 早期无明显自觉症状,待病灶增大,始出现右上腹包块伴胀痛不适,纳差消瘦,晚期出现梗阻性黄疸及门静脉高压症状。流行病学接触史(狐、狼或犬)。影像学检查(B超、CT、MRI和X线)可显示肝脏占位性病灶,并以“坏死液化腔伴散在钙化灶和病灶周围贫血区”为影像学特征。好发在肝右叶,以巨块型多见,亦有多发结节型占据全肝,罕见肺、脑转移病例。所有囊性棘球蚴病免疫检测方法均适用于泡性棘球蚴病的免疫诊断,其中以Em2特异性诊断抗原ELISA法或金标渗滤法为常用诊断方法,其敏感性和特异性大于90%。

【治疗】 肝根治性切除是治疗肝泡型棘球蚴病的首选有效方法,但就诊患者多属中晚期已实施病灶的姑息性不规则切除或单纯引流术,若产生梗阻性黄疸或继发感染可辅以药物治疗;肝移植则是挽救生命的最后治疗手段;阿苯达唑、甲苯达唑等长期药物治疗可抑制病灶发展,改善临床症状,延长患者生命。

思考题

1. 棘球蚴病的诊断要点及常用检查方法?
2. 囊形棘球蚴病的治疗原则?

复习题

一、单项选择题

1. 肝囊形棘球蚴病的终宿主为( )

A. 羊 B. 牛 C. 狗 D. 马 E. 人

2. 肝囊形巨大棘球蚴病的重要并发症

是(　　)
A. 压迫胆道　B. 压迫门静脉
C. 压迫胃肠道　D. 继发细菌感染
E. 囊肿破裂

3. 肝棘球蚴病确诊后应特别注意检查哪个部位有无包虫囊肿存在(　　)
A. 眼眶　B. 脾
C. 肾　D. 肺
E. 脑

4. 下列哪一项检查是诊断肝包虫的禁忌证(　　)
A. B 超　B. CT
C. 诊断性穿刺　D. MRI
E. 包虫免疫试验

5. 肝泡形棘球蚴病与哪些疾病需鉴别(　　)
A. 阿米巴肝脓肿　B. 细菌性肝脓肿
C. 肝囊性棘球蚴病　D. 肝癌
E. 肝硬化

6. 最易发生棘球蚴病的器官是(　　)
A. 肝　B. 肺
C. 腹腔　D. 胸腔
E. 骨骼

7. 肝囊形棘球蚴病主要并发症(　　)
A. 继发感染　B. 囊肿破裂
C. 胆道大出血　D. 膈下脓肿
E. 以上均不对

8. 诊断肝棘球蚴病的主要检查方法是(　　)
A. ECT
B. B 超
C. 选择性肝动脉造影
D. 包虫免疫
E. LFP

二、填空题

1. 肝棘球蚴病的并发症最常见的是________，其次是________。
2. 肝囊形棘球蚴病的鉴别诊断________，________，________。
3. 肝囊形棘球蚴病 WHO 推荐 B 超影响分型________，________，________，________，________。
4. 为了预防肝包虫囊肿破裂，手术中囊液溢入腹腔引起________，可在术前静脉滴注________，________ mg。

三、简答题

1. 肝囊形棘球蚴病的并发症主要有哪些？
2. 试述肝囊形棘球蚴病的鉴别诊断。
3. 肝囊形棘球蚴病常用的手术方法有哪几种？
4. 囊肿分型有哪些？

四、问答题

肝囊形棘球蚴病的并发症治疗处理原则是什么？

复习题参考答案

一、单项选择题

1. C　2. E　3. D　4. C　5. D　6. A　7. B　8. B

二、填空题

1. 囊肿破裂　继发细菌感染
2. 先天性肝囊肿　细菌性肝脓肿　其他右肾盂积小　胆囊积液
3. 单囊型　多子囊型　内囊塌陷型　突变型　钙化型
4. 过敏性休克　氢化可的松　100mg

三、简答题

1. 答题要点：并发症：①感染；②破入胆道；③破入腹腔；④破入胸腔；⑤过敏并发症；⑥门静脉高压等。
2. 答题要点：肝囊型棘球蚴病的鉴别诊断。
(1) 先天性肝囊肿。
(2) 细菌性肝脓肿。
(3) 其他右肾盂积小，胆囊积液。
3. 答题要点：
(1) 包虫囊肿穿刺内囊摘除术。
(2) 包虫囊肿外囊完整剥除术。
(3) 肝部分切除术。
4. 答题要点：囊肿分型。

肝囊型棘球蚴病的分型比较

编　号	Chabi * T Ⅰ-Ⅵ (1981)	WHO/ IWGE CE1-5 (1995 ~ 2001)
01		CL (囊型病灶)
2	Ⅰ	CE1(单囊型)
3	Ⅲ	CE2(多子囊型)

续表

编号	Chabi * T Ⅰ-Ⅵ (1981)	WHO/ IWGE CE1-5 (1995 ~ 2001)
4	Ⅲ	CE3(内囊塌陷型)
5	Ⅳ	CE4(实变型)
6	Ⅴ	CE5(钙化型)

四、问答题

手术治疗处理原则:

答题要点:①对有并发症患者的手术治疗原则是首先对症处理危及生命的并发症,再根据患者全身情况同时或延期进行针对肝包虫囊肿的手术治疗。②对囊肿破入腹腔或胸膜腔的患者,首先治疗过敏性休克,然后立即开胸或开腹探查,彻底清除包虫囊液,子囊和内囊。③对破入胆道并导致胆道梗阻者,应同时探查胆道系统,必要时可切除受累胆囊。

肝棘球蚴病诊疗常规

(一)肝囊型包虫

1. 诊断依据

(1)可有流行病学史或过敏反应史。

(2)具有包虫压迫,破裂或感染的相应临床表现。

(3)典型的包虫囊肿查体可触及右上腹包块。触之表面光滑,压之有弹性,扣之有包虫震颤,可随呼吸上下移动。

(4)影像学检查中以B超为首选方法,包虫的特征性影像例如“双层壁”结构。

(5)免疫学是棘球蚴病诊断和鉴别的重要方法:常用的检测方法有酶联免疫吸附试验,间接血凝法和金标渗滤法等。

2. 鉴别诊断

(1)肝囊肿:囊壁较薄,无“双层壁”囊的特征,并可借助棘球蚴病免疫试验加以区别。

(2)细菌性肝脓肿:无包虫特异性影像,其脓肿壁相对较薄且全身中毒症状较重。

(3)肝右叶包虫囊肿还应与右侧肾盂积水,胆囊积液相鉴别,除影像学特征外免疫检测是主要鉴别方法。

3. 治疗原则 手术摘除包虫囊是主要的治疗方法,药物治疗是手术前后重要的辅助治疗手段。常用的手术方法有:①包虫囊肿内囊摘除术;②包虫囊肿外囊完整剥除术;③肝部分切除术。常用的抗棘球蚴病药物有阿苯达唑和甲苯达唑。

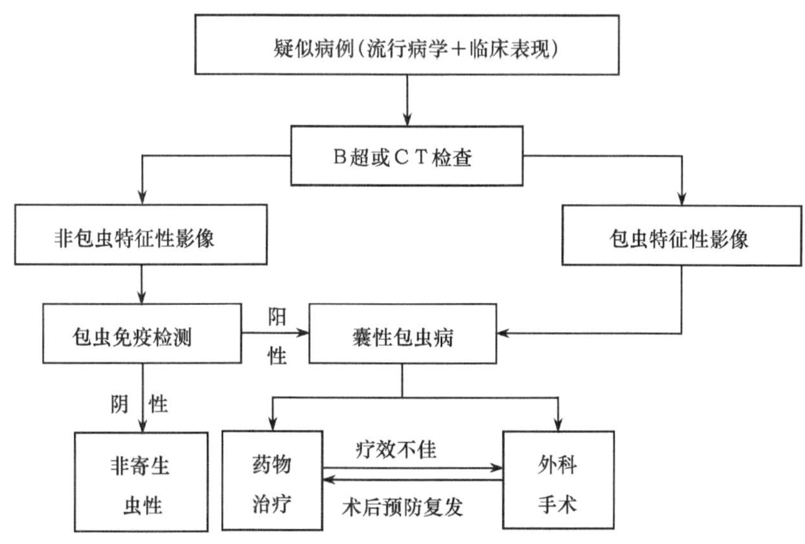

(二) 肝泡型棘球蚴病

1. 诊断依据

(1) 可有流行病学史。

(2) 临床症状及体征:早期无明显自觉症状,待病灶增大,始出现右上腹包块伴胀痛不适,纳差消瘦,晚期出现梗阻性黄疸及门静脉高压症状。

(3) 影像学检查(B超、CT、MRI和X线)可显示肝脏占位性病灶,并以“坏死液化腔伴散在钙化灶和病灶周围贫血区”为影像学特征。好发在肝右叶,以巨块型多见,亦有多发结节型占据全肝,罕见肺、脑转移病例。

(4) 免疫学是棘球蚴病诊断和鉴别的重要方法:常用的检测方法有酶联免疫吸附试验,间接血凝法和金标渗滤法等。所有囊性棘球蚴病免疫检测方法均适用于泡性棘球蚴病的免疫诊断,其中以Em2特异性诊断抗原ELISA法或金标渗滤法为常用诊断方法,其敏感性和特异性大于90%。

2. 鉴别诊断

(1) 肝癌:肝占位病变发展速度快,病程相对短。典型的肝癌病灶周边部多为“富血供区”,而肝AE病灶周边部多为“贫血供区”,而且病灶生长相对缓慢,病程较长。借助甲胎蛋白(AFP)和棘球蚴病免疫检测可有效地鉴别两种肝占位性病变。

(2) 肝囊性病变:包括先天性肝囊肿和肝囊型棘球蚴病,若肝泡型棘球蚴病伴巨大液化坏死腔,亦可误诊为肝囊肿,甚至肝囊型棘球蚴病。肝AE在影像学除了显示液化腔隙外,其周边形态不规则室腔壁高回声或“地图征”可以鉴别先天性肝囊肿。囊壁较薄,周边正常肝组织影像,可借助棘球蚴病免疫试验加以区别;肝囊型棘球蚴病可经特异性Em2和Em18诊断抗原和“双层壁”影像特征加以鉴别。

(3) 细菌性肝脓肿:无肝棘球蚴特异性影像,其脓肿壁相对较薄且全身中毒症状较重,通过免疫反应程度和包虫免疫试验作鉴别。

3. 治疗原则

(1) 手术依然是治疗肝泡型棘球蚴病的首选方法,尤其是有条件实施根治性肝切除的患者。

(2) 姑息性肝切除辅以长期药物治疗(阿苯哒唑、甲苯咪唑或联合用药)是解决中晚期失去根治机会肝AE患者的主要辅助治疗方法。

(3) 早期小病灶者(病灶直径<3cm)可在B超引导下经皮肝穿实施病灶局部乙醇注射方法,并辅以药物治疗;若不能有效阻止AE病灶生长,则应考虑外科手术。

(4) 晚期巨大病灶者,尤其侵犯肝门累及左、右肝血管和胆管,可先试用药物治疗,若合并有或出现梗阻性黄疸或门静脉高压等并发症,则应考虑实施肝移植。

第三节 肝 癌

案例 1-11-4

患者,男,44岁,工人,右上腹疼半年,加重伴上腹部包块1个月,半年前无明显诱因出现右上腹钝痛,为持续性,有时向右肩背部放射,无恶心呕吐,自服索米痛片(去痛片)缓解。一个月来,右上腹痛加重,服止痛药效果不好,自觉右上腹饱满,有包块,伴腹胀、纳差、恶心,在当地医院就诊,B超显示肝脏占位性病变。为进一步明确诊治,转我院。患者发病来,无呕吐、腹泻,偶有发热(体温最高37.8℃)大小便正常,体重下降约5公斤。既往有乙型肝炎病史多年,否认疫区接触史,无烟酒嗜好,无药物过敏史,家族史中无遗传性疾病及类似疾病史。

体格检查:T 36.7℃、P 78 次/分,R 18 次/分,BP 110/70mmHg,发育正常,营养一般,神清合作,全身皮肤无黄染,巩膜轻度黄染,双锁骨上窝未及肿大淋巴结,心肺阴性。腹平软,右上腹饱满,无腹壁静脉曲张,右上腹压痛,无肌紧张,肝脏肿大肋下 5cm,边缘钝,质韧,有触痛,脾未及 Mruphy 征阴性,腹叩鼓音,无移动性浊音,肝上界叩诊在第五肋间,肝区叩痛,听诊肠鸣音 8 次/分,肛门指诊未及异常。

辅助检查:Hb 89g/L, WBC 5.6×10^9/L, ALT 84U/L, AST 78IU/L, TBIL 30μmol/L, DBIL 10μmol/L, ALP 188U/L, GGT 64U/L, AFP 880ng/ml, CEA 24mg/ml。B 超:肝右叶实质性占位性病变,8cm, 肝内外胆管不扩张。

问题

◆最可能的诊断?

◆诊断依据有哪些?

◆鉴别诊断?

◆进一步检查?

◆治疗方案?

参考答案和提示

◆诊断 肝癌(原发性,肝细胞性)。

◆诊断依据

1. 右上腹痛逐月加重,伴纳差,体重下降。
2. 乙型肝炎病史。
3. 巩膜轻度黄染,TBIL 上升,GGT 上升,AFP 上升。
4. B 超所见肝右叶实质性占位性病变,8cm。

◆鉴别诊断

1. 转移性肝癌。
2. 肝内其他占位病变:血管瘤,腺瘤等。

◆进一步检查

1. 上消化道造影,钡灌肠检查。
2. CT。
3. 必要时行肝穿刺活检。

◆治疗原则

1. 手术。
2. 介入治疗。
3. 肝移植。

临床思维:肝癌

肝癌分原发性肝癌和肝的转移性癌两种。肝癌通常指原发性肝癌,是我国常见恶性肿瘤之一。

【分型及分期】

1. 大体分型 结节型,多见,伴有肝硬化。巨块型,硬变程度轻。弥漫型,少见。

2. 病理组织分型 肝细胞型,91.5%,胆管细胞型,混合型。

3. 分期 早期小于 5cm 中期大于 5cm 局限半肝晚期有转移:门静脉系统→肝内播散;血行转移→肺、骨脑;淋巴→肝门淋巴结→胰→腹膜后。

【临床表现】 原发性肝癌早期缺乏典型症状,从症状出现到获得诊断,如不治疗,常于半年内死亡。如采用甲胎蛋白(AFP)与B超普查,可检出早期无症状和体征的病例,并可在症状出现前平均8个月做出诊断。为早期手术切除“小肝癌”和术后长期存活,提供可能。

早期症状:原发性肝癌的早期症状较为隐匿,表现无特征性。一般在30岁以上如有上腹部不适、胀痛、刺痛、食欲下降,无力和伴有进行性肝肿大者。或肝硬变的患者,出现进行性肝肿大,疼痛加重都应考虑肝癌或癌变的可能。对可疑患者,应用甲胎蛋白检查普查,可发现一些“临床前期”的患者,为早期手术切除“小肝癌”和术后长期存活,提供了可能。

【主要症状】

1. 肝区痛　为最常见症状,因癌瘤使肝包膜紧张所致。多为胀痛、钝痛和刺痛;可为间歇性,亦可为持续性。病变侵及横膈或腹膜后时,可有肩背或腰部胀痛;肝右后上部的侵犯亦可有胸痛。

2. 腹胀　初为上腹胀,尤多见于左叶肝癌,另外,消化功能障碍及腹水亦可引起腹胀。

3. 胃肠功能紊乱　食欲不振最常见,亦常有恶心、呕吐及腹泻。

4. 上腹部肿块　是肝癌最重要的体征,质地坚硬,不规则状。

5. 消瘦、无力　多为中、晚期表现。

6. 发热　为癌肿坏死所致。可为弛张型,呈持续性。

7. 出血现象　多见于伴有严重肝硬变或肝癌晚期的患者。表现如鼻出血、牙龈出血,皮下瘀斑等。

8. 某些全身性综合征　是癌组织产生某些内分泌激素物质所引起,如低血糖症、红细胞增多症、类白血病反应、高血钙症等。

9. 体征　早期患者或普查时甲胎蛋白检测出的肝癌患者,可无明确体征。多数患者的体征为进行性肝肿大,不规则、硬、有压痛;腹水呈进行性增加,穿刺可为血性。脾肿大;黄疸,多在晚期出现,由于胆管受压及肝实质破坏所致。以及其他肝实质损害的表现。

【诊断】　早期诊断是原发性肝癌获得早期治疗的前提,一旦肝癌出现了典型症状与体征,诊断并不困难,但往往已非早期。所以,凡是中年以上,特别是有肝病史患者,发现有肝癌早期非特异的临床表现,如上腹不适、腹痛,乏力,食欲不振和进行性肝肿大者应考虑肝癌的可能,要作详细的与肝癌临床有关的定性,定位等检查和观察。

1. 甲胎蛋白测定　是用免疫方法测定产生的胚胎性抗原,为目前诊断肝细胞癌特异性最高的方法之一,对诊断肝细胞肝癌具有相对专一性。对无肝癌其他证据,AFP对流免疫电泳法阳性或定量>500ng/ml持续一个月以上,并能排除妊娠,活动性肝病,生殖腺胚胎性肿瘤等即可诊断为肝细胞癌。

2. 血液酶学检查　肝癌患者血清中γ-谷氨酰转肽酶、碱性磷酸酶和乳酸脱氢酶的同工酶等可高于正常,但由于缺乏特异性,多作为辅助诊断。

3. 超声检查　应用B型超声波检查,可显示肿瘤的大小,形态,所在部位以及肝静脉或门静脉内有无癌栓等,其诊断符合率可达84%,能发现直径2厘米或更小的病变,是目前较好有定位价值的非侵入性检查方法。

4. 放射性核素肝扫描　应用金198,锝99,碘131玫瑰红,铟113等玫瑰红,铟113等进行肝扫描,常可见肝脏肿大,失去正常的形态,占位病变处常为放射性稀疏或放射性缺损区,对肝癌诊断的阳性符合率为85%~90%,但对于直径小于3厘米的肿瘤,不易在扫描图上表现出来。

传统的放射扫描仪由于分辨率低,扫描速度慢,且只是静态显像,故渐被γ-闪烁照相机所代替。近年发展起来的动态显像和放射性核素扫描(ECT)等新技术,可提高诊断符合率达90%~95%。

5. CT检查　分辨率高,可检出直径约1.0厘米左右的早期肝癌,应用增强扫描有助与血管瘤鉴别。对于肝癌的诊断符合率高达90%。但费用昂贵。尚不能普遍应用。

6. 选择性腹腔动脉或肝动脉造影检查　对血管丰富的癌肿,有时可显示直径为0.5~1厘米的占位病变,其诊断正确率高达90%。可确定病变的部位、大小和分布,特别是对小肝癌的定位诊断是目前各种检查方法中最优者。

7. X线检查　腹部透视或平片可见肝脏阴影扩大。肝右叶的癌肿常可见右侧膈肌升高,活动受限或呈局限性隆起,位于肝左叶或巨大的肝癌,X线钡餐检查可见胃和横结肠被推压现象。

肝穿刺行针吸细胞学检查有确定诊断意义,目前多采用在B型超声引导下行细针穿刺,有助于提高阳性率,但有导致出血,肿瘤破裂和针道转移等危险,对经过各种检查仍不能确定诊断,但又高度怀疑或已定性诊断为肝癌的患者,必要时应做剖腹探查。

【鉴别诊断】

1. 肝硬化　病程发展缓慢,肿大的肝脏仍保持正常的轮廓。超声波检查,放射性核扫描和血清AFP测定,有助于鉴别。但当肝硬化的肝脏明显肿大,质硬而呈结节状;或因肝脏萎缩,硬变严重,在放射性核素肝扫描图上表现为放射性稀疏区时,鉴别不易。应密切观察,并反复测定血清AFP以做动态观察。

2. 继发性肝癌　病程发展相对较缓慢;血清AFP测定多为阴性。主要鉴别方法是寻找肝脏以外有无胃肠道,泌尿生殖系统、呼吸系统、乳腺等处的原发性癌肿病灶。

3. 肝脓肿　一般都有化脓性感染或阿米巴肠病病史和寒战、发热等临床表现。肿大肝脏表面无强节,但多有压痛。超声波检查肝区内有液性暗区。

4. 肝棘球蚴病　多见于我国西北牧区。右上腹或上腹部有表面光滑的肿块,患者一般无明显的自觉症状。肝包虫皮内试验阳性可资鉴别。

此外,还须与肝脏邻近器官,如右肾,结肠肝曲、胃、胰腺等处的肿瘤相鉴别。

【治疗】

1. 治疗原则　早期发现、早期诊断及早期治疗并根据不同病情发展阶段进行综合治疗,是提高疗效的关键;而早期施行手术切除仍是最有效的治疗方法。对无法手术的中、晚期肝癌,可根据病情采用中医中药治疗,化疗、冷冻治疗,肝动脉栓塞化疗等。

2. 手术疗法　主要适应直径小于5厘米的"小肝癌"以及估计病变局限于一叶或半肝,无严重肝硬化,临床上无明显黄疸、腹水或远处转移,肝功能及代偿好,全身情况及心、肺、肾功能正常者可进行手术探查或施行肝切除术。肝切除术式的选择应根据患者的全身情况、肝硬化程度、肿瘤大小和部位以及肝脏代偿功能等而定。癌肿局限于一个肝叶内,可作肝叶切除;已累及一叶或刚及邻近叶者,可伴半肝切除;如已累及半肝,但没有肝硬变者,可考虑作三叶切除。位于肝边缘区的肝癌,亦可根据肝硬变程度选用部分切除或局部切除。肝切除手术中一般至少要保留正常肝组织的30%,或硬化肝组织的50%,否则不易代偿。对伴有肝硬变的小肝癌,采用距肿瘤2厘米以外切肝的根治性局部肝切除术,同样可获得满意的效果。

肝切除术后应注意预防处理继发性出血、胆瘘,腹腔内脓肿、脓胸、腹水和肝昏迷等并发症。

对于不能切除的肝癌,可根据具体情况,采用-196℃液氮冷冻固化。肝动脉内含化学药物的栓塞剂栓塞化疗,都有一定疗效。肝动脉栓塞化疗,可使肿瘤缩小,部分患者可因此而获得二期手术切除的机会。采用经股动脉插管超选择性肝动脉造影定位下,行肝动脉栓塞化疗,具有可以反复多次施行的特点。

3. 中医中药疗法　中药治疗适用于所有的肝癌患者,包括与手术、化疗,放疗相结合,也可用于术后复发或晚期,肝功能代偿不良的患者。如中药羟喜树碱、斑蝥素,多依据病情辨证施治攻补兼施的方法。补法主要包括调理脾胃、养阴柔肝、补益气血等方药。攻法主要为活血化淤,软坚散结、清热解毒等方法。

4. 化学疗法 全身化疗主要配合肝癌手术切除后,经探查已不能切除者和弥漫型肝癌等使用。在有黄疸、腹水、肝功能代偿不全和全身衰竭时,一般不宜应用。化疗根据癌灶大小及患者情况,用小剂量长疗程或中剂量间歇疗法,选用两种或两种以上药物化疗,效果较好,临床常选用的药物如5-氟尿嘧啶,250毫克溶于5%葡萄糖溶液,每日1次,或500毫克,每周2~3次,静脉滴注。疗程总量8~10克;亦可口服,用量为每日5毫克1公斤体重,分4次服。丝裂霉素,每次4~6毫克,每周2次,静脉滴注或推注,疗程总量40~60毫克,常与5-氟尿嘧啶合并使用,另外,还有喜树碱、多柔比星等药物。

5. 放射治疗 对一般情况较好,肝功能无严重损害,无黄疸、腹水,无脾功能亢进和食道静脉曲张,癌块较局限,尚无远处转移而无法切除的患者,可采用放疗为主的综合治疗。临床应用深部X线,钴60外照射治疗。

思考题

1. 如何诊断肝细胞性肝癌?
2. 原发性肝癌的治疗原则是什么?

复习题

一、名词解释

1. 第一肝门
2. 肝裂
3. 小肝癌
4. 规则性肝叶切除

二、填空题

1. 肝脏的生理功能主要包括________、________、________、________、________等。
2. 原发性肝癌大体可分为______、______、______三型。
3. 原发性肝癌从病理组织上可分为________、________、________三型。
4. 原发性肝癌的主要并发症包括________、________、________、________。
5. 肝血管瘤最危险的并发症是________。
6. 细菌性肝脓肿的主要症状是________、________、________、________。
7. 不能切除的肝癌的外科治疗方法除肝动脉结扎、栓塞、化疗外尚包括________、________、________、________等。

三、选择题

【A型题】

1. 原发性肝癌最常见的转移方式是( )
   A. 侵犯门静脉分支,经门静脉系统形成肝内播散
   B. 肝外血行转移
   C. 淋巴转移
   D. 腹腔种植
   E. 直接向横膈蔓延
2. 目前,对小肝癌定位诊断最优者为( )
   A. CT B. MRI
   C. B超 D. 肝动脉造影
   E. X线检查
3. 常温下一次阻断注入肝的血流不宜超过( )
   A. 1h B. 30min
   C. 10~20min D. 5min
   E. 2min
4. 诊断肝囊肿的首选方法是( )
   A. CT B. MRI
   C. B超 D. 肝动脉造影
   E. 诊断性穿刺
5. 对根治性切除术后复发肝癌,如一般情况好,肝功能正常,病灶局限,应行( )
   A. 手术切除 B. 肝动脉栓塞化疗
   C. 放射治疗 D. 免疫治疗
   E. 中药治疗
6. 细菌性肝脓肿最常见的细菌入肝途径是( )
   A. 肝动脉 B. 肝静脉
   C. 门静脉 D. 胆道

E. 肠道

7. 对原发性肝癌高危人群的筛查应采用(　　)

A. CT　　B. MRI

C. AFP 与 B 超　　D. 肝动脉造影

E. CEA

8. 小肝癌手术切除的 5 年生存率为(　　)

A. 10%　　B. 30%

C. 60%~70%　　D. 90%

E. 50%

【B 型题】

A. 肝动脉　　B. 肝静脉

C. 门静脉　　D. 肝胆管

E. 胆总管

9. Glisson 纤维鞘内的结构包括(　　)

10. 入肝血流 70% ~75% 来自(　　)

11. 肝血液的流出管道是(　　)

12. 肝十二指肠韧带包含的结构有(　　)

13. 肝脏的主要血供来自(　　)

四、判断改错题

1. 原发性肝癌最常见的症状是乏力、消瘦、食欲不振。(　　)

2. 肝移植是治疗原发性肝癌的首选方法。(　　)

3. AFP≥400μg/L 即可诊断为原发性肝癌(　　)

4. 对有肝硬化者,肝切除量不宜超过 70%(　　)

五、简答题

1. 简述原发性肝癌手术治疗的适应证与禁忌证。

2. 简述 AFP 测定在原发性肝癌诊断中的意义。

3. 原发性肝癌鉴别诊断。

六、问答题

原发性肝癌的治疗?

复习题参考答案

一、名词解释

1. 第一肝门　肝动脉、门静脉和肝总管在肝脏面横沟自分出向左、右侧的分支,再进入肝实质内,此处称为第一肝门。

2. 肝裂　肝内有若干平面缺少管道分布,这些平面成为肝内分区的自然界线,称为肝裂。

3. 小肝癌癌肿直径小于 5cm。

4. 规则性肝叶切除　按肝的解剖分叶或分段进行切除,包括肝段切除、半肝切除、扩大半肝切除等。

二、填空题

1. 分泌胆汁　代谢功能　凝血功能　解毒作用　吞噬或免疫作用

2. 结节型　巨块型　弥漫型

3. 肝细胞型　胆管细胞型　混合型

4. 肝性昏迷　上消化道出血　癌肿破裂　继发感染

5. 肿瘤破裂

6. 寒战　高热　肝区疼痛　肝肿大

7. 液氮冷冻　激光汽化　微波热凝　射频

三、选择题

【A 型题】

1. A　2. D　3. C　4. C　5. A　6. D　7. C　8. C

【B 型题】

9. ACD　10. C　11. B　12. ABE　13. AC

四、判断改错题

1. 错　肝区疼痛

2. 错　手术切除

3. 错　排除妊娠、活动性肝病、生殖腺胚胎源性肿瘤等

4. 错　50%

五、简答题

1. 答题要点:手术适应证:患者全身情况良好,癌肿局限,未超过半肝,无严重肝硬化,肝功能代偿良好,癌肿未侵犯第一、第二肝门及下腔静脉,以及无心、肺、肾功能严重损害者。

手术禁忌证:有明显黄疸、腹水、下肢浮肿、肝外癌转移、全身情况不能耐受手术者。

2. 答题要点：放射免疫法测定持续血清 AFP≥400μg/L，并能排除妊娠、活动性肝病、生殖腺胎胚源性肿瘤等，即可考虑肝癌的诊断。但临床上约30%的肝癌患者 AFP 为阴性。如同时应用小扁豆凝集素亲和交叉免疫电泳自显影法检测 AFP 异质体，可使肝癌的阳性率明显提高。对于 AFP 为阴性的患者，并不能排除肝癌，应结合 B 超、CT 等检查确定诊断。

3. 答题要点：

(1) 肝硬化：病程发展缓慢，肿大的肝脏仍保持正常的轮廓。超声波检查，放射性核扫描和血清 AFP 测定，有助于鉴别。但当肝硬变的肝脏明显肿大，质硬而呈结节状；或因肝脏萎缩，硬变严重，在放射性核素肝扫描图上表现为放射性稀疏区时，鉴别不易。应密切观察，并反复测定血清 AFP 以做动态观察。

(2) 继发性肝癌：病程发展相对较缓慢；血清 AFP 测定多为阴性。主要鉴别方法是寻找肝脏以外有无胃肠道，泌尿生殖系统、呼吸系统、乳腺等处的原发性癌肿病灶。

(3) 肝脓肿：一般都有化脓性感染或阿米巴肠病病史和寒战发热等临床表现。肿大肝脏表面无强节，但多有压痛。超声波检查肝区内有液性暗区。

(4) 肝棘球蚴病：多见于我国西北牧区。右上腹或上腹部有表面光滑的肿块，患者一般无明显的自觉症状。肝包虫皮内试验阳性可资鉴别。

六、问答题

答题要点：

手术治疗：①手术切除，对可以切除的肝癌。②不能切除的肝癌，可采取肝动脉结扎，肝动脉栓塞，肝动脉灌注化疗，液氮冷冻，激光气化，微波热凝单独或联合应用。③复发肝癌的再手术治疗，如情况允许可再次切除。④肝癌破裂出血：肝动脉结扎，填塞止血，如条件许可可肝叶切除，对出血较少，血压脉搏等生命体征尚稳定，可严密观察非手术止血剂输血等。

(2) 非手术治疗：① 化疗。② 肝动脉栓塞治疗。③ 放射治疗。④局部无水乙醇注射。⑤免疫治疗。⑥中医中药治疗。

肝癌诊疗常规

(一) 原发性肝癌

1. 临床表现

(1) 肝区疼痛：持续性，破溃→剧痛。

(2) 全身症状：乏力、消瘦、发热、贫血、黄疸、腹水、皮下出血。

(3) 消化道症状：食欲下降、腹胀、恶心、呕吐、腹泻、肝肿大。

2. 诊断与鉴别诊断

(1) 定性：

1) AFP：AFP 对流免疫电泳法，持续阳性或定量>500μg/L 除外妊娠、活动性肝炎、生殖胚胎肿瘤。

2) 酶学检查：γ-谷氨酰转肽酶，碱性磷酸酶，乳酸脱氢酶。

(2) 定位：

1) B 超、彩超：80%，2cm，B 超引导下穿刺。

2) CT：90%，1cm，增强扫描。

3) 放射性核素扫描：85%~90% >3cm，ECT 1~2cm。

4) 动脉造影：1~2cm 90%。

5) MRI。

3. 治疗

(1) 手术适应证：单发或局限半肝无严重肝硬化，切除<50% 肝功分级二级以下肿瘤未侵及

一、二肝门 方法;部分肝切除,区段切除,再切除肝 A 结扎、冷冻、微波热凝、肝移植。

(2) 化疗:全身化疗、肝 A 插管化疗。

(3) 介入治疗。

(4) 放疗。

(5) 局部无水乙醇注射法。

(6) 免疫治疗。

(7) 生物治疗。

(8) 中医中药。

(二) 继发性肝癌

肿瘤转移到肝的途径为:①门静脉;②淋巴管;③肝动脉;④直接播散。

1. 临床表现　67% 的症状明显,包括疼痛、腹水、黄疸、食欲减退、体重减轻等。50% 的患者可出现包块,肝类癌转移者可有明显的面色潮红。转移癌通常比原发痛生长快。

2. 诊断　超过 80% 的患者碱性磷酸酶升高。67% 的患者 5GOr 升高,而 AP 正常。结肠癌肝转移者 CEA 可升高。CT/MRI 尤其是经动脉强化 CT、血管造影、术中超声等检查对诊断都有帮助。

3. 治疗　手术切除有下列指征时可予以切除:①原发灶已控制;②没有其他脏器转移;③患者能够承受手术;④肿瘤能全部切除。对于结肠癌、Wilms 瘤转移切除后能够改善生存率。有 20% 的结肠癌出现转移,而其中 25% 的转移肿瘤可以切除,50% 有肿瘤不能切除的其他原因。多个机构对结肠癌肝转移的切除报告为:33% 的患者可以 5 年生存,21% 的患者可 5 年无病生存。最初认为结直肠癌肝转移不能切除者,可以辅以局部精确放疗治疗,待肿瘤缩小至一定范围后可再行肝切除。

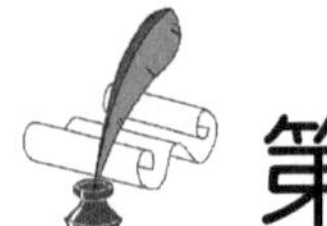

第十二章 胆道疾病

第一节 胆管结石

案例 1-12-1

患者,女,43岁,右上腹痛2天,发热一天为主诉收住。患者诉于两天前进油腻食物后出现右上腹疼痛,有恶心、呕吐,无腹泻。一天后感觉发热,未测体温。为进一步诊治而来我院门诊,门诊查腹部B超示胆囊约12cm×4cm,胆总管一枚约1.5cm结石,肝内胆管扩张。TBIL:87μmol/L;WBC23×10^9/L,N 0.95,血尿淀粉酶不高;入院查体:T 39.8℃,巩膜有明显的黄染,胆囊肿大,右上腹压痛明显。

问题

◆最可能的诊断?

◆诊断依据有哪些?

◆鉴别诊断?

◆治疗方案?

参考答案和提示

◆诊断 梗阻性黄疸、胆总管结石并胆管炎。

根据病情有以下特点:①中年女性;②急性右上腹痛、发热、黄疸;③胆囊大,有压痛;④血象高;⑤腹部B超示胆总管结石及肝内外胆管扩张;综合年龄、性别、病史、体检和辅助检查,应首先考虑的诊断为胆总管结石并急性胆管炎。

◆诊断依据 ①病史:Charcot三联征,即腹痛、发热、黄疸;②查体:胆囊肿大,右上腹有压痛;③B超示:胆总管内结石并胆囊肿大肝内外胆管扩张;④血象高,以中性粒细胞为主。

◆鉴别诊断 ①急性单纯性胆囊炎;②急性胰腺炎;③胆道蛔虫;④肝脓肿;⑤急性化脓性胆管炎;⑥胆道肿瘤。

◆治疗 以手术治疗为主。治疗原则:①尽可能取尽结石;②解除梗阻,去除感染;③通畅引流,预防复发。

临床思维:胆管结石

【分类】 胆管结石可分为:①继发性胆管结石:系胆囊结石下降至胆总管,实质是胆囊结石的并发症;②原发性胆管结石:系原发于胆管内的胆色素结石或混合结石。根据结石所在部位分为①肝内胆管结石和②肝外胆管结石。肝内胆管结石广泛分布于肝内胆管,常合并胆管狭窄;未合并肝外胆管结石之前以肝区和胸背部胀痛不适,反复寒战、高热为主要临床表现;合并肝外胆管结石后,其临床表现与肝外胆管结石相似。即典型者可出现 腹痛、寒战高热及黄疸合称为Charcot三联征。腹痛多为阵发性绞痛,发生部位为剑突下及右上腹部,可伴有向肩部放射。合并胆道感染时有寒战高热。胆管梗阻后出现黄疸。结石在肝外胆管造成梗阻的部位越低、腹痛越明显,反之腹痛较轻、发冷发热为主要表现。黄疸的出现与梗阻的部位和程度有关;即使胆管完全梗阻多在48~72小时才出现黄疸;因胆囊对梗阻的缓冲作用胆囊管水平以下的梗阻黄疸出现较晚,肝总管梗阻和胆囊已被切除者黄疸出现较早。

【实验室检查】 白细胞及中性粒细胞升高,可有肝功能受损表现。

【辅助检查】 B超是首选的第一线检查方法,可发现肝内外胆道扩张,或合并有结石,但是诊断的准确率远不及胆囊结石,只约50%。尤其是胆总管下端受胃肠气体干扰,检查准确率低。

MRCP、PTC、ERCP可提供清晰而连贯的胆管成像;显示结石的部位、大小以及梗阻的程度等。

思考题

1. 肝外胆管结石的主要临床表现有哪些?
2. 肝外胆管结石的治疗原则是什么?

第二节 胆管炎

案例1-12-2

患者,男,49岁,右上腹痛伴发热2天,巩膜黄染1天为主诉收住。患者家属诉2天前患者出现上腹疼痛,为阵发性绞痛。同时患者出现寒战、发热,有恶心、呕吐。无腹泻,血便等。门诊查体:T 39.5℃,P 120次/分,BP 80/65mmHg,精神差,烦躁不安,巩膜轻度黄染,胆囊肿大,右上腹有压痛。

B超示:胆囊肿大,肝内外胆管扩张。胆总管内可见一枚约2cm大小结石。WBC:25×10^9/L,N 0.95,血尿淀粉酶不高,TBIL:107μmol/L;为进一步诊治而收入院。

问题

◆最可能的诊断?

◆诊断依据有哪些?

◆鉴别诊断?

◆治疗方案?

参考答案和提示

◆诊断 梗阻性黄疸、急性梗阻性化脓性胆管炎。

根据病情有以下特点:①中年男性;②急性右上腹痛、发热、黄疸、休克及精神症状;③胆囊大,有压痛;④血象高;⑤腹部B超示胆总管结并胆管扩张。综合年龄、性别、病史、体检和辅助检查,应首先考虑的诊断为胆总管结石并急性化脓性胆管炎。

◆诊断依据

1. 病史 腹痛、发热、黄疸Charcot三联征基础上出现休克及精神症状,即Reynolds五联症;查体胆囊肿大,右上腹有压痛。

2. B超示 胆总管内结石并胆囊肿大。

3. 血象高,以中性粒细胞为主。

◆鉴别诊断

1. 急性胆源性胰腺炎。

2. 细菌性肝脓肿。

3. 胃十二指肠穿孔。

4. 急性化脓性胆囊炎。

◆治疗 本病一经确诊,应在抗休克和抗感染治疗的同时考虑手术治疗,减压引流胆道,解除梗阻。手术操作以简单为好,手术时间不宜过长。手术方式以胆总管切开引流为主,如为胆管结石,术中不强求取尽结石;如遇胆管狭窄,则宜采用最简单的方式通畅引流为妥。肝内胆管也应得到充分引流,术中造影能清楚了解胆道梗阻的情况。

应重视短暂的术前准备,尤其是已伴有内环境紊乱和感染性休克的患者,以使其能更好地接受麻醉和手术。

临床思维:急性梗阻性化脓性胆管炎

急性梗阻性化脓性胆管炎(AOSC),又称急性重症胆管炎(ACST),大多在胆道梗阻的基础上发生;病情严重而凶险,发展迅速,死亡率高,常可侵及肝、肾、心、肺等多个重要脏器。

【病因】　胆道完全梗阻、继发胆道感染是本病发病的基本原因;以胆管结石为原因者最常见。胆总管常显著扩张,胆管壁水肿、充血和增厚,黏膜可有多数溃疡,胆管内压明显增高,压力增高至>2. 6mmHg(25cmH_2O),肠源性细菌大量繁殖,产生大量毒素,脓液逆流入肝窦,汇入血循环,导致脓毒血症、败血病和感染性休克,这种胆管静脉反流(cholangio vellous reflux)是本病引起一系列全身并发症的根本原因。

【临床表现】　此外,胆道梗阻时,肠道内胆盐缺乏,使肠源性内毒素的产生和吸收增加。出现黄疸时特异性和非特异性细胞免疫功能明显受抑,肝脏的库普弗(Kupffer)细胞的吞噬功能下降,进入门静脉的毒素不能在肝脏解毒,更加重了全身感染。

1. 腹痛　右上腹或剑突下持续性疼痛,阵发性加剧,疼痛向右肩背部放射,并伴恶心、呕吐;右上腹压痛、反跳痛、肌紧张,常可触及肿大的胆囊或肝脏。既往可有反复发作的胆道疾病史或胆道手术史。

2. 寒战高热　体温高达39~40℃,弛张热,如伴肝脓肿可持续高热,可反复出现寒战,多为细菌及内毒素入血所致。

3. 黄疸　常出现急剧加重之黄疸,但若为肝内一侧胆管梗阻所致,黄疸可不明显。

4. 休克　约30%~50%的患者发生感染性休克,如合并有器官功能衰竭时,可出现相应的临床表现。

5. 意识障碍　常出现不同程度的意识障碍,如烦躁、谵妄、嗜睡或昏迷。

6. B超检查　因简便、能快速了解有无肝内外胆F管扩张、胆道梗阻的部位和病变性质;可在窗旁进行,对本病的诊断最为实用。如患者情况允许,必要时可行MRCP和CT检查。

思　考　题

急性化脓性梗阻性胆管炎的最常见的原因是什么?

第三节　胆管肿瘤

案例 1-12-3

患者,男,56岁,皮肤巩膜黄染,纳差2个月为主诉收住。患者诉2个月前出现皮肤巩膜黄染并食欲减退。余无特殊不适。2个月内体重减轻4kg。为进一步诊治来我院门诊。门诊查体:皮肤巩膜重度黄染,胆囊肿大,无压痛及反跳痛。B超示:胆囊肿大,肝内胆管扩张,肝外胆管中上段扩张,下段显示不清;胰腺形态、大小未见异常。WBC:$6×10^9$/L,血尿淀粉酶不高,TBIL:325μmol/L;ALP:516U/L为进一步诊治而收入院。病程中无寒战、发热,无恶心、呕吐。无腹泻、血便等。

问题

◆最可能的诊断?

◆诊断依据有哪些?

◆还应该做哪些检查进一步诊断?

◆治疗方案?

参考答案和提示

◆诊断　梗阻性黄疸、胆管癌。

根据病情有以下特点:①老年男性;②无痛性黄疸;③胆囊大;④TBIL:325μmol/L;ALP516U/L;⑤腹部B超示胆囊肿大,肝内胆管扩张,肝外胆管中上段扩张,下段显示不清;胰腺形态、大小未见异常。综合年龄、性别、病史、体检和辅助检查,应首先考虑的诊断为胆道恶性肿瘤。

◆诊断依据

1. 病史 无痛性黄疸。

2. 查体 皮肤巩膜重度黄染。

3. B超示:胆囊肿大并肝内外胆管扩张。

4. TBIL:325μmol/L;ALP516U/L。

◆辅助检查 MRCP和CTA能显示梗阻部、胆管腔向中心狭窄等符合胆管癌的梗阻形态;还有可以显示肿瘤是否向外侵犯门静脉等周围器官,对治疗方法的选择、评估手术难度和预后提供较全面的影响依据。

◆治疗 对胆管癌应以手术治疗为主;本例为中断胆管癌应行切除肿瘤及距肿瘤边缘0.5cm以上的胆管,肝十二指肠韧带"脉络化",肝总管—空肠吻合术。胆管癌因均有较严重的梗阻性黄疸引起的肝功损害、低蛋白血症等,应术前予以纠正。

临床思维:胆管肿瘤

胆管恶性肿瘤几乎全部为胆管癌。主要是指左右肝管直至胆总管下端的肝外胆管癌。在胆管癌中以高位胆管癌为多见,发病年龄多在50~70岁。男女比例为2∶1~2.5∶1。

【病因】 目前,发病原因不明,可能与下列因素有关:①慢性胆囊炎胆石症合并感染。②胆管乳头状瘤和腺瘤。③溃疡性结肠炎和家族性结肠息肉病。④先天性胆总管囊肿。

【发生部位】 胆管癌根据发生的部位可分为:①高位胆管癌,包括肝内二级胆管、左右肝管和肝总管汇合部,胆囊管和胆总管汇合部以上。②中断胆管癌,胆囊管开口至十二指肠上缘。③下段胆管癌位于十二指肠上缘至十二指肠乳突。

【临床表现】

1. 上腹部不适多为间歇性上腹部饱胀不适。

2. 进行性黄疸一般进展较快且无疼痛,常伴有食欲不振、消瘦和皮肤瘙痒等症状。黄疸往往是患者就诊的主要原因。

3. 发热如伴有胆道感染可有畏寒发热腹痛等症状。

4. 肝肿大,肿大的肝脏质地尚软,常合并有胆囊肿大。

5. 肿瘤标志物检测血清CA19-9值的显著升高对胆管癌有辅助诊断价值,但其特异性不高,在胆道感染时亦可升高。CA50诊断胆管癌的敏感性可达94.5%,但特异性只有33.3%。另外,肝功能的某些检查项目,如ALP、r-GT、LAP、BILIT、UILID等均有助于确定肝外梗阻性黄疸。

6. 十二指肠引流液检查引流液中无胆汁成分,或明显减少,隐血试验阳性,或找到异形细胞应考虑胆管癌。

7. B超检查能发现胆管梗阻部位以上明显扩张,而梗阻部位处无结石强回声光团及声影。电脑彩超有时可在胆管梗阻部位测及肿瘤内彩色血流,并测及动脉频谱,可与结石相鉴别。

8. CT是目前常用的检查方法,能显示梗阻近端的胆管扩张、肝内转移病灶和区域淋巴结肿大。缺点是对肝门软组织分辨率差,不能显示完整的胆道树图像,对肝门部胆管癌切除可能性的术前评估帮助不大。三维螺旋CT胆道成像可以部分弥补上述不足。

9. MRCP显示完整的胆道树图像,对胆管癌的分型、制定手术方式提供依据。

10. 经皮肝穿刺胆道造影(PTC)可见癌肿以上胆管扩张,明确胆道梗阻的部位和形态。近年来有报道在PTCD的基础上经皮肝穿刺胆道镜检查(PTCS),对胆管癌进行胆道直接观察和活检,对早期诊断提供了新途径。逆行胰胆管造影(ERCP)可显示胆管梗阻部位以下的胆管影像。因 PTC 和 ERCP 有侵入性,逐渐被三维螺旋 CT 胆道成像和 MRCP 替代。

【治疗】 胆管癌的化疗和放疗效果不肯定,目前手术治疗为主,但中上段胆管癌根治性切除率和远期生存率低。

思考题

1. 胆管癌和胆管结石造成的梗阻性黄疸有何不同?
2. 胆管癌根据发生的部位应如何分?

复习题

一、名词解释

胆囊三角(Calot 三角)

二、填空题

1. 肝总管与胆囊管汇合成胆总管,长约________cm,直径________cm,分为________、________、________、________四段组成。
2. 典型三联征(Charcot)症,即________、________、________。
3. 胆石按成分分为________、________、________。
4. 先天性胆管囊性扩张症主要临床表现为________、________、________。
5. 胆囊三角 Calot 三角由________、________、________所构成。

三、单项选择题

1. 下列哪一项不是胆总管切开探查的指征( )
   A. 胆总管扩张,直径大于 1.5cm
   B. 胆总管内结石
   C. 胆道疾病,合并慢性胰腺炎
   D. 有发热,黄疸病史
   E. 胆囊内单发大结石
2. 急性梗阻性化脓性胆管炎首选治疗方法是( )
   A. 抗休克、抗感染
   B. 紧急手术解除胆道梗阻并减压引流
   C. 胆囊造口加腹腔引流术
   D. 胆囊切除加腹腔引流术
   E. 胆囊切除加胆肠吻合术
3. 胆囊三角内有哪些重要结构穿行( )
   A. 门静脉和肝动脉
   B. 胆囊动脉和肝动脉
   C. 胆囊动脉和副肝管
   D. 肝动脉和副肝管
   E. 门静脉和副肝管
4. 下列哪项为胆汁主要成分( )
   A. 胆固醇、磷脂、无机化合物
   B. 胆固醇、胆盐、磷脂
   C. 胆固醇、磷脂、蛋白质
   D. 胆固醇、胆盐、蛋白质
   E. 胆固醇、胆盐、无机化合物
5. Charcot 三联征包括( )
   A. 腹痛、寒热、胆囊肿大
   B. 上腹部剧痛,板状腹黄疸
   C. 束腰状疼痛,淀粉酶升高,腹水
   D. 腹痛、寒热、黄疸
   E. 寒热、黄疸、肝肿大
6. 女,45 岁,因右上腹部隐痛 5 年就诊,B 超示胆囊多发结石,最佳治疗措施为( )
   A. 胆囊切除术
   B. 胆囊切开取石术
   C. 胆囊造瘘术
   D. 口服鹅去氧胆酸溶石
   E. 耳压疗法+体外碎石
7. 急性梗阻性化脓性胆管炎,最常见病因是( )
   A. 胆总管结石
   B. 肿大的胆囊压迫胆总管
   C. 胆总管下端狭窄
   D. 肝脓肿并出血,阻塞胆管
   E. 胆总管肿瘤并梗阻
8. 胆囊切除术时,以下哪项不是胆总管探查的指征( )
   A. 胆总管扩张
   B. 胆囊多发性小结石

C. 胆囊积液
D. 黄疸病史
E. 合并胰腺炎

9. 胆总管探查后所置T形管引流拔除指征中，下列哪项不正确( )
A. 术后1周
B. 术后两周，夹管无不良反应
C. 术后造影无结石残留
D. 夹管后无发热、不适
E. T管造影示肝内外胆道显露正常

10. 关于急性胆囊炎的临床表现，下列哪项是错误的( )
A. 右上腹持续性疼痛
B. 常有发热，但一般无寒热
C. 多数患者，有明显黄疸
D. 常能触及肿大的有触痛的胆囊

四、简答题

1. 急性梗阻性化脓性胆管炎临床表现及处理原则。
2. 女性，35岁，进食油腻食物后突感上腹部持续性疾病9小时，阵发性加重，伴恶心呕吐，并向右肩放射，体检：体温36.5℃，P 84次/分，血压15/9kPa，皮肤巩膜无黄染，右上腹及剑有轻压痛，无肌紧张，Murphy征(+)，白细胞8.5×10^9/L，中性0.76，血淀粉酶正常，B超示胆囊肿大，壁水肿增厚，囊内可见各个强光团伴声形，胆总管直径0.7cm。胰腺正常，请做出初步诊断，如何治疗？
3. 男性，59岁，上腹部绞痛一天，伴恶心、呕吐及寒战、高热，体检：体温40℃，P126次/分，血压为10/7kPa，皮肤及巩膜黄染明显，上腹肌紧张，剑下压痛，肝压有叩击痛，白细胞25×10^9/L，N:97%。
请做出初步诊断，如何进一步检查，及治疗原则。
4. 女性，35岁，进食油腻食物后突感上腹部持续性疾病9小时，阵发性加重，伴恶心呕吐，并向右肩放射，体检：体温36.5℃，P 84次/分，血压15/9kPa，皮肤巩膜无黄染，右上腹及剑下有轻压痛，无肌紧张，Murphy征(+)，白细胞8.5×10^9/L，中性0.76，血淀粉酶正常，B超示胆囊肿大，壁水肿增厚，囊内可见各个强光团伴声形，胆总管直径0.7cm。胰腺正常。
请做出初步诊断，如何治疗？
5. 胆道疾病的并发症。

五、问答题

1. 胆道疾病有哪些特殊检查？
2. 胆总管探查，T管引流术手术指征。

复习题参考答案

一、名词解释

胆囊管、肝总管、肝下缘构成的三角区

二、填空题

1. 7~9cm　0.6~0.8cm　十二指肠上段　十二指肠后段　胰腺段 十二指肠壁内段
2. 腹痛　寒战高热　黄疸
3. 腹痛　腹部包块　黄疸
4. 胆囊管　肝总管　肝下缘
5. 胆固醇结石　胆色素结石　混合性结石

三、单项选择题

1. E　2. B　3. C　4. B　5. D　6. A　7. A
8. C　9. A　10. C

四、简答题

1. 答题要点：
(1) 腹痛。
(2) 发冷、高热。
(3) 黄疸(Charcot三联征)。
(4) 休克。
(5) 神经精神症状(Reynolds五联征)。
处理原则：积极抗休克同时急诊行胆道减压引流术。
2. 答题要点：
(1) 初步诊断：急性胆囊炎，胆囊结石。
(2) 择期行胆囊切除术。
3. 答题要点：
(1) 初步诊断为急性梗阻性化脓性胆管炎。
(2) 进一步做B超检查了解结石大小及部位。
(3) 治疗原则：抗休克同时行胆管探查减压引流术。

4. 答题要点：

(1) 初步诊断：急性胆囊炎，胆囊结石。

(2) 择期行胆囊切除术。

5. 答题要点：

(1) 胆囊和胆管紊乱。

(2) 胆道出血。

(3) 胆管狭窄。

(4) 胆源性肝脓肿。

(5) 胆瘘。

五、问答题

1. 答题要点：

(1) 超声检查。

(2) X 线平片。

(3) 口服胆囊造影术。

(4) 静脉胆道造影术。

(5) PTC(经皮肝穿胆道造影术)。

(6) 内镜逆行性胰胆管造影(ERCP)。

(7) CT、MRI。

(8) MRCP。

(9) 术中、术后胆道造影术。

(10) 胆道镜检查。

2. 答题要点：

(1) 既往有梗阻性黄疸病史。

(2) 有胆绞痛发作史，及寒战，高热病史。

(3) 术后 B 超、CT、MRCP 示胆管扩张或结石。

(4) 术中发现胆总管扩张直径大于 1.5cm，壁增厚。

(5) 术后扪及胆总管内有结石蛔虫或肿块。

(6) 术后胆道造影示结石。

(7) 术中穿刺有脓性，血性或胆汁为泥沙样结石。

(8) 术中发现慢性胰腺炎改变或术前有胰腺炎。

胆道外科疾病诊疗常规

一、胆 囊 结 石

【概述】 胆囊结石是指原发于胆囊内的结石，其病变程度有轻有重，有的可无临床症状，即所谓的无症状胆囊结石或安静的胆囊结石；有的则可以引起胆绞痛或胆囊内、外的各种严重并发症。

胆囊结石的发病率在 20 岁以上的便逐渐增高，女性以 45 岁左右达到高峰，男性在更年期也明显升高，儿童少见，一般中年以上者多见。女性略多于男性，男女发病率之比为 1∶1.9~1∶3，经产妇或肥胖者也多见。

【诊断标准】

1. 诊断依据

(1) 诱因：有饱餐、进油腻食物等病史。

(2) 右上腹阵发性绞痛：常是临床诊断胆石病的依据，但症状可能不典型，不易与其他原因引起的痉挛性疼痛鉴别，亦不易区别症状是来自胆管或是胆囊。

(3) 胃肠道症状：恶心、呕吐，食后上腹部饱胀、压迫感。

(4) 发热：患者常有轻度发热，无畏寒，如出现明显高热。

(5) 体格检查：右上腹有不同程度的压痛及反跳痛，Murphy 征阳性。如合并有胆囊穿孔或坏死，则有急性腹膜炎症状。

(6) B 超检查：B 超常是第一线检查手段，结果常是准确可靠的。其他检查方法则往往根据 B 超检查结果而确定是否进一步采用。

符合第(1)、(2)、(5)项可拟诊，合并有第(6)项可确诊。

2. 鉴别诊断 胆囊炎胆石症急性发作期症状与体征易与胃十二指肠急性穿孔、急性阑尾炎(尤高位者)、急性腹膜炎、胆道蛔虫病、右肾结石、黄疸肝炎及冠状动脉供血不全等相混淆，应仔细鉴别，多能区别。

【治疗方案】 结石性胆囊炎最终需手术治疗,手术时机、手术方式的选择根据患者的情况而定。

1. 症状性胆囊结石

(1) 急性发作期宜先行非手术治疗,待症状控制后,进一步检查,明确诊断;非手术治疗无效,应及时手术治疗。

(2) 常用的非手术治疗包括卧床休息、禁食、输液、纠正水、电解质和酸碱平衡紊乱,应用光谱抗生素等。

(3) 胆囊切除术一向是对症状性胆囊结石患者的首选治疗方法,包括开腹胆囊切除和腹腔镜胆囊切除。

2. 无症状胆囊结石 对以下情况的无症状性胆囊结石,多半采用预防性胆囊切除术:①糖尿病患者;②胆囊无功能;③大的胆囊结石;④瓷性胆囊;⑤上腹部手术时发现的胆囊结石。

【疗效评估】 手术后 1 周患者腹痛消失,体温正常为治愈。腹腔镜手术患者一般两天就可出院。

二、胆管结石

【概述】 胆管结石指结石位于胆管系统内。可分为:①继发性胆管结石:系胆囊结石下降至胆管,实质是胆囊结石的并发症;②原发性胆管结石:系原发于胆管系统的色素性结石,结石在肝内、外胆管中,胆囊内多不含结石。根据结石所在部位分为肝内胆管结石和肝外胆管结石。我区临床上所见的结石大多为肝外胆管结石。

【诊断标准】

1. 肝外胆管结石诊断依据

(1) Charcot 三联征:腹痛、寒战高热及黄疸合称为 Charcot 三联征。腹痛多为阵发性绞痛,发生部位为剑突下及右上腹部,可伴有向肩部放射。合并胆道感染时有寒战高热。胆管梗阻后出现黄疸。

(2) 实验室检查:白细胞及中性粒细胞升高,可有肝功能受损表现。

(3) B 超:B 超是首选的第一线检查方法,可发现肝内外胆道扩张,或合并有结石,但是诊断的准确率远不及胆囊结石。

(4) CT 检查:准确率较 B 超高。

(5) MRCP 是诊断的良好方法,PTC 和 ERCP 的影像比 MRCP 更清晰,但有出血、胆瘘等并发症。

符合(1)、(2)及(3)或(4)项可拟诊,加上第(5)项可确诊。

肝外胆管结石(包括原发性、继发性)的手术治疗

(1) 胆总管切开取石加 T 管引流术:适用于胆管结石,胆管上下端通畅,无狭窄或其他病变者。

(2) 胆肠吻合术:适用于复发性结石或结石呈泥沙样不易取尽者,以及胆总管扩张明显,下端有狭窄等梗阻性病变而上端通畅者。

(3) Oddi 括约肌切开、成形术:适用于单纯胆总管远端良性狭窄者。

(4) 经内镜下括约肌切开取石术:适用于结石嵌顿于十二指肠乳头部和胆总管下端的良性狭窄,尤其是已行胆囊切除患者。若胆管内结石数超过 5 个,结石大于 1cm,或狭窄段过长,则不宜采用。

【疗效评估】 感染得到控制的指标为:临床腹痛、寒战、黄疸症状消退,胃肠道功能恢复正常,结石取尽,引流通畅。

三、急性胆囊炎

【概述】 急性胆囊炎是胆囊发生的急性化学性和细菌性炎症。约 95% 的患者合并有胆囊

结石,称结石性胆囊炎;5% 的患者未合并胆囊结石,称非结石性胆囊炎。

【诊断标准】

1. 急性结石性胆囊炎诊断依据

(1) 腹痛:急性发作的典型过程表现为突发右上腹阵发性绞痛,常放射至右肩部和背部,伴恶心、呕吐。

(2) 发热:一般有轻度发热。

(3) 黄疸:10%~25% 的患者可出现轻度黄疸。

(4) 体格检查:可见右上腹饱满,压痛、反跳痛及肌紧张,Murphy 征阳性。有的患者可触及肿大的胆囊。

(5) 实验室检查:主要是白细胞计数及中性粒细胞增多;血清转氨酶升高,AKP 升高较常见。

(6) B 超检查:可见胆囊增大,壁增厚甚至"双边征"。B 超为最常用的第一检查手段。

有第(1)、(4)~(6)项可确诊,第(2)、(3)项作为参考。

2. 急性非结石性胆囊炎诊断依据

(1) 一般情况:年龄 60 岁以上,特别是老年男性患者,有手术或创伤史,或原有严重的内科病,发生右上腹痛。

(2) B 超特点:①胆囊内无结石;②胆囊膨胀;③胆囊壁增厚>3mm,有报道平均为 5.26mm;④胆囊周围液体沉积;⑤用超声探头向胆囊加压可引起疼痛。

【治疗方案】 本病一经诊断,应及早手术,根据患者的情况选择合适的手术方法。

1. 急性结石性胆囊炎 最终治疗是手术治疗。手术时机及手术方法的选择根据患者的具体情况而定,可分为紧急手术、早期手术和择期手术。紧急手术是患者入院后即进行手术;早期手术是指经过综合处理措施病情未见缓解后手术,一般在发病 3 天以内。

(1) 非手术疗法:包括禁食、输液、纠正水电解质及酸碱代谢失衡,选用广谱抗生素及全身支持疗法等。适用于:①初次发作,症状较轻的年轻患者;②临床症状不够典型者;③在非手术治疗下病情迅速缓解者;④发病已 3 天以上无紧急手术指征,非手术治疗症状有消退者。80% 的患者经一般处理能得到缓解,可待至慢性期择期手术治疗。

(2) 手术适应证:对有下列情况者,应经过短期的积极准备(6~12 小时)施行手术:①临床症状重,不易缓解;胆囊肿大,张力高;②腹部压痛、腹肌强直、腹膜刺激征明显者;③在治疗观察过程中,腹部体征加重者;④化脓性胆囊炎,有寒战、高热、白细胞计数极高;⑤60岁以上老年患者,症状较重者。

(3) 手术方法的选择:有胆囊切除术和胆囊造瘘术,后者多用于较晚期的患者,病程一般在 3 天以上,胆囊周围出现炎性肿块,粘连严重,切除困难,故不必勉强切除胆囊。

2. 急性非结石性胆囊炎 一经诊断,应及早手术治疗,根据患者情况选用胆囊切除或胆囊造瘘术。手术应以简单、有效为原则,不必过分强调经典的胆囊切除术,有时可采用胆囊坏死部分切除、造瘘,甚至经皮胆囊穿刺造口引流手术等。

【疗效评估】 治愈标准为:无腹痛、腹胀不适,体温正常;白细胞计数、分类正常;黄疸消退;胃肠道功能恢复;饮食正常。

【预后评估】 预后与患者年龄、机体状况、病情发展严重程度及手术时机的选择有关。急性结石性胆囊炎通常预后较好,非手术治疗约有 80% 的患者能得到缓解,手术治疗的效果也较为满意。

【摘要】 根据典型胆绞痛发作、右上腹局限性腹膜炎表现及 B 超检查结果可诊断急性胆囊炎。本病诊断须与胃十二指肠溃疡穿孔、肝脓肿、急性阑尾炎、急性胰腺炎及一些内科疾病鉴别。

本病原则上应取外科治疗，手术切除病变胆囊。

四、急性梗阻性化脓性胆管炎

【概述】 急性梗阻性化脓性胆管炎（AOSC），又称急性重症胆管炎（ACST），病情严重而凶险，发展迅速，死亡率高，常可侵及肝、肾、心、肺等多个重要脏器。

胆道完全梗阻、继发胆道感染是本病发病的基本原因。胆总管常显著扩张，胆管壁水肿、充血和增厚，黏膜可有多数溃疡，胆管内压明显增高，压力增高至>2.6mmHg（25cmH_2O），肠源性细菌大量繁殖，产生大量毒素，脓液逆流入肝窦，汇入血循环，导致脓毒血症、败血症和感染性休克，这种胆管静脉反流（cholangio vellous reflux）是本病引起一系列全身并发症的根本原因。

【诊断标准】

1. 诊断依据

(1) 腹痛：右上腹或剑突下持续性疼痛，阵发性加剧，疼痛向右肩背部放射，并伴恶心、呕吐；右上腹压痛、反跳痛、肌紧张，常可触及肿大的胆囊或肝脏。既往可有反复发作的胆道疾病史或胆道手术史。

(2) 寒战高热：体温高达39~40℃，弛张热，如伴肝脓肿可持续高热，可反复出现寒战，多为细菌及内毒素入血所致。

(3) 黄疸：常出现急剧加重之黄疸，但若为肝内一侧胆管梗阻所致，黄疸可不明显。

(4) 休克：约30%~50%的患者发生感染性休克，如合并有器官功能衰竭时，可出现相应的临床表现。

(5) 意识障碍：常出现不同程度的意识障碍，如烦躁、谵妄、嗜睡或昏迷。

(6) B超检查：可见胆总管和肝内胆管扩张，胆管梗阻的病因大多能在B超下发现。

(1)~(3)三项称为Charcot三联征。Charcot三联征+第(4)项或无休克者应满足以下6项中之2项始可确诊：①神志障碍；②脉搏>120次分钟；③体温>39℃或<36℃；④白细胞>20×10^9/L；⑤胆汁为脓性；⑥切开胆管其内压力明显增高。

2. 鉴别诊断　症状不典型的梗阻性化脓性胆管炎常易误诊，须与以下疾病相鉴别。

(1) 急性胰腺炎：多因胆道疾病引起，腹痛以上腹部偏左为主，并伴腰背部疼痛，偶伴黄疸，血、尿淀粉酶明显升高，B超、CT等影像学检查有重要的鉴别意义。

(2) 胃十二指肠穿孔：有长期溃疡病史，突发上腹部剧痛，压痛、反跳痛存在，肌紧张如板样强直，早期多无寒战、发热，无黄疸。立位腹部平片可见膈下游离气体。

(3) 急性化脓性胆囊炎：反复发作的胆囊炎病史，腹痛位于右上腹，压痛、肌紧张，可扪及肿大的胆囊，伴发热，无寒战，无黄疸，B超等影像检查未见胆管扩张多无休克表现。

【治疗方案】

1. 手术治疗　本病一经确诊，应在抗休克和抗感染治疗的同时考虑手术治疗，减压引流胆道，解除梗阻。手术操作以简单为好，手术时间不宜过长。手术方式以胆总管切开引流为主，如为胆管结石，术中不强求取尽结石；如遇胆管狭窄，则宜采用最简单的方式通畅引流为妥。肝内胆管也应得到充分引流，术中造影能清楚了解胆道梗阻的情况。

应重视短暂的术前准备，尤其是已伴有内环境紊乱和感染性休克的患者，以使其能更好地接受麻醉和手术。

2. 非手术胆管减压

(1) 经皮肝穿刺胆管引流（PTCD）。

(2) 经鼻胆管引流：通过纤维十二指肠镜部分切开Oddi括约肌，然后向胆管内置入特制的胆道引流管，经十二指肠、胃、食管、鼻引出体外，称之为鼻胆管引流。

(3) 积极抗休克治疗：本病出现休克早，抗休克治疗常常是挽救生命的重要环节。包括扩容、抗感染、纠正水、电解质及酸碱平衡紊乱、应用心血管药物等。抗休克治疗应贯穿整个围手术期，直至病情平稳，而不仅仅限于病程的某一阶段，未出现休克时应积极预防之。出现休克的时间长短决定了本病的预后：

【疗效评估】 术后患者体温正常，腹痛消失，T管造影示胆道无残留结石为治愈。若胆道有残留结石，或行单纯胆道减压术，术后两月可行胆道镜检查和治疗，以取尽结石。

【预后评估】 本病起病急骤，进展迅速，早期即可出现休克，若在休克前及时诊断，积极治疗包括预防休克、解痉及全身支持等，同时在短期内严密观察，及时手术减压引流胆道，多可治愈。若延误诊治，进入休克、DIC期以及引起胆源性肝脓肿，甚至出现多器官功能衰竭，死亡率可高达60%~70%。

【评述】 急性梗阻性化脓性胆管炎的治疗，应采取积极的态度，手术解除胆道梗阻，通畅引流胆道是治疗之关键，非手术治疗是重要环节。既不能延误手术时机，又不能在全身情况很差、不能耐受手术时盲目强调急症手术。应积极抗休克治疗，改善全身情况，创造手术条件，如若条件仍不够，可先行非手术胆道减压，挽救生命，争取彻底治疗机会。

【摘要】 急性梗阻性化脓性胆管炎，起病急、进展快，根据病史、临床表现及必要的影像检查、诊断应较容易。及时的手术治疗和围手术期积极的抗休克、抗感染、全身支持治疗是相辅相成的两个重要的方面，如何掌握其先、后与轻、重应视具体病情而定，并随病情变化而做相应调整。

五、胆 管 癌

【概述】 胆管恶性肿瘤几乎全部为胆管癌。主要是指左右肝管直至胆总管下端的肝外胆管癌。在胆管癌中以高位胆管癌为多见，发病年龄多在50~70岁。男女比例为2∶1~2.5∶1。目前发病原因不明，可能与下列因素有关：①慢性胆囊炎胆石症合并感染。②胆管乳头状瘤和腺瘤。③溃疡性结肠炎和家族性结肠息肉病。④先天性胆总管囊肿。胆管癌根据发生的部位可分为：①高位胆管癌，包括肝内二级胆管、左右肝管和肝总管汇合部。②胆总管中段癌。③胆总管下段癌。

【诊断标准】

1. 诊断依据

(1) 上腹部不适多为间歇性上腹部饱胀不适。

(2) 进行性黄疸一般进展较快且无疼痛，常伴有食欲不振、消瘦和皮肤瘙痒等症状。黄疸往往是患者就诊的主要原因。

(3) 发热如伴有胆道感染可有畏寒发热腹痛等症状。

(4) 肝肿大的肝脏质地尚软，常合并有胆囊肿大。

(5) 肿瘤标志物检测血清CA19-9值的显著升高对胆管癌有辅助诊断价值，但其特异性不高，在胆道感染时亦可升高。CA50诊断胆管癌的敏感性可达94.5%，但特异性只有33.3%。另外，肝功能的某些检查项目，如ALP、r-GT、LAP、BILIT、UILID等均有助于确定肝外梗阻性黄疸。

(6) 经皮肝穿刺胆道造影(PTC)可见癌肿以上胆管扩张，明确胆道梗阻的部位和形态。近年来有报道在PTCD的基础上经皮肝穿刺胆道镜检查(PTCS)，对胆管癌进行胆道直接观察和活检，对早期诊断提供了新途径。

(7) 逆行胰胆管造影(ERCP)可显示胆管梗阻部位以下的胆管影像；目前已被MRCP取代。

(8) MRCP能显示完整的胆道树图像。

(9) CT检查它是目前常用的检查方法，能显示梗阻近端的胆管扩张、肝内转移病灶和区域淋巴结肿大。缺点是对肝门软组织分辨率差，不能显示完整的胆道树图像，对肝门胆管癌切除可能性的术前评估帮助不大。

(10) B超检查它能发现胆管梗阻部位以上明显扩张,而梗阻部位处无结石强回声光团及声影。电脑彩超有时可在胆管梗阻部位测及肿瘤内彩色血流,并测及动脉频谱,可与结石相鉴别。

出现第(1)~(5)项拟诊,加第(6)、(7)、(10)项中任1项可确诊。

2. 鉴别诊断

(1) 慢性胃病:早期胆管癌仅表现为上腹部胀痛、隐痛不适、食欲下降等而误诊为胃病,应仔细鉴别。必要时应采用内镜及钡餐检查以资鉴别。

(2) 黄疸性肝炎:低位胆管癌产生黄疸,由于肿瘤生长缓慢和肝内外胆管及胆囊的代偿性扩张,所以黄疸出现较迟缓。轻中度黄疸的病程相对较长,易致误诊。B超检查无肝内外胆管扩张可与胆管癌鉴别。

(3) 慢性胆囊炎胆石症:胆管癌合并胆石或胆道感染时常与本病混淆。在感染控制后及时行PTC和ERCP有助于诊断。

【治疗方案】 对胆管癌应以手术治疗为主。国内报道胆管癌的切除率为20%,其中半数属治愈性切除。平均生存时间19.3个月。姑息性引流术平均生存时间8个月。不做引流术者平均生存时间仅2个月。手术目的主要是切除肿瘤,恢复胆道的通畅。

1. 手术治疗

(1) 根治性手术:①对下段胆管癌和中段胆管癌累及胰腺者应行胰十二指肠切除;②对中段胆管癌且局限者可行胆管部分切除、胆管空肠Roux-en-Y吻合术;③对肝门部胆管癌应积极争取手术切除肿瘤,包括根治性右半肝切除或左半肝切除、胆管空肠Roux-en-Y吻合。近来有报道肝门部胆管癌行肝移植术者。

(2) 姑息性手术:①癌段胆管切除胆管端端吻合术:适用于肝总管胆囊管和胆总管汇合部癌,肿瘤局限于胆管内,无区域淋巴结转移。②胆囊空肠或十二指肠吻合术:适用于胆囊管以下的胆管癌因病变广泛而不能切除或全身情况差而不宜行根治术者。③经胆总管放置U形管:适用于高位胆管癌不能切除者。其优点是U形管不易脱落,可以定期冲洗,必要时更换。是较理想的姑息性治疗措施。

2. 非手术治疗

(1) 经皮肝穿刺胆道引流术(PTCD)该方法可作为减轻黄疸,改善全身情况的术前准备和姑息性胆汁外引流治疗。

(2) 放疗与化疗对胆管癌尚可采用术中放疗、术后定位放疗及经导管内照射。

【疗效评估】 手术后黄疸减轻,腹痛缓解,体温正常为缓解;5年内肿瘤无复发为治愈。

【预后评估】 传统观点认为胆管癌预后极差,但随着根治性手术的开展、记忆性合金胆道内支架的应用以及术后综合性治疗措施的实施,根治性切除术的2年生存率已达40%~70%;姑息性治疗的平均生存期为6个月至1年,但5年生存率仍较低。

【评述】 肝外胆管癌近年来有增多趋势,根治性手术切除是此类患者得以治愈的惟一方法。目前,国内根治性手术只达到10%~58.3%,由于胆管上端癌或肝门部胆管癌所占该病比例最高(60%~75%),且早期五特异性症状,待出现黄疸来就诊时大都已是晚期,因此,早期诊断显得格外重要。

【摘要】 胆管恶性肿瘤几乎全部为胆管癌。主要是指左右肝管直至胆总管下端的肝外胆管癌。在胆管癌中以高位胆管癌为多见,目前发病原因不明。临床主要表现为上腹部不适和进行性黄疸。黄疸一般进展较快且无疼痛。临床体检可见肝脏肿大,有时可触及肿大胆囊。实验室检查血清CA19-9值的显著升高对胆管癌有辅助诊断价值。但其特异性不高。经皮肝穿刺胆道造影(FTC)、逆行胰胆管造影(ERCP)对诊断有较大价值。胆管癌的治疗应以手术治疗为主。治愈性切除平均生存时间19.3个月,姑息性引流术平均生存时间8个月,不做引流术者平均生存时间仅2个月。

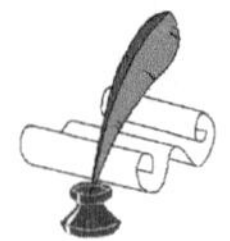

第十三章　急、慢性胰腺炎

第一节　急性胰腺炎

案例 1-13-1

患者，女，40 岁，以"上腹痛 1 天"为主诉入院。患者 1 天前进食后 2 小时出现上腹正中隐痛，逐渐加重，呈持续性，向腰背部放射，仰卧、咳嗽或活动时加重，呈束带状，伴恶心、频繁呕吐，吐出食物、胃液和胆汁，吐后腹痛无减轻，在当地门诊多次给予 654-2 针无效。发病以来无咳嗽、胸痛、腹泻及排尿异常。既往有胆石症多年，但无慢性上腹痛史，无反酸、黑便史，无明确的心、肺、肝、肾病史，个人史、家族史无特殊记载。

体格检查：T 37. 8℃，P 90 次/分，R 20 次/分，BP 110/70mmHg，急性病容，侧卧卷曲位，皮肤干燥，无出血点，浅表淋巴结未触及，巩膜无黄染，脐周皮肤无瘀斑，心肺无异常，腹平坦，上腹部轻度肌紧张，压痛明显，可疑反跳痛，未触及肿块，Murphy 征阴性，肝肾区无明显叩痛，移动性浊音阴性，肠鸣音稍弱，双下肢不肿。

化验：血 Hb120g/L，WBC15×10^9/L，中性粒细胞 0. 86，淋巴细胞 0. 14，plt110×10^9/L，尿蛋白阴性，RBC2～3/高倍，尿淀粉酶 2560U（Somogyi 法），血淀粉酶 640U（Somogyi 法）腹平片未见膈下游离气体和液平，肠管稍扩张，血清 BUN7. 0mmol/L，血糖 4. 6 mmol/L。

问题

◆最可能的诊断？

◆诊断依据有哪些？

◆鉴别诊断？

◆进一步的检查？

◆治疗方法？

◆预后如何？

◆如何预防？

参考答案和提示

◆诊断　急性胰腺炎。

首先从病史判断，患者出现急性腹痛症状，根据位置以中上腹部为主剧烈的腹痛，并有中上腹部的急性腹膜炎体征，考虑患者的病变位置可能位于中上腹部脏器，表现为上腹部疼痛脏器有肺脏、心脏、胰腺、肝、胆囊、胃、结肠、小肠，脾脏。根据患者既往无明确的心、肺、肝、肾病史，无胸闷，气憋，无咳嗽、胸痛病史，基本排除肺部病变和心脏病变。同时患者有明显的胃肠道症状，考虑腹腔脏器病变可能性大。腹痛的病因可能为：理化刺激，梗阻，炎症，血运障碍等。根据患者腹痛的性质，疼痛剧烈，持续加重，仰卧、咳嗽或活动时加重。患者化验检查 Hb120g/L，WBC 15×10^9/L，中性粒细胞 0. 86，淋巴细胞 0. 14，plt110×10^9/L，血象高，不贫血，考虑有炎症反应，排除出血。既往无外伤史，排除肝、脾脏外伤破裂和栓塞所致的急性腹痛。患者病程中无腹泻，无消化道出血病史。排除肠道血运障碍性疾病。同时从检查来看腹平片未见膈下游离气体和液平，肠管稍扩张，排除胃肠道机械性梗阻，胃肠道穿孔所致的理化刺激和炎症病变。腹痛的范围向腰背部放射，呈束带状，胃、结肠、小肠疾病向腰背部放射少见。考虑胆囊、胰腺病变可能，其中胰腺可能性最大。患者腹痛使用解痉剂不缓解。患者既往有胆石症多年，急性胆囊炎发作时疼痛以急性右上腹部绞痛为主，可伴有皮肤黄染，高热，使用解痉剂有一定疗效。胆石症为急性胰腺炎发病的原因之一，急性胰腺炎发作时解痉剂治疗效果差。故胰腺疾病可能性大。此外，尿淀粉酶2560U（Somogyi 法），血淀粉酶 640U（Somogyi 法），血尿淀粉酶明显升高，急性胰腺炎诊断成立。

◆诊断依据

1. 急性持续性上腹痛，向腰背部放射，伴恶心、呕吐，吐后腹痛不减。
2. 查体有上腹部肌紧张，压痛，可疑反跳痛和腹水征及麻痹性肠梗阻征象。
3. 化验血 WBC 数和中性比例增高、腹平片结果不支持肠穿孔和明显肠梗阻。
4. 既往有胆结石史。
5. 血尿淀粉酶高。

◆鉴别诊断

1. 溃疡病急性穿孔。
2. 急性肠梗阻。
3. 急性胃肠炎。
4. 慢性胆囊炎急性发作。

◆进一步检查

1. 腹部 B 超和 CT 扫描。
2. 若有腹水，则应穿刺化验及腹水淀粉酶活性测定。
3. 血清淀粉酶活性、血 Ca^{2+}、K^{+}、Na^{+}、Cl^{-}。
4. 血气分析、C 反应蛋白。
5. 肝肾功能。

◆治疗方法

1. 非手术治疗

(1) 减少胰腺外分泌：禁食和胃肠减压；抑制胰腺分泌药物如生长抑素。

(2) 对抗胰酶活性药物（抑肽酶、加贝酯）。

(3) 抗生素预防感染。

(4) 支持疗法：输液、营养支持。

(5) 镇痛。

(6) 中药治疗。

2. 必要时手术治疗　患者可待胰腺炎炎症控制后限期行胆囊切除术，去除胰腺炎发作诱因。

◆预后　急性胰腺炎是外分泌胰腺疾病，与腺泡细胞的损伤有关，引起不同程度局部及全身炎症反应。大部分患者为轻症急性胰腺炎，可以自动局限。重症急性胰腺炎死亡率 30% 以上。此患者预后好。

◆预防　减少患者发生胰腺炎的诱因，此患者的发病诱因可能与胆囊结石胆道结石有关，故待胰腺炎炎症控制后 3 个月内行胆囊切除术。此后需要注意饮食，低脂饮食，不能暴饮暴食。

案例 1-13-2

患者，男，43 岁，汉族，已婚，以"突发性中上腹疼痛两天伴神志不清一天"为主诉入院。患者两天前中午进食酥油约一小时后突然出现中上腹部疼痛，疼痛初为胀痛能忍受，无明显的肩背部牵涉痛。至次日下午腹痛加剧，呈持续性刀割样疼痛，疼痛剧烈，伴大汗淋漓，向腰部牵涉痛，呈束带样。伴恶心呕吐，呕吐物为胃内容物，呕吐后疼痛不缓解，伴腹胀，腹部膨隆。一天前患者出现神志不清，胡言乱语，被家人送至当地医院，给予胃肠减压、抗炎治疗。腹痛不缓解，临床症状逐渐加重。病程中患者烦躁明显,意识障碍加重。出汗较多,极度口渴,尿少约300毫升,无大便,伴腹胀明显,伴胸闷气短。无咳嗽咳痰,无腹泻,反酸、嗳气,呕血,便血,黑粪及黄疸。无明确的心、肺、肝、肾病史,个人史、家族史无特殊记载。既往有高血脂病,无慢性上腹痛史。

体格检查:T 42℃,P 165次/分,R 30次/分,BP 80/50mmHg。发育正常,肥胖体形,抬入病房,神志欠清,瞻望,胡言乱语,问答不对题,查体欠合作。腹部高度膨隆,腹壁无静脉曲张,未见胃肠型及蠕动波,全腹肌紧张,压痛,反跳痛阳性。以中上腹部压痛、反跳痛、腹肌紧张明显,未触及包块。左腰部压痛。肝脾触诊不满意,双肾区扣痛阴性,移动性浊音阳性,肠鸣音消失。CT示:急性胰腺炎。检查血生化示:钙:1.69 mmol/L,尿素11.4mmol/L,肌酐:186.0 μmol/L,尿酸:479.0μmol/L,葡萄糖:32.78mmol/L,血常规:WBC:27.30×10^9/L,中性粒细胞0.897,HCT0.5,血淀粉酶:1050.0U/L,尿淀粉酶:9397.0U/L。三酰甘油23.4mmol/L,胆固醇10.4 mmol/L。

问题

◆最可能的诊断?

◆诊断依据有哪些?

◆鉴别诊断?

◆治疗方法?

◆预后如何?

◆如何预防?

参考答案和提示

◆初步诊断 重症急性胰腺炎、高脂血症、低血容量性休克、急性肾功能不全、代谢性酸中毒、糖尿病。

◆诊断依据

1. 突发性中上腹疼痛两天伴神志不清一天。

2. 腹部高度膨隆,全腹肌紧张,压痛,反跳痛阳性。以中上腹部压痛、反跳痛、腹肌紧张明显,未触及包块。左腰部压痛。移动性浊音阳性,肠鸣音消失。

3. CT示 急性胰腺炎。血淀粉酶:1050.0U/L,尿淀粉酶:9397.0U/L。钙:1.69mmol/L。

4. 24小时尿少约300毫升。

5. 尿素11.4mmol/L,肌酐:186.0μmol/L,尿酸:479.0μmol/L。

6. 葡萄糖 32.78mmol/L。二氧化碳结合力8 mmol/L。

7. 血常规 WBC:27.30×10^9/L,中性粒细胞:0.897,HCT0.5。

8. 三酰甘油23.4 mmol/L,胆固醇10.4 mmol/L。

9. 既往高脂血症。

10. 血压BP 80/50mmHg,神志不清楚谵妄。

11. CT示 急性胰腺炎。

◆鉴别诊断

1. 溃疡病急性穿孔。

2. 急性肠梗阻。

3. 急性胃肠炎。

4. 慢性胆囊炎急性发作。

◆最合适的治疗方法 非手术治疗:

1. 加强护理和观察 重型急性胰腺炎患者应入住监护病房,严密观察体温、呼吸、脉搏、血压及尿排出量,持续监测血氧饱和度并维持>95%。建立静脉通道,在检测中心静脉压和尿量的基础上立即给予补充晶体液和胶体液,纠正休克,改善肾功能。

2. 监测血气分析,纠正改善患者的酸碱平衡紊乱。

3. 监测和降低血糖。

4. 减少胰腺外分泌和对抗胰酶活性药物　禁食和胃肠减压。抑制胰腺分泌药物如生长抑素和抑肽酶、加贝酯等等。

5. 抗生素预防感染。

6. 营养支持、调节电解质平衡，及时纠正低钾、低钙、低镁。

7. 镇痛、解痉。临床多用盐酸哌替啶 50 mg 肌内注射，同时加用阿托品 1mg 肌内注射。

8. 灌肠，改善腹内压增高。

手术治疗：

非手术治疗应加强治疗 24h，病情继续恶化应行手术治疗。在非手术治疗过程中，病情发展快，腹胀或腹膜刺激症状严重、生命体征不稳定，在 24h 左右很快出现多器官功能不全者，应及时进行腹腔引流。

◆预后判断　可根据 Ranson 标准，入院时的表现：

1. 年龄>55 岁。

2. 白细胞计数>16×10^9/L。

3. 葡萄糖浓度>200mg/dL。

4. 乳酸脱氢酶浓度>350U/L。

5. 血清谷氨酸草酰乙酸转氨酶浓度>250U/L。

48 小时标准：

1. 血细胞比容减少>10%。

2. 血尿素氮浓度增加>5mg/dL。

3. 血钙浓度<8mg/dL。

4. 动脉血氧分压<60mmHg。

5. 碱储备下降>4mmol/L。

6. 体液增加>6L。

患者符合 3 条标准可诊断为重症急性胰腺炎，死亡率 30%，符合 4~6 标准条死亡率 40%，超过 7 条标准死亡率几乎 100%。此患者死亡率高。

◆预防　减少患者发生胰腺炎的诱因，此患者的发病诱因可能与油腻饮食和高脂血症有关，故此患者需要积极控制血脂治疗。

临床思维：急性胰腺炎

急性胰腺炎是外分泌胰腺疾病，与腺泡细胞的损伤有关，引起不同程度局部即全身炎症反应。大部分患者为轻症急性胰腺炎，可以自动局限。重症急性胰腺炎是指出现了器官衰竭包括休克、肺功能不全和肾衰，也可出现胰腺本身的并发症如胰腺坏死、脓肿或假性囊肿。大约 20% 急性胰腺炎可存在胰腺坏死。合并多脏器衰竭。我国以胆源性急性胰腺炎为主，国外以酒精性急性胰腺炎为主。

【急性胰腺炎最常见病因】

1. 胆道疾病　① 胆石、蛔虫、胆道感染致壶腹部狭窄，胆汁排出障碍，胆道内压超过胰管内压，造成胆汁反流胰管。② 胆石移动进入十二指肠引起暂时性的 Oddi 括约肌功能不全，十二指肠内容物反流入胰管，激活胰酶。③ 胆道炎症及其毒素也可能通过与胰腺的共同淋巴系统扩散到胰腺。④壶腹部或者胰头体部肿瘤压迫阻塞或结石、蛔虫直接嵌顿，使胰液分泌受阻。

2. 酗酒　① 长期饮大量乙醇使正常胰液内的蛋白质包括乳铁蛋白浓度增加，沉淀于胰管形成钙化基膜，导致胰管部分阻塞，胰液流出不畅。② 大量饮酒可刺激 Oddi 括约肌痉挛，十二指肠乳头水肿,致胰液排出进一步受阻。③乙醇刺激胃酸分泌,胃酸刺激促胰液素和胆囊收缩素分泌,促使胰外分泌增多。

3. 暴饮暴食 暴饮暴食可短期内大量食糜进入十二指肠,刺激乳头水肿。

4. 高三酰甘油血症。

5. 感染。

6. 手术。

7. 外伤。

8. 高钙血症。

9. 其他毒素(甲醇、蝎素、有机磷)、药物(如利尿药、巯唑嘌呤、巯基嘌呤、丙戊酸、肾上腺皮质激素、四环素等)、血管炎、急性传染病、X 线照射、ERCP 检查后等。

【临床表现】 几乎所有的病例均可出现急性上腹痛。多数位于中上腹部,半数病例向腰背部放射。发作为突然性,程度轻重不一。多在 10~30 分钟内加剧,呈持续性钻痛或刀割样疼痛,难以耐受,不能用一般解痉剂缓解,前倾坐位或匍匐侧卧位可部分减轻疼痛。轻型者腹痛一般持续 3~5 天即缓解。重症者腹痛剧烈,延续时间长,于腹腔渗液扩散可弥漫及全腹痛发热、恶心、呕吐、心悸。少数可出现黄疸、低血压。体检时多数中上腹压痛,伴肌紧张。伴麻痹性肠梗阻而有腹胀、肠鸣音消失或减弱。可叩出移动性浊音。腹水常为血性,少数患者出现两侧腹部皮肤蓝棕色斑(Grey-Tmner)或脐周蓝棕色斑(Cullen 征)。起病后 2~4 周发生胰腺及周围脓肿或假囊肿时,上腹可触及包块 有时可出现左侧肺底不张或肺炎。左侧或双侧胸腔积液体征 重症可发生低钙抽搐。偶见远处皮肤红斑结节,为皮下脂肪坏死所致。

【辅助诊断方法】

1. 白细胞计数增高。

2. 血清淀粉酶在起病后 6~12 小时开始升高,48 小时下降,持续 3~5 天。淀粉酶的高低不一定反应病情的轻重。严重的出血坏死性胰腺炎淀粉酶可正常或低于正常。此外,胆石症、胆囊炎、溃疡病穿孔、急性腹膜炎、肠梗阻及肠系膜血管栓塞等均可轻度升高,但不会超过 500U。血清淀粉酶持续高超过 10 天可能提示局部并发症如假囊肿形成、胰性腹水或胸水。尿淀粉酶在发病后 12~24 小时开始增高。但下降较慢,持续 1~2 周,适用于测定血淀粉酶较晚的患者。

血清脂肪酶测定:血清脂肪酶常在病后 24~72 小时开始上升,持续 7~10 天。对病后就诊较晚的急性胰腺炎患者有诊断价值,特异性强,但不能用做早期诊断。

3. 血糖升高,血钙低于 1. 87 mmol/L 以下,提示坏死性胰腺炎。

4. 影像学检查,X 线片 腹部平片①排除其他原因的急腹症 如胃肠道穿孔时存在腹腔游离气体(立位片);②提供支持胰腺炎的间接证据。胸片可能见到一侧或双侧横隔抬高或胸腔积液等。B 超和 CT:对胰腺炎有确认意义,同时可估计胰腺炎的严重程度和是否发生了局部并发症、是否存在胆道结石和扩张、腹部核磁共振并不比 CT 优越,只用在由于肾功能衰竭或严重过敏而不能耐受静脉造影剂者。

第二节 慢性胰腺炎

案例 1-13-3

患者,男,35 岁,以“反复上腹疼痛一年,加重 1 周”为主诉入院。患者一年前进油腻食物后,突发中上腹疼痛,就诊当地医院,诊断为“急性胰腺炎”,住院治疗 42 天好转后出院,此后多次因油腻饮食或饮酒后出现中上腹疼痛,伴腹胀、食欲不佳、腹泻黄色油状便 2~3 次/日,在外院对症治疗,腹痛缓解后出院。近一周来又突发中上腹疼痛,呈持续性胀痛,伴右肩背部疼痛,病程中伴腹泻，食量逐渐减少，食后腹胀，体重减少23千克，无寒战高热，无黄染，无恶心，呕吐。入眠尚可，小便正常，腹泻黄色油状便3~4次/日。嗜好饮酒、食肉。饮酒六年，饮酒频繁，最多500ml，余无其他不良嗜好。体格检查：T 36℃ P 72次/分 R 18次/分 BP 100/80mmHg，腹部平坦，对称，腹式呼吸正常，未见腹壁静脉曲张，未见胃肠型及蠕动波，未见手术瘢痕，脐正常，无疝，未及腹肌紧张，中上腹压痛，未及反跳痛，未及液波震颤未及振水声，未触及包块，肝脾肋下未触及，胆囊未触及，Murphy征阴性，肝区无叩痛，双侧肾区叩痛阴性，肠鸣音3次/分。行B超：胆囊炎、胰头部回声增强。胰管扩张，胰管内可见高回声影。血生化示：葡萄糖：10.1mmol/L，血常规示WBC：9.30×10^9/L，中性粒细胞0.797，HCT0.44 血淀粉酶：358.0U/L，尿淀粉酶：860.0U/L。

问题

◆最可能的诊断？

◆诊断依据有哪些？

◆鉴别诊断？

◆进一步的检查？

◆治疗方法？

◆预后如何？

◆如何预防？

参考答案和提示

◆诊断

1. 慢性胆囊炎。

2. 慢性胰腺炎。

3. 糖尿病2型。

◆诊断依据

1. 反复上腹疼痛一年，加重1周。多次出现中上腹疼痛，伴腹胀、食欲不佳、腹泻黄色油状便2~3次/日。近一周来中上腹疼痛，呈持续性胀痛，伴右肩背部疼痛，病程中伴腹泻，食量逐渐减少，食后腹胀，体重减少23千克。嗜好饮酒、食肉。饮酒六年，饮酒频繁，最多500ml。

2. 查体　中上腹压痛，未及反跳痛，未触及包块。

3. B超　胰头部回声增强。胰管扩张，胰管内可见高回声影。

血生化示：葡萄糖：10.1mmol/L

血常规：WBC：9.30×10^9/L，中性粒细胞0.797，HCT 0.44 血淀粉酶：358.0U/L，尿淀粉酶：860.0U/L

◆ 鉴别诊断

1. 急性胰腺炎。

2. 胰腺癌。

◆进一步的检查

1. 腹部X线检查。

2. 行CT检查进一步明确胰管情况，明确胰腺形态变化。

3. 行内镜逆行胰胆管造影术，可明确胰管内是否有结石，胰腺管形态。

◆治疗方法

1. 先按急性胰腺炎保守治疗方案治疗(禁食和胃肠减压，使用减少胰腺外分泌和对抗胰酶活性药物，抗生素预防感染，支持疗法：输液、营养支持、镇痛)。

2. 胰腺外分泌功能不全的治疗：(应用外源性胰酶制剂替代治疗并辅助饮食疗法。同时可给予PPI、H2受体拮抗剂等抑酸药，以增强 胰酶制剂的疗效，并加强止痛效果)。

3. 降糖治疗。

4. 疼痛的治疗 ①一般治疗:对轻症者,多数情况下戒酒、控制饮食便可使疼痛减轻或暂时缓解;②止痛药物:使用抗胆碱药物对轻症者可能达到止痛效果,疼痛严重者可用麻醉镇痛药。

5. 内镜治疗 慢性胰腺炎的内镜治疗主要用于胰管减压,缓解胰性疼痛,提高生活质量。有胰管结石者,可切开取石。

6. 外科手术、顽固性疼痛经内科治疗无效者系行胰管内引流、胰腺支配神经切断术及针对病因的有关手术等。

◆ 预后 可缓解胰性疼痛,提高生活质量。慢性疾病。

◆ 预防 积极有效治疗急性胰腺炎,去除发生胰腺炎诱因。慢性胰腺炎患者须绝对戒酒、避免暴饮暴食。发作期间应严格限制脂肪摄入。

临床思维:慢性胰腺炎

慢性胰腺炎(chronic pancreatitis,CP)是指由于各种不同病因引起胰腺组织和功能的持续性损害,其病理特征为胰腺纤维化。临床以反复发作的上腹疼痛,胰腺外分泌功能不全为主要特征,可并有胰腺内分泌功能不全、胰腺实质钙化、胰管结石、胰腺假性囊肿形成。国内缺乏流行病学统计资料。以男性患者为多,约2/3病例的年龄30~50岁,患者既往病历中常有胆系病症或急性胰腺炎史。

【病因】

1. 常见病因 酗酒与慢性胰腺炎关系密切。资料表明我国与西方国家不同,胆道系统疾病可能是其病因之一。

2. 其他病因 高脂血症、遗传因素、自身免疫疾病、胰腺先天性异常(如胰腺分裂症、囊性纤维化等)和甲状旁腺功能亢进等。约有10%~30%的慢性胰腺炎病因不能明确,称特发性慢性胰腺炎。

【临床表现】 轻度慢性胰腺炎无明显特异性临床表现。上腹部不适,饱胀、疼痛、消化不良、胃口不佳、体重减轻、营养缺乏等。中、重度慢性胰腺炎临床表现包括:①腹痛、腹胀、黄疸等。腹痛是慢性胰腺炎的主要临床症状,初为间歇性后转为持续性,多位于上腹部,可放射至背部或两肋部。腹痛常因饮酒、饱食、高脂肪餐或劳累而诱发。②消化吸收不良、脂肪泻、体重减轻等症状。便秘。③并发症可有:糖尿病、胰腺假性囊肿形成、腹水、胰瘘、消化道梗阻及胰源性门脉高压症等。

【慢性胰腺炎的诊断】

1. 临床表现 临床症状仍是诊断慢性胰腺炎的重要依据。

2. 体征 可有轻度压痛。当并发巨大假性囊肿时可扪及包块。当胰头显著纤维化或假性囊肿压迫胆总管下段,可出现黄疸。由于消化吸收功能障碍导致消瘦,亦可出现与并发症有关的体征。

3. 慢性胰腺炎的影像学诊断

(1) 腹部X线片可有胰腺钙化。

(2) 腹部B超:根据胰腺形态与回声及胰管变化。

(3) 内镜超声(EUS):主要有胰实质回声增强、主胰管狭窄或不规则扩张及分支胰管扩张、胰管结石、假性囊肿等。

(4) CT/MRI检查:CT显示胰腺增大或缩小、轮廓不规则、胰腺钙化、胰管不规则扩张或胰周胰腺假性囊肿等改变。MRI对慢性胰腺炎的诊断价值与CT相似,但对钙化和结石逊于CT。

(5) 胰胆管影像学检查:是诊断慢性胰腺炎的重要依据。轻度慢性胰腺炎:胰管侧支扩张/

阻塞(超过3个),主胰管正常;中度慢性胰腺炎:主胰管狭窄及扩张;重度慢性胰腺炎:主胰管阻塞,狭窄,钙化,有假性囊肿形成。胰胆管影像检查主要方法有:内镜逆行胰胆管造影术(ERCP)和磁共振胰胆管成像术(MRCP)。

4. 实验室检查

(1) 急性发作期可见血清淀粉酶升高,如合并胸、腹水,其胸、腹水中的淀粉酶含量往往明显升高。血糖测定及糖耐量实验可反映胰腺内分泌功能。

(2) 胰腺外分泌功能实验。

慢性胰腺炎以控制症状、改善胰腺功能和治疗并发症为重点,如病因明确,应进行病因治疗。

【一般治疗】 发作期间应严格限制脂肪摄入。必要时可给予肠外或肠内营养治疗。对长期脂肪泻的患者,应注意补充脂容性维生素及维生素 B_{12}、叶酸,适当补充各种微量元素。

【内科治疗】

1. 急性发作期的治疗 治疗亦与急性胰腺炎大致相同。

2. 胰腺外分泌功能不全的治疗 对于胰腺外分泌功能不全所致腹泻,主要应用外源性胰酶制剂替代治疗并辅助饮食疗法。

3. 伴糖尿病的患者 按糖尿病处理原则处理。

4. 疼痛的治疗 ①一般治疗:对轻症者,多数情况下戒酒、控制饮食便可使疼痛减轻或暂时缓解;②止痛药物:使用抗胆碱药物对轻症者可能达到止痛效果;③抑制胰酶分泌:胰酶制剂替代治疗能缓解或减轻腹痛,生长抑素及其类似物、H2受体拮抗剂或PPI抑制剂;④抗氧化剂:对于酒精性慢性胰腺炎患者,应用抗氧化剂(如维生素A、C、E、硒、蛋氨酸);⑤对于疼痛顽固剧烈,药物治疗无效者,可在CT、EUS诱导下做腹腔神经丛阻滞治疗,对并有胰管狭窄、胰管结石,可在内镜下作相应治疗;⑥如上述方法无效时,应考虑手术治疗。

【内镜治疗】 慢性胰腺炎的内镜治疗主要用于胰管减压,缓解胰性疼痛,提高生活质量。有胰管结石者,可切开取石;并发胰腺假性囊肿者可作内镜下引流术或胰管支架置入术。

【外科手术】 手术治疗分为急诊手术和择期手术。手术方法有胰管内引流、胰腺远端切除术、胰十二指肠切除术、全胰切除术、胰腺支配神经切断术及针对病因的有关手术等。

复 习 题

一、名词解释

1. 胆源性胰腺炎
2. Chronic pancreatitis

二、填空题

1. 急性胰腺炎常见的原因有________、________、________、________、________等。
2. 胰酶的测定对急性胰腺炎的诊断有重要意义。目前,常测定________和________。
3. 血清淀粉酶值在发病后________开始升高,________达高峰,________后恢复正常。血清淀粉酶值高于________温氏单位________,或大于________索氏单位________即提示急性胰腺炎。
4. 尿淀粉酶在发病________后开始上升,且________,超过________温氏单位或________索氏单位也提示急性胰腺炎。
5. 慢性胰腺炎最常见的症状是________,呈________,常因________、________、________诱发。
6. 慢性胰腺炎的治疗是针对减轻________,促使________,防治________,改善营养,调整________。分________和________。

三、单项选择题

1. 胰腺的外分泌是由哪种细胞产生是(　　)
   A. B细胞　B. G细胞　C. 腺泡和导管壁细胞　D. D1细胞　E. A细胞
2. 胰液的每日分泌量是(　　)
   A. 400~800ml　B. 600~1000ml　C. 750~1500ml　D. 800~1200ml

E. 400~600ml

3. 腺疾病与胆道疾病的相互关系的局部基础是(　　)
   A. 胰管和胆管共同开口于十二指肠乳头
   B. 胰管和胆管同时开口于十二指肠
   C. 胰管和胆管位置接近
   D. 胰管和胆管之间有通道
   E. 以上均对
4. 急性胰腺炎最常见的原因是(　　)
   A. 乙醇中毒　B. 暴饮暴食
   C. 感染　D. 外伤和手术
   E. 胰、胆管共同开口梗阻
5. 正常时胰腺腺泡细胞分泌的消化酶并不引起自身消化,下列原因哪项是正确的(　　)
   A. 黏多糖保护胰管上皮
   B. 胰酶以胰酶原存在
   C. 胰液中有胰酶抑制物
   D. 腺泡细胞阻止胰酶入侵
   E. 以上均对
6. 出血坏死性胰腺炎可继发多种并发症,其中最常见的是(　　)
   A. 化脓性感染　B. 休克
   C. 急性肾功能衰竭　D. 胰周围脓肿
   E. 中毒性脑病
7. 急性胰腺炎的临床表现中,下列哪项是错误的(　　)
   A. 腹痛　B. 恶心呕吐
   C. 寒战　D. 腹胀
   E. 腹膜炎体征
8. 急性出血坏死性胰腺炎并发休克的主要原因是(　　)
   A. 胰酶促使血管活性物质释放
   B. 体液丢失
   C. 组织坏死促使血管活性物质释放
   D. DIC
   E. 以上均是
9. 急性胰腺炎在发病后多长时间血清脂肪酶升高至1.5康氏单位(　　)
   A. 3小时　B. 6小时
   C. 12小时　D. 24小时
   E. 48小时
10. 急性水肿性胰腺炎的临床表现中,下列哪项是不对的(　　)
   A. 腹痛　B. 恶心呕吐
   C. 腹膜炎体征　D. 高度腹胀
   E. 血尿淀粉酶升高
11. 急性胰腺炎的患者解痉止痛,下列哪种药物不能应用(　　)
   A. 阿托品　B. 普鲁本辛
   C. 哌替啶　D. 布桂嗪(强痛定)
   E. 吗啡
12. 慢性胰腺炎最常见的症状是(　　)
   A. 腹痛　B. 食欲不振
   C. 饱胀,嗳气　D. 腹泻
   E. 脂肪泻
13. 慢性胰腺炎可有(　　)
   A. 腹痛　B. 黄疸
   C. 两者都有　D. 两者都无
14. 不同的国家或地区引发急性胰腺炎的原因不尽相同,在我国何种原因最常见(　　)
   A. 暴饮暴食　B. 胆囊或胆管结石
   C. 乙醇中毒　D. 胰管梗阻
   E. 高脂或高钙血症
15. 关于胆源性胰腺炎的发病,下列哪项是错误的(　　)
   A. 胆胰管解剖上的共同通道存在
   B. 胆石经Vater壶腹的移动排石过程
   C. 胆石嵌顿在Vater壶腹导致胆汁逆流至胰管内
   D. 胆石直径越大越易引发胰腺炎
   E. 胆囊内隐匿的小结石或胆泥也可引发胰腺炎
16. 关于急性胰腺炎的临床表现,下列哪项是错误的(　　)
   A. 突出的特点是发作剧烈而持续的上腹部疼痛,常放射至背部
   B. 胆石性胰腺炎腹痛常于饱餐后发作
   C. 酒精性胰腺炎腹痛发作常在醉酒后12~48小时内
   D. 急性胰腺炎一旦发病,则病情严重并发症和死亡率均高
   E. 少数患者无腹痛而主要表现为低血压或休克,造成诊断上的困难
17. 关于急性胰腺炎的实验室检查,下列哪项是错误的(　　)
   A. 血尿淀粉酶测定是诊断胰腺炎最常见

的方法
B. 血清淀粉酶测定值越高提示胰腺炎越严重
C. 若血清淀粉酶持续升高超过一周,提示可能胰腺的炎症在继续发展或可能形成脓肿
D. 其他急腹症如溃疡穿孔、肠梗阻、阑尾炎及输卵管炎等,也可产生高淀粉酶血症
E. 血清淀粉酶升高比淀粉酶升高对急性胰腺炎的诊断更具准确性,因为胰腺是脂肪酶的唯一来源

18. 关于急性胰腺炎的非手术治疗,下列哪项不正确( )
A. 补液扩容,维持有效循环血量
B. 腹痛缓解,腹胀消失及血尿淀粉酶降至正常可恢复清淡饮食
C. 应常规补充全血以纠正低血容量
D. 腹痛较重者,可酌情给予阿托品和哌替啶
E. 对重症胰腺炎应早期给予抗生素治疗以预防感染性并发症

19. 关于重症胰腺炎的手术指征,下列哪项错误( )
A. 不能排除其他原因所致的急腹症
B. 胰腺炎坏死继发感染者
C. 胆石性胰腺炎手术时需处理有关胆道病变
D. 经积极支持治疗。病情仍加重恶化者
E. 重症胰腺炎应常规手术治疗

20. 下列哪项影像学检查对急性胰腺炎诊断最有价值( )
A. B 型超声　　B. CT 检查
C. 腹部平片和胸片　　D. ERCP
E. 同位素扫描

21. 关于急性胰腺炎,下列哪项描述是正确的( )
A. 血尿淀粉酶显著升高即可诊断为胰腺炎
B. 血尿淀粉酶正常者可排除诊断
C. 胆石性胰腺炎应尽早手术治疗
D. 重症胰腺炎早期趋向非手术治疗
E. 胰腺实质一旦坏死均应尽早手术治疗

22. 急性胰腺炎出现脉率增快、低血压、休克时,多属于( )
A. 出血坏死性胰腺炎
B. 水肿性胰腺炎
C. 慢性胰腺炎急性发作
D. 胰腺假性囊肿形成
E. 酒精性胰腺炎

四、简答题

1. 慢性胰腺炎的手术疗法有哪些?
2. 急性胰腺炎的局部并发症有哪些?
3. 重症急性胰腺炎的全身影响?

五、问答题

急性胰腺炎的常见病因有哪些?

复习题参考答案

一、名词解释

1. 胆源性胰腺炎　由于在解剖上胆总管与胰管有共同通路,当胆总管下端结石嵌顿,胆道蛔虫症,Oddi 括约肌水肿和痉挛,壶腹部狭窄时,引起共同通路的梗阻,胆汁反流入胰腺而引起的胰腺炎,称之为胆源性胰腺炎。
2. Chronic pancreatitis　慢性胰腺炎,是指由于多种原因引起胰腺持续炎症病变,呈坏死与纤维化,伴有疼痛和内外分泌功能减退、丧失的疾病。

二、填空题

1. 梗阻因素　乙醇中毒　暴饮暴食　感染　外伤　手术等
2. 血尿淀粉酶　血清脂肪酶
3. 3~12 小时　24~48 小时　2~5 天　128　300
4. 12~24 小时　较缓慢　256　500
5. 腹痛　反复发作　饮酒　劳累　饱食
6. 患者的痛苦腹痛、脂肪泻　胰液引流通畅　急性发作　胰腺功能　手术治疗　非手术治疗

三、单项选择题

1. C　2. C　3. A　4. E　5. E　6. B　7. C　8. E　9. D　10. D　11. E　12. A　13. C

14. B 15. D 16. D 17. B 18. C 19. E
20. B 21. D 22. A

四、简答题

1. 答题要点:手术方法有胰管内引流、胰腺远端切除术、胰十二指肠切除术、全胰切除术、胰腺支配神经切断术及针对病因的有关手术等。
2. 答题要点:
   (1) 急性液体积聚:发生于胰腺炎病程的早期,位于胰腺内或胰周,无囊壁包裹的液体积聚。
   (2) 坏死性:胰腺实质的弥漫性或局灶性坏死,伴有胰周脂肪组织坏死。
   (3) 胰腺假性囊肿:急性胰腺炎后形成的有纤维组织或肉芽组织囊壁包裹的胰液积聚。
   (4) 胰腺脓肿:急性胰腺炎或外伤的胰腺或胰腺周围的包裹性积脓,含少量或不含胰腺坏死组织。
3. 答题要点:
   (1) 心血管:胰腺、胰周组织和腹膜后的大量液体渗出导致低血容量性休克。
   (2) 肺:ARDS(急性呼吸窘迫衰竭)。
   (3) 肝:肝功能损害,胰头水肿可压迫胆总管,引起黄疸。
   (4) 肾:急性肾功能衰竭。
   (5) 脑:出现烦躁不安,神志模糊等精神神经症状,称"胰性脑病"。
   (6) 代谢改变:低血钙、高脂血症、高血糖。

五、问答题

答题要点:

(1) 胆道疾病:①胆石、蛔虫、胆道感染致壶腹部狭窄,胆汁排出障碍,胆道内压超过胰管内压,造成胆汁反流胰管。②胆石移动进入十二指肠引起暂时性的 Oddi括约肌功能不全,十二指肠内容物反流入胰管,激活胰酶。③胆道炎症及其毒素也可能通过与胰腺的共同淋巴系统扩散到胰腺。④壶腹部或者胰头体部肿瘤压迫阻塞或结石、蛔虫直接嵌顿,使胰液分泌受阻。

(2) 酗酒:① 长期饮大量乙醇使正常胰液内的蛋白质包括乳铁蛋白浓度增加,沉淀于胰管形成钙化基膜,导致胰管部分阻塞,胰液流出不畅。②大量饮酒可刺激 Oddis 括约肌痉挛,十二指肠乳头水肿,致胰液排出进一步受阻。③乙醇刺激胃酸分泌,胃酸刺激促胰液素和胆囊收缩素分泌,促使胰外分泌增多。

(3) 暴饮暴食:暴饮暴食可短期内大量食糜进入十二指肠,刺激乳头水肿。

(4) 高三酰甘油血症。

(5) 感染。

(6) 手术。

(7) 外伤。

(8) 高钙血症。

(9) 其他毒素(甲醇、蝎素、有机磷)、药物(如利尿药、巯唑嘌呤、巯基嘌呤、丙戊酸、肾上腺皮质激素、四环素等)、血管炎、急性传染病、X线照射、ERCP 检查后等。

胰腺炎诊疗常规

一、急性胰腺炎

(一) 病史采集

几乎所有的病例均可出现急性上腹痛。多数位于中上腹部,多在 10~30 分钟内加剧,呈持续性钻痛或刀割样疼痛,难以耐受,不能用一般解痉剂缓解。

(二) 体格检查

少数可出现黄疸、低血压。体检时多数中上腹压痛,伴肌紧张。伴麻痹性肠梗阻而有腹胀、肠鸣音消失或减弱。可叩出移动性浊音。腹水常为血性,少数患者出现两侧肋腹部皮肤蓝棕色斑(Grey-Turnor)或脐周蓝棕色斑(Cullen 征)。起病后 2~4 周发生胰腺及周围脓肿或假囊肿时,上腹可触及包块。左侧或双侧胸腔积液体征,偶见远处皮肤红斑结节。

（三）实验室检查

白细胞计数增高。血清淀粉酶在起病后 6~12 小时开始升高，血清脂肪酶升高，血糖升高，血钙低于 1.87 mmol/L 以下，提示坏死性胰腺炎。腹部 B 超和 CT：对胰腺炎有确认意义。

（四）治疗

非手术治疗和手术治疗：

1. 加强护理和观察。重型急性胰腺炎患者应入住监护病房，严密观察体温、呼吸、脉搏、血压及尿排出量，持续监测血氧饱和度并维持>95%。建立静脉通道，在检测中心静脉压和尿量的基础上立即给予补充晶体液和胶体液，纠正休克，改善肾功能。

2. 监测血气分析，纠正改善患者的酸碱平衡紊乱。

3. 监测和降低血糖。

4. 减少胰腺外分泌和对抗胰酶活性药物　禁食和胃肠减压。抑制胰腺分泌药物如生长抑素和抑肽酶、加贝酯等等。

5. 抗生素预防感染。

6. 营养支持、调节电解质平衡，及时纠正低钾、低钙、低镁。

7. 镇痛、解痉。临床多用盐酸哌替啶 50mg 肌内注射，同时加用阿托品 1mg 肌内注射。

8. 灌肠，改善腹内压增高。

9. 非手术治疗应加强治疗 24h，病情继续恶化应行手术治疗。在非手术治疗过程中，病情发展快，腹胀或腹膜刺激症状严重、生命体征不稳定，在 24h 左右很快出现多器官功能不全者，应及时进行腹腔引流。有感染征象时行胰腺坏死组织清除术，周围脓肿引流术等。

二、慢性胰腺炎

（一）详细询问病史

包括家族史、既往病史、乙醇摄入量等，尽可能明确其病因。

（二）诊断标准

1. 典型的临床表现（腹痛、胰腺外分泌功能不全症状）。
2. 病理学检查。
3. 影像学上有慢性胰腺炎的胰胆改变征象。
4. 实验室检查有胰腺外分泌功能不全依据。

1 为诊断所必须，2 阳性可确诊，1+3 可基本确诊，1+4 为疑似患者。

（三）慢性胰腺炎诊断流程

对有典型症状的患者，应尽可能做胰腺（或胰管）的影像学检查和外分泌功能检查，力求达到基本确诊水平。对疑似患者应做影像学检查，影像学检查阴性的患者，有条件的单位可做病理检查。

（四）治疗

确诊为慢性胰腺炎后给予针对病因治疗，急性发作期的治疗与急性胰腺炎大致相同。针对胰腺外分泌功能不全的治疗应用外源性胰酶制剂替代治疗并辅助饮食疗法。伴糖尿病的患者：按糖尿病处理原则处理。疼痛的治疗：一般治疗，止痛药物，抑制胰酶分泌，抗氧化剂等治疗。

疼痛药物治疗无效者，可在 CT、EUS 诱导下做腹腔神经丛阻滞治疗，对并有胰管狭窄、胰管结石，可在内镜下做相应治疗；如上述方法无效时，应考虑手术治疗。手术方法有胰管内引流、胰腺远端切除术、胰十二指肠切除术、全胰切除术、胰腺支配神经切断术及针对病因的有关手术等。

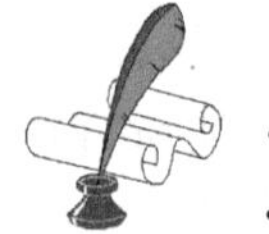

第十四章 血管疾病

第一节 静脉曲张

案例 1-14-1

患者，女，54岁。发现右下肢静脉迂曲一年余，伴右下肢疼痛、皮痒、乏力1个月余。患者自诉一年前无意发现右下肢静脉曲张，久站后，自觉右下肢酸胀、疼痛，并伴有皮痒，未在意，于此月上述症状加重，故来门诊就诊。以“右下肢静脉曲张”收住。患者发病以来饮食，大小便正常。病程中，否认有发热，乏力，体重明显减轻史。专科检查：右下肢无畸形，大腿内侧下1/2处可见大隐静脉主干明显迂曲，扩张，小腿内侧浅静脉迂曲扩张成团，可见色素沉着，右下肢皮色皮温正常，右下肢深静脉通畅试验阴性，大隐静脉瓣膜功能试验阴性，交通静脉瓣膜功能试验阳性。辅助检查：深静脉造影显示股静脉通畅，股静脉瓣膜功能良好。

问题

◆最可能的诊断？

◆诊断依据有哪些？

◆鉴别诊断？

◆治疗方案？

参考答案和提示

◆诊断　原发性下肢静脉瓣膜功能不全，原发性下肢静脉曲张，右下肢大隐静脉曲张。

根据病史初步考虑为下肢静脉瓣膜功能不良所致的下肢浅静脉曲张。慢性下肢静脉瓣膜功能不良可分为三类，即先天性、原发性和继发性。本病早期多无局部症状，逐渐发展可出现以下临床表现：①患肢常感酸、沉、胀痛、易疲劳、乏力。②患肢浅静脉隆起、扩张、变曲，甚至迂曲或团块状，站立时更明显。③肿胀：在踝部、足背可出现轻微的水肿，严重者小腿下段亦可有轻度水肿。④并发症：a. 皮肤的营养变化：皮肤变薄，脱屑、瘙痒，色素沉着，湿疹样皮炎和溃疡形成。b. 血栓性浅静脉炎：曲张静脉处疼痛，呈现红肿硬结节和条索状物，有压痛。c. 出血：由于外伤或曲张静脉或小静脉自发性破裂，引起急性出血。

为进一步查明患者病变瓣膜的部位，可选择简便易行，适合初步筛查的下肢静脉功能试验，包括：①深静脉通畅试验（Penhes试验）；②大隐静脉瓣膜功能试验（Trendelenburg试验）；③交通静脉瓣膜功能试验（Pratt试验）。经查患者右下肢深静脉通畅试验阴性，大隐静脉瓣膜功能试验阴性，交通静脉瓣膜功能试验阳性。即可初步确定患者功能不良的瓣膜应是交通静脉瓣膜，诊断应为原发性下肢静脉瓣膜功能不全，原发性下肢静脉曲张，诊断到此时并不准确，因原发性下肢静脉曲张包括大隐静脉曲张，小隐静脉曲张。因此还要进一步确定患者的具体诊断，经查体：大腿内侧下1/2处可见大隐静脉主干明显迂曲，扩张，小腿内侧浅静脉迂曲扩张成团，可见色素沉着。结合下肢浅静脉的体表走行：

（1）大隐静脉系统：大隐静脉自足背静脉弓的内侧开始直向上行，经内踝前方沿胫骨缘而抵达股骨内侧髁后部，再向上外行，位于大腿内侧面在卵圆窝处注入股静脉。在大隐静脉进入股静脉之前的5~7cm一段中接纳许多属支，它们分别是：①旋髂浅静脉，接受腹壁下外侧和大腿外侧近端皮肤的血液；②腹壁浅静脉，接受腹壁下内侧皮肤的血液；③阴部浅静脉，引流男性之阴囊与阴茎部血液以及女性之大阴唇血液；④股外侧浅静脉，它位于大隐静脉的外侧；⑤股内侧浅静脉，它位于大隐静脉的内侧。

(2) 小隐静脉系统:起自足背静脉弓的外侧,在跟腱和外踝后缘之间上行,在小腿下1/3段,位于深筋膜的浅面处受皮肤和浅筋膜覆盖;在小腿中1/3段,在腓肠肌腱覆盖下进入筋膜下组织;在上1/3段,穿过深筋膜,进入腘窝注入腘静脉。上段小隐静脉处于较深位置,又受筋膜支持,一般无明显曲张静脉可见。

(3) 交通静脉支:交通静脉在下肢静脉曲张中占有重要地位,这是因为交通静脉破坏必然导致浅静脉曲张。下肢浅、深静脉之间和大、小隐静脉之间,都有许多交通支互相沟通。大腿部浅、深静脉之间的交通支,主要位于缝匠肌下,内收肌管和膝部三处;小腿部以内踝交通静脉和外踝交通静脉最重要,内踝交通静脉有3支,引流小腿下1/3内侧面的静脉血;外踝交通静脉引流小腿下1/3外侧面的静脉血。它们的瓣膜功能不全,往往与大、小隐静脉曲张的发生和静脉淤滞性溃疡的形成有密切关系。大、小隐静脉之间最重要的一个交通支位于膝部附近。因此可以确定患者诊断为右下肢大隐静脉曲张 。

◆诊断依据 患者发现右下肢静脉曲张一年余,伴右下肢疼痛、皮痒、乏力1个月余。右下肢无畸形,大腿内侧下1/2处可见大隐静脉主干明显迂曲,扩张,小腿内侧浅静脉迂曲扩张成团,可见色素沉着,右下肢皮色皮温正常,右下肢深静脉通畅试验阴性,大隐静脉瓣膜功能试验阴性,交通静脉瓣膜功能试验阳性 。

◆鉴别诊断?

1. 下肢深静脉瓣膜功能不全。
2. 下肢深静脉血栓形成后遗症。
3. 动静脉瘘。

◆治疗

1. 手术治疗的指征为疼痛,反复血栓性静脉炎,皮肤改变和美容原因,传统术式为大隐静脉高位结扎加剥脱。
2. 硬化剂注射疗法,硬化剂选用1%硫酸十四烷基钠溶液。
3. 激光治疗,单用时复发率较高。
4. 旋切刀治疗,与传统的大隐静脉高位结扎加剥脱相结合效果较肯定。
5. 射频消融。

临床思维:原发性下肢静脉曲张

慢性下肢静脉瓣膜功能不全是一组由静脉反流引起的病征,除患肢常感酸、沉、胀痛、易疲劳、乏力外,临床表现有六类:有自觉症状,但无明显体征;毛细静脉扩张;浅静脉曲张;踝部和小腿肿胀;皮肤改变;溃疡。可分为三类,即先天性、原发性和继发性。其中原发性下肢静脉曲张最为多见,系指单纯涉及隐静脉,浅静脉伸长,迂曲而呈曲张状态,多发生于从事持久站立工作,体力活动强度高,或久坐少动的人。

【常见的病因】 一种理论认为瓣膜功能不全是静脉曲张的病因。另一相反的理论认为小腿的1支或数支静脉有病变,使肌肉收缩时血液从压力高和容积增加的深静脉流向浅静脉。久之,浅表静脉扩张,瓣膜的瓣叶分开不能闭合(并列),病变血管中血液逆流。当其他的穿支静脉瓣功能不全,则更多部位发生反流。这些病变逐渐发展到大隐静脉近端,引起大隐静脉股静脉连接处继发性功能不全。该理论可解释静脉曲张最初的发生部位,和各种方法治疗后出现新的静脉曲张的原因,但不能解释将大隐静脉用作动脉旁路移植后处于动脉压力下并不发生曲张。新近的研究提示静脉壁遗传性薄弱(缺陷)是静脉扩张的主要原因,随后导致静脉曲张(原发性特发性静脉曲张),这可解释静脉曲张难以治愈的本质。

【临床表现】 本病早期多无局部症状,逐渐发展可出现以下临床表现:

1. 患肢常感酸、沉、胀痛、易疲劳、乏力。
2. 患肢浅静脉隆起、扩张、变曲,甚至迂曲或团块状,站立时更明显。
3. 肿胀 在踝部、足背可出现轻微的水肿,严重者小腿下段亦可有轻度水肿。
4. 皮肤的营养变化

(1) 皮肤变薄,脱屑、瘙痒,色素沉着,湿疹样皮炎和溃疡形成。

(2) 血栓性浅静脉炎:曲张静脉处疼痛,呈现红肿硬结节和条索状物,有压痛。

(3) 出血:由于外伤或曲张静脉或小静脉自发性破裂,引起急性出血。

【辅助检查】 常规做大隐静脉瓣膜功能试验(Trendelen-burg)、深静脉通畅试验(Perthes)、交通静脉瓣膜功能试验(Pratt)以了解深静脉通畅情况及深、浅静脉和穿通支的瓣膜功能。深静脉造影是观察深静脉瓣膜功能的金标准,是判断能否手术的重要检查。

【治疗】

1. 手术是最基本的治疗方法,凡有症状、无禁忌证者均应手术,手术的内容是:大、小隐静脉高位结扎+曲张静脉剥脱术。
2. 硬化剂注射疗法,硬化剂选用1%硫酸十四烷基钠溶液。
3. 激光治疗,单用时复发率较高。
4. 旋切刀治疗,与传统的大隐静脉高位结扎加剥脱相结合效果较肯定。
5. 射频消融。

思 考 题

1. 根据下肢浅静脉的解剖结构,试述大隐静脉高位结扎加剥脱的原理?
2. 试述大隐静脉曲张患者出现皮肤的营养变化的原因?

第二节 腹主动脉瘤

案例 1-14-2

患者,男,66岁,因"突发腹部疼痛并向腹股沟区放射8天"为主诉入院。体格检查:T 36.5℃,P 82次/min,R 20次/min,BP 220/160mmHg。体型瘦高(身高194cm),自动体位,神志清醒,急性病容,皮肤巩膜无黄染,浅表淋巴结无肿大。五官端正,双侧瞳孔等圆等大,颈软,心肺未见异常。腹轻度膨胀,未见肠型,腹肌稍紧张,脐左侧可触及12cm×8cm大小搏动性肿块,剑突下及脐周均有轻压痛,无反跳痛,肝脾肋下未扪及,双肾区无叩痛,肠鸣音正常。四肢及手指细长,四肢肌张力正常,生理反射存在,未引出病理反射。实验室检查:血 WBC 14×10^9/L,中性粒细胞0.85;血淀粉酶正常;血电解质正常;胸片及腹部平片:脊柱轻度呈S弯曲,双胸廓不对称,肺纹理稍粗。

问题

◆最可能的诊断?

◆诊断依据有哪些?

◆鉴别诊断?

◆治疗方案?

参考答案和提示

◆诊断 原发性高血压病3级,极高危组;腹主动脉瘤进展期。

根据病史患者已存在高血压病史约10余年,患者存在高龄、长期高血压等高危因素,根据病史,患者发病急骤,脐左侧可触及12cm×8cm大小搏动性肿块,具有腹主动脉瘤的典型特征。在一般情况下,腹主动脉瘤无明显的临床症状。其典型的表现为:腹部搏动性肿块。当瘤体不断增大，压迫周围组织或器官时，可能出现腹部不适、腹痛、腰背部疼痛，甚至出现肠梗阻症状（腹胀、腹痛和呕吐）。腹主动脉濒临破裂或破裂时，患者可出现明显甚至剧烈的腹痛及腰背部疼痛，伴有休克症状，最可能的诊断应该是腹主动脉瘤。

◆诊断依据 患者高血压病史约10余年，66岁，BP 220/160mmHg。突发腹部疼痛并向腹股沟区放射8天，脐左侧可触及12cm×8cm大小搏动性肿块，剑突下及脐周均有轻压痛，无反跳痛。

◆鉴别诊断？

1. 炎性腹主动脉瘤。
2. 感染性腹主动脉瘤。
3. 合并下腔静脉瘘的腹主动脉瘤。
4. 合并消化道瘘的腹主动脉瘤。

◆治疗

1. 人工血管置换术。
2. 带膜支架血管腔内隔绝术（又称带膜支架血管腔内修复术）。

临床思维：腹主动脉瘤

腹主动脉瘤是腹主动脉壁的扩张膨出。腹主动脉瘤发生后可逐渐增大，最后破裂出血，导致患者死亡。腹主动脉瘤主要发生于60岁以上的老年人，常伴有高血压病和心脏疾病，但年轻人也偶尔可见。男性多于女性。腹主动脉瘤的发生主要与动脉硬化有关，其发病率占所有动脉瘤的第一位。

【常见的病因】 腹主动脉瘤的发生主要与动脉硬化有关，其他少见原因是主动脉先天发育不良、梅毒、创伤、感染、大动脉炎、Marfan综合征等。

【临床表现】 在一般情况下，腹主动脉瘤无明显的临床症状。其典型的表现为：腹部搏动性肿块。随瘤体不断增大，出现压迫周围组织或器官的症状。腹主动脉濒临破裂或破裂时，患者可出现明显甚至剧烈的腹痛及腰背部疼痛。患者疼痛症状主要为腹部、腰部，疼痛性质不一，多为胀痛或刀割样痛。当瘤体巨大压迫椎体时可产生神经根性疼痛。突发性剧烈腹痛为瘤体破裂的先兆。其压迫症状以胃肠道压迫症状最为常见。当瘤腔内血栓或斑块脱落时可产生下肢动脉栓塞。腹主动脉瘤破裂是本病最严重的后果，也是死亡的主要原因，直接破入腹腔可于短期死亡，若破入后腹膜，则形成限制性血肿，血肿破裂也将招致死亡。

【辅助检查】 诊断腹主动脉瘤除了临床表现外，最简单经济的方法为B超检查。B超可发现动脉瘤瘤体的大小、范围，瘤腔内有无血栓等，为一种非常方便有效的检查手段。CT和MRI（磁共振）也是临床上常用的检查方法。腹主动脉瘤的CT表现包括腹主动脉侧弯扩张，瘤壁变薄并瘤内大块附壁血栓形成。据其形态，可分为梭形、囊形及哑铃形。附壁血栓可为新月状、环状及夹心饼状。所有这些表现通过综合CT扫描能够得到更清楚的显示。它们除了可明确瘤体的大小及范围外，还可以明确动脉瘤是否累及髂动脉，动脉瘤与双侧肾动脉的关系，为制定手术方案提供依据。动脉造影对诊断腹主动脉瘤的意义不大，因为瘤腔内常有附壁血栓，以致造影结果与实际情况不符。尽管如此，动脉造影对于制定手术方案还是有一定帮助的。

【治疗】 腹主动脉瘤一旦明确诊断后，应考虑手术治疗。由于腹主动脉瘤是动脉壁变性薄弱后的膨胀增粗，是一种不可逆的病变，其发展结果是增大、破裂，常导致死亡。据统计，瘤体直径增大到7cm以上时，死亡率可高达70%～80%。在诊断为腹主动脉瘤而未手术的患者中，1年内因腹主动脉瘤破裂而死亡者约为15%，2年内约为30%，5年内约为60%，8年后无一例存活。同时主动脉瘤壁上的附壁血栓可能脱落，出现急性下肢动脉栓塞，严重时导致截肢或死亡。所以，对于腹主动脉瘤的患者，瘤体直径在5cm以上者原则上均应手术。一旦有疼痛症状，趋向破裂者,或瘤体压迫邻近组织或形成夹层者,均应尽早手术治疗。腹主动脉瘤的手术方法为:切开瘤体、用人造血管植入代替病变血管,重建腹主动脉的连续性。手术治疗腹主动脉瘤的5年存活率可达60%以上,主要的死亡原因为心脏病、恶性肿瘤以及脑血管意外等,而与腹主动脉的手术无关。近些年来出现的覆膜支架血管腔内隔绝术为一些开腹手术高危的患者带来了生存的希望。

思 考 题

1. 试述腹主动脉瘤形成的过程?
2. 试述腹主动脉瘤为何经常偏向左侧?

复 习 题

一、名词解释

1. 间歇性跛行
2. Homans 征
3. 5P 征

二、填空题

1. 大隐静脉注入股总静脉前有哪些主要分支__________;__________;__________;__________;________。
2. 老年人动脉硬化性动脉瘤最多见于主动脉的________。
3. 周围血管疾病的主要病理改变有________;________;________;________;________。
4. 周围血管疾病的临床表现有________;________;________;________;________。
5. 周围血管疾病所致肢体肿胀分为________;________。

三、单项选择题

1. 引起单纯性下肢静脉曲张的原因是(　　)
   A. 静脉瓣功能不全　B. 静脉壁薄弱
   C. 静脉内压升高　D. 以上都是
   E. 以上都不是
2. 下肢静脉曲张患者,深静脉功能试验阳性时,曲张的浅静脉不可将其结扎或切除的原因是(　　)
   A. 曲张的浅静脉是一个重要侧支循环途径
   B. 结扎或切除曲张浅静脉疗效不佳
   C. 曲张的浅静脉与深静脉互不相关
   D. 结扎或切除后可并发下肢皮肤营养不良
   E. 结扎或切除只能治疗浅表静脉曲张
3. 髂股静脉血栓形成后行髂股静脉血栓摘除术的时限为(　　)
   A. 发病后立即取栓
   B. 发病后12h内取栓
   C. 发病后1d内取栓
   D. 发病后1周左右取栓
   E. 发病后1个月内取栓
4. 广泛的深静脉血栓最严重并发症是(　　)
   A. 下肢溃疡　B. 肺栓塞
   C. 下肢坏疽　D. 腔静脉阻塞
   E. 下肢浅静脉曲张
5. 关于血栓性脉管炎,下列哪项是错误的(　　)
   A. 为慢性、持续性、进行性疾病
   B. 病变一般发生于下肢
   C. 病变多局限于小动脉
   D. 间歇性肢行为早期症状之一
   E. 由于血栓形成而导致血管腔闭塞
6. 下肢静脉曲张症能否进行手术治疗的关键性检查是(　　)
   A. 深浅静脉交流支瓣膜功能是否健全
   B. 深静脉是否通畅
   C. 浅静脉瓣膜是否闭锁不全
   D. 小隐静脉功能是否健全
   E. 曲张静脉是否出现并发症
7. 闭塞性脉管炎营养障碍期表现为(　　)
   A. 间歇性跛行
   B. 肢体怕冷有麻木感
   C. 浅静脉呈红、硬、痛条索状物,并有压痛
   D. 足趾干性黄疸、脱落、残端形成经久不愈的溃疡
   E. 患足持续性疼痛,夜间更甚
8. Buerger 试验的方法是(　　)

A. 下肢抬高 45°,3min 后观察足部皮肤色泽改变
B. 下肢抬高 45°,2min 后观察足部皮肤色泽改变
C. 下肢抬高 30°,3min 后观察足部皮肤色泽改变
D. 下肢抬高 30°,2min 后观察足部皮肤色泽改变
E. 下肢抬高 30°,5min 后观察足部皮肤色泽改变

9. 动脉栓塞最早出现的症状是( )
A. 疼痛 B. 皮肤改变
C. 动脉搏动消失 D. 感觉障碍
E. 运动障碍

10. 溶栓疗法治疗下肢深静脉血栓形成的首选药物是( )
A. 阿司匹林 B. 双嘧达莫
C. 尿激酶 D. 链激酶
E. 肝素

11. 男患者,35 岁,两下肢跛行 2 年,吸烟史 15 年,每日 1 盒。查体:双下肢皮肤苍白,温度较低,有紫斑,小腿肌萎缩,足背、胫后动脉搏动消失。诊断为血栓闭塞性脉管炎,因其不愿手术,改行其他治疗方法,下列哪项治疗效果最差( )
A. 戒烟
B. 防止受冷、受潮
C. 限制活动
D. 静注硫酸镁溶液
E. 静注低分子右旋糖酐

四、简答题

1. Buerger 病的手术疗法有哪些?其目的是什么?
2. 试述动脉硬化性闭塞症的临床分期及各期的临床表现。
3. 简述深静脉通畅试验的做法及意义?
4. 多发性大动脉炎临床分哪几型?
5. 大隐静脉曲张的传统检查方法有哪些?

五、问答题

1. 试论述单纯性下肢静脉曲张与原发性下肢深静脉瓣膜关闭不全的发病机制?
2. 说明血栓闭塞性脉管炎的临床分期及简述各期特点。

复习题参考答案

一、名词解释

1. 间歇性跛行 是指患者以恒速行走一定距离后出现的下肢疼痛。
2. Homans 征 是指足背屈时使腓肠肌紧张,可激发疼痛,阳性常可说明下肢深静脉血栓形成及相应部位损伤,常可用于下肢深静脉血栓形成的辅助诊断。
3. 5P 征 急性动脉栓塞的临床表现,包括疼痛 pain,感觉异常 paresthesia,苍白 pallor,无脉 pulsclcss,麻痹 paralysis。

二、填空题

1. 阴部外静脉 腹壁浅静脉 旋髂浅静脉 股外侧静脉 股内侧静脉
2. 腹主动脉(降主动脉)
3. 狭窄 闭塞 扩张 破裂 静脉瓣膜关闭不全
4. 疼痛 肢体肿胀 皮肤温度改变 皮肤色泽改变 形态改变
5. 静脉性肿胀 淋巴性肿胀

三、单项选择题

1. D 2. D 3. D 4. B 5. C 6. B 7. E 8. A 9. A 10. C 11. D

四、简答题

1. 答题要点:Buerger 病的手术疗法有,①交感神经切除术。②动脉重建术。③游离血管蒂大网膜移植术。④分期动静脉转流术。⑤截肢术。手术疗法的目的是:促进血运和重建动脉供血,改善缺血所引起的后果。
2. 答题要点:①动脉硬化性闭塞症是一种全身性疾病好发于大、中型动脉,病理为动脉内膜出现粥样斑块,最终使管腔闭塞、患肢缺血,发生坏死。②早期:间歇性跛行,远侧的动脉搏动减弱,有时伴有阴茎勃起功能障碍。皮肤萎缩,皮下脂肪消失,骨质疏松,这

些都是肢体及皮肤慢性缺血的表现。③晚期:出现静息痛,足端冰冷,发绀,溃疡。④注意与血栓闭塞性脉管炎相鉴别。

3. 答题要点:做法是用止血带阻断大腿浅静脉并嘱患者,用力踢腿或下蹬活动连续 20 余次

意义:如深静脉通畅则由于小腿肌力作用,浅静脉血向深静脉回流,曲张浅静脉排空。如深静脉不通,则曲张浅静脉曲张更显,张力增高,甚至胀痛。此试验为浅静脉曲张手术把关试验。

4. 答题要点:

(1) 头臂干型

(2) 胸腹主动脉型

(3) 肾动脉型

(4) 混合型

(5) 肺动脉型

5. 答题要点:①大隐静脉瓣膜功能试验(Trendelenburg 试验);②深静脉通畅试验(Perthes 试验);③交通静脉瓣膜功能试验(Patt 试验)。

五、问答题

1. 答题要点:单纯性下肢静脉曲张常因静脉壁软弱,静脉瓣膜缺陷,浅静脉内压力升高而形成浅静脉曲张。长期站立工作,重体力劳动、妊娠、便秘、慢性咳嗽均可致使瓣膜关闭功能受损。另外当循环血量超出回流负荷,压力升高,使静脉扩张,瓣膜关闭不全造成下肢浅静脉曲张。原发性下肢深静脉瓣膜关闭不全,是指深静脉瓣膜不能紧密关闭,引起血流逆流。其发病因素有:①瓣膜结构薄弱,加以血柱重力作用使瓣膜关闭不全,造成静脉血向远侧反流;②超负荷心血量导致静脉腔扩大,致使瓣膜关闭不全;③深静脉瓣膜发育异常;④小腿肌肉泵软弱,静脉血液积聚,导致静脉高压和瓣膜关闭不全。

2. 答题要点:第一期局部缺血期:患肢麻木,怕冷,轻度间歇跛行,足背及胫后动脉搏减弱,反复出现游走性静脉炎,缺血原因功能性因素(痉挛)大于器质性(闭塞)。第二期营养障碍期:间歇性跛行距离变短,出现持续性静息痛,足背及胫后动脉搏动消失,病变以器质性为主,肢体靠侧支循环维持。第三期坏死期:患肢发黑,干瘪,坏疽,溃疡形成,疼痛剧烈呈持续性病变动脉完全闭塞,坏死肢端不能存活。

血管疾病诊疗常规

一、下肢慢性静脉瓣膜功能不全

慢性下肢静脉瓣膜功能不全是一组由静脉逆流引起的病征,除患肢常感酸、沉、胀痛、易疲劳、乏力外,临床表现有六类:有自觉症状,但无明显体征;毛细静脉扩张;浅静脉曲张;踝部和小腿肿胀;皮肤改变;溃疡。可分为三类,即先天性、原发性和继发性。其中原发性下肢静脉曲张最为多见。

原发性下肢静脉曲张

1. 病史采集 静脉曲张患者多伴有瓣膜功能不全。静脉曲张患者存在遗传因素的作用。曲张的静脉可伴以胀痛,乏力或灼热感,抬高患肢或穿弹力袜可缓解。症状与静脉曲张的大小或程度不一定相关。

2. 诊断 主要表现为行走、活动或劳动后患肢沉重、乏力、胀痛,腿部呈一条条突起的血管,严重者下肢浅静脉扩张、隆起、弯曲呈团球状,皮肤色素沉着,皮下组织硬结,甚至形成湿疹、溃疡。

3. 鉴别诊断 ①下肢深静脉瓣膜功能不全。②下肢深静脉血栓形成后遗症。③动静脉瘘。

4. 辅助检查 常规做大隐静脉瓣膜功能试验(Trendelen-burg),深静脉通畅试验(Perthes),交通静脉瓣膜功能试验(Pratt)以了解深静脉通畅情况及深、浅静脉和穿通支的瓣膜功能。深静脉造影是观察深静脉瓣膜功能的金标准,是判断能否手术的重要检查。

5. 治疗 ①手术是最基本的治疗方法,凡有症状、无禁忌证者均应手术,手术的内容是:大、小隐静脉高位结扎+曲张静脉剥脱术。②硬化剂注射疗法,硬化剂选用1%硫酸十四烷基钠溶液。③激光治疗,单用时复发率较高。④旋切刀治疗,与传统的大隐静脉高位结扎加剥脱相结合效果较肯定。⑤射频消融。⑥钬激光。

二、血栓闭塞性脉管炎

1. 病史采集 主要发生于四肢的中小动脉,以下肢多见。男多于女。可能与烟硷中毒和受寒、受湿及精神因素等有关。病程长、进展缓慢,主要以动脉病变引起局部供血不足为主要表现。

2. 诊断 患肢发凉、怕冷、有麻木感;足部小腿疼痛、间歇性跛行或患趾持续性疼痛,尤以夜间为甚;患者平卧,抬高下肢,则足和小腿即呈苍白色,而低垂下肢则呈青紫色或红色;小腿皮肤干燥、肌肉萎缩、趾甲增厚或脆裂。坏死期患处发生坏疽,坏疽部位可自行脱落,残留不易愈合的溃疡。本病特点是疼痛严重、病程迁延,好发于25~45岁的男性。

3. 鉴别诊断 ①动脉粥样硬化性闭塞;②多发性大动脉炎;③糖尿病足。

4. 辅助检查 动脉血流图、动脉造影显示节段性远端动脉闭塞,特别是手和足部,未受累的动脉仍是正常平滑的。在闭塞的血管周围有侧支循环形成,但可能较其他闭塞性疾病更扭曲,呈螺旋状开塞外观。

5. 临床分期 局部缺血期、营养障碍期、组织坏死期。

6. 治疗

(1) 保护措施:患肢虽应保暖,但也不宜过热,以免加重组织缺氧。患处不可碰撞,以免引起外伤。哌替啶、吗啡等止痛药不可长期使用,以防成瘾。

(2) 非手术疗法:最大限度地增加血供包括停止吸烟和避免暴露于寒冷或使用血管收缩剂。此外还要避免温度,化学和机械损伤,鞋袜大小要合适,避免趾部小手术以及防止真菌感染。无下肢坏疽,溃疡或休息时疼痛的患者,应每日行走至少2次,每次至少15~30分钟。反之应完全卧床休息。抗生素,皮质类固醇和抗凝剂均无效。己酮可可碱,钙拮抗剂和血栓素抑制剂可能有帮助,特别对血管痉挛性表现。

(3) 手术疗法:腰部交感神经切断术、组织损害加重可能需要截肢。人工血管搭桥术较常用。

三、腹主动脉瘤

1. 病史采集 主要发生于60岁以上的老年人,常伴有高血压病和心脏疾病,但年轻人也偶尔可见。男性多于女性。腹主动脉瘤的发生主要与动脉硬化有关,其他少见原因是主动脉先天发育不良、梅毒、创伤、感染、大动脉炎、Marfan综合征等。

2. 诊断 当腹主动脉扩张膨胀至2cm以上时,即可诊断为腹主动脉瘤。在一般情况下,腹主动脉瘤无明显的临床症状。其典型的表现为:腹部搏动性肿块。随瘤体不断增大,出现压迫周围组织或器官的症状。腹主动脉濒临破裂或破裂时,患者可出现明显甚至剧烈的腹痛及腰背部疼痛。

3. 鉴别诊断 ①炎性腹主动脉瘤;②感染性腹主动脉瘤;③合并下腔静脉瘘的腹主动脉瘤;④合并消化道瘘的腹主动脉瘤。

4. 辅助检查 诊断腹主动脉瘤除了临床表现外,最简单经济的方法为B超检查。CTA、DSA和MRA也是临床上常用的检查方法,可以为手术提供依据和信息。

5. 治疗 对瘤体直径为5cm以上的主动脉瘤均应作择期手术治疗。对5cm以下的主动脉瘤可以密切观察,有增大或濒临破裂征象者应立即手术。传统手术方式为腹主动脉瘤切除、人造血管移植术,但创伤较大,易再次破裂或形成假性动脉瘤。腹主动脉瘤覆膜支架腔内隔绝术为比较成熟的微创治疗方法。

血管外科操作诊疗常规:下肢静脉功能检查

(一) 检查器械

橡皮止血带、绷带。

(二) 适应证

1. 患肢常感酸、沉、胀痛、易疲劳、乏力。
2. 患肢浅静脉隆起、扩张、变曲,甚至迂曲或团块状,站立时更明显。
3. 肿胀　在踝部、足背可出现轻微的水肿,严重者小腿下段亦可有轻度水肿。

(三) 解剖基础

下肢静脉分为深静脉与浅静脉两组。深静脉在肌肉之间与同名动脉伴行。浅静脉在筋膜浅面,分大隐静脉与小隐静脉。大隐静脉起源于足背静脉网内侧,经内踝前方、下肢内侧上行,穿过卵圆窝,汇入股静脉。在入股静脉之前的5~7cm一段中,有3~7个分支,而以5支最为多见,其分别为腹壁浅静脉,旋髂浅静脉、阴部外静脉、股外侧静脉和股内侧静脉。小隐静脉起自足背静脉网的外侧,经外踝后沿小腿后外侧上行,在腘窝穿过深筋膜汇入腘静脉。在深、浅静脉之间,以及大、小隐静脉之间,有许多交通支静脉相互沟通。大腿部深浅静脉的交通支,主要有位于缝匠肌下、内收肌管和膝部三处;小腿部以内踝交通静脉与外踝交通静脉最为重要。内踝交通静脉有3支,引流小腿下1/3内侧面的静脉血,直接进入胫后静脉。外踝交通静脉较粗大,引流小腿下1/3外侧面的静脉血,直接进入腓静脉。其瓣膜功能不全,与大、小隐静脉曲张的发生和静脉淤积性溃疡的形成有密切关系。大、小隐静脉之间的交通支,主要位于膝部附近。在下肢深、浅静脉和交通支静脉内,都有瓣膜存在。大隐静脉进入股静脉附近,小隐静脉汇入腘静脉的开口,以及深浅静脉交通支静脉内,均有较坚强的瓣膜存在。这些瓣膜呈单向开放,保持血流从远端向近端或由浅向深部流动。若瓣膜发生功能不全,则血液反流而出现静脉曲张。在正常情况下,下肢静脉血的向心回流,依靠心脏搏动所产生的舒缩力、肌肉舒缩的泵作用及呼吸时胸腔内负压吸力等三者的组合作用。瓣膜在血液回流过程中,使之单向流动,不致发生反流。

(四) 检查方法

1. 大隐静脉瓣膜功能试验(Trendelenburg试验)　用来测定大隐静脉瓣膜的功能,单纯性下肢静脉曲张患者的大隐静脉瓣膜功能丧失。方法是患者平卧位,下肢抬高,排空浅静脉内的血液,用止血带绑在大腿根部卵圆窝下方处。随后让患者站立,10s内解开止血带,大隐静脉血柱由上向下立即充盈,则提示大隐静脉瓣膜功能不全。病变部位极可能位于卵圆窝水平,深静脉血通过隐股静脉连接点泄入浅静脉系统。浅静脉如缓慢地(超过30s)而逐渐充盈,属于正常情况,是血液由毛细血管回流入静脉内的缘故。如果患者站立后,止血带未解开而止血带下方的浅静脉迅速充盈,说明反流入该静脉的血液来自小隐静脉或某些功能不全的交通静脉(图14-1)。

2. 交通静脉瓣膜功能试验(Pratt试验)　患者平卧,抬高患肢,在大腿根部扎止血带,先从足趾向上至腘窝缚缠第一根弹力绷带,再自止血带处向下,扎上第二根弹力绷带,一边向下解开第一根弹力绷带,一边向下继续缚缠第二根弹力绷带,如果在两根弹力绷带之间的间隙内出现曲张静脉,即意味着该处有功能不全的交通静脉。

小隐静脉瓣膜及小隐静脉与深静脉之间交通支瓣膜功能试验　除止血带扎于小腿上端外,试验方法与上述试验相同,结果及意义相似。

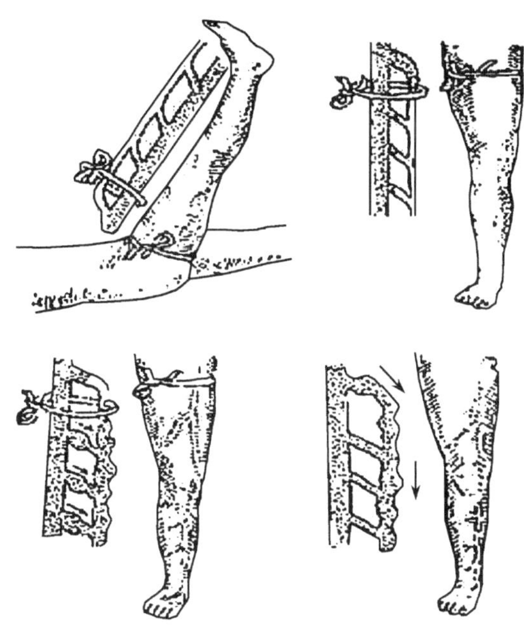

图 14-1 Trendelenburg 试验

3. 深静脉通畅试验(Perthes 试验) 患者站立,在患肢大腿上 1/3 处扎止血带,阻断大隐静脉向心回流,然后嘱患者交替伸屈膝关节 10~20 次,以促进下肢血液从深静脉系统回流,若曲张的浅静脉明显减轻或消失,表示深静脉通畅;若曲张静脉不减轻,甚至加重,说明深静脉阻塞(图 14-2)。

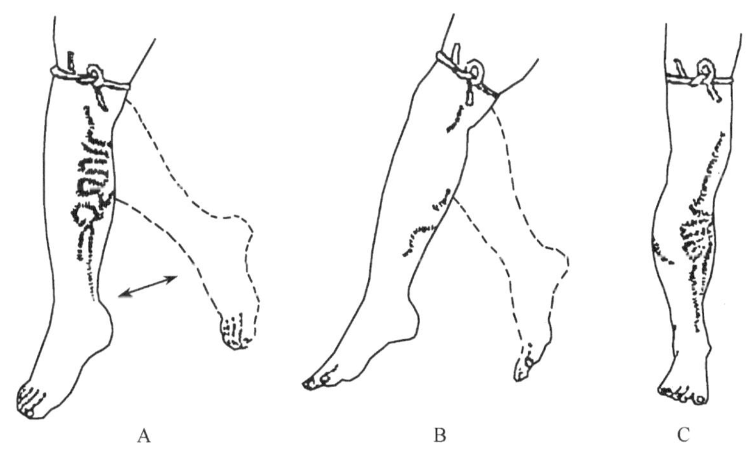

图 14-2 Perthes 试验

A. 患者站立,大腿上 1/3 扎上止血带;B. 交替伸屈膝关节 10 余次或行走;
C. 静脉曲张异形明显,小腿胀痛,即为深静脉通畅试验阳性

第二篇 骨科系统

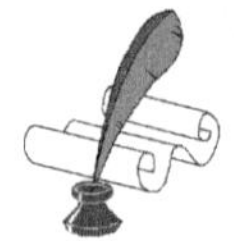

第一章 上肢骨折

第一节 肩锁关节脱位

案例 2-1-1

患者,男,44岁,已婚,工人。患者5小时前因跌倒致右肩肿痛、活动受限来我院就诊。患者右手握4kg重物下摄片,X线摄片示"右锁骨外侧端明显移位",初诊"右肩锁关节脱位Ⅲ型"而收住院。患者受伤以来,无头晕、头痛,无恶心、呕吐。平素体健,否认肝炎、伤寒、肺结核等传染病史,否认食物、药物过敏史,否认其他外伤史及手术史。系统回顾无特殊。

体格检查:T 37.0℃,P 68次/分,R 22次/分,BP 130/75mmHg。发育良好,营养可。神志清,精神可。对答切题,查体合作。皮肤、黏膜无黄染,全身浅表淋巴结未触及。头颅外观无畸形,两侧瞳孔等大、正圆,颈部无强直,气管居中,胸廓对称,腹部平软,无压痛、反跳痛及肌紧张。胸廓及骨盆挤压试验(阴性),余见专科情况。

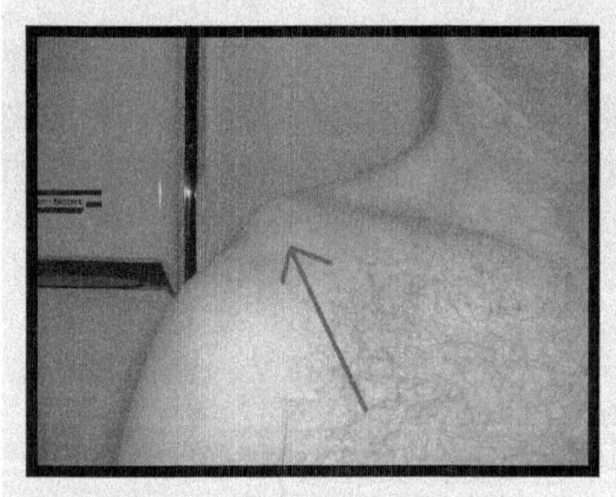

图1-1 肩锁关节脱位

望诊:右锁骨的外侧端已挑出于肩峰的上方,局部肿胀见图1-1。触诊:肩锁关节上方局部压痛,右锁骨外端压有弹压感。右手各指末梢循环良好,皮温正常。动诊:右肩关节活动受限,肩关节任何动作都会加重肩锁关节处的疼痛。量诊:双上肢等长。辅助检查:摄片示:"锁骨外侧端明显移位"。

问题

◆最可能的诊断?

◆诊断依据有哪些?

◆鉴别诊断?

◆治疗方案?

参考答案和提示

◆最可能的诊断 肩锁关节脱位。

◆诊断依据

1. 外伤致右肩肿痛、活动受限。

2. 查体 右锁骨的外侧端已挑出于肩峰的上方,局部肿胀。肩锁关节上方局部压痛,右锁骨外端压有弹压感。右肩关节活动受限。

3. 辅助检查 摄片示:"锁骨外侧端明显移位"。

◆鉴别诊断

1. 肩关节脱位 相同点,右肩关节活动受限。不支持点:患者以健手托住患侧前臂,头部倾斜,有方肩畸形。Dugas 征阳性。X 线摄片有助于诊断。故可以除外肩关节脱位。

2. 锁骨骨折(fracture of the clavicle) 相同点,右肩关节出现肿胀、瘀斑,肩关节活动使疼痛加重。不支持点:好发于青少年,多为间接暴力引起。患者常用健手托住肘部,减少肩部活动引起的骨折端移动而导致的疼痛,头部向患侧偏斜,以减轻因胸锁乳突肌牵拉骨折近端活动而导致疼痛。检查时,可扪及骨折端,有局限性压痛,有骨摩擦感。根据物理检查和症状,可对锁骨骨折做出正确诊断。故可以除外锁骨骨折。

最终的诊断是:右肩锁关节脱位Ⅲ型。因为右肩锁关节脱位可分成三型。

(1) 第一型:肩锁关节囊与韧带扭伤,并无确切的韧带断裂。

(2) 第二型:肩锁关节囊与韧带破裂,锁骨外侧端"半脱位"。

(3) 第三型:肩锁韧带与喙锁韧带均已破裂,锁骨外侧端"真性脱位"。

◆治疗

1. 第一型 不必特殊处理,三角巾悬吊数天。

2. 第二型 有多种意见。①按第一型处理,理由是并不是每个第二型病例都会产生慢性疼痛;一旦出现疼痛,再作手术也不迟。②采用压垫与吊带强迫锁骨外侧端复位。这种方法只适用于儿童。③电视透视下闭合复位与内固定:局麻下,由助手压住锁骨外侧端作闭合复位,术者在电视透视监护下经肩峰插入一枚克氏针至锁骨髓腔内。④切开复位及张力带法固定。

3. 第三型 应该手术治疗,有两种手术方法比较常见:①切开复位与张力带法固定;②再加做锁骨-喙突拉力螺钉固定术。

因为本例为右肩锁关节脱位第三型,可行切开复位与张力带法固定。

第二节 肩关节脱位

案例 2-1-2

患者,男,27 岁,已婚,干部。患者 4 小时前不慎摔倒,当时即感右肩关节侧剧痛,肩部出现外展外旋不能活动。被送我院就诊。右肩关节正位摄片示:"右肩关节脱位",拟诊"右肩关节脱位"。患者受伤以来,无头晕、头痛,无恶心、呕吐。平素体健,否认肝炎、伤寒、肺结核等传染病史,否认食物、药物过敏史,否认其他外伤史及手术史。

体格检查:T 37.3℃,P 68 次/分,R 23 次/分,BP 135/88mmHg。发育良好,营养可。神志清,精神可。对答切题,查体合作。皮肤、黏膜无黄染,全身浅表淋巴结未触及。头颅外观无畸形,两侧瞳孔等大、正圆,颈部无强直,气管居中,胸廓对称,腹部平软,无压痛、反跳痛及肌紧张。胸廓及骨盆挤压试验阴性,余见专科情况。

望诊:患处疼痛、肿胀,患者不敢活动肩关节,以健手托住患侧前臂,头部倾斜,步入急诊室。有方肩畸形。触诊:患处压痛,用手扪摸肩部,原肩胛盂处有空虚感。动诊:肩关节弹性固定。量诊:双上肢基本等长。辅助检查:右肩关节正位摄片示:"右肩关节脱位"。

问题

◆最可能的诊断?

◆诊断依据有哪些?

◆鉴别诊断?

◆治疗方案?

参考答案和提示

◆诊断 右肩关节脱位。

◆诊断依据

1. 有外伤病史，或为倾跌，手掌撑地，肩部出现外展外旋；或为肩关节后方直接受到撞伤。轻微外伤不会产生创伤性肩关节脱位。

2. 因患处疼痛、肿胀，患者不敢活动肩关节，以健手托住患侧前臂，头部倾斜，步入急诊室。

3. 有方肩畸形，肱骨头脱出于喙突下，肩部失去圆浑的轮廓而出现方肩畸形。用手扪摸肩部，原肩胛盂处有空虚感。

4. Dugas 征阳性 在正常情况下将手搭到对侧肩部，其肘部可以贴近胸壁，称为 Dugas 征阴性。有脱位时，将患侧肘部紧贴胸壁时，手掌搭不到健侧肩部；或手掌搭在健侧肩部时，肘部无法贴近胸壁，称为 Dugas 征阳性。Dugas 征还可用来判断肩脱位复位是否成功。

5. X 线检查主要用来了解有无合并骨折，最常见的为肱骨大结节骨折，还可了解脱位的类型。

◆鉴别诊断 肱骨外科颈骨折(fracture of the surgical neck of the humerus)：相同点，受伤后肩部疼痛、肿胀，肩关节活动障碍，肱骨近端明显压痛。不支持点：可发生于任何年龄，但以中、老年人为多，尤其有骨质疏松者，骨折发生率增高。

暴力作用是外科颈骨折的主要原因。由于暴力作用的大小、方向、肢体的位置及患者原来的骨质量等因素，可发生不同类型的骨折。X 线摄片有助于诊断。故可以除外肱骨外科颈骨折。

◆治疗 治疗原则：复位、固定、功能锻炼

1. 复位 以手法复位为主，一般采用局部浸润麻醉。现大都采用 Hippocrates 法：

2. 固定方法 单纯性肩关节脱位可用三角巾悬吊上肢，肘关节屈曲 90°，腋窝处垫棉垫。一般固定 3 周，合并大结节骨折者应延长 1～2 周。部分病例关节囊破损明显，或肩带肌力不足者术后摄片会有肩关节半脱位，此类病例宜用搭肩位胸肱绷带固定，即将患肢手掌搭在对侧肩部，肘部贴近胸壁，用绷带将上臂固定在胸壁，并托住肘部，这种体位可以纠正肩关节半脱位。

3. 功能锻炼 固定期间须活动腕部与手指，解除固定后，鼓励患者主动锻炼肩关节各个方向活动。最好配合做理疗，效果更好。锻炼须循序渐进，不可冒进，在麻醉下做推板动作容易引起再损伤。

临床思维：肩关节脱位

临床对关节损伤的检查，应该详细询问病史，患者的年龄，再通过望诊、触诊、动诊、量诊的步骤搜集临床信息。再结合 X 线检查主要用来了解有无合并骨折，最常见的为肱骨大结节骨折，肱骨外科颈骨折。另外，X 线检查还可了解脱位的类型。

【病史分析】 对于骨科创伤的患者在采集病史时，要重点了解受伤机制、受伤部位，对于可能合并骨折要注意询问患者受伤前后的关节的活动，以及查看肢体的感觉情况，远端的末梢循环是否良好。该病例主要症状为：

1. 有明确的外伤史。

2. 患处疼痛、肿胀，患者不敢活动肩关节，以健手托住患侧前臂，头部倾斜，步入急诊室。系肩关节部位的损伤。

【体检分析】 该病例查体的重点在除外骨折、周围神经损伤的体征。查体发现患者有方肩畸形；患处压痛，用手扪摸肩部，原肩胛盂处有空虚感；肩关节弹性固定。无骨折、周围神经损伤的体征，X 线检查也除外骨折征象，证实存在肩关节脱位，因此考虑肩关节脱位。

【治疗分析】

1. 复位 以手法复位为主，本例局部浸润麻醉后采用 Hippocrates 法。

2. 固定方法 单纯性肩关节脱位可用三角巾悬吊上肢，肘关节屈曲 90°，腋窝处垫棉垫。一般固定 3 周。

3. 功能锻炼 固定期间须活动腕部与手指，解除固定后，鼓励患者主动锻炼肩关节各个方向活动。防止肩关节僵硬。

思 考 题

肩锁关节脱位如何分型?

第三节 肘关节脱位

案例 2-1-3

患者,男,33 岁,已婚,工人。患者 6 小时前因车祸致左肘部剧痛,肘关节不能活动。由外院转来我院就诊。摄片示:“左肘关节后脱位”,拟诊“左肘关节后脱位”。患者受伤以来,无头晕、头痛,无恶心、呕吐。平素体健,否认肝炎、伤寒、肺结核等传染病史,否认食物、药物过敏史,否认其他外伤史及手术史。系统回顾无特殊。

体格检查:T 36.9℃,P 67 次/分,R 22 次/分,BP 115/80mmHg。发育良好,营养可。神志清,精神可。对答切题,查体合作。皮肤、黏膜无黄染,全身浅表淋巴结未触及。头颅外观无畸形,两侧瞳孔等大、正圆,颈部无强直,气管居中,胸廓对称,腹部平软,无压痛、反跳痛及肌紧张。胸廓及骨盆挤压试验阴性,余见专科情况。

望诊:患处疼痛、肿胀,患者不敢活动左肘关节,以健手托住患侧前臂,肘关节处于半伸直位,被动运动时伸不直肘部。无患肢末梢循环障碍。触诊:肘后空虚感,可摸到凹陷处,肘部三点关系完全破坏,失去正常关系。无运动、感觉障碍。动诊:左肘关节弹性固定。量诊:左前臂较右侧短缩 4cm。辅助检查:左肘关节正侧位摄片示:“左肘关节后脱位”。

问题

◆最可能的诊断?

◆诊断依据有哪些?

◆鉴别诊断?

◆治疗方案?

参考答案和提示

◆诊断 左肘关节后脱位。

◆诊断依据

1. 有明确的外伤史。

2. 患处疼痛、肿胀,患者不敢活动左肘关节,以健手托住患侧前臂,肘关节处于半伸直位,被动运动时伸不直肘部。

3. 肘后空虚感,可摸到凹陷处,肘部三点关系完全破坏,失去正常关系。

4. 左肘关节弹性固定,左前臂较右侧短缩 4cm。

5. 辅助检查:左肘关节正侧位摄片示“左肘关节后脱位”(图 1-2)。

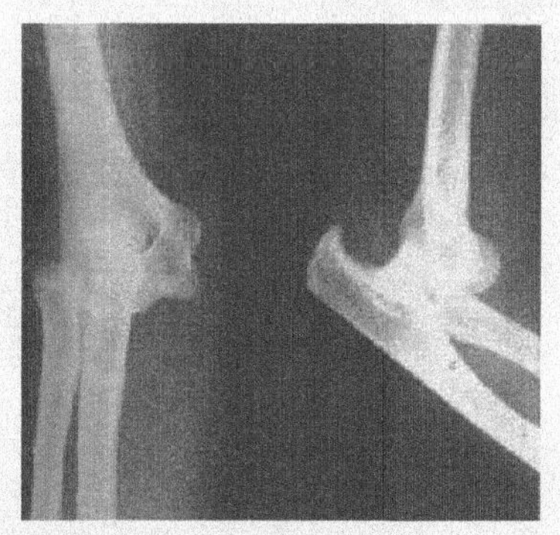

图 1-2 左肘关节后脱位

◆鉴别诊断

1. 肱骨髁上骨折 相同点:肘部出现疼痛、肿胀、功能障碍。不支持点:好发于儿童,有手着地受伤史皮下瘀斑,肘部向后突出并处于半屈位,应想到肱骨髁上骨折的可能。检查局部明显压痛,有骨摩擦音及假关节活动,肘前方可扪到骨折断端,肘后三角关系正常。肘部正、侧位 X 线拍片是必需的,确定是否骨折的存在,故可以除外肱骨髁上骨折。

2. 正中神经与尺神经过度牵拉损伤　相同点：肘部出现疼痛、肿胀、功能障碍。不支持点：正中神经与尺神经分布区感觉障碍、运动、障碍。本例患者无运动、感觉障碍，故可以除外神经损伤。

3. 血管压迫　相同点：肘部出现疼痛、肿胀、功能障碍。不支持点：血管压迫后可发生血管痉挛。早期症状为剧烈疼痛，桡动脉的搏动消失，手部皮肤苍白、发凉、麻木，若不及时处理，可发生前臂肌肉缺血性坏死。本患者无患肢末梢循环障碍。故可以除外血管压迫损伤。

◆治疗　治疗原则：复位、固定、功能锻炼

1. 手法复位　可以采用一人复位法，不用助手，复位成功率亦很高。困难的病例可选用其他麻醉，使肌肉完全放松，再进行手法复位。复位失败及超过3周的陈旧性肘关节脱位应施行切开复位。

2. 固定　用长臂石膏托固定肘关节于屈曲90°位，再用三角巾悬吊胸前2~3周。

3. 功能锻炼　在固定期间即应开始肌肉锻炼，嘱患者做肱二头肌收缩动作，并活动手指与腕部。解除固定后应及早练习肘关节屈、伸和前臂旋转活动。可用中药薰洗浸泡作为辅助治疗；理疗及体疗也有很大好处。不可请他人强力拉扳，更不可在麻醉下做手法扳正。粗暴的动作可以造成肘关节周围更多软组织损伤，有血肿形成，会演变成骨化性肌炎，使关节丧失功能。

临床思维：肘关节脱位

【病史分析】　对于骨科创伤的患者在采集病史时，要重点了解受伤机制、受伤部位，对于可能合并骨折要注意询问患者受伤前后的关节的活动，以及查看肢体的感觉情况，远端的末梢循环是否良好。该病例主要症状为：①有明确的外伤史；②肘关节疼痛、肿胀，以健手托住患侧前臂，肘关节处于半伸直位，步入急诊室。系肘关节部位的损伤。

临床对关节损伤的检查，应该详细询问病史，患者的年龄，再通过望诊、触诊、动诊、量诊的步骤搜集临床信息。再结合X线检查除外有无合并骨折。

【体检分析】　该病例查体的重点在除外骨折、周围神经过度牵拉损伤的体征。对于肘关节脱位者，在进行临床体格检查时，一定要仔细注意到神经的损伤。查体发现患者有肘关节处于半伸直位，被动运动时伸不直肘部；肘后空虚感，可摸到凹陷处，肘部三点关系完全破坏，失去正常关系；摄片证实存在左肘关节后脱位。因此考虑肘关节后脱位。

【治疗分析】　脱位机制患者跌倒时上臂伸直，手掌着地，暴力传递至尺、桡骨上端，尺骨鹰嘴突处产生杠杆作用，使尺、桡骨近端脱向肱骨远端的后方。肘关节的前半部关节囊通常有撕裂，肱肌也有不同程度的撕裂，一般还伴有侧副韧带损伤。重度向后移位，可有正中神经与尺神经过度牵拉损伤。因此要先以2%普鲁卡因或1%利多卡因10ml，注入肘关节内，后进行手法复位。复位后用长臂石膏托固定肘关节于屈曲90°位，再用三角巾悬吊胸前2~3周。在固定期间即应开始肌肉锻炼，嘱患者作肱二头肌收缩动作，并活动手指与腕部。解除固定后应及早练习肘关节屈、伸和前臂旋转活动。可用中药薰洗浸泡作为辅助治疗；理疗及体疗也有很大好处。防止肘关节僵硬。

第四节　桡骨头半脱位

案例 2-1-4

患儿，男，4岁，1小时前在住宅小区院子里，因玩耍时不慎被大孩子牵拉前臂，致右肘、前臂疼痛伴活动受限，被其家长送至我院。就诊时诉右肘、前臂疼痛，拒绝旋转前臂及屈肘。摄右肘关节X线片未见异常。拟诊“右桡骨小头半脱位”。患者受伤以来，无头晕、头痛，无恶心、呕吐。平素体健，否认肝炎、伤寒、肺结核等传染病史，否认食物、药物过敏史，否认其他外伤史及手术史。

体格检查:T 37.6℃,P 81 次/分,R 21 次/分,BP 135/85mmHg。发育良好,营养可。神志清,痛苦貌,步入诊室,精神可。对答切题,查体合作。皮肤、黏膜无黄染,全身浅表淋巴结未触及。头颅外观无畸形,两侧瞳孔等大、正圆,颈部无强直,气管居中,胸廓对称,腹部平软,无压痛、反跳痛及肌紧张。胸廓及骨盆挤压试验阴性,余见专科情况。

望诊:右上肢垂于体侧,无明显肿胀及畸形,右前臂旋后位。触诊:右肘桡骨小头处压痛明显。动诊:前臂旋前、上举和屈肘、握拳时右肘桡骨小头处疼痛明显加重。量诊:双上肢基本等长。辅助检查:摄右肘关节 X 线片未见异常。

问题

◆最可能的诊断?

◆诊断依据有哪些?

◆鉴别诊断?

◆治疗方案?

参考答案和提示

◆诊断　右桡骨小头半脱位。

◆诊断依据

1. 4 岁,有明确的外伤史。

2. 右上肢垂于体侧,无明显肿胀及畸形,右前臂旋后位。

3. 右肘桡骨小头处压痛明显。

4. 前臂旋前、上举和屈肘、握拳时右肘桡骨小头处疼痛明显加重。

5. 特殊检查:摄右肘关节 X 线片未见异常。

◆鉴别诊断　与肱骨髁上骨折及肘关节后脱位相鉴别。

其一般临床表现为:肘部肿胀及压痛,有向后突出及半屈位畸形,与肘关节后脱位相似,但可从骨擦音、反常活动、触及骨折及正常的肘后三角等体征与脱位相鉴别。必须检查桡动脉的搏动及正中、桡、尺神经的功能。

血管损伤大多系挫伤和压迫后发生血管痉挛。早期症状为剧烈疼痛,桡动脉的搏动消失,手部皮肤苍白、发凉、麻木,若不及时处理,可发生前臂肌肉缺血性坏死,纤维化后形成缺血性肌肉肌挛缩,导致爪形手畸形,功能障碍,造成严重残废。X 线摄片检查可了解骨折详细情况。

最终的诊断是:右桡骨小头半脱位。

◆治疗　治疗原则:即予复位。

1. 手法复位,不必任何麻醉。令其家长抱住患儿。

2. 术者一手握住小儿腕部,另一手托住肘部,以拇指压在桡骨头部位,肘关节屈曲至 90°。开始作轻柔的前臂旋后、旋前活动,来回数次后大都可感到轻微的弹响声,患儿即诉疼痛消失,小儿肯用患手来取物,说明复位。

3. 术后处理　复位后不必固定,但须告诫家长不可再暴力牵拉,以免再发。或者术后给于屈肘关节三角巾悬吊上肢制动 1 周,以防止发生再脱位。

临床思维:桡骨头半脱位

桡骨小头半脱位又俗称牵拉肘。桡骨小头半脱位多发生于 5 岁以下的幼儿,5 岁以上的患儿少见。本病的发病机制:不满 5 岁的小儿其桡骨头未发育好,桡骨颈部的环状韧带只是一片薄弱的纤维膜。一旦小儿的前臂被提拉,桡骨头即向远端滑移;恢复原位时,环状韧带的上半部不及退缩,卡压在肱桡关节内,称为桡骨头半脱位。临床上最多见。若前臂旋前位,屈肘跌倒,将桡骨小头挤向关节后方,称为向后脱位,临床上少见。本病采用闭合手法复位,可获立竿见影之效。固定的方法若需要固定,其方法主要是给于屈肘关节三角巾悬吊上肢制动 1 周,以防止发生再脱位。

【病史分析】 对于骨科创伤的患者在采集病史时,要重点了解受伤机制、受伤部位,对于可能合并血管、神经损伤的部位,要注意询问患者受伤前后的运动及感觉的不同,以及查看肢体远端的末梢循环。该病例主要特点为:①4 岁,有明确的外伤史。②右上肢垂于体侧,无明显肿胀及畸形,右前臂旋后位。③右肘桡骨小头处压痛明显。④前臂旋前、上举和屈肘、握拳时右肘桡骨小头处疼痛明显加重。⑤特殊检查:摄右肘关节 X 线片未见异常。

【体检分析】 该病例查体的重点在摄右肘关节 X 线片排除骨折脱位的体征。注意神经支配区域有无神经功能障碍的特点。

【治疗分析】 小儿桡骨小头半脱位是常见的儿童肘部损伤。发生在 1~4 岁,因为在此年龄儿童的肘关节韧带、关节囊和肌肉均较松弛,桡骨小头也尚未发育成熟。当肘关节突然受到牵拉时,肘关节腔内的负压将关节囊和环状韧带吸入肱桡关节间隙,环状韧带可向上越过尚未发育成熟的桡骨小头,嵌于肱骨小头和桡骨小头之间,阻碍了桡骨小头的回复原位。常由于儿童被家长牵手时牵拉过猛,加之儿童体重的反牵引力,导致桡骨小头半脱位。

小儿桡骨半脱位后患儿哭闹不宁,患肢不敢举动,多由健侧上肢托扶患肢或下垂患肢。由于疼痛患肢不敢旋后而处于旋前位,肘关节不能伸屈,桡骨小头处有明显压痛。但 X 线片可正常。

桡骨小头半脱位可手法复位,其方法简便易学。以一手握住小儿患肢手腕部稍给以牵引后使前臂旋后,同时以另一手拇指给桡骨小头以压力,则可听到轻微弹响声,或有滑入腔隙震动感,此时表明已复位。复位后关节的疼痛及活动受限立即消除。患儿可以像正常时一样将上肢举过头顶或持物玩耍,并能作前臂的屈、伸、旋前或旋后运动,以促进复位。

复位后不必固定,但须告诫家长不可再暴力牵拉,以免再发,或者术后给于屈肘关节三角巾悬吊上肢制动 1 周,以防止发生再脱位。如果多次发生脱位,则在复位后石膏固定 3 周,避免成为习惯性桡骨小头半脱位。

复 习 题

一、名词解释

1. Dugas 征阳性
2. 方肩畸形
3. 肩锁关节脱位
4. 桡骨头半脱位
5. 肩袖

二、填空题

1. 第二型肩锁关节脱位的临床表现为:在肩锁关节处有轻度肿胀与压痛的体征,与对侧相比较,锁骨外侧端比较高,用力按压有________感觉。X 线片上可看到挑起,与对侧比较,至少已有________以上已脱位,但不是完全性脱位。
2. 肩关节脱位常用的复位方法________。
3. 桡骨小头半脱位好发年龄为________。
4. 肩关节脱位各种脱位类型中,以________最为常见。

三、单项选择题

1. 4 岁男孩,妈妈在给穿衣服时牵拉左腕,患儿突然大哭,左肘功能障碍,左手不肯拿取玩物。其可能的诊断是(　　)
   A. 左肘关节脱位
   B. 左肱骨髁上骨折
   C. 左肱骨内髁撕脱骨折
   D. 左桡骨头半脱位
2. 肘关节脱位的特有体征(　　)
   A. 患肘肿痛、不能活动
   B. 以健侧手托患侧前臂
   C. 肘后三角关系正常
   D. 肘后三角关系异常
3. 中年,男性,不慎跌倒摔伤右肩。以左手托右肘部来诊。头向右倾,体检见右肩下沉、右上肢功能障碍。胸骨柄至右肩峰连线中点隆起,并有压痛,其可能的诊断是(　　)
   A. 肩关节脱位　　B. 锁骨骨折
   C. 肱骨外科颈骨折　　D. 肩胛骨骨折
4. 网球肘试验阳性提示(　　)
   A. 肱骨内上髁炎

B. 肱骨外上髁炎
C. 肘关节脱位
D. 桡骨茎突部狭窄性腱鞘炎

5. 下列肌肉不止于肱骨大结节的是(　　)
A. 小圆肌　　B. 大圆肌
C. 冈上肌　　D. 冈下肌

6. “方肩”畸形应首先考虑(　　)
A. 肩锁关节脱位　　B. 肩关节脱位
C. 肱骨外科颈骨折　　D. 锁骨骨折

7. 男,22岁。踢足球时向后跌倒,摔伤右肩部来诊。查见右肩部方肩畸形,肩关节空虚,弹性固定,X线片示右肩关节前脱位。治疗首选(　　)
A. 手法复位外固定　　B. 切开复位内固定
C. 骨牵引　　D. 悬吊牵引

8. 在下列关节脱位类型中,复位及保持较为困难的是(　　)
A. 肩关节脱位　　B. 肘关节脱位
C. 腕关节脱位　　D. 掌指关节脱位

9. 肘关节损伤后遗症中哪种说法不正确(　)
A. 肘内翻畸形的发生率为9%~57%之间,内翻大于20°时即应手术矫形
B. 肘关节骨化性肌炎的发生率儿童高于成年人
C. 肘关节损伤后可继发尺神经炎
D. 肘外翻达35°以上者应考虑手术治疗

四、多项选择题

关于肘关节外伤后脱位,正确的是(　　)
A. 可采用肘关节腔血肿内麻醉下处理
B. 应该以手法复位为主
C. 一般应先纠正后脱位再纠正侧方移位
D. 可能伴有尺神经损伤
E. 可能伴有正中神经损伤

五、简答题

1. 桡骨头半脱位的形成机制。
2. 肘后三角关系对诊断肘关节脱位的临床意义?
3. 肩关节脱位的治疗原则。
4. 肘关节脱位临床表现与诊断。
5. 肩关节脱位分型。

六、问答题

1. 桡骨头半脱位临床表现与诊断。
2. 肩关节脱位临床表现与诊断。

复习题参考答案

一、名词解释

1. Dugas征阳性　在正常情况下将手搭到对侧肩部,其肘部可以贴近胸壁,称为Dugas征阴性。有脱位时,将患侧肘部紧贴胸壁时,手掌搭不到健侧肩部;或手掌搭在健侧肩部时,肘部无法贴近胸壁,称为Dugas征阳性。Dugas征还可用来判断肩脱位复位是否成功。
2. 方肩畸形　肱骨头脱出于喙突下,肩部失去圆浑的轮廓而出现方肩畸形。用手扪摸肩部,原肩胛盂处有空虚感。
3. 为第三型肩锁关节脱位,肩锁韧带与喙锁韧带均已破裂,锁骨外侧端“真性脱位”。
4. 桡骨头半脱位　多见于4岁以下的小儿。不满4岁的小儿,其桡骨头未发育好,桡骨颈部的环状韧带只是一片薄弱的纤维膜。一旦小儿的前臂被提拉,桡骨头即向远端滑移;恢复原位时,环状韧带的上半部不及退缩,卡压在肱桡关节内,称为桡骨头半脱位。
5. 肩袖　附着于肱骨大结节的冈上肌、冈下肌、小圆肌和附着在小结节上的肩胛下肌构成的袖口状的一组具有相似功能的肌群,又叫肩胛旋转袖。

二、填空题

1. 弹性　锁骨外侧端,1/2
2. Hippocrates
3. 儿童
4. 前脱位

三、单项选择题

1. E　2. D　3. B　4. B　5. B　6. B　7. A　8. D　9. B

四、多项选择题

ABDE

五、简答题

略

六、问答题

略

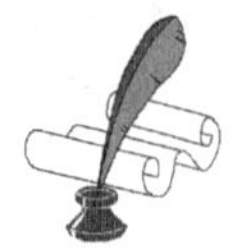

第二章 下肢骨、关节损伤

第一节 髋关节脱位

案例 2-2-1

患者,男,42 岁,已婚,建筑工人。患者入院诊治 2 小时前所乘坐的出租车发生车祸,致右髋关节疼痛,活动不能,急送入我院急诊科诊治。摄片示:右髋关节后脱位,拟诊"右髋关节后脱位"而收住院。患者受伤以来,无头晕、头痛,无恶心、呕吐。平素体健,否认肝炎、伤寒、肺结核等传染病史,否认食物、药物过敏史,否认其他外伤史及手术史。系统回顾无特殊。

体格检查:T 37.1℃,P 72 次/分,R 22 次/分,BP 120/70mmHg。强迫卧位,发育良好,营养可。神志清,精神可。对答切题,查体合作。皮肤、黏膜无黄染,全身浅表淋巴结未触及。头颅外观无畸形,两侧瞳孔等大、正圆,颈部无强直,气管居中,胸廓对称,腹部平软,无压痛、反跳痛及肌紧张。骨盆挤压试验阴性,余见专科情况。

望诊:强迫卧位,右髋呈屈曲内收内旋畸形(右髋关节畸形,弹性固定)。触诊:右侧臀部隆起,压痛,可触及右侧股骨头。动诊:右侧髋关节呈屈曲内收内旋弹性固定。量诊:双上肢不等长,右下肢短缩,大粗隆上移达 Nelaton 线之上,Shoemaker 征阳性 Bryant 三角底边缩短(小于 5 厘米)。骨盆正侧位摄片示:右侧股骨头位于髋臼的外上方,髋臼及股骨头未见骨折。

问题

◆最可能的诊断?

◆诊断依据有哪些?

◆进一步确诊尚需的检查项目?

◆鉴别诊断?

◆治疗方案?

参考答案和提示

◆诊断 右侧髋关节后脱位。

◆诊断依据

1. 外伤后右髋疼痛,弹性固定畸形,活动受限。
2. 右髋部呈屈曲、内收、内旋畸形。
3. 右髋部畸形,右臀部隆起,可及脱位的股骨头。
4. 特殊检查 骨盆正侧位摄片示:右侧股骨头位于髋臼的外上方,髋臼及股骨头未见骨折。

◆鉴别诊断 髋关节脱位并坐骨神经损伤:患者表现为髋关节脱位的特殊体位表现,同时患者有坐骨神经损伤的表现,这是由于股骨头后脱位压迫坐骨神经所致。

◆治疗

1. 治疗原则 复位、固定、功能锻炼。
2. 治疗方案

(1) 应立即施行手法复位,即使合并髋臼或股骨头骨折。

(2) 整复手法:Allis 法,一般需在硬膜外麻醉或全麻下进行。患者仰卧位,术者站在患髋旁,一助手固定骨盆,术者一手握住患肢踝部,另一前臂屈肘套住腘窝,徐徐将患髋和膝屈曲至

90°,沿股骨长轴用力向上牵引,同时下压小腿,并内外旋转股骨,此时多可感到股骨头纳入髋臼时的弹响,畸形消失。

(3) 术后处理:①可用皮肤牵引于患肢轻度外展位置3~4周,2~3个月内换肢不负重,以免发生股骨头缺血性坏死,此后每2个月复查X线片,证明股骨头血运供给良好,无股骨头坏死方可逐步恢复正常活动。

案例 2-2-2

患者,女,42岁,已婚,司机。患者入院诊治1小时前出租车发生车祸,致右髋关节疼痛,活动不能,急送入我院急诊科诊治。摄片示:右髋关节前脱位,拟诊"右髋关节前脱位"而收住院。患者受伤以来,无头晕、头痛,无恶心、呕吐。平素体健,否认肝炎、伤寒、肺结核等传染病史,否认食物、药物过敏史,否认其他外伤史及手术史。系统回顾无特殊。

体格检查:T 37.1℃,P 72次/分,R 22次/分,BP 120/70mmHg。强迫卧位,发育良好,营养可。神志清,精神可。对答切题,查体合作。皮肤、黏膜无黄染,全身浅表淋巴结未触及。头颅外观无畸形,两侧瞳孔等大、正圆,颈部无强直,气管居中,胸廓对称,腹部平软,无压痛、反跳痛及肌紧张。骨盆挤压试验阴性,余见专科情况。

望诊:强迫卧位,右髋呈屈曲外展外旋畸形(右髋关节畸形,弹性固定)。触诊:右闭孔或腹股沟附近可触及股骨头,压痛。动诊:右髋呈屈曲外展外旋畸形弹性固定。量诊:双上肢不等长,右下肢变长。骨盆正侧位摄片示:右侧股骨头位于闭孔内或耻骨上支附近,髋臼及股骨头未见骨折。

问题

◆最可能的诊断?

◆诊断依据有哪些?

◆鉴别诊断?

◆治疗方案?

参考答案和提示

◆诊断 右侧髋关节前脱位。

◆诊断依据

1. 外伤后右髋疼痛,弹性固定畸形,活动受限。

2. 右髋部呈屈曲、外展、外旋畸形。

3. 右髋呈屈曲外展外旋畸形(右髋关节畸形,弹性固定)。触诊:右闭孔或腹股沟附近可触及股骨头,压痛。动诊:右髋呈屈曲外展外旋畸形弹性固定。量诊:双上肢不等长,右下肢变长。

4. 特殊检查 骨盆正侧位摄片示:右侧股骨头位于闭孔内或耻骨上支附近,髋臼及股骨头未见骨折。

◆鉴别诊断 髋关节脱位并股神经神经损伤:患者表现为髋关节脱位的特殊体位表现,同时患者有股神经损伤的表现,这是由于股骨头前脱位压迫股神经所致。

◆治疗

1. 治疗原则 复位、固定、功能锻炼。

2. 治疗方案

(1) 应立即施行手法复位,即使合并髋臼或股骨头骨折。

(2) 术后处理:可用皮肤牵引于患肢轻度内收内旋伸直位置3~4周,2~3个月内换肢不负重,以免发生股骨头缺血性坏死,此后每2个月复查X线片,证明股骨头血运供给良好,无股骨头坏死方可逐步恢复正常活动。

临床思维：髋关节脱位

髋关节结构稳固,只有在强大的暴力下才能脱位,因此患者多为青壮年,根据脱位后股骨头的位置,髋关节脱位可分为三种类型:股骨头停留在髂坐线的前方为前脱位,停留在该线后方者为后脱位,股骨头向中线,冲破髋臼底部后穿过髋臼底进入盆腔者为中心脱位。其中以髋关节后脱位最常见。关节脱位具有其特殊的畸形并弹性固定。

【病史分析】 对于骨科外伤的患者在采集病史时,要重点了解受伤机制、受伤部位,对于可能合并血管、神经损伤的部位,要注意询问患者受伤前后的运动及感觉的不同,以及查看肢体远端的末梢循环。该病例主要症状为外伤后患肢具有髋关节脱位的特有症状

【体检分析】 该病例查体的重点在髋关节脱位的专有体征和一般体征,以及神经系统检查。注意坐骨神经或股神经及下肢血管的检查

【治疗分析】 单纯的髋关节脱位多可采用手法整复,术后注意患肢制动。不要过早负重,已减少发生股骨头缺血性坏死的发生。如手法复位失败者,多由于合并髋臼骨折,骨折片阻碍了关节复位,在这种状况下,应早期切开复位,并固定相应的骨折。

思 考 题

1. 髋关节脱位分为________、________、________。
2. 髋关节后脱位的特殊畸形外观________、________、________。

思考题答案

1. 后脱位 前脱位 中心脱位。
2. 屈曲 内收 内旋畸形。

第二节 股骨颈骨折

案例 2-2-3

患者,女,65岁,已婚,工人。13天前患者于骑自行车时不慎跌倒,右臀部着地。当时感右髋关节疼痛、活动受限,但仍能站立,因此未引起患者足够的重视,并未去医院就诊,仅采用扶拐行走,并局部应用热敷、“南星止痛膏”治疗。此后疼痛、行走困难逐渐加重。患者于受伤10天后来我院就诊。门诊予拍摄X线片后诊断为股骨颈骨折,故收治入院。受伤后无头痛、恶心、呕吐,无胸、腹部疼痛,二便正常。儿童时曾患“肺结核”,经药物治疗后治愈。有高血压病史,现服用氨氯地平(络活喜)和美托洛尔。无冠心病病史,无肝炎等传染性疾病病史。有吸烟史,否认药物和食品过敏史,无手术史。

体格检查:T 37.1℃,P 82次/分,R 24次/分,BP 120/86mmHg。发育正常,营养状况良好,神志清楚,查体合作。皮肤无苍白、无黄染。全身淋巴结无肿大,头颅无畸形,眼、耳、口、鼻无异常,巩膜无黄染。颈部柔软,气管居中,颈静脉无怒张,甲状腺不肿大。胸廓无畸形,两肺呼吸音稍粗,无干湿啰音。心率82次/分,律齐,无病理性杂音。腹部平坦,无腹壁静脉怒张;腹软,肝、脾肋下未触及,无压痛;无移动性浊音,肠鸣音正常。脊柱正常,生理反射存在,病理反射未引出。

望诊:右下肢外旋畸形,右髋关节无明显肿胀,无皮肤破损,无皮疹。触诊:右侧髋关节压痛,叩击右侧足跟时有髋关节疼痛。动诊:右侧髋关节活动受限。量诊:右下肢缩短2cm,Shoemaker征阳性,右侧大转子在Nelaton线以上,右侧Bryant三角底边缩短。

辅助检查:血常规示RBC 5.8×10^{12}/L Hb 110g/L,WBC 5.8×10^{9}/L,PLT 367×10^{9}/L。胸片示

左上肺有一陈旧性结核病灶，两肺肺纹理增粗。右髋关节X线片示右侧股骨颈头下型骨折，完全移位。

问题

◆最可能的诊断？

◆诊断依据有哪些？

◆鉴别诊断？

◆治疗方案？

参考答案和提示

◆诊断　右侧股骨颈骨折（头下型，GardenⅣ型）。

◆诊断依据

1. 有明确的外伤史，外伤后右侧髋关节疼痛、功能障碍。

2. 右下肢缩短，右侧髋关节有压痛、叩击痛，右侧髋关节活动受限，右侧大转子上移。

3. 右髋关节X线片显示　右侧股骨颈头下型骨折，完全移位。

4. 患者65岁，为股骨颈骨折的好发年龄。

◆鉴别诊断

1. 股骨转子骨折　由于股骨转子骨折的治疗原则和方法与股骨颈骨折不同，因此鉴别诊断十分重要。股骨转子骨折也多见于老年患者，多由外伤引起，可出现患肢外旋畸形、肢体缩短。但股骨转子骨折的患肢外旋畸形往往较股骨颈骨折更加明显，髋关节周围可出现皮肤青紫、瘀斑，无明显大转子上移的体征。X线检查对诊断和鉴别诊断有十分重要的意义。

2. 髋关节脱位　髋关节脱位也由外伤引起，患者也可出现髋关节疼痛、活动受限、畸形、患肢缩短、大转子上移。但髋关节脱位一般由强大暴力所致，受伤后疼痛、活动受限较股骨颈骨折更加明显。如为髋关节后脱位可出现髋关节屈曲、内收、内旋畸形，在臀部可摸到脱出的股骨头；如为髋关节前脱位可出现髋关节外展、外旋、屈曲畸形，腹股沟处肿胀，并能摸到脱位的股骨头。X线检查对鉴别诊断有决定性意义。

◆治疗

1. 治疗原则　积极进行术前准备，控制高血压，尽快手术治疗。

2. 治疗方案

（1）术前准备：①常规术前检查：血、尿、粪常规检查，血型，肝肾功能检查，心电图等。②积极控制高血压，继续服用氨氯地平5ug，每日1次；美托洛尔25mg，每日2次。③与患者进行积极交流，充分向患者交代病情。由于患者属头下型、Garden Ⅳ型骨折，而且骨折已13天，发生骨折不愈合和股骨头无菌性坏死的概率较高，争取患者对人工全髋关节置换术的理解。如患者同意做人工关节置换手术，由于患者年龄并不算太大，而且X线片显示患者无明显骨质疏松，应争取使用非骨水泥关节。④术前2小时静脉应用抗生素。

（2）术中注意事项：采用右侧髋关节直接外侧切口。分离臀中肌时不宜过高，以免损伤臀上神经，引起臀肌步态。暴露髋关节后，仔细去除髋臼处的骨赘。检查骨质量，如无明显骨质疏松，可选用非骨水泥关节。安装非骨水泥假体时，应注意骨床与假体的一致，即Press-fit。假体安放位置，髋臼前倾角为10°~15°，外倾角为45°；股骨柄前倾角为5°~15°。放置引流管，仔细缝合臀中肌、臀小肌和阔筋膜张肌。

（3）术后处理：①患足丁字鞋固定，使患肢处寸：外展位。②搬运患者应十分注意，避免牵拉患肢，造成髋关节脱位。③应用抗生素预防感染。④密切观察患者生命体征，特别是血压情况，结合切口引流量，决定是否继续输血，补充血容量。⑤术后2周起，开始进行股四头肌外展的功能锻炼。

该患者术后恢复顺利，术后 12 天拆线，术后 1 周扶拐下地活动，术后 2 周出院。2 个月后去拐行走。

案例 2-2-4

患者，男，42 岁，已婚，工人。患者入院诊治 2 小时前所乘坐的出租车发生车祸，致右髋关节疼痛，活动不能，急送入我院急诊科诊治。摄片示：右股骨颈骨折，拟诊“右股骨颈骨折”而收住院。患者受伤以来，无头晕、头痛，无恶心、呕吐。平素体健，否认肝炎、伤寒、肺结核等传染病史，否认食物、药物过敏史，否认其他外伤史及手术史。系统回顾无特殊。

体格检查：T 37.1℃，P 72 次/分，R 22 次/分，BP 120/70mmHg。强迫卧位，发育良好，营养可。神志清，精神可。对答切题，查体合作。皮肤、黏膜无黄染，全身浅表淋巴结未触及。头颅外观无畸形，两侧瞳孔等大、正圆，颈部无强直，气管居中，胸廓对称，腹部平软，无压痛、反跳痛及肌紧张。骨盆挤压试验阴性，余见专科情况。

望诊：强迫卧位，右下肢呈外旋短缩畸形 触诊：右侧髋前区压痛。动诊：右髋活动惧怕疼痛，活动受限。量诊：双上肢不等长，右下肢短缩，大粗隆上移达 Nelaton 线之上，Shoemaker 征阳性 Bryant 三角底边缩短（小于 5 厘米）。骨盆正侧位摄片示：右股骨颈骨折经颈型。

问题

◆最可能的诊断？

◆诊断依据有哪些？

◆鉴别诊断？

◆治疗方案？

参考答案和提示

◆诊断　右股骨颈骨折经颈型。

◆诊断依据

1. 外伤后右髋疼痛活动受限。

2. 右髋部外旋短缩畸形。

3. 右髋前区压痛，患肢纵向叩痛阳性。

4. 特殊检查：骨盆正侧位摄片示右股骨颈骨折经颈型。

◆鉴别诊断

1. 股骨转子骨折　由于股骨转子骨折的治疗原则和方法与股骨颈骨折不同，因此，鉴别诊断十分重要。股骨转子骨折也多见于老年患者，多由外伤引起，也可出现患肢外旋畸形、肢体缩短。但股骨转子骨折的患肢外旋畸形往往较股骨颈骨折更加明显，髋关节周围可出现皮肤青紫、瘀斑，无明显大转子上移的体征。X 线检查对诊断和鉴别诊断有十分重要的意义。

2. 髋关节脱位　髋关节脱位也由外伤引起，患者也可出现髋关节疼痛、活动受限、畸形、患肢缩短、大转子上移。但髋关节脱位一般由强大暴力所致，受伤后疼痛、活动受限较股骨颈骨折更加明显。如为髋关节后脱位可出现髋关节屈曲、内收、内旋畸形，在臀部可摸到脱出的股骨头；如为髋关节前脱位可出现髋关节外展、外旋、屈曲畸形，腹股沟处肿胀，并能摸到脱位的股骨头。X 线检查对鉴别诊断有决定性意义。

◆治疗

1. 治疗原则　复位、固定、功能锻炼。

2. 治疗方案　完善术前检查，于入院第 2 天行透视下复位空心螺钉固定。

3. 术后处理　术后穿防外旋鞋，第二天开始屈髋活动，2 周后扶双拐下地，骨折愈合后去拐。

临床思维:股骨颈骨折

股骨颈骨折常发生于老年人,随着人的寿命的延长,其发病率日渐增高,其临床治疗中存在骨折不愈合和股骨头坏死两个主要问题。

【病史分析】 采集此类病例的病史时,应重点了解有无外伤史,对于老年人,即使没有完全跌倒,由于骨质疏松,在轻微外力作用下即可引起股骨颈骨折。这类患者病史比较隐秘,嵌插型骨折患者有的甚至能继续行走,易导致漏诊。对于此类病例应常规摄 X 线片。

【体检分析】 该病例的体检重点在患侧髋部及下肢的畸形。检查时应注意下肢有无外旋.肢体有无短缩。股骨颈骨折的患者往往下肢有短缩,轴向叩击痛(阳性)。同时注意与股骨转子部骨折相鉴别。

【辅助检查分析】 对于有髋部外伤史、大转子叩痛(阳性)的病例应予摄片,阅片时应注意股骨颈部骨小梁的连续性。某些裂隙性骨折不易被发现,往往导致漏诊。X 线片上怀疑骨折的患者可以进一步行 CT 检查。

【治疗分析】 成人股骨头的血供有三个来源:①股骨头圆韧带内的小凹动脉,它只供应股骨头极少量的血腋,局限于股眉头的凹部。②股骨干的滋养动脉升支,对股骨颈血液供应很少。③旋股内、外侧动脉的分支是股骨颈的主要血液供应来源。旋股内、外侧动脉来自股深动脉,在股骨颈基底部关节囊滑膜反折处形成一个动脉环,并分 4 支进入股骨头。即骺外侧动脉(上支持带动脉)、干骺端上侧动脉、于骺端下侧动脉(F 支持带动脉)和骺内侧动脉。骺外侧动脉供应股骨头外侧的 2/3~3/4 区域;于骺端下侧动脉供应股骨头内下的1/4~1/2。股骨颈骨折后,股骨头的血供可受到严重影响。实验发现,头下骨折,股骨头血供下降 83%;经股骨颈骨折,股骨头血供下降 52%。因此,股骨颈骨折容易造成骨折不愈合和股骨头缺血坏死。一般认为,股骨颈骨折骨不愈合的发生率约为 15%~20%,股骨头无菌性坏死的发生率约为 20%~30%。

常用的股骨颈骨折分类方法有两种。按骨折线的部位分为:①股骨头下骨折;②经股骨颈骨折;③股骨颈基底骨折。头下骨折的患者,由于旋股内、外侧动脉的分支受伤最重,因而对股骨头的血液供应影响也最大;基底骨折,由于两骨折段血液供应的影响最小,故骨折较易愈合。按移位程度(Garden 分类)分为:I 型:不完全骨折;Ⅱ型:无移位的完全骨折;Ⅲ型:部分移位的完全骨折;Ⅳ型:完全移位的完全骨折。I 型骨折和Ⅱ型骨折的预后较好,而Ⅲ型骨折和Ⅳ型骨折的预后不良。一旦股骨颈骨折诊断确立,接下来的问题就是治疗。

【注意事项】 在股骨颈骨折的治疗方面,应注意下列问题。

1. 治疗时机　早期治疗,有利丁尽快恢复骨折后的血管扭曲、受压或痉挛。据动物实验证实,兔股骨头完全缺血 6 小时,就已造成成骨细胞不可逆的损伤。缺血股骨头成骨细胞坏死,组织学上一般需 10 天左右才能观察到。所以有人提出,股骨颈骨折后如选择复位、内固定,应急诊手术,最好在 36 小时以内手术,原则上不超过 1 周。

2. 治疗方法的选择　目前,对股骨颈骨折是否可以采取保守治疗的问题还存在争议。有人认为,对 Garden I 型骨折和 n 型骨折可采用保守治疗。但有的学者认为,即使是 Garden I 型骨折和 n 型骨折也应给予坚强的内固定,以免造成骨折移位。

手术方法的选择:①GardenI 型和Ⅱ型:内固定;②股骨颈基底部,GardenⅢ型和Ⅳ型:内固定;③股骨颈头下或经颈型,GardenⅢ型或Ⅳ型,年龄较大者:行人工髋关节置换术;④股骨颈头下或经颈型,GardenⅢ型和Ⅳ型,年龄较轻者:尽量做内固定加侣裙移植;⑤陈旧性股骨颈骨折:人工髋关节置换。

3. 骨折复位、内固定　准确良好的复位是内固定成功的关键。因为骨折内固定后应力的 75% 由骨本身来承担,内固定物只承担应力的 25%。虽然股骨颈骨折的内固定方法很多,但空心加压螺纹钉是目前公认的最佳内固定方法。三枚螺纹钉应相互平行。

4. 人工关节置换术 由于股骨颈骨折后发生的骨不愈合和股骨头无菌性坏死均是致残性并发症,而且内固定术后常需卧床3~6个月。因此,多数学者主张,对60岁以上的有移位的股骨颈头下型或经颈型骨折采用人工关节置换术。

股骨颈骨折是常见的损伤,而且随人均寿命的延长和交通事故的增加,股骨颈骨折的发病率呈明显的上升趋势。股骨颈骨折的诊断并不困难,根据典型的外伤史,外伤后髋关节疼痛、功能障碍、下肢缩短、外旋畸形和X线检查结果,诊断比较容易。但问题是所有医生对股骨颈骨折应有足够的认识,凡外伤后髋部有疼痛者,都应做X线检查,并仔细阅读X线片。否则,易造成误诊和漏诊。

目前,一般认为对于明显移位的头下型骨折或经颈型骨折,只要患者全身条件许可,均应争取行全髋关节置换术。当然,全髋关节置换术对高龄人来说,创伤是非常大的。如果患者确实全身情况较差,不能耐受全髋关节置换术,单纯人工股骨头置换术也不失为一可良好的选择。关于是选择非骨水泥人工关节还是骨水泥人工关节的问题,也是有争议的。首先应强调,骨水泥是充填剂,而不是粘合剂。理论上讲,非骨水泥人工关节的固定作用比骨水泥好,大量10年以上的随访结果显示其疗效理想。当然,也有一些学者对非骨水泥人工关节持反对态度,因为它确实也存在一些问题,如股骨假体下沉、金属珠脱落、HA的吸收、放射性透明带等。由于非骨水泥人工关节便于二次更换假体,故多数学者主张,应尽可能使用非骨水泥人工关节。在一般情况下应首先考虑运用非骨水泥人工关节,但如患者确实高龄,并有较严重的骨质疏松,或患者经济困难,无力承担非骨水泥人工关节的费用,可采用骨水泥人工关节。

思 考 题

1. 根据骨折线部位股骨颈骨折分为________、________、________、________。
2. 股骨颈骨折根据骨折线的方向分________、________。

思考题答案

1. 头下型 头颈型 经颈型 基底型
2. 外展型 内收型

第三节 股骨粗隆间骨折

案例2-2-5

患者,女,96岁,已婚,农民。患者入院诊治前14天不慎摔倒,右侧肢体着地,当即感右髋部疼痛,活动受限,遂被家人送入当地医院诊治,拍片示;右股骨粗隆间骨折,给予患肢牵引治疗,治疗逐渐出现咳嗽咳痰,呼吸困难。平素体健,否认肝炎、伤寒、肺结核等传染病史,否认食物、药物过敏史,否认其他外伤史及手术史。系统回顾无特殊。

体格检查:T 38.6℃,P 120次/分,R 24次/分,BP 120/70mmHg。强迫卧位,发育良好,营养欠佳,精神可。对答切题,查体合作。皮肤、黏膜无黄染,全身浅表淋巴结未触及。头颅外观无畸形,两侧瞳孔等大、正圆,颈部无强直,气管居中,胸廓对称,双肺可闻及明显湿啰音,骨盆挤压试验阴性,余见专科情况。

望诊:强迫卧位,右下肢成短缩外旋畸形,外旋达90°。动诊:右侧髋关节惧痛,活动受限。量诊:双上肢不等长,右下肢短缩,大粗隆上移达Nelaton线之上,Shoemaker征阳性 Bryant三角底边缩短(小于5厘米)。骨盆正侧位摄片示:右股骨粗隆间骨折Evan三型。胸部X线片示双肺肺炎。

问题

◆最可能的诊断？

◆诊断依据有哪些？

◆进一步确诊尚需的检查项目？

◆鉴别诊断？

◆治疗方案？

参考答案和提示

◆诊断　右股骨粗隆间骨折；肺部感染。

◆诊断依据

1. 患者女性 96 岁，外伤后右髋疼痛活动受限。

2. 右髋部外旋短缩畸形。

3. 右髋前区压痛，患肢纵向叩痛阳性。

4. 特殊检查　X 线片：右股骨粗隆间骨折 Evan 三型。胸部 X 线片示：双肺肺炎。

◆尚需检查项目　痰培养：明确肺部感染的细菌及敏感性药物。

◆鉴别诊断　股骨颈骨折。

◆治疗

1. 治疗原则　积极进行术前准备，肺部感染，手术治疗。

2. 治疗方案　术前准备：①常规术前检查：血、尿、粪常规检查，血型，肝肾功能检查，心电图等。②积极控制肺部感染，加强营养支持。肺部感染控制后行切开复位动力髋内固定。

术后处理：①患足丁字鞋固定，使患肢外展位。②搬运患者应十分注意，避免牵拉患肢，造成髋关节脱位。③应用抗生素预防感染。④密切观察患者生命体征，特别是血压情况，结合切口引流量，决定是否继续输血，补充血容量。⑤术后 2 周起，开始进行股四头肌外展的功能锻炼。

该患者术后恢复顺利，术后 12 天拆线，术后 1 周扶拐下地活动，术后 2 周出院。2 个月后去拐行走。

案例 2-2-6

患者，女，26 岁，农民。患者入院诊治 1 天不慎摔倒，右侧肢体着地，当即感右髋部疼痛，活动受限。平素体健，否认肝炎、伤寒、肺结核等传染病史，否认食物、药物过敏史，否认其他外伤史及手术史。系统回顾无特殊。

体格检查：T 36℃，R 24 次/分，BP 120/70mmHg。强迫卧位，发育良好，营养佳，精神可。对答切题，查体合作。皮肤、黏膜无黄染，全身浅表淋巴结未触及。头颅外观无畸形，两侧瞳孔等大、正圆，颈部无强直，气管居中，胸廓对称，双肺可闻及明显湿啰音，骨盆挤压试验阴性，余见专科情况。

望诊：强迫卧位，右下肢无畸形。动诊：右侧髋关节惧痛，活动受限。量诊：双上肢等长，大粗隆未达 Nelaton 线之上，Shoemaker 征阴性，Bryant 三角底边正常。骨盆正侧位摄片示：右股骨粗隆间骨折 Evan Ⅰ型，股骨粗隆处可见一囊性变。

问题

◆最可能的诊断？

◆诊断依据有哪些？

◆进一步确诊尚需的检查项目？

◆鉴别诊断？

◆治疗方案？

参考答案和提示

◆诊断 骨囊肿并股骨粗隆间骨折 Evan Ⅰ型。

◆诊断依据

1. 患者女性,26 岁,外伤后右髋疼痛伴活动受限。
2. 右髋部无畸形。
3. 右髋前区压痛,患肢纵向叩痛阳性。
4. 特殊检查:X 线片:右股骨粗隆间骨折 Evan Ⅰ型,股骨粗隆处可见一囊性变。

◆尚需检查项目 ECT 及 CT 检查明确囊性变性质。

◆鉴别诊断 骨转移瘤并骨折。

◆治疗 胫骨结节骨牵引,12 周后骨折愈合,1 年后行病灶清除植骨术。

临床思维:股骨粗隆间骨折

股骨粗隆间骨折是老年人常见的损伤,患者平均年龄比股骨颈骨折高 5~6 岁。由于粗隆部血运丰富,骨折后极少不愈合,但易发生髋内翻。高龄患者长期卧床引起的并发症较多。

【病因】 老年人骨质疏松,肢体活动不灵活,当下肢突然扭转、跌倒易发生骨折。骨折类型:分为两类:①顺粗隆间骨折分 Evan 分型分 4 型。Ⅰ型:顺粗隆间骨折,无骨折移位,为稳定性骨折。Ⅱ型:骨折线至小粗隆上缘。Ⅲ型:小粗隆变为游离骨片或粗隆间骨折加大粗隆骨折。Ⅳ型除隆间骨折外,大小粗隆各成为单独骨折块。②逆粗隆骨折

【病史分析】 对于骨科外伤的患者在采集病史时,要重点了解受伤机制、受伤部位,对于可能合并血管、神经损伤的部位,要注意询问患者受伤前后的运动及感觉的不同,以及查看肢体远端的末梢循环。该病例主要症状为外伤后患肢具有髋关节脱位的特有症状

【体检分析】 该病例查体的重点在于与股骨颈骨折的鉴别,粗隆间骨折的外旋畸形较股骨颈骨折较大。

【治疗】 为促进患者功能恢复及避免因长期卧床的并发症,现多主张早期手术,采用 DHS 或 DCS 内固定,术后可早期功能锻炼。

思 考 题

粗隆间骨折分为哪些类型?

思考题答案

骨折类型分为两类:①顺粗隆间骨折 分 Evan 分型分 4 型。Ⅰ型:顺粗隆间骨折,无骨折移位,为稳定性骨折。Ⅱ型:骨折线至小粗隆上缘 Ⅲ型:小粗隆变为游离骨片或粗隆间骨折加大粗隆骨折。Ⅳ型除隆间骨折外,大小粗隆各成为单独骨折块。②逆粗隆骨折

第四节 股骨干骨折

案例 2-2-7

患者,女,3 岁,患者于诊治前 2 小时,因高处摔下致左大腿疼痛,畸形活动受限,患肢渐肿,家人送入我院诊治,拍片示:右股骨干骨折。以"左股骨干骨折"收住。平素体健,否认肝炎、伤寒、肺结核等传染病史,否认食物、药物过敏史,否认其他外伤史及手术史。系统回顾无特殊。

体格检查:T 37℃,P 120 次/分,R 24 次/分,BP 95/60mmHg。强迫卧位,发育良好,营养欠佳,精神可。对答切题,查体合作。皮肤、黏膜无黄染,全身浅表淋巴结未触及。头颅外观无畸形,

两侧瞳孔等大、正圆，颈部无强直，气管居中，胸廓对称，双肺可闻及明显湿啰音，骨盆挤压试验阴性，余见专科情况。

望诊：强迫卧位，左大腿肿胀，畸形，股骨中段可及明显异常活动及骨擦。X线片：左股骨中段横行骨折。

问题

◆最可能的诊断？

◆诊断依据有哪些？

◆鉴别诊断？

◆治疗方案？

参考答案和提示

◆诊断 左股骨中段骨折。

◆诊断依据

1. 患者，女性，3岁，外伤后左大腿肿胀畸形疼痛活动受限。

2. 左大腿肿胀畸形。

3. 左股骨中段可及明显异常活动及骨擦感。

4. 特殊检查：X线片示左股骨中段骨折。

◆鉴别诊断 股骨病理性骨折。

◆治疗

1. 治疗原则 复位、固定、功能锻炼。

2. 治疗方案 采取夹板固定结合悬吊皮牵引法治疗。4周后骨折愈合，去除牵引，开始无负重功能锻炼。骨折牢固愈合后开始负重。

案例 2-2-8

患者，男，43岁，农民，于诊治前2小时，因高处摔下致左大腿疼痛，畸形活动受限，患肢渐肿，家人送入我院诊治，拍片示：左股骨干粉碎性骨折。而以左股骨干骨折收住，否认肝炎、伤寒、肺结核等传染病史，否认食物、药物过敏史，否认其他外伤史及手术史。系统回顾无特殊。

体格检查：T 37，P 120次/分，R 24次/分，BP 95/60mmHg，强迫卧位，发育良好，营养欠佳，精神可。对答切题，查体合作。皮肤、黏膜无黄染，全身浅表淋巴结未触及。头颅外观无畸形，两侧瞳孔等大、正圆，颈部无强直，气管居中，胸廓对称，双肺可闻及明显湿啰音，骨盆挤压试验阳性，余见专科情况。

望诊：强迫卧位，左大腿肿胀，畸形，股骨中段可及明显异常活动及骨擦。X线片：左股骨粉碎性骨折。

问题

◆最可能的诊断？

◆诊断依据有哪些？

◆鉴别诊断？

◆治疗方案？

参考答案和提示

◆诊断 左股骨中段粉碎性骨折。

◆诊断依据

1. 外伤后左大腿肿胀畸形疼痛活动受限。

2. 左大腿肿胀畸形。

3. 左股骨中段可及明显异常活动及骨擦感。

4. 特殊检查 X线片:左股骨中段骨折。

◆鉴别诊断 股骨病理性骨折。

◆治疗

1. 治疗原则 复位、固定、功能锻炼。

2. 治疗方案。

3. 手术治疗

(1) 治疗原则:积极进行术前准备,肺部感染,手术治疗。

(2) 治疗方案:

1) 术前准备:①常规术前检查:血、尿、粪常规检查,血型,肝肾功能检查,心电图等。②加强营养支持。

2) 行切开复位带锁髓内针内固定术。

3) 术后处理:①患肢垫高 应用抗生素预防感染。密切观察患者生命体征,特别是血压情况,结合切口引流量,决定是否继续输血,补充血容量。②1周开始扶拐锻炼。

该患者术后恢复顺利,术后12天拆线,术后1周扶拐下地活动,术后2周出院。2个月后去拐行走。

临床思维:股骨干骨折

股骨干骨折包括粗隆下2~5cm至股骨髁上2~5cm的骨干,约占全身骨折的6%。股骨干呈轻度向前外侧突的弧形弯曲,其髓腔略呈圆形,上、中1/3的内径大体一致,中上1/3交界处最窄。股骨干周围肌肉较发达,其下1/3骨折时易导致血管损伤。多数骨折由于强大的直接暴力所致。儿童骨折可能为不全或青枝骨折。成人骨折内出血可达500~1000ml,出血多者在骨折数小时后可能出现休克表现。由挤压伤所致的骨折有引起挤压综合征的可能。股骨干上1/3骨折,骨折近段因受髂腰肌,臀中小肌及外旋肌的作用,而产生屈曲、外展、外旋移位,骨折远段则向后上、内移位。骨折中1/3骨折骨折端移位无一定规律,视暴力方向而异。骨折下1/3骨折,由于膝关节囊及腓肠肌的牵拉,骨折远端多向后倾斜,有压迫或损伤动静脉及胫、腓总神经的危险。骨折分类:根据骨折的形状可分为:①横行骨折;②斜行骨折;③螺旋形骨折;④粉碎性骨折;⑤青枝骨折。

【病史分析】 对于骨科外伤的患者在采集病史时,要重点了解受伤机制、受伤部位,对于可能合并血管、神经损伤的部位,要注意询问患者受伤前后的运动及感觉的不同,以及查看肢体远端的末梢循环。

【体检分析】 具有骨折的体征:畸形、异常活动、骨擦感。

【治疗分析】 非手术治疗适用于儿童,由于儿童肌肉力量较弱,同时骨骼处于发育阶段。故常使用保守治疗。小夹板固定适用于新生儿。3~4岁以下适用悬吊皮牵引法。成人骨折多采用开放复位内固定。

思 考 题

1. 试述股骨上段骨折的移位。
2. 试述股骨干骨折的分类。

思考题答案

1. 股骨干上1/3骨折,骨折近段因受髂腰肌,臀中小肌及外旋肌的作用,而产生屈曲、外展、外旋移位,骨折远段则向后上、内移位。骨折中1/3骨折骨折端移位无一定规律,视暴力方向而异。骨折下1/3骨折,由于膝关节囊及腓肠肌的牵拉,骨折远端多向后倾斜,有压迫或损伤动静脉及胫、腓总神经的危险。

2. 骨折分类:根据骨折的形状可分为:①横行骨折;②斜行骨折;③螺旋形骨折;④粉碎性骨折;⑤青枝骨折。

第五节 髌骨脱位

案例 2-2-9

患者,女,16 岁,未婚,学生。患者入院诊治 2 小时前体育运动时摔倒,出现右膝关节疼痛,同时述“髌骨外移脱出”当即活动不能,遂由老师急送入我院诊治,在来院就诊途中,自行伸膝活动后髌骨还纳。急诊科诊治。摄片示:右膝关节积液,骨质未见异常,拟诊“右髌骨脱位”。患者受伤以来,无头晕、头痛,无恶心、呕吐。平素体健,否认肝炎、伤寒、肺结核等传染病史,否认食物、药物过敏史,否认其他外伤史及手术史。系统回顾无特殊。

体格检查:T 37.1℃,P 72 次/分,R 22 次/分,BP 120/70mmHg。强迫卧位,发育良好,营养可。神志清,精神可。对答切题,查体合作。皮肤、黏膜无黄染,全身浅表淋巴结未触及。头颅外观无畸形,两侧瞳孔等大、正圆,颈部无强直,气管居中,胸廓对称,腹部平软,无压痛、反跳痛及肌紧张。骨盆挤压试验阴性,余见专科情况。

望诊:强迫卧位,右膝关节肿胀,髌骨内侧压痛,髌骨完整,浮髌征阳性,右膝应力试验阴性,抽屉试验阴性,Lachman 征阴性,半月板旋转试验(McMurray 试验)阴性。神经系统正常。右膝关节正侧位摄片示:未见骨折征象,关节腔积液。

问题

◆最可能的诊断?

◆诊断依据有哪些?

◆鉴别诊断?

◆治疗方案?

参考答案和提示

◆诊断 右髌骨脱位。

◆诊断依据

1. 外伤后右膝关节肿痛,弹性固定畸形,活动受限。

2. 望诊:强迫卧位,右膝关节肿胀,髌骨内侧压痛,髌骨完整,浮髌征阳性,右膝应力试验阴性,抽屉试验阴性,Lachman 征阴性,半月板旋转试验(McMurray 试验)阴性。神经系统正常。

3. 右膝关节正侧位摄片示:未见骨折征象,关节腔积液。

4. 特殊检查:右膝关节 MRI 示关节内积血,半月板及交叉韧带未见异常。

◆鉴别诊断 右膝关节半月板损伤。

◆治疗

1. 治疗原则 复位、固定、功能锻炼。

2. 治疗方案 患者就诊时脱位已复位。为促进损伤组织修复,避免发生复发性髌骨脱位,行患肢长腿石膏外固定,膝关节固定于屈曲30°6 周。术后处理:6 周后拆除石膏开始膝关节功能锻炼。

案例 2-2-10

患者,女,26 岁,已婚,司机。患者以“行走时反复发生左膝不稳伴疼痛 4 年”之主诉就诊。患者 4 年来反复发生行走时出现突发左膝疼痛并活动不能,自行活动后症状缓解。门诊左膝 X 线片:未见异常。以“左膝复发性髌骨脱位”之诊断收住。平素体健,否认肝炎、伤寒、肺结核等传染病史,否认食物、药物过敏史,否认其他外伤史及手术史。系统回顾无特殊。

体格检查:T 37.1℃,P 72 次/分,R 22 次/分,BP 120/70mmHg。自主体位,发育良好,营养可。神志清,精神可。对答切题,查体合作。皮肤、黏膜无黄染,全身浅表淋巴结未触及。头颅外观无畸形,两侧瞳孔等大、正圆,颈部无强直,气管居中,胸廓对称,腹部平软,无压痛、反跳痛及肌紧张。骨盆挤压试验阴性,余见专科情况。

望诊:自主体位左膝关节无畸形,髌骨完整,浮髌征阴性,髌骨被动倾斜实验及髌骨内外侧滑动实验阳性。髌骨被动半脱位实验阳性 量诊:左膝关节 Q 角正常(Q 角:股四头肌牵拉轴与髌韧带长轴在髌骨中点的交角,临床上以髂前上棘至髌骨中点的连线和髌骨中点至胫骨结节连线相交的角度来表示,正常男性为 8°~10°,女性 10°~20°)。浮髌征阳性,右膝应力试验阴性,抽屉试验阴性,Lachman 征阴性,半月板旋转试验(McMurray 试验)阴性。神经系统正常。左膝关节正侧位摄片示:未见骨折征象,关节腔无积液。特殊检查:右膝关节 MRI 示关节内无积血,半月板及交叉韧带未见异常 。

问题

◆最可能的诊断?

◆诊断依据有哪些?

◆鉴别诊断?

◆治疗方案?

参考答案和提示

◆诊断 左侧髌骨复发性脱位。

◆诊断依据

1. 行走时反复发生左膝不稳伴疼痛 4 年。

2. 望诊 自主体位左膝关节无畸形,髌骨完整,浮髌征阴性,髌骨被动倾斜实验及髌骨内外侧滑动实验阳性。髌骨被动半脱位实验阳性 量诊:左膝关节 Q 角正常(Q 角:股四头肌牵拉轴与髌韧带长轴在髌骨中点的交角,临床上以髂前上棘至髌骨中点的连线和髌骨中点至胫骨结节连线相交的角度来表示,正常男性为 8°~10°,女性 10°~20°)。浮髌征阳性,右膝应力试验阴性,抽屉试验阴性,Lachman 征阴性,半月板旋转试验(McMurray 试验)阴性。神经系统正常。

3. 左膝关节正侧位摄片示 未见骨折征象,关节腔无积液。

4. 特殊检查 右膝关节 MRI:关节内无积血,半月板及交叉韧带未见异常。

◆鉴别诊断 膝关节半月板损伤。

◆治疗

1. 治疗原则 复位、固定、功能锻炼。

2. 治疗方案

(1) 完善术前检查。

(2) 行左髌骨成型术。

(3) 术后患肢行走石膏固定 6 周。

临床思维:髌骨脱位

髌骨的生理功能主要是传递并加强股四头肌的力量,维持膝关节的稳定,保护股骨关节面。髌骨的稳定性依靠髌骨、股骨髁的几何形状,周围的关节囊、韧带及髌韧带的静力性平衡和股四头肌内外侧的动力平衡,当上述稳定因素受损,失去平衡后可发生髌骨脱位或半脱位。类型:复发性髌骨脱位、习惯性髌骨脱位、持久性髌骨脱位、持久性髌骨外侧半脱位、髌骨髁间移位。

【病史分析】 对于骨科外伤的患者在采集病史时,要重点了解受伤机制、受伤部位,对于可能合并血管、神经损伤的部位,要注意询问患者受伤前后的运动及感觉的不同,以及查看肢体远端的末梢循环。

【体检分析】 自主体位左膝关节无畸形，髌骨完整，浮髌征阴性，髌骨被动倾斜实验及髌骨内外侧滑动实验阳性。髌骨被动半脱位实验阳性 量诊：左膝关节 Q 角正常（Q 角：股四头肌牵拉轴与髌韧带长轴在髌骨中点的交角，临床上以髂前上棘至髌骨中点的连线和髌骨中点至胫骨结节连线相交的角度来表示，正常男性为 8～10°，女性 10～20°）。浮髌征阳性，右膝应力试验阴性，抽屉试验阴性，Lachman 征阴性，半月板旋转试验（McMurray 试验）阴性。同时行 X 线检查判断脱位的原因以指导治疗

【治疗分析】 髌骨的稳定性依靠髌骨、股骨髁的几何形状，周围的关节囊、韧带及髌韧带的静力性平衡和股四头肌内外侧的动力平衡，当上述稳定因素受损，失去平衡后可发生髌骨脱位或半脱位。髌骨治疗的目的是恢复上述稳定因素，减少髌股关节炎的发生。

思 考 题

1. 试述髌骨脱位分为哪些？
2. 试述髌骨脱位的治疗目的。

思考题答案

1. 答题要点：复发性髌骨脱位、习惯性髌骨脱位、持久性髌骨脱位、持久性髌骨外侧半脱位、髌骨髁间移位。
2. 答题要点：髌骨治疗的目的是恢复上述稳定因素，减少髌股关节炎的发生。

第六节 髌 骨 骨 折

案例 2-2-11

患者，女，46 岁，已婚，工人。患者入院诊治 2 小时前摔倒，右膝着地，出现右膝关节疼痛，活动不能，急送入我院诊治，急诊科诊治。摄片示：右髌骨骨折，拟诊“右髌骨骨折”。患者受伤以来，无头晕、头痛，无恶心、呕吐。平素体健，否认肝炎、伤寒、肺结核等传染病史，否认食物、药物过敏史，否认其他外伤史及手术史。系统回顾无特殊。

体格检查：T 37.1℃，P 72 次/分，R 22 次/分，BP 120/70mmHg。强迫卧位，发育良好，营养可。神志清，精神可。对答切题，查体合作。皮肤、黏膜无黄染，全身浅表淋巴结未触及。头颅外观无畸形，两侧瞳孔等大、正圆，颈部无强直，气管居中，胸廓对称，腹部平软，无压痛、反跳痛及肌紧张。骨盆挤压试验阴性，余见专科情况。

望诊：强迫卧位，右膝关节肿胀，髌骨压痛，髌骨可触及裂隙及骨擦，浮髌征阳性，右膝应力试验阴性，抽屉试验阴性，Lachman 征阴性，半月板旋转试验（McMurray 试验）阴性。神经系统正常。右膝关节正侧位摄片示：右髌骨骨折粉碎性，关节腔积液。

问题

◆最可能的诊断？

◆诊断依据有哪些？

◆鉴别诊断？

◆治疗方案？

参考答案和提示

◆诊断 右髌骨骨折。

◆诊断依据

1. 外伤后右膝关节肿痛，活动受限。

2. 望诊:强迫卧位,右膝关节肿胀,髌骨压痛,髌骨可触及裂隙,浮髌征阳性,右膝应力试验阴性,抽屉试验阴性,Lachman 征阴性,半月板旋转试验(McMurray 试验)阴性。神经系统正常。

3. 右膝关节正侧位摄片示 髌骨骨折,关节腔积液。

4. 特殊检查 右膝关节 MRI:关节内积血,半月板及交叉韧带未见异常。

◆鉴别诊断 右膝关节半月板损伤。

◆治疗

1. 治疗原则 复位、固定、功能锻炼。

2. 治疗方案

(1) 完善术前检查,行髌骨骨折切开复位张力带内固定。

(2) 术后处理:术后第二天开始股四头肌功能锻炼,术后3~5天练习屈膝活动,术后2周下地行走。

案例 2-2-12

患者,女,26岁,已婚,工人。患者入院诊治1小时前摔倒,右膝着地,出现右膝关节疼痛,活动不能,患者入院诊治1小时摔倒,右膝着地,出现右膝关节疼痛,活动不能,急送入我院诊治,急诊科诊治。摄片示:右髌骨骨折,拟诊"右髌骨骨折"。患者受伤以来,无头晕、头痛,无恶心、呕吐。平素体健,否认肝炎、伤寒、肺结核等传染病史,否认食物、药物过敏史,否认其他外伤史及手术史。系统回顾无特殊。

平素体健,否认肝炎、伤寒、肺结核等传染病史,否认食物、药物过敏史,否认其他外伤史及手术史。系统回顾无特殊。

体格检查:T 37.1℃,P 72次/分,R 22次/分,BP 120/70mmHg。自主体位,发育良好,营养可。神志清,精神可。对答切题,查体合作。皮肤、黏膜无黄染,全身浅表淋巴结未触及。头颅外观无畸形,两侧瞳孔等大、正圆,颈部无强直,气管居中,胸廓对称,腹部平软,无压痛、反跳痛及肌紧张。骨盆挤压试验阴性,余见专科情况。

望诊:强迫卧位,右膝关节肿胀,髌骨压痛,髌骨可触及裂隙及骨擦,浮髌征阳性,右膝应力试验阴性,抽屉试验阴性,Lachman 征阴性,半月板旋转试验(McMurray 试验)阴性。神经系统正常。右膝关节正侧位摄片示:髌骨体横行骨折,关节腔积液。特殊检查:右膝关节 MRI 示关节内无积血,半月板及交叉韧带未见异常。

问题

◆最可能的诊断?

◆诊断依据有哪些?

◆鉴别诊断?

◆治疗方案?

参考答案和提示

◆诊断 右侧髌骨骨折。

◆诊断依据

1. 外伤后右膝关节肿痛,活动受限。

2. 专科检查 望诊:强迫卧位,右膝关节肿胀,髌骨压痛,髌骨可触及裂隙,浮髌征阳性,右膝应力试验阴性,抽屉试验阴性,Lachman 征阴性,半月板旋转试验(McMurray 试验)阴性。神经系统正常。

3. 右膝关节正侧位摄片示 髌骨骨折,关节腔积液。

4. 特殊检查 右膝关节 MRI:关节内积血,半月板及交叉韧带未见异常

◆鉴别诊断 膝关节半月板损伤。

◆治疗

1. 治疗原则　复位、固定、功能锻炼。

2. 治疗方案

(1) 完善术前检查,行髌骨骨折切开复位张力带内固定。

(2) 术后处理:术后第二天开始股四头肌功能锻炼,术后3~5天练习屈膝活动,术后2周下地行走。

临床思维:髌骨骨折

髌骨的生理功能主要是传递并加强股四头肌的力量,维持膝关节的稳定,保护股骨关节面。切除髌骨后,在伸膝活动中可使股四头肌力量减少30%左右。

【病史分析】 对于骨科外伤的患者在采集病史时,要重点了解受伤机制、受伤部位,对于可能合并血管、神经损伤的部位,要注意询问患者受伤前后的运动及感觉的不同,以及查看肢体远端的末梢循环。

【体检分析】 具有骨折的明显体征,注意检查有无关节内韧带等损伤的表现

【治疗分析】 髌骨的生理功能主要是传递并加强股四头肌的力量,维持膝关节的稳定,保护股骨关节面。切除髌骨后,在伸膝活动中可使股四头肌力量减少30%左右,故在治疗过程中除不能复位的粉碎性骨折外,应尽量保留髌骨及维持髌骨关节面的平整减少髌股关节炎的发生,其中髌骨骨折以张力带固定为佳。

思　考　题

1. 髌骨骨折的病因分类有哪些?
2. 髌骨骨折的治疗是什么?

思考题答案

1. 答题要点:直接暴力、间接暴力。
2. 答题要点:切开复位张力带内固定。

第七节　膝关节外伤

案例 2-2-13

患者,男,22岁,大学生,未婚。患者1天前踢足球时右膝不慎受伤,当时感觉疼痛、行走困难。到附近医院就诊,摄片未见骨折,未予特殊处理。之后右膝出现肿胀并逐渐加剧,疼痛难忍,遂来我院就诊。患者受伤后无意识障碍,无胸、腹部疼痛及大小便异常。患者平素身体健康,否认结核、肝炎等传染病史。无药物过敏史及重大外伤、手术史。系统回顾无特殊。

本例患者为踢球时受伤,右膝有肿痛,摄片未见骨折,但膝痛难忍,经休息无缓解。该患者应高度怀疑半月板、韧带损伤的可能。主诉:踢球时受伤致右膝疼痛、活动受限1天。

体格检查:T 37℃,P 95次/分,R 23次/分,BP 105/70mmHg。发育正常,营养状况良好,痛苦面容,神志清楚,查体合作。皮肤、黏膜无苍白,无黄染。全身浅表淋巴结未触及。头颅无畸形,眼、耳、口、鼻无异常,巩膜无黄染。颈部柔软,气管居中,颈静脉无怒张,甲状腺不肿大。胸廓无畸形,心肺未发现异常。腹部平坦,无腹壁静脉曲张;腹壁柔软,肝脾肋下未触及,未触及包块,全腹无压痛,移动性浊音阴性;肠鸣音略活跃,未闻及血管杂音。脊柱生理弯曲存在,棘突无压痛。上肢无异常。右膝关节肿胀呈半屈位,内侧间隙有压痛,浮髌试验阳性。

右膝外翻应力试验阳性，前抽屉试验阳性，Lachman 征阳性，半月板旋转试验（McMurray 试验）膝关节屈曲、外旋、外翻位可引出弹响及疼痛。神经系统正常。

本例浮髌试验阳性，右膝外翻应力试验阳性，前抽屉试验阳性，Lachman 征阳性，McMurray 试验膝关节屈曲、外旋、外翻位可引出弹响及疼痛。这些提示可能存在关节积液、内侧副韧带损伤、前交叉韧带损伤、外侧半月板破裂。

辅助检查

1. 结果 ①右膝正侧位片：未见骨折征。右膝外翻应力位片示内侧间隙较外侧宽；②右膝MRI，膝关节积血、内侧副韧带损伤、前交叉韧带损伤、外侧半月板破裂。

2. 辅助检查分析 如体检怀疑侧副韧带损伤，应进行应力位摄片，不仅有助于诊断，而且可以判断损伤程度。MRI 检查是日前对韧带、半月板损伤诊断精确度最高的无创检查方法。对有指征的患者可推荐为首选。

问题

◆最可能的诊断？

◆诊断依据有哪些？

◆鉴别诊断？

◆治疗方案？

参考答案和提示

◆诊断 内侧副韧带损伤；前交叉韧带损伤；外侧半月板破裂。

◆诊断依据

1. 明确的外伤史。

2. 右膝痒痛、肿胀、不能行走。体检：右膝关节肿胀呈半屈位，内侧间隙有压痛，浮髌试验阳性。右膝外翻应力试验阳性，前抽屉试验阳性，Lachman 征阳性，Mc Murray 试验膝关节屈曲、外旋、外翻位可引出弹响及疼痛。

3. 右膝 MRI 示内侧副韧带损伤、前交叉韧带损伤、外侧半月板破裂。

◆鉴别诊断 该病例诊断较明确。对膝关节外伤摄片检查无骨折的患者，应注意排除膝韧带、半月板损伤。

◆治疗

1. 治疗原则 积极进行术前准备，尽快手术治疗。

2. 治疗方案

（1）术前准备：①血、尿、粪常规以及肝肾功能、凝血功能、心电图等常规术前检查。②右膝临时石膏托固定。③准备关节镜器械。

（2）术中注意事项：采用硬膜外麻醉。上空气止血带。碘伏消毒。由右膝前外侧入路进镜，探查见：关节腔内积血，髌股关节面未见明显损伤；内侧半月板完整，内侧间隙松弛、增宽，内侧滑膜未见裂口；外侧半月板后角撕裂。前交叉韧带体部断裂，后交叉韧带完整。由前内侧入路进入手术器械，行外侧半月板部分切除术。清理髁间窝，去除前交叉韧带残端，用磨钻行髁间窝成形。取髌腱前直切口，远端止于胫骨结节内侧。取髌腱中央 1/3 部分，宽约 10cm，两端分别在胫骨结节和髌骨下极取骨块，大小 10cm×25cm×0.8cm，作为移植物备用。在关节镜下确定前交叉韧带在胫骨止点，由胫骨结节内侧 1cm 向胫骨止点转孔（直径 10cm）。确定前交叉韧带在股骨的止点，屈膝 90°经胫骨隧道从股骨止点向股骨外侧钻出股骨隧道（直径 10cm）。将移植物引入骨隧道，两端的骨块分别位于股骨及胫骨隧道中，先用界面螺钉固定股骨侧骨块，拉紧胫骨侧骨块使移植物张力合适，再用界面螺钉固定胫骨侧骨块。查膝关节屈伸活动无受限。另取右膝关节内侧直切口，显露内侧副韧带，见其完全断裂，用可吸收线修补、缝合。仔细止血，缝合伤口。

（3）术后处理：①患肢用石膏外固定6周，然后拆除石膏，用CPM机进行康复训练，同时进行股四头肌肌力训练。②应用抗生素预防术后感染。③术后14天拆线。出院后嘱其患肢不可负重行走，右下肢用膝关节可屈伸的支具固定，继续功能训练，1个月后于门诊复查。

案例 2-2-14

患者，女，53岁，工人。患者因"左膝外伤后反复发生绞锁3年"就诊。患者于3年前运动时左膝关节屈曲位损伤，出现关节肿胀，疼痛，未诊治，疼痛肿胀渐缓解，此后行走时经常出现关节绞锁现象。门诊MRI检查示：内侧半月板损伤，而收住。患者平素身体健康，否认结核、肝炎等传染病史。无药物过敏史及重大外伤、手术史。系统回顾无特殊。

体格检查：T 37℃，P 95次/分，R 23次/分，BP 105/70mmHg。发育正常，营养状况良好，痛苦面容，神志清楚，查体合作。皮肤、黏膜无苍白，无黄染。全身浅表淋巴结未触及。头颅无畸形，眼、耳、口、鼻无异常，巩膜无黄染。颈部柔软，气管居中，颈静脉无怒张，甲状腺不肿大。胸廓无畸形，心肺未发现异常。腹部平坦，无腹壁静脉曲张；腹壁柔软，肝脾肋下未触及，未触及包块，全腹无压痛，移动性浊音阴性；肠鸣音略活跃，未闻及血管杂音。

专科检查：脊柱生理弯曲存在，棘突无压痛。上肢无异常。左膝关节无肿胀，内侧间隙有压痛，浮髌试验阴性。膝应力试验阴性，前抽屉试验阴性，Lachman征阳性，半月板旋转试验（McMurray试验）膝关节屈曲、内旋、内翻位可引出弹响及疼痛。神经系统正常。MRI检查示：内侧半月板损伤。

问题

◆最可能的诊断？

◆诊断依据有哪些？

◆进一步确诊？

◆鉴别诊断？

◆治疗方案？

参考答案和提示

◆诊断　左膝内侧半月板损伤。

◆诊断依据

1. 左膝外伤后反复发生绞锁3年。

2. 左膝关节无肿胀，内侧间隙有压痛，浮髌试验阴性。膝应力试验阴性，前抽屉试验阴性，Lachman征阳性，半月板旋转试验（McMurray试验）膝关节屈曲、内旋、内翻位可引出弹响及疼痛。神经系统正常。

3. 辅助检查MRI检查示　内侧半月板损伤。

◆进一步确诊尚需检查　关节镜检查。

◆鉴别诊断　关节内游离体 滑膜皱襞综合征。

◆治疗　关节镜下内侧半月板部分切除术。

临床思维：膝关节外伤

【病史分析】 对膝关节外伤病史的采集，应注意受伤时间、受伤方式、外伤暴力大小、有无肢体畸形及功能障碍等。不能仅注意有无骨折的检查，同时需注意排除半月板及韧带损伤的可能。

【体检分析】 膝关节外伤的体检，除注意有无骨折，应重点检查半月板、内侧和外侧副韧带、交叉韧带有无损伤，以及认真检查McMurray试验、内翻和外翻应力试验、前后抽屉试验，Lachman征等。应注意，在急性期由于疼痛明显，上述物理检查可能无法进行或可能得出假阴性结果，须注意鉴别。必要时可在行局部麻醉后再进行检查。

【治疗分析】 基于对半月板具有重要力学功能的认识,外科医师对半月板的手术近年来已渐趋姑息。但近年研究均证实,半月板承受作用于膝关节的相当一部分负荷,远期手术疗效分析还表明切除半月板可导致后期的膝关节变性。无交锁、症状轻微的病例不急于手术。对有变性性关节炎或退变型的半月板以及有半月板撕裂的中、老年患者的手术问题亦宜慎重。半月板周边部分的撕裂或分离可以行修复手术,不需摘除半月板。对周边部分完好的半月板可行部分切除术,只切除撕裂的部分。残留的半月板周边部分仍有维持关节稳定和分散应力等功能。

近年,在手术方法上的讨论集中在半月板全切除与部分切除、开放式手术与关节镜直视下手术这两个问题上。多数作者主张行部分切除术,但不是所有撕裂的半月板都具备部分切除的条件,如果判断不当,留下质量不好的半月板,则可能再发生撕裂,需二次手术。随着关节镜技术的发展,越来越多的人体会到关节镜直视下手术的优点,特别是当配备有彩色医疗录像系统和先进的刀具器械时,其优越性更为明显。关节镜直视下手术创伤小、术后病残轻、并发症少。不少人对镜下手术及开放手术做过对比研究,证实内镜组无论在住院日、康复期在发症诸项上均优于开放手术,开放手术组术后创伤性关节炎的发生率远高于镜下手术组。Northmore-Ball 等分析 219 例半月板切除术的效果时指出,镜下手术优于开放手术,部分切除术优于全切除术。故目前已不推荐采用开放式半月板切除术。

对单纯内侧副韧带(MCL)损伤的保守治疗方法已经得到公认。一般认为 1 度损伤(内外间隙相差 1~5mm)为轻度扭伤,仅需对症治疗,扶拐活动 1~2 周;2 度损伤(相差 6~10mm)为部分断裂,需扶拐,并用绞链支具或石膏固定 2~3 周;3 度损伤(张开 11~15 mm)应使用绞链支具或石膏固定 3~4 周,或行手术治疗。早期应鼓励进行股四头肌和胴绳肌锻炼,等到肌力和耐力恢复才能恢复运动。MCL 愈合过程中膝关节将有一段时间显得无力。动物实验表明,MCL 部分撕裂至完全恢复强度需 6 周的时间。伴有后关节囊损伤的 MCL 损伤可进行手术或治疗。对 MCL 近端损伤行手术治疗造成膝关节僵直的风险很大,因而建议行非手术治疗。对伴有前交叉韧带(ACL)断裂的 MCL 损伤,治疗上尚有争论,有是作者认为可先保守治疗 MCL,待其愈合后再进行 ACL 重建。亦有作者认为应一期处理 ACL 和 MCL。

ACL 断裂的治疗,除对活动量小的患者可采取保守治疗外,多数患者应进行 ACL 重建。对有较高要求的运动员的膝关节不稳定采取保守治疗或到赛季结束后进行手术,可能会进一步造成半月板损伤,这是不可取的。最初非手术治疗的目的在于恢复膝关节活动度,减少手术创伤后关节囊的肿胀和渗出。随后应进行恢复肌力和本体感觉的训练。从胫骨隆突到髁间切迹外侧壁或顶部的瘢痕可减少长期的松弛度。早期可进行连续性静力性训练,而应该避免动力性股四头肌锻炼,这样可减少瘢痕牵伸。有些作者认为增加胭绳肌的力量可减轻膝关节不稳定,但股四头肌的锻炼更为重要。增加腓肠肌肌力有助于维持 ACL 损伤后的正常步态。ACL 损伤后,残部的失神经支配使患者的本体感觉功能降低,可用平衡板或类似装置进行本体感觉训练。

随着关节镜下 ACL 重建技术和术后康复治疗的发展,自 20 世纪 80 年代以来 ACL 重建的效果得到了提高。如今的微创重建技术强调术中应进行牢固的固定,以达到高张力韧带移植体的解剖位置。直到膝关节能完全伸展时进行延迟重建可减少关节纤维化,同时有利于术后膝关节功能的康复。骨—髌腱—骨(BPB)移植物在 20 世纪 80 年代和 90 年代初很流行,其随访结果也最长,也是其他移植材料做比较的基准。4 股的胭绳肌腱(小 HT)是另一种使用较多的移植物,越来越多的文献建议使用此移植物。4-HT 技术同 20 世纪 80 年代使用的双股胭绳肌技术有着明显的不同,后者因其失败率高而已被淘汰。

【总结】 美国在过去 20 年中膝关节韧带损伤的发病率升高,这同有更多的人积极参与各种体育活动,并且许多中年人乐于从事一些更剧烈的运动有关。由于运动致使 ACL 损伤的发生率上升,且可导致严重的膝关节功能障碍,因而 ACL 损伤仍令人关注。美国每年约发生200 000 例 ACL。损伤。在篮球、足球、橄榄球运动中,女性 ACL 损伤的发生率比男性大。尽管身体接触性运动可发生 ACL 损伤,但这种损伤更常见于非接触性运动中,特别在旋转等运动中更易出现。约 50% ACL 损伤的患者伴有半月板撕裂。急性 ACL 损伤常伴有外侧半月板撕裂,而慢性 ACL 损伤常伴有内侧半月板撕裂。近来研究表明,过去所描述的经典三联征(ACL 撕裂、内侧副韧带撕裂和内侧半月板损伤)实际上比新三联征(ACL 撕裂、内侧副韧带撕裂和外侧半月板撕裂)的发生率低。大多数 ACL 损伤发生于非身体接触性运动中,研究认为鞋底与地面的接触面同损伤有一定的联系。一项前瞻性研究表明,高中生足球运动员 ACL 损伤的发生率比职业足球运动员高近 3 倍,前者穿的鞋底是鞋缘止滑式的,而后者穿的鞋底为传统的螺钉止滑式或足球式。

内侧副韧带(MCL)是膝关节损伤韧带中最常见的,同时也最常伴有 ACL 损伤。幸运的是,大多数患者无需手术治疗。半月板损伤患者半数以上的病例有膝关节“扭伤”史,伴有膝关节肿、痛和功能障碍。有些病例无明确外伤史,特别是中年以上的患者,其病程较长,可表现为持久性膝关节痛和反复发作的关节肿胀。其症状表现为:疼痛一般集中在一侧,有些患者自觉关节内有响声或撕裂感,膝关节不能完全伸直。随着时间的推移,肿胀逐渐消退,疼痛减轻但不能完全缓解。多数患者虽能走路并可从事日常活动,但觉患肢乏力,上、下楼梯时尤其明显,且伴有疼痛或不适感。日久患侧下肢肌肉,特别是股四头肌逐渐萎缩。一部分患者不时出现“吏锁”现象,即膝关节突然不能伸直,而屈膝、左右转动膝关节时往往可以“解锁”。另一些患者走路时可突然出现关节酸软、支持不住,有欲扑倒的感觉。

半月板损伤的体征:压痛和股四头肌萎缩是常见体征。压痛点可局限于外侧或内侧关节缝隙,与半月板损伤部位有关。股四头肌萎缩一般肉眼可以看出,尤以股内侧肌为明显。部分病例膝部微肿,但只有个别患者浮髌试验表现为阳性。

半月板旋转试验(McMurray's test) 该试验仍然是最常用的临床检查方法,多数病例显示Pgfr生或可疑。屈膝位外展、外旋小腿若出现疼痛及“咔嗒”声即为阳性,提示外侧半月板损伤;内收、内旋小腿出现疼痛及“咔哒”声,提示内侧早月板损伤。检查过程中,疼痛或咔哒声若发生在膝关节接近全屈位时,常提示后角损伤,若发生在接近伸直位时,则提示前角损伤。

研磨试验(Apley's test) 该试验包括分离与挤压、旋转两部分,是鉴别膝部韧带损伤和半月板损伤的较好方法。试验时患者俯卧矮床,屈膝 90°,助手固定股部。检查者两手握患者足部左右旋转,询问患者有何感觉。继而行分离旋转试验,握患者足部用力上提,并做左右旋转,此时膝关节韧带处于张力状态,而半月板与股骨髁脱离接触,若引起疼痛,可提示韧带损伤。然后做挤压旋转试验,检查者握患者足部以全力下压并左右旋转,此时膝关节韧带相对松弛,而半月板受股骨髁挤压、摩擦,若有撕裂,可引起疼痛。这一试验的阳性率虽较半月板旋转试验略低,但能鉴别半月板与韧带损伤,临床应用也很广。侧方挤压可用以检查同侧半月板,过伸可以检查半月板前部损伤及交锁。

辅助检查主要包括:①X 线平片可以排除关节内骨折、骨关节炎、剥脱性骨软骨炎及关节内游离体等其他病变。②膝关节 MRI 的诊断率在 90% 以上,应作为诊断半月板损伤的常规检查。③膝关节镜检查是迄今更精确的诊断手段。关节镜可直接观察半月板损伤的确实部位、类型,并发现单独或并存的其他关节内病变,包括前交叉韧带断裂,滑膜病变、关节软骨变性及髌软骨软化等。

半月板损伤急性期的诊断十分困难,绝大部分患者不能被确诊,近年有文献主张对急性膝关节损伤病例做膝关节镜检查,以获取早期诊断。当然这不仅是针对半月板损伤,早期确诊对关节韧带损伤得到及时治疗尤其重要。关节镜检查的结果也要结合临床和 X 线所见行综合分析,因为关节镜也有盲区。

膝关节韧带损伤患者都有外伤病史。以青少年多见,男性多于女性,以运动员最为多见。受伤时有时可听到韧带断裂的响声,很快便因剧烈疼痛而不能再继续运动或工作。膝关节处出现肿胀、压痛与积液(血),膝部肌痉挛,患者不敢活动膝部,膝关节处于强迫体位,或伸直,或屈曲。膝关节侧副韧带的断裂处有明显的压痛点,有时还会摸到挛缩的韧带断端。

侧方应力试验在急性期做侧方应力试验是很疼痛的,可以等待数天或于痛点局部麻醉后方可进行。在膝关节完全伸直位与屈曲20°~30°位置下做被动膝内翻与膝外翻动作,并与对侧作比较。如有疼痛或发现内翻、外翻角度超出正常范围,并有弹跳感时,提示有侧副韧带扭伤或断裂。

抽屉试验膝关节屈曲90°,小腿下垂,检查者用双手握住患者胫骨上段做拉前和推后动作,并注意胫骨结节前后移动的幅度。前移增加表示前交叉韧带断裂,后移增加表示后交叉韧带断裂。由于正常膝关节在膝关节屈曲90°位置下胫骨亦能有轻度前后被动运动,故需将健侧与患侧做对比。单独前交叉韧带断裂时,胫骨前移幅度仅略大于正常,若前移明显增加,说明可能还合并有内侧副韧带损伤,在急性期做抽屉试验是很痛的,应该在麻醉后施行。

轴移试验:本试验用来检查前交叉韧带断裂后出现的膝关节不稳定。患者侧卧,检查者站在一侧,一手握住患者踝部,膝关节屈曲至90°,另一于在膝外侧施力,使膝处于外翻位置,然后缓慢伸直膝关节,至屈曲30°位时觉疼痛与弹跳即为阳性结果。这主要是在屈膝、外翻姿势下,胫骨外侧平台向前错位,股骨外髁滑向胫骨平台的后方,在伸直过程中股骨外髁突然复位而产生疼痛。影像学检查与关节镜检查 普通X线干片检查只能显示撕脱的骨折块。为显示有无内、外侧副韧带损伤,可摄应力位于片。即在膝内翻和膝外翻位置下摄片。这个位置是很痛苦的,需于局部麻醉后进行。在X线片上比较内、外侧间隙的张开情况。MRI检查可以清晰地显示出前、后交叉韧带的情况,还可以发现意料不到的韧带结构损伤与隐匿的骨折线。关节镜检查对诊断交叉韧带损伤十分重要。75%的急性创伤性关节血肿可发现为前交叉韧带损伤,其中2,3的病例同时伴有内侧半月板撕裂,1/5有关节软骨面缺损。

膝关节镜下交叉韧带重建技术近年来进展较快。随着手术器械的不断改进,各种新的手术技术必将不断涌现。微创、平期功能锻炼是一种发展趋势。应该强调的是,这一手术技巧要求较高,手术医生必须经过良好的关节外科训练才能胜任。

思　考　题

膝关节损伤现常用的诊治方法是什么?

思考题答案

答题要点:关节镜。

第八节　胫骨平台骨折

案例 2-2-15

患者,男,42岁,已婚,建筑工人。患者入院诊治2小时前不慎从2米处坠下,左下肢着地后摔倒,当即感左膝疼痛,渐肿胀,左膝活动受限,急送入我院急诊科诊治。摄片示:左胫骨平台骨折 型,拟诊"左胫骨平台骨折"而收住院。患者受伤以来,无头晕、头痛,无恶心、呕吐。平素体健,否认肝炎、伤寒、肺结核等传染病史,否认食物、药物过敏史,否认其他外伤史及手术史。系统回顾无特殊。

体格检查:T 37.1℃,P 72次/分,R 22次/分,BP 120/70mmHg。强迫卧位,发育良好,营养可。神志清,精神可。对答切题,查体合作。皮肤、黏膜无黄染,全身浅表淋巴结未触及。头颅外观无畸形,两侧瞳孔等大、正圆,颈部无强直,气管居中,胸廓对称,腹部平软,无压痛、反跳痛及肌紧张。骨盆挤压试验阴性,余见专科情况。

望诊:强迫卧位,左膝肿胀畸形。触诊:左膝肿胀压痛,胫骨内外髁压痛,可及异常活动。动诊:惧痛,主动受限。量诊:双上肢不等长,左下肢短缩。左膝X线片:左胫骨平台骨折Ⅳ型。

问题

◆最可能的诊断？

◆诊断依据有哪些？

◆进一步确诊尚需的检查项目？

◆鉴别诊断？

◆治疗方案？

参考答案和提示

◆诊断　左胫骨平台骨折Ⅳ型。

◆诊断依据

1. 外伤后左膝肿痛畸形活动受限。

2. 望诊：强迫卧位，左膝肿胀畸形。触诊：左膝肿胀压痛，胫骨内外髁压痛，可及异常活动。动诊：惧痛，主动受限。量诊：双上肢不等长，左下肢短缩 左足感觉、运动、血运正常。

3. 特殊检查　左膝X线片示左胫骨平台骨折Ⅳ型。

◆进一步确诊尚需的检查项目　左膝CT三维重建为治疗提供依据，患肢血管彩超：了解患肢血管状况。

◆鉴别诊断　胫骨平台骨折并神经血管损伤。

◆治疗

1. 治疗原则　复位、固定、功能锻炼。

2. 治疗方案

(1) 完善术前相应检查。

(2) 手术切开复位解剖钢板内固定。

(3) 术后处理：术后早期股四头肌功能锻炼8周内练习膝关节活动。

案例2-2-16

患者，女，42岁，已婚，司机。患者入院诊治1小时前出租车发生车祸，致右膝关节疼痛，活动不能，急送入我院急诊科诊治。摄片示：右胫骨平台骨折Ⅰ型，拟诊“右胫骨平台骨折”而收住院。患者受伤以来，无头晕、头痛，无恶心、呕吐。平素体健，否认肝炎、伤寒、肺结核等传染病史，否认食物、药物过敏史，否认其他外伤史及手术史。系统回顾无特殊。

体格检查：T 37.1℃，P 72次/分，R 22次/分，BP 120/70mmHg。强迫卧位，发育良好，营养可。神志清，精神可。对答切题，查体合作。皮肤、黏膜无黄染，全身浅表淋巴结未触及。头颅外观无畸形，两侧瞳孔等大、正圆，颈部无强直，气管居中，胸廓对称，腹部平软，无压痛、反跳痛及肌紧张。骨盆挤压试验阴性，余见专科情况。

望诊：强迫卧位，右膝肿胀畸形。触诊：右膝肿胀压痛，胫骨外髁压痛，未及异常活动。动诊：惧痛，主动受限。量诊：双下肢等长。右足感觉、运动、血运正常。右膝X线片示右胫骨平台骨折Ⅰ型。

问题

◆最可能的诊断？

◆诊断依据有哪些？

◆鉴别诊断？

◆治疗方案？

参考答案和提示

◆诊断　右胫骨外侧平台骨折Ⅰ型。

◆诊断依据

1. 外伤后右膝肿痛畸形活动受限。

2. 望诊:强迫卧位,右膝肿胀畸形。触诊:右膝肿胀压痛,胫骨外髁压痛,未触及异常活动。动诊:惧痛,主动受限。量诊:双下肢等长,右足感觉、运动、血运正常。

3. 特殊检查:右膝X线片示右胫骨平台骨折Ⅰ型。

◆鉴别诊断 胫骨平台骨折并神经血管损伤。

◆治疗

1. 治疗原则 复位、固定、功能锻炼。

2. 治疗方案 行长腿石膏管型固定,同时开始股四头肌功能锻炼。4周后拆除石膏开始无负重关节活动。

临床思维:胫骨平台骨折

胫骨髁为海绵骨构成,其外髁皮质不如内髁皮质坚硬,因受伤时多为膝外翻,故胫骨平台骨折多位于外侧。胫骨平台骨折分类:Ⅰ型:单纯楔型骨折,比较少见,最常见是外侧及后侧,骨折面可以在冠状面或矢状面。Ⅱ型:单纯压缩骨折,发生过度外翻,外侧胫骨平台被股骨外髁压塌,平台本身增宽。Ⅲ型:Ⅰ型与Ⅱ型合并。Ⅳ型:"T"形与"Y"形骨折,或两髁的粉碎性骨折,有时合并髁间隆凸骨折,外侧平台往往损伤严重。

【病史分析】 对于骨科外伤的患者在采集病史时,要重点了解受伤机制、受伤部位,对于可能合并血管、神经损伤的部位,要注意询问患者受伤前后的运动及感觉的不同,以及查看肢体远端的末梢循环。胫骨平台骨折表现为伤后膝关节肿胀疼痛,活动障碍。注意询问受伤史,是外翻还是内翻损伤

【体检分析】 该病例查体的重点在骨折的专有体征和一般体征,以及神经系统检查。因为为关节内骨折,关节内均有积血,注意检查有无侧副韧带损伤,

【治疗分析】 胫骨平台骨折给膝关节功能造成的后果:

1. 单侧髁骨折下陷致关节向该侧倾斜,为外翻或内翻畸形。

2. 髁骨折劈裂下陷使胫骨平台关节面不平整,继而可发生膝关节创伤性关节炎。

3. 伴有侧副韧带或交叉韧带损伤,以及髁下陷后,该侧副韧带亦相对松弛,造成膝关节不稳定。

4. 关节内出血如再加以外固定,出血与髌上囊粘连,使膝关节功能障碍,不用外固定,早期活动关节可防止或减轻粘连。治疗的目的及原则包括使下陷及劈裂的骨片复位,恢复膝关节面的平整,纠正外翻或内翻畸形,减少创伤性关节炎的发生,早期活动关节减少或预防粘连的发生。根据此目的,对下陷移位较大的骨折应切开复位内固定,早期活动膝关节。

思 考 题

1. 胫骨平台骨折分型有哪些?
2. 治疗原则是什么?

思考题答案

1. 答题要点:胫骨平台骨折分类:Ⅰ型:单纯楔型骨折,比较少见,最常见是外侧及后侧,骨折面可以在冠状面或矢状面。Ⅱ型:单纯压缩骨折,发生过度外翻,外侧胫骨平台被股骨外髁压塌,平台本身增宽。Ⅲ型:Ⅰ型与Ⅱ型合并。Ⅳ型:"T"形与"Y"形骨折,或两髁的粉碎性骨折,有时合并髁间隆凸骨折,外侧平台往往损伤严重。
2. 答题要点:治疗的目的及原则包括使下陷及劈裂的骨片复位,恢复膝关节面的平整,纠正外翻或内翻畸形,减少创伤性关节炎的发生,早期活动关节减少或预防粘连的发生。

第九节　胫排骨骨干骨折

案例 2-2-17

患者,男,44 岁,已婚。患者 2 小时前骑车不慎被汽车撞伤,当时感右小腿疼痛难忍、不能行走,右小腿扭曲畸形,局部皮肤裂伤、出血,被行人送至我院急诊救治。经急诊包扎后摄片示"右胫腓骨粉碎骨折"。转入我科治疗。患者受伤后无意识障碍,无胸腹疼痛及大小便障碍。患者平素身体健康,否认结核、肝炎等传染病史。无药物过敏史及重大外伤手术史。系统回顾无特殊。本例为车撞伤,受伤 2 小时,有小腿畸形功能障碍,有皮肤伤口、出血,无头部、胸部、腹部损伤症状。急诊摄片发现胫腓骨骨折。

体格检查:T 37℃,P 95 次/分,R 23 次/分,BP 95/60mmHg。发育正常,营养良好,痛苦面容,神志清楚,查体合作。皮肤、黏膜苍白,无黄染。全身浅表淋巴结未触及。头颅无畸形,眼、耳、口、鼻无异常,巩膜无黄染。颈部柔软,气管居中,颈静脉无怒张,甲状腺不肿大。胸廓无畸形,心肺未发现异常。腹部平坦,无腹壁静脉曲张;腹壁柔软,肝脾肋下未触及,未触及包块,全腹无压痛,移动性浊音阴性;肠鸣音略活跃,未闻及血管杂音。

专科检查:脊柱生理弯曲存在,棘突无压痛。上肢无异常。右小腿畸形,小腿中段内侧见 2cm 皮肤裂口,伤口可见渗血,未见明显骨外露,无明显污染,足背动脉搏动存在,足趾运动感觉功能正常。神经系统检查正常。专科检查;右小腿畸形,小腿中段内侧 2cm 伤口,污染不重,未见骨外露。肢体远端血供良好,感觉运动良好。

辅助检查:右胫腓骨正侧位片:右胫腓骨中段斜形骨折。辅助检查分析:应常规摄受伤肢体正侧位片,注意需包括邻近关节,以了解骨折类型以便制订治疗方案。

本例为右胫腓骨中段斜形骨折,属不稳定骨折。

问题

◆最可能的诊断?

◆诊断依据有哪些?

◆鉴别诊断?

◆治疗方案?

参考答案和提示

◆诊断　右胫腓骨开放性骨折。

◆诊断依据

1. 车祸外伤史。

2. 右小腿疼痛、不能行走;右小腿畸形,局部有伤口、渗血。

3. 右胫腓骨正侧位片:右胫腓骨中段斜形骨折。

◆鉴别诊断 该病例诊断较明确,如骨折无移位,局部无畸形,需与软组织损伤相鉴别。摄片检查应作为常规。对于外伤患者应注意排除合并伤。

◆治疗

1. 治疗原则　积极进行术前准备,急诊手术治疗。

2. 治疗方案

(1) 术前准备:①常规术前检查:血、尿、粪常规以及肝肾功能、凝血功能、心电图等。②建立静脉通道,做好输血准备。③根据骨折情况准备好手术内固定器械。本例使用交锁髓内钉内固定。

(2) 术中处理:采用硬膜外麻醉。放置空气止血带。右下肢常规用含过氧化氢肥皂液刷洗,碘伏消毒。清理挫伤的皮肤及皮下组织,彻底地清除全部的异物和失活的软组织及碎小的游离骨片。直视下见胫骨骨折为短斜形,骨折端重叠移位,无明显污染。直视下将骨折复位,持骨钳固定。另取髌腱前直切口,长约4cm,从中央劈开髌腱,显露胫骨前上缘。在胫骨平台前上方开髓,在透视监控下不扩髓植入8mm×320mm交锁髓内钉主钉。在外支架导引下于远、近端分别植入两枚锁钉。CT透视证实骨折对位良好、交锁髓内钉在位。再次仔细消毒伤口,仔细止血,缝合伤口。

(3) 术后处理:①患肢用石膏外固定。②应用抗生素预防术后感染。一般选用第二代头孢菌素加氨基甙类。应用TAT,预防破伤风。③术后14天拆线出院。嘱其患肢不可负重行走,1个月后门诊摄片复查。

案例 2-2-18

患者,女,8岁,学生。患者入院诊治1小时前上体育课时外伤致右小腿中下段疼痛,肿胀活动受限。急送入我院急诊科诊治。摄片示:右胫腓骨中下段骨折,拟诊"右胫腓骨中下段骨折"而收住院。患者受伤以来,无头晕、头痛,无恶心、呕吐。平素体健,否认肝炎、伤寒、肺结核等传染病史,否认食物、药物过敏史,否认其他外伤史及手术史。系统回顾无特殊。

体格检查:T 37.1℃,P 100次/分,R 22次/分,BP 100/70mmHg。强迫卧位,发育良好,营养可。神志清,精神可。对答切题,查体合作。皮肤、黏膜无黄染,全身浅表淋巴结未触及。头颅外观无畸形,两侧瞳孔等大、正圆,颈部无强直,气管居中,胸廓对称,腹部平软,无压痛、反跳痛及肌紧张。骨盆挤压试验阴性,余见专科情况。

望诊 强迫卧位,右小腿中下段成连枷畸形。触诊:右胫腓骨中下段可触及明显异常活动及骨擦感。动诊:惧痛,主动受限。量诊:双下肢等长。右足感觉、运动、血运正常右小腿X线片:右胫腓骨中下段横行骨折。

问题

◆最可能的诊断?

◆诊断依据有哪些?

◆鉴别诊断?

◆治疗方案?

参考答案和提示

◆诊断 右胫腓骨中下段横行骨折。

◆诊断依据

1. 外伤后右小腿肿痛畸形活动受限。

2. 望诊 强迫卧位,右小腿中下段成连枷畸形。触诊:右胫腓骨中下段可触及明显异常活动及骨擦感。动诊:惧痛,主动受限。量诊:双下肢等长。右足感觉、运动、血运正常。

3. 特殊检查 右小腿X线片:右胫腓骨中下段横行骨折。

◆鉴别诊断 胫腓骨骨折并神经血管损伤。

◆治疗

1. 治疗原则 复位、固定、功能锻炼。

2. 治疗方案 手法复位后小腿管型石膏固定,固定后患肢抬高消肿,期间注意观察患肢肿胀情况及有无筋膜间隙综合征的发生。消肿后复查拍片,并更换石膏,防止因石膏松动导致骨折移位。石膏固定3周后更换石膏并复查拍片,骨折愈合后拆除石膏。

临床思维:胫腓骨骨干骨折

【病史分析】 对外伤骨折病史的采集,应注意受伤时间、受伤方式、外伤暴力大小、有无肢体畸形及功能障碍、有无开放性伤口、有无其他系统合并伤等。

【体检分析】　该病例体检重点在受伤肢体的检查，尤其需要注意肢体畸形、肢体远端血供、神经系统检查。有开放性伤口的需描述伤口大小、污染情况、有无骨外露等。注意发现有无创伤性筋膜间隙综合征的发生，尤其骨折位于中上段。

【治疗分析】　根据骨折治疗的原则：复位、固定、功能锻炼。闭合性稳定的胫腓骨骨折，可采取保守治疗。不稳定的骨折开放复位，内固定。在诊治过程中如发生创伤性筋膜间隙综合征，应尽早减压，防止相应的并发症。小腿开放性骨折的软组织伤轻重不等，可发生大面积皮肤剥脱伤、组织缺损、肌肉绞轧挫灭伤、粉碎骨折和严重污染等。早期处理时，创口开放或是闭合，采用什么固定方法均必须根据不同伤因和损伤程度做出正确的判断。小腿的特点是前侧皮肤紧贴胫骨，清创后勉强缝合常因牵拉过紧造成缺血、坏死或感染。因此，对 Gustilo Ⅰ型或较清洁的Ⅱ型伤口、预计清创后一期愈合尤大张力者可行一期缝合；对污染严重，皮肤缺损或缝合后张力较大者，均应清创后令其开放。如果骨折需要内固定，也可在内固定后用健康肌肉覆盖骨折部，令皮肤创口开放，待炎症局限后，延迟一期闭合创面或二期处理。大量临床资料证实，延迟一期闭合创口较一期缝合的成功率高。

对骨折的固定问题：预计创口能够一期愈合或延迟一期闭合创面的伤例，可按闭合性骨折处理原则进行治疗，如果需要内固定，可以在手术同时进行。对于污染严重或失去清创时机，感染可能性大的伤例，单纯外固定不能维持骨折对位时，可行跟骨牵引或用外固定架固定，一般不应内固定。

如同所有开放性骨折一样，开放性胫骨骨折治疗成功的关键是系统、彻底地清除全部的异物和失活的软组织及骨组织，然后行脉冲式冲洗。以往提倡保留缺血的骨折块，但现在大部分作者认为应予以去除。由于有血运的软组织及骨是抗感染及提供重建床的基本条件，故骨固定应尽可能地减少对血运的干扰。软组织的处理是决定开放性胫骨骨折治疗结果的最重要因素，这一点是没有争议的，但选用何种固定为最佳治疗方法则有争议。胫骨开放性骨折治疗的最主要目的是在对软组织正确处理的同时，依据医生选用的固定器对骨折进行稳定的固定。钢板固定可产生不能接受的高感染率，Bach 和 Hansen 报告钢板治疗胫骨开放性骨折的感染发生率(35%)明显高于用外固定。在 20 世纪的整个 80 年代，外固定是最常被建议用于治疗开放性胫骨骨折的方法，在应用髓内钉治疗严重的胫骨+骨折的方法上存在争论，同为在扩髓的过程中，高速转动的髓腔钻会导致胫骨骨折部位 2/3 或全部的皮质骨失血管化。虽然动物实验发现未扩髓髓内钉骨皮质发生的血管变化类似扩髓时出现的血管变化，但仅应用压紧匹配的未扩髓髓内钉时发生这种现象。应用非压紧匹配的未扩髓髓内钉，骨皮质的血液循环明显地优于扩髓的髓内钉。这些结果表明，治疗胫骨开放性骨折使用直径小的未扩髓髓内钉以保存髓腔的血供和皮质的血液循环是非常重要的。从理论上讲，未扩髓髓内钉的生物学优势和其的生物力学局限性相持平。直径小的髓内钉和髓腔较不匹配，那么在锁钉处会有较强的活动。一旦应用的髓内钉和交锁螺钉直径均较小，可能会发生内植物的失效。一般说来，开放性骨折愈合时间要比闭合性骨折长，如果用未扩髓直径小的髓内钉治疗这类骨折，内植物发生断裂的可能性就非常大。如果断裂发生在远端，髓内钉的取出将变得十分困难。近几年的研究中，用扩髓的交锁髓内钉治疗闭合性和Ⅰ型骨折的感染率很低，不足 3%。然而治疗Ⅲ型的严重开放性骨折的感染率可达到 23%。应用外固定治疗的感染率仅为 4%~7%，其低感染率的优点和高不愈合率的缺点相持平。

最近报道应用未扩髓的交锁髓内钉治疗胫骨开放性骨折的愈合率为 96%，感染率为 4%~8%(Ⅲ型骨折)。许多学者对比了应用未扩髓的交锁髓内钉和外固定支架治疗胫骨开放性骨折的临床结果，均证实未扩髓的交锁髓内钉效果较好。两种固定力式的感染率和不愈合率相同，但外固定支架骨折不愈合率明显增高。未扩髓的交锁髓内钉还具有处理软组织和骨移植方便等优点。

【总结】　开放性骨折根据软组织损伤的轻重可分为三度，Ⅰ度：皮肤由骨折端自内向外刺破,软组织损伤轻。Ⅱ度:皮肤割裂或压碎,皮下组织与肌组织中度损伤。Ⅲ度:广泛的皮肤、皮下组织与肌肉严重损伤,常合并血管、神经损伤。开放性骨折的处理原则是及时正确地处理创口,尽可能地防止感染,力争将开放性骨折转化为闭合性骨折。原则上,清创越早,感染机会越少,治疗效果越好。早期细菌停留在创口表面,仅为污染,以后才繁殖并侵入组织内部发生感染,这段时间称为潜伏期。因此,应争取在潜伏期内、感染发生之前进行清创。一般认为在伤后6~8小时内清创,绝大多数能一期愈合,应尽可能争取在此段时间内进行。若受伤时气温较低,如在冬天,污染较轻,周围组织损伤也较轻,其清创时间可适当延长。少数病例在伤后12~24小时,甚至个别病例超过24小时还可进行清创。但绝不可有意拖延清创时间,以免增加感染的机会,造成不良后果。

清创即将污染的创口,经过清洗、消毒,然后切除创缘、清除异物,切除坏死和失去活力的组织,使之变成清洁的创口。手术应在麻醉下进行。为了减少出血,特别是伴有血管损伤时,可在使用止血带下手术。由于止血带下不易确定组织的血液供应状况,初步清创止血后,放开止血带,应再一次清创,切除无血液供应的组织。

1. 清洗,无菌敷料覆盖创口,用无菌刷及肥皂液刷洗患肢2~3次,范围包括创口上、下关节,刷洗后用无菌生理盐水冲洗。创口内部一般不刷洗,如污染严重,可用无菌纱布轻柔清洗,用生理盐水冲洗。然后可用0.1%活性碘(聚吡咯酮碘)冲洗创口或用纱布浸湿0.1%活性碘敷于创,再用生理盐水冲洗。常规消毒铺巾后行清创术。

2. 切除创缘皮肤1~2mm,有皮肤挫伤者,应切除失去活力的皮肤。从浅至深,清除异物,切除污染和失去活力的皮下组织、筋膜、肌肉。对于肌腱、神经和血管,应在尽量切除其污染部分的情况下,保留组织的完整性,以便予以修复。清创应彻底,避免遗漏死腔和死角。

3. 关节韧带和关节囊严重挫伤者,应予切除。若仅污染,则应在彻底切除污染物的情况下,尽量予以保留,这对关节以后的功能恢复十分重要。

4. 骨外膜应尽量保留,以保证骨愈合。若已污染,可仔细将其表面切除。

5. 骨折端的处理 既要彻底清理干净,又要尽量保持骨的完整性,以利骨折愈合。骨端的污染程度在密质骨一般不超过0.5~1.0mm,松质骨则可深达1cm。密质骨的污染可用骨凿凿除或用咬骨钳咬除,污染的松质骨可以刮除,污染的骨髓腔应注意将其彻底清除干净。

粉碎性骨折的骨片应仔细加以处理。游离的小骨片可以去除,与周围组织尚有联系的小骨片应予保留,并应复位,有助于骨折愈合。大块的骨片,即使已完全游离也不能摘除,以免造成骨缺损,影响骨折愈合,甚至导致骨不连接。应将其用0.1%活性碘浸泡5分钟,然后用生理盐水冲洗后,重新放回原骨折处,以保持骨的连续性。

6. 再次清洗 彻底清创后,用无菌生理盐水再次冲洗创口9次及其周围2~3次。然后用0.1%活性碘浸泡或湿敷创口3~5分钟,该溶液对组织无不良反应。若创口污染较重,且伤后时间较长,可加用3%过氧化氢溶液清洗,然后用生理盐水冲洗,以减少厌氧菌感染的机会。再次清洗后,应更换手套、敷单及于术器械,继续进行组织修复手术。

所有研究均证实,开放性胫骨骨折首先应该仔细全面地清创以获得一个良好的生物学创面,然后再考虑骨折固定的方法。不扩髓交锁髓内钉治疗Ⅰ型、Ⅱ型、ⅢA型骨折的感染率比较低。ⅢB型骨折的治疗,应用哪一种方法存在争议。

7. 抗生素治疗 第二代头孢菌素应用于闭合性的Ⅰ型、ⅢA型骨折。严重的粉碎性骨折伴有骨膜剥离的病例可加用氨基糖甙类抗生素。对于被泥土等污染较重的Ⅲ型损伤,因可能会继发厌氧菌感染应加用抗厌氧菌药物,如甲硝唑。对于严重污染的创面,可以将抗生素珠链填塞到开放性骨折局部用以控制感染。在完成彻底的清创和骨折固定后,软组织和骨缺损处用聚合丙基酸甲脂/庆大霉素珠链填塞,可直接闭合创口。

思　考　题

筋膜间隙综合征

思考题答案

答题要点：肢体创伤后发生在四肢特定的筋膜间隙内的进行性病变，即由于间隙内容物的增加，压力增高致间隙内容物主要是肌肉与神经干发生进行性缺血性坏死。

第十节　踝部骨折

案例 2-2-19

患者，男，42 岁，已婚，工人。患者入院诊治 2 小时前行走时右踝内翻扭伤，即感右踝疼痛，同时渐肿，疼痛已行走时为重，遂至我院诊治，摄片示：右外踝骨折，拟诊"右外踝骨折"而收住院。患者受伤以来，无头晕、头痛，无恶心、呕吐。平素体健，否认肝炎、伤寒、肺结核等传染病史，否认食物、药物过敏史，否认其他外伤史及手术史。系统回顾无特殊。

体格检查：T 37.1℃，P 72 次/分，R 22 次/分，BP 120/70mmHg。强迫卧位，发育良好，营养可。神志清，精神可。对答切题，查体合作。皮肤、黏膜无黄染，全身浅表淋巴结未触及。头颅外观无畸形，两侧瞳孔等大、正圆，颈部无强直，气管居中，胸廓对称，腹部平软，无压痛、反跳痛及肌紧张。骨盆挤压试验阴性，余见专科情况。

望诊：强迫卧位，右踝肿胀畸形，外踝局部青紫。触诊：右外踝可及台阶改变，压痛明显，可及异常活动及骨擦。动诊：右踝活动受限。量诊：双上肢等长。右踝正侧位摄片示：右外踝骨折，骨折线位于胫距关节面以下，为横行骨折，下胫腓关节无分离。

问题

◆最可能的诊断？

◆诊断依据有哪些？

◆鉴别诊断？

◆治疗方案？

参考答案和提示

◆诊断　右外踝骨折。

◆诊断依据

1. 外伤后右踝肿痛，活动受限。

2. 望诊　强迫卧位，右踝肿胀畸形，外踝局部青紫。触诊：右外踝可及台阶改变，压痛明显，可及异常活动及骨擦。动诊：右踝活动受限。量诊：双上肢等长。

3. 右踝正侧位摄片示　右外踝骨折，骨折线位于胫距关节面以下，为横行骨折，下胫腓关节无分离。

◆鉴别诊断　踝关节扭伤。

◆治疗

1. 治疗原则　复位、固定、功能锻炼。

2. 治疗方案　手法复位石膏外固定：骨折复位后，将右踝轻度外翻石膏固定 6~8 周。骨折愈合后去除石膏，功能锻炼。

案例 2-2-20

患者,女,36 岁,已婚,工人。患者入院诊治 1 小时因车祸,致左踝强力外翻,即感左踝疼痛,渐肿,同时活动受限。急送入我院急诊科诊治。摄片示:左内踝骨折,左后踝骨折 ,左腓骨下段骨折,下胫腓关节分离,拟诊"左踝骨折 C1 型"而收住院。患者受伤以来,无头晕、头痛,无恶心、呕吐。平素体健,否认肝炎、伤寒、肺结核等传染病史,否认食物、药物过敏史,否认其他外伤史及手术史。系统回顾无特殊。

体格检查:T 37.1℃,P 72 次/分,R 22 次/分,BP 120/70mmHg。强迫卧位,发育良好,营养可。神志清,精神可。对答切题,查体合作。皮肤、黏膜无黄染,全身浅表淋巴结未触及。头颅外观无畸形,两侧瞳孔等大、正圆,颈部无强直,气管居中,胸廓对称,腹部平软,无压痛、反跳痛及肌紧张。骨盆挤压试验阴性,余见专科情况。

望诊:强迫卧位,左踝肿胀畸形内踝均可见青紫。触诊:左内踝及后踝压痛,下胫腓关节间隙增宽,左腓骨下段压痛,可及明显异常活动及骨擦。量诊:双上肢等长。肢端血运、感觉、运动正常。X 线片示:左内踝骨折,左后踝骨折 ,左腓骨下段骨折,下胫腓关节分离。

问题

◆最可能的诊断?

◆诊断依据有哪些?

◆鉴别诊断?

◆治疗方案?

参考答案和提示

◆诊断 左踝骨折 C1 型。

◆诊断依据

1. 外伤后左踝肿痛,活动受限。

2. 望诊 强迫卧位,左踝肿胀畸形内踝均可见青紫。触诊:左内踝及后踝压痛,下胫腓关节间隙增宽,左腓骨下段压痛,可及明显异常活动及骨擦。量诊:双上肢等长。肢端血运、感觉、运动正常。

3. X 线片示 左内踝骨折,左后踝骨折 ,左腓骨下段骨折,下胫腓关节分离。

◆鉴别诊断 踝关节扭伤。

◆治疗

1. 治疗原则 复位、固定、功能锻炼。

2. 治疗方案

(1) 完善术前检查。

(2) 患足肿胀减轻后于硬膜外麻醉下行切开复位内固定术。

(3) 术后处理:术后开始无负重功能锻炼,10 周后取出固定下胫腓关节固定螺钉,骨折愈合后取出其他内固定。

临床思维:踝部骨折

踝部骨折是最常见的关节内骨折,约占全身骨折的 3.92%,青壮年最易发生。

【分类】 根据力学机制 Lange-Hanson 分类:Ⅰ型旋后内收型;Ⅱ型旋后外旋型;Ⅲ型旋前外展型;Ⅳ型旋前-外旋型;Ⅴ型垂直压缩型。

AO 分型:

A 型:主要为旋后应力引起,外踝骨折低于胫距关节水平间隙,外踝为撕脱骨折或韧带断裂,有的可合并内踝斜行骨折

B 型：为强力外旋引起，外踝为斜行骨折，位于胫腓联合水平，50% 发生下胫腓关节损伤，并可同时有后踝、内踝骨折或三踝骨折。

C 型：可分为 C1 型即为外展应力引起，腓骨骨折高于下胫腓关节 C2 为外展与外旋联合应力引起，腓骨骨折为高位骨折。两型均可同时合并后踝、内踝骨折或三角韧带断裂。

【病史分析】 对于骨科外伤的患者在采集病史时，要了解受伤机制及部位，对于可能合并血管、神经损伤的部位，要询问患者受伤前后运动及感觉的不同，并查看肢体远端的末梢循环。

【体检分析】 该病例体检重点在受伤肢体的检查，尤其需要注意肢体畸形、肢体远端血供、神经系统检查。有开放性伤口的需描述伤口大小、污染情况、有无骨外露等。

【治疗分析】 踝关节面比髋、膝关节面小，但其承受的体重却大于髋、膝关节，而踝关节接近地面，作用于踝关节的承受应力无法得到缓冲，因此对踝关节的治疗较其他部位要求更高，骨折后如果关节面稍有不平或关节间隙稍有增宽，均可发生创伤性关节炎。距骨向外错位 1 毫米，即可使胫距关节面的接触减少 42%。只有精确的复位，才能得到良好的治疗效果。无论哪种骨折类型的治疗，均要求胫骨下端凹形关节与距骨体的鞍状关节面吻合一致，而且要求内外踝恢复其正常生理斜度，以适应距骨后上窄、前下宽的形态。

思　考　题

踝关节骨折 AO 分类。

思考题答案

答题要点：AO 分型：

A 型：主要为旋后应力引起，外踝骨折低于胫距关节水平间隙，外踝为撕脱骨折或韧带断裂，有的可合并内踝斜行骨折。

B 型：为强力外旋引起，外踝为斜行骨折，位于胫腓联合水平，50% 发生下胫腓关节损伤，并可同时有后踝、内踝骨折或三踝骨折。

C 型：可分为 C1 型即为外展应力引起，腓骨骨折高于下胫腓关节 C2 为外展与外旋联合应力引起，腓骨骨折为高位骨折。

第十一节　踝 部 扭 伤

案例 2-2-21

患者，男，26 岁，已婚，工人。患者入院诊治 2 小时前行走时右踝内翻扭伤，即感右踝疼痛，同时渐肿，疼痛已行走时为重，遂至我院诊治，摄片示：未见骨折，拟诊“右踝外侧副韧带损伤”。患者受伤以来，无头晕、头痛，无恶心、呕吐。平素体健，否认肝炎、伤寒、肺结核等传染病史，否认食物、药物过敏史，否认其他外伤史及手术史。系统回顾无特殊。

体格检查：T 37.1℃，P 72 次/分，R 22 次/分，BP 120/70mmHz。强迫卧位，发育良好，营养可。神志清，精神可。对答切题，查体合作。皮肤、黏膜无黄染，全身浅表淋巴结未触及。头颅外观无畸形，两侧瞳孔等大、正圆，颈部无强直，气管居中，胸廓对称，腹部平软，无压痛、反跳痛及肌紧张。骨盆挤压试验阴性，余见专科情况。

望诊：自主体位，右踝肿胀畸形，外踝局部青紫。触诊：右外踝下压痛明显，未及异常活动及骨擦。动诊：右踝活动受限。量诊：双上肢等长。右踝正侧位摄片示：未见骨折征象。

问题

◆最可能的诊断？

◆诊断依据有哪些？

◆进一步确诊尚需的检查项目？

◆鉴别诊断？

◆治疗方案？

参考答案和提示

◆诊断 右踝外侧副韧带损伤。

◆诊断依据

1. 外伤后右踝肿痛，活动受限。

2. 望诊 自主体位，右踝肿胀畸形，外踝局部青紫。触诊：右外踝下压痛明显，未及异常活动及骨擦。动诊：右踝活动受限。量诊：双上肢等长。

3. 右踝正侧位摄片示 未见异常。

◆进一步确诊尚需的检查项目 局部麻醉后正位内翻应力 X 线片，测量距骨倾斜度，如大于 15°，外侧副韧带断裂可能。本患者小于 15°。

◆鉴别诊断 踝关节骨折；外侧副韧带断裂。

◆治疗 弹性绷带包扎制动 2~3 周。

案例 2-2-22

患者，女，36 岁，已婚，工人。患者入院诊治 1 小时前因车祸，致左踝强力内翻，即感左踝疼痛，渐肿，同时活动受限。急送入我院急诊科诊治。摄片示：未见骨折，下胫腓关节正常。拟诊“左踝外侧副韧带断裂”而收住院。患者受伤以来，无头晕、头痛，无恶心、呕吐。平素体健，否认肝炎、伤寒、肺结核等传染病史，否认食物、药物过敏史，否认其他外伤史及手术史。系统回顾无特殊。

体格检查：T 37.1℃，P 72 次/分，R 22 次/分，BP 120/70mmHg。强迫卧位，发育良好，营养可。神志清，精神可。对答切题，查体合作。皮肤、黏膜无黄染，全身浅表淋巴结未触及。头颅外观无畸形，两侧瞳孔等大、正圆，颈部无强直，气管居中，胸廓对称，腹部平软，无压痛、反跳痛及肌紧张。骨盆挤压试验阴性，余见专科情况。

望诊：强迫卧位，左踝肿胀，外踝可见青紫。触诊：左外踝下压痛，下胫腓关节间隙正常，量诊：双上肢等长。肢端血运、感觉、运动正常。踝关节抽屉实验阳性。左踝关节正侧位 X 线片示：未见异常。

问题

◆最可能的诊断？

◆诊断依据有哪些？

◆鉴别诊断？

◆治疗方案？

参考答案和提示

◆诊断 左踝外侧副韧带断裂。

◆诊断依据

1. 外伤后左踝肿痛，活动受限。

2. 望诊 强迫卧位，左踝肿胀，外踝可见青紫。触诊：左外踝下压痛，下胫腓关节间隙正常，量诊：双上肢等长。肢端血运、感觉、运动正常。踝关节抽屉实验阳性。

3. X 线片示 未见异常。

4. 局麻后正位内翻应力 X 线片，测量距骨倾斜度，如大于 15°，外侧副韧带断裂可能。本患者小于 15°。

◆鉴别诊断 踝关节骨折；外侧副韧带断裂。

◆治疗

1. 完善术前检查。

2. 患足肿胀减轻后于硬膜外麻醉下修复断裂的外侧副韧带。

3. 术后处理　术后石膏固定或支具固定4周。

临床思维:踝部扭伤

【病史分析】　对于骨科外伤的患者在采集病史时,要重点了解受伤机制、受伤部位,对于可能合并血管、神经损伤的部位,要注意询问患者受伤前后的运动及感觉的不同,以及查看肢体远端的末梢循环。

【体检分析】　重点在于发现是否发生韧带断裂,因为外侧副韧带断裂后,愈合不佳,同时易导致踝关节不稳。

【治疗分析】　踝部扭伤时发生副韧带扭伤非断裂,可保守治疗。当副韧带断裂应尽早手术修复。其中有下胫腓分离的应固定下胫腓关节,且负重时间均需8周以后。

第十二节　足部骨折

案例 2-2-23

患者,男,36岁,已婚,建筑工人。患者入院诊治2小时前从高处坠落,右足着地,即感右足疼痛,同时渐肿,疼痛已行走时为重,遂至我院诊治,摄片示:右跟骨骨折,骨折不波及跟距关节,拟诊"右跟骨骨折"。患者受伤以来,无头晕、头痛,无恶心、呕吐。平素体健,否认肝炎、伤寒、肺结核等传染病史,否认食物、药物过敏史,否认其他外伤史及手术史。系统回顾无特殊。

体格检查:T 37.1℃,P 72次/分,R 22次/分,BP 120/70mmHg。强迫卧位,发育良好,营养可。神志清,精神可。对答切题,查体合作。皮肤、黏膜无黄染,全身浅表淋巴结未触及。头颅外观无畸形,两侧瞳孔等大、正圆,颈部无强直,气管居中,胸廓对称,腹部平软,无压痛、反跳痛及肌紧张。骨盆挤压试验阴性,余见专科情况。

望诊:自主体位,右足跟部肿胀,局部青紫。触诊:右足跟压痛明显,未及异常活动及骨擦。动诊:足跟叩痛阳性。量诊:双上肢等长。右足跟侧位及轴位X线片示:右跟骨骨折。跟距关节正常。Bohler角20°。

问题

◆最可能的诊断?

◆诊断依据有哪些?

◆鉴别诊断?

◆治疗方案?

参考答案和提示

◆诊断　右跟骨骨折。

◆诊断依据

1. 外伤后右足肿痛,活动受限。

2. 望诊:自主体位,右足跟部肿胀,局部青紫。触诊:右足跟压痛明显,未及异常活动及骨擦。动诊:足跟叩痛阳性。量诊:双上肢等长。

3. 右足跟侧位及轴位X线片示:右跟骨骨折。跟距关节正常。Bohler角20°。

◆鉴别诊断　踝关节骨折;外侧副韧带断裂。

◆治疗　治疗方案:手法复位,石膏固定6周。

案例 2-2-24

患者,女,36 岁,已婚,工人。患者入院诊治 2 小时前从高处坠落,右足着地,即感右足疼痛,同时渐肿,疼痛以行走时为重,遂至我院诊治,摄片示:右跟骨骨折,骨折波及跟距关节,拟诊"右跟骨骨折"。患者受伤以来,无头晕、头痛,无恶心、呕吐。平素体健,否认肝炎、伤寒、肺结核等传染病史,否认食物、药物过敏史,否认其他外伤史及手术史。系统回顾无特殊。

体格检查:T 37.1℃,P 72 次/分,R 22 次/分,BP 120/70mmHg。强迫卧位,发育良好,营养可。神志清,精神可。对答切题,查体合作。皮肤、黏膜无黄染,全身浅表淋巴结未触及。头颅外观无畸形,两侧瞳孔等大、正圆,颈部无强直,气管居中,胸廓对称,腹部平软,无压痛、反跳痛及肌紧张。骨盆挤压试验阴性,余见专科情况。

望诊:自主体位,右足跟部肿胀、局部青紫。触诊:右足跟压痛明显,未及异常活动及骨擦。动诊:足跟叩痛阳性。量诊:双上肢等长。右足跟侧位及轴位 X 线片示:右跟骨骨折。跟距关节受损。Bohler 角 25°。

问题

◆最可能的诊断?

◆诊断依据有哪些?

◆鉴别诊断?

◆治疗方案?

参考答案和提示

◆诊断 右跟骨骨折。

◆诊断依据

1. 外伤后右足肿痛,活动受限。

2. 望诊:自主体位,右足跟部肿胀、局部青紫。触诊:右足跟压痛明显,未及异常活动及骨擦。动诊:足跟叩痛阳性。量诊:双上肢等长。

3. 右足跟侧位及轴位 X 线片示 右跟骨骨折。跟距关节受损。Bohler 角 25°。

◆鉴别诊断 踝关节骨折;外侧副韧带断裂。

◆治疗

1. 完善术前检查。

2. 患足肿胀减轻后于硬膜外麻醉下跟骨骨折切开复位内固定。

3. 术后处理 术后石膏固定或支具固定 8 周。

临床思维:跟骨骨折

【病史分析】 对于骨科外伤的患者在采集病史时,要重点了解受伤机制、受伤部位,对于可能合并血管、神经损伤的部位,要注意询问患者受伤前后的运动及感觉的不同,以及查看肢体远端的末梢循环。

【体检分析】 重点判断 Bohler 角是否正常,及跟距关节面损伤状况。

【治疗分析】 关键在于恢复 Bohler 角,此角变小影响足弓后臂,从而减弱腓肠肌肌力及足的弹簧作用。如果跟距关节受累,应尽可能恢复,减少术后足痛的发生。

复 习 题

一、名词解释

1. 关节脱位

2. 筋膜室综合征

3. Pauwels 角

二、填空题

1. 股骨颈的轴心线与股骨干的纵轴线形成________,平均为________,________此角称为髋外翻。
2. 成人股骨头的血供的三个来源是________、________、________。
3. ________动脉的损伤是导致股骨头缺血坏死的主要因素。
4. 股骨颈骨折按骨折线的部位分类为________、________、________。
5. 股骨颈骨折的手术治疗方法分为________、________、________。
6. 股骨干下 1/3 骨折后,远折端受________的牵拉而向后倾倒,可造成________的损伤。
7. 胫骨中下 1/3 交接处最易发生骨折的原因主要是________。
8. 胫腓骨骨折中常见的并发症有________。
9. 1 岁半男孩,股骨干上 1/3 斜行骨折治疗时最好采用的方法是________。
10. 股骨颈骨折晚期最常见的并发症是________。
11. 股骨颈骨折与股骨转子间骨折在临床表现中主要的鉴别依据是________。
12. 最容易发生股骨头坏死的股骨颈骨折类型是________。
13. 半月板损伤急性期的临床表现有________、________、________。
14. 对半月板损伤最有直接诊断意义是________。
15. 腓骨颈骨折可合并________损伤,股骨下段骨折可合并________损伤,胫骨上段骨折可合并________损伤。
16. 股骨颈骨折后可能出现的症状是____________、____________,体征有________、________。

三、单项选择题

1. 成人股骨颈的主要血液供应来源是(　　)
   A. 股圆韧带的小凹动脉
   B. 股骨干的滋养动脉升支
   C. 旋股内外侧动脉的分支
   D. 旋髂动脉
   E. 阴部内外动脉
2. 下列哪种股骨颈骨折最容易发生股骨头坏死(　　)
   A. 股骨头下骨折
   B. 经颈股骨颈骨折
   C. 经基底部股骨颈骨折
   D. 不完全移位的股骨颈骨折
   E. 稳定型股骨颈骨折
3. 股骨颈骨折与股骨转子间骨折在临床表现中主要的鉴别依据是(　　)
   A. 大转子上移的程度不同
   B. 外旋畸形程度的不同
   C. 患髋活动受限程度的不同
   D. 骨折移位程度的不同
   E. 好发年龄的不同
4. 股骨颈骨折晚期最常见的并发症是(　　)
   A. 创伤性髋关节炎
   B. 髋关节僵硬
   C. 坠积性肺炎
   D. 褥疮及泌尿系感染
   E. 股骨头缺血性坏死
5. 股骨转子骨折容易产生的并发症是(　　)
   A. 股骨头股缺血坏死
   B. 骨折不愈合
   C. 髋关节外翻畸形
   D. 髋关节内翻畸形
   E. 髋关节僵硬
6. 股骨颈的颈干角平均角度为(　　)
   A. 117°　　B. 127°
   C. 137°　　D. 147°
   E. 小于 100°
7. 在股骨颈治疗过程中哪项是不正确的(　　)
   A. 无明显移位的外展"嵌插"型骨折,可用持续皮牵引 6~8 周
   B. 内收骨折或有移位的股骨颈骨折,可先牵引,7~12 天内进行内固定
   C. 65 岁以上患者头下型股骨颈骨折可做人工股骨头置换术
   D. 儿童和青壮年的股骨颈骨折尽量不行手术治疗
   E. 陈旧性股骨颈骨折不愈合者可行转子间截骨术
8. 男,车祸后右髋部疼痛,查体见右股骨大转子上移、髋关节不能活动,呈屈曲内收内旋畸形,正位 X 线显示右髋关节间隙明显变

窄,近似于消失。初步诊断为( )

A. 髋关节后脱位 B. 髋关节前脱位

C. 股骨颈骨折 D. 股骨转子骨折

E. 髋关节中心脱位

9. 患女,65 岁,平地绊倒后,在髋疼痛不能行走,查体右下肢呈 55°外旋畸形,患髋压痛,大转子明显突出并部分上移,最可能诊断是( )

A. 股骨上段骨折 B. 股骨颈囊内骨折

C. 髋关节前脱位 D. 股骨转子间骨折

E. 髋臼骨折

10. 1 岁半男孩,股骨干上 1/3 斜行骨折治疗最好采用( )

A. 水平位皮牵引 B. 水平位骨牵引

C. 垂直悬吊牵引 D. 切开复位内固定

E. 石膏或夹板外固定

11. 股骨干中段短斜骨折移位时,不宜使用( )

A. 切开复位,髓内针固定

B. 切开复位,钢板螺钉固定

C. 持续小腿皮牵引

D. 手法复位,髋人字石膏固定

E. 持续骨牵引,小夹板固定

12. 关于半月板的解剖特点,下列哪项是错误的( )

A. 半月板周边较厚而中央部较薄,以加深胫骨平台的凹度,适应股骨髁的凸度,加强膝关节的稳定

B. 与交叉韧带协同,控制和引导膝关节的轻度螺旋活动

C. 内侧半月板较大,呈"C"形,前窄后宽,有前后两角,与内侧副韧带不相连,故活动度较大

D. 外侧半月板小而厚,近似"O"形,有前后两角

E. 半月板属纤维软骨,无血液供应,其营养主要来自滑液,一旦破裂,很难自行修复

13. 在股骨干骨折髓内钉内固定指征中,下列哪项是错误的( )

A. 伴有多发性损伤者

B. 伴有股动脉损伤而需要修补者

C. 老年患者不宜卧床过久者

D. 保守治疗失败者

E. 新生儿股骨干骨折伴明显移位者

14. 股骨干骨折的患者切开复位内固定术后 1 周,进行功能锻炼的指导原则为( )

A. 患侧可做股四头肌舒缩活动

B. 患侧髋关节应加大活动幅度

C. 应加大患侧膝关节活动以防止粘连

D. 扶双拐下地锻炼

E. 此时患肢避免做任何主被动活动

15. 男,50 岁,因滑倒右膝着地后肿痛不能活动,X 线摄片证实为右髌骨粉碎性骨折,移位严重。最好的治疗方法是( )

A. 手法复位+抱膝器治疗

B. 手法复位+石膏固定

C. 切开复位+内固定

D. 髌骨切除,修补髌骨旁腱膜及关节囊

E. 髌骨环扎术

16. 胫骨中下 1/3 交接处最易发生骨折的原因主要是( )

A. 此处肌肉较少

B. 血液供应较少

C. 暴力易作用于此处

D. 形态变化

E. 此处骨质疏松

17. 在胫腓骨骨折中下列哪项并发症最少见( )

A. 胫前动脉损伤

B. 胫神经损伤

C. 骨筋膜室综合征

D. 骨折延迟愈合或不愈合

E. 腓总神经损伤

18. 女,63 岁,左胫腓骨中、下 1/3 段闭合性骨折,经及时手法复位、中西医结合局部夹板外固定及内、外用药等治疗后 3 个月,X 线摄片复查显示胫骨骨折线清晰可见,无骨痂形成。主要原因是( )

A. 软组织损伤严重

B. 固定不确定

C. 感染

D. 骨折局部血液供应差

E. 治疗方法不当

19. 女,26 岁,下楼失足扭伤右跟,外跟前下方肿胀,瘀斑,压痛,极度内翻位外踝下方空

虚,内翻角度明显增加,内翻位照片见外侧关节间隙增宽。应诊断为( )
A. 右踝外侧副韧带部分撕裂
B. 右跟外侧副韧带完全撕裂
C. 右踝外侧副韧带完全撕裂并踝关节半脱位
D. 右踝外侧副韧带完全撕裂并外踝骨折
E. 有踝外侧副韧带部分撕裂并踝关节半脱位

20. 关节脱位的专有体征是( )
A. 畸形、反常活动、关节空虚
B. 畸形、反常活动、骨擦感
C. 关节空虚、畸形、弹性固定
D. 反常活动、弹性固定
E. 弹性固定、畸形

21. 在髋关节脱位中后脱位较多,占全部髋关节脱位的( )
A. 55%~60% B. 65%~70%
C. 75%~80% D. 85%~90%
E. 95%以上

四、多项选择题

1. 关于股骨转子间与股骨颈骨折,下列哪项最符合事实( )
A. 转子间骨折后下肢外旋比股骨颈骨折严重
B. 股骨头血供不如转子间血供丰富
C. 两处骨折的症状、体征非常相似
D. 两处骨折愈合均较困难
E. 转子间骨折常以非手术治疗为主,股骨颈骨折多需手术治疗

2. 下列各项中哪种是半月板损伤急性期的临床表现( )
A. 膝关节有剧烈疼痛
B. 不能自动伸直膝关节
C. 患侧股四头肌有萎缩
D. 关节肿胀,有时有积血
E. 关节间隙明显压痛

3. 下列哪项是造成膝半月板损伤的因素( )
A. 膝关节呈半屈位
B. 内收或外展
C. 挤压
D. 旋转
E. 膝的过伸

4. 下列哪项检查对半月板损伤有直接诊断意义( )
A. CT
B. 关节空气造影
C. 关节碘溶液造影
D. 膝关节镜
E. 膝关节X线正侧位摄片

5. 髋关节脱位常见的并发症有( )
A. 髋臼后缘骨折 B. 股骨头骨折
C. 股神经损伤 D. 坐骨神经损伤
E. 髋臼壁骨折

6. 髋关节脱位的复位方法有( )
A. Allis法 B. Bigelow法
C. Stimson法 D. Kocher法
E. 提拉法

五、简答题

1. 股骨颈骨折的典型畸形表现。
2. 如何诊断股骨颈骨折。
3. 述股骨干骨折的分类与并发症。
4. 述股骨颈骨折的分型与特点。
5. 简述胫腓骨骨折的常见并发症。
6. 简述骨筋膜室综合征的治疗原则。
7. 简述诊断半月板损伤的常用检查方法。
8. 简述构成膝关节的韧带的名称与作用。
9. 简述成人股骨头血供来源。
10. 简述股骨颈骨折不愈合的因素。

六、问答题

1. 踝关节骨折的AO分型
2. 髋关节脱位的分类、临床表现及治疗

复习题参考答案

一、名词解释

1. 关节脱位 关节面失去正常的对合关系,症状为疼痛、肿胀、活动障碍。其专有体征为,关节空虚 畸形 弹性固定。分类方法为按发生脱位的原因、时间与按关节腔是否与外界空气相通进行划分陈旧性、急性,闭合性、开

放性

2. 筋膜室综合征 肢体创伤后发生在四肢特定筋膜间隙内的进行性病变,即由于间隙内容物的增加,压力增高,致间隙内容物主要是肌肉与神经干发生进行性缺血坏死。①症状:疼痛、活动障碍。②肿胀、压痛及肌肉被动牵拉痛。
3. Pauwels 角 股骨颈的轴心线与股骨干的纵轴线形成一个颈干角,正常范围是 110°~140°,平均 127°

二、填空题

1. 颈干角 127° 大于
2. 股骨头圆韧带内的小凹动脉 股骨干滋养动脉升支 旋股内、外侧动脉的分支
3. 旋股内侧动脉
4. 股骨头下骨折 经股骨颈骨折 股骨颈基底骨折
5. 闭合复位内固定 切开复位内固定 人工关节置换术
6. 腓肠肌 坐骨神经
7. 营养动脉损伤导致血供减少
8. 骨筋膜室综合征
9. 垂直悬吊牵引
10. 股骨头坏死
11. 外旋畸形程度不同
12. 股骨头下骨折
13. 膝关节剧痛 伸不直 肿胀与关节内积血
14. 膝关节镜检术
15. 腓总神经 坐骨神经 胫后动脉
16. 髋部疼痛 下肢活动受限 患肢短缩 外旋畸形

三、单项选择题

1. B 2. A 3. A 4. E 5. D 6. B 7. E 8. E 9. B 10. C 11. D 12. C 13. E 14. A 15. C 16. A 17. B 18. D 19. C 20. C 21. E

四、多项选择题

1. ABC 2. ABE 3. ABCDE 4. D 5. ABE 6. ABCE

五、简答题

1. 答题要点:患肢的短缩与外旋。
2. 答题要点:
   (1) 多见于老年人。跌倒后髋部疼痛,不能站起,患肢不敢活动。
   (2) 患肢外旋及短缩畸形,大粗隆上移。
   (3) X 线检查可明确诊断与骨折类型。
3. 答题要点:可分为股骨干上 1/3、中 1/3、下 1/3 骨折,可能出现的并发症有股动、静脉和坐骨神经的损伤。
4. 答题要点:
   (1) 股骨头下骨折:骨折线位于股骨头下,使旋股内、外侧动脉发出的营养血管支损伤,中断了股骨头的血液供应,仅有供血量很少的股骨头凹动脉供血,致使股骨头严重缺血,故发生股骨头坏死的机会很大。
   (2) 经股骨颈骨折:骨折线位于股骨颈中部,常呈斜形,多有一三角形骨块与股骨头相连。骨折使由股骨干发出的滋养动脉支损伤,导致股骨头供血不足,发生股骨头缺血坏死,或骨折不愈合。
   (3) 股骨颈基底骨折:骨折线位于股骨颈与大、小转子间连线处。由于有旋股内、外侧动脉分支吻合成的动脉环提供血循环,对骨折部血液供应的干扰较小,骨折容易愈合。
5. 答题要点:骨筋膜室综合征,腓总神经,胫前,胫后动脉的损伤与骨不连接。
6. 答题要点:早期诊断,早期治疗。早期药物与手术减压、预防并发症与感染。
7. 答题要点:
   (1) 物理检查:过伸试验、过屈试验、半月板旋转试验、研磨试验、蹲走试验。
   (2) 影像学检查:X 线、空气造影、碘油造影、空气-碘油造影、MRI 检查、超声检查。
   (3) 关节镜检查。
8. 答题要点:
   (1) 内侧副韧带和外侧副韧带:限制膝关节侧方移位。
   (2) 前、后交叉韧带:限制膝关节前后移位。
9. 答题要点:
   (1) 股骨头圆韧带内的小凹动脉。
   (2) 股骨干滋养动脉升支。
   (3) 旋股内、外侧动脉的分支。
10. 答题要点:股骨颈骨折不愈合的主要因素有:①患者年龄大小。②骨折的错位程度。③骨折部位。④骨折粉碎程度。⑤骨折线的倾斜度。⑥骨折复位程度。⑦手术时间

的早晚。⑧开始负重时间的早晚。

六、问答题

1. 答题要点:答:AO 分型: A 型:主要为旋后应力引起,外踝骨折低于胫距关节水平间隙,外踝为撕脱骨折或韧带断裂,有的可合并内踝斜行骨折 B 型:为强力外旋引起,外踝为斜行骨折,位于胫腓联合水平,50% 发生下胫腓关节损伤,并可同时有后踝、内踝骨折或三踝骨折。C 型:可分为 C1 型即为外展应力引起,腓骨骨折高于下胫腓关节 C2 为外展与外旋联合应力引起,腓骨骨折为高位骨折。
2. 答案

   略。

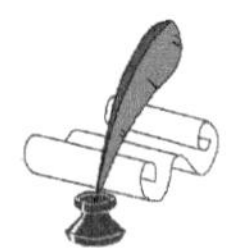

第三章 脊柱和骨盆骨折

案例 2-3-1

患者,男,38 岁,工人。主诉:3 米高坠落后颈痛伴四肢活动障碍 4 小时。4 小时前患者工作中不慎自 3 米高处跌落,颈部屈曲、头部向下坠入建筑工地周围的保护网中,自觉颈部疼痛不能抬头,胸闷、气短,四肢瘫软无力、活动障碍。伤后立即被同事平移抬入担架,并迅速送往医院救治。体格检查:T 37.1℃,P 66 次/分,R 16 次/分,BP 100/60mmHg。平卧,处于颈部微屈的强迫体位。颈椎轻度后凸畸形,局部压痛。神经系统检查:感觉,双肩以下感觉明显减退。双乳头平面以下感觉丧失,会阴部感觉完全丧失;运动,双侧肱二头肌肌力 3 级。肛门括约肌松弛;反射,腹壁反射消失,提睾反射消失。球海绵体反射消失,肛门反射消失;肌张力,双下肢肌张力不亢进;病理反射,双下肢 Babinski 征阳性,Gordon 征阳性。

问题

◆该患者目前诊断应考虑什么?需与哪些疾病鉴别?

◆还需做哪些辅助检查以早期明确诊断?

◆采取的治疗方案?

参考答案和提示

◆通过病史分析和体检,该病例高度怀疑为下颈椎骨折伴高位截瘫。鉴别诊断:

1. 颅脑外伤　患者有头颅部受伤病史,伤后常有剧烈性头痛、神志淡漠、反应迟钝,甚至昏睡、昏迷,有颅高压者可出现喷射性呕吐、视神经乳头水肿等。患者生命体征可发生紊乱,如血压升高、脉搏徐缓、呼吸深慢,甚至出现病理性呼吸等。患者常有神经系统局灶性症状和体征。头颅 CT 可明确诊断。

2. 颈部软组织损伤　患者于颈部外伤后出现局部疼痛、压痛和功能障碍,脊柱颈椎段无明显压痛和畸形,四肢感觉、活动正常。颈椎 X 线片检查无阳性表现。

3. 脊髓震荡　脊柱外伤后脊髓神经细胞遭受强烈刺激而发生超限抑制,脊髓功能处于生理停滞状态,脊髓实质无损伤,属轻微脊髓损伤。临床表现为损伤平面以下感觉、运动和反射完全消失,症状在伤后数小时至 2~3 周开始逐步缓解,神经系统功能应能恢复正常水平。脊髓 MRI 检查无异常发现。

◆颈椎 X 线检查可以明确骨折的诊断,并能提供骨折的部位以及是否合并有颈椎的脱位。此外,常规 X 线检查还有助于对下颈部损伤进行分型,从而帮助选择正确的治疗策略和方法。脊柱的 MRI 检查作为一种无创性检查,可显示脊椎的结构和排列顺序外,还能清晰地显示脊髓的结构。

◆治疗原则

1. 颈椎复位,维持生命体征的稳定。

2. 早期足量使用甲泼尼龙,改善和减轻脊髓损伤后继发损害,促进脊髓损伤的恢复。

3. 积极术前准备　早期手术治疗解除脊髓压迫,恢复颈椎的正常序列,重建颈椎的稳定。下颈椎损伤伴脊髓损害的治疗是抢救患者生命。解除脊髓压迫,尽可能恢复脊髓功能。恢复颈椎的正常排序。建立颈椎的稳定。早期大剂量使用甲泼尼龙,可减轻和改善脊髓损伤后的继发性损害,促进脊髓功能的恢复。其可能的作用机制包括:①增加脊髓血流量,增加脊髓白质的血液灌流;②抑制脊髓损伤后的脂质过氧化,从而抑制细胞膜的损伤;③减轻组织水肿与炎症反应;④促进酸碱平衡的恢复,重建细胞膜钠钾 ATP 酶的活性,清除自由基。恢复重建下颈椎正常结构的手术方法很多,选择的依据主要是根据损伤的类型而定。

案例 2-3-2

患者，男，52 岁，以“车祸致左髋部疼痛，不能行走 2 小时”入院。患者 2 小时前，车祸致左髋部疼痛，不能行走。体格检查：T 37℃，P 108 次/分，R 22 次/分，BP 80/40mmHg。精神萎靡，神志清楚，查体合作，查体：骨盆分离，挤压试验阳性。大小便可自解。

问题

◆该患者目前诊断应考虑什么？

◆还需做哪些辅助检查以早期明确诊断？

◆采取的治疗方案？

参考答案和提示

◆该患者目前诊断　考虑骨盆骨折并休克。

◆X 线检查可以明确骨折的诊断，CT 检查可以明确骨折细节。

◆应根据全身情况，首先对休克和各种危及生命的合并症进行处理。

1. 休克的防治　严密观察，进行输血、输液，若仍未能纠正休克，可考虑结扎一侧或两侧髂内动脉，或经导管行髂内动脉栓塞术。

2. 骨盆骨折的处理　绝大多数采用非手术疗法，卧床休息，骨盆兜固定，持续牵引，少部分患者可行切开复位内固定术。

临床思维：脊柱和骨盆骨折

【脊柱骨折】

1. 临床表现

(1) 有严重外伤史。

(2) 患者感到伤局部疼痛，脊柱活动障碍，肌肉痉挛，不能翻身起立。

(3) 由于腹膜后血肿对自主神经刺激，肠蠕动减慢，常出现腹胀、腹痛等症状。

2. 急救搬运　急救和搬运不当可使脊髓损伤平面上升或由不完全损伤变为完全性脊髓损伤。宜用木板搬运，木板放伤员一侧，由 2~3 人扶伤员躯干、骨盆、肢体使成一整体滚动至木板上。防止躯干扭曲，禁用搂抱或一人抬头、一人抬腿的方法。对颈椎损伤病员，要托住头部并沿纵轴略加牵引与躯干一致滚动。

3. 治疗

(1) 胸腰段骨折轻度椎体压缩，患者可平卧硬板床，腰部垫高 3~4 周后即可下床活动。

(2) 胸腰段压缩超过 50%，应予以闭合复位或手术复位。

(3) 颈椎骨折或脱位，压缩移位轻者，用颌枕吊带牵引复位，复位后头颈胸石膏固定 3 个月；压缩移位重者，用持续颅骨牵引复位，复位后头颈胸石膏固定 3 个月，牵引复位失败者需切开复位内固定。

(4) 胸腰段不稳定型脊柱骨折，椎体压缩超过 1/2 以上、畸形角大于 20°或伴有脱位可考虑开放复位内固定。

【脊髓损伤】

1. 临床表现

(1) 脊髓损伤：首先可表现为脊髓休克，即受伤平面以下弛缓性瘫痪，2~4 周后转为痉挛性瘫痪。

(2) 脊髓圆锥损伤：鞍区感觉缺失，大小便失去控制，性功能障碍。

(3) 马尾神经损伤：损伤平面以下弛缓性瘫痪，有感觉及运动功能障碍及括约肌功能丧失。

(4) 截瘫指数：记录肢体自主运动、感觉及两便的功能情况，“0”为正常，“1”为功能部分丧失,“2”为功能完全丧失,三部分相加,反映脊髓损伤程度、发展情况。

2. 并发症及其防治

(1) 呼吸道感染:鼓励翻身、咳嗽,按腹协助咳痰,必要时作气管切开。

(2) 泌尿系统感染:导尿管每周更换,每日冲洗膀胱,训练形成自动膀胱,有感染时使用抗生素治疗。

(3) 褥疮:床垫平软,定期清洁保持皮肤干燥,两小时翻身一次,对骨隆起部位,用软垫或气垫保护。若已发生褥疮可行理疗、紫外线照射,剪去坏死组织,肉芽新鲜时做转移皮瓣闭合伤口。

(4) 体温失调:主要采用物理降温。

3. 治疗

(1) 合适的固定:避免发生再损伤。

(2) 减轻脊髓水肿:脱水,激素,高压氧治疗。

(3) 手术:解除对脊髓的压迫,恢复脊柱稳定性。

【骨盆骨折】

1. 临床表现

(1) 严重外伤史。

(2) 疼痛广泛,局部肿胀,在会阴部、耻骨联合处可见皮下瘀斑。骨盆挤压分离试验阳性:从两侧髂嵴部位向内挤压或向外分离骨盆环均产生疼痛。

(3) 患侧肢体缩短,从脐至内踝长度患侧缩短。

2. 并发症

(1) 腹膜后血肿:常有休克,并可有腹痛、腹胀及腹肌紧张等腹膜刺激症,可进行腹腔诊断性穿刺。

(2) 尿道或膀胱损伤:患者可出现排尿困难、尿道口溢血现象。

(3) 直肠损伤:可引起弥漫性腹膜炎或直肠周围感染,常为厌氧菌感染。

(4) 神经损伤:骶1及骶2最易受损伤,可出现臀肌、腘绳肌和小腿腓肠肌群的肌力减弱,小腿后方及足外侧部分感觉丧失。

3. 治疗

应根据全身情况,首先对休克和各种危及生命的合并症进行处理。

(1) 休克的防治:严密观察,进行输血、输液,若仍未能纠正休克,可考虑结扎一侧或两侧髂内动脉,或经导管行髂内动脉栓塞术。

(2) 尿道或膀胱破裂:可进行修补,同时作耻骨上膀胱造瘘术。对尿道断裂,宜留置导尿管直至尿道愈合,或行耻骨上膀胱造瘘及尿道会师术。

(3) 直肠损伤:应进行剖腹探查及结肠造瘘术。

(4) 骨盆骨折的处理:绝大多数采用非手术疗法,卧床休息,骨盆兜固定,持续牵引,少部分患者可行切开复位内固定术。

复 习 题

一、名词解释

1. 脊髓震荡　　2. 脊髓半切征

3. 截瘫指数　　4. 骨盆分离,挤压试验

二、填空题

1. 脊柱骨折患者正确搬运方法有________法和________法

2. Chance 骨折为________损伤。

3. Jefferson 骨折为第________颈椎骨折。

4. Brown-Sequard 综合征又名为________。

5. 脊柱骨折十分常见,其中以________段最多见。

三、单项选择题

1. 骨盆骨折最重要的体征是(　　)
   A. 畸形
   B. 反常活动
   C. 局部压痛和间接挤压痛
   D. 骨擦音及骨擦感
   E. 肿胀及瘀斑
2. 脊柱外伤造成脊髓休克,是由于(　　)
   A. 脊髓神经细胞遭受振荡,产生暂时性功能抑制,发生传导障碍
   B. 骨折片刺伤脊髓
   C. 因脊髓受血肿等压迫
   D. 外伤后脊髓神经细胞遭到破坏
   E. 脊髓上、下行传导束断裂
3. 颈椎压缩骨折合并脱位最先选择的治疗方法是(　　)
   A. 颌枕带牵引
   B. 手法复位,石膏固定
   C. 颅骨牵引
   D. 两桌法复位
   E. 切开复位
4. 骨盆骨折最危险的并发症是(　　)
   A. 盆腔内出血　B. 膀胱破裂
   C. 尿道断裂　D. 骶丛神经损伤
   E. 直肠损伤
5. 骨盆骨折合并尿道完全断裂,最好的处理是(　　)
   A. 采用橡皮导尿管导尿
   B. 采用金属导尿管导尿
   C. 膀胱穿刺
   D. 膀胱造瘘
   E. 尿道吻合术
6. 骨盆骨折合并腹膜后出血休克,经积极治疗未见好转时,应立即(　　)
   A. 结扎髂外动脉
   B. 结扎髂内动脉
   C. 结扎髂总动脉
   D. 结扎髂内髂外动脉
   E. 结扎髂内外动静脉
7. 双侧耻骨上下支骨折,无明显移位,哪种治疗方法最理想(　　)
   A. 蛙式石膏固定　B. 仅卧床休养即可
   C. 骨箍悬吊牵引　D. 切开复位
   E. 手法复位夹板固定
8. 第10胸椎压缩性骨折合并脊髓损伤,损伤的脊髓是(　　)
   A. 胸段脊髓　B. 胸腰段脊髓
   C. 腰段脊髓　D. 腰骶段脊髓
   E. 骶段脊髓
9. 骨盆环由下列哪些结构构成(　　)
   A. 髂骨与骶尾骨　B. 耻坐骨与骶尾骨
   C. 髋骨与骶尾骨　D. 髋骨与坐骨
   E. 耻、坐骨与骶骨
10. 脊髓震荡是指(　　)
    A. 脊髓受压　B. 脊髓挫伤
    C. 脊髓裂伤　D. 脊髓血运障碍
    E. 脊髓暂时性功能抑制

四、简答题

急救搬运脊髓损伤患者应注意哪些事项?

复习题参考答案

一、名词解释

1. 脊髓震荡　最轻微的脊髓损伤,脊髓遭受强烈震荡后立即发生弛缓性瘫痪,损伤平面以下感觉、运动、反射及括约肌功能全部丧失,在数分钟或数小时内即可完全恢复。
2. 脊髓半切征　脊髓损伤平面以下同侧肢体的运动及深感觉消失,对侧肢体痛觉和温度觉消失。
3. 截瘫指数　脊髓损伤后各种功能丧失的程度可用截瘫指数来表示,0代表功能完全正常或接近正常;1代表功能部分丧失;2代表功能完全丧失或接近完全丧失,一般记录肢体主动运动、感觉及大小便的功能情况,相加后即为该患者的截瘫指数。
4. 骨盆分离,挤压试验　骨盆骨折患者的典型体征,医生双手交叉撑开两髂嵴,如出现疼痛即为骨盆分离试验阳性,医生用双手挤压患者的两髂嵴,伤处出现疼痛为挤压试验

阳性。

二、填空题

1. 滚动 平托
2. 水平状撕裂性
3. 一
4. 脊髓半切综合征
5. 胸腰段

三、单项选择题

1. C 2. A 3. C 4. A 5. E 6. B 7. B
8. C 9. C 10. E

四、简答题

答题要点:①由于急救和搬运不当可使脊髓损伤平面上升或由不完全损伤变为完全性脊髓损伤,所以不要用软担架,宜用木板搬运。②先使伤员两下肢伸直,两上肢也伸直放在身旁。木板放伤员一侧,由2~3人扶伤员躯干,骨盆、肢体使成一整体滚动移至木板上,防止躯干扭转或屈曲,禁用搂抱或一人抬头,一人抬腿的方法。③对颈椎损伤病员,要托住头部并沿纵轴略加牵引与躯干一致滚动,伤员躯体与木板之间要用软物垫好予以固定。搬动中要观察呼吸道有否阻塞并及时排除,并检查呼吸、心率和血压等变化,予以纠正。

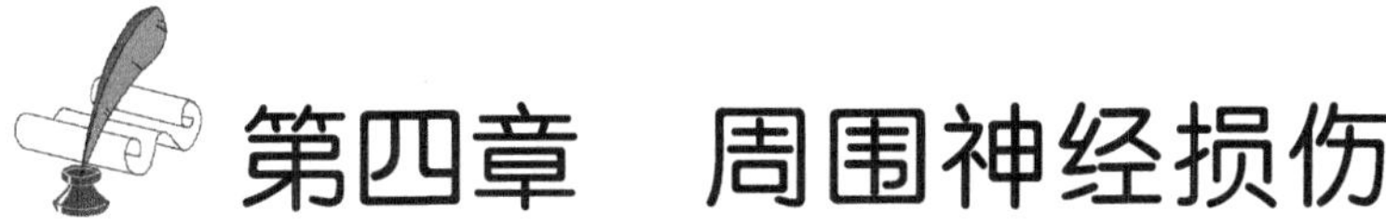

第四章　周围神经损伤

第一节　上肢神经损伤

一、上臂段桡神经损伤

案例 2-4-1

患者,男,49 岁,汉族,已婚,干部。患者自诉 2 个月前因车祸外伤致右上肢疼痛活动受限,急送当地医院,以“右肱骨中段骨折”为诊断行“右肱骨中段骨折内固定术”,术后出现患肢腕,手指下垂。为了进一步诊治来我院。病程中一般情况可,精神可,神智清,二便通畅。平素体健,否认肝炎、伤寒、肺结核等传染病史,否认食物、药物过敏史,否认其他外伤史及手术史。系统回顾无特殊。

体格检查:T 37.1℃,P 82 次/分,R 22 次/分,BP 110/70mmHg。发育良好,营养可。神志清,精神可。对答切题,查体合作。皮肤、黏膜无黄染,全身浅表淋巴结未触及。头颅外观无畸形,两侧瞳孔等大、正圆,颈部无强直,气管居中,胸廓对称,腹部平软,无压痛、反跳痛及肌紧张。骨盆挤压试验阴性,余见专科情况。

望诊:右上臂外侧可见一约 10 厘米的手术瘢痕,右腕下垂,无肌肉萎缩。触诊:右上臂无压痛、局部不能触及反常活动和骨擦感;右手背桡侧和桡侧 3 个半手指背面的皮肤感觉消失。动诊:右肘关节伸展力弱,腕,各掌指关节背伸不能;拇指外展及前臂旋后障碍,虎口区感觉差。量诊:双上肢基本等长。肱骨干正侧位 X 片示:右肱骨中段骨折钢板螺钉固定,骨折对合好。

问题

◆最可能的诊断?

◆诊断依据有哪些?

◆鉴别诊断?

参考答案和提示

◆诊断　右肱骨中段骨折内固定术;右侧桡神经损伤。

◆诊断依据

1. 右肱骨中段骨折内固定术后 2 个月。

2. 望诊:右上臂外侧可见一约 10 厘米的手术瘢痕,右腕下垂无肌肉萎缩。触诊:右上臂无压痛、局部不能触及反常活动和骨擦感;右手背桡侧和桡侧 3 个半手指背面的皮肤感觉消失。动诊:右肘关节伸展力弱,腕,各掌指关节背伸不能;拇指外展及前臂旋后障碍,虎口区感觉差。量诊:双上肢基本等长。

3. 肱骨干正侧位 X 线片　右肱骨中段骨折钢板螺钉固定,骨折对合好。

4. 特殊检查　肌电图检查。

◆鉴别诊断　尺神经损伤:尺神经损伤后手的尺侧、小指全部、环指尺侧感觉均消失。手内肌广泛瘫痪,小鱼际、骨间肌及第 3、第 4 蚓状肌、拇内收肌及屈拇短肌内侧头均瘫痪。小鱼际及掌骨间有明显凹陷。环指、小指有爪状畸形。

二、肘关节区桡神经深支损伤

案例 2-4-2

患者,女,22 岁,汉族,体操运动员。患者四个月前训练时不慎跌倒,手掌撑地后出现右肘关节疼痛活动受限。在某医院诊断为"右肘关节脱位",行手法复位石膏托固定,3 周后拆除石膏。患者自感各手指不能,各手指不能伸,右手桡侧麻木,拇指外展不能。

体格检查:右手背桡侧 3 个半手指背面的皮肤感觉减退,虎口背侧皮肤感觉可,右肘关节活动可,腕关节可主动背伸,但倾向桡侧。拇指外展及前臂旋后功能差。

问题

◆最可能的诊断?

◆诊断依据有哪些?

◆鉴别诊断?

参考答案和提示

◆诊断　右侧桡神经损伤。

◆诊断依据

1. 有右肘关节脱位病史。

2. 专科查体　右手背桡侧 3 个半手指背面的皮肤感觉减退,虎口背侧皮肤感觉可,右肘关节活动可,腕关节可主动背伸,但倾向桡侧。拇指外展及前臂旋后功能差。

3. 特殊检查　肌电图检查。

◆鉴别诊断　尺神经损伤:尺神经损伤后手的尺侧、小指全部、环指尺侧感觉均消失。手内肌广泛瘫痪,小鱼际、骨间肌及第 3、第 4 蚓状肌、拇内收肌及屈拇短肌内侧头均瘫痪。小鱼际及掌骨间有明显凹陷。环指、小指有爪状畸形。

第二节　正中神经损伤

一、高位损伤

案例 2-4-3

患者,男,25 岁,汉族,个体。2 个月前右上臂被摩托车挡风玻璃划伤。目前拇、示、中指不能屈曲,拇指不能外展和对掌,手掌桡侧感觉麻木。病程中一般情况可,精神可,神智清,二便通畅。平素体健,否认肝炎、伤寒、肺结核等传染病史,否认食物、药物过敏史,否认其他外伤史及手术史。系统回顾无特殊。

体格检查:右手大鱼际掌心和桡侧 3 个半手指掌侧皮肤感觉消失,拇示中不能屈曲,拇指不能外展和对掌。

问题

◆最可能的诊断?

◆诊断依据有哪些?

◆鉴别诊断?

参考答案和提示

◆诊断　正中神经损伤。

◆诊断依据

1. 有右上臂外伤病史。

2. 专科查体　右手大鱼际掌心和桡侧 3 个半手指掌侧皮肤感觉消失,拇示中不能屈曲,拇指不能外展和对掌。

3. 特殊检查　肌电图检查。

◆鉴别诊断　桡神经损伤：桡神经损伤后，手背桡侧半、桡侧两个半指、上臂及前臂后部感觉障碍。出现腕下垂，拇指及各手指下垂，不能伸掌指关节，前臂有旋前畸形，不能旋后，拇指内收畸形。拇指失去外展作用，不能稳定掌指关节，拇指功能严重障碍。

二、低位损伤

案例 2-4-4

患者，男，27 岁，回，个体。6 个月前左手腕部被刀砍伤。病程中一般情况可，精神可，神智清，二便通畅。平素体健，否认肝炎、伤寒、肺结核等传染病史，否认食物、药物过敏史，否认其他外伤史及手术史。系统回顾无特殊。

体格检查：左腕部伤口愈合良好，局部有压痛，大鱼际肌萎缩，拇指对掌障碍，桡侧半手指感觉消失。

问题

◆最可能的诊断？

◆诊断依据有哪些？

◆鉴别诊断？

参考答案和提示

◆诊断　正中神经损伤。

◆诊断依据

1. 有左腕外伤病史。

2. 专科查体　左腕部伤口愈合良好，局部有压痛，大鱼际肌萎缩，拇指对掌障碍，桡侧半手指感觉消失。

3. 特殊检查　肌电图检查。

◆鉴别诊断　桡神经损伤：桡神经损伤后，手背桡侧半、桡侧两个半指、上臂及前臂后部感觉障碍。出现腕下垂，拇指及各手指下垂，不能伸掌指关节，前臂有旋前畸形，不能旋后，拇指内收畸形。拇指失去外展作用，不能稳定掌指关节，拇指功能严重障碍。

三、尺神经损伤

案例 2-4-5

患者，女，42 岁，汉族，家属，已婚。以“右手小指、无名指麻木三周余”为主诉入院。患者自诉三个月前不慎摔倒，当时右侧肘部着地，摔倒后患者右上肢无肿胀、疼痛，活动正常。患者未做特殊处理，随后可正常活动。两周前患者感觉右手小指及无名指麻木，故到我院神经内科就诊。

体格检查：右手小指呈外展状态，不能内收，小指及无名指近指关节屈曲。小鱼际萎缩，所有骨间肌萎缩凹陷。第一骨间肌萎缩显著，第一指蹼的皮肤凹陷。右侧肘关节外翻畸形，前臂中部肌肉轻度萎缩。右腕关节以下尺神经支配区域感觉明显减退。右侧肘关节及腕关节活动可。其余肢体及关节活动、感觉正常。

问题

◆最可能的诊断？

◆诊断依据有哪些？

◆鉴别诊断？

参考答案和提示

◆诊断 右尺神经损伤。

◆诊断依据

1. 有肘部外伤病史。

2. 专科查体 右手小指呈外展状态，不能内收，小指及无名指近指关节屈曲。小鱼际萎缩，所有骨间肌萎缩凹陷。第一骨间肌萎缩显著，第一指蹼的皮肤凹陷。右侧肘关节外翻畸形，前臂中部肌肉轻度萎缩。右腕关节以下尺神经支配区域感觉明显减退。右侧肘关节及腕关节活动可。其余肢体及关节活动、感觉正常。

3. 特殊检查 肌电图检查。

◆鉴别诊断 桡神经损伤：桡神经损伤后，手背桡侧半、桡侧两个半指、上臂及前臂后部感觉障碍。出现腕下垂，拇指及各手指下垂，不能伸掌指关节，前臂有旋前畸形，不能旋后，拇指内收畸形。拇指失去外展作用，不能稳定掌指关节，拇指功能严重障碍。

临床思维：周围神经损伤

【周围神经损伤的类型及其病理变化】 周围神经损伤可分为三类：

1. 神经传导功能障碍 无结构改变，只有暂时功能变化。

2. 神经轴突中断 轴突断裂，远端发生 WALLER 变性，但内膜管完整，轴突可延施万细胞鞘管长入末梢。

3. 神经断裂 神经完全断裂，须经手术复位方能恢复功能。

【神经损伤的临床表现及诊断】

1. 运动功能障碍 损伤神经所支配的肌肉呈弛缓性瘫痪，其自主运动、肌张力及其反射消失。

2. 感觉功能障碍 神经断伤，皮肤感觉包括触觉、痛觉和温度觉消失；神经部分损伤，其皮肤感觉表现为温度觉减退、过敏或异常感觉。

3. 神经营养性改变 即自主神经（植物神经）功能障碍，早期为皮肤潮红、皮温增高、干燥无汗；晚期为皮肤苍白、皮温降低、自感寒冷。

4. 叩击试验 即 Tinel 征，按压或叩击神经根，局部出现针刺样疼痛，并有麻痛感向该神经支配区放射，表示损伤部位。

5. 电生理检查 肌电和体感诱发电位检查，可帮助判断神经损伤的部位和程度。

【神经损伤后的治疗原则】

1. 闭合性损伤 观察一段时间（一般不超过 3 个月），如无神经功能恢复表现，或停留在一定水平后不再有进展，或主要功能无恢复者，则应手术探查。

2. 开放性损伤 有条件者应可能进行一期缝合，但碾压伤和撕脱伤致神经缺损而不能直接缝合、断端不整齐，且难以估计损伤范围者，留待伤口愈合后 3~4 周行二期修复。如切口感染，在其愈合后 2~3 个月修复。

3. 常用神经修复方法 包括神经缝合法、神经移植术、神经松解术、神经移位术及神经植入术。

【常见各种神经损伤】

1. 正中神经损伤 可为伸直型髁上骨折端移位引起的闭合性损伤，而其他部位的正中神经损伤多为割伤和刺伤。临床特点：

（1）肘关节上、下正中神经损伤：表现为前臂旋前、屈指屈腕及拇指对掌功能障碍。尚可保留有部分尺倾屈腕和屈环、小指功能。大鱼际偏掌心和桡侧三个半手指掌侧皮肤感觉异常。

(2) 腕部正中神经损伤:表现为拇指对掌功能障碍和上述部位手部皮肤感觉异常。

2. 尺神经损伤 多为开放伤,少数因肱骨上髁骨折移位卡压或肘关节脱位后牵拉伤引起。

3. 桡神经损伤 常发生上臂中段和肘关节上下,两者临床表现不同。桡神经损伤后经治疗是四肢神经损伤效果最好者。临床特点:

(1) 上臂段桡神经损伤:出现典型"垂腕"征,手部各掌指关节和拇指间关节不能伸,拇指外展及前臂旋后障碍。虎口区及手背桡侧皮肤感觉异常。

(2) 肘关节区桡神经深支损伤:即骨间背神经损伤。因桡侧伸腕肌支已在损伤点上方分出,故患侧腕关节可主动背伸,但倾向桡侧,其他征象与上臂段损伤相同。

【治疗】

一般损伤后观察2~3个月,若肱桡肌自行恢复,可继续观察。若无恢复宜早期手术探查,行神经修复手术。术中桡神经受压而神经末端裂者可行神经松解术。若神经中断,可切除神经瘤行神经外膜缝合术。若断裂水平位于上臂下1/3段及其远侧方,引起深浅支已形成,运动与感觉束已分开最适宜行簌膜缝合术。若神经无法修复或修复后无恢复或恢复不良者,可考虑将屈腕肌腱和旋前圆肌等移位到背侧,缝接到伸腕伸指及伸拇肌腹上,恢复伸腕伸指及伸拇功能。

复 习 题

一、名词解释

1. Tinel 征
2. Horner 征
3. 臂丛

二、填空题

1. 拇指内收畸形多系________损伤。
2. 垂腕垂指畸形多系________损伤。
3. 爪形手畸形多系________损伤。
4. 猿手畸形多系________损伤。
5. 方肩畸形多系________损伤。

三、选择题

【A 型题】

1. 周围神经损伤分类,哪一项是错误的( )
   A. 神经传导功能障碍
   B. 神经轴索中断
   C. 神经震荡
   D. 神经失用症
   E. 神经断裂
2. 影响神经功能恢复的因素哪一项是( )
   A. 无创技术
   B. 无张力缝合
   C. 损伤平面越低,修复效果越差
   D. 时间越长,恢复越差
   E. 年龄越小,恢复越快
3. 最常用可供游离移植的神经是( )
   A. 桡神经浅支　B. 前臂内侧皮神经
   C. 前臂外侧皮神经　D. 股外侧皮神经
   E. 腓肠神经
4. 桡神经主要支配的是( )
   A. 屈指肌群　B. 屈腕肌群
   C. 旋前圆肌　D. 旋后肌
   E. 旋前方肌
5. 下列哪一种骨折最易损伤桡神经( )
   A. 肱骨外科颈骨折　B. 肱骨干骨折
   C. 肱骨外髁骨折　D. 肱骨内髁骨折
   E. 桡骨干骨折
6. 下列哪一项不是桡神经损伤的临床表现( )
   A. 伸腕、伸指障碍
   B. 伸肘、伸腕、伸指障碍
   C. 并指障碍
   D. 虎口皮肤感觉障碍
   E. 前臂旋后肌力减退
7. 大鱼际肌萎缩可能为哪一根神经损伤( )
   A. 正中神经　B. 肌皮神经
   C. 指神经　D. 桡神经
   E. 腋神经
8. 下列哪一项不是尺神经支配的( )
   A. 前臂尺侧感觉
   B. 手内肌、小鱼际肌群及大鱼际部拇收肌

C. 手部尺侧感觉
D. 持测 1 个半或 2 个半手指
E. 尺侧屈腕肌

9. 尺神经最易损伤的部位是(　　)
A. 上臂　B. 肘部
C. 前臂中部　D. 腕部
E. 手部

10. 下列是创伤性尺神经炎的临床表现,除外(　　)
A. 手部尺侧麻木不适
B. 手内肌萎缩
C. 手部精细动作不灵活
D. 爪形指畸形
E. 手部尺侧背部麻木

11. 肱骨干中段骨折反复手法复位易导致(　　)
A. 桡神经损伤　B. 正中神经损伤
C. 尺神经损伤　D. 腋神经损伤
E. 肌皮神经损伤

12. 下列哪一项检查用于周围神经损伤的诊断(　　)
A. Thomas 征　B. Tinel 征
C. Hoffmann 征　D. Babinski 征
E. Dugas 征

13. 肱骨内髁骨折畸形愈合出现手内肌萎缩的原因是哪一项(　　)
A. 正中神经　B. 尺神经炎
C. 桡神经炎　D. 肌皮神经炎
E. 腋神经炎

14. 男,15 岁,碎玻璃将腕掌侧割伤 1 个小时,检查:伸直手指,用指间夹纸时无力,根据这一发现应考虑为(　　)
A. 屈指肌腱损伤　B. 骨间肌损伤
C. 桡神经损伤　D. 尺神经损伤
E. 正中神经损伤

15. 神经损伤与手的畸形关系中,下列哪项是错误的(　　)
A. 垂腕垂指型——桡神经损伤
B. 拇指内收畸形——正中神经损伤
C. 爪形手畸形——尺神经损伤
D. 猿手畸形——桡神经损伤
E. 骨间肌萎缩畸形——尺神经损伤

16. 在下列各项中,哪项是周围神经损伤后手术探查、修复的指征(　　)
A. 开放性损伤,考虑神经有断裂者
B. 神经损伤,经保守治疗后,功能有一定的恢复,但无继续进展者
C. 神经损伤部位存在神经瘤,神经连续性存在,但功能恢复不满意者
D. 损伤为神经传导功能障碍或轴索断裂

【B 型题】

17. 腕部尺神经切割伤,可引起哪些症状(　　)
A. 小鱼际肌萎缩
B. 手指尺侧 1 个半手指掌侧感觉障碍
C. 环小指夹纸力减弱
D. 手背侧 2 个半手指感觉障碍
E. 尺侧屈腕肌力减弱

18. 肘部创伤性尺神经炎的临床表现为(　　)
A. 手部尺侧麻木
B. 前臂尺侧麻木,不适或感觉减退
C. 手部爪形手畸形
D. 手部精细动作消失
E. 大、小鱼际肌萎缩

四、简答题

1. 请简述一个腕部正中神经损伤的临床表现。
2. 桡神经损伤临床表现。
3. 什么是尺神经损伤?

五、问答题

1. 周围神经损伤的诊断依据有哪些?
2. 周围神经手术操作原则是什么?

复习题参考答案

一、名词解释

1. Tinel 征　即叩击试验,按压或叩击神经根,局部出现针刺样疼痛,并有麻痛感向该神经支配区放射,表示损伤部位。
2. Horner 征　脊髓颈胸段发出的交感神经节前纤维损伤导致伤侧瞳孔缩小,眼裂变小,

颜面皮肤无汗。

3. 臂丛 是由颈5、6、7、8,胸1神经组成,分根、干、股、束、支五部分,终末形成腋、肌皮、尺、正中、桡神经。

二、填空题

1. 桡神经
2. 桡神经
3. 尺神经
4. 正中神经
5. 腋神经

三、选择题

[A型题]

1. C 2. C 3. E 4. C 5. D 6. B 7. B
8. C 9. D 10. C 11. A 12. B 13. B
14. D 15. D 16. A

[B型题]

17. ABC 18. AD

四、简答题

1. 答题要点:拇短展肌麻痹所致拇指对掌功能障碍及拇、示指捏物功能障碍手掌桡侧半,拇、示、中指和环指桡侧半掌面、拇指指间关节和示、中指及环指桡侧半近侧指间关节以远的感觉障碍
2. 答题要点:此检查尺、桡动脉通畅和两者间的吻合情况

   (1) 不能主动伸腕,伸拇及伸掌指关节;

   (2) 手指及指背近侧半感觉减退或消失。
3. 答题要点:尺神经损伤后手的尺侧、小指全部、环指尺侧感觉均消失。尺神经深支为运动支,有时受刺伤或贯穿伤。在腕部,尺神经易受到割裂伤。在手指及掌部,尺神经浅支亦易受割裂伤。

五、问答题

1. 答题要点:

   (1) 运动消失:受损神经所支配的肌肉呈弛缓性瘫痪。

   (2) 感觉障碍:受损神经所支配的皮肤感觉消失或减退。

   (3) 植物神经功能障碍:支配区域出现营养改变,如不出汗。

   (4) Tinel 征:检查神经是否再生。

   (5) 进行电刺激、肌电图及神经传导速度测定等检查,也助于诊断。
2. 答题要点:

   (1) 要用无创技术。

   (2) 要从比较正常的部位开始游离有瘢痕的神经。

   (3) 神经缝合不能有张力。

   (4) 神经缝合处不能有张力阻挡。

   (5) 神经移植无或神经组织必须安置在血运量好的组织床上。

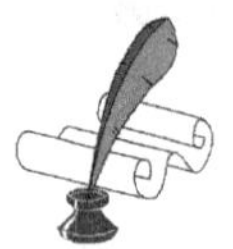

第五章　运动系统慢性损伤

第一节　肩　周　炎

案例 2-5-1

患者,男,56 岁,汉,左肩部疼痛伴活动受限半年,无外伤史。体格检查:左肩部压痛,特别是在肱二头肌长头腱沟处,不向上肢放射,肩关节活动受限,尤以上举、外展受限为甚,无手部麻木,颈椎检查未见异常。X 线及化验检查一般无异常发现。

问题

◆最可能的诊断?

◆诊断依据有哪些?

◆鉴别诊断?

◆治疗方案?

参考答案和提示

◆诊断　左肩肩周炎。

◆肩周炎的诊断依据

1. 患者为中老年男性,无外伤史。

2. 左肩部压痛,特别是在肱二头肌长头腱沟处,不向上肢放射,肩关节活动受限,尤以上举、外展受限为甚,无手部麻木,颈椎检查未见异常。

3. X 线及化验检查一般无异常发现。

◆鉴别诊断

1. 肩周炎同颈椎病的鉴别诊断　肩周炎以局限的肩痛为主,肩臂上举、外展和旋转运动时疼痛明显加重;以肩关节的功能障碍为特征,无手指麻木的症状。颈椎病以颈项肩背疼痛不适为主,上肢上举抬高疼痛反而减轻,牵拉下垂时疼痛加重,疼痛为神经根性,多伴有放射性的手指麻木或疼痛。肩周炎以肱二头肌长、短头附着在肩部的压痛点和沿三角肌前后或三角肌腹压痛点为常见,冈上肌通过的肩与肱骨大结节之间等处可有压痛点,个别病例在斜方肌、冈下肌等处亦有压痛。颈椎病在肩部一般无压痛点,肩背及颈项部有压痛,如椎旁肌、项肌在枕骨附着处,斜方肌冈上、下肌、提肩肌等处有明显压痛点。

2. 肩周炎同化脓性关节炎的鉴别诊断　化脓性关节炎是由肩关节的化脓性细菌感染而发病,起病急骤伴全身不适等急性感染性疾病全身症状。患者的关节局部红、肿、热、痛,患侧上肢不能负重,常以健侧手托举患肢前臂,关节各方向被动活动均引起剧烈疼痛或有肩关节积液的表现。X 线片早、中期可见关节周围软组织阴影扩大,关节间隙增宽。后期关节积液吸收,见关节间隙变窄或消失,骨面毛糙,可能有骨质破坏及增生．或见关节纤维性或骨性融性融合,有时可见骨小梁跨过关节面。关节穿刺及关节液检查对早期诊断很有价值,可见关节液混浊或化脓性,内含白细胞或脓细胞和革兰氏阳性球菌。

3. 肩部肿瘤　肩部肿瘤虽较其他疾病少见,但后果严重。临床上有时将中老年人的肩痛长期以肩周炎或颈椎病治疗,从而延误治疗。因此,凡疼痛进行性加重,不能用固定方法缓解疼痛,并出现轴向叩痛者,均应摄片检查。

◆治疗方案　非手术治疗：压痛局限者可用1%普鲁卡因5~10ml加醋酸氢化可的松25mg局部封闭，一周一次，共2~3次。理疗或热敷有助于解痉、消炎、止痛。适当的推拿按摩，不仅可以减轻疼痛，而且有利于增加活动范围。在疼痛能忍受的范围内，积极有计划地进行肩关节功能锻炼。

临床思维：肩周炎

肩周炎又称冻结肩、粘连性肩关节炎、五十肩等。是由于肩关节周围软组织病变而引起肩关节疼痛和活动功能障碍。好发于40岁以上患者，女多于男（约3∶1），左肩多于右肩，其特征是肩部疼痛和肩关节活动障碍逐渐加重，经数月甚至更长时间，疼痛逐渐消失，功能慢慢恢复，最后自愈。

【病因和病理】　冻结肩病因至今不明，一般认为与下列因素有关：①由于肩关节以外的疾病，如冠心病，肺炎、胆囊炎等反射性地引起肩部疼痛，使肩关节活动受限。②因上肢骨折、颈椎病等使上肢固定于身旁过久。③肩关节周围软组织的退变，如肩峰下滑囊炎、冈上肌腱炎、肱二头肌长头腱鞘炎等。Depalma将冻结肩病理过程分为三期：早期为凝结期，此期病变主要位于肩关节造影显示关节囊紧缩，关节囊下皱褶互相粘连而消失，肱二头肌长头腱与腱有薄的粘连，以后随着病变程度加剧，进入冻结期。此期除关节囊严重挛缩外，关节周围软组织均受累，退行性变加剧，滑膜充血、增厚、组织缺乏弹性。喙肱韧带挛缩限制了肱骨头外旋，冈上肌、冈下肌、肩胛下肌变缩、肱二头肌长头腱鞘炎、使肩关节活动明显受限。约经7~12个月后炎症逐渐消退，疼痛消失，肩关节活动功能逐渐恢复，称解冻期。多数人认为肱二头肌腱鞘炎是引起冻结肩的主要原因，一旦长头腱黏附于结节间沟获得新的骨附着点，而肌腱关节囊内部分发生病理性撕裂，则肩关节功能改善，冻结肩趋向好转。也有人认为长时间侧卧抱肩，喙突和肱骨头挤压关节囊出现肿胀或坏死是冻结肩病因。

【临床表现及诊断】

1. 症状与体征　冻结肩呈慢性发病，多数无外伤史，少数仅有轻微外伤。主要症状是逐渐加重的肩部疼痛及肩关节活动障碍。疼痛一般位于肩差外侧，有时可放射至肘、手及肩胛区，但无感觉障碍。夜间疼痛加重，影响睡眠，不敢患侧卧位。持续疼痛可引起肌肉痉挛与肌肉萎缩。肩关、后方、肩峰下、三角肌止点处有压痛，而以肱二头肌长头腱部压痛最为明显。当上臂外展、外旋、后伸时疼痛加剧。早期肩关节活动仅对内外旋有轻度影响，检查时应固定肩胛骨，二侧对比。晚期上臂处于内旋位，各个方向活动均受限，但以外展、内外旋受限明显，前后方向的活动一般是存在的。此时肩部肌肉萎缩明显，有时因并发血管痉挛发生上肢血循环障碍，出现前臂及手部肿胀、发凉及手指活动疼痛等症状。患肢手放健侧肩，使喙肱挤压可出现疼痛。

2. X线检查　可无明显异常，肩关节造影则有肩关节囊收缩、关节囊下部皱褶消失等改变。

【治疗】

1. 非手术治疗　冻结肩是慢性病，大多数患者能逐渐好转而痊愈，应使患者了解本病的过程与转归，树立战胜疾病的信心。病变早期，上肢应悬吊制动，每天轻度活动肩关节数次，口服水杨酸制剂或其他消炎止痛类药物。压痛局限者可用1%普鲁卡因5~10ml加醋酸氢化可的松25mg局部封闭，一周一次，共2~3次。理疗或热敷有助于解痉、消炎、止痛。适当的推拿按摩，不仅可以减轻疼痛，而且有利于增加活动范围。在疼痛能忍受的范围内，积极有计划地进行肩关节功能锻炼。随着活动范围的增加，疼痛逐渐减轻，侧卧时避免抱肩。

2. 若经上述治疗肩关节功能仍无改善者，可在全麻下进行手法松解。方法是一手按住肩部，另一手握住上肩，先使肱骨头内外旋转，然后慢慢外展肩关节，整个过程中可感到肩关节粘连撕开声。手法由轻至重，反复多次，直至肩关节达到正常活动范围。操作中手法要轻柔，防止暴力活动而造成肩部骨折或脱位。手法完毕后，行关节腔内穿刺，抽出关节内积血，并注入1%普鲁卡因10ml加醋酸氢化可的松25mg。术后三角巾悬吊上肢，第二天即开始肩部活动练习，约持续2~3月,预后良好。Depalma认为全麻下手法松解目的是撕裂肱二头肌长头腱的关节囊下面肱骨附着点,而尽可能养活关节内其他结构的损伤。

第二节 狭窄性腱鞘炎

案例 2-5-2

患者,女,53岁,汉族,农民。左桡骨茎突部位疼痛1年余。1年前无明显诱因感左桡骨茎突部位疼痛,未经诊治。疼痛在劳动后加重(打毛衣),无畏寒、发热,无手部麻木。为进一步诊治,求诊我科。发病以来,患者体重未减轻,睡眠佳,饮食佳,二便正常。

体格检查:T 37.2°C,P 86次/分,R 23次/分,BP 110/80mmHg。一般状况尚可,发育正常,营养中等,面容安静,查体合作。全身皮肤、黏膜无黄染,浅表淋巴结未触及肿大。头颅外观无畸形,颈部无强直,气管居中。心、肺未见明显异常。腹部外观无异常,无压痛。肛门、外生殖器无异常,脊柱、四肢见专科检查,生理反射存在,病理反射未引出。

专科检查:左桡骨茎突部位压痛,握拳位尺偏手腕时,引起患处痛,手部无麻木、皮肤感觉减退。辅助检查示血常规:RBC 6.8×10^{12}/L,WBC 8.8×10^{9}/L ,PLT 300×10^{9}/L。血生化:AKP位于正常范围。腕关节正侧位:未见异常。

问题

◆最可能的诊断?

◆诊断依据有哪些?

◆鉴别诊断?

◆治疗方案?

参考答案和提示

◆诊断 左桡骨茎突狭窄性腱鞘炎。

◆诊断依据

1. 患者女性,53岁,汉族,农民。左桡骨茎突部位疼痛1年余。疼痛在劳动后加重。
2. 握拳位尺偏手腕时,引起患处痛。
3. 腕关节正侧位 未见异常。

◆鉴别诊断

1. 类风湿性关节炎 发病年龄多为20~45岁女性,一般发病缓慢,多累计近侧指间关节,其次为手、腕、肘等关节,受累关节多为双侧对称性发病,病变持续发展,可触及类风湿结节。实验室检查,类风湿因子阳性,活动期血沉增快。X线检查可见相应改变。
2. 桡神经浅支桡骨茎突处卡压综合征 患者可有桡神经浅支分布区域,如手部虎口区麻木不适等。体检可发现沿桡神经浅支行程的Tinel征阳性。

◆治疗

1. 治疗原则 ①保健;②按摩、理疗;③局封;④抗炎;⑤手术。
2. 治疗分析 患处可用热疗、按摩及充分休息3周左右,特别要减少引起疾病的手工劳动。局部封闭治疗,可使早期腱鞘炎得到缓解,每周封闭一次。上述方法治疗无效或反复发作时,应做腱鞘切开术,术后应早期做屈伸手指活动,防止肌腱粘连。术后1个月内免手工劳动。

临床思维:腱鞘炎

腱鞘是包绕肌腱的鞘状结构。外层为纤维组织,附着在骨及邻近的组织上,起到固定及保护肌腱的作用。内层为滑膜可滋养肌腱,并分泌滑液有利于肌腱的滑动。由于反复过度摩擦,引起肌腱及腱鞘发生炎症、水肿、纤维鞘壁增厚形成狭窄环，肌腱的纤维化和增粗造成肌腱在鞘管内滑动困难而弹响。腱鞘炎是屈拇及屈指肌腱，狭窄的部位在掌骨颈的掌侧。另一个部位为桡骨茎突处的腱鞘炎，拇短伸腱及拇展长腱同在此处的鞘管内。发病时握拳位尺偏手腕时，引起患处痛，并有压痛称 Finkelstein 试验阳性。

第三节　肱骨外上髁炎

案例 2-5-3

患者，男，43 岁，汉族，干部。右肘关节外侧疼痛 2 个月。2 个月前患者无明显诱因出现右肘关节外侧疼痛，部位局限，呈持续性刺痛，尤其是提暖壶倒水、扫地、拧衣等动作时，疼痛更为明显。无畏寒、发热，无恶心、呕吐。为进一步诊治，求诊我科。发病以来，患者体重未减轻，睡眠佳，饮食佳，二便正常。

体格检查：T 37.2°C，P 80 次/分，R 22 次/分，BP 140/90mmHg。一般状况尚可，发育正常，营养中等，面容安静，查体合作。全身皮肤、黏膜无黄染，浅表淋巴结未触及肿大。头颅外观无畸形，颈部无强直，气管居中。心、肺未见明显异常。腹部外观无异常，无压痛。肛门、外生殖器无异常，脊柱、四肢见专科检查，生理反射存在，病理反射未引出。

专科检查：右肘关节有局限性压痛点，其位于肱骨外上髁、环状韧带或肱桡关节间隙处。肘关节无肿胀，活动正常。前臂伸肌腱牵拉试验（Mills 试验）阳性。

辅助检查示血常规：RBC 6.8×10^{12}/L，WBC 8.8×10^{9}/L，PLT 300×10^{9}/L。血生化：AKP 位于正常范围。X 线检查：右肘关节正侧位：未见异常。

问题

◆最可能的诊断？

◆诊断依据有哪些？

◆鉴别诊断？

◆治疗方案？

参考答案和提示

◆诊断　肱骨外上髁炎。

◆诊断依据

1. 有局限性压痛点，其位于肱骨外上髁、环状韧带或肱桡关节间隙处。肘关节无肿胀，活动正常。前臂伸肌腱牵拉试验（Mills 试验）阳性：伸肘屈腕握拳，然后前臂旋前，引起肘外侧疼痛。

2. 右肘关节正侧位未见异常结合临床强烈提示肱骨外上髁炎。

◆鉴别诊断　桡神经骨间背神经卡压综合征：重要鉴别点是疼痛并不分布在肱骨外上髁，而是在运动肌群的下面，桡骨头的上面。当前臂抗阻力旋后引起的疼痛在运动肌下面，而在肱骨外上髁炎，抗阻力伸指或伸腕引起的疼痛是在肱骨外上髁，而不是在运动肌群下，在此处触摸桡神经会有触痛。

◆治疗

1. 治疗原则　①保健；②按摩、理疗；③局封；④抗炎；⑤手术。

2. 治疗分析　患处可用热疗、按摩及充分休息 3 周左右，特别要减少引起疾病的手工劳动。局部封闭治疗，可使早期得到缓解，每周封闭一次。上述方法治疗无效或反复发作时，应做腱鞘切开术，术后应早期做屈伸手指活动，防止肌腱粘连。术后 1 个月内免手工劳动。

临床思维：肱骨外上髁炎

网球肘好发于中年人，男多于女（约 3∶1），右侧多见，多见于长期从事手和腕劳动工作的职业，如网球、羽毛球、乒乓球运动员、木工、钳工、油漆工、砖瓦工和家庭妇女的一种肘部常见疾病。

【病因】 事实上该病是一种称为 extensor carpi radialis brevis（拉丁语病名）的附着在肱骨外上髁的肌腱炎。可能由突然的伤害或前臂的反复使用导致。认为肌腱微小的撕扯导致毛细血管疼痛症。疼痛通常因肘部在外上位置的用力抓握而加重，比如网球后手击球，但这种问题同样能发生在高尔夫球或其他反复使用工具的运动中。

【临床表现】 反复强烈运动牵拉，使肌腱、肌纤维产生撕裂，出血粘连产生无菌性炎症，网球肘发病缓慢缠绵难愈，主要感觉在肘关节外上方，有局限性压痛点，可向上或向下放射，感觉酸胀不适，不愿活动，手握物（如扫地、绞毛巾、提壶），可使疼痛加重，有时阴天也可加重。

网球肘好发于中年人，男多于女（约 3∶1），右侧多见，多见于长期从事手和腕劳动工作的职业，如网球、羽毛球、乒乓球运动员、木工、钳工、油漆工、砖瓦工和家庭妇女。高尔夫球肘则多见于某些职业，如高尔夫球运动员、学生、矿工和家庭妇女，但远不及网球肘常见，二者之比为 1∶7。

【治疗】 网球肘和高尔夫球肘均为一种自限性疾病，保守治疗常能奏效，极少数症状严重、保守治疗无效者，可手术治疗，并能取得较好的效果。因常见于高尔夫球运动员、学生、矿工，故俗称高尔夫球肘、学生肘、矿工肘。

第四节 胫骨结节骨软骨病

案例 2-5-4

患者，男，15 岁，汉族。右膝关节局限性疼痛或持续性酸痛，尤其是剧烈运动（如跑跳、球类等）时，疼痛更为明显。有的夜间痛。

体格查体：胫骨结节隆起，局部压痛明显，但皮肤不红、不热。在阻力下伸膝，局部疼痛加重。辅助检查：X 线示胫骨结节有舌状骨骺，不规则，常有隆起破碎，骨质密度不匀。软组织肿胀。

问题

◆最可能的诊断？

◆诊断依据有哪些？

◆治疗方案？

参考答案和提示

◆诊断 胫骨结节骨软骨病。

◆诊断依据

1. 患者 15 岁，男，为胫骨结节骨软骨病的好发年龄。
2. 右膝关节局限性疼痛或持续性酸痛，发病缓慢，患肢胫骨结节处肿大、疼痛及压痛。
3. X 线摄片示胫骨结节有舌状骨骺，不规则，常有隆起破碎，骨质密度不均。软组织肿胀。

◆治疗方案

1. 非手术治疗 限制活动。暂停跑、跳、踢等运动，尽量少走路或避免做伸屈膝活动。疼痛严重者，可做下肢长腿石膏外固定 6~8 周。一般不需药物治疗，仅作对症治疗，如休息、限制活动、石膏外固定等。

2. 手术治疗 成年后，有长期局部疼痛者，主要是由于小块骨骺未与结节融合之故，可手术切除未融合的骨骺块；有明显畸形者，亦可手术切除之。

临床思维：胫骨结节骨软骨病

胫骨结节骨软骨病是由于股四头肌的长期、反复、猛烈的收缩暴力，通过髌骨和髌韧带集中于胫骨结节骨骺，使其发生慢性损伤，以致骨骺缺血坏死而引起的临床症状，又称为 Osgoogd-Schlatter 病、胫骨结节骨骺炎或胫骨结节骨软骨炎等。其临床表现主要为胫骨结节部位疼痛、肿大和压痛，无明显功能障碍。患者多有外伤史。本病多见于12~18岁的青少年,男多于女,多为单侧,亦可双侧(约占30%),好发于喜爱剧烈运动(如跑跳、球类等)的中学生,发病缓慢。患肢胫骨结节部位逐渐肿大、疼痛。上下楼梯及快步行走可使疼痛加重。严重者,可有跛行。伸膝乏力。

患肢胫骨结节隆起,局部压痛明显,但皮肤不红、不热。在阻力下伸膝,局部疼痛加重。本病不治可自愈,骨骺骨化后,症状自消,但时间较长。对症治疗,常能奏效。成年后仍有长期局部疼痛者,可手术治疗,疗效良好。

第五节 股骨头骨软骨病

案例 2-5-5

患者,男,7岁,汉族。跛行半年,右髋关节,髋部、大腿或膝部酸痛,症状进行性加重,有的夜间痛。活动后疼痛加剧,休息后缓解。

体格查体:髋关节活动受限,髋部和腹股沟内侧有压痛,内收肌群痉挛。先有髋关节外展和旋转功能受限。

辅助检查:X线摄片显示髋关节囊球形肿胀,股骨头骨骺变小,骨骺不规则,有轻微碎裂,骨质密度不均,骺线增宽,关节间隙增宽。

问题

◆最可能的诊断?

◆诊断依据有哪些?

◆治疗方案?

参考答案和提示

◆诊断 股骨头骨软骨病。

◆诊断依据

1. 多发生于4~8岁的儿童。

2. 早期有跛行,髋关节疼痛、压痛,活动较受限,尤以外展、屈曲、内旋活动受限明显。

3. X线摄片显示髋关节囊球形肿胀,股骨头骨骺变小,骨骺不规则,有破碎,骨质密度不匀,骺线增宽,关节间隙增宽。

◆治疗方法

1. 目的是避免压迫坏死的股骨头,改善股骨头的血循环,防止发生畸形或减轻畸形的程度,尽快恢复髋关节的功能。

2. 长期卧床不负重,下地时应用坐骨负重支架。

3. 辅以活血去瘀等中药 如伤泰安胶囊、伤科接骨片或三七片等。

临床思维:股骨头骨软骨病

股骨头骨软骨病主要是由于各种因素造成股骨头骨骺的缺血性坏死所引起的临床症状,又称为扁平髋、巨髋症、Legg-CalvePerthes病、Perthes病、股骨头骨骺炎、股骨头骨软骨炎、股骨头缺血性坏死、股骨头无菌性坏死等。本病的病因不明,主要与下列因素有关:①慢性损伤;②由损伤或炎症引起关节内压增高;③先天性异常和缺陷;④遗传和内分泌紊乱。临床表现主要是早期跛行,髋部、大腿或膝部酸痛,髋关节活动受限,症状进行性加重,可有大腿肌萎缩,晚期可引起骨性关节炎的并发症。本病好发于3~12岁儿童,其中4~8岁更为多见,男多于女(约4:1),多为单侧,少数双侧(约占15%),起病缓慢,病程长。本病可自愈,但时间较长(2~4年),预后难估计,且病理变化不能逆转。若早期治疗,效果较好,对髋关节功能影响不大。若延误治疗或未经正规治疗,则疗效欠佳,且对髋关节功能有较大影响,还可出现骨性关节炎的并发症。因此,早诊断、早治疗是极其重要的,其对治疗效果和预后产生深远的影响。

【临床表现】

1. 早期疼痛性跛行,髋部、大腿或膝部酸痛和僵硬感。活动后疼痛加剧,休息后缓解。

2. 髋部和腹股沟内侧有压痛,内收肌群痉挛。先有髋关节外展和旋转功能受限,后发展为髋关节屈曲和各向活动均受限,且髋关节呈屈曲和内收畸形。大腿和臀部肌肉萎缩。

3. 后期少数患者症状和体征有不同程度改善,部分可转为骨性关节炎。

4. X线摄片显示早期髋关节囊球形肿胀,股骨头骨骺变小,骺线增宽,关节间隙增宽,与颈部相连区域有不规则骨质疏松或囊性变。随后出现骨骺密度不均匀增高,同时可有"新月征"即软骨下骨折(股骨头前外侧软骨下出现一个界限清楚的条形密度减低区)。骨骺出现碎块或颗粒状影,股骨头变扁平和股骨颈变宽短,且进行性加重。最后,疏松区重新钙化、碎块融合,再现正常骨小梁结构,但股骨头多呈扁平、宽大、半脱位和股骨颈呈宽而短畸形。晚期出现骨性关节炎改变。

【治疗原则】

1. 治疗的目的是避免压迫坏死的股骨头,改善股骨头的血循环,防止发生畸形或减轻畸形的程度,尽快恢复髋关节的功能。方法有三种:①避免负重;②增加髋臼对股骨头的覆盖作用,并改变其承重点;③增加坏死股骨头的血运。

2. 长期卧床不负重,下地时应用坐骨负重支架。

3. 髋部疼痛伴屈曲畸形者宜卧床牵引,待疼痛消失恢复活动时,改用保护性支架。用外展及稍内旋的支架或石膏,使整个股骨头骨骺纳入髋臼。

4. 持续进行患肢功能锻炼。

5. 辅以活血化瘀等中药:如伤泰安胶囊、伤科接骨片或三七片等。

6. 手术疗法

(1) 年龄稍大的患儿,或股骨头全部受累,畸形较重而髋臼不能覆盖股骨头时,可根据情况采用股骨粗隆下旋转内翻截骨术、骨盆截骨术或股骨头血管束植入术,使股骨头得到覆盖及改善股骨头的血运;

(2) 股骨头骨骺已明显坏死或已出现碎裂,但变形尚不严重者。可作髋关节滑膜或关节囊大部切除,亦可行滑膜部分切除加血管植入术。但不适用于股骨头颈部严重变形的晚期患者。

【疗效评价】

1. 治愈:①症状消失,功能完全或基本恢复;②X线摄片股骨头无坏死现象,恢复成半球形。

2. 好转:①症状逐渐减轻,活动较受限;②X线摄片示股骨头坏死现象停止,但变大及扁平。

3. 未愈:①症状、体征无改善或加重;②X线摄片示股骨头坏死现象仍在发展。

第六节 髌骨软骨软化症

案例 2-5-6

患者,女,37岁,汉族、运动员。患者自觉右膝痛、膝疲软无力1个月,上述症状以上下楼梯最为明显,尤以下楼最困难。休息后症状消失,活动则加重。于半蹲位起时有膝痛或膝软。有膝关节交锁。

体格查体:在髌骨下有摩擦音,膝关节活动受限,浮髌试验阳性。按压膝关节前方的髌骨,有钝痛和摩擦感。

辅助检查：膝关节正、侧位及髌骨切线位X线片见软骨缘骨唇、关节面局限性凹陷或凸出，骨质有囊性变。

问题

◆最可能的诊断？

◆诊断依据有哪些？

◆治疗方案？

参考答案和提示

◆诊断 右髌骨软骨软化症。

◆诊断依据

1. 中老年为主，膝痛或膝疲软无力，以上下楼梯最为明显，尤以下楼最困难。休息后症状消失，活动则加重。症状主要出现于半蹲位，这是本病的重要症状。

2. 查体 在髌骨下可发生摩擦音，髌骨压磨试验阳性，单腿下蹲试验阳性。

3. X线检查 膝关节正、侧位及髌骨切线位X线片见软骨缘骨唇、关节面局限性凹陷或凸出，骨质有囊性变。

◆治疗 进行保守治疗。疼痛为主或痛点较局限，可以做局部封闭、中药局部注射治疗，或关节腔注射治疗。也可用透明酯酸钠关节腔内注射，每周1次，5次为一疗程。伴有关节积液可服用中药滑膜炎冲剂。

临床思维：髌骨软骨软化症

髌骨的软骨损伤引起的退行性变化，包括软骨的肿胀、碎裂、脱落和腐蚀等病变而产生的一系列症状。最后股骨与髌骨相对应的关节面也发生同样的变化，并逐渐形成髌股关节的反应性增生，后期将形成骨性关节炎。

【病因】 在这类患者里面，有一部分是喜欢运动的女性。造成髌骨软化的原因，是由于膝关节反复屈伸、扭转，使关节面不断相互撞击、摩擦。也有人认为与内分泌有关，老年动脉硬化、局部血供不足，也是引起此病的原因。在这类患者里面，有一部分是喜欢运动的女性，30~40岁的女性发病率高达50%。

【临床表现】 髌骨软化症患者自觉膝痛或膝疲软无力，以上下楼梯最为明显，尤以下楼最困难。休息后症状消失，活动则加重。运动员于半蹲位起跳过猛时有膝痛或膝软。症状主要出现于半蹲位，这是本病的重要症状。由于髌骨面高低不平，在髌骨下可发生摩擦音，或出现膝关节突然不能屈伸，即所谓的交锁。稍加活动在髌骨下发出清脆响声后又能活动。反复损伤后，髌下脂肪垫出现反应性炎性增厚，故在过伸时也可引起疼痛，同时还反复出现关节积液。用手按压膝关节前方的髌骨，常有特殊的钝痛和摩擦感。诊断髌骨软化症的主要依据是髌骨后的疼痛，髌骨压摩试验和单腿下蹲试验引起髌骨后疼痛。应该注意检查有无合并半月板损伤和创伤性关节炎等。一般情况下，通过X线基本可诊断。膝关节正、侧位及髌骨切线位X线片，早期无异常所见、晚期可因软骨大部磨损，髌骨与股骨髁部间隙变窄，髌骨和股骨髁部边缘可有骨质增生。

【治疗】 早期可进行保守治疗。注意避免直接撞击髌骨和减少髌骨摩擦活动，如上下山、上下楼、骑自行车等活动，症状可望减轻。行股四头肌等长收缩练习和理疗增强肌力和局部血液循环。如果以疼痛为主或痛点较局限，可以做局部封闭、中药局部注射治疗，或关节腔注射治疗。也可用透明酯酸钠关节腔内注射，每周1次，5次为一疗程。伴有关节积液可服用中药滑膜炎冲剂；中晚期可手术等。

1. 髌骨软骨切削术 包括软骨表浅切削，切削软骨达骨质及骨质钻孔术。

(1) 软骨表浅切削：用锐刀切削退化软骨直至软骨正常部分。浅削后虽然软骨修复能力甚弱，但切去糜烂软骨后，经数月的塑形作用，使表面变为平滑，且覆以数层扁平细胞，使手术取得较满意效果。

(2) 软骨切削至骨质:如软骨损坏已达骨质,可切削全层软骨,修整创面边缘使成斜面,外露骨质不作处理。未达髓腔的全层软骨缺损,可得到缓慢的内源性再生,再生的软骨为透明软骨。

(3) 软骨切削至骨质及钻孔:切削去病变的全层软骨,外露骨质用克氏针钻数个孔,造成骨床出血,深达髓腔的关节软骨全层缺损,可得到来自髓腔的间叶组织的外源性修复。

上述手术可通过关节镜完成,用刨刀切削,也可行关节切开直视下完成手术。

2. 髌骨成形术　切削去病变的软骨后,骨质外露较大者(2~3cm),可用邻近的滑膜或切削一层脂肪垫翻转缝合覆盖外露的骨面。

3. 髌骨切除术　如患者年龄较大,症状重,骨质外露面积大(超过3cm),相对的股骨踝软骨磨损也较大,不能作髌骨成形术者,可考虑做髌骨切除术。

复　习　题

一、名词解释

1. 髌骨压磨试验
2. 单腿下蹲试验
3. 前臂伸肌腱牵拉试验(Mills 试验)
4. 网球肘
5. 弹响指
6. Finkelstein 试验

二、填空题

1. 慢性损伤的分类________,________,________,________。
2. 股骨头骨软骨病的病理过程为________,________,________,________。
3. 股骨头骨软骨病的治疗目的是________和________。
4. 狭窄性腱鞘炎的病理改变是________和________。
5. 胫骨结节骨软骨病发病年龄多见于________。

三、单项选择题

1. 治疗和预防复发肱骨外上髁炎的基本原则是(　　)
   A. 手、腕、肘诸关节石膏托外固定
   B. 及时治疗
   C. 反复多次注射泼尼松龙
   D. 限制握拳及伸腕动作
   E. 限制屈腕动作
2. 女,50 岁。左拇指掌指关节处疼痛、压痛半年。查体:左拇指掌指关节处的掌侧可扪及一小结节。光滑、压痛,活动时有弹响。其诊断是(　　)
   A. 神经纤维瘤　B. 血管瘤
   C. 脂肪瘤　D. 腱鞘囊肿
   E. 狭窄性腱鞘炎
3. 男,20 岁。网球运动员,右肘关节外侧疼痛半月,持物无力,右肘关节外侧局限性压痛。最有助于诊断的是(　　)
   A. Tinel 征　B. Finkelstein 征
   C. Dugas 征　D. Hoffmann 征
   E. Mills 征
4. 股骨头骨软骨病的基本病理变化是(　　)
   A. 骨骺缺血性坏死
   B. 软骨发育不全
   C. 急性创伤性炎症
   D. 关节囊内压增高
   E. 慢性劳损性炎
5. 男,13 岁。左胫骨结节处疼痛,较对侧隆起,压痛,对抗伸膝阻力时疼痛加剧;X 线片示胫骨结节骨骺增大,碎裂。临床诊断应是(　　)
   A. 胫骨结节骨骺骨折
   B. 胫骨结节伸股四头肌肌腱断裂
   C. 胫骨结节骨骺感染
   D. 胫骨结节骨软骨病
   E. Ewing 肉瘤
6. 肩周炎的主要治疗方法是(　　)
   A. 制动　B. 理疗
   C. 推拿按摩　D. 针灸
   E. 功能锻炼
7. 治疗髌骨软骨软化症,下列哪项措施应慎用(　　)

A. 制动休息
B. 理疗
C. 口服氨糖美辛
D. 关节内注射醋酸泼尼松龙
E. 股四头肌运动练习

8. 治疗成人股骨头缺血性坏死,下列哪项措施应特殊强调(　　)
A. 理疗　　B. 非甾体类抗炎剂
C. 减少负重　　D. 高压氧
E. 扩血管药物

9. 对运动系统慢性损伤的治疗,临床上最常用的行之有效的方法是(　　)
A. 限制致伤动作,纠正不良姿势和增强肌力等
B. 理疗,按摩等方法
C. 局部注射肾上腺皮质类固醇
D. 非甾体类抗炎药
E. 手术治疗

10. 狭窄性腱鞘炎最常见的部位是(　　)
A. 小指　　B. 环指
C. 拇指　　D. 中、食指
E. 以上均是

四、简答题

1. 简述髌骨软骨干软化症的临床表现。
2. 简述运动系统慢性损伤的临床特点。
3. 简述运动系统慢性损伤的治疗原则。
4. 简述股骨头骨软骨病的治疗原则。
5. 简述肩周炎的病因。

五、问答题

1. 述运动系统慢性损伤的治疗原则。
2. 述肩周炎的治疗方法。

复习题参考答案

一、名词解释

1. 髌骨压磨试验:检查时使髌骨与其相对的股骨髁间关节面互相挤压研磨或上下左右滑动,有粗糙的摩擦感、摩擦声和疼痛不适;或检查者一手用力将髌骨推向一侧,另一手拇指按压髌骨边缘后面可引起疼痛。
2. 单腿下蹲试验:患者单腿持重,逐渐下蹲到90°~135°时出现疼痛,发软,蹲下后单腿不能起立。
3. 前臂伸肌腱牵拉试验(Mills试验):伸肘屈腕握拳,然后前臂旋前,引起肘外侧疼痛。
4. 网球肘:肱骨外上髁处,伸肌总腱起点附近的慢性损伤性病症。因早年发现网球运动员易发生此种损伤,故称网球肘。
5. 弹响指:狭窄性腱鞘炎时,用力伸曲手指,葫芦状膨大部在环状韧带处强行挤过,就产生弹拨动作和响声,并伴有疼痛。
6. Finkelstein试验:即握拳尺偏试验,桡骨茎突狭窄性腱鞘炎的患者,握拳尺偏腕关节时,桡骨茎突处出现疼痛。

二、填空题

1. 软组织慢性损伤,骨的慢性损伤,软骨的慢性损伤,神经卡压伤。
2. 缺血期,血供重建期,愈合期,畸形残存期。
3. 理想的解剖血环境,生物力学环境。
4. 肌腱炎,腱鞘炎。
5. 青少年。

三、单项选择题

1.D　2.E　3.E　4.A　5.D　6.E　7.D
8.C　9.C　10.C

四、简答题

略

五、问答题

略

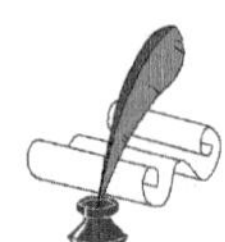

第六章 腰腿痛及颈肩痛

第一节 腰 腿 痛

案例 2-6-1

患者,男,50岁,汉族,干部,已婚,以"腰痛10年伴右下肢疼痛、麻木、行走困难3年,加重3个月为主诉入院。10年前无明显诱因出现间断性腰背疼痛,可自行缓解,3年前开始偶然出现右下肢麻木疼痛,按摩、理疗后症状有所缓解,3个月前腰痛伴右下肢麻木症状加重,行走时有跛行。

体格检查:心肺腹未见明显异常。专检:脊柱无畸形,腰4、5、骶1椎体棘突压痛、叩击痛阳性,并向左下肢放射痛。双上肢肌力正常为5级,皮肤感觉正常。双肱二头肌、肱三头肌肌腱反射及桡骨骨膜反射正常,腹壁反射正常。左下肢肌力正常为5级,右下肢拇背伸肌力4级,其余各肌力正常为5级,双下肢皮肤感觉正常,双膝、双踝反射正常。右股神经牵拉试验阳性,右"4字"试验阳性。双踝阵挛阴性。双侧 Babinski 征及双侧 Hoffmann 征阴性。辅检:CT、MRI 示腰4、5椎间盘突出。

问题

◆最可能的诊断?

◆诊断依据有哪些?

◆该病的鉴别诊断?

◆治疗方案?

参考答案和提示

◆诊断 腰5、骶1椎间盘突出。

◆诊断依据

1. 患者男性,50岁,汉族,干部,已婚。腰痛10年伴右下肢疼痛、麻木、行走困难3年,加重3个月。脊柱无畸形,腰4、5、骶1椎体棘突压痛、叩击痛阳性,并向左下肢放射痛右下肢拇背伸肌力4级。右股神经牵拉试验阳性

2. 辅助检查(图 6-1)。

图 6-1 辅助检查图示

◆鉴别诊断

1. 腰椎管狭窄症 老年人多见,症状于椎间盘突出相似但查体阳性体征少。需 CT,MRI 检查鉴别。

2. 纤维组织炎 中老年人发病最多,多因肌肉过度运动或剧烈活动后出汗受凉而起病。患者主要感觉腰背部疼痛,常见部位骶棘肌和臀肌。

3. 腰椎关节突关节综合征 多为中年女性。无外伤史,正常活动时突然发病,患者自述准备弯腰或转身取物,突然腰部剧痛。直腿抬高试验阴性。

4. 腰椎结核 腰椎结核患者可有全身结核中毒症状,常有较长期的腰部钝痛及颠簸痛。腰椎可出现后突畸形。血沉增快。X线片示两椎体相邻缘破坏,椎间隙变窄,腰大肌影增宽或边缘不清。

◆治疗 手术治疗:髓核摘除术。

临床思维:腰腿痛

青春期后人体各种组织即出现退行性变,其中椎间盘的变化发生较早,主要变化是髓核脱水,脱水后椎间盘失去其正常的弹性和张力,在此基础上由于较重的外伤或多次反复的不明显损伤,造成纤维环软弱或破裂,髓核即由该处突出。髓核多从一侧(少数可同时在两侧)的侧后方突入椎管,压迫神经组织而产生临床症状。如纤维环完全破裂,破碎的髓核组织进入椎管,可造成广泛的马尾神经损害。由于下腰部负重大,活动多,故突出多发生于腰4、5与腰5骶1间隙。

【临床表现及体格检查特点】

1. 腰痛和一侧下肢放射痛是该病的主要症状。腰痛常发生于腿痛之前,也可二者同时发生;大多有外伤史,也可无明确之诱因。疼痛具有以下特点:

(1) 放射痛沿坐骨神经传导,直达小腿外侧、足背或足趾。如为腰3、4间隙突出,因腰4神经根受压迫,产生向大腿前方的放射痛。

(2) 一切使脑脊液压力增高的动作,如咳嗽、喷嚏和排便等,都可加重腰痛和放射痛。

(3) 活动时疼痛加剧,休息后减轻。卧床体位:多数患者采用侧卧位,并屈曲患肢;个别严重病例在各种体位均疼痛,只能屈髋屈膝跪在床上以缓解症状。合并腰椎管狭窄者,常有间歇性跛行。

2. 脊柱侧弯畸形　主弯在下腰部,前屈时更为明显。侧弯的方向取决于突出髓核与神经根的关系:如突出位于神经根的前方,躯干一般向患侧弯。

左:髓核突出位于神经根内前方,脊柱向患侧弯,如向健侧的弯则疼痛加剧右:髓核突出位于神经根外前方,脊柱向健侧弯,如向患侧的弯则疼痛加剧。

3. 脊柱活动受限　髓核突出,压迫神经根,使腰肌呈保护性紧张,可发生于单侧或双侧。由于腰肌紧张,腰椎生理性前凸消失。脊柱前屈后伸活动受限制,前屈或后伸时可出现向一侧下肢的放射痛。侧弯受限往往只有一侧,据此可与腰椎结核或肿瘤鉴别。

4. 腰部压痛伴放射痛　椎间盘突出部位的患侧棘突旁有局限的压痛点,并伴有向小腿或足部的放射痛,此点对诊断有重要意义。

5. 直腿抬高试验阳性　由于个人体质的差异,该试验阳性无统一的度数标准,应注意两侧对比。患侧抬腿受限,并感到向小腿或足的放射痛即为阳性。有时抬高健肢而患侧腿发生麻痛,系因患侧神经受牵拉引起,此点对诊断有较大价值。

6. 神经系统检查　腰3、4突出(腰4神经根受压)时,可有膝反射减退或消失,小腿内侧感觉减退。腰4、5突出(腰5神经根受压)时,小腿前外侧足背感觉减退,伸及第2趾肌力常有减退。腰5骶1间突出(骶1神经根受压)时,小腿外后及足外侧感觉减退,第3、第4、第5趾肌力减退,跟腱反射减退或消失。神经压迫症状严重者患肢可有肌肉萎缩。如突出较大,或为中央型突出,或纤维环破裂髓核碎片突出至椎管者,可出现较广泛的神经根或马尾神经损害症状,患侧麻木区常较广泛,可包括髓核突出平面以下患侧臀部、股外侧、小腿及足部。中央型突出往往两下肢均有神经损伤症状,但一侧较重;应注意检查鞍区感觉,常有一侧减退,有时两侧减退,常有小便失控,湿裤尿床,大便秘结,性功能障碍,甚至两下肢部分或大部瘫痪。临床检查时需拍腰骶椎的正、侧位片,必要时加照左右斜位片。X线征象虽不能作为确诊腰椎间盘突出症的依据,但可借此排除一些疾患,如腰椎结核、骨性关节炎、骨折、肿瘤和脊椎滑脱等。重症患者或不典型的病例,在诊断有困难时,可考虑做脊髓碘油造影、CT扫描和磁共振等特殊检查,以明确诊断及突出部位。上述检查无明显异常的患者并不能完全除外腰椎间盘突出。

【治疗方法】

1. 非手术治疗　适用于初次发病病程较短以及经休息后症状明显缓解的患者。80%~90%

的患者可经非手术治疗而愈。卧床休息甚为重要，一般3~4周症状大多能缓解。还可行推拿、按摩。硬膜外腔注入少量激素和麻醉药，可抑制神经末梢的兴奋性，同时改善局部血运，减轻酸中毒，起到消炎，阻断疼痛的恶性循环，达到止痛目的。

2. 手术治疗

(1)手术指征：①腰椎间盘突出症病史超过半年：经过严格保守治疗无效；或保守治疗有效，经常复发且疼痛较重者；②首次发作的腰椎间盘突出症疼痛剧烈，尤以下肢症状者，患者因疼痛难以行动及入眠，被迫处于屈髋屈膝侧卧位，甚至跪位；③出现单根神经麻痹或马尾神经受压麻痹症状和体征；④患者中年，病史较长，影响工作或和生活；⑤病史虽不典型，经影像学检查，CT或MRI或造影证实椎间盘对神经或硬膜囊有明显严重压迫；⑥椎间盘突出并有腰椎椎管狭窄。

(2)治疗方法：

1)髓核化学溶解疗法：经皮穿刺将木瓜凝乳蛋白酶或胶原酶注入椎间盘内，溶解髓核组织，消除髓核对神经根的压迫。这些药物存在过敏反应、神经炎等并发症，尤以胶原酶为重，应慎用。

2)手术治疗：有后路经椎板髓核切除术或前路经腹膜后椎间盘切除术。目前开展的微创手术包括：①经皮穿刺腰椎间盘切吸术；②内镜手术，用特殊椎间盘镜器械经侧路或后路椎间盘切除术；③显微外科椎间盘切除术。

第二节 颈 肩 痛

案例 2-6-2

患者，男，51岁，已婚，干部。颈肩部放射痛，伴四肢麻木、乏力2年余。患者于2年前无明显诱因出现颈部及右肩部放射痛．疼痛如“电击感”，休息后稍缓解，逐渐有手足麻木、乏力，持物无力，握物易坠落。步态不稳，容易跌倒，不能快步行走，落脚时有踩棉花感，同时伴有胸部束带样感觉。近2个月来麻木、乏力加重，需要扶墙才能站立、走路，遂于本院门诊就诊，收入院治疗。患者发病以来，无眩晕、头痛、视物不清，饮食睡眠、大小便无异常。

入院查体：T 37.1℃，P 70次/分，R 18次/分，BP 120/80mmHg。颈后肌肉痉挛，颈5~6棘突双侧压痛，颈部伸、屈及侧弯活动均受限，以后伸受限较明显。压颈试验阴性，臂丛神经牵拉试验阴性。双前臂背侧感觉减退、双下肢以及乳头以下、剑突以上平面感觉减退，双上肢肌力4级，双下肢肌力4级，双下肢肌张力增高。四肢主动活动缓慢，各关节活动度可，膝关节被动活动有折刀感。生理反射存在，双侧膝反射亢进，双侧 Hoffmann 征阳性，双侧 Babinski 征阳性，双侧 Gordon 征阴性，双侧 Oppenheim 征阴性，双侧 Chaddock 征阴性，双侧踝阵挛征阳性。

辅助检查：①颈椎正、侧位片：颈椎蜕变，颈椎体间隙变窄，颈5、6椎体后缘增生；②颈椎MRI：颈5、6水平硬脊膜脊髓受压，脊髓异常信号。外院CT、MRI示：腰4、5椎间盘突出。

问题

◆最可能的诊断？

◆诊断依据有哪些？

◆该病的鉴别诊断?

◆治疗方案?

参考答案和提示

◆诊断　脊髓型颈椎病。

◆诊断依据

1. 患者,男,51 岁,已婚,干部。

2. 颈肩部放射痛,伴四肢麻木、乏力 2 年余。

3. 查体　颈后肌肉痉挛,颈 5、6 棘突双侧压痛,颈部伸、屈及侧弯活动均受限,以后伸受限较明显。压颈试验阴性,臂丛神经牵拉试验阴性。双前臂背侧感觉减退、双下肢以及乳头以下、剑突以上平面感觉减退,双上肢肌力 4 级,双下肢肌力 4 级,双下肢肌张力增高。四肢主动活动缓慢,各关节活动度可,膝关节被动活动有折刀感。生理反射存在,双侧膝反射亢进,双侧 Hoffmann 征阳性,双侧 Babinski 征阳性,双侧 Gordon 征阴性,双侧 Oppenheim 征阴性,双侧 Chaddock 征阴性,双侧踝阵挛征阳性。

4. 辅助检查　①颈椎正、侧位片:颈椎蜕变,颈椎体间隙变窄,颈 5、6 椎体后缘增生。②颈椎 MRI:颈 5、6 水平硬脊膜脊髓受压,脊髓异常信号。

◆鉴别诊断

1. 颈椎骨折、脱位　患者有明显的外伤病史,影像学检查有助于明确诊断,确定 损伤部位、类型和移位情况。X 线检查不能显示出椎管内受压情况,CT 检查可以显示出椎体的骨折情况,还可显示出有无碎骨片突出于椎管内,并可计算出椎管的前后径与横径减少了多少。MRI 检查可以看到椎体骨折出血所致的信号改变和前方的血肿,脊髓损伤所表现出的异常高信号。

2. 颈椎结核　起病缓慢,可有低热、疲倦、消瘦、盗汗、食欲不振与贫血等全身结核中毒症状,活动期血沉增快。X 线片上的表现以骨质破坏和椎间隙狭窄为主,椎前脓肿。

3. 颈椎肿瘤　多见于老人,疼痛逐日加重,X 线片可见骨破坏累及椎弓根,椎间隙高度正常。

4. 后纵韧带骨化症　病因不明,可能与劳损、韧带退行性变有关。东方人发病率较白种人明显高。骨化的后纵韧带可为节段性或连续性,当骨化的后纵韧带厚度超过颈椎椎管的 30% 时,即可出现脊髓压迫症状。在 X 线片的侧位及 CT 片上可明确显示此种病变,诊断较容易。

5. 侧索硬化症　分为肌萎缩性和原发性侧索硬化症两型。脊髓型颈椎病发病年龄多在 50 岁以上,而侧索硬化症多系 40 岁左右;发病突然,病情进展迅速,常以肌无力改变为主要症状,一般无感觉障碍。肌萎缩以手内在肌明显,并由远端向近端发展出现肩部及颈部肌肉萎缩,而颈椎病罕见有颈部肌肉萎缩,故应检查胸索乳突肌,肩胛提肌和颈部肌肉。原发性侧索硬化症少见,病变仅累计上运动神经元,表现为痉挛性瘫痪。肌电图可以鉴别。

◆治疗　治疗原则为积极术前准备,尽快手术治疗可以避免不可逆性脊髓神经损伤。

临床思维:脊髓型颈椎病

脊髓型颈椎病(cervical spondylotic myelopathy,CSM)是颈椎退行性变最常见的一类疾患,以椎间盘退变为病理基础,通过一系列病理生理变化,引起相邻椎节椎体后缘骨赘的形成,对脊髓及其附属结构、血管产生压迫,导致不同程度的脊髓功能障碍,是严重危害中老年人健康的最常见的颈椎疾患之一。

CSM 的诊断标准和诊断程序已被广泛接受和应用。临床表现、神经系统检查及影像学特征是诊断的基本条件。

【临床表现】　在症状和体征方面,CSM 的早期表现可有颈痛、上肢无力或麻木、面部精细运动功能减弱、下肢快速步态困难、Hoffmann 征阳性或动态 Hoffmann 征阳性,有的表现为 Lhermltte

征阳性。部分患者有大、小便功能障碍。在病变水平，表现为下运动神经元损害的体征，病变水平以下，表现为上运动神经元损害的体征。脊髓后索损害的体征表现为深感觉、振动觉和关节位置觉的丧失。Romberg 征可能阳性。X 线片可显示颈椎退行性改变，通常颈 5、6 和颈 6、7，最为突出，椎间盘高度降低，骨刺形成。CT 可发现颈椎间盘蜕变和椎管内突出物。MRI 是迄今为止用来评估软组织结构和脊髓受压状况最佳的影像学手段，动态 MRI 可显示颈椎在不同的运动姿势下脊髓的形态和受压情况的变化，对早期发现具有重要意义。但目前我国尚缺少此类设备。电生理诊断比较简便，成为早期 CSM 的重要辅助检查手段。

【治疗】 早期的 CSM，保守治疗可具有一定疗效。目前仍没有特异性的保守治疗方法。最有效的治疗就是手术治疗。手术方式包括前路和后路手术，前路手术包括切除椎间盘和骨赘，如椎体后方有压迫因素，需行该椎体切除术。除此之外，就一个节段来说，横向减压应抵达两侧椎 6 根，这是减压彻底的标志。后路手术包括椎板切除术和椎板成形术。对多节段的颈椎病患者，如何选择手术方案，一直为众多学者所关注。

已经发生上肢、尤其是手部肌肉萎缩，表明脊髓前角细胞已发生变性，其手术效果肯定不会令人满意。外科治疗方法和技术虽然获得了重大进展，但手术减压的彻底性仍然是影响外科治疗效果的最重要因素。近年来，研究已证明颈椎前柱足维持与保证颈椎正常力学功能的重要结构，因此植入骨块应保持 3 面有骨皮质，以便植入后具有牢固的支撑作用，避免其在骨替代爬行过程中塌陷。目前，有关脊柱融合和 CSM 自然史是否可使退变加剧仍不清楚。

CSM 一旦明确诊断，应早期进行外科干预；如选择非手术治疗，时间不宜过长，应以 3～6 个月为限，对无效或继续恶化者应及时手术。当然，这个时间段的确定仍需经过长期大量临床病例的观察，并与影像学变化结合起来，建立一个量化标准。

案例 2-6-3

患者，男，42 岁，干部，患者颈部及左上肢麻木 2 年，加重 1 个月。患者于 2 年前无明显诱因出现颈部及右肩部放射痛，疼痛如“电击感”，休息后稍缓解。当时未做特殊处理，近 1 个月来麻木疼痛加重难以忍受，左手指活动不灵活，遂于本院门诊就诊，收入院治疗。患者发病以来，无眩晕、头痛、视物不清，无盗汗，发热，消瘦，纳差，睡眠欠佳，大小便无异常。

入院查体：T 37.1℃，P 70 次/分，R18 次/分，BP 120/80mmHg。颈后肌肉痉挛，头略偏向于左侧，颈部活动均受限。压颈试验阳性，臂丛神经牵拉试验阳性。左上肢肌力 4 级，右上肢肌力 5 级，双下肢肌力 5 级，双下肢肌张力正常。生理反射存在，双侧 Hoffmann 征阴性，双侧 Babinski 征阴性，双侧 Gordon 征阴性，双侧 Oppenheim 征阴性，双侧 Chaddock 征阴性，双侧踝阵挛征阴性。

辅助检查：①颈椎正、侧位片：生理前凸消失，颈椎蜕变，颈 5、6 关节突增生，椎体间隙变窄，椎体后缘增生。②颈椎 MRI：椎间盘突出偏左。

问题

◆最可能的诊断？

◆诊断依据有哪些？

◆进一步确诊尚需的检查项目？

◆治疗方案

参考答案和提示

◆诊断 神经根型颈椎病

◆诊断依据

1. 患者，男性，42 岁，干部

2. 颈部及左上肢麻木 2 年，加重 1 个月。

3. 颈后肌肉痉挛，头略偏向于左侧，颈部活动均受限。压颈试验阳性，臂丛神经牵拉试验阳性。左上肢肌力4级,右上肢肌力5级,双下肢肌力5级,双下肢肌张力正常。生理反射存在,双侧 Hoffmann 征阴性,双侧 Babinski 征阴性,双侧 Gordon 征阴性,双侧 Oppenheim 征阴性,双侧 Chaddock 征阴性,双侧踝阵挛征阴性。

4. 辅助检查:①颈椎正、侧位片:生理前凸消失,颈椎蜕变,颈5、6关节突增生,椎体间隙变窄,椎体后缘增生。②颈椎 MRI:椎间盘突出偏左。

◆鉴别诊断

1. 肩周炎 神经根性颈椎病可因颈5神经根受到刺激出现颈肩部疼痛,而长时间疼痛,肌痉挛又可导致慢性损伤性炎症。故颈椎病可有肩部症状,也可继发肩周炎。二者主要鉴别点是颈椎病时单根神经损害少,往往有前臂及手的跟性疼痛,且有神经定位体征。此外头颈部体征多于肩周炎。

2. 胸廓出口综合征 包括前斜角肌综合征,肩锁综合征及肋锁综合征等。是由先天性畸形、外伤瘢痕、骨痂或肿瘤等在上述解剖部位压迫臂丛神经或锁骨下血管而表现的神经血管症状。在使斜角肌收缩,增大胸腔压力及改变患肢上肢位置时可诱发或加重症状。X线片可发现颈肋,锁骨于第一肋骨间隙狭窄等。锁骨下血管造影有助于诊断。

3. 颈神经根肿瘤 临床表现为进行性根性疼痛,有典型的节段性损害体征。可借助 MRI 和脊髓造影进行诊断。

◆治疗 主要行非手术治疗,包括颈椎牵引、理疗、改善不良工作体位和睡眠姿势。需要手术治疗者占少数。

临床思维:神经根型颈椎病

神经根型颈椎病较多见,占颈椎病的50%~60%。由于颈椎蜕变,至压物压迫脊神经根或被动牵拉产生神经根性症状。病变为与受累神经一致的神经干性疼痛或神经丛性痛,同时有感觉障碍,感觉减弱或感觉过敏等。神经支配区的肌力减弱,肌肉萎缩。以大小鱼际和骨间肌明显。上肢腱反射减弱或消失。因脊神经根被膜的窦椎神经受到刺激,而出现颈项痛。当颈椎间盘和骨赘压迫神经根,则有明显的颈项痛和上肢痛。由于 $C_{4,5}$、$C_{5,6}$或 $C_{6,7}$发病率最高,患者表现为颈肩痛、前臂桡侧痛、手的桡侧3指痛。压颈试验出现阳性,表现为诱发根性疼痛。

复 习 题

一、名词解释

1. 椎间盘突出症
2. 颈椎病
3. 梨状肌综合征

二、填空题

1. 腰椎间盘突出根据椎间盘突出的程度分为______,______,______,________。
2. 腰椎间盘突出多发生在____________和________。
3. 颈椎病可以分为________,________,________,________四型。
4. 椎间盘由________,________,________构成。
5. 钩椎关节位于脊柱________段。

三、单项选择题

1. 脊髓型颈椎病正确的是( )
   A. 约占颈椎病的50%
   B. 多发生于上颈段
   C. 早期颈肩痛明显
   D. 痛觉和温度觉分离
   E. 四肢乏力,行走、持物不稳为最先出现的症状
2. 颈椎病枕颌带牵引,下列错误的是( )
   A. 牵引重量为2~6kg
   B. 可使小关节内的滑膜皱襞复位
   C. 适用于除交感神经型外的各型颈椎病
   D. 牵引使头前屈15°
   E. 可解除肌痉挛

3. 临床上发病率最高的颈椎病是(　　)
   A. 脊髓型　　B. 神经根型
   C. 交感神经型　　D. 椎动脉型
   E. 混合型
4. 颈椎是脊柱中活动范围最大的一个节段,而头的旋转活动主要发生在(　　)
   A. 上颈段　　B. 下颈段
   C. 寰枕关节　　D. 寰枢关节
   E. 整段颈椎
5. 颈椎病的手术指征是(　　)
   A. 颈痛伴手麻木
   B. 头痛,头晕,眩晕
   C. 颈肩痛,手部肌力减弱,头痛头晕,耳鸣
   D. 反复发作,症状严重,长期保守治疗无效,有脊髓受压或截瘫
   E. 颈肩痛较重,手握力减弱,X线片显示有骨棘生成,椎间隙狭窄
6. 男, 40岁,诉头晕,颈侧弯后伸后头晕加重,肱二头肌腱反射亢进,颈椎斜位片显示钩椎关节增生,你认为最大可能是(　　)
   A. 脑瘤　　B. 脊髓肿瘤
   C. 体位性眩晕　　D. 粘连性蛛网膜炎
   E. 椎动脉型颈椎病
7. 男,45岁,诉头晕3个月,颈侧屈后伸时头晕加重,猝倒3次,有时视物不清,椎动脉造影有部分梗阻,最大可能是(　　)
   A. 美尼尔综合征
   B. 椎动脉型颈椎病
   C. 体位型眩晕
   D. 脊髓肿瘤
   E. 粘连性蛛网膜炎
8. 某工人,双下肢发紧,无力3个月,继而行走困难,双手持物力弱,查体:肌张力增高,肌力弱,有不规则感觉减弱区,Hoffmann征阳性,可能是(　　)
   A. 横断性脊髓炎
   B. 臂丛神经炎
   C. 脊髓性颈椎病
   D. 肌萎缩侧索硬化症
   E. 脊髓空洞症
9. 女,49岁,颈肩痛5年余,出现四肢麻木,无力半年,行走时步态不稳,查体见双手尺侧以下皮肤感觉减退,双下肢肌张力增高,肌力3~4级,X线片见颈椎骨质明显退行性变,其诊断可能为(　　)
   A. 颈椎增生
   B. 交感神经型颈椎病
   C. 神经根型颈椎病
   D. 脊髓型颈椎病
   E. 椎管内肿瘤
10. 56岁男性患者,颈肩痛1个月余,并向左手放射,右手拇指痛觉减弱,肱二头肌肌力弱。初步诊断是(　　)
    A. 颈椎病　　B. 肩周炎
    C. 肩袖综合征　　D. 臂丛神经炎
    E. 颈部劳损
11. 下列哪项对前纵韧带的描述错误的(　　)
    A. 是椎体前面延伸的一束坚固的纤维束
    B. 为一束坚固的结缔组织纤维束
    C. 牢固地附于椎体和椎间盘
    D. 有防止脊柱过度后伸和椎间盘向前脱出的作用
    E. 上自第1颈椎椎体前缘,下达第5骶椎椎体
12. 关于后纵韧带,下列哪项是错误的(　　)
    A. 位于椎管内椎体的后面
    B. 比前纵韧带薄且窄
    C. 有限制脊柱过度前屈的作用
    D. 与椎体的上下缘和椎间盘紧密相连
    E. 上自枕骨大孔后缘,下达尾骨
13. 第6颈椎横突前方结节的前弓有(　　)
    A. 颈总动脉　　B. 颈外动脉
    C. 椎动脉　　D. 颈内动脉
    E. 副神经
14. 副神经支配下列哪块肌肉(　　)
    A. 胸大肌　　B. 前锯肌
    C. 背阔肌　　D. 斜方肌
    E. 菱形肌

四、简答题

1. 根据临床表现,颈椎病分为哪几种类型?
2. 脊髓型颈椎病的定义?
3. 脊髓型颈椎病治疗原则?
4. 当颈椎线片显示有骨质增生等退行性征象时,可否确诊为颈椎病?为什么?
5. 神经根型颈椎病手术治疗的指征是什么?

五、问答题

1. 腰椎间盘突出症出现脊柱侧突的原因是什么。
2. 腰椎间盘突出症引起坐骨神经痛的原因是什么？

复习题参考答案

一、名词解释

1. 椎间盘突出症　是因椎间盘变性,纤维环破裂,髓核突出刺激或压迫神经根、马尾神经所表现的一种综合征,是腰腿痛最常见的原因之一。
2. 颈椎病　是因颈椎间盘退行性变及继发性椎间关节退行性变所致脊髓、神经、血管损害而表现的相应症状和体征神经。
3. 椎管狭窄症　是指多种原因所致椎管、神经根管、椎间孔狭窄,使相应部位的脊髓、马尾神经或脊神经根受压发生的病变。在临床表现上以下腰痛,马尾神经受压症状及神经源性跛行为主要特点。

二、填空题

1. 膨出，突出，脱出，游离。
2. 腰4、5　腰5骶1
3. 神经根型颈椎病，脊髓型颈椎病，交感型颈椎病，椎动脉型颈椎病
4. 上下软骨板，髓核，纤维环
5. 颈椎

三、单项选择题

1. E　2. D　3. B　4. C　5. D　6. E　7. B　8. C　9. D　10. A　11. E　12. E　13. A　14. D

四、简答题

略

五、问答题

略

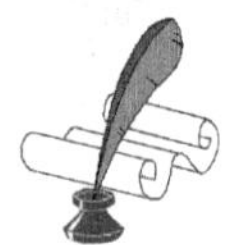

第七章　骨与关节化脓性感染

第一节　化脓性骨髓炎

案例 2-7-1

患儿，男，10 岁，因"左小腿上段疼痛伴高热 2 天"入院。患儿 2 天前无明显诱因出现左小腿上段疼痛，昨夜加重，伴寒战、高热、呕吐，患儿 7 天前曾有左膝碰伤史。

查体：T 40℃，P 113 次/分，R 32 次/分，BP 120/60mmHg。急性发热面容，精神委靡，表情痛苦，但神志清楚，查体合作，跛行步态。患膝呈屈曲状，拒动，浮髌试验阴性，局部红肿不明显，胫骨上端压痛及叩痛明显。

辅助检查：左胫腓骨 X 线片检查未见明显异常，血常规示：WBC18. 6×10^9/L，中性粒细胞 0. 9，血沉：30mm/h；CRP：17. 9mg/L。

问题

◆该患儿目前诊断考虑什么？需与哪些疾病鉴别？

◆还需做哪些辅助检查以早期明确诊断？

◆采取的治疗方案？

参考答案和提示

◆通过病史分析及体检，该病例高度怀疑为急性血源性骨髓炎。该病例以突发性小腿上段疼痛伴高热为主要症状，发病前有外伤史。病史较为典型，但应与蜂窝织炎和深部脓肿、风湿病与化脓性关节炎骨肉瘤和尤文肉瘤等疾病鉴别：

1. 蜂窝织炎和深部脓肿　早期症状不一样：急性骨髓炎毒血症与蜂窝织炎和深部脓肿不易鉴别。可以从以下几方面进行鉴别：①全身症状不一样：急性骨髓炎毒血症症状重；②部位不一样：急性骨髓炎好发于干骺端，而蜂窝织炎与脓肿则常见于此处；③体征不一样：急性骨髓炎疼痛剧烈，但压痛部位深，表面红肿不明显，出现症状与体征分离现象。而软组织感染则局部炎性表现明显，如果鉴别困难，可作 MRI 检查。

2. 风湿病与化脓性关节炎　特别是儿童类风湿性关节炎，也可以有高热。儿童类风湿性关节炎发热常与一过性斑丘疹和多形红斑同时发生和消退，且肝、脾、淋巴结多肿大。

3. 骨肉瘤和尤文肉瘤　部分恶性骨肿瘤也可以有肿瘤性发热。但其并不会急骤，部分以骨干居多数，特别是尤文肉瘤，早期不会妨碍邻近关节活动，表面有曲张的血管并可摸到肿块。部分病例与不典型的骨髓炎混淆不清，必要时需作活组织检查。

◆辅助检查　局部脓肿分层穿刺、血培养、有条件可做 ECT 和磁共振。

◆治疗　①立即足量联合应用抗生素，若 2~3 天仍不能控制症状，则应及时手术钻孔引流；②局部制动；③全身对症支持治疗。

案例 2-7-2

患者,男,52 岁,以"左胫腓骨开放性骨折后反复伤口不愈合窦道流脓 1 年"入院。患者 1 年前外伤致左胫腓骨开放性骨折,急诊行清创复位石膏外固定术,术后反复伤口不愈合伴窦道流脓,半年前从伤口窦道排出小骨块 2 个,不发热。

查体:T 37℃,P 78 次/分,R 22 次/分,BP 120/60mmHg。慢性面容,精神委靡,神志清楚,查体合作,跛行步态。

辅助检查:左胫腓骨 X 线片检查见:胫骨下 2/3 变粗,密度增高,无骨折线,骨髓腔内有 1.0cm×0.5cm 高密度阴影,周围有完全透亮带,血 Rt 示:WBC8.6×10^9/L,中性粒细胞 0.70,血沉:37mm/h;CRP:23mg/L。

问题

◆该患者目前诊断考虑什么?

◆采取的治疗方案?

参考答案和提示

◆该患者目前诊断考虑慢性血源性骨髓炎,因急性感染期未能彻底控制,反复发作导致慢性骨髓炎。

◆因有死骨,死腔形成及窦道流脓,而且无急性发作所以手术治疗为主,原则是清除死骨、炎性肉芽组织和消灭死腔。清除病灶后再用骨刀将骨腔边缘削去一部分,使成平坦的碟状,以容周围软组织贴近而消灭死腔。术前 2 日即开始应用抗生素,使手术部位组织有足够的抗生素浓度。

临床思维:骨髓炎

【急性血源性骨髓炎】　最常见的致病菌为溶血性金黄色葡萄球菌。

1. 临床表现　多见于儿童胫骨上段及股骨下段。①全身症状:前驱期有全身倦怠,继以全身酸痛,食欲不振,畏寒,寒战,高热达 39~41℃,烦躁不安,脉搏快弱,甚至有谵妄,昏迷等,亦可出现脑膜刺激症状,往往有贫血、脱水和酸中毒。②局部症状:早期有局部剧烈疼痛和跳痛,肌肉有保护性痉挛,肢体不敢活动。患部肿胀及压痛明显。如病灶接近关节,则关节亦可肿胀,但压痛不显著。当脓肿穿破骨质、骨膜至皮下时,即有波动,穿破皮肤后,形成窦道,转为慢性。

2. 辅助检查　①白细胞计数在 10×10^9/L 以上,中性粒细胞 0.90 以上。②血培养及药敏试验:在寒战高热期抽血可提高阳性率。③局部脓肿分层穿刺。④X 线表现:起病 2 周内 X 线无特殊表现,形成较大的脓肿或有死骨形成时可发现虫蛀样破坏或高密度死骨影。⑤核素骨显像有较高的阳性率,但不可定性。

3. 治疗　①全身支持疗法:充分休息与良好护理,注意水、电解质平衡,少量多次输血,给予富于蛋白质的饮食,使用镇痛剂。②药物治疗:及时采用足量而有效的抗菌药物,开始可选用广谱抗生素,常两种以上联合应用,以后再依据细菌培养和药物敏感试验的结果及治疗效果进行调整。抗生素应继续使用至体温正常、症状消退后 2 周左右。如经治疗后体温不退,或已形成脓肿,则药物应用需与手术治疗配合进行。③局部治疗:用夹板或石膏托适当限制活动,抬高患肢,以防止畸形,减少疼痛和避免病理骨折。④手术治疗:手术治疗宜早,手术有钻孔引流和开窗减压两种。

【慢性血源性骨髓炎】　急性感染期未能彻底控制,或低毒性感染均可导致慢性骨髓炎。

(1) 临床表现:局部肿胀,骨质增厚,表面粗糙,有压痛。如有窦道,伤口长期不愈,偶有小块死骨排出。有时可引起急性发作,有全身发冷发热,局部红肿,经切开引流,或自行穿破,或药物控制后,症状逐渐消退,伤口愈合,如此反复发作,肌肉萎缩神经。如发生病理骨折,可有肢体短缩或成角畸形。如接近关节,多有关节挛缩或僵硬。X 线片早期有虫蛀样骨破坏及骨质疏松,骨膜反应为层状,后期可显示死骨及大量致密新骨形成。

(2) 治疗:手术治疗为主,原则是清除死骨、炎性肉芽组织和消灭死腔,称为病灶清除术。①适应证:有死骨形成,有死腔及窦道流脓者。②禁忌证:慢性骨髓炎急性发作,有死骨但未形成包壳者。手术方法:清除病灶,消灭死腔,闭合伤口。

思 考 题

1. 急性血源性在骨髓炎在什么情况下不需要手术治疗?
2. 抗菌药物在急性血源性骨髓炎和慢性血源性骨髓炎的治疗方面有何不同?
3. 导致急性血源性骨髓炎转变为慢性血源性骨髓炎的原因有哪些?

第二节 化脓性关节炎

案例 2-7-2

患者,女,9 岁,因"左髋疼痛伴高热 3 天"入院。患儿 3 天前突发左髋剧痛,左下肢活动受限,伴畏寒,高热,全身不适及食欲不振,在外院 X 线片检查未见明显异常。

体格检查:T 39.5℃,P 123 次/分,R 32 次/分,BP 115/65mmHg,急重病容,抬入病房,精神委靡,表情痛苦,但神志清楚,查体合作。患髋呈屈曲状,拒动,"4"字试验阳性,局部红肿不明显,左大腿近端肿胀,皮温升高,但外观无异常,腹股沟韧带中点稍下方深压痛,患髋轴向叩痛明显。

辅助检查:双髋 X 线片检查见左髋关节间隙增宽,左髋关节周围软组织肿胀的阴影血 Rt 示:WBC17.6×10^9/L,中性粒细胞 0.87,Hb 81g/L,血沉:42mm/h;CRP:20.9mg/L。

问题

◆该患儿目前诊断考虑什么?

◆需与哪些疾病鉴别?

◆还需做哪些辅助检查可以明确诊断?

◆采取的治疗方案?

参考答案和提示

◆该患儿根据全身与局部症状和体征及辅助检查诊断考虑左髋关节化脓性关节炎。

◆需与结核,类风湿性关节炎,风湿性关节炎,创伤性关节炎,痛风等疾病鉴别。

◆关节穿刺和关节液检查对早期诊断很有价值,应做细胞计数,分类,涂片革兰染色找病原菌,抽出物应做细菌培养和药物敏感试验。

◆立即足量联合应用抗生素;关节切开引流;局部制动,若有条件为防止关节内粘连可作持续性关节被动活动尽可能保留关节功能;全身对症支持治疗。

临床思维:化脓性关节炎

多见于儿童,好发于髋、膝关节,多为金黄色葡萄球菌感染。

【病理阶段】 ①浆液性渗出期。②浆液纤维素性渗出期。③脓性渗出期。

【临床表现】 急性期主要为中毒症状,伴有寒战高热,全身症状重,小儿可因高热引起抽搐。局部有红肿热痛等急性炎症表现。关节液增加,有波动,在膝关节更为明显,浮髌试验阳性,患者常将膝关节置于半弯曲位,以减轻关节囊张力。如长期屈曲,必将发生关节屈曲挛缩,关节稍动即有疼痛,有保护性肌肉痉挛。如早期适当治疗,症状可逐渐消失,如关节面未被破坏,可恢复关节全部或部分功能。

【辅助检查】

1. 白细胞计数 在 $10\times10^9/L$ 以上,中性粒细胞占 0.90 以上;关节穿刺液镜检可见脓细胞;寒战期血培养可为阳性。

2. X 线表现 X 线检查在早期帮助不大,仅见关节肿胀;稍晚可有骨质脱钙,关节间隙狭窄,晚期可发生关节骨性或纤维僵硬及畸形等,有新骨增生现象,但死骨形成较少。

【治疗】 ①全身治疗同急性骨髓炎,包括支持治疗、全身使用抗生素。②关节腔内注射抗生素。③关节腔灌洗。④关节切开引流。⑤有条件可早期被动锻炼,条件不许可则需适当固定防止关节挛缩。⑥关节如已强直于非功能位,可行矫形手术。

思考题

1. 化脓性关节炎不同病理过程的X线表现有哪些?
2. 化脓性关节炎早期治疗的意义是什么?

复习题

一、名词解释

1. 化脓性骨髓炎
2. 血源性骨髓炎
3. 骨脓肿

二、填空题

1. 急性血源性骨髓炎最常见的致病菌是________。
2. 慢性血源性骨髓炎手术指征:________,________,________。
3. 化脓性关节炎最常见的致病菌为________。
4. 化脓性关节炎的病变发展过程病理可以分成三个阶段______,______,________。
5. 急性血源性骨髓炎最常见的部位是________。

三、单项选择题

1. 治疗慢性骨髓炎最有效的疗法是(　　)
   A. 提高患者抵抗力　B. 抗生素
   C. 间断换药　D. 局部制动
   E. 手术治疗
2. 下列关于儿童化脓性骨髓炎的脓肿不易进入关节腔的原因是(　　)
   A. 儿童的关节对化脓性炎症的抵抗力强
   B. 关节囊对关节腔具有保护作用
   C. 干骺端的骺板起屏障作用
   D. 脓肿容易局限和吸收
   E. 脓肿容易向软组织溃破
3. 男性,18 岁,左大腿中段间断疼痛,肿胀伴发热已 3 年,最近 8 个月未发作。X 线摄片诊断为:股骨慢性骨髓炎。查体:体温 36.6℃,局部无红肿,轻度深压痛。X 线摄片示:股骨上、中 1/3 交界处增粗 8cm,皮质厚,内有 30mm×25mm×25mm 的死腔,并有 15~20mm×20mm 的死骨。最宜采用的治疗措施是(　　)
   A. 局部热敷,口服抗生素治疗
   B. 死骨摘除,伤口敞开换药治疗
   C. 行死骨摘除、带蒂肌瓣填塞死腔、伤口缝合术
   D. 行死骨摘除,闭合,中洗吸引疗法
   E. 行死骨摘除、碟形术
4. 早期急性血源性骨髓炎与深部脓肿的鉴别,下列哪项无意义(　　)
   A. 急性骨髓炎毒血症症状重
   B. 急性骨髓炎好发于干骺端
   C. 急性骨髓炎疼痛剧烈,压痛部位深
   D. 必要时小切口引流,可发现脓肿所在部位
   E. X 线片检查可发现病灶
5. 小儿急性血源性化脓性骨髓炎,脓液进入关节腔继发化脓性关节炎,可能发生在(　　)
   A. 肩关节　B. 肘关节
   C. 腕关节　D. 膝关节
   E. 髋关节
6. 慢性骨髓炎的手术指征是(　　)
   A. 有死骨

B. 有骨膜反应
C. 局部红肿
D. 病变骨变粗,密度增高
E. 反复发热,局部疼痛

7. 急性血源性骨髓炎,在 X 线摄片上出现异常的最早时间为病后(　　)
A. 1 周　　B. 2 周
C. 3 周　　D. 1 个月
E. 2 个月

8. 治疗化脓性关节炎,哪项措施是错误的(　　)
A. 联合应用大量有效抗生素
B. 局部制动
C. 全身支持疗法
D. 急性期发生病理性脱位,应行切开复位术
E. 关节腔穿刺吸引、冲洗或切开引流

9. 下列引起急性血源性骨髓炎最常见的致病菌是(　　)
A. 溶血性链球菌
B. 金黄色葡萄球菌
C. 肺炎球菌
D. 大肠埃希菌
E. 铜绿假单胞菌

10. 急性骨髓炎,骨膜下穿刺抽出脓液后,最重要的治疗是(　　)
A. 联合应用大剂量有效抗生素
B. 局部石膏托固定
C. 降温、补液,少量多次输
D. 用清热解毒中药治疗
E. 骨皮质局部钻孔或"开窗"引流术

四、简答题

1. 急性血源性骨髓炎手术治疗的目的?
2. 慢性血源性骨髓炎每个病例施行手术后必须解决哪些问题?
3. 细菌进入关节内造成化脓性关节炎的途径有哪些?
4. 化脓性关节炎早期治疗的意义是什么?
5. 化脓性骨髓炎的感染途径有哪些?

五、问答题

1. 急性血源性骨髓炎的早期诊断措施有哪些?
2. 慢性骨髓炎的手术适应证和禁忌证是什么?

复习题参考答案

一、名词解释

1. 化脓性骨髓炎是一种常见病,病因为化脓性细菌感染,它涉及骨膜,骨密质,骨松质与骨髓组织,"骨髓炎"只是一个沿用的名称
2. 血源性骨髓炎:身体其他部位化脓性病灶中的细菌经血液传播至骨骼引起的骨髓炎。
3. 骨脓肿:是一种特殊形式的慢性骨髓炎病灶,位于骺端。由于病菌毒力低,患者抵抗力强,形成局限性的骨质破坏和骨脓肿,致病菌为金黄色葡萄球菌或链球菌。

二、填空题

1. 溶血性金黄色葡萄球菌
2. 死骨形成　死腔　窦道流脓
3. 金黄色葡萄球菌
4. 浆液性渗出期　浆液纤维素性渗出期　脓性渗出期
5. 儿童长骨干骺端

三、单项选择题

1. E　2. C　3. C　4. E　5. E　6. A　7. B　8. D　9. B　10. E

四、简答题

略

五、问答题

略

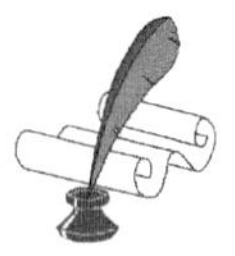

第八章　骨与关节结核

案例 2-8-1

患者,女,29 岁,已婚,农民。患者于 2 年前出现腰痛,拟诊为"腰肌劳损",接受理疗后症状无好转。近 5 个月腰痛症状加重,腰部活动受限,并于左下腹发现逐渐增大的包块。近来常感乏力,不能长时间站立、行走,夜间有盗汗症状。来我院门诊摄片发现"腰 4、5 间隙变窄,椎体变扁"。故以"脊柱结核(tuberculosisof of spine)"收住入院。既往史及系统回顾无特殊。有"结核"接触史,无药物、食物过敏史,家族中无类似病史。

体格检查:T 38.5℃,P 80 次/分,R 22 次/分,BP 120/60mmHg。精神委靡,神志清楚,查体合作,跛行步态。头颅无畸形,眼、耳、口、鼻无异常,巩膜无黄染。颈部柔软,气管居中,颈静脉无怒张,甲状腺不肿大。胸廓无畸形,心、肺未发现异常。腹部平坦,无腹壁静脉曲张;腹壁柔软,肝、脾肋下未触及。肠鸣音正常,未闻及血管杂音。脊柱生理弯曲存在。腰部无明显压痛,腰 4~5 处有轻叩击痛。右腹部饱满,右下腹触及约 8~10cm 包块,质软,境界清,有轻度压痛,腹股沟淋巴结不肿大。腰部前屈、旋转活动受限,拾物试验阳性。

实验室检查示血常规:RBC 3.5×10^{12}/L,Hb 80g/L,WBC 1.1×10^{9}/L,中性粒细胞 0.60,淋巴细胞 0.30,PLT 234×10^{9}/L,粪、尿常规未发现异常。血沉:50mm/h。CRP:17.9mg/L。胸片:左上肺见陈旧性结核钙化影,未见其他异常征象。腰椎正、侧位片:腰椎生理弧度变浅。L_4、L_5,椎体明显破坏,受累椎体变窄,边缘不齐,密度不匀。$L_{4、5}$椎间隙消失。右侧腰大肌影显示不清。腰椎 CT:见 L_4、L_5椎体破坏,空洞和死骨形成,右侧腰大肌脓肿。

问题

◆最可能的诊断?

◆诊断依据有哪些?

◆进一步确诊尚需的检查项目?

◆鉴别诊断?

◆治疗方案?

参考答案和提示

◆诊断　L_4、L_5椎体结核。

◆诊断依据

1. 症状体征　病史发病缓慢,病程长,有乏力、盗汗等全身症状。有腰痛伴腰部运动障碍。局部压痛不明显,$L_{4、5}$有叩击痛,活动受限,拾物试验阳性。右下腹触及包块。

2. 血常规　淋巴细胞比例增高。

3. 血沉增快。

4. X 线　腰椎生理弧度变浅。$L_{4、5}$椎体明显破坏,受累椎体变窄,边缘不齐,密度不均。$L_{4、5}$椎间隙消失。右侧腰大肌影显示不清。

5. CT　见 L_4、L_5椎体破坏,空洞和死骨形成,右侧腰大肌脓肿。

◆进一步检查　CT 引导下的细针穿刺活检。

◆鉴别诊断

1. 强直性脊柱炎　本病均有骶髂关节炎症,没有全身中毒症状,X 线检查看不到骨破坏与死骨,胸椎受累后会出现胸廓扩张受限等临床表现可供鉴别诊断。

2. 化脓性脊柱炎　发病急，有高热及明显疼痛，病情进展很快，早期血培养即可检出致病菌。X 线表现进展快，根据其特征性 X 线表现可进行鉴别。

3. 腰椎间盘突出　无全身症状，有下肢神经根受压症状，血沉不快。X 线片上无骨质破坏，CT 检查可发现突出的髓核。

4. 脊柱肿瘤　多见于老人，疼痛逐日加重，X 线片可见骨破坏累及椎弓根，椎间隙高度正常，一般没有椎旁软组织块影。

5. 嗜酸性肉芽肿　多见于胸椎，患者年龄通常不满 12 岁，整个椎体均匀性压扁成线条状，其上、下椎间隙完全正常。没有发热等全身症状。

6. 退行性脊椎骨关节病　为老年性疾病，表现为普遍性椎间隙变窄，邻近椎体上下缘硬化、发白，有骨桥形成，没有骨质破坏与全身症状。

◆治疗

1. 治疗原则　全身治疗，应用抗结核药。用药原则为联合、规则、长期。

2. 手术治疗　切开排脓，病灶清除术加植骨融合术。

案例 2-8-2

患者，男，44 岁，已婚，农民。患者于 1 年前出现腰痛，劳累时加重，腰部活动略受限，近来常感乏力，不能久立，屈髋屈膝时腰疼减轻，夜间有盗汗症状。在当地医院摄片发现“腰 5 骶 1 间隙变窄，腰 5 椎体变扁”，并收住院进一步诊治。既往史及系统回顾无特殊。有“结核”病史，无药物、食物过敏史，家族中无类似病史。

T 38.5℃，P 88 次/分，R 20 次/分，BP 128/70mmHg。精神委靡，神志清楚，查体合作，跛行步态。头颅无畸形，眼、耳、口、鼻无异常，巩膜无黄染。颈部柔软，气管居中，颈静脉无怒张，甲状腺不肿大。胸廓无畸形，心、肺未发现异常。腹部平坦，无腹壁静脉曲张；腹壁柔软，肝、脾肋下未触及。肠鸣音正常，未闻及血管杂音。脊柱生理弯曲存在。腰部无明显压痛，腰骶处有叩击痛。腰部前屈、旋转活动受限，拾物试验阳性。

实验室检查示血常规：RBC 3.5×10^{12}/L，Hb 99g/L，WBC 1.0×10^{9}/L，中性粒细胞 0.65，淋巴细胞 0.30，PLT 234×10^{9}/L，粪、尿常规未发现异常。血沉：55mm/h。CRP：14.7mg/L。胸片：左上肺见陈旧性结核钙化影，未见其他异常征象。腰椎正、侧位片：腰椎生理弧度变直。L_5 椎体明显破坏，受累椎体变窄，边缘不齐，密度不均。腰 5、骶 1 间隙变窄。

问题

◆最可能的诊断？

◆诊断依据有哪些？

◆进一步确诊尚需的检查项目？

◆鉴别诊断？

◆治疗方案？

参考答案和提示

◆诊断　L_5 椎体结核。

◆诊断依据

1. 症状体征　病史发病缓慢，病程长，有乏力、盗汗等全身症状。有腰痛伴腰部运动障碍。局部压痛不明显，L_5 有叩击痛，活动受限，拾物试验阳性。

2. 血常规　淋巴细胞比例增高。

3. 血沉增快。

4. X 线　腰椎生理弧度变直。L_5 椎体明显破坏，受累椎体变窄，边缘不齐，密度不均。腰 5

骶1间隙变窄。

◆进一步检查 CT:见腰5椎体破坏,空洞和死骨形成。

◆鉴别诊断

1. 强直性脊柱炎 本病均有骶髂关节炎症,没有全身中毒症状,X线检查看不到骨破坏与死骨,胸椎受累后会出现胸廓扩张受限等临床表现可供鉴别诊断。

2. 化脓性脊柱炎 发病急,有高热及明显疼痛,病情进展很快,早期血培养即可检出致病菌。X线表现进展快,根据其特征性X线表现可进行鉴别。

3. 腰椎间盘突出 无全身症状,有下肢神经根受压症状,血沉不快。X线片上无骨质破坏,CT检查可发现突出的髓核。

4. 脊柱肿瘤 多见于老人,疼痛逐日加重,X线片可见骨破坏累及椎弓根,椎间隙高度正常,一般没有椎旁软组织块影。

5. 嗜酸性肉芽肿 多见于胸椎,患者年龄通常不满12岁,整个椎体均匀性压扁成线条状,其上、下椎间隙完全正常。没有发热等全身症状。

6. 退行性脊椎骨关节病 为老年性疾病,表现为普遍性椎间隙变窄,邻近椎体上下缘硬化、发白,有骨桥形成,没有骨质破坏与全身症状。

◆治疗

1. 全身治疗,休息营养及一般支持疗法。

2. 应用抗结核药物治疗。用药原则为早期、联合、足量、规律、长期。

3. 手术治疗,病灶清除术加植骨融合术。

临床思维:脊柱结核

【临床表现】 对于此类病例在采集病史时,应重点了解起病的慢性经过,腰部症状以及有无下腹肿块,有无发热、盗汗、乏力等结核中毒症状,尤其发病前有无明显的结核接触史。该病例以腰痛和腰部活动受限,左下腹包块为主要症状。发病前有明确的结核接触史,并有明显的结核中毒症状。其病史较为典型,但应与腰椎间盘突出、强直性脊柱炎等相鉴别。

该类病例体检重点在腰及下腹部。典型体征为站立与行走时,往往双手托住腰部,头及躯干向后倾,使重心后移。患者从地上拾物时,不能弯腰,需挺腰屈膝屈髋下蹲才能取物,即拾物试验阳性。

通过病史分析及体检,该病例高度怀疑为腰椎结核。应先行血常规、血沉、胸片、腰椎正侧位片等检查。一般这类患者血常规中淋巴和单核细胞比例较高,血沉快,而腰椎正、侧位片常有明显的椎间隙改变,有时会伴有椎体的破坏等阳性发现。CT片若见腰大肌周围脓肿,结合病史往往能获得诊断。结核菌素试验对诊断有一定的参考价值。

【治疗】 脊柱结核的治疗目的是清除感染、防止脊柱畸形和瘫痪。随着抗生素的应用,脊柱结核的发病率和死亡率都明显下降,对无并发症的患者,基本上可以通过药物治疗和手术治愈。

WHO医学研究理事会在不发达国家推荐使用时间为6个月或9个月的异烟肼和利福平治疗。手术方法宜采用清除病灶加前路植骨融合。

化学疗法在脊柱结核治疗中有着重要的地位。第一线的药物包括异烟肼、利福平、乙胺丁醇、吡嗪酰胺和链霉素。第二线抗结核药包括对氨基水杨酸、乙硫异烟胺、环丝氨酸、阿米卡星和卷曲霉素。如果结核菌对某种药物产生耐药性,那么就需要多种药物。

联合治疗。在韩国和其他一些南亚国家对异烟肼产生耐药性的发生率很高。在美国有8%的病例对一种或多种抗生素耐药,3%的病例对异烟肼和利福平二者耐药,这多发生于美国北方的一些城市。1996年,人们发现一部分结核菌对多种药物具有耐药性,特别是感染了人类免疫缺陷病毒(HIV)的病例中,有些细菌竟对7种药物耐药。

治疗结核的短期疗法一般为6个月。推荐的治疗方案有:2个月口服异烟肼[成人5mg/(kg·d),儿童10mg/(kg·d),最大量300mg、利福平10mg/(kg·d);最大剂量是600mg/d]和吡嗪酰胺[25mg/(kg·d),最多2g/d],以后4个月每天口服异烟肼和利福平。对于那些从结核流行地区迁移来的患者,因为细菌对药物的耐药性增高,所以在最初2个月要加用口服乙胺丁醇[25mg/(kg·d),最多达2.5g/d]。如果怀疑患者对多种药物具有耐药性,那么可以采用注射药物(如阿米卡星,卷曲霉素)和加用氟喹诺酮类药。药物的毒副作用包括异烟肼和利福平对肝脏的损害(二者联用比单用异烟肼的危险性要大4倍)、利福平对周围神经的损害、乙胺丁醇引起的听神经炎,链霉素对第8对脑神经的损害以及其引起前庭功能的紊乱。

脊柱结核的手术指征为出现脊柱旁脓肿、严重的骨破坏和畸形、脊髓受压引起神经损害、致病菌不明以及保守疗法无效的顽固性感染。植骨材料包括自体骨移植,如髂嵴或肋骨;也可以同种骨移植,主要是腓骨。使用自体髂骨移植是比较可靠的,10年随访的结果显示骨融合率超过95%,而且纠正脊柱后突畸形角度的长期随访效果也比较好。目前一般推荐采用自体髂嵴植骨,特别是对那些缺损较大且跨度超过两个椎间隙者。

复 习 题

一、名词解释

1. 冷脓肿
2. 骨关节结核
3. 全关节结核

二、填空题

1. 脊柱结核的病理分型为________和________。
2. 在脊柱结核中并发瘫痪最多的节段是______,并发瘫痪少的节段是______。
3. 颈椎结核易合并脓肿的部位是________,胸椎结核易合并________,腰椎结核合并________。
4. 骨与关节结核好发年龄组为________,好发部位为________。
5. 在脊柱结核中发病最多的节段是________,发病最少的节段是________。

三、单项选择题

1. 脊柱结核合并截瘫的原因有( )
   A. 早期多由脓液、肉芽组织、死骨压迫脊髓
   B. 脊髓前动脉栓塞
   C. 瘢痕组织压迫
   D. 脊柱畸形引起的压迫
   E. 病理性脱位引起的压迫
2. 骨与关节结核在某些部位好发的原因除外( )
   A. 该部位负重大
   B. 该部位活动多
   C. 该部位易于遭受慢性或积累性劳损
   D. 该部位肌肉附着少
   E. 该部位血运丰富
3. 骨与关节结核的临床表现错误的是( )
   A. 低热或高热、盗汗 B. 局部肿痛
   C. 血沉增快 D. 多为多发
   E. 寒性脓肿
4. 骨与关节的常见并发症除外( )
   A. 窦道形成
   B. 关节病理性脱位或半脱位
   C. 关节融合
   D. 关节畸形或强直
   E. 肢体短缩
5. 骨与关节结核与类风湿性关节炎不同的是骨与关节结核( )
   A. 好发于小关节 B. 常为对称性
   C. 多继发于肺结核 D. 多为多发
   E. 血清类风湿因子阳性
6. 骨与关节结核与强直性脊柱炎不同的是骨与关节结核( )
   A. 多发于男性青壮年
   B. 常为对称性
   C. 活动时症状可减轻
   D. 多发单发
   E. 多起始于骶髂关节

7. 骨与关节结核与化脓性关节炎的鉴别是(　　)
   A. 化脓性关节炎好发于小关节
   B. 关节穿刺液细菌学检查可鉴别
   C. 化脓性关节炎多高热而骨结核多低热
   D. 化脓性关节炎多为多发
   E. 化脓性关节炎常为对称性
8. 有助于骨与关节结核与化脓性骨髓炎的鉴别是(　　)
   A. 细菌学检查及病理学检查
   B. 化脓性骨髓炎好发于干骺端
   C. 化脓性骨髓炎多高热而骨结核多低热
   D. 化脓性骨髓炎多为多发
   E. 化脓性骨髓炎常为对称性
9. 椎体中心型结核与椎体肿瘤的鉴别是(　　)
   A. 椎体肿瘤常早期侵犯椎间盘
   B. 椎体肿瘤常早期椎间隙变窄
   C. 椎体肿瘤常早期椎间隙消失
   D. 术后病理检查可确诊
   E. 椎体结核血沉快
10. 骨与关节结核的治疗不正确的是(　　)
   A. 全身治疗　　B. 单联抗痨
   C. 局部制动　　D. 局部用药
   E. 手术治疗
11. 骨与关节结核单纯应用抗痨药物治疗，下面说法不正确的是(　　)
   A. 疗程长
   B. 对较大死骨疗效不显著
   C. 对全关节结核疗效不显著
   D. 对脊柱结构疗效显著
   E. 复发率高
12. 骨与关节结核的手术治疗适应证除外(　　)
   A. 明显死骨
   B. 不易自行吸收的大脓肿
   C. 窦道流脓经久不愈
   D. 脊柱结核
   E. 合并严重肺结核
13. 骨与关节结核的手术治疗绝对禁忌证有(　　)
   A. 年龄过小
   B. 患者有全身中毒症状
   C. 窦道流脓经久不愈
   D. 脊柱结核
   E. 合并肺结核
14. 骨与关节结核的手术治疗前，术前准备工作不正确的是(　　)
   A. 至少术前抗痨两周
   B. 纠正贫血及低蛋白血症
   C. 先控制混合感染再行病灶清除术
   D. 增强术前体力
   E. 先治愈肺结核再行病灶清除术
15. 骨与关节结核的手术治疗前，术后注意(　　)
   A. 稳定血压
   B. 继续抗痨
   C. 痰多者应行胸腔穿刺
   D. 鼓励咳嗽、定时翻身
   E. 术后应用广谱抗生素
16. 怀疑椎间隙感染患者摄X线片检查的最佳时间是从发病起(　　)
   A. 1周　　B. 2周
   C. 3周　　D. 1个月
   E. 立即
17. 脊柱结核易发生在脊柱的哪一结构(　　)
   A. 横突　　B. 椎体
   C. 棘突　　D. 关节突
   E. 椎板
18. 下面哪一项不会出现在脊柱结核患者中(　　)
   A. 椎体楔形变　　B. 椎旁脓肿
   C. 流注脓肿　　D. 拾物实验阳性
   E. 直腿抬高实验阳性

四、简答题：

1. 骨关节结核的临床治愈标准是什么？
2. 简述骨关节结核的主要治疗方法是什么？
3. 晚期骨关节结核常发生的并发症有哪些？
4. 脊柱结核的椎间隙改变是什么，其形成的原因是什么？
5. 简述脊柱不同节段冷脓肿的部位。

五、问答题：

1. 试述骨关节结核病灶清除术的适应证？
2. 脊柱结核的临床表现是什么，应与哪些疾病鉴别？

复习题参考答案

一、名词解释

1. 冷脓肿　结核脓肿局限于病灶附近,一般没有红、热,故称冷脓肿或寒性脓肿
2. 骨关节结核　是由于结核菌在骨关节内生长繁殖,并破坏骨关节正常组织结构而形成的一种慢性疾病。
3. 全关节结核　指结核菌侵犯关节滑膜、软骨、骨组织,使关节破坏严重、关节功能丧失,为关节结核的晚期病理类型。

二、填空题

1. 中心型, 边缘型
2. 胸椎, 腰椎
3. 咽后壁脓肿,椎体旁脓肿,腰大肌脓肿
4. 儿童青少年 脊柱
5. 腰椎,颈椎和骶尾段

三、单项选择题

1. A　2. E　3. D　4. C　5. C　6. E　7. B　8. A　9. D　10. B　11. D　12. E　13. A　14. E　15. C　16. D　17. B　18. E

四、简答题

略

五、问答题

略

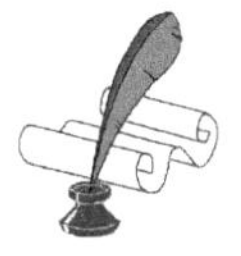

第九章　非化脓性关节炎

案例 2-9-1

患者,女,67 岁,汉族、退休工人。因“双膝关节疼痛,活动受限 10 年,加重 2 年”入院。患者 10 年前无明显诱因出现双膝疼痛,当行走过多,劳动后加重,逐渐有起动困难,蹲起不能,近两年来症状逐渐加重,休息时亦有疼痛。

体格检查:T 36.4℃,P 84 次/分,R 18 次/分,BP 135/80mmHg。神志清,精神可,查体合作,对答切题。双膝部膝内翻畸形,双膝内外侧间隙压痛,以右膝内侧为甚,髌骨摩擦试验阳性,右膝浮髌征阳性,双膝屈伸活动受限,右膝 15°(伸) 至 90°(屈),左膝 0°(伸)至 100°(屈)。辅助检查 X 线片示“双膝关节间隙变窄,以内侧为甚,关节边缘有骨赘形成”。

问题

◆该患者目前诊断考虑什么?

◆需与哪些疾病相鉴别?

◆采取的治疗方案有哪些?

参考答案和提示

◆根据患者年龄、典型症状及体征、X 线片表现诊断为“双膝骨性关节炎”。因患者双膝疼痛,活动受限,体征有双膝内翻畸形,关节间隙压痛,髌骨摩擦试验阳性,右膝浮髌征阳性,双膝屈伸活动受限,右膝 15°(伸)至 90°(屈),左膝 0°至(伸)100°(屈)。辅助检查 X 线片示“双膝关节间隙变窄,以内侧为甚,关节边缘有骨赘形成”。

◆膝关节骨性关节炎应与类风湿性关节炎相鉴别。类风湿性关节炎是一种非特异性炎症,表现为多发性和对称性、慢性关节炎,其特点是关节疼痛和肿胀,反复发作,逐渐导致关节破坏强直和畸形,是全身结缔组织病症的局部表现,发病以 20~45 岁多见,女性多见。一般缓慢发病,早期以乏力,全身肌肉痛,低热等全身症状,局部以僵硬,晨起明显,主动被动活动均受限。一般以双侧、对称性,近侧指间关节常见。实验室检查:Hb 降低,WBC 正常或降低,类风湿因子阳性,ESR 升高,血清 IgG、IgA、IgM 增高。X 线示“早期关节周围软组织肿大影,关节间隙增宽,骨质疏松,后有软骨下骨有囊腔形成,间隙变窄,消失,最终有强直”。

◆因患者年龄较大,已有关节畸形,生活不能自理,X 线片示有明显狭窄及骨赘形成,故可考虑行“全膝人工关节表面置换术”。

临床思维:骨关节炎

骨关节炎(osteoarthritis)是一种常见的慢性关节疾病。其主要病变是关节软骨的退行性变和继发性骨质增生。

【临床表现】

1. 多见于中老年女性　好发于负重较大的膝关节、髋关节、脊柱及手指关节等部位,该病也称为骨关节病,退行性关节炎。

2. 主要症状为疼痛　活动时疼痛加剧,休息后好转,随后有“休息痛”,关节屈伸活动受限。

3. 体征　关节肿胀,可有浮髌试验阳性,活动时有响声,关节周围肌肉痉挛和萎缩,严重时出现关节畸形如膝内翻。

4. X 线早期无变化　晚期关节间隙狭窄,关节表现不平整,边缘骨赘形成,软骨下骨硬化和囊腔形成。

【治疗】

1. 一般疗法　注意保护关节,避免过度负重活动或损伤,可采取适当的康复治疗,如游泳等。肥胖患者,减肥有一定效果。严重时应卧床休息,支具固定,防止畸形。物理疗法可以缓解疼痛。

2. 药物治疗　活血化瘀中药内服及外用,可缓解症状,非甾体抗炎镇痛药可缓解症状,关节腔注射透明质酸钠起到润滑关节,保护软骨的作用。

3. 手术疗法　对于早期患者可行关节清理术,在关节镜下清除关节内炎性因子、游离体和增生滑膜。晚期出现畸形和持续疼痛,生活不能自理时,可行截骨术及人工关节置换术。

思考题

1. 骨关节炎临床表现特点有哪些?
2. 骨关节炎患者治疗方法有哪些?

复习题

一、名词解释

1. 骨性关节炎
2. 继发行关节炎
3. Heberden nodes

二、填空题

1. 在晚期关节炎患者的X线片上,可特征性地见到关节间隙________,在关节边缘则可见到________。
2. 骨性关节炎可分为____________性和________性。
3. 骨性关节炎的治疗包括__________,________,________,________。
4. 骨性关节炎的初始病理改变发生于________
5. 类风湿性骨性关节炎较为特异的临床化验检查指标为________阳性。

三、选择题

【A型题】

1. 关于骨关节炎,下列哪项不正确(　　)
   A. 主要病变是关节软骨的退行性变和继发性骨质增生
   B. 多见于中老年人
   C. 女性多于男性
   D. 可长期使用皮质激素类药物进行关节内注射
   E. 原发性骨关节炎多见于50岁以上的肥胖者
2. 下列哪项不是原发性骨关节炎的发病原因(　　)
   A. 软骨营养代谢异常
   B. 应力平衡失调
   C. 广泛的滑膜增生
   D. 酶对软骨基质的异常降解作用
   E. 累积性微小创伤
3. 骨关节炎的主要症状是(　　)
   A. 关节活动受限
   B. 关节疼痛
   C. 关节活动时有弹响
   D. 关节肿胀
   E. 关节活动时有摩擦感
4. 骨性关节炎的临床表现错误的是(　　)
   A. 疼痛　　B. 晨僵
   C. 肿胀　　D. 积液
   E. 发热
5. 骨性关节炎的治疗措施不包括(　　)
   A. 休息
   B. 口服非甾体类药物
   C. 中药治疗
   D. 关节内注射皮质激素
   E. 关节置换
6. 类风湿性关节炎受累关节次序为(　　)
   A. 髋关节-肩关节-膝关节-腕关节
   B. 手关节-髋关节-腕关节-足关节
   C. 膝关节-肘关节-肩关节-手关节
   D. 手关节-腕关节-膝关节-髋关节
   E. 肩关节-肘关节-腕关节-手关节
7. 1987年美国风湿病协会修订的类风湿性关节炎的诊断标准有几项(　　)

A. 5 项　　B. 6 项
C. 7 项　　D. 8 项
E. 10 项

8. 类风湿性关节炎好发年龄是(　　)
A. 15~20 岁　　B. 20~45 岁
C. 25~50 岁　　D. 30~55 岁
E. 35~60 岁

【X 型题】

9. 下列哪些是骨关节的治疗方法(　　)
A. 注意保护关节,避免过度负重活动或损伤
B. 非甾体类抗炎镇痛药物
C. 关节内注射透明质酸钠
D. 人工关节置换
E. 活血化瘀中草药内服以及外部热敷,熏洗,浸泡

10. 关于骨关节炎患者的临床表现,下列哪些是不正确的(　　)
A. 初期轻微钝痛,并不严重,以后逐渐加剧
B. X 线片早期关节间隙狭窄
C. 膝关节浮髌试验阳性
D. Thomas 征阳性
E. 关节交锁征阳性

四、简答题

1. 产生继发性骨关节炎的原因是什么?
2. 骨性关节炎的病理及 X 线改变是什么?
3. 如何预防骨性关节炎的发生
4. 类风湿性关节炎的 X 线改变是什么?

五、问答题

1. 试述骨关节炎患者的治疗原则。
2. 类风湿性关节炎的诊断依据。

复习参考答案

一、名词解释

1. 骨性关节炎　是一种常见于中老年的慢性关节炎,其基本病变是进行性关节软骨消失和关节边缘及软骨下骨质退行性改变,伴有轻度的炎症反应,也称为退行性骨关节炎,骨关节病等。
2. 继发性关节炎　是指创伤、畸形和疾病造成软骨的损害,从而导致日后的骨关节炎。
3. Heberden nodes　骨性关节炎出现远侧指关节骨性膨大的典型结节样改变。

二、填空题

1. 狭窄、骨赘
2. 原发性　继发性
3. 全身疗法, 药物疗法, 体育疗法, 手术疗法
4. 关节软骨
5. 类风湿因子

三、选择题

【A 型题】

1. D　2. C　3. B　4. E　5. D　6. D　7. D　8. B

【X 型题】

9. ABCDE　10. BD

四、简答题

略

五、问答题

略

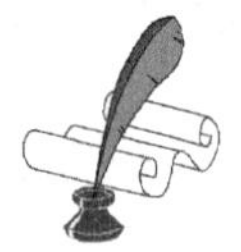

第十章　先天性髋关节脱位

案例 2-10-1

患者,女,出生后3个月。"发现双下肢不等长,左髋部活动受限一月。"患儿为足月顺产婴儿,出生后母乳喂养。于一月前在给患儿洗澡时偶然发现患儿双下肢不等长,左髋部活动不灵活而且活动较右侧减少,拉动左下肢时,偶尔可听到弹响声。曾到附近医院求治,给予按摩等治疗后,活动无明显好转,随来医院救治。患儿为足月顺产婴儿,按时添加辅食,病程中无拒食,夜啼,夜间发热史,否认高热,寒战,意识不清史。否认体重不增,大小便规律改变史。

入院查体:患儿神情,发育良好,五官端正,对声音反应存在,心脏、肺腹部检查未见明显异常。专科检查:患儿会阴部增宽,两侧大腿内侧皮肤皱折不对称,左侧皮皱加深增多,双髋大转子部皮肤无红肿、溃烂及窦道形成,双大转子无叩击痛,左侧髋关节活动轻度受陷,左侧下肢较右侧缩短 3cm,肌张力正常。

实验室检查:血常规示正常。血沉:25mm/h。

问题

◆最可能的诊断是什么?

◆还需要进行哪些临床体检及辅助检查?

◆该患儿应该如何治疗?

参考答案和提示

◆最可能的诊断　先天性髋关节脱位。

◆还需要进行哪些临床体检及辅助检查?

1. 髋关节屈曲外展试验。
2. Allis 征。
3. Ortolani 及 Barlow 试验。
4. B 超。
5. X 线检查。

◆治疗　带蹬吊带法。

案例 2-10-2

患者,女,3 岁。"发现双下肢不等长,左髋部活动受限 2 年余。"患儿为足月顺产婴儿,出生后母乳喂养。于 2 年余前在偶然发现患儿双下肢不等长,左髋部活动不灵活而且活动较右侧减少,行走时呈鸭子步态。曾到附近医院求治,给予按摩等治疗后,活动无明显好转,随来医院救治。患儿为足月顺产婴儿,病程中无拒食,夜啼,夜间发热史,否认高热,寒战,意识不清史。否认体重不增,大小便规律改变史。

入院查体:患儿神情,发育良好,五官端正,心脏、肺腹部检查未见明显异常。专科检查:患儿会阴部增宽,两侧大腿内侧皮肤皱折不对称,左侧皮皱加深增多,双髋大转子部皮肤无红肿、溃烂及窦道形成,双大转子无叩击痛,左侧髋关节活动轻度受限,左侧下肢较右侧缩短 4cm,肌张力正常。

实验室检查:血常规示正常。血沉:25mm/h。

问题

◆最可能的诊断是什么?

◆还需要进行哪些临床体检及辅助检查?

◆该患儿应该如何治疗?

参考答案和提示

◆最可能的诊断 先天性髋关节脱位。

◆还需要进行哪些临床体检及辅助检查。

1. 髋关节屈曲外展试验。

2. Allis 征。

3. Ortolani 及 Barlow 试验。

4. B 超。

5. X 线检查。

◆治疗 手法复位,带蹬吊带法。

临床思维:先天性髋关节脱位

先天性髋关节脱位(congenital dislocation of the hip CDH)又称为发育性髋关节脱位(Developmental Dysplasia of the Hip, DDH)。先天性髋关节脱位是小儿比较最常见的先天性畸形之一,以后脱位为多见,出生时即已存在,病变累及髋臼、股骨头、关节囊、韧带和附近的肌肉,导致关节松弛,半脱位或脱位。本病因不同的种族、地区而发病情况不同。多见于中欧及南欧,患者多为女性,男女之比为 1∶6,10% 病例有家族史,以单侧者为多,左侧者多于右侧。

【病因】 尚不清楚,有三种学说:①遗传因素;②发育异常;③子宫内损伤学说。

【病理】 本病患者的髋臼发育程度差异很大。若股骨头长期脱位,髋臼内无股骨头的冲击作用,缺乏正常的生长刺激,因此发育异常,空臼内每有大量脂肪纤维组织充填,这些可阻碍脱位的整复。股骨头脱出髋臼,因缺乏正常的生长刺激,骨骺的出现较晚,骺的形态也不规则,且向股骨颈的前方转移。股骨颈与股骨干间所形成的前倾角增加,最大可达 90%,随股骨头的移位,关节囊被拉长,会妨碍股骨头复位。主要的病理变化随年龄的不同而不同,可以分为站立前期及脱位期。

【症状】 因脱位的程度和方向而异。半脱位期症状不明显,单侧脱位者,其两大腿内侧或臀部皮肤皱襞不对称,患侧皱襞加深或数目增多,患侧内收肌紧张,患肢外展受限。可听到奥尔托拉尼氏咔嗒音(大腿外展屈曲时听到咔嗒音,因股骨头在髋臼缘滑动而引起)。可凭 X 线片做出诊断。

全脱位者症状明显,外观上患肢较短。单侧全脱位者,走路时若患侧着地,则身体向患侧倾斜。两侧脱位者,行走时身体向两侧交互倾斜,步态如鸭行。两侧大腿与臀部的皮肤皱襞不对称,患侧内收肌紧张,患腿外展受限,髋臼空虚,髂骨翼的前或后方可摸到脱位的股骨头,会阴部变宽。特伦德伦堡氏征(患者裸身直立,背向检查者,正常人提起一足时,支持体重的肢体侧骨盆抬高,而在先天性髋脱位,由于臀中肌软弱或麻痹,抬起健侧足时,体重由患侧支持,患侧骨盆不是抬高,而是下沉)阳性(图 10-1)。双侧后方脱位的患者直立时,骨盆前倾、臀部后突,腰椎前突明显,腰背部凹陷(图 10-2)。奥尔托拉尼氏试验阳性。X 线片有助于确定诊断。

【体格检查】

1. 关节活动受限 在儿童期先天性髋脱位通常是以无痛和关节活动不受限为其特点。然而在婴儿和新生儿期则恰恰相反,有暂时性关节功能障碍,呈某种固定姿势。典型症状主诉为患儿肢体呈屈曲状不敢伸直,活动较健侧差,无力,牵拉下肢时则可伸直,但松手后又呈屈曲,少数婴儿下肢呈外旋位,外展位或两下肢呈交叉位,甚至髋关节完全呈僵直状态,少数患儿在牵拉下肢时有哭吵。

2. 肢体缩短 单侧髋关节脱位常见患侧肢体缩短。

3. 其他常见症状有大阴唇不对称,臀部、大腿内侧或腘窝的皮肤皱折加多,加深或不对称,会阴部加宽,有时可在牵动患肢时有"弹响声"或弹跳感。

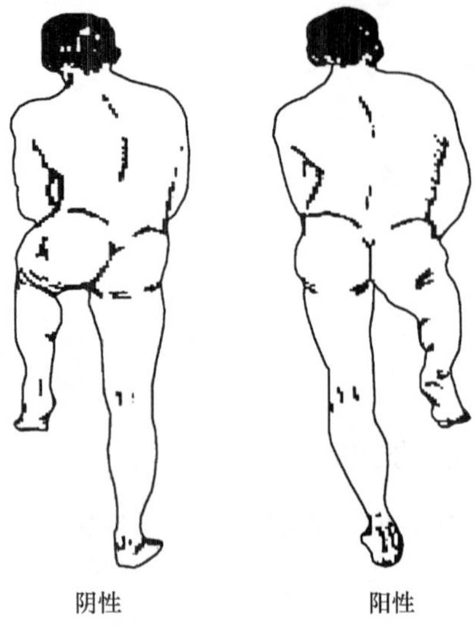

图 10-1　特伦德伦堡征

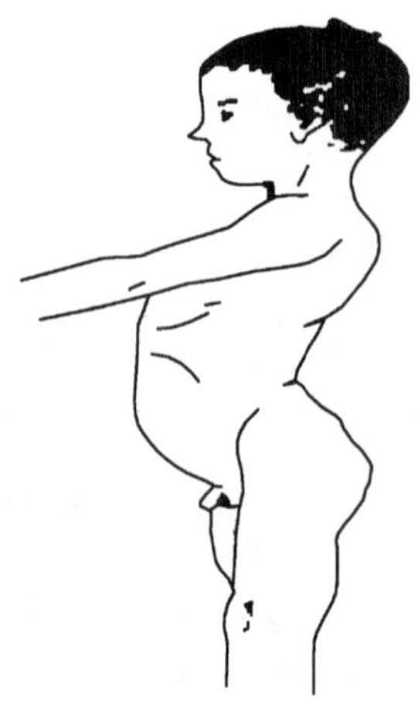

图 10-2　先天性双侧髋关节脱位患者的站立姿势(侧位)

4. 婴儿出生后 2~3 个月内,股骨头骨骺骨化中心尚未出现,X 线检查乃依靠股骨颈的干近侧端与髋臼关系来测量。骨化中心出现后,摄片包括双侧髋关节的骨盆片可以确定诊断,摄片时将双下肢并拢,将患肢上推和下拉住各摄一片对比测量,则变化更明显可靠。测量方法有以下几种:

(1) 髋臼指数:此角说明髋臼之斜度亦是髋臼发育程度(图 10-3)。出生时髋臼指数为 25.8°~29.4°,6 个月婴儿在 19.4°~23.4°(Caffey 1956)。2 岁以上者在 20°以内。在诊断上不能单看髋臼指数一项。但大于正常值者说明臼顶倾斜度增加,为髋臼发育不良。

(2) Shenton 线:正常骨盆 X 线中耻骨下缘之弧形线与股骨颈内侧之弧形可以连成一条完整的弧度称作兴登线。凡有髋脱位,半脱位病例中,此线完整性消失。

(3) 关节造影:一般情况之下很少有必要进行关节造影来明确诊断,但是在某些情况下需要明确盘状软骨、关节囊狭窄、复位失败原因时,造影术偶有必要。

(4) 中心边缘角(CE 角):随访病例时常需测定股骨头进入髋臼的程度,此角正常范围为 20°~46°,平均 35°;15°~19°为可疑;少于 15°,甚至负角,表示股骨头外移,为脱位或半脱位(图 10-4)。

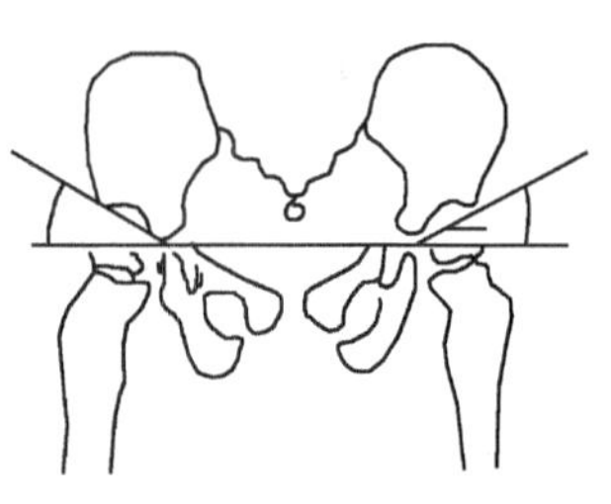

图 10-3　髋臼指数测量法

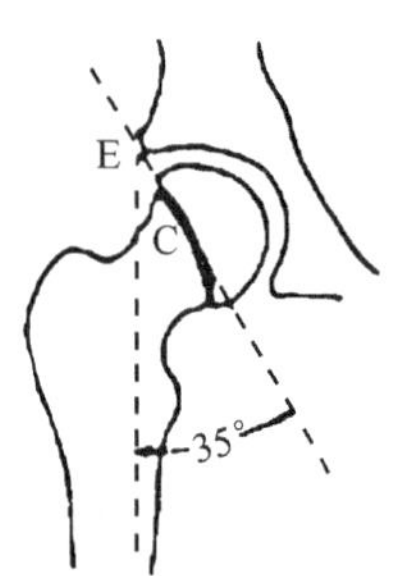

图 10-4　边缘中心角测量法

【疾病的诊断】　主要依靠体征和 X 线检查和测量。新生儿的检查亦注意下列的各点：

1. 外观与皮纹　多发性畸形伴有髋脱位时，检查者往往发现大腿与小腿的比例不相称，大腿短而粗，小腿却细长，往往臀部宽大，腹股沟皱纹短或不清楚。

2. 加里阿齐征（Galeazzi）　将小孩平卧，两下肢屈膝至 85°～90°之间，两踝放平对称位，发现两膝有高低，称为加氏征。股骨缩短，髋脱位者均出现此征（图 10-5）。

3. 外展试验（Ortolani 征）　将小孩平卧，屈膝、屈髋 90°，医师面向小孩臀部将两手抓住两膝同时外展，正常情况两膝可以放平而触及桌面。但髋脱位中一侧不能到达 90°，往往是 65°～70°之间，内收肌明显隆起，称作外展试验阳性。外展至 75°～80°之间有滑动或跳动感觉，以后却可以更外展至 90°，称为 Ortolani 跳动声，是诊断上一个重要依据。检查中有时候髋臼内外的弹响声，膝关节的半月板跳动声必须分清，不能相互混淆（图 10-6、图 10-7）。

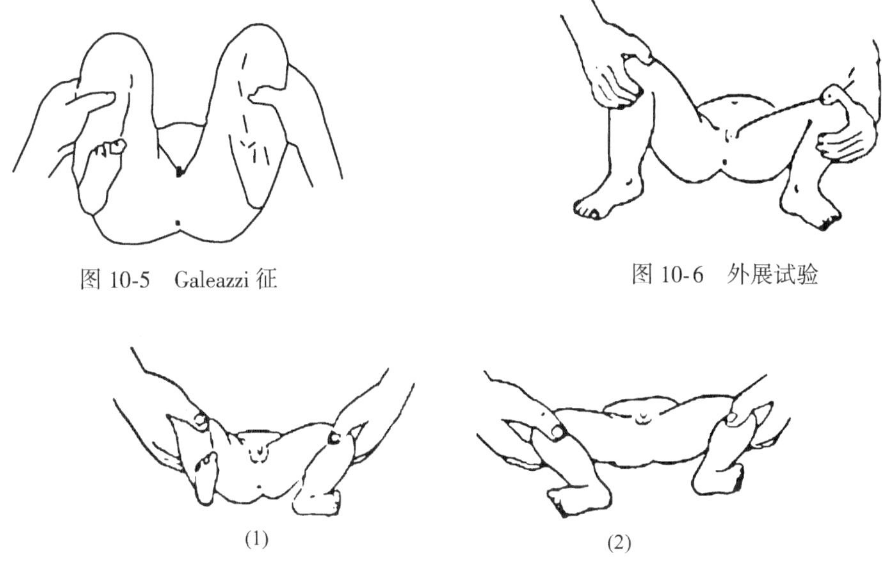

图 10-5　Galeazzi 征

图 10-6　外展试验

图 10-7　Ortolani 试验

4. 巴罗试验（Barlow）　将患肢屈膝使足跟触及臀部。一手握住踝关节以及同侧的大小粗隆，另一手拇指推住耻骨联合另外 4 指抵住骶骨。在外展中途时，大拇指用力可感到股骨头向后脱位，大拇指放松时骨头复入关节。巴罗试验阳性说明关节松弛容易脱位但并不是髋脱位（图 10-8）。

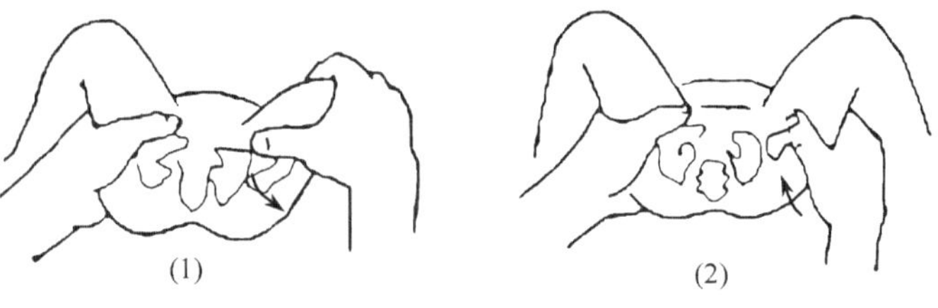

图 10-8　Barlow 试验

（1）拇指加压，软骨头脱位；（2）解除拇指压力，软骨头自行复位

5. 跛形步态　小孩走路当患肢在负重期（stance phase）时骨盆有下垂，晃动，不能上升；在摆动期（swing phase）时却不明显。此类检查一般在小孩行走之后才能明确诊断，最早约 2 足岁以上，但治疗时就比较晚了。两侧髋脱位患孩在行走中骨盆两侧撮动非常明显，常称作鸭步摇摆

姿态。

6. 单足站立试验(Trendelenurg 征) 小孩站立,当健侧单腿站立,患腿上举,骨盆同侧向上升高。相反,当患肢单腿站立时,因患侧股骨头不在髋臼内,加上臀肌萎缩,髋关节不稳,致使骨盆向下垂。

【治疗】

对先天性髋关节脱位的治疗应强调早期诊断,婴儿期的治疗效果最佳,年龄越大效果越差。

1. 出生至1岁以内, 不需牵引和麻醉,可用屈曲双髋至90°而后逐步外展,将拇指置于大粗隆处向前内方推压即可使其复位,如复位成功,用带蹬吊带固定于髋关节屈曲90°,外展70°,固定时间为6~9月。其他可以选择的有外展尿枕、Begg 塑料支架、Barlow 支架和 Rosen 支架和 Pavlik 支架等。

2. 1~3岁 轻型患儿 使用带蹬吊带法,使用4~6周不能复位者,行手法整复,“人字位石膏”固定。

3. 4岁以上该组患儿脱位时间长,软组织挛缩更为明显,髋臼发育更差,往往小而浅,而且臼底有大量脂肪纤维组织存在,手法复位极为困难,因而绝大多数需做切开复位。

骨盆截骨术(Salter 手术):手术前必须要有良好的复位,如手法复位有困难,手术时还须行切开复位,而后进行骨盆截骨,手术中必须将下截骨片向前下方拉,以增加股骨头的覆盖面和髋关节的稳定性(图10-9)。

4. 成人 骨盆截骨造架术(Chiari 手术) 这种手术必须在牵引床上进行,并配有X线监视,定位要正确,关节囊的附着点要辨认清楚、手术中有时会损伤坐骨神经,手术中的污染机会亦多,因而目前采用这种方法比较少(图10-10)。

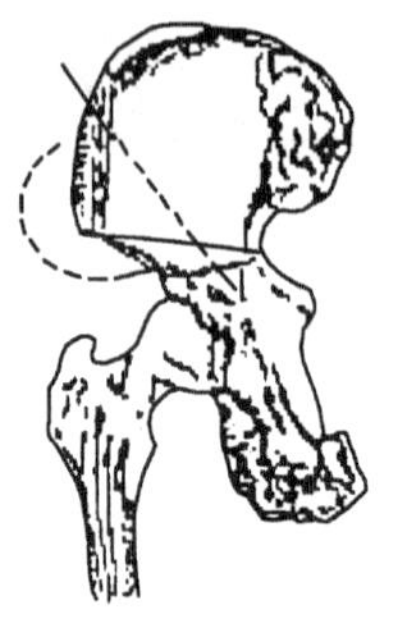

图10-9 Salter 手术

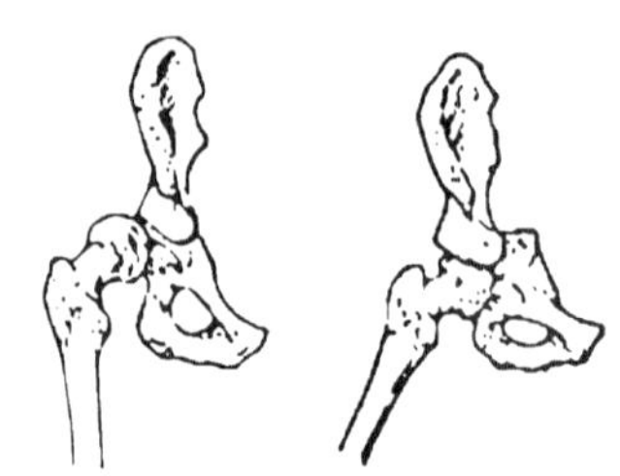

图10-10 Chiari 手术

【并发症】 先天性髋关节脱位,治疗后出现的并发症大多与手法粗暴、牵引不够,手术指征未掌握,未弄清阻碍复位因素和固定不当等原因所致。多数可以避免。常见并发症有:

1. 再脱位 常因阻碍复位因素未消除。X线出现假象,换石膏时不小心,前倾角过大或髋臼发育不良,因而即使复位后,还是较易再脱位。

2. 股骨头缺血性坏死这类并发症主要是由于手法粗暴或手术创伤过大,损伤了股骨头的血供;固定时强力极度外展;复位前牵引不够或内收肌、髂腰肌未松解,复位后股骨头受压过度及还有一些原因不明。

3. 髋关节骨性关节病是晚期的并发症,一般在年龄较大患儿手术后,待到成年后往往较难避免有此类并发症出现。

4. 股骨头骨骺分离,股骨上段骨折,坐骨神经损伤等,这些均为牵引不足,复位时使用暴力或麻醉太浅等原因引起,一般均可避免。

思　考　题

1. 试述先天性髋关节脱位的病理分期。
2. 简述髋关节脱位的治疗原则。
3. 试述先天性髋关节脱位的诊断方法。

复　习　题

一、名词解释

1. 先天性髋关节脱位
2. Trendelenurg 征
3. Ortolani 征

二、填空题

1. 先天性髋关节脱位的病因：________，________，________。
2. 最早发现先天性髋关节脱位的检查方法是________。
3. 治疗 0~1 岁的先天性髋关节脱位的正确方法是________，________，________。
4. 治疗 1~3 岁的先天性髋关节脱位的正确方法是________。
5. 先天性髋关节脱位的病理改变主要发生在________、________、________。

三、单项选择题

1. 有关站立前期先天性髋关节脱位的描述，下列哪项是错误的(　　)
   A. 患儿的会阴部增宽
   B. 患者髋关节活动受限
   C. 肢体缩短
   D. Ortolani 征阳性
   E. Galeazzi 征阴性
2. 最早发现先天性髋关节脱位的检查方法是(　　)
   A. 观察跛行步态或摇摆(鸭行步态)
   B. Trendelerburg 征
   C. 双髋 X 线摄片测定髋臼角和股骨头位置
   D. Ortolani 征(髋关节稳定试验)
   E. 观察臀皱襞加深并上移
3. 先天性髋关节脱位的病理改变主要发生在(　　)
   A. 髋部的肌肉、韧带
   B. 髋臼、股骨头、颈和关节囊
   C. 髋部的神经、血管
   D. 骨盆
   E. 脊柱
4. 治疗 1~3 岁的先天性髋关节脱位应采用(　　)
   A. 切开复位或 Salter 骨盆截骨术
   B. 将两髋长期地保持在外展位，保证股骨头复位，使关节稳定
   C. 胫骨结节骨牵引
   D. 手法复位和石膏固定
   E. Chiari 骨盆内移截骨术
5. 治疗 4~8 岁的先天性髋关节脱位应采用(　　)
   A. 切开复位或 Salter 骨盆截骨术
   B. 将两髋长期地保持在外展位，保证股骨头复位，使关节稳定
   C. 胫骨结节骨牵引
   D. 手法复位和石膏固定
   E. Chiari 骨盆内移截骨术
6. 单足站立试验，阳性，表现为(　　)
   A. 对侧骨盆抬起　　B. 对侧骨盆下沉
   C. 双侧骨盆抬起　　D. 双侧骨盆下沉
   E. 脊柱倾斜
7. 有关发育性髋关节脱位的描述，下列哪项是错误的(　　)
   A. 患儿的会阴部增宽
   B. 患者髋关节活动受限
   C. 肢体缩短
   D. Ortolani 阳性
   E. 男孩比女孩多见

四、简答题

1. 试述先天性髋关节脱位的病理分期
2. 简述髋关节脱位的治疗原则
3. 先天性髋关节脱位的诊断方法。

五、问答题

1. 髋关节脱位的治疗原则是什么？

2. 如何诊断先天性髋关节脱位。

复习题参考答案

一、名词解释

1. 先天性髋关节脱位　先天性髋关节脱位,又称为发育性髋关节脱位,是小儿比较最常见的先天性畸形之一,以后脱位为多见,出生时即已存在,病变累及髋臼、股骨头、关节囊、韧带和附近的肌肉,导致关节松弛,半脱位或脱位。
2. Trendelenurg 征　见于先天性髋关节脱位,当小孩站立,当健侧单腿站立,患腿上举,骨盆同侧向上升高。相反,当患肢单腿站立时,因患侧股骨头不在髋臼内,加上臀肌萎缩,髋关节不稳,致使骨盆向下垂。
3. Ortolani 征　Ortolani 征又称为外展试验。将小孩平卧,屈膝、屈髋 90°,医师面向小孩臀部将两手抓住两膝同时外展,正常情况两膝可以放平而触及桌面。但髋脱位中一侧不能到达 90°,往往是 65°~70°之间,内收肌明显隆起,称作外展试验阳性。有外展至 75°~80°之间有滑动或跳动感觉,以后却可以更外展至 90°,称为 Ortolani 跳动声,是诊断先天性髋关节脱位的一个重要依据。

二、填空题

1. 遗传因素　发育异常　子宫内损伤学说
2. Ortolani 征(髋关节稳定试验)
3. 将两髋长期地保持在外展位　保证股骨头复位　使关节稳定
4. 手法复位和石膏固定
5. 髋臼　股骨头　颈和关节囊

三、单项选择题

1. E　2. D　3. B　4. D　5. A　6. B　7. E

四、简答题

略

五、问答题

略

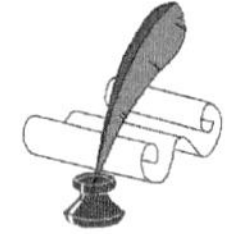

第十一章 骨 肿 瘤

第一节 骨软骨瘤

案例 2-11-1

患者,男,12 岁,因发现右小腿上段肿物 7 个月入院。患者 7 个月前发现右小腿上段内侧有一小肿物,无疼痛,无外伤史,膝关节活动正常。以后肿物逐渐增大,感疼痛不适,无畏寒、发热。患者为进一步诊治,收住我科。发病以来,饮食、睡眠正常,患者二便正常。既往体健,否认肝炎、结核等传染病史,否认青霉素和其他药物过敏史,否认其他手术、外伤史,正常行预防接种。

体格检查:T 37.2℃,P 86 次/分,R 23 次/分,BP 110/80mmHg。一般状况尚可,发育正常,营养中等,面容安静,查体合作。全身皮肤、黏膜无黄染,浅表淋巴结未触及肿大。头颅外观无畸形,颈部无强直,气管居中。心、肺未见明显异常。腹部外观无异常,无压痛。肛门、外生殖器无异常,脊柱、四肢见专科检查,生理反射存在,病理反射未引出。

专科检查:右胫骨近端内侧缘有一质硬肿块,无色素沉着,无静脉曲张,边界较清楚,表面较光滑,有轻度压痛,无活动度,局部皮温正常、右膝关节活动正常。身体其他部位未见异常。

辅助检查:血常规:RBC 6.7×10^{12}/L ,WBC 8.7×10^{9}/L ,PLT 300×10^{9}/L。血生化:碱性磷酸酶位于正常范围。X 线检查:右胫骨近侧干骺端内侧缘有一骨性突起,与胫骨宽基底相连,向胫骨的远端生长。

问题

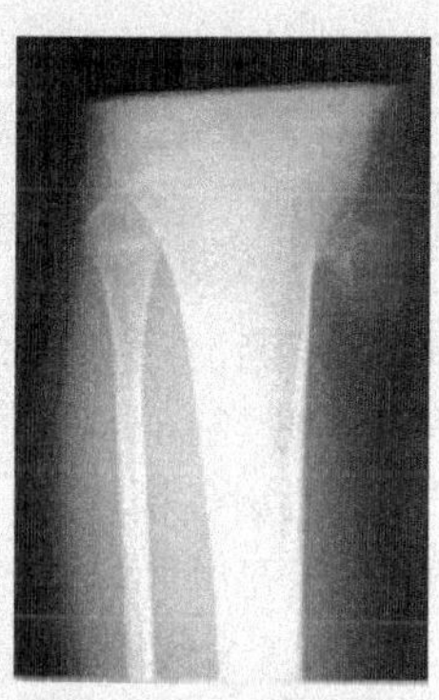

◆最可能的诊断?

◆诊断依据有哪些?

◆请描述该病变的病理变化。

◆鉴别诊断?

◆治疗方案?

参考答案和提示

◆诊断　右胫骨骨软骨瘤。

◆诊断依据

1. 本例患者为青少年男性,年龄 12 岁,属于骨软骨瘤的好发年龄。

2. 发病部位为胫骨近侧干骺端,属于骨软骨瘤的好发部位。

3. 7 个月前发现肿物,无疼痛,无外伤史,膝关节活动正常。以后肿物逐渐增大,感疼痛不适,无畏寒、发热。右胫骨近端内侧缘有一质硬肿块,无色素沉着,无静脉曲张,边界较清楚,表面较光滑,有轻度压痛,无活动度,局部皮温正常、右膝关节活动正常。

4. 辅助检查　血常规、血生化,碱性磷酸酶位于正常范围,X 线检查右胫骨近侧干骺端内侧缘有一骨性突起,与胫骨宽基相连,向胫骨的远端生长,偏离最近骺板的方向生长,与邻近肌肉牵引的方向一致。

◆鉴别诊断

1. 软骨瘤　软骨瘤好发于手和足的管状骨。位于骨干中心者为内生软骨瘤,偏心向外突出者为骨膜下软骨瘤,但较少见。症状以无痛性肿胀较多,内生软骨瘤显示髓腔内有椭圆形透亮点,呈溶骨性破坏,皮质变薄无膨胀,溶骨区内有间隔或斑点状钙化影。骨膜下软骨瘤在一侧皮质形成凹性缺损,并可有钙化影。

2. 骨巨细胞瘤 骨巨细胞瘤好发于长管状骨的骨端。患者多为20~40岁的青壮年。患者疼痛、压痛明显,局部肿胀。X线的典型表现为骨巨细胞瘤呈肥皂泡沫样的囊肿样阴影,早期位于长骨骨端的一侧,逐渐向中心扩张,最后整个骨端和部分干骺端发生破坏,并向周围扩张,但肿瘤极少穿透关节软骨面。

◆治疗 一般不需治疗,若肿瘤过大,生长较快,或影响功能,应考虑作切除术,切除范围应较广,要包括肿瘤基底四周部分正常骨组织,以免遗漏,引起复发。

临床思维:骨肿瘤

多数骨肿瘤的诊断较为复杂,有时存在一定的困难,因为不同骨肿瘤可有相近似的表现,良性骨肿瘤可发生恶变;有些骨肿瘤组织学检查显示分化良性,但临床上表现为高度恶性,常常早期出现肺转移。还有一些病变的临床,X线或病理表现与骨肿瘤相似。一般来说,骨肿瘤的诊断必须强调临床,X线表现及病理三结合,综合分析,才能做出正确诊断。在诊断过程中,应注意区分几个问题:①骨肿瘤与非骨肿瘤病性变;②良性骨肿瘤与恶性骨肿瘤;③原发性骨肿瘤与转移性骨肿瘤。

【临床表现】

1. 疼痛是骨肿瘤的一个主要症状,休息后不能缓解,由于外界刺激减少而夜间疼痛加重,尤其是恶性骨肿瘤夜间痛,静止痛更明显,是与创伤及炎症疾病造成的疼痛的主要区别。

2. 肿块 往往表现在肢体或躯干的异常隆起,需注意肿块部位、大小、局部温度、质地、边界、有无压痛、表面性质、活动度及其生长速度。

3. 年龄分布 骨肿瘤的年龄分布有一定的规律。人群中因恶性肿瘤死亡者有两个年龄的高峰。一个为15至20岁,另一个为50至75岁,第一个高峰大多为原发性恶性肿瘤,如6个月婴儿恶性骨肿瘤几乎全为神经母细胞瘤。尤文肉瘤(Ewing's sarcoma)多发生在儿童,成骨肉瘤多发生在青少年,淋巴瘤及其他小圆细胞瘤、骨巨细胞瘤等多发生在20~40岁,多发性骨髓瘤及转移性肿瘤大多为50岁以上的患者。

4. 部位特征 某些骨肿瘤有比较特定的好发部位。如骨巨细胞瘤好发于长骨的骨端,骨肉瘤好发于长骨的干骺端,尤文肉瘤好发于长骨的骨干中段,骨软骨瘤好发于长骨的干骺端,骨囊肿好发于长骨的干骺端但不超过骺板,软骨瘤好发于四肢短状骨。

【放射线检查】 X线检查对明确骨肿瘤性质、种类、范围及决定治疗方针都能提供有价值的资料,是骨肿瘤重要的检查方法。

然而X线片仅是骨肿瘤的投影,骨肿瘤的X线表现不恒定,需密切结合临床表现和病理检查,才能做出准确诊断。

良性骨肿瘤形态规则,与周围正常骨组织界限清楚,以硬化边为界,骨皮质因膨胀而变薄,但仍保持完整,无骨膜反应,恶性肿瘤的影像不规则,边缘模糊不清,溶骨现象较明显,骨质破坏,变薄,断裂,缺失,原发性恶性肿瘤常出现骨膜反应,其形状可呈阳光放射状,葱皮样及Codman三角。

X线片可为医生提供有关肿瘤发病过程四个信息:

1. 骨肿瘤的位置 如肿瘤可位于骨骺,也可位于干骨骺端,可位于长骨,也可位于扁平骨,如成年人长骨骨端的肿瘤应考虑为骨巨细胞瘤。

2. 肿瘤对宿主骨的影响 肿瘤与宿主骨间边界有无浸润性是确定病变性质的首要因素,边界清楚者表明肿瘤生长缓慢且浸润性弱。反之,边界模糊者则表明肿瘤浸润性强。

3. 宿主对肿瘤的反应 宿主总是力图消灭肿瘤,将其包裹,形成纤维组织包膜,生长快速的肿瘤可浸润和破坏这种反应性骨包膜,而仅在肿瘤的一端或两端能见到这种包膜的残余,通常表现为Codman三角。

4. 肿瘤组织的密度　骨组织显像中如有任何密度变化,均可怀疑该组织有病变,有些肿瘤为溶骨性病变,如骨巨细胞瘤,而有些为成骨性病变,成骨不规则或为雪花状,如骨肉瘤、软骨肉瘤。发生在骨盆、脊柱等部位的肿瘤,普通 X 线片不能很好地显示时,CT 扫描、B 超、MRI、ECT 等新型显像技术可以帮助判明肿瘤的部位和范围。骨扫描可以在普通 X 线尚未有阳性改变时即显示出原发、继发性骨肿瘤的存在。对可疑者应选择性地做锝 99 等的骨扫描。

【组织学检查】　骨肿瘤最终诊断的完成有赖于组织学检查,通常经常活检术获取组织标本。活检术需要有经验的医生施行,要保证得到有诊断意义的组织。切口设计应照顾到后续手术,最低限度地减少肿瘤细胞的扩散及对邻近正常组织的污染,决不可认为活检术为小手术而轻率从之,取材应避开坏死区,多取几个部位。肿瘤的外围部分多为反应区,有时不足以做出肯定的诊断,但是,病理检查也有其局限性,如疲劳骨折、骨化肌炎容易误诊为骨肉瘤;甲状旁腺功能亢进时的棕色瘤易误诊为巨细胞瘤;软骨来源的肿瘤难以区分良恶性等。

某些肿瘤的诊断中,化验检查有一定的帮助,如成骨肉瘤患者碱性磷酸酶可以增高,多发性骨髓瘤患者可有贫血、尿本-周氏蛋白阳性,棕色瘤患者有血钙、血磷异常等。

【治疗】

1. 良性肿瘤　多以局部刮除植骨或切除为主,如能彻底去除,一般不复发,预后良好。

2. 恶性肿瘤　治疗上尚存在不少困难,尽管近年来采用所谓的综合方法,疗效有所提高,但仍远远不能令人满意,在“挽救生命,最大限度保留肢体功能”的原则下,人们在积极地寻求更有效的方法。

常用方法包括:

1. 手术切除是治疗的主要手段　截肢、关节离断是最常用的方法。但是,由于化疗方法的进步,近年来一些学者开始作瘤段切除(Enbolc resetion)或全股骨切除,用人工假体置换。近期效果较好,但远期效果仍很差。对于恶性程度偏低的肿瘤,如纤维肉瘤,采取保留肢体的“局部广泛切除加功能重建”辅以化疗等措施,是一种可取的方法。至用于尸体关节作为置换材料问题,部分作者认为“愈合满意”,但有些病例出现较大的排异反应,尚需研究克服。

2. 化学治疗分全身化疗、局部化疗　常用的药物有多柔比星及大剂量氨甲蝶呤,但药物的作用选择性不强,肿瘤细胞在分裂周期中不同步,都影响化疗的效果。

3. 局部化疗　包括动脉内持续化疗及区域灌注,其中以区域灌注效果较好,五年生存率得到提高,但达不到完全“化学截除”的作用。

4. 免疫疗法　目前仍停留在非特异性免疫治疗阶段,因肿瘤抗原是一个复杂的问题,还没有理想的特异性免疫疗法。干扰素也在不断扩大应用范围,但其来源有限,还不能广为应用。

5. 放疗方法对骨肿瘤的治疗只能作为一种辅助治疗,目前也有一些改进(如快中子、射频等的作用)。

思　考　题

1. 骨软骨瘤的 X 线表现?
2. 良性骨肿瘤的特点是什么?
3. 恶性骨肿瘤的特点是什么?

第二节　骨巨细胞瘤

案例 2-11-2

患者,男,40 岁,汉族,农民。1998 年 8 月无明显诱因感右小腿上段出现肿块并逐渐增大、疼痛伴肿胀 1 年余入院,疼痛呈间歇发作,劳动后加重,无畏寒、发热,无恶心、呕吐。为进一步诊治,收住我科。发病以来,患者体重减轻约 2kg,睡眠欠佳,饮食欠佳,二便正常。既往体健,否认肝炎、结核等传染病史,否认青霉素和其他药物过敏史,否认其他手术、外伤史,正常行预防接种。

体格检查:T 37.2℃,P 86 次/分,R 23 次/分,BP 110/80mmHg。一般状况尚可,发育正常,营养中等,查体合作。全身皮肤、黏膜无黄染,浅表淋巴结未触及肿大。头颅外观无畸形,颈部无强直,气管居中。心、肺未见明显异常。腹部外观无异常,无压痛。肛门、外生殖器无异常,脊柱、四肢见专科检查,生理反射存在,病理反射未引出。

专科检查:脊柱未见明显畸形,右小腿上段压痛、叩击痛,无反常活动,局部可触及 5cm×3.5cm 的肿块,质硬,按压时有乒乓球样感;右膝关节活动轻度受限。余未见明显异常。

辅助检查　血常规:RBC 6.7×10^{12}/L,WBC 8.7×10^{9}/L, PLT 300×10^{9}/L。血生化:碱性磷酸酶位于正常范围。X 线检查:右胫骨近侧骨端呈溶骨性破坏,偏心性生长。骨皮质变薄,其内有分隔,髌骨下缘病变穿破骨皮质,破坏区有大小不等的骨嵴,边缘清楚,无硬化,无骨膜反应。

问题

◆最可能的诊断?

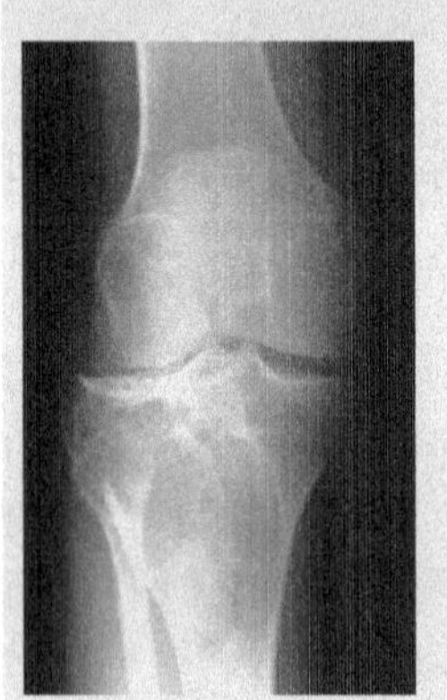

◆诊断依据有哪些?

◆进一步确诊尚需的检查项目?

◆鉴别诊断?

◆治疗方案?

参考答案和提示

◆诊断　右胫骨上段骨巨细胞瘤(giant cell tumorof bone,GCTB)。

◆诊断依据　对骨肿瘤的诊断应重点了解患者的年龄,疼痛发生的部位、持续时间、缓解方式等,同时注意有无其他器官症状,并结合患者的影像学检查、实验室检查。

本例患者为中年男性,年龄 40 岁,属于骨巨细胞瘤的好发年龄,发病部位为右胫骨近侧的骨端,属于骨巨细胞瘤的好发部位。疼痛无明显诱因、呈间歇发作。发病以来,睡眠、饮食欠佳,患者体重减轻约 2kg。X 线片表现:骨端病变溶骨性破坏,呈“肥皂泡”样改变,偏心性生长。骨皮质膨胀变薄,边缘清楚,无骨膜反应。

◆还需进一步的检查　CT、MRI 能清晰显示病灶,可进一步证实骨巨细胞瘤的诊断及做好对患者术前的评估。对诊断仍有疑问的患者可进行病理活检。

◆鉴别诊断

1. 动脉瘤样骨囊肿　动脉瘤样骨囊肿也可表现为偏心性膨胀性骨质破坏,但与骨巨细胞瘤相比前的“偏心性”表现得更为显著;90%的动脉瘤样骨囊肿发生于 20 岁以下青少年,发病部位多位于近干骺端的骨干部,一般不累及骨骺,而骨巨细胞瘤一个非常明显的特点就是绝大多数病变发生在骺线闭合后的成熟骨的干骺端。

2. 骨软骨瘤　最多发生于膝关节及踝关节附近,骨软骨瘤由纤维组织包膜、软骨帽和骨性基底构成。其基底可为细长呈蒂状,也可为宽广的基底。骨软骨瘤本身有其自己的骨骺板,生长年龄结束时,骨软骨瘤的生长也停止。X 线表现为长骨近侧干骺端骨性突起,与长骨相连,偏离最近骺板的方向生长,与邻近肌肉牵引的方向一致。

3. 骨囊肿　好发于 10~15 岁年龄组,多见于干骺端或骨干,纵向发展为主,骨端膨胀性不如骨巨细胞瘤明显。

4. 骨转移瘤　骨转移瘤多发生在老年人,通过寻找原发灶及 ECT,尤其是病理学等检查来确诊。

◆治疗　骨巨细胞瘤治疗包括:①局部切除,如病变部分切除后对功能影响不大,最好完全切除,如腓骨上端、尺骨下端、桡骨上端、手骨、足骨等。②彻底刮除,50%氯化锌烧灼加植骨术。对邻近大关节的良性骨巨细胞瘤,如采用单纯刮除植骨法,复发率较高。为了减少复发,可直视下彻底刮除肿瘤组织,必要时用磨钻磨壁,然后以50%氯化锌烧灼骨壁,以杀灭残存瘤细胞,经用生理盐水彻底冲洗干净后,再用自体松质骨植骨(必要时植部分同种异体骨)。③瘤段切除,同种骨关节或人工假体置换术。手术效果较肯定,注意合并症,如骨不连接、关节僵直、假体松动、感染等。④截肢,如为恶性,范围较大,有软组织浸润或术后复发,应根据具体情况考虑截肢。⑤放射治疗,在手术不易达到,或切除后对功能影响过大者,如椎体骨巨细胞瘤,可考虑放射治疗,剂量要足够。放射治疗有一定疗效,但少数患者照射后可发生恶变。经手术或放射治疗的患者,要长期随诊,注意有无局部复发,恶性改变及肺部转移。

本例患者虽然肿块较大,但尚未侵犯关节,术中血管、神经尚未累及,患者家庭经济较困难。因此,决定对该患病灶清除、自体骨加异体骨植骨术,术后予以石膏外固定、预防感染。

临床思维:骨巨细胞瘤

骨巨细胞瘤是争论较多的原发性骨肿瘤,多见于股骨下端和胫骨上端,其他常见的部位有桡骨远端、骶骨和肱骨近端。发病的高峰年龄在20~40岁。一般发生在骨骺融合后的成熟骨的干骺端。

【分型】　GCT的组织发生一直被认为是起源不明的骨肿瘤。Jale(1940)依据两种细胞的比例与异型性将其分为3级,但经过临床长期观察发现,组织学分级与生物行为并不一致。Ⅰ、Ⅱ、Ⅲ级间复发率并无统计学差异,组织学良性者也可出现肺转移。国际上自20世纪80年代初就已放弃该分级。后来的Campanacci X线分度(1975)及Enneling外科分期(1980)也均不能很好地反映其生物学行为。

目前认为骨GCT属于潜在恶性肿瘤,具有局部侵袭与复发倾向。多数学者接受Dahlin于1978年提出的恶性诊断标准,即既往组织证实为典型的巨细胞瘤或同时存在典型巨细胞瘤的恶性肿瘤,其中恶性成分包括恶性纤维组织细胞瘤、纤维肉瘤及骨肉瘤等。病变绝大多数为继发性,患者常有放疗史。真正的原发性恶性GCT相当少见。组织学上良性而出现肺转移,且转移灶与原发灶组织学形态一致者,称为转移性GCT。

【临床表现】　GCT的组织学特征典型组织学表现为弥漫增生的单核基质细胞背景上出现大量多核巨细胞,核数一般为15~20个,多的甚至上百个。核呈圆形或卵圆形,染色质细微,核膜光滑,界限清楚,核仁不突出。巨细胞内从不出现核分裂。间质细胞不产生细胞间物质。约10%的GCT可合并动脉瘤样骨囊肿。

X线片一般表现为骨骺处有局限的囊性改变,溶骨性破坏,可有“肥皂泡”样改变,其扩展一般为软骨所限。不破入关节,少有骨膜反应,肿瘤范围清楚,初发时病变在骨骺内旁侧,发展后可占据干骺端的全部,骨皮质膨胀、变薄,有的可以穿破进入软组织。Campanacci等学者根据骨巨细胞瘤的X线表现将它分为三个等级,Ⅰ级:病灶属静止型,肿瘤周围无骨膜及软组织改变;Ⅱ级:病灶属活跃型,尽管肿瘤周围的骨皮质变薄,但仍保持完整的骨膜;Ⅲ级:病灶属侵袭型,肿瘤周围的皮质骨消失,并有软组织肿块形成。

CT、MRI能清晰显示病灶并逐渐应用于骨巨细胞瘤的诊断及术前评估。X线平片上“皂泡样”改变在CT上则表现为骨质破坏区内残留的骨嵴。CT能显示软组织肿块及破坏区内部结构。破坏区内部主要为不均匀的软组织密度影,当它向外生长突破骨壳时形成软组织肿块。对骨壳的完整性以及软组织肿块能否做出正确的评价直接影响到对骨巨细胞瘤分级的判断,因此CT比X线平片有着显著的优势。CT对一些复杂的肿瘤,如肿瘤术后复发以及骶骨、脊柱肿瘤,在判断周围神经血管的关系等方面不如MRI,MRI有其多层面成像特点,还能显示肿瘤对关节软骨的破坏、关节腔以及骨髓腔的受累情况，特别对保留肢体手术的术前计划非常有必要做 MRI。

骨巨细胞瘤的复发问题，据文献报道术后总复发率为 16%~32%，病变内刮除术后复发率可高达 27%~52%。肌肉骨骼肿瘤的外科分期系统对骨肿瘤的预后判断、治疗和疗效比较有重要的意义。多数作者认为骨巨细胞瘤的病理分级与术后复发无密切联系，根据的外科分期方法，1 期为良性潜隐性病变，病变局限于囊内，骨无变形和膨胀；2 期为良性活动性病变，病损位于囊内，骨膨胀、变形，界清，反应骨壳连续；3 期为良性侵袭性病变，有或无转移，病变位于囊外间室内或间室外，骨病变界限模糊，骨皮质或反应骨壳不连续，常有软组织肿块。有研究发现 GCT 的外科分期与术后复发有密切联系，1 期、2 期和 3 期术后总复发率依次递增，3 期术后复发率明显高于 2 期，3 期和 2 期术后复发率均高于 1 期，但差异均无显著性。骨巨细胞瘤的外科分期是判定术后复发的较好指标，对预测术后是否复发有重要参考价值。多数学者认为，骨巨细胞瘤的手术方式是决定术后复发的最重要因素。按照 En-neking 的手术分类方法，病变内刮除术是在病变组织内进行，如 GCT 刮除植骨或刮除骨水泥填充术；广泛性切除手术是在反应骨壳外的正常组织内整块切除病变，但切除范围在病变起源的解剖间室内；根治性切除是整块切除病变所在的解剖学间室。骨巨细胞瘤的手术类型是影响术后复发的重要因素，对判定术后是否复发亦有重要的参考价值。

【治疗】 复发性骨巨细胞瘤的治疗要结合病变部位、影像学表现及组织学行为等综合考虑。对于肿瘤生物学行为偏恶性、影像学检查已穿破关节面应优先考虑彻底的手术，一般采用病段切除后关节融合、人工关节置换或截肢术。关节融合术后因关节功能差已很少使用。人工关节的发展，为彻底手术治疗骨巨细胞瘤提供了新方法，但对每个病例个体化设计制作也有一定的限制，功能也有一定的差别。对于早期复发的病例仍可采用彻底病灶刮除加植骨术，我们曾对 1 例采用病灶刮除植骨术 3 次，目前关节功能良好，仍在随访之中。有作者认为大块切除后复发率下降，但并发症多且功能差，病灶刮除后用高速磨钻方法彻底清除瘤腔组织，同时植入自体骨或同种异体骨能降低复发率。总之，对于骨巨细胞瘤手术后要定期随访，以尽早发现复发病灶，尽早诊断，认真分析复发的相关原因，以选择恰当的外科治疗措施。

思 考 题

1. 骨巨细胞瘤的 X 线表现？
2. 骨巨细胞瘤的病理特点？

第三节 骨 肉 瘤

案例 2-11-3

患者，女，14 岁，未婚，学生。患者 2 个月前无明显诱因下感右股骨远端疼痛，疼痛夜间为甚。局部肿胀明显，无畏寒、发热，无恶心、呕吐，当时未予以特殊处理，疼痛无明显缓解，1 个月后患者肿痛进行性加重。遂来我院骨科门诊，为进一步诊治，收住我科。发病来，患者体重减轻约 5kg，睡眠可，饮食欠佳，二便正常。既往体健，否认肝炎、结核等传染病史，否认青霉素和其他药物过敏史，否认手术、外伤史，正常行预防接种。

体格检查：T 37.3℃，P 84 次/分，R16 次/分，BP 110/75mmHg。一般状况尚可，发育正常，营养中等，面容安静，查体合作。全身皮肤、黏膜无黄染，浅表淋巴结未触及肿大。头颅外观无畸形，颈部无强直，气管居中。右下肺呼吸音稍低，心、肺未见其他明显异常。腹部外观无异常，无压痛。肛门、外生殖器无异常，脊柱、四肢见专科检查，生理反射存在，病理反射未引出。专科检查：脊柱未见明显畸形，右股骨远端局部肿胀，皮温高，有压痛，局部可触及约 6cm×4.5cm 的肿块，质硬，不活动；关节活动轻度受限。四肢未见其他明显异常。

辅助检查:

1. 血常规 RBC:3.0×10^{12}/L,WBC:4.5×10^{9}/L,淋巴细胞 0.28,中性粒细胞 0.72 PLT:300×10^{9}/L。

2. 血碱性磷酸酶(ALP) 139.8U/L。

3. ECT 右股骨远端骨代谢活跃。

4. X 线检查 右股骨干骺部骨密度局限性增高,大小约 5.0cm×4.0cm,可见不规则团状瘤骨,骨皮质破坏中断,局部层状骨膜反应及 Codman 三角形成,软组织肿胀,内见针状瘤骨呈放射状排列。

5. 胸片 右下肺团状转移灶。

6. 病理活检 右股骨骨肉瘤(osteosarcoma)。

问题

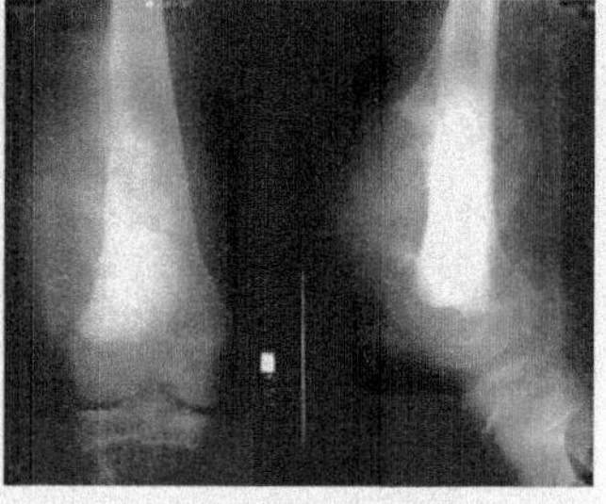

◆最可能的诊断?

◆诊断依据有哪些?

◆鉴别诊断?

◆碱性磷酸酶在骨肿瘤疾病诊断中的意义是什么?

◆治疗方案?

参考答案和提示

◆诊断 右股骨骨肉瘤并肺转移。

◆诊断依据

1. 王某,女性,14 岁,主要症状为疼痛、肿胀,无明显诱因,渐进加重。不伴有畏寒、发热,但患者体重减轻明显。

2. 体检 患者右股骨远端局部肿胀,皮温高,有压痛,局部可触及约 6cm×4.5cm 的肿块,质硬,不活动;关节活动轻度受限。

3. 辅助检查 血常规示贫血,血生化碱性磷酸酶升高,右股骨干骺部 X 线检查骨密度局限性增高,大小约 4~5cm,可见不规则团状瘤骨,骨皮质破坏中断,局限层状骨膜反应及 Codman 三角形成,软组织肿胀,内见针状瘤骨排列呈放射状。胸片可见右下肺团状转移灶。右股骨远端骨代谢活跃。病理检查可确诊骨肉瘤。

◆鉴别诊断?

1. 骨感染 骨感染有由破坏到修复、由破坏到成骨的转化。骨肉瘤与此相反,骨破坏境界模糊,却出现了密度很高的骨化阴影,这是瘤骨。骨髓炎骨膜反应恰恰与上相反。血源性骨髓炎的骨膜反应。虽然也可出现厚薄不均、断续不连、残缺不全的现象,但在随诊过程中,骨膜反应的密度总是由低变高,边缘由模糊到光滑、清楚。骨膜反应的成骨过程,总是呈发展趋势,是幼稚到成熟的阶段。软组织肿块的变化,骨肉瘤发展的速度较快。

2. 骨巨细胞瘤 骨巨细胞瘤好发于长管状骨的骨端,其好发部位为股骨上、下端和胫骨上端、桡骨下端等。患者多为 20~40 岁的壮年,占总数的 80%以上。男女发病率相近。X 线的典型表现为骨巨细胞瘤呈肥皂泡沫样的囊肿样阴影,早期位于长骨骨端的一侧,逐渐向中心扩张,最后整个骨端和部分干骺端发生破坏,并向周围扩张,但肿瘤极少穿透关节软骨面。肿瘤周围骨壁清晰、整齐,与骨干连接处可能有少量的骨质密度轻微增高。多数病例呈周围骨壁扩张,界限清晰,但无骨间隔的囊肿样征象,病理骨折后溶骨性变化的发展尤为显著。

3. 动脉瘤样骨囊肿 动脉瘤样骨囊肿多发生手四肢长骨和脊椎;症状轻,X 线片表现为局限性,多囊状骨质破坏,常呈远心性“气球状”膨出。囊肿以纤维组织为间隔,形成大小不等的囊腔,内含血液,显微镜下见多数血窦由纤维组织围绕,内面不见内皮细胞,充满红细胞。纤维组织囊壁内见新生骨、出血及数量不等多核巨细胞。

◆碱性磷酸酶多存在于生长骨、软骨、肝脏、肠黏膜和血管内皮，主要由骨组织中成骨细胞分泌。碱性磷酸酶对骨肿瘤的诊断意义在于：

1. 成骨性骨肿瘤伴碱性磷酸酶的明显增高，提示骨肉瘤的可能性极大。
2. 溶骨性骨肿瘤伴碱性磷酸酶增高，提示肿瘤生长迅速，其预后不佳。
3. 成骨性骨肿瘤伴轻度碱性磷酸酶增高，提示肿瘤生长缓慢，其预后较好。
4. 骨肿瘤经治疗后，碱性磷酸酶下降，但仍较正常值为高。提示肿瘤残存或已经发生转移。
5. 骨肿瘤经治疗前伴碱性磷酸酶增高，治疗后碱性磷酸酶下降至正常水平，随后又再次增高，提示有转移性病灶的发生。

◆治疗

1. 治疗原则 先化疗后手术治疗，再化疗。
2. 治疗方案

(1) 一般治疗：加强营养，改善患者一般状况，提高自身免疫力。

(2) 肿瘤治疗：截肢同时行肺转移灶切除，并采用适当的化疗方案，可选择应用多柔比星、顺铂、甲氨蝶呤或异环磷酰胺等药物进行化疗，提高患者的5年生存率。术前化疗2个月后行手术治疗；术后2周再行化疗，术后根据肿瘤坏死率调整化疗方案，再化疗4~6个月。

临床思维：骨肉瘤

骨肉瘤是常见的骨原发性恶性肿瘤，好发于在儿童及青少年，多位于长骨的干骺端。通常为一骨单发，多骨多发或一骨多发极为罕见。骨肉瘤恶性程度高，20%在就诊时已出现肺转移。早期诊断对骨肉瘤的治疗及预后均非常重要。

【临床表现及诊断】 近年来，随着影像学检查手段逐渐增多，大大提高了骨肉瘤诊断的准确率。对大多数患者，X线平片基本可以做出诊断，其基本X线征象如下：①瘤骨，其主要形态有象牙质样瘤骨、棉絮状瘤骨、针状瘤骨等；②局限性溶骨性破坏，早期表现为干骺端松质骨的虫蚀样破坏区，沿哈氏管蔓延形成纵行透亮区并逐渐融合扩大形成大块骨质缺损，广泛性的溶骨性破坏易发生病理性骨折；③骨膜反应，肿瘤刺激骨膜增生，可表现为日光放射状、花边状或混合存在，肿瘤侵入周围软组织中可形成软组织肿块，此时肿瘤上下边界附近的残留骨膜反应呈三角形，即Codman三角；④侵犯骨骺和关节，骨肉瘤一般不侵犯关节，在骨骺板未愈合前骨肉瘤为软骨所阻，不侵犯骨骺，但也有作者认为骨骺并不能作为防止肿瘤扩展的屏障，通过MRI的检查可以准确地判断肿瘤侵犯骨骺的情况；⑤软组织肿块，X线表现为边界清楚的圆形或卵圆形阴影，或呈弥漫性肿胀，与周围界限不清，皮质外方的软组织内有时还可见放射状瘤骨；⑥骨髓腔的改变，当肿瘤向两端的骨髓腔扩展时，呈现毛玻璃样密度增高影，部分病例在肿瘤中心的骨髓腔内还可见絮状、斑片状或团块状肿瘤新骨。

CT的优点是具有横断面成像功能和高分辨率，目前已经广泛应用于骨肿瘤的诊断，而且对于估计肿瘤的破坏范围及恶性程度、术前手术范围的确定都有一定的参考价值。MRI诊断骨肉瘤较平片和CT等其他影像手段具有许多优势。在X线平片及CT图像上由于肿瘤成骨所致，肿瘤与正常骨质多分界不清，影响对肿瘤范围的判断，MRI能全面评估肿瘤的范围；且MRI不受肿瘤成骨的影响，能准确地判断肿瘤的范围，应用纵向T1加权像所确定的肿瘤范围大小，与术后病理标本大小间有较高的相关性；其次，MRI能准确地判断肿瘤与邻近骨骺、关节、肌肉以及神经血管之间的关系，这对于是否采取保留肢体的手术以及术后生存率的提高有非常重要的意义。此外，MRI常常应用于对骨肉瘤化疗疗效进行评估，据肿瘤信号强度的变化及瘤体大小的变化可以反映出化疗前后肿瘤内部组织病理学上的变化，而这将影响随后手术方案的选择。当然骨肉瘤的最终确诊仍依靠病理学检查。

【治疗】 当确诊骨肉瘤时，即使ECT和CT未发现转移灶，80%~90%的患者已经有肺转移。

可以采取的最有效治疗是大剂量综合化疗,其不仅能挽救生命,并能有效挽救肢体,为兼顾全身和局部的有效治疗。从20世纪90年代开始的骨肉瘤综合治疗已取得了很大的进展,已成为骨肉瘤治疗的基本原则。国外的5年生存率由原来单纯手术的20%提高到60%~80%,是治疗效果较满意的各种恶性肿瘤之一。随着新辅助化疗研究的逐渐深入,越来越多的骨肉瘤得以保留肢体,术前化疗—手术—术后化疗的方式,已为各国广泛接受。

1. 化学治疗 术前化疗对骨肉瘤具有重要治疗作用,是骨肉瘤治疗中一个必不可少的组成部分,是近年来骨肉瘤化疗研究的主要发展之一。术前化疗的目的和作用包括:①有效的术前化疗可使大部分原发灶内的肿瘤细胞坏死,减少术中活肿瘤细胞扩散及接种的机会。并且,术前化疗使肿瘤周围炎性水肿反应区和肿瘤新生血管消失、瘤体缩小,能够获得较为安全的外科切除缘。多数学者认为有效的术前化疗虽然不能改变肿瘤切除原则,但可以提高手术切除缘的质量,而切除缘的病理组织学质量比肿瘤周围所包绕的组织厚度更为重要。②骨肉瘤保留肢体手术后复发将严重影响患者的生活质量和预后。目前未行术前化疗者复发率在30%左右,应用术前化疗后60%~90%的患者得以保留肢体,术前化疗正规与否是不可忽视的一个重要原因。研究表明主要有三个因素与肿瘤复发有明显关系,即手术切除边缘、术前化疗后肿瘤组织坏死的程度和肿瘤与神经血管束及关节内外结构的关系。有效、正规的术前化疗可以提高保留肢体手术率、减少复发率、增加保留肢体手术的成功率。③骨肉瘤确诊时80%~90%的患者已存在微小的远处转移灶,这些微小的转移灶多发生在肺内。有研究发现微小转移灶对化疗敏感性较高,同时考虑到手术本身可降低机体免疫力,可促使转移灶生长加快。因此,尽早施以有效的化疗,有可能杀灭微小转移灶,控制远处转移灶的发展。④根据手术切除肿瘤标本的组织坏死程度,可评价术前化疗方案的效果,并根据术前化疗的敏感性制定术后化疗方案,以增加患者的生存率。

自从多柔比星、顺铂和MTX应用于临床以来,骨肉瘤的存活率已经有了很大的提高。目前国际上常用的化疗方案有Rosen的T2、T1、T12、T9、T20系列方案;德奥联合小组COSS系列方案;意大利Rizzoli研究所及Jaffe等的系列方案等。给药途径有静脉给药(以T方案为代表)、动脉给药(Jaffe方案为代表)、双途径给药(COSS方案为代表)等。目前认为动、静脉结合化疗可能是控制局部及全身转移肿瘤的理想治疗途径。Rosen于1982年提出新辅助化疗(Neoa由uvan-tchemotherapy)的概念,强调术前化疗6~10周再行肿瘤切除术,根据肿瘤坏死程度,制定术后化疗方案,如果肿瘤坏死率在90%以上,则继续原方案化疗,如果肿瘤坏死率在90%以下,则更换化疗方案,增加新药或提高药物剂量。目前这已成为骨肉瘤治疗的标准模式。长期随诊发现肿瘤坏死率在90%以上,5年生存率达91%。肿瘤坏死率小于90%,5年生存率只有38%。

2. 外科手术 手术仍是骨肉瘤原发灶治疗的主要手段,保留肢体手术已成主流,主要适应证是Enneking分期ⅡA期和部分化疗有效的ⅡB期患者,新辅助化疗的有效实施是保留肢体术的关键环节。Campanacci指出,现阶段肢体骨肉瘤患者中85%可保留肢体、10%需截肢、5%可做旋转成形手术(股骨及胫骨近端病变)。骨肉瘤切除术包括肿瘤切除、骨关节重建、软组织覆盖。切除范围为扩大的局部切除,包括原发肿瘤、反应区及各个平面上部分周围正常组织。关于骨关节修复重建,目前的发展主要有:①人工关节置换;②同种异体骨关节移植,异体主要用超低温骨库冻存的同种异体骨,快速复温后移植重建;③瘤骨灭活与再利用,在体外用乙醇、放疗、冷冻、加温等对瘤骨进行灭活后再植入;④旋转成形术,主要用于股骨及胫骨近端病变,目前已较少应用。对于儿童,常规保留肢体会带来肢体不等长的问题,目前的解决方法有:①可调式人工假体;②骨延长术;③旋转成形术。骨肉瘤肺转移率高,并有肺表面转移和双肺转移两个特点。肺转移瘤清扫同新辅助化疗、保留肢体手术成为骨肉瘤的三项系列治疗,其主要适应证为:①原发灶已切除;②肺转移灶只限于一侧;③从初次治疗到肺转移时间超过半年;④转移灶少于4~5个;⑤肺转移灶大小一致。手术前后化疗可提高骨肉瘤肺转移患者的5年生存率。

3. 介入治疗 介入治疗主要有选择性动脉栓塞治疗及动脉灌注化疗,肿瘤内血管生成和形成微血管网是肿瘤生存、生长的先决条件,选择性栓塞肿瘤供血管使肿瘤细胞发生坏死,不能建立有效的侧支循环。它主要作为骨肿瘤术前辅助疗法或不能手术或其他治疗无效的骨肉瘤姑息治疗,如骨盆、脊柱等部位的肿瘤。

4. 其他治疗方法 肿瘤生长、转移都依赖于肿瘤血管生长,抑制肿瘤血管生长可抑制肿瘤。血管生成贯穿了肿瘤生长、转移过程的始终。肿瘤血管生长与肿瘤血管生成因子有关,最重要的是血管内皮生成因子(VEGF)。抗血管生成正逐渐被用于骨肉瘤免疫治疗。骨肉瘤单克隆抗体携带抗肿瘤药细胞因子、放射性核素的免疫导向疗法等免疫治疗手段目前大多处于试验阶段。另外微波加热原位灭活及高能超声聚焦灭活肿瘤两种物理治疗方法主要适用于肿瘤能充分显露的非负重区骨肉瘤,其作为骨肉瘤的辅助治疗也逐渐受到重视。

骨肉瘤对放疗不敏感,放疗可作为手术前后的辅助手段。此外,近年来生物调节治疗及基因治疗等各种新方法的出现,也为患者带来了福音。基因水平的研究可望取得新的突破。对于骨肉瘤的处理,疗效要得到不断的提高,关键在于早期诊断、及时恰当的治疗。

【预后】 骨肉瘤的预后是多因素、不同机制共同作用的结果,单因素的结论仅作为参考。在多元分析中,肿瘤大小和肿瘤坏死率是有意义的预后因素。经新辅助化疗和积极的手术治疗,初诊时伴有肺转移患者的预后有明显改善,不再悲观。许多生化指标如 p 糖蛋白和多种生长因子与预后有关,但它们的表达与肿瘤坏死率无关。因此可能有不同机制影响患者的预后,对此尚需进一步探索与研究。

肿瘤坏死率是判断化疗疗效及预后的最可靠指标。骨肉瘤化疗药物剂量强度是疗程中单位时间内输入足够的药物剂量,对化疗效果至关重要。它主要包括三方面内容:①标准的药物剂量;②恰当的给药途经;③准确的化疗间隔。多项研究成果显示 MTX 剂量强度是预后的主要因素,MTX 的峰值浓度与肿瘤坏死率有关,影响剂量强度的主要因素是大剂量药物可致骨髓抑制,目前研究热点是以集落刺激因子、造血干细胞移植、自体骨髓移植来支持大剂量药物化疗。

思 考 题

1. 骨肉瘤与骨巨细胞瘤的 X 线表现区别?
2. 恶性骨肿瘤化疗应遵循的原则是什么?
3. 骨肉瘤术前的意义是什么?
4. 骨肉瘤治疗失败的主要原因是什么?

复 习 题

一、名词解释

1. Codman 三角
2. 病理性骨折
3. 骨肿瘤外科分期(GTM)

二、填空题

1. 骨肿瘤可以分为________和________两大类。
2. 骨转移瘤最常发生于______,______。
3. 骨软骨瘤的附属结构包括________和________,因而在 X 线片上显示的病损较实际要________。
4. 骨肿瘤的治疗以________为主,辅助________和________治疗。
5. 骨肿瘤的诊断的基本原则是________,________和________三结合。
6. 骨肿瘤组织闭合穿刺活检包括________和________两种。
7. 骨肉瘤的特征是肿瘤细胞直接形成________和________组织。
8. 对化疗较敏感的骨肿瘤包括________,________,________,________。
9. 发病率最高的良性肿瘤为________。
10. 构成骨巨细胞瘤的主体细胞为________和________。

11. 尤文肉瘤起源于骨髓内的________，多发的年龄组为________。好发部位为________，________，________。
12. 骨髓瘤起源于________，细胞以________为主。碱性磷酸酶________，球蛋白________。
13. 骨肿瘤新化疗方案为________，________，________，________。
14. 在骨肿瘤X线片检查中，________是肿瘤性软骨存在的反应，是诊断软骨类肿瘤或肿瘤具有软骨成分的依据。
15. 骨巨细胞瘤好发于________________。

三、单项选择题

1. 恶性肿瘤的诊断中最主要的依据是(　　)
   A. 病情发展快
   B. 明显的体征
   C. 有关的化验检查
   D. X线或同位素检查
   E. 病理组织学检查
2. 恶性骨肿瘤的X线表现主要为(　　)
   A. 边缘不清楚，骨质破坏，骨膜反应明显
   B. 边缘清楚，骨质破坏，骨膜反应明显
   C. 边缘不清楚，骨质破坏，无骨膜反应
   D. 边缘不清楚，骨质增生，无骨膜反应
   E. 边缘清楚，骨质增生，无骨膜反应
3. 良性骨肿瘤的X线表现主要为(　　)
   A. 边缘清楚，无骨膜反应
   B. 骨质破坏
   C. 边缘不清楚，有明显的骨膜反应
   D. 可见Codman三角
   E. 呈多处虫蚀状
4. 在下列骨肿瘤疾病中，对于放射治疗敏感的是(　　)
   A. 骨肉瘤　　B. 骨软骨瘤
   C. 骨巨细胞瘤　　D. 尤文肉瘤
   E. 软骨肉瘤
5. 关于骨肉瘤，下列哪项是错误的(　　)
   A. 好发于股骨下段和胫骨上端干骺端
   B. 局部肿胀，疼痛，有时表现类似急性炎症
   C. X线表现可见骨质破坏，骨膜下新骨形成和日光放射状阴影
   D. 一经摄片诊断，应即可行高位截肢术
   E. 术前、术后均应用化疗
6. 关于骨巨细胞瘤，下列哪项是错误的(　　)
   A. 本肿瘤属潜在恶性肿瘤
   B. 多发于20~40岁青壮年
   C. 膝关节的两骨端及桡骨下端最常见
   D. 单纯刮除，植骨易复发，最好做广泛整块切除
   E. 病变多在骨干中段
7. 关于单纯骨软骨瘤的临床表现，下列哪项不符合(　　)
   A. 多见于年轻人
   B. 多发生于干骺端
   C. 生长年龄结束后肿瘤不停生长
   D. 1%患者可以恶变
   E. 单发性骨软骨瘤比多发性恶变机会少
8. 关于骨肉瘤的血生化检查，下列哪项是错误的(　　)
   A. 血生化检查可以作为观察转归的重要参考指标
   B. 临床大部分骨肉瘤患者碱性磷酸酶升高
   C. 碱性磷酸酶在手术和化疗后明显下降
   D. 骨肉瘤复发时，碱性磷酸酶将不会再升高
   E. 血清碱性磷酸酶反映成骨活动
9. 患者男性，14岁，8个月前因肱骨上段骨肉瘤予以肩关节离断术，并进行系统化疗，最近2周出现左胸痛伴咳嗽。胸片检查示左肺上叶转移性肿瘤，分析其转移的途径可能是(　　)
   A. 直接蔓延扩散
   B. 通过动脉传播
   C. 通过静脉回流
   D. 通过淋巴回流
   E. 沿神经干蔓延扩散
10. Codman三角多见于(　　)
    A. 脂肪肉瘤　　B. 骨肉瘤
    C. 皮质旁肉瘤　　D. 骨髓瘤
    E. 骨巨细胞瘤

四、简答题

1. 成骨肉瘤的好发部位有哪些？
2. 新辅助化疗的原则和意义是什么？
3. 请简述骨肉瘤常见的骨膜反应有哪些？
4. 简述骨巨细胞瘤的X线表现。

5. 简述骨肿瘤外科分期(GTM)及亚级分级?

五、问答题

1. 如何区别良性骨肿瘤与恶性骨肿瘤?
2. 试述骨软骨瘤在什么情况下行手术治疗及手术治疗原则?

复习题参考答案

一、名词解释

1. Codman 三角　在恶性骨肿瘤的 X 线片上,若骨膜被肿瘤顶起,可有骨膜下形成新骨,即称为 Codman 三角,多见于骨肉瘤。
2. 病理性骨折　在骨本身原有病变基础上,在受轻微外力即发生的骨折,如骨髓炎、骨肿瘤所致骨质破坏,致骨折易发生该病变部位。
3. 骨肿瘤外科分期(GTM)　G:外科分级;T:外科区域;M:区域性或远处转移

二、填空题

1. 原发性　继发性
2. 脊柱　骨盆
3. 软骨帽　滑囊　小
4. 手术治疗　化学治疗　放射治疗
5. 临床　病理　放射
6. 抽取活检　取芯活检
7. 肿瘤骨样组织　肿瘤骨组织
8. 骨肉瘤　骨髓瘤　尤文肉瘤　恶性淋巴瘤
9. 骨软骨瘤
10. 多核巨细胞　基质细胞
11. 原始细胞　儿童　股骨　胫骨　尺骨
12. 骨髓　浆细胞　正常　升高
13. 术前化疗　术前化疗的评估　手术　术后化疗
14. 钙化环
15. 长管状骨已闭合的骺板处

三、单项选择题

1. E　2. A　3. A　4. D　5. D　6. E　7. C　8. D　9. C　10. B

四、简答题

略

五、问答题

略

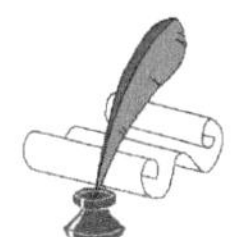

第十二章 骨科操作诊疗常规

第一节 四肢关节检查

（一）肩关节与肩锁部

1. 形态检查注意肩部是否浑圆，两肩胛是否等高、对称，有无畸形。方肩，提示肩部肌萎缩、肩关节脱位、腋神经麻痹；翼状肩胛提示前锯肌瘫痪；肩胛高耸，常为先天性肩胛高耸症。肩锁关节脱位者，按压锁骨外端，可有弹性活动。肱二头肌长头腱滑脱，可在结节间沟触及肌腱的弹跳。

2. 功能检查　注意肩关节是一活动度很大的关节，周围附着的肌肉很多，检查时要区分不同肌肉在不同体位、姿势、角度的不同作用。肩部的活动是四个关节活动的组合：肩锁关节、肩肱关节、胸锁关节、肩胛骨胸壁关节。

3. 疼痛检查　肩关节周围常见的压痛点有：肱二头肌长头腱鞘炎，压痛点在结节间沟冈上肌腱损伤，压痛点局限在大结节的顶点部；肩峰下滑囊炎，压痛点在肩峰下方稍内侧。屈肘位，自肘部沿肱骨干纵轴向上叩击，若肱骨干或肩关节疼痛，则提示肱骨干或肩关节病变。

4. 特殊检查

（1）杜加征（Dugas 征）：患肢肘关节屈曲，手放在对侧肩关节前方，如肘关节不能与胸壁贴紧为阳性，提示肩关节脱位（图 12-1）。

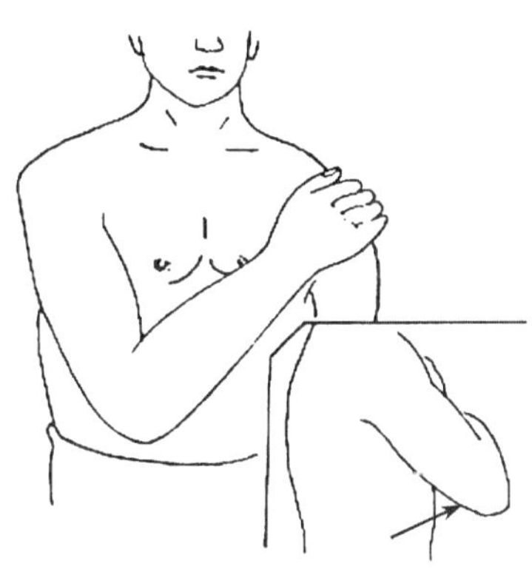

图 12 1　杜加征

（2）直尺试验（又称 Hamilton 征）：以直尺置于上臂外侧，一端贴紧肱骨外上髁，另一端如能贴及肩峰，则为阳性，提示肩关节脱位。

（3）肱二头肌长头紧张试验（Yergason 征）：患者屈肘，前臂旋后，检查者给以阻力。当有肱二头肌长头腱炎时，结节间沟区有疼痛感。

（4）Dawbarn 征：患急性肩峰下滑囊炎时，患肢上臂贴在胸壁侧面，肩峰前缘下方可有触痛，如上臂外展，滑囊移位于肩峰下，触痛消失，为阳性。

（二）肘关节

1. 形态检查　注意有无肘部肿块，有无内、外翻畸形、连枷式关节等。肘关节肿胀有全关节肿胀、关节内侧肿胀及外侧肿胀之分。

2. 功能检查　肘关节的屈伸活动障碍是肱尺关节（主要）和肱桡关节的病症；前臂旋转功能障碍是远近尺桡关节（主要）和肱桡关节（次要）的病症。检查旋转活动时，肘关节必须靠紧胸壁并与对侧比较，以防肩部代偿。

3. 疼痛检查　肱骨外上髁压痛常见于肱骨外上髁炎（即网球肘）。

4. 特殊检查

（1）腕伸肌紧张试验（又称 Mill 征）：患者伸直患侧肘关节，前臂旋前，检查者将患侧腕关节屈曲，若患者肱骨外上髁区疼痛，则为阳性，提示肱骨外上髁炎。

(2) Hüter 线与 Hüter 三角：正常情况下，肘关节伸直时，肱骨外上髁、肱骨内上髁和鹰嘴突在一条直线上；肘关节屈曲时，三者成一等腰三角形。肱骨髁上骨折时，三者关系不变；肘关节后脱位时，三者关系改变。

(3) 肘外翻挤压试验：肘关节伸直位，检查者一手握腕，一手扶患肘，并使其外翻，若有疼痛，则为阳性，提示桡骨小头骨折。

（三）腕关节与手部

1. 形态检查　注意有无包块（大小、性质、活动度、软硬度、与腕和手指的关系），有无畸形。餐叉样畸形提示 Colles 骨折；平手提示正中神经损伤；垂腕提示桡神经损伤；爪状手畸形提示尺神经损伤；此外有并指、多指、锤状指、纽扣指及鹅颈畸形等。腕关节肿胀以腕背伸指总肌腱两侧明显；“鼻烟壶”消失提示舟状骨骨折；个别指骨梭形肿胀提示指骨结核或内生软骨瘤；双手指骨梭形肿胀提示类风湿性关节炎。

2. 功能检查　以合掌法检查腕部屈伸活动是否灵活，是否伴有弹响及阻滞感。

3. 疼痛检查　手桡偏位，沿掌骨纵轴方向叩击第 3 掌骨（图 12-2），如有震痛，则提示舟状骨骨折；手尺偏位，沿掌骨纵轴方向叩击第 4 掌骨，如有震痛，则提示月状骨骨折。中指轴向压痛、叩击痛，提示可能有月状骨坏死（图 12-3）。

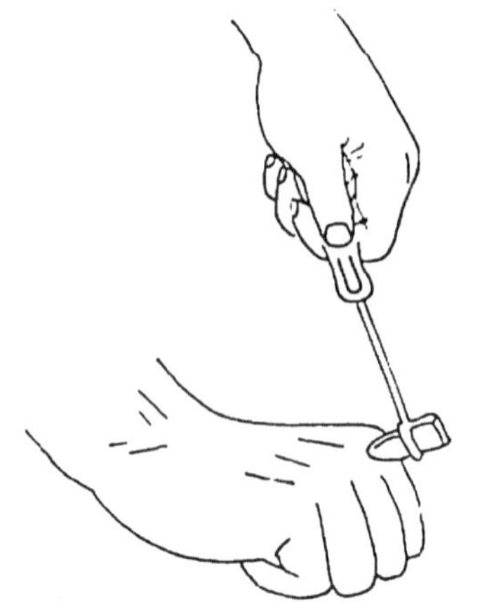

图 12-2　舟状骨骨折

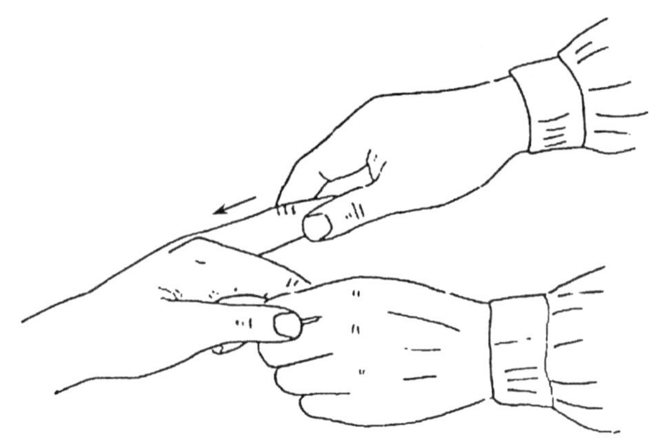

图 12-3　月状骨坏死

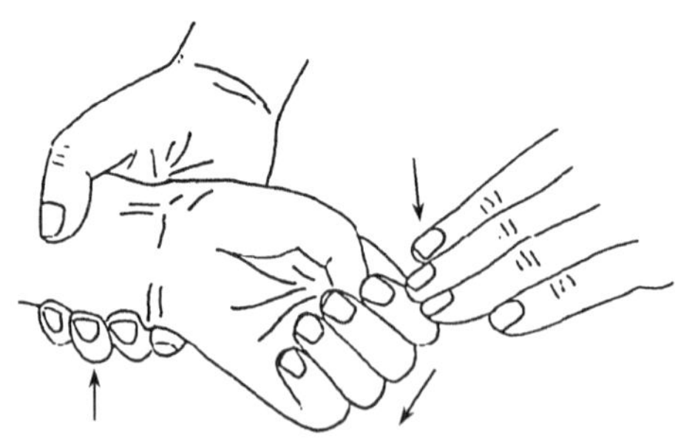

图 12-4　桡骨茎突狭窄性腱鞘炎

4. 特殊检查

(1) 芬克斯坦（Finkel-Stein）试验：患者握拳（拇指埋于拳内），使腕部尺偏，若桡骨茎突处出现疼痛为阳性。阳性者提示桡骨茎突狭窄性腱鞘炎（图 12-4）。

(2) 腕关节尺侧挤压试验：患者腕关节置于中立位，检查者将其尺偏并挤压，若下尺桡 Finkel-Stein 试验关节处疼痛为阳性，提示三角软骨盘损伤，尺骨茎突骨折。

(四) 髋关节

1. 形态检查　有无畸形、肿胀、窦道、瘢痕等。需检查姿势、步态是否稳定,速度是否均匀。髋关节脱位者有其独特站立姿势(图 12-5)。跛行常见于下肢骨关节疼痛或缩短。先天性髋关节脱位者臀部后凸,行走时呈鸭步(图 12-6)。剪刀步态见于脑性瘫痪。股骨颈骨折者患肢呈外旋畸形(图 12-7)。股三角区应注意有无包块,其性质如何,应注意疝和寒性流注脓肿的区别。臀部骨隆起可能为髋关节后脱位,耻骨或闭孔部异常骨隆起可能是髋关节前脱位。大粗隆部肌腱弹跳感常提示弹响髋。

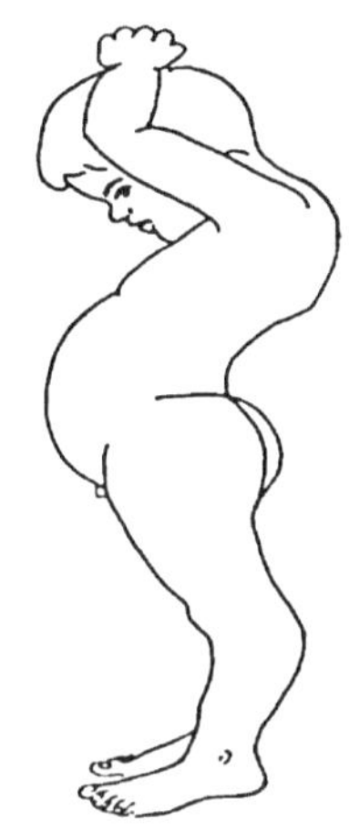

图 12-5　髋关节脱位

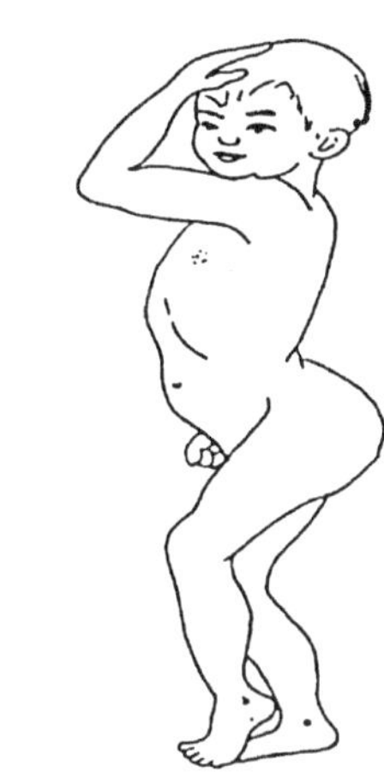

图 12-6　先天性髋关节脱位

2. 功能检查　注意防止脊椎代偿动作,因此检查时,一下肢屈曲,另一下肢伸直;一下肢外展,另一下肢也外展。这样两下肢互作反方向动作,可防止骨盆的伴随动作。检查中一面记录,一面推测活动受限原因。一般明显旋转受限代表关节软骨面的破坏;外展受限可能为软组织病变(压痛点在内侧)或骨组织的病变(障碍在外侧);伸直受限可为关节内病变,也可为腰大肌短缩、痉挛所致。

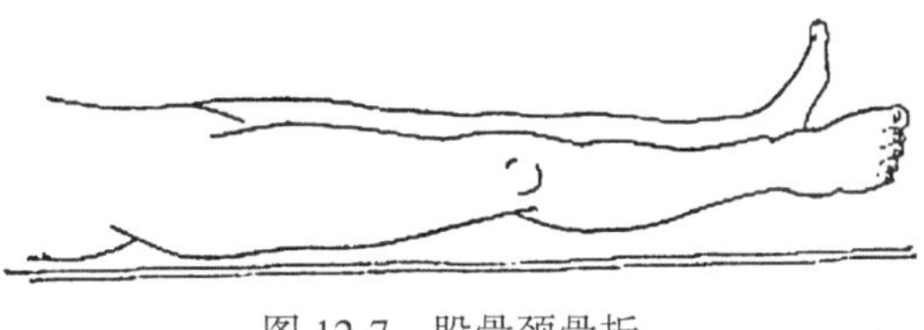

图 12-7　股骨颈骨折

3. 疼痛检查　腹股沟中点或臀部压痛提示髋关节可能有病变。外侧大转子的浅压痛往往是大转子滑囊炎的表现。髋关节的活动痛也应该一面检查,一面分析判断病变部位。一般的轻度旋转痛多由于关节面的不平引起;严重旋转痛多由软组织受牵拉所致,可据此结合压痛部位和旋转方向推测病变软组织。

4. 特殊检查

(1) 足跟叩击试验:直腿抬高,用拳叩击足跟,髋部疼痛为阳性。提示髋关节负重部位关节面破坏,且为晚期。足跟叩击痛不如从外向内叩击转子的疼痛出现早。

(2) 屈氏(Trendelenburg)试验:裸露臀部,两下肢交替持重和抬高,注意骨盆的动作,抬腿侧骨盆不上升反而下降,为阳性。轻度时只能看出上身摇摆。阳性者提示:①持重侧不稳定,臀中肌、臀小肌麻痹和松弛,如小儿麻痹后遗症或高度髋内翻;②骨盆与股骨之间的支持性不稳,如先天性髋脱位,股骨颈骨折(图 12-8)。

(3) Allis 征(又称 Galeazzi 征):患者仰卧,屈髋屈膝,两足平行置于床面,比较两膝高度。不等高为阳性,提示较低一侧股骨或胫骨短缩,或髋关节后脱位(图 12-9)。

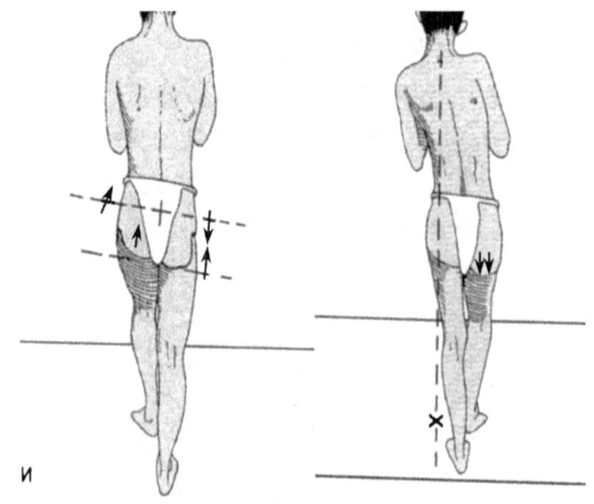

图 12-8 屈氏试验

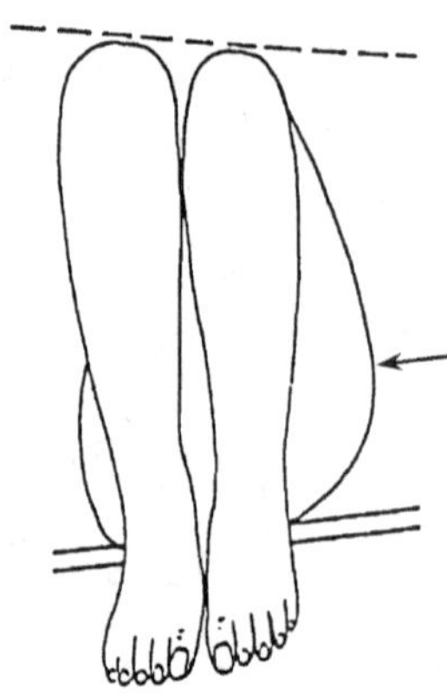

图 12-9 Allis 征

(4) Dupuytren(望远镜)征:患者仰卧,检查者一手握膝,一手固定骨盆,上下推动股骨干,若觉察有抽动和音响即为阳性,提示小儿先天性髋关节脱位。

(5) 髂胫束试验(Ober 征):患者健侧卧位,健侧屈髋屈膝,检查者一手固定骨盆,一手握踝,屈患髋膝达 90°后,外展大腿并伸直患膝,大腿不能自然下落,并可于大腿外侧触及条索样物;或患侧主动内收,足尖不能触及床面则为阳性。

右髋先天性脱位,箭头所指系突出的大粗隆床面,则为阳性,提示髂胫束挛缩(图 12-10)。

(6) Ortolani 征:见于小儿先天性髋关节脱位。小儿仰卧,双髋外展,两腿分开,患侧膝关节不能接触床面;如能,则先有一滑动声响,此为暂时复位标志。

(7) 髂坐线(Nelaton 线):患者侧卧,髂前上棘到坐骨结节的连线正通过大转子的最高点。否则为阳性(图 12-11),提示髋关节脱位或股骨颈骨折。

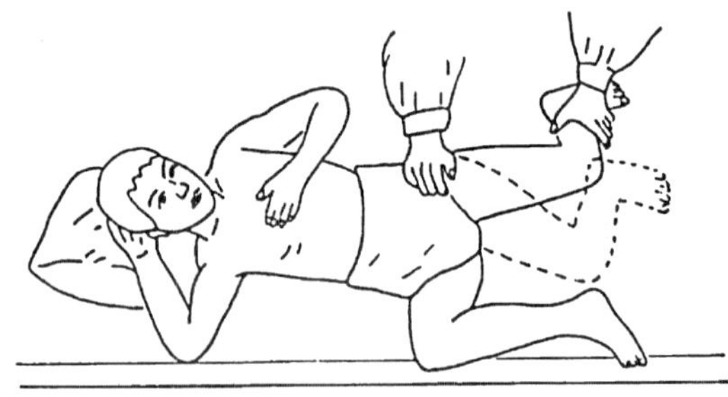

图 12-10 右髋先天性脱位

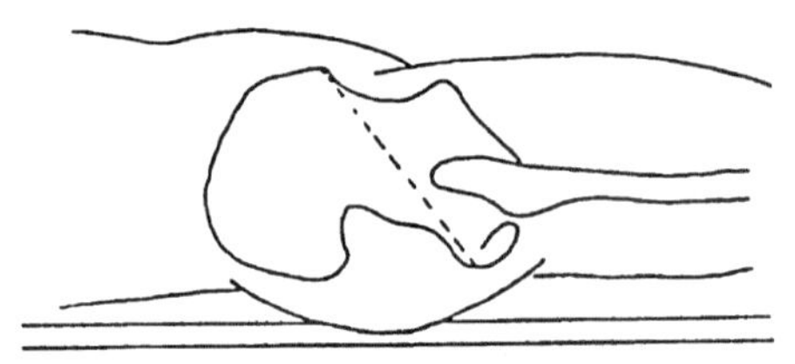

图 12-11 髂坐线

(8) 大粗隆髂前上棘连线(Shoemaker 线):左右大转子的顶点与同侧的髂前上棘作连线,其延长线相交于腹正中线上。若患侧大转子上移,则两线交于中线旁的健侧(图 12-12)。

(9) 髂股三角(Bryant 三角):患者仰卧位,自髂前上棘向床面作垂线,测大转子与此垂线的最短距离。比较两侧这一距离,正常时应相等。连接大转子与髂前上棘,构成直角三角形(图 12-13)。

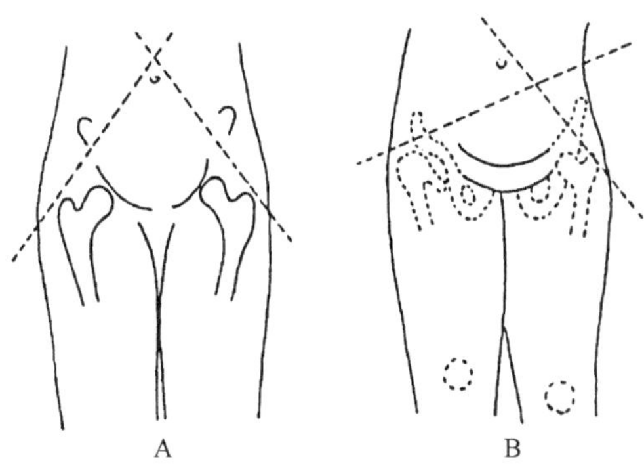

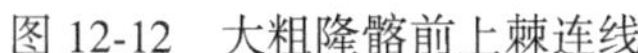
图 12-12 大粗隆髂前上棘连线

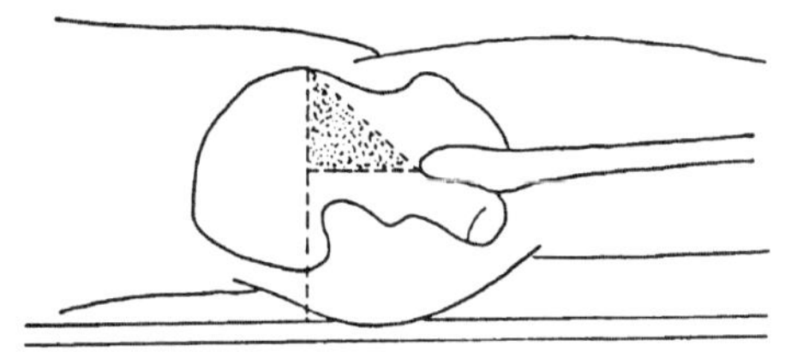
图 12-13 髂股三角

（五）膝关节

1. 形态检查 比较股四头肌有无萎缩；股骨内外髁一侧肿胀伴浅静脉怒张，提示有肿瘤的可能。皮肤有无色斑、瘢痕、窦道、发热等也需注意。

2. 检查功能检查 膝关节只有一个平面的屈伸活动，其活动范围可用角度也可用跟臀距来表示。

3. 疼痛检查 膝关节表面软组织较少，压痛点的位置往往就是病灶的位置（图 12-14）。①股骨内髁结节是内侧副韧带的压痛点；②腓骨小头上方是外侧副韧带的压痛点；③半月板的压痛点；④髌骨脂肪垫的乐痛点；⑤胫骨结节的压痛点；⑥髌上囊的压痛点。

（1）浮髌试验：患者仰卧，伸膝，放松股四头肌，检查者一手虎口对着髌上囊，压迫膝部，将膝内液体压入髌骨下，一手轻压髌骨后快速松开，可觉察到髌骨浮起，此为阳性。正常膝内液体约 5ml，当膝内液体达 50ml 时，方为阳性（图 12-15）。

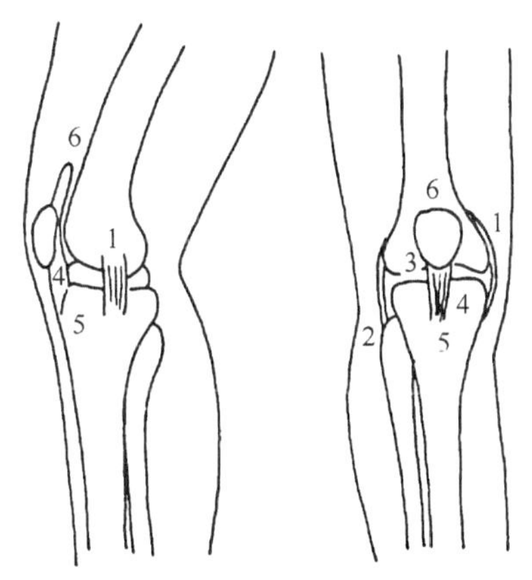

图 12-14 疼痛检查

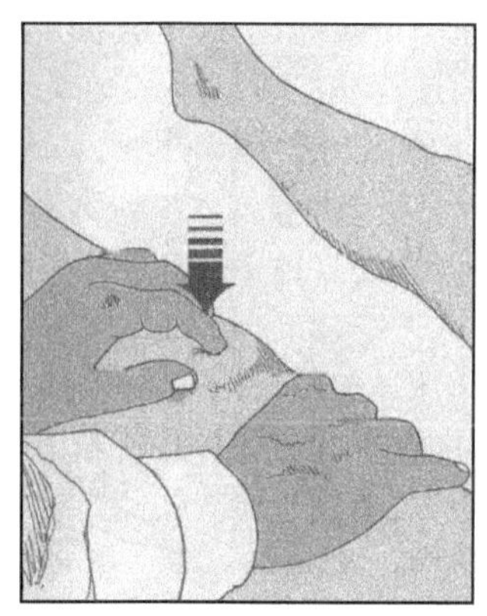
图 12-15 浮髌试验

（2）髌骨摩擦试验（Soto-Holl 征）：患者仰卧位，伸膝，检查者一手按压髌骨，使其在股骨髁关节面上下活动，出现摩擦音或疼痛者为阳性。见于髌骨软化症。

（3）McMurray 试验：患者仰卧，检查者一手拇指及其余四指分别按住膝内外间隙，一手握住足跟部，极度屈膝。在伸屈膝的过程中，当小腿内收、外旋时有弹响或合并疼痛，说明内侧半月板有病变；当小腿外展、内旋时有弹响或合并疼痛，说明外侧半月板有病变（图 12-16）。

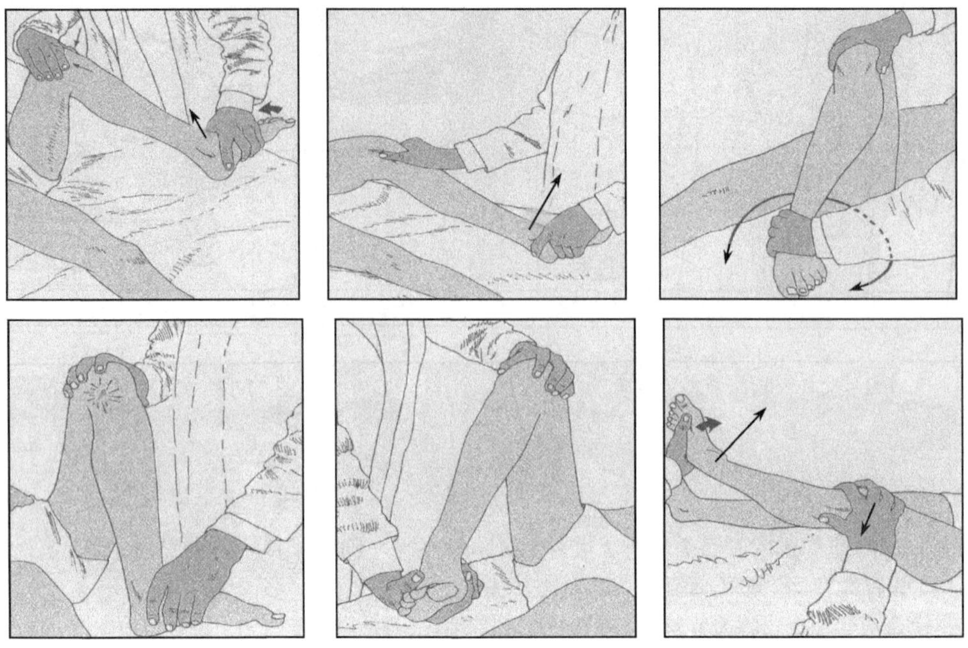

图 12-16　McMurray 试验

(4) 伸直受限征(Helfet 征):当膝关节半月板损伤有绞锁时,关节不能全伸,表现为伸直后胫骨粗隆不外旋,而维持在髌骨中线上。

(5) 局部压痛(McGregor 征):内侧半月板损伤时,内侧副韧带中间的关节面部分有明显的压痛点。

(6) 重力试验:用于检查盘状半月板和侧副韧带。患者健侧卧位,患膝外展,自动伸屈膝,如膝内有响声或疼痛加强,则病变在内侧半月板;若膝外侧痛,则可能是外侧副韧带损伤。如膝内疼痛减轻,则病变在外侧半月板,若膝内侧痛减轻,则可能是内侧副韧带损伤。假如患侧卧位,则相反。

(7) 伸膝试验(Pisani 征):外侧关节间隙包块,在伸膝时消失,屈膝时出现,可能为外侧半月板囊肿。

(8) 指压试验(又称 Fimbrill-Fisher 征):检查者以指尖置于内侧副韧带前方的关节间隙,屈膝,旋转小腿数次,或同时伸膝,若内侧半月板损伤,则可感觉到手指下有物体在移动,并可伴疼痛及摩擦声,可用同法检查外侧半月板损伤。

(9) 研磨试验(Apley 征):患者俯卧,屈膝 90°检查者双手握患肢足部,左腿压住患腿,旋转提起患膝,若出现疼痛,则为侧副韧带损伤;将膝下压,再旋转,若出现疼痛,则为半月板损伤;轻微屈曲时痛,则为半月板前角损伤。

(10) 侧位运动试验(Bochler 征):患者伸膝,检查者一手握踝,一手扶膝,作侧位运动,向内侧推时外侧痛,提示有外侧副韧带损伤;向外侧推时内侧痛,提示内侧副韧带损伤(图 12-17)。

(11) 抽屉试验:患者仰卧,屈膝,检查者双手握住膝部之胫骨上端,向后施压,胫骨后移,则提示后十字韧带断裂;向前施压,胫骨前移,则提示前十字韧带断裂(图 12-18)。

(12) 过伸试验(又称 Jones 试验):患者仰卧,伸膝,检查者一手固定膝部,一手托起小腿,使膝过伸,出现疼痛者可能是半月板前角损伤、髌下脂肪垫肥厚或损伤、股骨髁软骨损伤。

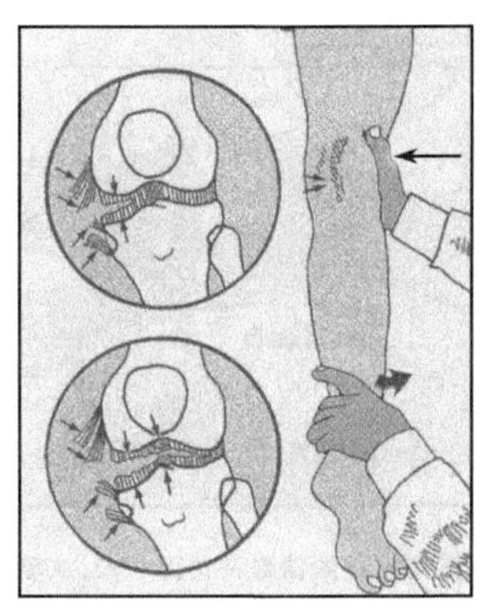
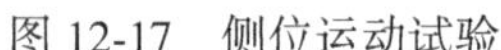

图 12-17 侧位运动试验

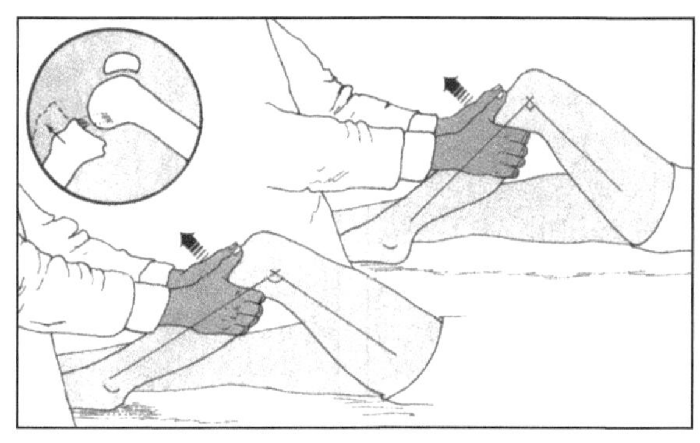

图 12-18 抽屉试验

(13) 肌警觉性征(Lannelongue 征):膝关节结核时,关节活动受限,平衡功能遭到破坏,因此步态停滞、不连贯。

(六) 踝关节与足部

1. 形态检查　有无畸形(马蹄足、扁平足、内翻足、外翻足、拇外翻、锤状趾、高弓足、并趾、多趾等),肌肉有无萎缩,有无跛行,有无瘢痕、肿块、瘀斑等。跟腱断裂可于皮下触及一横沟。

2. 功能检查　此区关节较多,应仔细分析,尽力区分,测量清楚。

3. 疼痛检查　足部软组织较薄,局部压痛点往往是压痛部位。压痛在跟腱上,可能是腱本身或腱旁膜的病变;在跟腱止点处,可能是跟腱滑囊炎;在跟部后方可能是 Sever 病。

4. 特殊检查

(1) 前足横向挤压试验:检查者双手自前足两侧挤压前足引起疼痛,提示跖骨骨折、跖间肌损伤。Morton 病除了放射痛外,还有足趾麻木。

(2) 捏小腿三头肌试验:患者俯卧,检查者以手捏其三头肌腹,如有足屈曲,为正常;反之,则提示跟腱断裂。

(七) 四肢关节外骨折与软组织损伤检查

1. 形态检查　对骨折患者,应注意观察肢体及外伤部位有无肿胀、皮下瘀斑、成角畸形、反常运动、跛行。对软组织损伤患者,则应注意有无皮肤破损、出血、异物污染伤口。伤口形状、部位、大小也应注意描述。此外应注意有无骨及其他深部组织外露,皮下组织有无分离,有无皮下气肿和肢体血液循环障碍等。

2. 功能检查　注意功能障碍,反常运动。

3. 疼痛检查　有无环压痛、局限压痛、传导痛、纵向叩击痛,以及静止状态疼痛较轻活动后加重等现象。

4. 特殊检查　有无骨擦音和骨擦感,皮下瘀斑常位于成角畸形处。

第二节 脊柱检查

(一) 脊柱的一般检查

检查所需的器械为扣诊锤。要求脊柱检查可采用立位、坐位或卧位,检查时应肌肉放松,上肢自然下垂,若俯卧检查则头部不放枕头。注意防止因姿势不当造成的误差。

适应证:脊柱疾病的检查。

注意事项:为了使检查充分,便于对比,应让患者脱去衣服只穿短裤,在各种位置上进行检查。

具体操作:

1. 望诊　检查脊柱时应自与患者见面时即行开始,注意患者行走姿态、站立姿势、面容等,此常可预测部分疾患的性质。正面观察背部是否对称,双肩及胸是否对称,双侧髂翼是否在同一水平线上。侧面观察姿势是否良好,颈胸腰的生理曲度是否正常,有无畸形存在(图 12-19,图 12-20)。

2. 触诊　患者双手交叉于胸前,稍弯曲位,检查者以食指及环指置于棘突两侧,中指端沿棘突从上而下划过,可触及后突及侧突。医生以一、二个手指自上而下按压每一个脊柱棘突或椎旁肌观察脊椎棘突或椎旁肌肉有无局限性压痛及肌肉痉挛,也可用手指或叩诊锤直接叩击棘突,或间接的以左手掌贴于棘突皮肤,右手半握以尺侧叩击左手手背,观察有无叩击痛。亦可间接叩击头部,检查有无疼痛及部位(图 12-21)。

3. 动诊　应让被检查者作前屈后伸,左右侧弯及旋转运动,其正常活动度为:颈段前屈后伸45°,左右侧弯也达60°,腰段在臀部固定条件下前屈后伸45°,右左侧挛各30°,旋转为45°(图 12-22,图 12-23)。

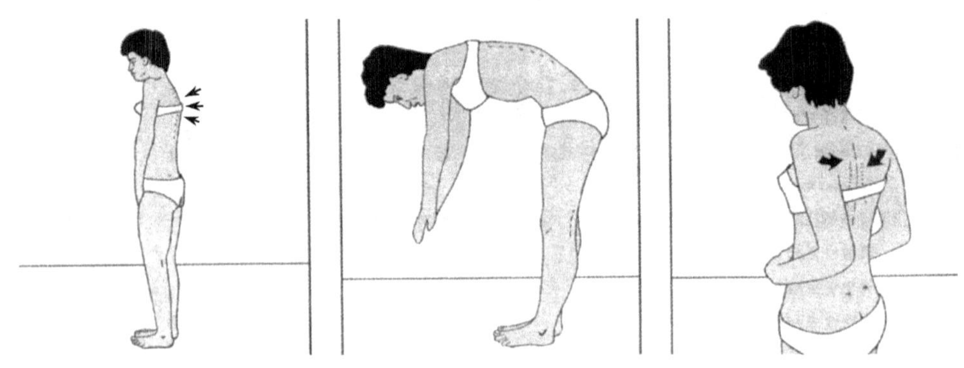

图 12-19　脊柱望诊

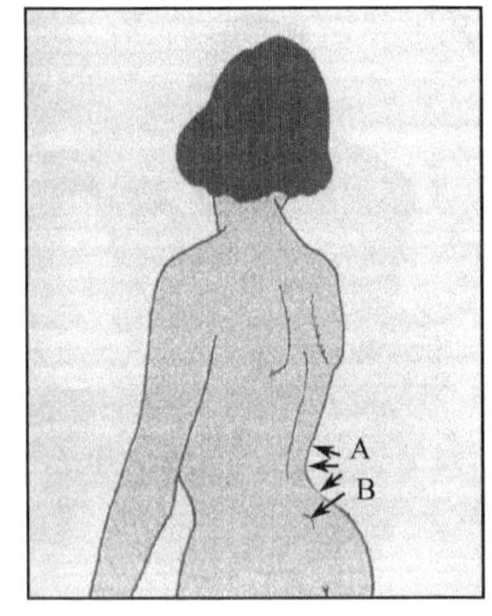

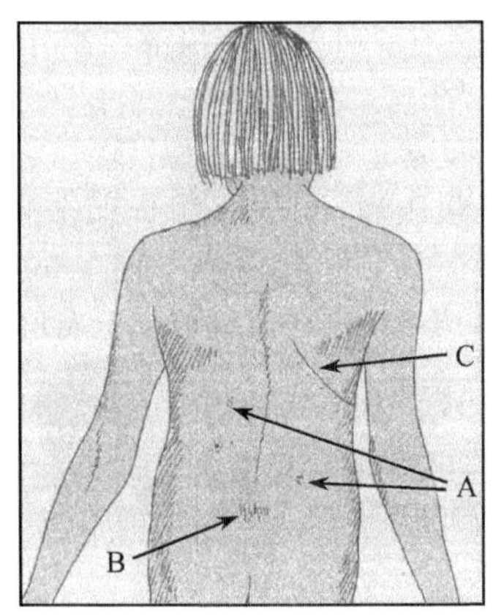

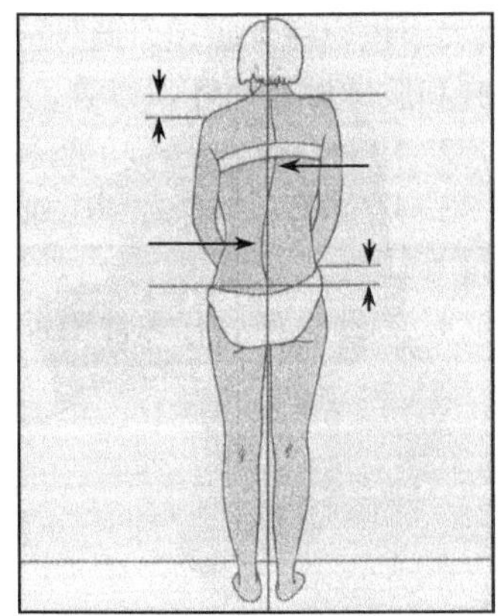

图 12-20　脊柱望诊

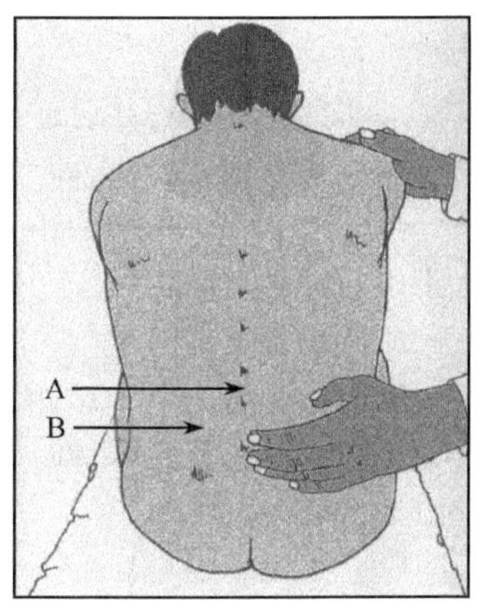

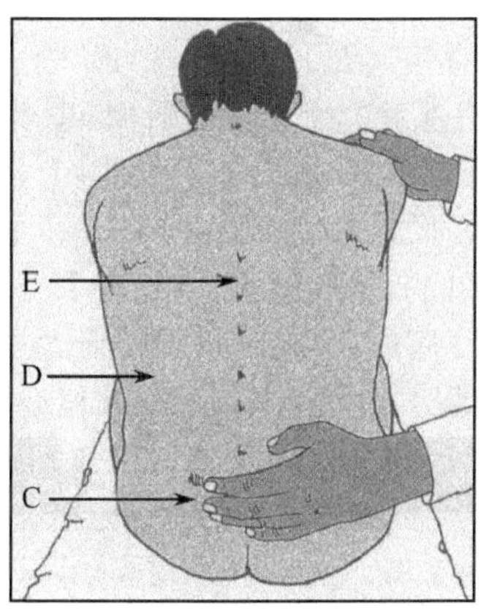

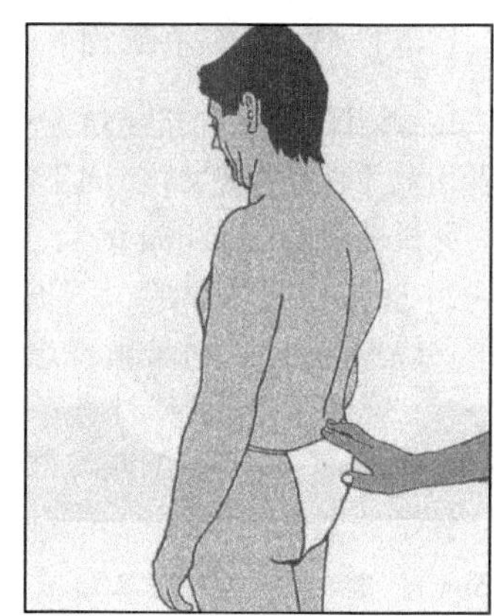

图 12-21　脊柱触诊

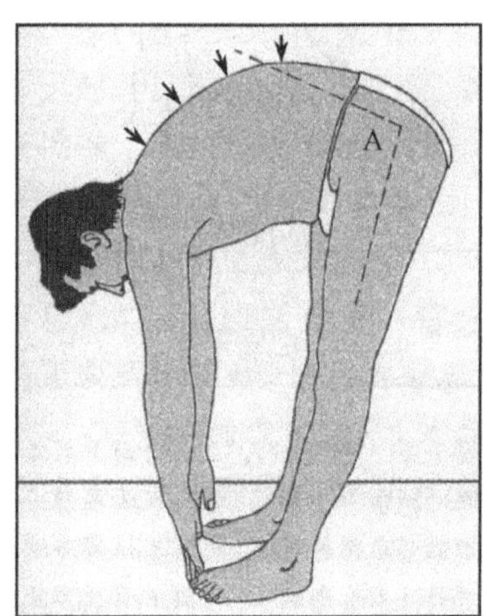

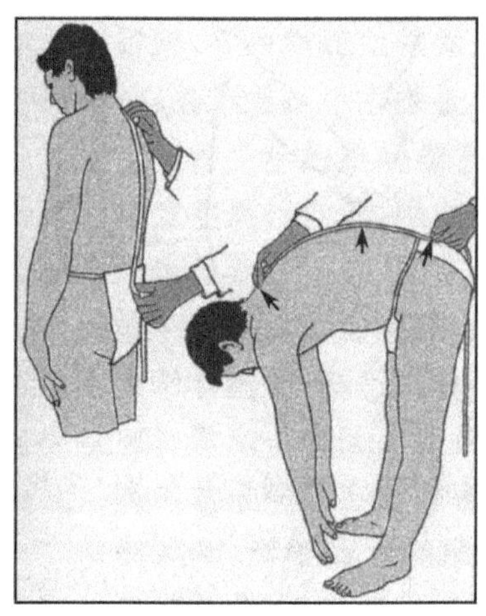

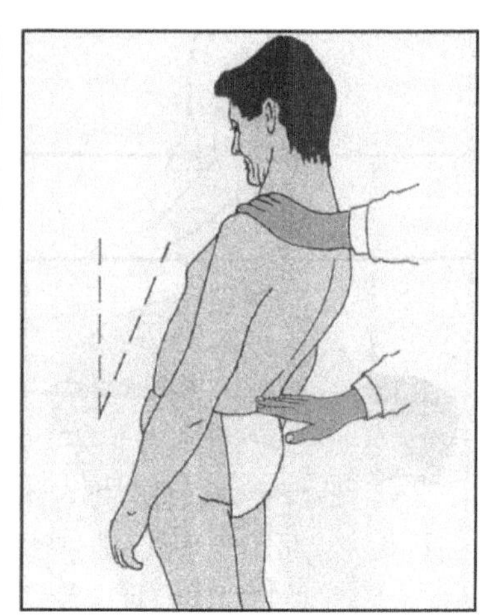

图 12-22　脊柱动诊

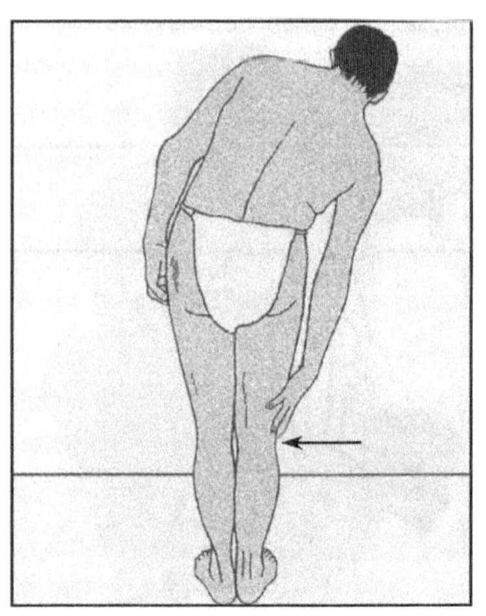

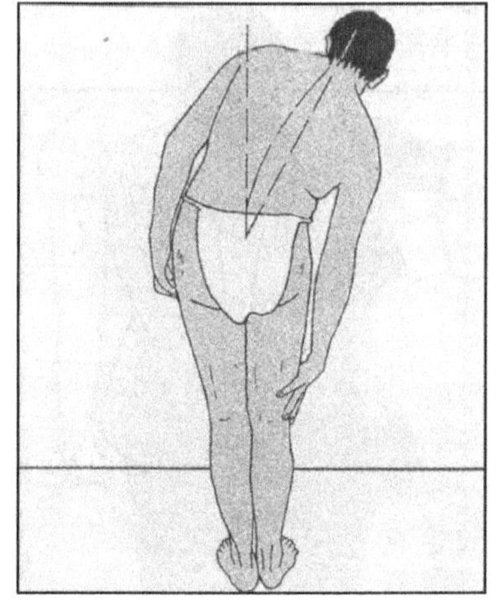

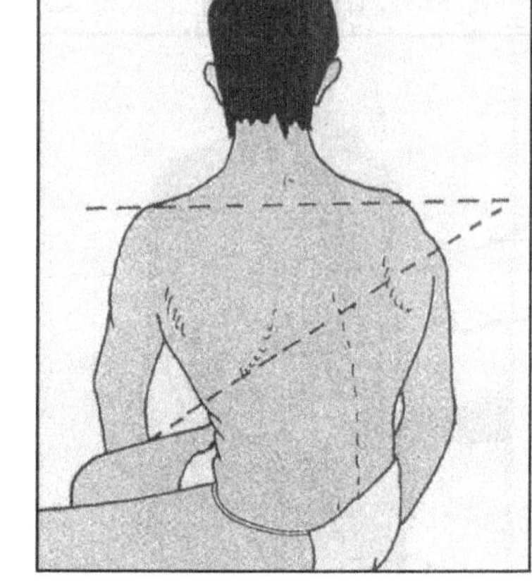

图 12-23　脊柱动诊

4. 量诊 为精确测定脊柱侧突,需依据 X 线片测定角度。

(二) 脊柱特殊检查

1. 侧屈位椎间孔挤压试验 检查者位于患者的后面,患者坐位,头向患侧倾斜,并后伸,检查者用双手(手指交叉位)向下按压患者头顶部,如果颈部、上肢出现疼痛加重或放射痛,即为阳性。此试验又称 Spurling 试验,多见于颈椎病。

2. Jackson 压头试验(后仰位椎间孔挤压试验) 患者取坐位,头稍后仰,医师将手置于其头顶部并纵向施加压力,若出现患肢疼痛加重,放射痛,即为阳性,见于颈椎病(图 12-24)。

3. Eaten 试验(臂丛神经牵拉试验) 患者取坐位(站位亦可),稍低头,检查者立于患侧,一手扶患侧头部,一手握患侧腕部,然后两手向相反方向推拉,若出现放射性疼痛及麻木,即为阳性。该试验对诊断上、中、下三段神经根型颈椎病均有一定意义(图 12-25)。

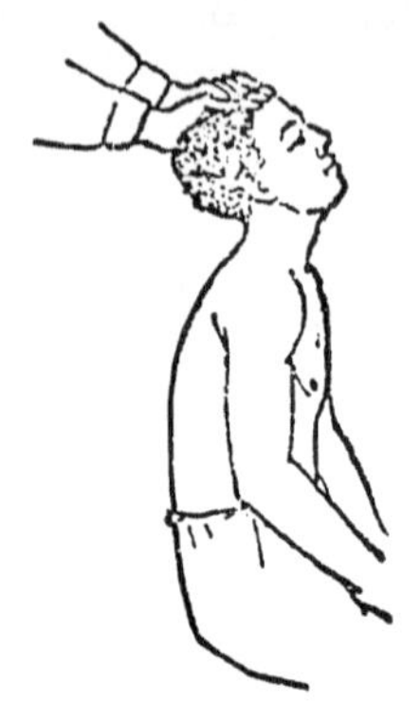

图 12-24 Jackson 压头试验

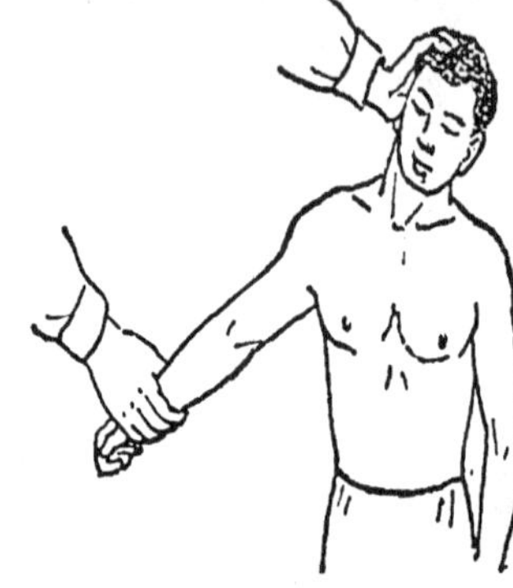

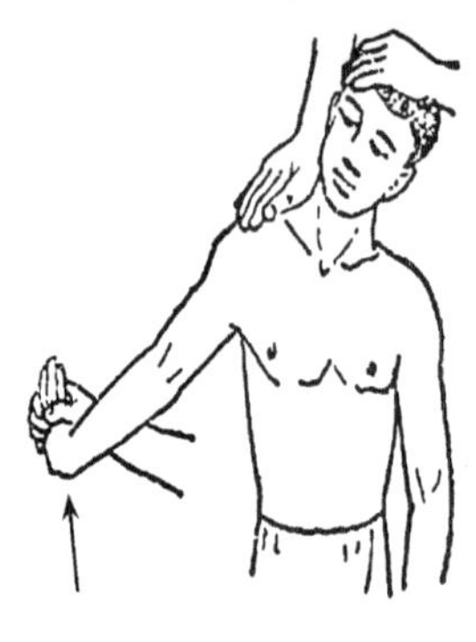

图 12-25 Eaten 试验

4. 转身看物试验 患者不能或不敢贸然转头去看自己的肩部或身旁的物体,或需要转身去看,临床上可见于落枕、强直性脊柱炎、颈椎结核等。

5. 拉斯特(Rust)征 患者常用手抱着头固定保护,以免在行动中加剧颈椎病变部位疼痛。颈椎结核患者此征为阳性(图 12-26)。

6. 拾物试验 患者站立,嘱拾地上物品,正常时能弯腰将物品拾起。如仅弯曲两膝和髋关节,腰部挺直不能弯曲,以一手扶膝部支持僵直的腰部,小心谨慎地屈膝下蹲拾物,即为阳性。见于胸椎结核、腰椎强直等。多适用于小儿(图 12-27)。

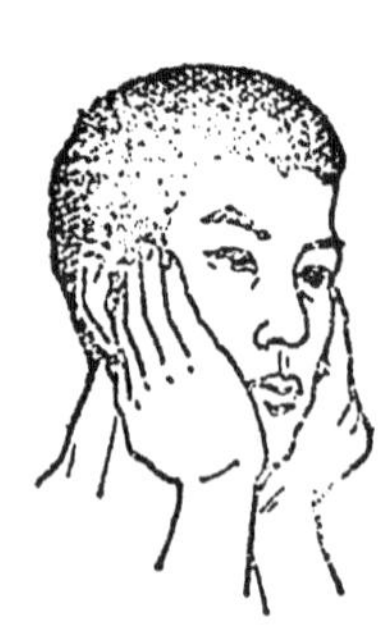

图 12-26 拉斯特征

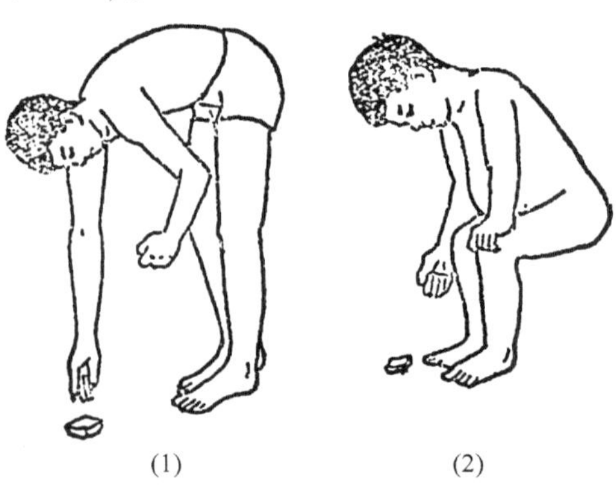

图 12-27 拾物试验

(1) 正常;(2) 阳性

7. 鞠躬试验　又称奈里(Neir 试验)让患者站立做鞠躬动作,如患肢立刻有放射性疼痛并后伸,此试验为阳性。见于坐骨神经痛、腰椎间盘突出症、腰椎滑脱等。

8. 坐位屈颈(Lindner)试验　患者取坐位或半坐位,伸直双下肢,使坐骨神经保持一定的张力,然后使颈前屈。在腰椎间盘突出症时,因脊髓牵动增加神经根刺激而出现患侧下肢放射痛。

9. 坐位伸膝(Beachjelef)试验　患者取坐位,两小腿下垂,医师将其小腿被动伸直。正常人端坐时,可伸直双膝并向前弯腰。腰椎间盘突出症患者,则因坐骨神经牵拉痛而不能伸直小腿,或由坐位改变为半坐位以缓解神经根牵拉,为阳性。

10. 直腿抬高试验　又称拉塞格(Laseque)征。患者仰卧,两腿伸直,分别做直腿抬高动作,观察双侧肢体抬高的幅度,然后检查者一手托于踝部的后方,另一手压于膝前方,在保持膝关节伸直的同时,用托于踝部的手将下肢徐徐抬高,直至患者感到下肢有放射性疼痛及检查者感到有明显阻力,此时下肢与床面所形成的角度,即为直腿抬高角度。检查时必须注意:①主动与被动直腿抬高的角度及疼痛部位。②如为单侧疾病,应进行两侧腿对比,并记录两腿抬高度。③在抬高受限制的同时,必须有臀部、下肢的放射痛,方可定为阳性。④健侧抬高而患侧痛者亦有意义,一般称为交腿试验阳性,或健侧直腿抬高(Fajerztain)试验(图12-28)。

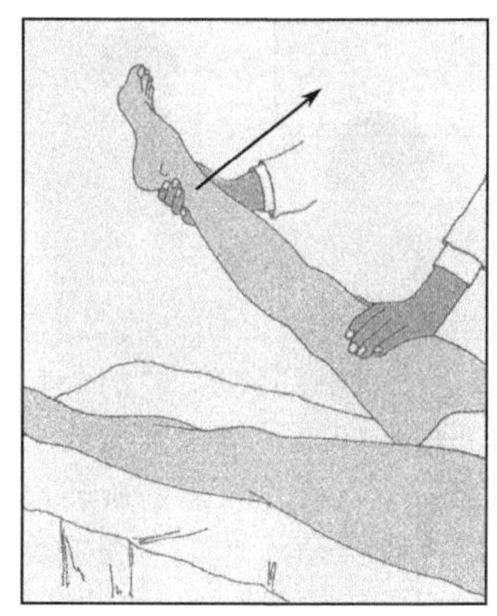

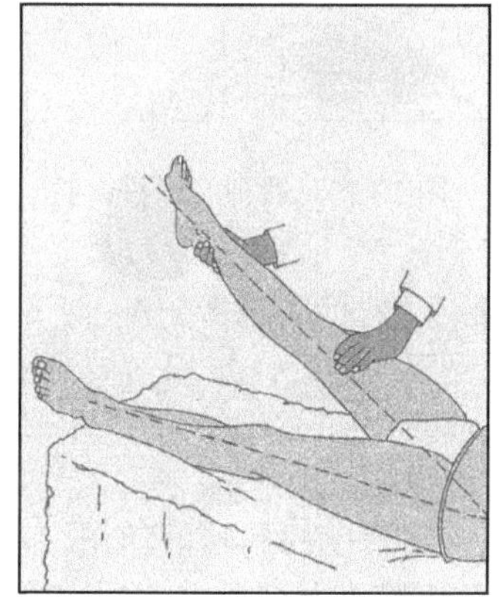

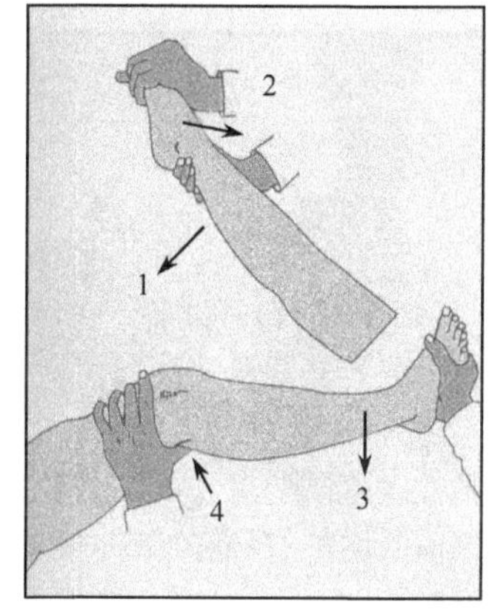

图 12-28　直腿抬高试验

11. 直腿抬高加强试验　双称足背屈试验、布瑞嘎(Bragard)附加试验、西卡(Sicad)征、西盖尔(Cukaps)试验。体位同直腿抬高试验,当抬高患者下肢发生疼痛后,略放低患侧下肢使其不感疼痛,医师一手握住足部突然背屈,若患者突然疼痛加剧或引起患肢后侧的放射性疼痛即为阳性。

12. 双侧膝髋屈曲试验　又称骨盆回旋试验、腰骶关节试验。患者仰卧,使其双侧膝关节及髋关节尽量屈曲,检查者将手置于屈曲的小腿上段前方,将患者膝部尽量下压并推向头部方向,使臀部离开床面,腰部被动前屈,在此检查中患者的腰骶关节及骶髂关节均将发生活动,如这两个关节有病变即可引起疼痛,究竟属于哪个关节病变,可根据疼痛的部位做进一步的检查来确定。此外,腰部软组织损伤、劳损,腰椎椎间关节病变或腰椎结核等均可使本试验阳性。但腰椎间盘突出症此试验常为阳性。

13. 梨状肌紧张试验　检查时患者侧卧位,将患肢伸直,并做内收内旋动作,如坐骨神经有放射性疼痛,现迅速将患肢外展外旋,疼痛随即缓解则为试验阳性。或让患者取俯卧位,屈曲患侧膝关节,检查者一手固定骨盆,一手握持患肢小腿远侧,推动小腿做髋关节内旋及外旋运动,若发生上述反应则为阳性。

14. 脊柱超伸展试验 又称儿童试验，患儿俯卧，检查者握住患儿双小腿向上提起，正常时不疼，脊柱后弯自如，如有病变则不能后弯，脊柱僵直，腹部离开床面，即阳性。此试验适用于小儿胸腰椎强直畸形的检查。

15. 股神经牵拉（Yeoman）试验 患者俯卧，下肢伸直，检查者一手压住骶部，另一手握住患侧踝部或托住膝部，将患侧下肢过度伸展，如出现大腿前放射性疼痛，即为阳性，表示可能有股神经（L_{2-4}神经根）受压，多见于L_{2-4}椎间盘突出症。做此检查时应注意，在下肢后伸亦可使骨盆横轴产生旋转扭力，在骶髂关节有病变时，也会引起疼痛（图 12-29）。

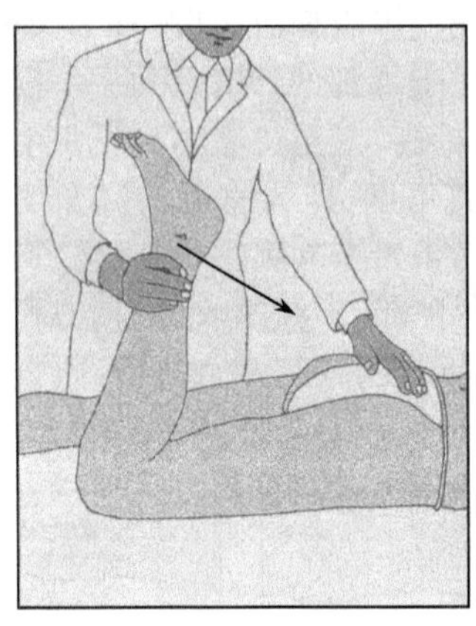
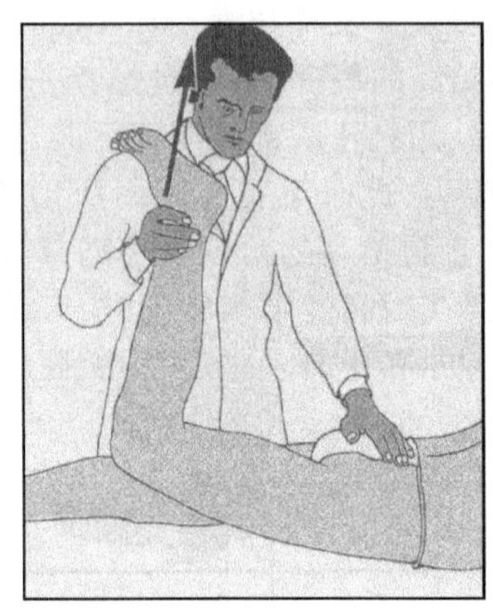

图 12-29 股神经牵拉试验

16. 跟臀（Ely）试验 也称俯卧屈膝试验，患者俯卧，两下肢伸直，检查者握住一侧足部，并使髋关节后伸尽量屈曲膝关节，使足跟随贴近臀部，正常时足跟贴近或接触到臀部，股前及腰骶无不适，也无骨盆抬离床面。若股前牵拉痛、股前放射痛，下腰椎部位疼痛或骨盆离开床面者均为阳性。此试验牵涉的结构较多，大腿前方软组织、股神经均可受到牵拉，骨盆可向前旋转而使腰椎前凸增加，骶髂关节亦可发生不同程度的旋转活动，故参与组成股神经的 L_{3-4}神经根受压（如腰椎间盘突出）、骶髂关节病变、下腰椎及腰骶关节病变等均可引起疼痛；髋关节屈曲挛缩、阔筋膜张肌及髂胫束挛缩等也可出现阳性结果。

第三节 骨盆检查法

（一）望诊

患者取俯卧位，观察其骨盆区皮肤有无改变。

观察前面，两侧髂前上棘是否等高，骨盆有无向一侧倾斜；从侧面观察，骨盆有无前倾；从后面看两侧髂后上棘是否等高。

（二）触诊

1. 骨触诊 检查时患者取站立位．首先检查前面，触诊髂前上棘、髂嵴的骨轮廓，注意两侧是否等高，有无压痛。

触诊耻骨结节、耻骨联合、耻骨上、下支，注意有无压痛及骨轮廓改变。

侧面触诊股骨大转子，两侧是否等高，局部有无触痛。

后面检查髂后上棘,两侧是否等高,骶髂关节处有无压痛,骶骨后面骨轮廓有无改变。尾骨有无压痛。屈曲髋关节,检查坐骨结节骨轮廓有无改变。

2. 软组织触诊　患者仰卧位,双膝关节屈曲,触诊骨盆前面的髂窝区,注意有无囊性肿物及压痛,腹股沟区有无肿胀。

交替侧卧,触诊两侧股骨大转子部位及臀中肌区,有无压痛。尽量屈曲膝关节、髋关节,触摸坐骨结节表面,有无压痛及囊性肿物,判断有无坐骨滑囊炎或坐骨结节囊肿。

患者俯卧位,检查臀大肌区及梨状肌下缘有无压痛。

（三）特殊检查

1. 骨盆挤压试验　患者仰卧位,医者两手分别于髂骨翼两侧同时向中线挤压骨盆,如发生疼痛,即为骨盆挤压试验阳性,提示骨盆有骨折或骶髂关节有病变(图 12-30)。

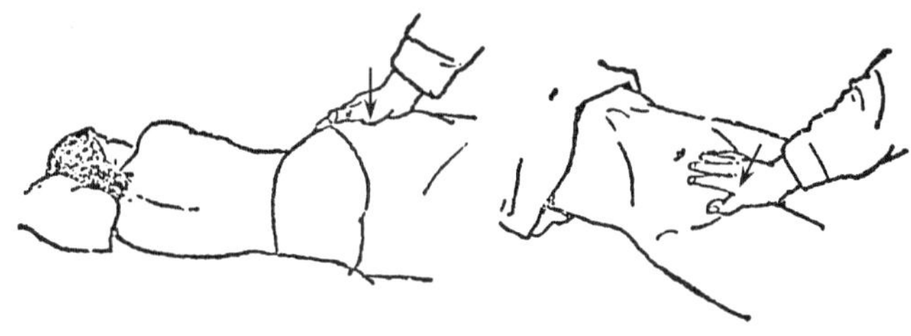

图 12-30　骨盆挤压试验

2. 床边试验　又称盖斯兰(Gaenslen)试验。患者仰卧,医者将其移至检查床边,一侧臀部放在床外,让该侧的腿在床边下垂,医者按压此腿使髋后伸,同时按压患者另一侧腿的膝关节,使之尽量屈髋、屈膝,使大腿靠近腹壁,这样使骨盆产生前后扭转的力,如骶髂关节发生疼痛,则本试验为阳性。表明骶髂关节有病变(图 12-31)。

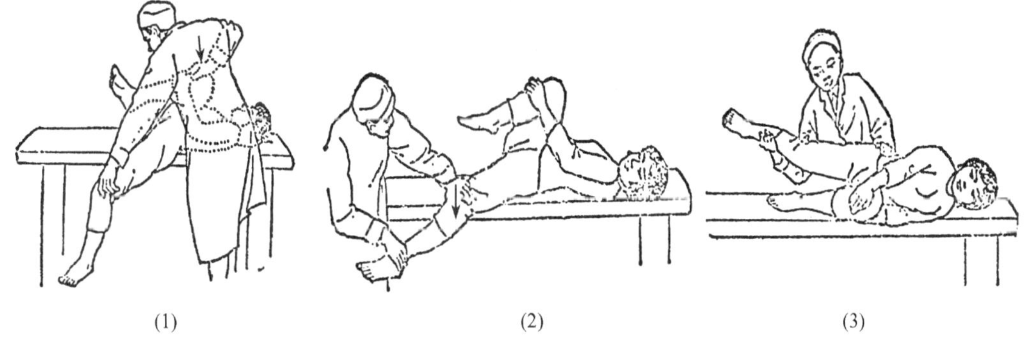

(1)　(2)　(3)

图 12-31　床边试验

3. "4"字试验　又称帕切克(PatriCk)试验。患者仰卧,将其一侧下肢膝关节屈曲,髋关节屈曲、外展、外旋,把足架在另一侧腿的膝关节上,双下肢呈"4"字形,医者一手放在患者屈曲的膝关节内侧,另一手放在对侧髂前上棘前面,然后两手向下压,如骶髂关节处出现疼痛,本试验为阳性,表明骶髂关节有病变(图 12-32)。

4. 骨盆分离试验　患者仰卧位,医者两手分别置于两侧髂前上棘前面,两手同时向外下方推压,若出现疼痛,即为骨盆分离试验阳性,表明有骨盆骨折或骶髂关节病变(图 12-33)。

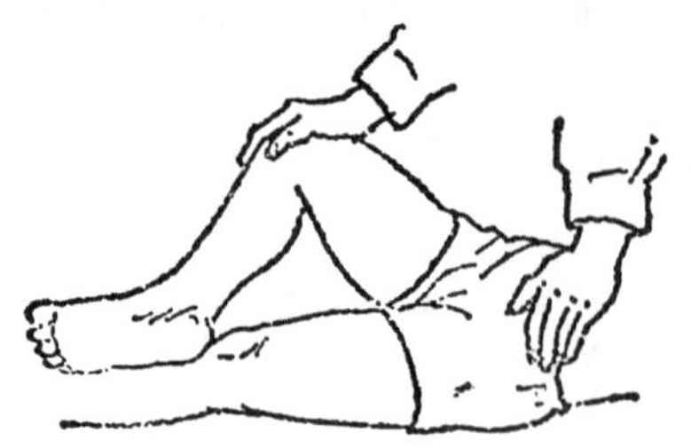

图 12-32 “4”字试验

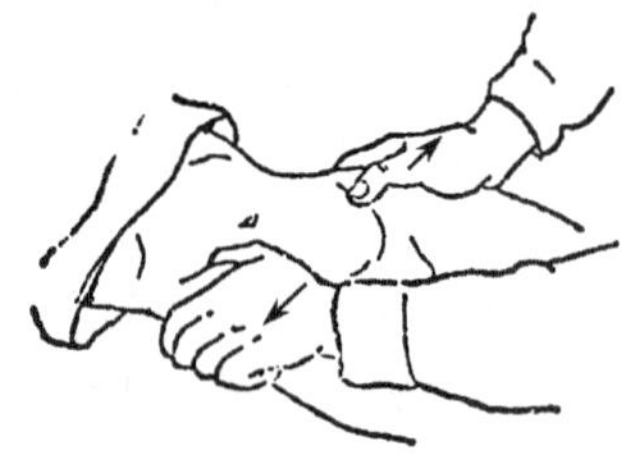

图 12-33 骨盆分离试验

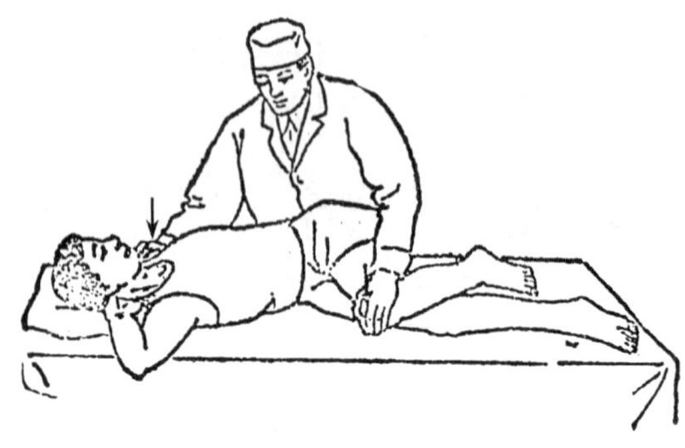

图 12-34 斜扳试验

5. 斜扳试验 患者仰卧，一侧腿伸直，另一侧腿屈髋、屈膝各 90°，医者一手扶住该侧屈曲的膝部，另一手按住同侧肩部，医者用扶膝部的手推患者的腿内收并使该侧的髋关节内旋，如骶髂关节发生疼痛，本试验即为阳性(图12-34)。

6. 单髋后伸试验 患者俯卧位，两下肢伸直，医者一手按住患者骶骨背面，另一手肘部托住一侧大腿，用手握住该侧小腿，向上提起下肢，使髋关节被动后伸，如骶髂关节处疼痛，本试验为阳性。两侧做对比检查。该试验用于检查骶髂关节病变。

第四节 骨科神经相关检查

一、感觉检查

人体皮肤感觉由脊髓发出神经纤维支配，呈节段性分布(图 12-35)。检查时必须在安静温暖的条件下进行，并与患者说明检查方法，取得配合。

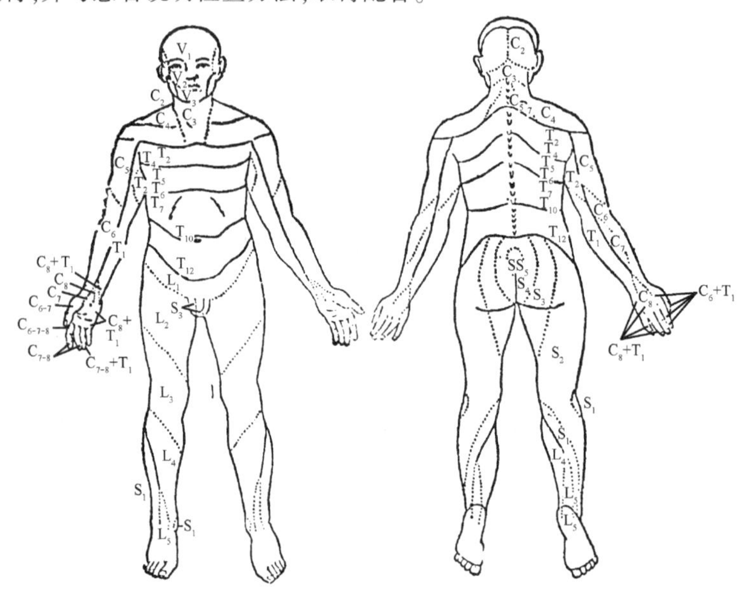

图 12-35 人体皮肤感觉分布

(一) 浅感觉

包括皮肤、黏膜的触、痛觉及温度觉。

1. 触觉　用棉絮轻触皮肤或黏膜,自躯干到四肢上端逐次向下,询问有否觉察及敏感程度。对异常区域做出标记。

2. 痛觉　用锐针轻刺皮肤,询问有无痛感及疼痛程度。要求用力适当,不应重刺出血,并将结果记录。检查时应自上而下,从一侧至另一侧,从无痛觉区移向正常区,不应遗留空白区。

3. 温度觉　分别用盛冷(5~10℃)、热(40~45℃)水的试管轻触皮肤。询问患者感受(冷或热)。

(二) 深感觉

关节觉:轻轻掰动患者的手指或足趾,做被动伸、屈动作,询问是否觉察及其移动方向;或让患者闭目,然后将其肢体放在某位置上,询问能否明确说明肢体所处的位置。

(三) 复合感觉

复合感觉包括皮肤定位觉、两点分辨觉、实体辨别觉及体表图形觉,是大脑综合、分析、判断的结果,故也称皮质感觉。在骨科检查中偶可应用。

二、运动系统检查

(一) 肌容积

观察肌肉有无萎缩及肥大,测量肢体周径,判断肌肉营养状况。

(二) 肌张力

肌张力指静息状态下肌肉紧张度。检查方法:嘱患者肌肉放松,用手触摸肌肉硬度,并测定其被动运动时的阻力及关节运动幅度。亦可叩击肌腱听声音,声音高者肌张力高,声音低者肌张力低。

1. 肌张力增加　触膜肌肉时有坚实感,作被动检查时阻力增加。可表现为:①痉挛性。在被动运动开始时阻力较大,终末时突感减弱,称为折刀现象,见于锥体束损害者。②强直性。指一组拮抗肌的张力增加,作被动运动时,伸肌与屈肌肌力同等增加,如同弯曲铅管,称为铅管样强直,见于锥体外系损害者。如在强直性肌张力增加的基础上又伴的震颤,作被动运动时可出现齿轮顿挫样感觉,故称齿轮样强直。

2. 肌张力减弱　触诊肌肉松软,被动运动时肌张力减低,可表现关节过伸,见于周围神经、脊髓灰质前角病变。

(三) 肌力

指肌肉主动收缩的力量。

1. 肌力评级标准　目前通用的是 Code 六级分类法:

0 级:肌力完全消失,无活动。

Ⅰ级:肌肉能收缩,关节不活动。

Ⅱ级:肌肉能收缩,关节稍有活动,但不能对抗肢体重力。

Ⅲ级:能对抗肢体重力使关节活动,但不能抗拒外来阻力。

Ⅳ级:能对抗外来阻力使关节活动,但肌力较弱。

Ⅴ级:肌力正常。

2. 肌力检查法 在关节主动运动时施加阻力与所测肌肉对抗,测量其肌力,并进行双侧对比。全身肌肉大致可分为颈部和躯干肌肉、肩带和上肢肌肉、骨盆带和下肢肌肉三组。

(四) 共济运动检查

当脊髓后索、小脑等器官发生病变时可出现共济失调。常用的检查方法有指鼻试验、快复轮替试验、跟膝胫试验和 Romberg 征。

三、反 射

反射是机体对感受刺激引起的不随意运动的定型反应,是神经活动的基本形式。完成每个反射必经反射弧,包括感受器、传入神经、反射中枢、传出神经和效应器。反射弧的任何部位中断或抑制均可致反射消失或减弱。检查反射时应注意:①保持患者全身肌肉放松,并分散其注意力;②被检查肢体被动放置于适当位置,使肌肉保持适当张力;③检查时做到双侧肢体姿势一样,叩击或划擦部位和力量一样,检查结果双侧对比;④如果腱反射引不出,可用加强法,即让未被检查的肌肉同时收缩,例如检查上肢反射可让患者同时咬牙,夹紧双膝或另手握拳,如检查下肢则嘱患者同时用力扣拉双手;⑤被检查部位有无影响检查结果的因素,如外伤、瘢痕、炎症、挛缩、畸形等。

(一) 浅反射

浅反射指刺激体表感受器(如皮肤、黏膜等)引起的反射。

1. 常见浅反射检查法(图 12-36、图 12-37)。

2. 临床意义 ①浅反射消失或减弱表示反射弧中断或抑制;②腹壁、提睾、足底反射除有节段性反射弧外还有皮质反射弧,即反射的冲动通过脊髓至大脑皮质后再沿锥体束传至脊髓前角细胞,当该反射弧受损时上述反射亦可出现减弱或消失。见于锥体束病损或末梢神经病变;③腹壁反射减弱还可见于老年人、皮下脂肪过厚及腹壁松弛等;④提睾反射在正常人亦可双侧不对称;⑤肛门反射减弱或消失说明双侧锥体束或马尾神经均有损害,因为肛门外括约肌受双侧会阴神经支配,单侧锥体束或马尾神经损害时,肛门反射仍存在。

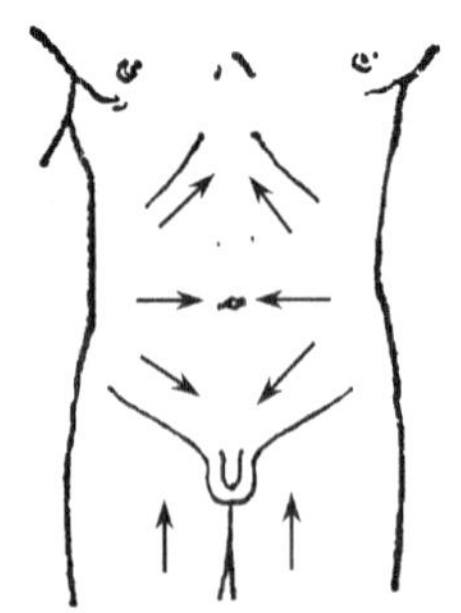

图 12-36 腹壁及提睾反射

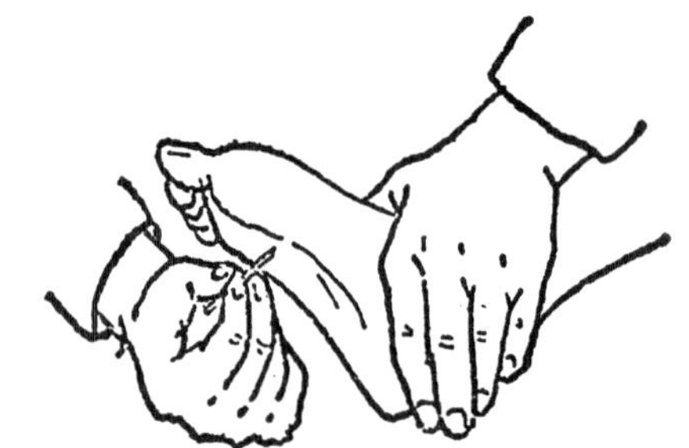

图 12-37 正常跖反射

(二) 深反射

深反射指刺激肌肉、肌腱、骨膜和关节的本体感受器而引起的反射。

1.常用深反射检查法(图 12-38~图 12-41)。

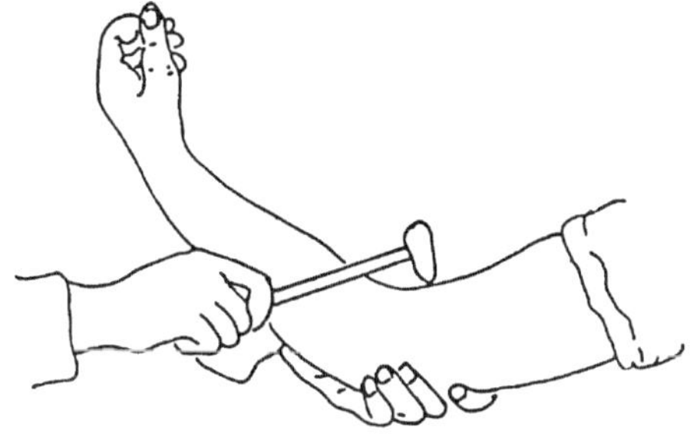

图 12-38　肱二头肌腱反射

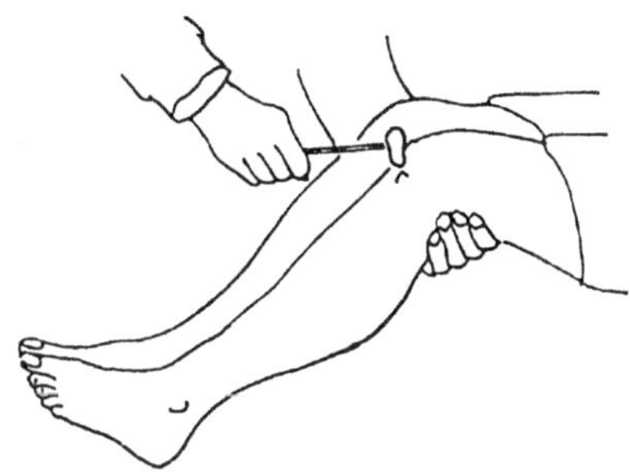

图 12-39　膝反射

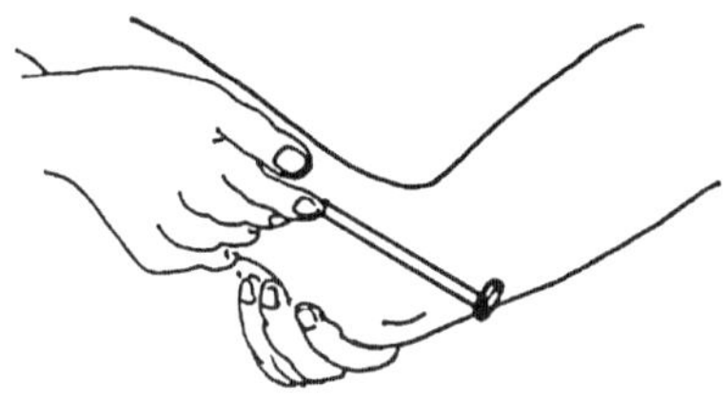

图 12-40　肱三头肌反射

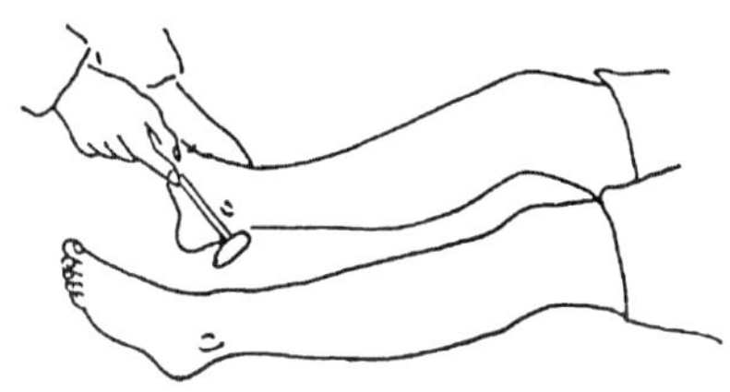

图 12-41　跟腱反射

2.临床意义　①深反射减弱或消失表示反射弧抑制或中断;②深反射亢进通常由上运动神经元病变所致,如锥体束病损,致脊髓反射弧的抑制释放;③深反射对称性改变不一定是神经系统病损所致,而不对称性改变(如一侧增强、减弱或消失)则是神经系统病损的重要体征;④髌阵挛和踝阵挛是腱反射亢进的表现,在锥体束损害时出现。

(三) 病理反射

病理反射指当中枢神经系统损害,主要是锥体束受损,对脊髓的抑制作用丧失而出现的异常反射。

1. 常用病理反射检查法(图 12-42~44)。

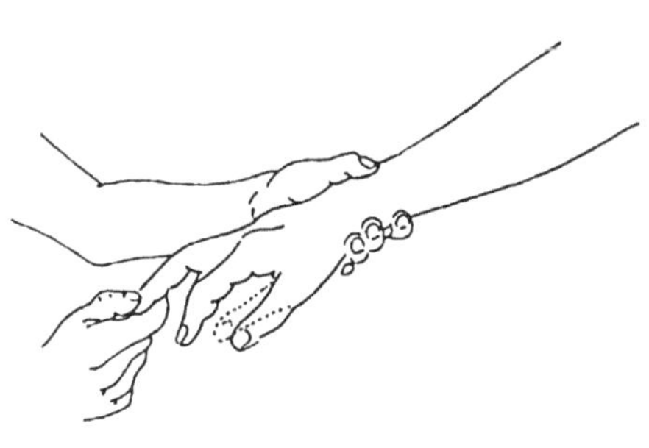

图 12-42　Hoffmann 征阳性

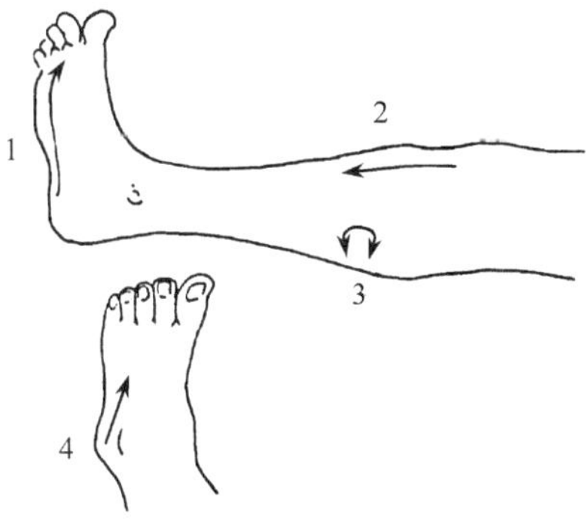

图 12-43　足部病理反射检查

1. Babinski 征　2. Oppenheim 征　3. Gordon 征　4. Chaddock 征

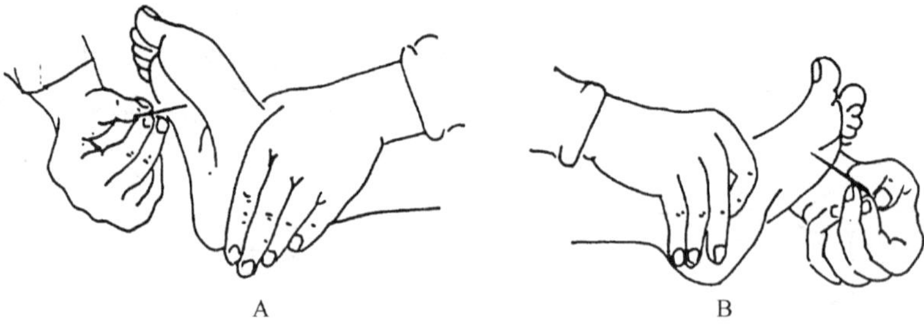

图 12-44 足底反射
A.正常;B.病理反射

2. 临床意义 ①病理反射出现表示皮质运动区或锥体束的病损。②Babinski 征可在 1 岁以下的婴儿,深睡或昏迷状态者出现,往往为双侧性;也可在末梢神经疾病等情况下出现。③Hoffmann 征偶见于正常人,无病理意义,仅在反应强烈或双侧明显的不对称时才具有临床意义。④当一侧病理征阳性,伴有深反射亢进、浅反射减弱或消失时,提示锥体束或皮质运动区受损。⑤病理反射阴性,而深、浅反射均减弱或消失时常提示周围神经病损或肌病。⑥病理反射阴性,深反射正常,浅反射活跃常提示神经功能性障碍。

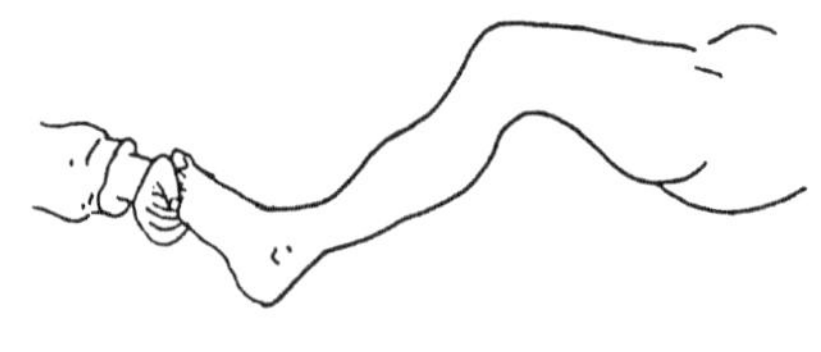

图 12-45 脊髓自动反射

(四) 脊髓自动反射

脊髓自动反射亦称防御性反射,是指脊髓横贯性损害,脊髓与大脑联系中断,刺激脊髓损伤平面以下皮肤或剧烈跖屈诸趾,引起屈髋、屈膝和踝关节背屈的现象(图 12-45)。

四、四肢神经损伤检查

(一) 桡神经

桡神经损伤的主要临床表现为腕下垂,前臂伸肌群萎缩无力,拇指不能外展和背伸,前臂后侧、手背桡侧二指半皮肤感觉障碍。应检查前臂伸肌群的肌力(图 12-46)。

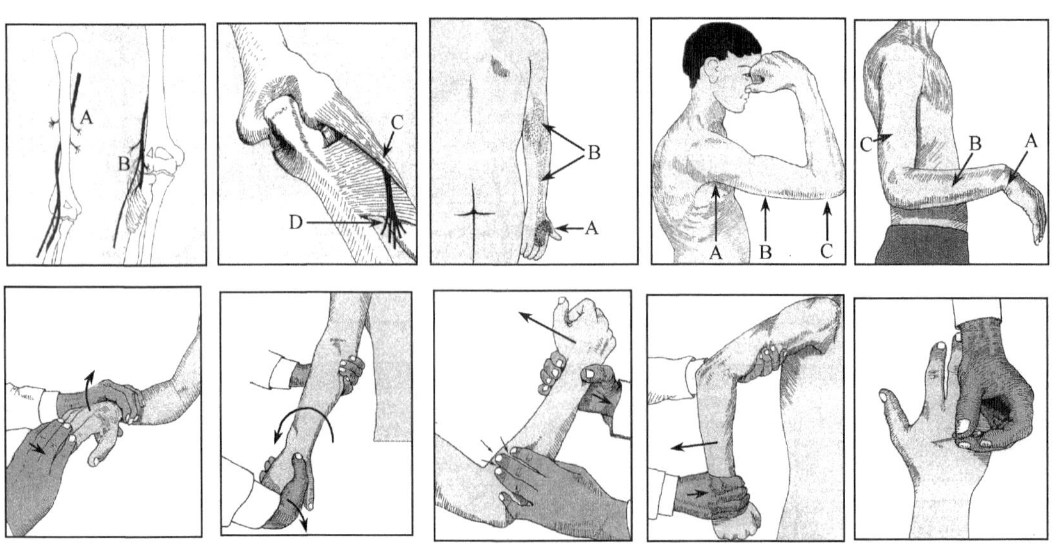

图 12-46 桡神经检查

（二）正中神经

正中神经损伤出现大鱼际肌萎缩，对掌肌麻痹，掌心变平，类似"猿手"，拇、示指不能屈曲，拇指不能对掌，手掌桡侧三指半和手背桡侧三指末节感觉障碍。还需检查旋前圆肌的肌力（图12-47）。

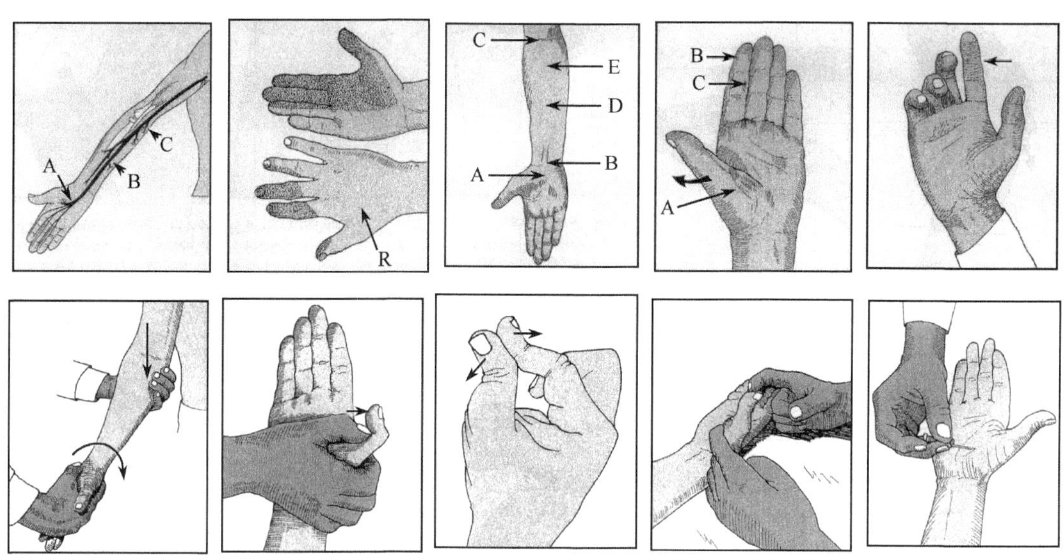

图 12-47 正中神经检查

（三）尺神经

尺神经损伤出现典型的"爪形手"畸形，第4、5指屈不全，第4、5指不能外展与内收、并夹不紧纸片，手的尺侧皮肤、掌侧和背侧一指半感觉障碍。尺侧屈腕肌和拇指内收肌肌力减退（图12-48）。

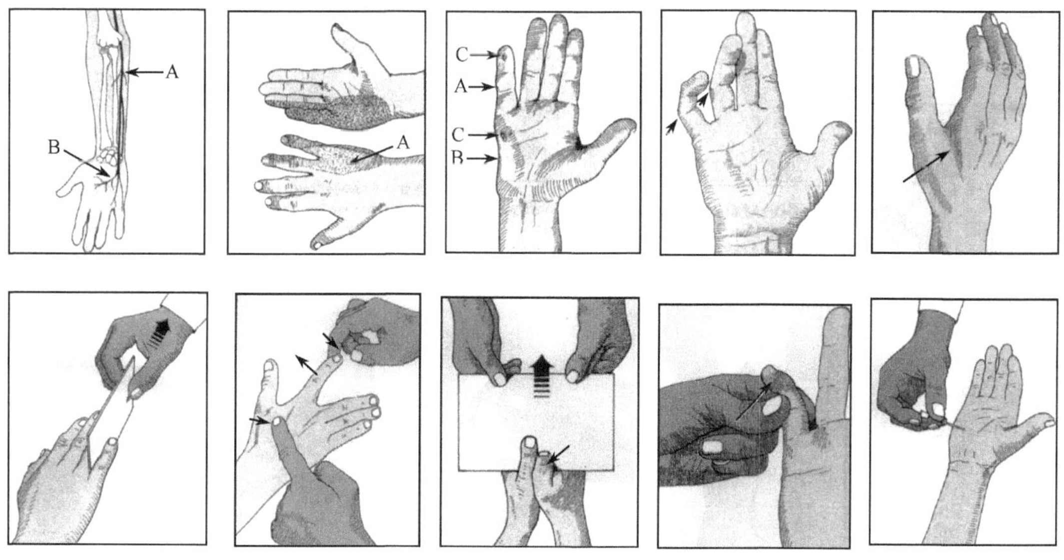

图 12-48 尺神经检查

(四) 股神经

股神经损伤出现小腿内侧皮肤感觉障碍。还应检查髂腰肌、股四头肌肌力和膝反射(图 12-49)。

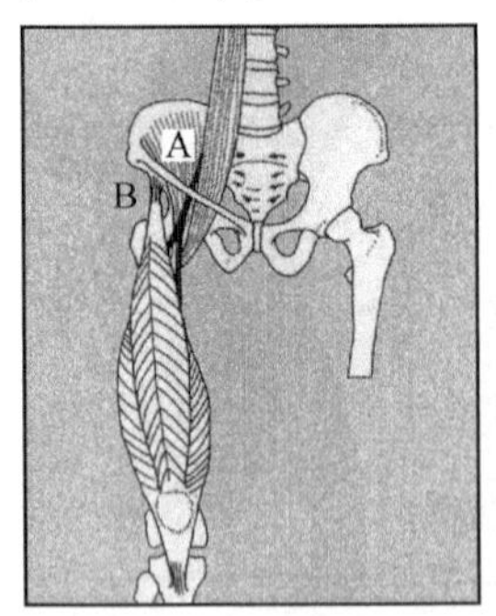

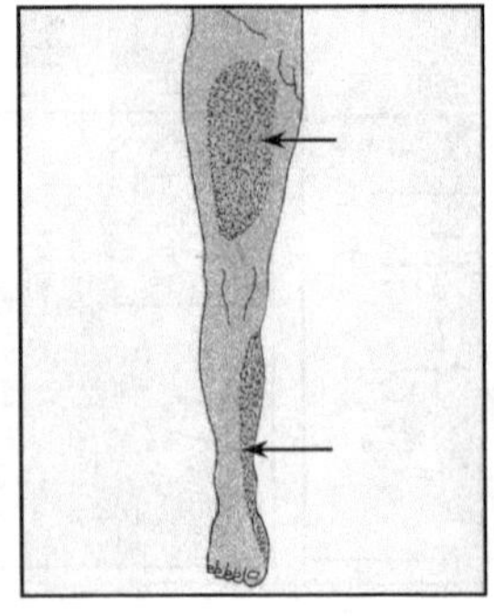
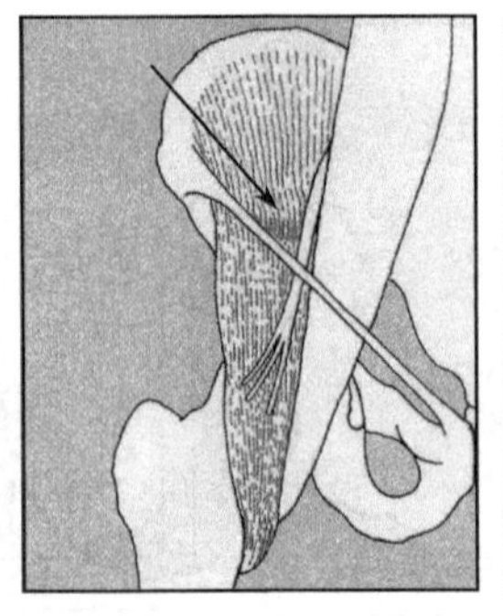
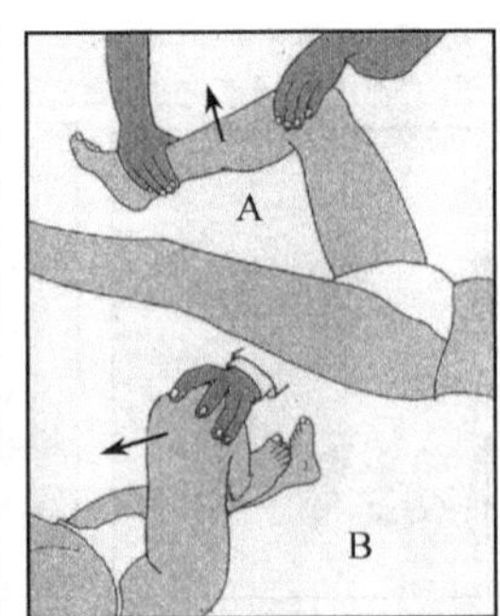

图 12-49 股神经检查

(五) 坐骨神经

坐骨神经损伤主要检查股后侧肌肌力及跟腱反射(图 12-50)。

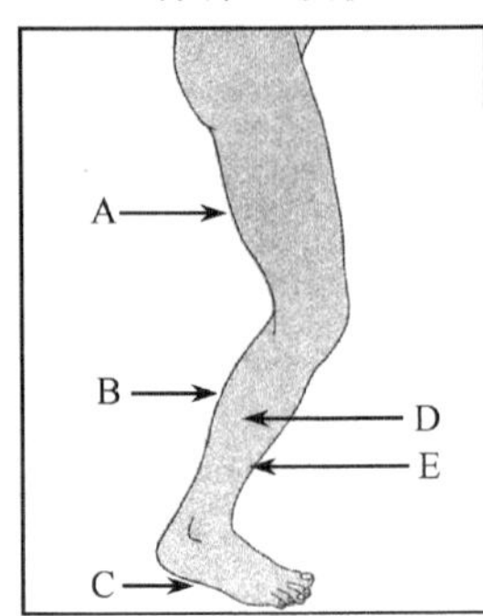

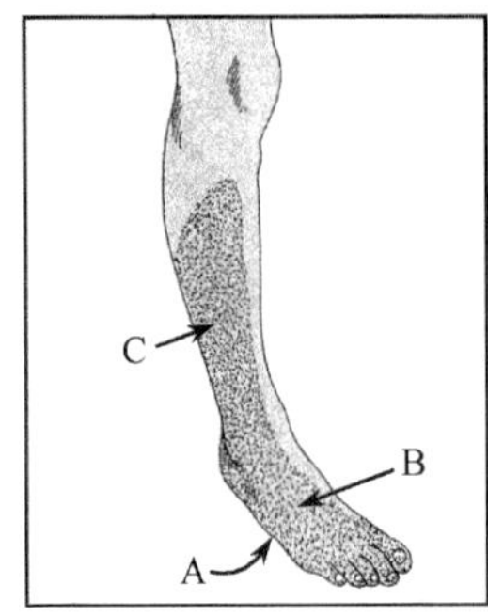

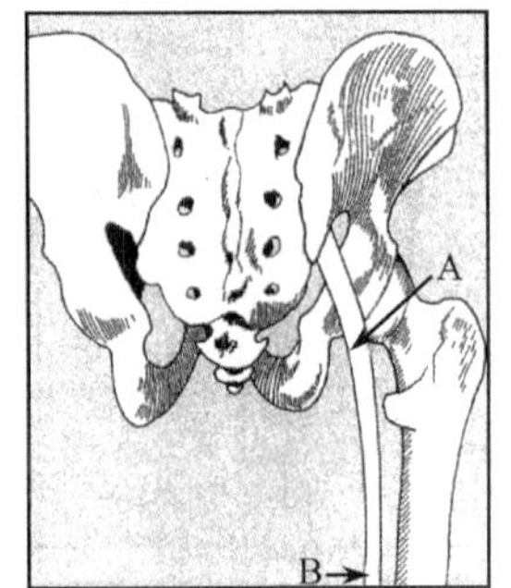

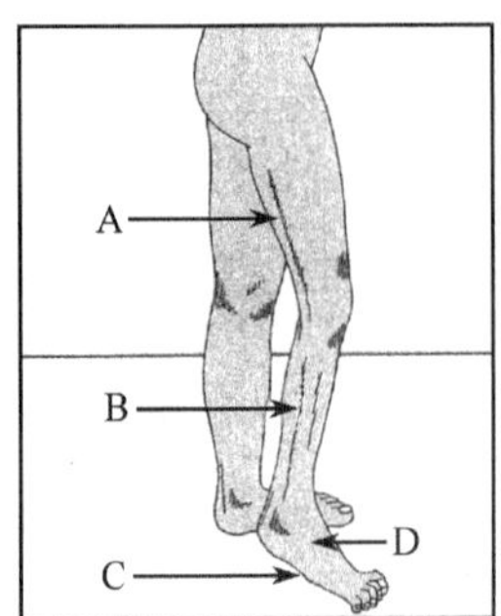

图 12-50 坐骨神经检查

(六) 腓总神经

腓总神经损伤临床表现为足下垂,小腿前外侧、足背及第 1、2 趾之间皮肤感觉丧失或异常。还需检查胫骨前肌和拇长伸肌肌力(图 12-51)。

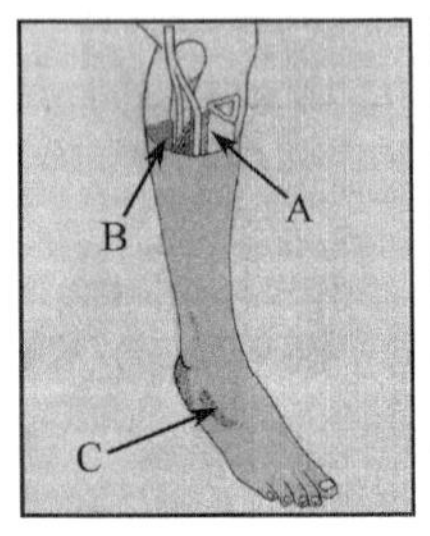

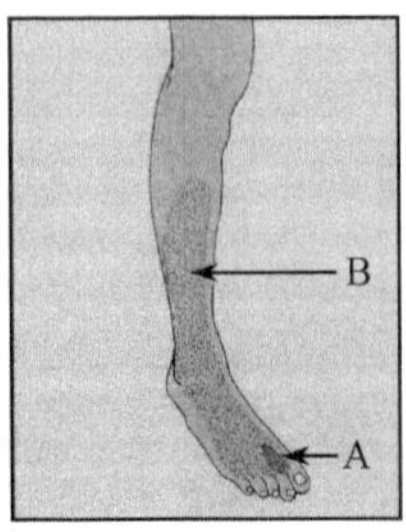

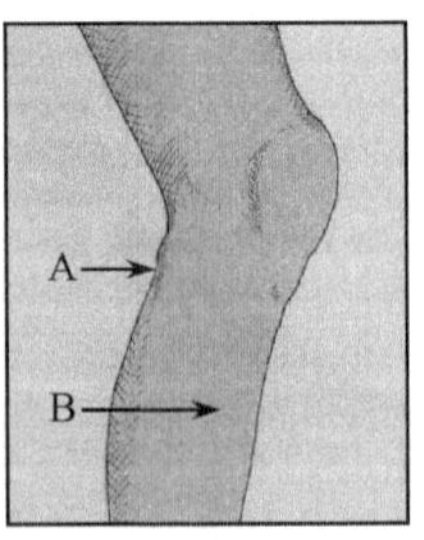

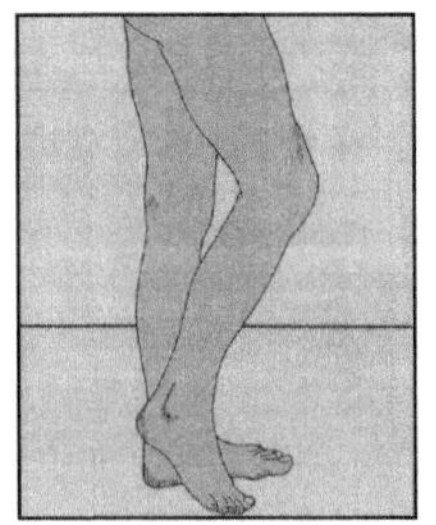
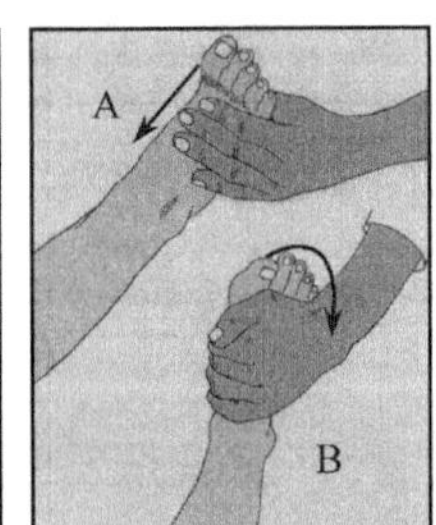

图 12-51 腓总神经检查

（七）胫神经

胫神经损伤，则小腿后外侧和足底部的皮肤感觉丧失。主要检查腓肠肌与踇长屈肌肌力及跟腱反射（图 12-52）。

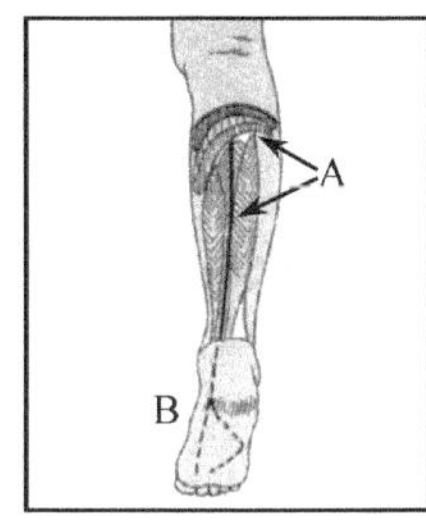

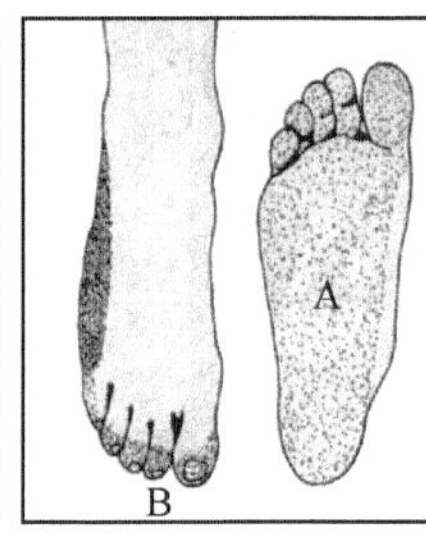

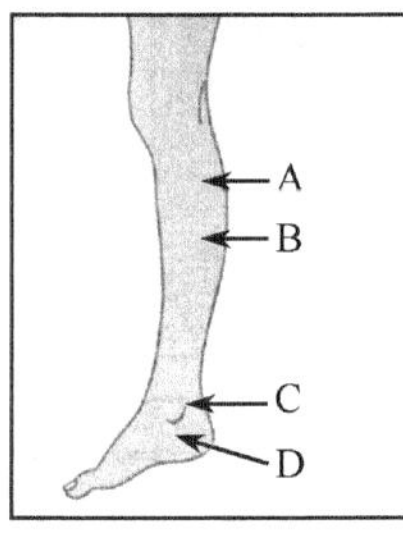

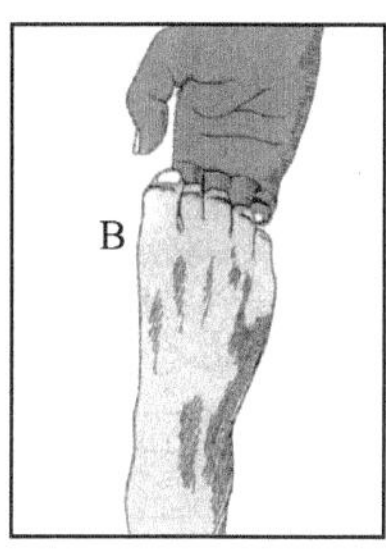

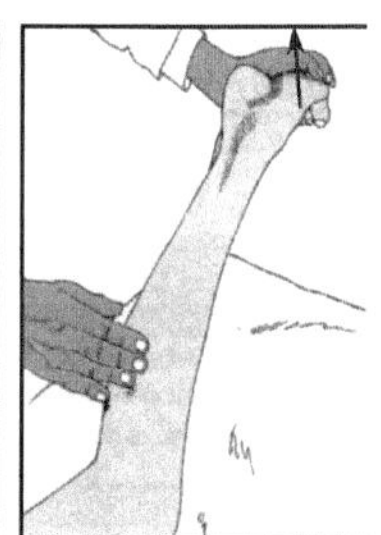

图 12-52　胫神经检查

第五节　牵引技术

牵引术是利用持续的适当牵引力和对抗牵引力的作用，使骨折，脱位整复和维持复位；炎症肢体的制动和抬高；挛缩畸形肢体的矫正治疗等。临床常用的牵引技术有手法牵引，皮肤牵引，骨骼牵引和特殊牵引。

一、手法牵引

多适用于骨折移位及关节脱位的整复，时间短，力量可按需要加大。其方法先将伤肢置放于适合手法复位的位置，伤肢的近侧端用布带或助手用手作为对抗牵引，伤肢远侧端由助手用手或布带不间断地平稳牵引，以便术者进行手法整复骨折移位或关节脱位，至手法整复成功和外固定后，才能停止手法牵引。为了节省体力便于手法复位及 X 线透视，操作中将手法牵引改为利用器械牵引，如上肢或下肢螺旋牵引架，万能石膏床等。

二、皮肤牵引

1. 适应证　皮肤牵引：牵引力较小，适用于小儿股骨骨折地牵引治疗，肱骨不稳定性骨折的牵引或肱骨骨折在外展架上的牵引治疗，及成人下肢骨骼牵引的辅助牵引等。但皮肤有损伤或炎症时，或对胶布过敏者，禁用皮肤牵引。皮肤牵引的设备较简单，仅用胶布，扩张板，重锤，绷带，绵纸，牵引绳，滑轮，牵引支架及床脚垫高用的木垫等（图 12-53）。

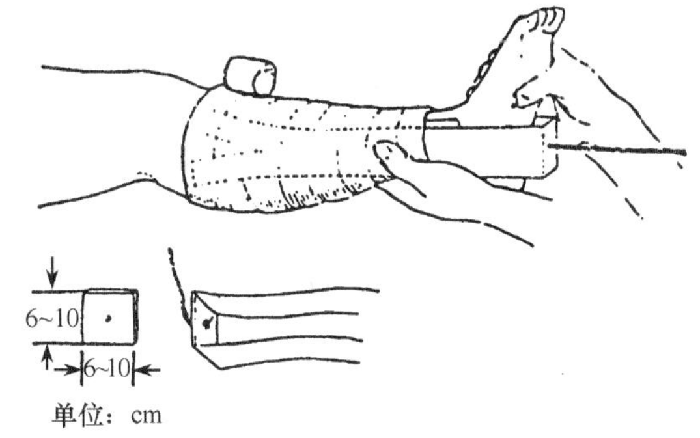

图 12-53　皮肤牵引

皮肤牵引时借助胶布贴于伤肢皮肤上，或用泡沫塑料布包压于伤肢皮肤上，利用肌肉在骨骼上的附着点，牵引力传递到骨骼上，胶布远侧端置扩张板，于扩张板中心钻孔穿绳打结，再通过牵引架的滑轮装置，加上悬吊适当的重量进行持续皮肤牵引。

2. 注意事项

（1）适用于小儿及老年体弱者，皮肤必须完好。

(2) 牵引重量一般不得超过5kg,否则牵引力过大,易伤皮肤或起水疱,影响继续牵引。

(3) 一般牵引时间为2~3周,时间过长,因皮肤上皮脱落影响胶布黏着,如需继续牵引,应更换新胶布维持牵引。

(4) 牵引期间应定时检查伤肢长度及牵引的胶布粘贴情况,及时调整重量和体位,防止过度牵引。一般于3~5天内肢体肿胀消退时,即能纠正骨折重叠和畸形,牵引2~4周,骨折端有纤维性连接,不再发生移位时可换为石膏固定,以免卧床时间太久,不利于功能锻炼。

(5) 应注意粘贴胶布的部位及长度要适当,胶布要平整无皱,不能贴于踝上。包缠绷带不能压迫腓骨头颈部,不能扭转,以免压迫引起腓总神经麻痹。

三、骨骼牵引

(一) 适应证和注意事项

骨骼牵引的力量较大,持续牵引的时间较长,且能有效地调节,因而有较好地牵引效果。因骨骼牵引的力量较大,牵引时必须有相应的对抗牵引。骨骼牵引穿针时,成人可用局麻,小儿宜用全麻。常用的四肢骨骼持续牵引时在骨骼上穿过克氏针或斯氏针,连接牵引弓和绳子,滑车,牵引支架等系统牵引装置。因牵引力直接作用于骨骼,可用比皮牵引力大5~6倍以上,足以对抗肢体肌肉痉挛或收缩的力量。在牵引的同时还可在局部加用小夹板固定矫正骨折端的侧方移位,调整牵引肢体的体位可纠正骨折的旋转移位,同时在持续骨牵引情况下,也可纠正骨折成角畸形。

1. 适应证

(1) 成人长骨不稳定性骨折(如斜行,螺旋形及粉碎性骨折),因肌肉强大容易移位的骨折(如股骨、胫骨、骨盆、颈椎)。

(2) 骨折部位的皮肤损伤、擦伤、烧伤,部分软组织缺损或有伤口时。

(3) 开放性骨折感染或战伤骨折。

(4) 伤员合并胸,腹或骨盆部损伤者,需密切观察而肢体不宜做其他固定者。

(5) 肢体合并血循环障碍(如小儿肱骨髁上骨折)暂不宜做其他固定者。

2. 注意事项

(1) 经常检查牵引针(或钉)处有无不适,如皮肤绷得过紧,可适当切开少许减张;穿针处如有感染,应设法使之引流通畅,保持皮肤干燥;感染严重时应拔去钢针改换位置牵引。

(2) 牵引期间必须每天测量伤肢的长度及观察伤肢血循环情况,注意牵引重量切勿过重,防止牵引过度。肢体肿胀消退后,应酌情减轻牵引重量。

(3) 牵引开始数日,应透视矫正骨折端对位情况,及时调整体位或加小夹板或纸垫矫正。

(4) 牵引时间一般不超过8周,如需继续牵引治疗,则应更换牵引针(或钉)的部位,或改用皮肤牵引。

(5) 牵引过程中应鼓励伤员进行功能锻炼,防止伤肢及未牵引肢体肌肉萎缩,关节僵硬。

(二) 尺骨鹰嘴牵引

此牵引技术适用于肱骨颈干肱骨髁上或髁间粉碎性骨折移位和局部肿胀严重,不能立即复位固定者,以及陈旧性肩关节脱位将进行手法复位者。

操作步骤:在肱骨干内缘的延长线(即沿尺骨鹰嘴顶点下3cm),画一条与尺骨背侧缘的垂直线;在尺骨背侧缘的两侧各2cm处,画一条与尺骨背侧缘平行的直线,相交点即为牵引针的进口与出口点。用手牵引将患者上肢提起,消毒,麻醉后,将固定在手摇钻上的克氏针从内侧标记点刺入到尺骨,手摇钻将克氏针穿过尺骨鹰嘴向外标记点刺出。此时要注意切勿损伤尺神经,不能钻入关节腔,造成不良后果或影响牵引治疗。使牵引针两端外露部分等长,安装牵引弓。把牵引针两端超出部分弯向牵引弓,并用胶布固定,以免松动,滑脱或引起不应有的损伤,然后拧紧牵引弓的螺旋,将牵引针拉紧,系上牵引绳,沿上臂纵轴方向进行牵引,同时将伤肢前臂用帆布吊带吊起,保持肘关节屈曲90°,一般牵引重量为2~4kg(图12-54)。

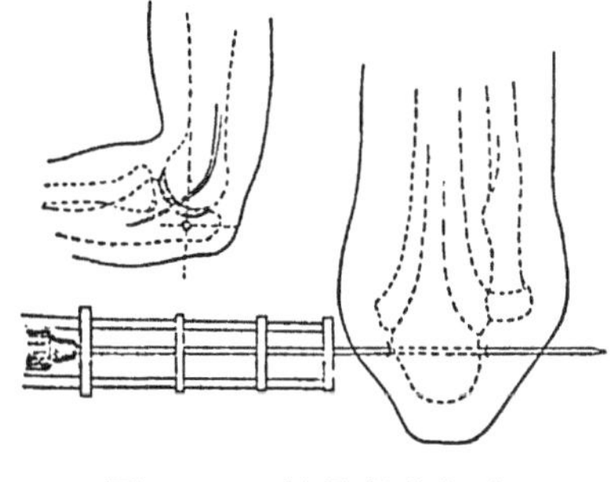
图12-54 尺骨鹰嘴牵引

(三)桡尺骨远端牵引

1. 适应证 适用于开放性桡尺骨骨折及陈旧性肘关节后脱位;多用于鹰嘴牵引和尺桡骨远端牵引固定治疗开放性尺桡骨骨折。

2. 操作步骤 将伤肢前臂置于旋前旋后中间位,并由助手固定,消毒皮肤,局部麻醉,于桡骨茎突上1.5~2cm部位的桡侧无肌腱处,将克氏针经皮肤刺入至骨,安装手摇钻,使克氏针与桡骨纵轴垂直穿过桡尺骨的远端及尺侧皮肤,并使外露部分等长,装上牵引弓即可进行牵引。或与尺骨鹰嘴牵引针共装在骨外固定架上,进行开放性桡尺骨骨折固定治疗。

(四)股骨髁上牵引

1. 适应证 适用于有移位的股骨骨折,有移位的骨盆环骨折,髋关节中心脱位和陈旧性髋关节后脱位等;也可用于胫骨结节牵引过久,牵引钉松动或钉孔感染,必须换钉继续牵引时。

2. 操作步骤 将损伤的下肢放在布朗牵引支架上,自髌骨上缘近侧1cm内,画一条与股骨垂直的横线(老年人骨质较松,打钉要距髌骨上缘高一些,青壮年人骨质较硬,打钉要距髌骨上缘近一些)。再沿腓骨小头前缘与股骨内踝隆起最高点,各做一条与髌骨上缘横线相交的垂直线,相交的两点作为标志,即斯氏针的进出点。消毒,局部麻醉后,从大腿内侧标记点刺入斯氏针直至股骨,一手持针保持水平位。并与股骨垂直,捶击针尾,使斯氏针穿出外侧皮肤标记点,使两侧牵引针外露部分等长,用巾钳将进针处凹陷的皮肤拉平,安装牵引弓,在牵引架上进行牵引。小腿和足部用胶布辅助牵引,以防肢体旋转和足下垂。将床脚抬高20~25cm,以作对抗牵引。牵引所用的总重量应根据伤员体重和损伤情况决定,如骨盆骨折,股骨骨折和髋关节脱位的牵引总重量,成人一般按体重的1/7或1/8计算。年老体弱者,肌肉损伤过多或有病理性骨折者,可用体重的1/9重量。小腿辅助牵引的重量为1.5~2.5kg,足部皮肤牵引重量为0.25~0.5kg(图12-55)。

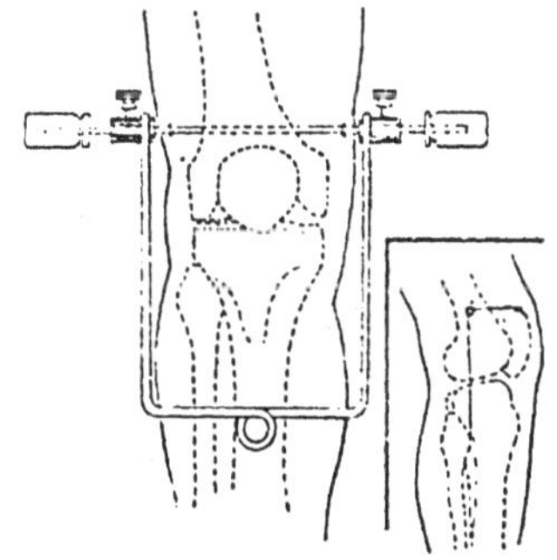
图12-55 股骨髁上牵引

(五)胫骨结节牵引

1. 适应证 适用于移位股骨骨盆环骨折,髋关节中心脱位及陈旧性髋关节脱位等,胫骨结节牵引较股骨髁上牵引常用,如此牵引过程中有其他问题时,才考虑换为股骨髁上牵引继续治疗。

2. 操作步骤 将伤肢放在布朗牵引支架上，助手用手牵引踝部固定伤肢，以减少伤员痛苦和发生继发性损伤。自胫骨结节向下1cm内，画一条与胫骨结节纵轴垂直的横线，在纵线两侧各3cm左右处，画两条与纵轴平行的总线与横线相交的两点，即为斯氏针进出点(老年人骨质疏松，标记点要向下移一点，以免打针时引起撕脱性骨折；青壮年人骨质坚硬，标记点要向上移一点，以免打针时引起劈裂骨折；儿童应改用克氏针牵引)。此牵引技术的方法和牵引总重量，均与股骨髁上牵引技术相同。值得注意的是，进针应从外侧标记点向内侧，防止损伤腓总神经，术后两周内每天要测量伤肢的长度，以便随时根据检查结果及时调整牵引重量，并检查伤肢远端的运动，感觉及血运情况(图12-56)。

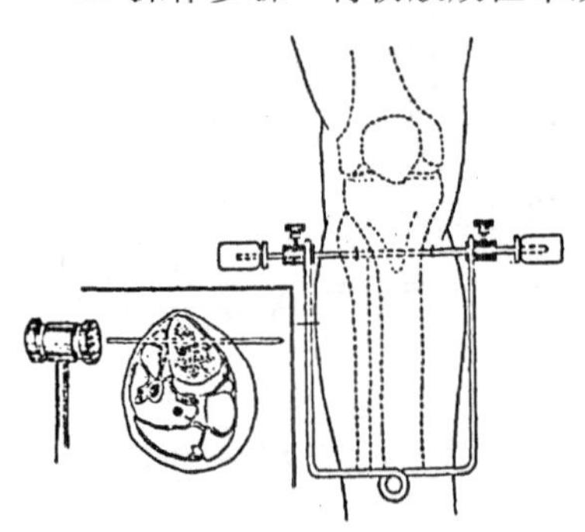

图12-56 胫骨结节牵引

(六) 跟骨牵引

1. 适应证 适用于胫腓骨不稳定性骨折，某些跟骨骨折及髋关节轻度挛缩畸形的早期治疗。

2. 操作步骤 将踝关节保持伸屈中间位。自内踝下端到足跟后下缘连线中点，即为进针标记点。消毒皮肤，局部麻醉后，用斯氏针，从内侧标记点刺入到跟骨，一手保持水平位并与跟骨垂直，一手捶击针尾，将针穿过跟骨并从外侧皮肤穿出，使牵引针两端外露部分等长。用布巾钳拉平打针处凹陷的皮肤，安装牵引弓，在布朗架上进行牵引。如胫腓骨骨折有严重移位，需在复位后加小腿石膏固定，再进行牵引。一般成人的牵引重量为4～5kg。术后要经常观察脚趾活动，感觉及血运情况(图12-57)。

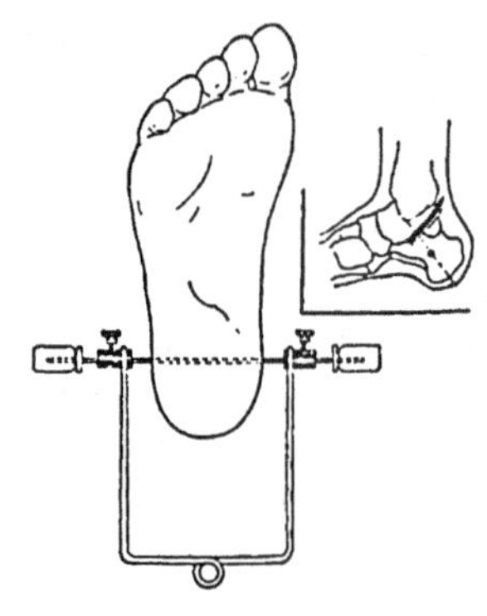

图12-57 跟骨牵引

(七) 胫腓骨远端牵引

1. 适应证 适用于开放性胫腓骨骨折或膝部骨折不宜用胫骨结节牵引者，或者先骨外固定，进行开放性胫腓骨骨折的治疗。

2. 操作步骤 将伤肢放于布朗架上，助手牵引脚及跟部维持固定。消毒皮肤。局部麻醉，于内踝尖端向上3cm左右，内侧无肌腱处，将克氏针(或斯氏针)尖端经皮肤刺入到胫骨，安装手摇钻，与胫骨纵轴垂直穿过踝上胫腓骨到皮外，并使外露部分等长，装牵引弓进行牵引。一般成人的牵引重量为4～6kg。

(八) 跖骨1～4近侧端牵引

1. 适应证 多与跟骨牵引针共装骨外固定架，进行牵引或固定治疗楔状骨及舟状骨的压缩性骨折。

2. 操作步骤 将伤肢的小腿放置于布朗架上，助手将脚及小腿固定。消毒皮肤，局部麻醉后，将克氏针的尖端从第4跖骨近段的外边与跖骨纵轴垂直刺入至骨，装手摇钻，穿过1～4跖骨的近端部至皮肤外，并使外露部分等长，装牵引弓或与跟骨牵引针共装骨外固定架，以便调整楔状骨或舟状骨的移位，并进行固定治疗。

(九) 颅骨牵引

1. 适应证 适用于颈椎骨折和脱位，特别是骨折脱位伴有脊髓损伤者。

2. 操作步骤 将伤员剃去头发，仰卧位，颈部两侧用沙袋固定。有2%甲紫在两侧乳突之间画一条冠状线,再沿鼻尖到枕外粗隆画一条矢状线。将颅骨牵引弓的交叉部指点对准两线的交点,两端钩尖放在横线上充分撑开牵引弓,钩尖所在横线上的落点做切口标记。用1%的普鲁卡因在标记点出进行局部麻醉,在两标记点各做一个小横切口,直至骨膜,并略做剥离。用颅骨钻在标记点钻孔。钻孔时应使钻头的方向与牵引弓钩尖的方向一致,仅钻入颅骨外板(成人约4mm,小儿约3mm)。钻孔后安装颅骨牵引弓,并拧紧牵引弓上得两个相对应的螺旋进行固定,防止松脱或向内挤紧刺入颅内。牵引弓系结牵引绳,通过床头滑轮进行牵引。床头抬高20cm左右,作为对抗牵引。牵引重量要根据颈椎骨折和脱位情况定,一般为6~8kg。如伴小关节绞锁者,重量可加到12.5~15kg,同时将头稍呈屈曲位,以利复位。抬高床头,加强对抗牵引。如证明颈椎骨折,脱位已复位,应立即在颈部和两肩之下垫薄枕头,使头颅稍呈伸展位,同时立即减轻牵引重量,改为持续牵引。

(十) 头环牵引

1. 适应证 头环牵引技术是一种治疗急性脊柱损伤的理想牵引治疗方法,脊柱骨折或脱位的整复,或随后的手术治疗及非手术治疗的固定,均可使用此种牵引技术。

2. 操作步骤 术前要检查全部所需要的器材和物品,其中包括4只定位固定钢钉,2只钻头,4个透颅钢针及5个直径不同的头环。

(1) 用手或用1个木制枕头将患者的头颅垫好固定。4个透颅枕部的头发要剪整齐,并进行消毒铺单。

(2) 透露钢针的位置在眼眉外1/3的上方1cm处和耳上1cm的近乳突处。

(3) 选择一个灭菌头环,套于头颅使其周围距头约为1.5m,用4只固定钢针固定。一般常用2号头环。

(4) 头环套于头颅的位置,恰好是选择钻孔为头颅钢针固定的位置,并用4个头环钢针固定。

(5) 将全部头颅钢针钻孔部位均进行局部麻醉,等待3~5min即可行头颅钢针固定。

(6) 不需要行皮肤切口,将螺丝颅骨钢针经过头环孔钻进头皮及颅骨外板。

(7) 在4个颅骨钢针上用同样压力扭紧固定,用头环牵引弓系绳,经过滑轮进行牵引,同时将患者的床头抬高。

术后处理:颅骨钢针进入皮肤部涂上灭菌油膏,以防感染。摄颅骨X线片检查,以保证颅骨钢针不进入颅骨内板。术后几天,每天复查,适当扭紧颅骨钢针,但不必扭得过紧。若颅骨钢针发生松动或钻得过深,可改换颅骨钢针的位置。使用头环牵引,可以进行复位,但如患者在牵引过程中出现肌肉痉挛,不正常运动或不对称的眼球运动,则是发生过度牵引的危象。若颈椎骨折或脱位的复位是稳定的,可以进行头环固定治疗,即使用钢架背心或石膏背心联合头环进行固定治疗。

(十一) 头环与钢架背心牵引

头环牵引操作步骤同上法。用可进行牵引的金属杆将头环与钢架背心联系固定在一起,并使金属杆的压力放在两肩前部,即可进行牵引或固定颈椎。牵引可使头颈达到理想的位置,并能进行固定治疗。

(十二) 头环与骨盆钢环牵引

操作步骤:牵引操作步骤同上法。

(1) 在头环牵引控制的情况下,将患者放在骨科手术台上,并将骨盆钢环套于骨盆部或下肢部,以便进行头环及骨盆钢环牵引。

(2) 患者取侧卧位,消毒及麻醉后,用髂骨钢针自棘后上棘至髂前上棘穿过,并使髂骨钢针与骨盆呈水平,当患者站立时与地平面平行。

(3) 骨盆钢环与髂骨钢针连接固定稳定。

(4) 头环与骨盆钢环(髂骨钢环)牵引,使用4个可以旋转延长或缩短钢杆上下连接支撑于头环及骨盆的钢环,进行持续牵引或固定。

四、特殊牵引

(一) 头颅牵引带

1. 适应证 头颅牵引带是通过滑轮及牵引支架,施加重量进行牵引。适用于轻度颈椎骨折或脱位,颈椎间盘突出症及根性颈椎病等。

2. 操作方法 有两种牵引方法:①卧床持续牵引,牵引重量一般为2.5~3kg,其目的是利用牵引维持固定头颈休息,使颈椎间隙松弛或骨质增生造成的水肿尽快吸收,使其症状缓解;②坐位牵引,每日一次,每次20~30min,间断牵引,重量自6kg开始,逐渐增加,根据每个患者的具体情况,可增加到15kg左右,但必须注意如颈椎有松动不稳者,不宜进行重量较大的牵引,以免加重症状(图12-58)。

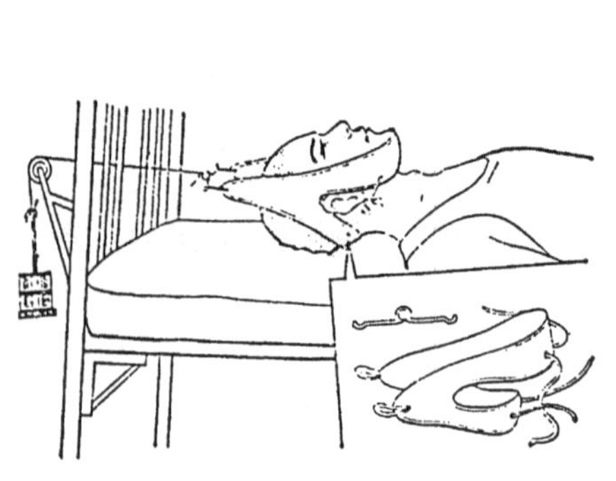

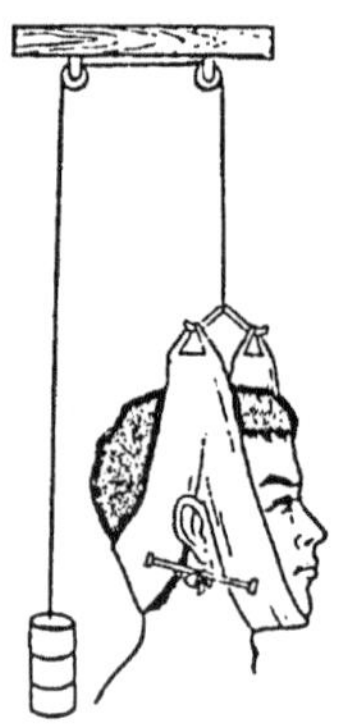

图12-58 头颅牵引

(二) 骨盆带牵引

1. 适应证 适用于腰椎间盘突出症及腰神经根刺激症状者。

2. 操作方法 有两种骨盆牵引方法:一为用骨盆牵引带包托于骨盆,两侧各1条牵引带,所系重量相等,两侧总重量9~10kg,床脚抬高20~25cm,使人体重量作为对抗,进行持续牵引,并加强腰背肌功能锻炼,使腰腿痛的症状逐渐减轻;二为利用机械大重量间断牵引,即用固定带将两侧腋部向上固定,做对抗牵引,另用骨盆牵引带包托进行牵引,每天牵引1次,每次牵引20~30min,牵引重量先从体重的1/3重量开始,逐渐加重牵引重量,可使腰腿痛症状逐渐消退。但腰椎如有明显松动不稳者,不宜用较大重量牵引,以免加重症状。

(三) 骨盆悬带牵引

1. 适应证 适用于骨盆骨折有明显分离移位,或骨盆环骨折有向上移位和分离移位,经下肢牵引复位,而仍有分离移位者。

2. 操作方法 使用骨盆悬带通过滑轮即牵引支架进行牵引,同时进行两下肢的皮肤或骨牵引,可使骨盆骨折分离移位整复,待4~6周后解除牵引,进行石膏裤固定。

(四) 胸腰部悬带牵引技术

1. 适应证 适用于胸腰椎椎体压缩性骨折的整复。

2. 操作方法 采用金属悬吊牵引弓,帆布带和两个铁环制成的胸腰部悬带,患者仰卧在能升降的手术床上,两小腿固定于手术床上,头下垫枕。悬起胸腰部悬带,降下手术床,使伤员呈过伸,即可使胸腰椎椎体压缩骨折整复,并包缠石膏背心固定,即可解除胸腰部悬带牵引。另一种胸腰部悬带持续牵引技术,适用于老年或脏器患有严重病变患者。是用20cm宽,50cm长的帆布带,两端用25cm长,直径3cm的木棒套穿固定,于悬带两端加滑轮及绳子,即可进行伤员仰卧位胸腰部悬掉牵引,逐渐适当增加重量,使伤员脊柱过伸展,达到胸腰部脊椎压缩性骨折逐渐复位。同时加强腰背肌功能练习,维持胸腰段脊椎压缩性骨折的复位。

第六节 石膏绷带固定技术

一、需 要 器 械

普通绷带、石膏绷带、医用脱脂棉、胶布、自来水、透视机及盛水容器等。

二、石膏绷带的适应证及禁忌证

(一) 应用范围

1. 骨折和关节损伤的固定。
2. 骨与关节结核、化脓性炎症。
3. 四肢神经、血管、肌腱、骨病手术后的制动。
4. 躯干和肢体矫形手术后的外固定。

(二) 禁忌证

1. 确诊或可疑伤口有厌氧细菌感染者。
2. 进行性浮肿患者。
3. 全身情况恶劣,如休克患者。
4. 严重心、肺、肝、肾等疾病患者、孕妇、进行性腹水患者禁用大型石膏。
5. 新生儿、婴幼儿不宜长期石膏固定。

三、石膏固定前的准备

1. 向患者及其家属说明石膏固定的必要性。

2. 皮肤应用肥皂水洗净,若有伤口应换药。纱布、棉垫都应纵行放置,以避免患肢肿胀后形成环形压迫,妨碍患肢血运。纱布、棉垫不应用胶布粘贴在肢体上,以防引起皮炎或皮肤水泡,更不能用绷带作环形包扎。

3. 石膏固定术的各种用具应准备齐全。如泡石膏绷带的水桶或水盆、石膏刀、剪、衬垫、卷尺、有色铅笔等,以求得心应手,忙而不乱。

4. 参加包扎石膏带人员,应有明确的分工,如浸泡石膏者,扶托肢体维持功能位置者,进行包扎石膏者。

四、石膏绷带操作技术和注意事项

（一）浸泡石膏绷带方法

用水桶或面盆盛以温水（40～42℃，以手试之，不烫即可），将石膏绷带轻轻平放于桶内，使其全部浸透，卷内气泡全部排出后，双手握石膏绷带卷两端缓缓与水面平行取出，用两手向石膏绷带卷中央轻轻对挤，挤去多余水分，即可使用（图 12-59～图 12-60）。不可用双手拧石膏卷，以免石膏浆过多流失，影响固定效果。

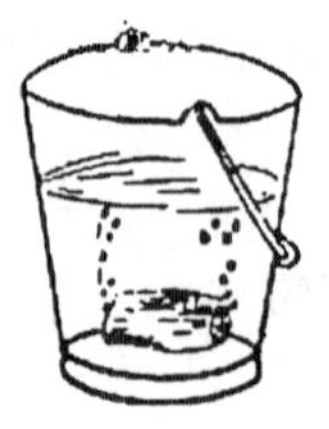

图 12-59 将石膏绷带平放浸于水中，待气泡全部排出后取出，挤去多余水分

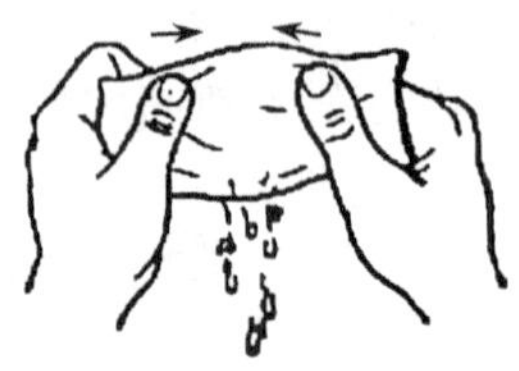

图 12-60 挤去石膏绷带多余水分的正确方法

（二）衬垫

石膏无弹性，不垫以衬垫，就易引起组织压伤。一般而言石膏覆盖的部位都应覆以衬垫，在骨骼隆突处和软组织稀少处尤应加厚。常用衬垫有棉织套筒、棉纸、棉絮垫等（图 12-61）。

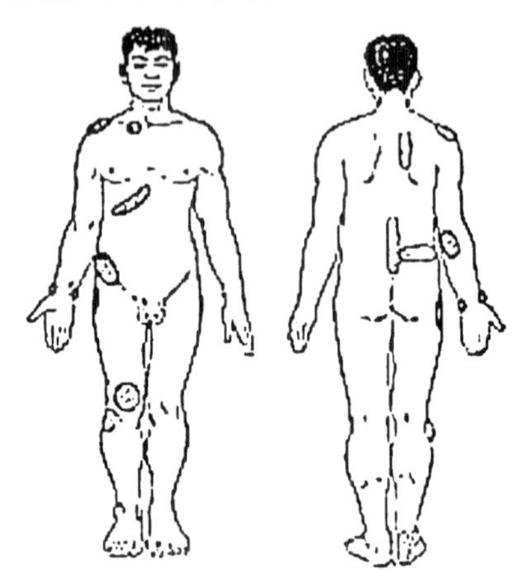

图 12-61 石膏绷带固定前，应在骨骼隆起部位先垫棉纸或棉垫

（三）固定时应使肢体关节所处功能位置

1. 手与腕关节

（1）拇指对掌位。

（2）其他手指与拇指成对掌位。

（3）整个手的功能位即掌指关节轻度屈曲，手指分开，各指间关节稍许弯曲，拇指内收正对示指，呈握球姿势。

（4）腕关节背屈 15°～30°，向尺侧偏斜约 10°（在桡骨下端骨折有移位时）如执笔姿势。

（5）前臂呈中立位。

2. 肘关节 屈曲 90°。

3. 肩关节 上臂外展 50°～70°，肩关节前屈 40°，外旋 15°～20°，肘关节屈 90°；前臂轻度旋前，使拇指尖对准患者鼻尖，石膏包扎后称“肩人字石膏”。

4. 踝关节 中立位足背伸 90°与小腿成直角。

5. 膝关节 屈曲 5°～10°，幼童可伸直位。

6. 髋关节 根据性别，年龄、职业不同稍有变动，一般外展 10°～20°，屈曲 10°～15°，石膏包扎后称“髋人字形石膏”（图 12-62）。

7. 石膏背心 腹侧自胸骨柄至耻骨联合，背面自肩胛以下至骶骨部，两侧自肩关节以下开始直到骨盆（图 12-63）。

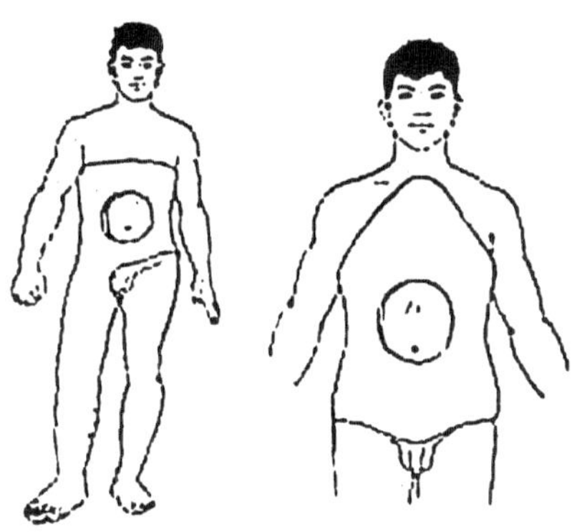

图 12-62　“髋人字形石膏”

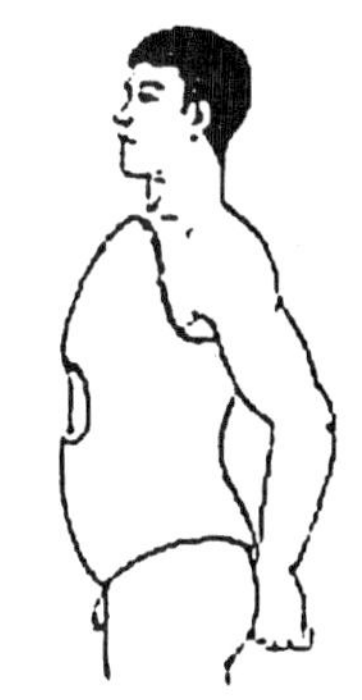

图 12-63　石膏背心

8. 蛙式石膏，适用于婴幼儿发育性髋脱位（即先天性髋脱位），施行关节复位术后的外固定。两侧髋关节均外展外旋并屈膝 90°。

五、石膏绷带固定类型

（一）石膏夹板

不适宜立即行管型石膏固定的骨与关节损伤或伴有软组织肿胀的患者、或不需要管型石膏固定的患者，如骨折内固定手术后的辅助外固定，可采用石膏夹板。它是将石膏绷带根据需要，定出长短宽窄，在平板上铺开，来回重叠，上肢 8～10 层，下肢 10～12 层，然后从两头叠向中间用水浸泡后，用手推摸压平，放于置衬垫的肢体的伸面与屈面，然后用湿绷带固定于功能位置（图 12-64）。优点为发现肢体肿胀可迅速减压，到肿胀消失再换管型石膏。有时仅用一页石膏板作为临时固定，叫石膏托。上肢一般在伸面，下肢置于屈面。用石膏托需要包括肢体圆周 2/3 才能起到一定的固定作用。厚度上肢 8～10 层，下肢 12～14 层，方法同石膏夹板（图 12-65）。

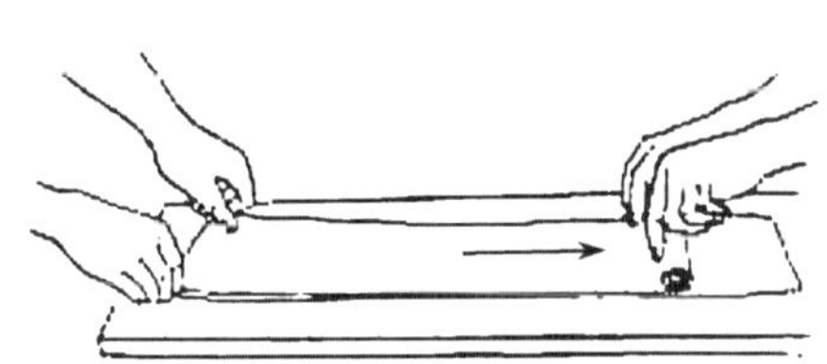

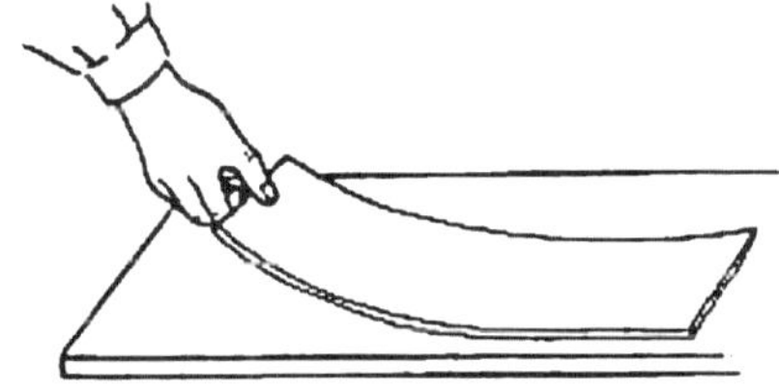

图 12-64　制作石膏条的方法

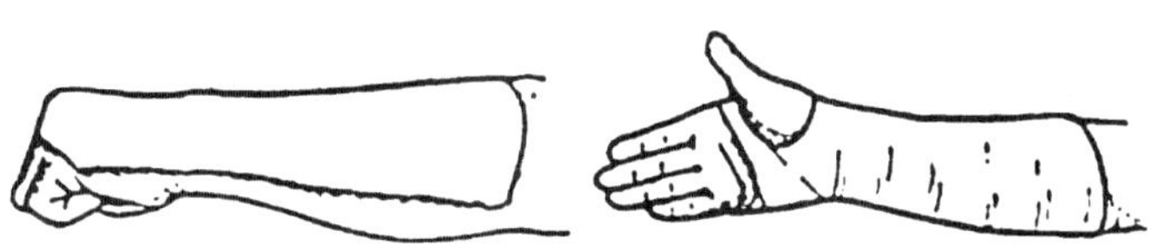

图 12-65　前臂石膏托固定：在前臂背侧放上石膏条，用普通绷带缠绕

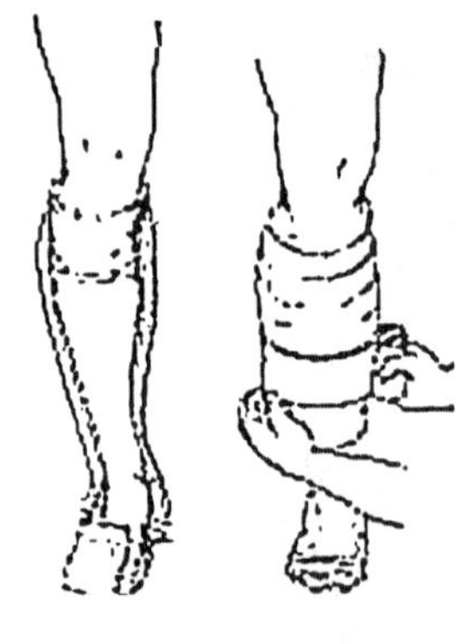
图 12-66 小腿管型石膏：在小腿背侧放上石膏托，用石膏绷带缠绕

(二) 管型石膏

先将待固定的肢体，置于功能位，由助手扶持，按规定加垫，必要时先制作石膏托，然后将浸透的石膏绷带由上而下地，围绕着固定肢体上均匀滚动，绷带边相互重叠 1/3，接触肢体的内层石膏绷带平整，不应有皱褶或绷带间遗留空隙，更不要缠绕过紧，其基本手法在于石膏绷带是粘贴上去的，而不是拉紧了再缠上去。为了适应肢体上粗下细，缠绕时应与肢体纵轴呈垂直折叠石膏绷带于石膏托侧，以适应肢体形态(图 12-66)。缠绕石膏绷带时，术者应逐层用手掌均匀抚摸，促使各层紧密接触，一般要 5～8 层，如不放置石膏托，则需 10～14 层。在石膏绷带边缘部、关节部、骨折部应多包 2～3 层加固。术者，尤其助手，在缠绕过程中不应中途改变肢体的位置及伸屈度，以防折断石膏，影响固定效果。此外应以手掌托持患肢，禁止抓提，更不应用手按压，以免局部石膏凹陷形成压迫，造成肢体血液循环障碍或产生压迫性溃疡。石膏包扎完毕后，应按肢体轮廓进行塑型，以增强石膏绷带对肢体的固定性能。将边缘多余部分修整，充分露出不包括在固定范围内的关节以及指（趾）以便观察肢体血循、感觉、运动情况，同时有利它们功能锻炼(图 12-67～图 12-68)。用红笔注明诊断，受伤日期和石膏绷带包扎日期，有创口的可将伤口位置标明或将开窗位置划好。

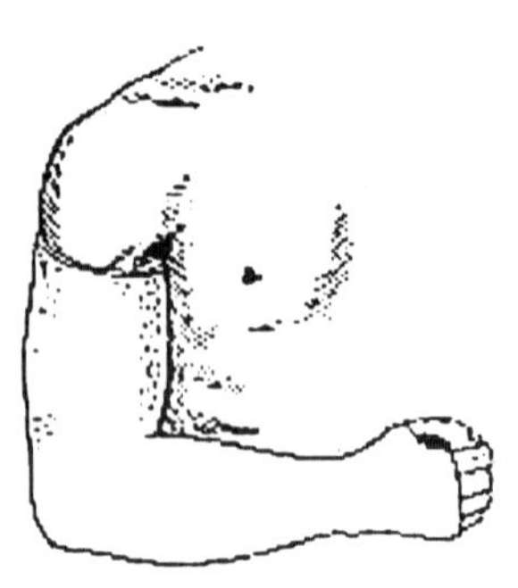
图 12-67 上肢管型石膏

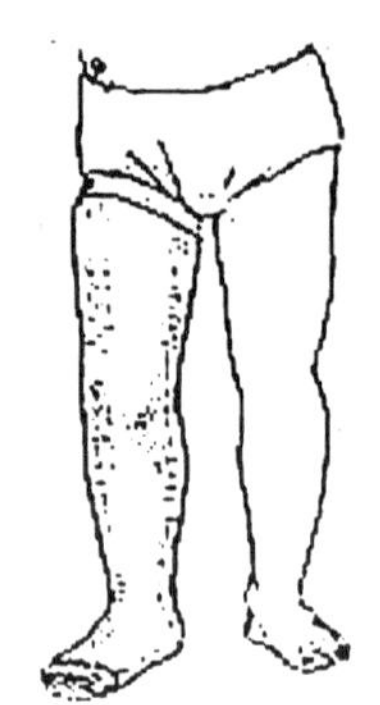
图 12-68 下肢管型石膏

(三) 石膏绷带的作用及制作方法

石膏绷带是常用的外固定材料，含脱水硫酸钙粉末，吸水后具有很强的塑型性，能在短时间内逐渐结晶、变硬，维持住原塑型形状，起到固定作用。

制作时将天然生石膏即硫酸钙($CaSO_4H_2O$)研碎，在 100～200℃ 中熔炒脱水成熟石膏即脱水硫酸钙($2CaSO_4 \cdot H_2O$)粉末。它在 40～42℃ 温水中一般要 10～20 分钟吸回水分，还原成坚硬的固体，利用这一特性，将熟石膏粉往一平方寸 24 孔眼的粉浆纱布上（宽 10 或 20 厘米），均匀地铺 2 毫米厚度，轻轻卷起，每卷五米长，制成后以塑料袋密闭防潮备用。

粘胶石膏绷带是将胶质粘合剂与石膏粉完全混合后牢固地粘附在支撑纱布上而制成。除了石膏完善地粘附在支撑织物上而节省材料外，绷带的处理更为清洁舒适，其性能远比石膏粉绷带优越，目前已广泛使用。

第七节　关节穿刺术

一、检查器械

换药碗、18～20 号穿刺针、注射器、无菌手套、消毒巾、无菌试管、1%～2% 普鲁卡因。

二、基本要求

1. 检查者应关心体贴被检查者，语言亲切，动作轻柔。
2. 穿刺区严格消毒。

三、适　应　证

1. 四肢关节腔内积液，须行穿刺抽液检查或引流，或注射药物进行治疗。
2. 关节腔内注入空气或造影剂，行关节造影术，以了解关节软骨或骨端的变化。

四、具体操作

局部严格消毒后，术者戴无菌手套，铺无菌巾，穿刺点用 1%～2% 普鲁卡因局部麻醉。术者右手持注射器，左手固定穿刺点。当针进入关节腔后，右手不动，固定针头及注射器，左手抽动注射器筒栓进行抽液或注药等操作。

关节穿刺部位及方法：

1. 肩关节穿刺术　患肢轻度外展外旋，肘关节屈曲位。于肱骨小结节与喙突之间垂直刺入关节腔。也可从喙突尖下外侧三角肌前缘，向后外方向刺入关节腔。

2. 肘关节穿刺术　肘关节屈曲 90°，紧依桡骨小头近侧，于其后外方向前下进针，关节囊在此距离表面最浅，桡骨头亦清晰可触知。也可在尺骨鹰嘴顶端和肱骨外上髁之间向内前方刺入。还可经尺骨鹰嘴上方，经肱三头肌腱向前下方刺入关节腔。

3. 腕关节穿刺术　可经尺骨茎突或桡骨茎突侧面下方，垂直向内下进针，因桡动脉行经桡骨茎突远方，故最好在尺侧穿刺。

4. 髋关节穿刺术　在髂前上棘与耻骨结节连线的中点，腹股沟韧带下 2cm，股动脉的外侧垂直刺入；也可取下肢内收位，从股骨大转子上缘平行，经股骨颈向内上方刺入(图 12-69)。

5. 膝关节穿刺术　以髌骨上缘的水平线与髌骨外缘的垂直线的交点为穿刺点，经此点向内下方刺入关节腔；也可经髌韧带的任何一侧，紧贴髌骨下方向后进针(图 12-70)。

6. 踝关节穿刺术　紧贴外踝或内踝尖部，向内上进针，经踝部与相邻的距骨之间进入关节囊。

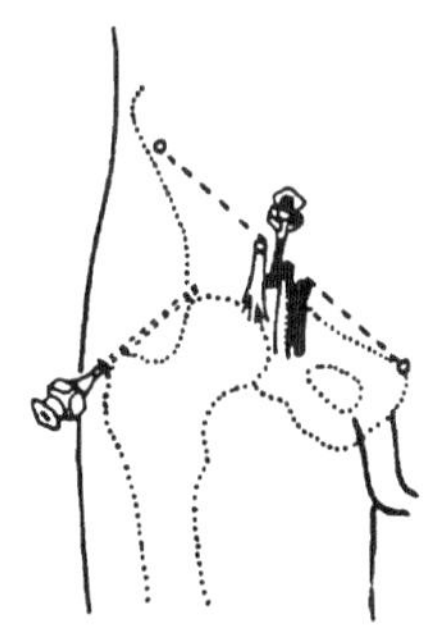

图 12-69　髋关节穿刺术

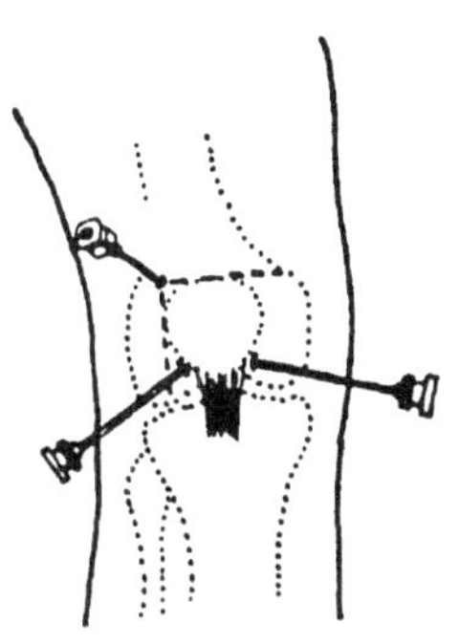

图 12-70　膝关节穿刺术

五、注 意 事 项

1. 一切器械、药品及操作，皆应严格无菌，否则可致关节腔感染。

2. 应边吸抽，边进针，注意有无新鲜血流，如有，说明刺入血管，应将穿刺针退出少许，改变方向再继续进针。另外，当抽得液体后，再稍稍将穿刺针刺入少许，尽量抽尽关节腔内的积液。但不可刺入过深，以免损伤关节软骨。

3. 反复在关节内注射类固醇，可造成关节损伤，因此，任何关节内注射类固醇，不应超过 3 次。

4. 对抽出的液体除需做镜下检查、细菌培养和抗生素敏感试验外，还要做认真的肉眼观察，初步判定其性状，给予及时治疗。例如，正常滑液为草黄色，清而透明，若为暗红色陈旧性血液，往往为外伤性，抽出的血液内含有脂肪滴，则可能为关节内骨折，混浊的液体多提示有感染；若为脓液，则感染的诊断确定无异。

5. 关节腔有明显积液者，穿刺后应加压包扎，适当给予固定。根据积液多少，确定再穿刺的时间，一般每周穿刺 2 次即可。

第八节 影像学检查穿刺及造影技术

关节造影是选用不同的造影剂（碘剂、气体）注入关节腔内，以便对关节内软骨表面、滑膜、韧带或半月板等组织进行检查，达到辅助检查的目的。常见的造影部位有脊髓、髋、膝、肩、腕等关节。因造影剂常使用碘制剂，故造影前应作碘过敏实验。

作为诊断椎管内占位性病变和因外伤所致椎管形态变化，脊髓造影是一种常用和有效的检查手段。自 1919 年 Dandy 首先应用造影对比剂作椎管造影以来，造影技术不断得以改进，造影剂的研制和选择应用日臻完善。1948 年，Lindblom 首次报导将碘液经脊椎穿刺注入髓核，使髓核的形状和病理变化显出，借此对髓核病变的诊断和定位更提高一步。1953 年，Seldinger 用经皮穿刺股动脉插管行选择性腹主动脉造影，推动了选择性动脉造影的发展。关于对造影技术的评价，历来就有争议，但通常认为，临床和普通的 X 线检查在病变定位有困难时，应用造影技术具有独到的作用。目前，随着 CT、MRI 等非侵入技术发展和不断完善造影技术的应用有逐渐减少的趋势。

为了进一步观察关节囊、关节软骨和关节内软组织的损伤状况和病理变化，将造影对比剂注入关节腔并摄片的一种检查，常用于肩关节、腕关节、髋关节和膝关节等。由于应用造影剂不同，显影征象也不一样。应用气体造影称之阴性对比造影法，碘剂造影称阳性造影法，如果二者同时兼用则为双重对比关节造影，多用于膝关节。

一、肩关节造影

肩关节造影通常将阳性造影剂注入关节腔内，借以诊断肩关节内、关节囊和周围某些软组织损伤与病变。

（一）适应证和禁忌证

1. 肩关节疼痛和功能障碍者，可能系肩关节周围炎、腱鞘炎、肌腱脱位或半脱位，可以考虑施行关节造影。

2. 肩关节外伤后，不明原因的关节疼痛和功能障碍，可能系肩袖或关节囊损伤，亦适合做关节造影检查。

3. 选择性研究肩关节疾患,可采用关节造影作进一步观察。

4. 凡关节有炎症,新鲜关节内骨折及穿刺部位皮肤有炎症和碘过敏者不宜作造影。

(二) 造影技术

1. 穿刺进路选择　通常有两种进路,即前方穿刺和后方穿刺(详见关节穿刺章)。

2. 造影　穿刺针头进入关节腔后,将造影剂(泛影葡胺或其他水溶性造影剂)15~20ml 注入。在透视或电视荧光屏上观察,并立即拔出穿刺针,穿刺部稍许加压,防止造影剂外溢影响造影显影图像。

3. 摄片　取前后位,肩关节轴位和内、外旋位摄片 4 张。

4. 造影征象　造影剂充盈整个关节,关节囊表现与关节腔相一致的形似袋状密度增高阴影。肩胛盂和肱骨头软骨处与该解剖结构相应的密度减低区。在轴位片上,肱骨的结节间沟显示清楚。外旋位,关节囊呈半圆形充盈;外旋位上,显示为弯曲管状阴影,中央密度减低为肱二头肌腱阴影。如果发现有异常,则为该部结构病损所致。

二、桡腕关节造影

桡腕关节由桡骨远端、关节盘、舟状骨、月状骨、三角骨和关节囊及周围的韧带所组成。由于近排腕骨和桡骨远端运动功能复杂,其损伤机会也较多,常形成不明原因的慢性疼痛。某些损伤借助普通 X 线片平片不能做出诊断,需借助造影技术。

(一) 适应证

腕部外伤后,未能查出明确损伤部位,经长时间非手术治疗,仍有软组织肿胀,肌力减退并有旋转受限;时有放射疼痛和压痛者,可做关节造影。

(二) 造影技术

1. 穿刺　通常采用腕背部于腕月状骨和桡骨远端之关节间隙进入。宜将腕关节掌侧屈曲 30°,使桡骨向后突起便于触之(详见关节穿刺章)。

2. 造影　可应用醋碘苯酸等水溶性造影剂,并适当抽 1%~2% Procain 1~2ml 混合一起注入。一般情况,桡腕关节腔可容纳 4~5ml。如果在电视下观察更有益于造影剂剂量的掌握。

3. 摄片　造影剂注入后应立即摄片,常规拍摄腕关节前后位、后前位、侧位和斜位片。

4. 造影征象

(1) 正常桡腕关节正位片,显示近侧关节面为弧形线状致密形,至尺侧呈"Y"形,在尺侧出现球形的影为尺侧窝。

(2) 三角软骨破裂。在尺侧密度减低区为三角软骨,多为梭形。三角软骨与桡骨分离即谓"断尖"现象;部分缺损等现象。

三、髋关节造影

(一) 适应证

髋关节造影主要适用于先天性髋脱位。某些轻度的髋关节脱位,普通 X 线平片难以发现异常,但造影常可提示病理变化。造影可显示关节囊变化和髋臼与股骨头软骨状况等。

(二) 造影技术

1. 穿刺部位的定位 在髋关节穿刺前应作好穿刺部位的定位,选择好穿刺点。通常取髋关节前侧穿刺(详见关节穿刺章)。

2. 造影 应用泛影葡胺或其他水溶性造影剂,通常4~6ml即可充盈整个髋关节。拔除穿刺针后,活动髋关节,使造影剂均匀分布并充盈。

3. 摄片 拍摄前后位、侧位及外展前后位片。

4. 造影征象 正常髋关节,股骨头为圆球形,其表面与髋臼弧度相对应,髋臼底部造影剂比较均匀,并无任何充盈缺损。先天性髋脱位,髋关节关节囊呈葫芦状,臼底由软组织充填,有充盈缺损。

四、膝关节造影

膝关节损伤和疾患比较多见,但对一些没有肯定症状和体征的临床诊断常遇到困难。单靠临床检查诊断也往往不够正确。采用膝关节造影可以提高其诊断准确率。

造影可用气体或碘液,但目前多用二者并用的关节双重对比造影,具有反差大、对比度强,容易显示关节内的病损变化。

(一) 适应证和禁忌证

1. 临床检查未能明确的关节内病损,如半月板和交叉韧带等。

2. 对已经确定膝关节内病损,其性质或确切部位不够明确者,宜施行造影作进一步研究。凡关节感染性疾患,关节内新鲜骨折和出血者不能做造影。膝关节造影的适应证选择和术中操作应十分注意无菌技术,由造影引起膝关节感染乃至病变时有所闻。

(二) 造影技术

1. 术前准备 普鲁卡因、碘过敏试验,皮肤及有关器械之准备。关节穿刺过程按无菌操作要求。

2. 穿刺和造影 平卧位,常现消毒,铺无菌巾,选好穿刺点(一般在髌骨中点平面的髌侧缘),皮内注射少量1%普鲁卡因后直接穿刺入关节腔内,如有积液则尽量抽尽(关节腔内可注入1%普鲁卡因1ml),然后注入60%康锐(Conray)或泛影葡胺4~5 ml,再注入氧气30~50ml(以膝关节膨胀起为度)。注射完毕拔出。消毒纱布覆盖穿刺孔。伸屈膝关节活动7~8次。

3. 摄片 按照各种观察目的,采用一定体位和X线投照角摄片。如作股胫关节造影,则观察侧在上,膝伸直约170°,先于皮肤画出胫骨平台上缘关节间隙。踝部加压牵引,固定好膝部,X线从水平方切过关节间隙摄片。每侧一般取中立位,内旋45°位及外旋45°位摄片。必要时加摄其他需观察部位的相应体位特殊系列X线片。

4. 造影征象 正常的膝关节造影片上,清楚地显示内、外侧半月板,关节软骨,滑液囊,髌下脂肪垫和交叉韧带等结构。半月板损伤可在损伤处表现为充盈缺损,呈线状或碎裂状。

五、椎管造影

(一) 脊髓造影术的目的

脊髓造影术并非随意应用的检查方法,其目的有下列几点:

1. 确定病变的位置和范围　为明确椎管内病变,如脊髓内、外压迫,以及脊柱解剖结构的损伤和病变所形成的神经压迫(椎间盘、骨赘和骨折片等)。为确定病变节段水平和病变范围,例如椎管狭窄的部位和范围及损伤后椎管形态变化,以此作为临床治疗前后的辅助判断。

2. 诊断和鉴别诊断时采用　鉴别引起脊髓病的某些不易鉴别的病理因素,例如脊髓本身的病变,或椎管内病变等加以区别。CT 扫描时,为了增强脊髓与占位性病变的相互之间对比度,将水溶性造影剂注入蛛网膜下腔后,在 CT 扫描的横断层面上可清晰显示硬膜囊内、外的结构。

3. 探索性研究　采用高质量水溶性造影剂注入椎管内(蛛网膜下腔),研究椎管动态条件下形态或容量变化。这种研究常在腰椎或颈椎造影同时进行,也可在尸体上研究。

(二) 脊髓造影的适应证和禁忌证

脊柱疾患的诊断主要借助于详尽的病史和临床检查。脊髓造影系属侵入性检查,不宜列为常规,因此病例选择宜严格。

1. 适应证

(1) 其他检查手段不能明确的脊髓内或脊髓外的病变,经脑脊液动力学检查证明蛛网膜下腔有梗阻,但病变部位和范围又不十分明确,应选择造影做出诊断。

(2) 临床检查病变性质不明确,脊髓内、外或椎管结构(椎体后缘、椎间盘、黄韧带和关节突等)的病变,选择造影有助于确诊。

(3) 多节段的神经损害。椎管内肿瘤约有 4% 是多节段占位;多节段的椎间盘突出也不少见。这种病变在临床上有时很难做出判断;在极少数情况下椎间盘突出和肿瘤共存。采用全脊髓造影非常有必要。

(4) 为确定某些椎板切除术后患者的症状复发原因,也宜选择造影术。这种手术后变化是蛛网膜炎、神经根粘连、硬膜瘢痕压迫或椎间盘突出复发,造影可显示其病理的变化。

2. 禁忌证

(1) 全身情况差,不能负担脊髓造影检查操作的刺激。

(2) 穿刺局部皮肤有炎症和碘剂过敏者应列为造影禁忌证。

(3) 某些无手术指征,或不宜手术的病例不宜选择。

(三) 造影对比剂及其选择

1. 空气　空气是较早使用的造影对比物,迄今仍有少数病例对碘剂过敏而需要造影者所应用。以氧气为最理想。空气造影具有刺激性小在较短时间内完全吸收,又是髓内病变的一种良好的对比剂。根据造影部位多用于下腰椎和颈椎,每次注入后,由于气体不能直接与脑脊液混合,而脑脊液被气体所排挤占据才能显影。气体的用量通常 40~80ml,据部位不同,可作调整。但注入的速度不宜太快。气体不能自由穿过蛛网膜下腔,以免增加腔内压力而产生头痛。在 X 线下对比强度弱,对于神经根袖显示不清,极外侧型椎间盘突出症可能被遗漏;各种非梗阻性损害,例如粘连性蛛网膜炎、血管畸形等显示并不满意。

2. 碘本脂(Myodil)　碘本脂是一种含碘的油脂酸造影剂,又称为 Panfopaque。在温度 20℃ 时,比重为 1.26,其黏稠度为碘化油的 1/20,含碘量 30.5%。该造影剂对比性强,对硬膜囊充盈较好;X 线显清楚。但不良反应也较明显,停留在蛛网膜下腔时间较久,吸收缓慢。滞留在蛛网膜下腔,长期刺激可引起继发性蛛网膜炎;虽然该制剂粘连度低于碘油,但在蛛网膜下腔充盈分布和扩散不甚满意,尤其在神经根袖不能达到良好的充盈。在国内许多医院的脊髓造影已经废弃不用。如果临床上需要造影检查,又无条件选择高质量水溶性造影剂时应用碘本脂后,应在造影术同时或手术中将其吸取除掉。

3. Amipaque(Mefrizamide) 是一种水溶性三碘造影剂,属于非离子碘复合物,在溶液中不解离,具有比离子碘水溶性造影剂较低的渗透压。含碘量48.2%。目前,通常所用的Amipaque是一种子粉状,其包装规格为3.75g和6.75g两种,以碳酸氢盐缓冲剂来溶解。配制后每毫升Amipaque应含有碘166mg才可能与脑脊液和血液形成等渗。使用时,用无菌空针在每安瓿20ml的缓冲溶液中抽取8.9~9.0ml(每100ml内含碳酸氢钠5mg),注入含有3.75g的干粉状Amipaque的安瓿内,并摇匀成透明状液体,约为10ml。如剂量不足,可用6.75g的干粉Amipaque,抽取16ml缓冲溶液。此种造影液碘的浓度为168~170mg/ml。

此种造影剂具有易吸收,对比度清晰及充盈良好等优点,这些是离子碘造影剂无法可比拟的。造影后,易出现兴奋、失眠;神经根刺激症状,如感觉过敏、腰腿痛一过性加重;有时会出现脑刺激症状,如恶心、呕吐及体温上升等。多在1~2天内消失。

造影剂用量:腰骶部为10~14ml(170mg碘/ml),胸脊髓10ml(200~250mg碘/ml),但含碘总剂量不得超过300mg,在配制时必须加以注意。

4. Omnipaque Omnipaque是继Amipaque之后,挪威Nyegaard公司研制的新型低毒低渗非离子碘水溶性造影剂。迄今为止这种制剂为最理想的造影剂。Omnipaque是一种新型极高水溶性造影剂。含碘46.36%。

这种制剂的渗透压摩尔浓度比普通的离子碘造影剂低,并具有低化学毒性,人体对其耐受性比Amipaque要强。比重略大于脑脊液,溶液经热压处理和超滤过灭菌使用时很方便,不必在注入之前现行配制。

Omnipaque的黏稠度与人体血液基本相似,注入蛛网膜下腔,很快与脑脊液混匀,分布均匀,硬膜囊和神经根袖都可获得良好的充盈,X线显示清楚,细微变化也能显示出来。该剂在蛛网膜下腔被吸收,并以尿的形式排出体外。注入后2小时排出83%,1周后排出96%,体内不存留。副作用极少而且轻微。

(四)颈椎椎管造影

颈椎椎管造影有两个途径:腰椎穿刺椎管造影和小脑延髓池穿刺椎管造影。前者为上行性造影,后者为下行性造影。腰椎穿刺容易操作,且安全,但造影剂在蛛网膜下腔行程长,容易弥散,集中于颈椎显影有时不理想;小脑延髓池穿刺难度稍大,有一定危险性,但造影显影比较好。两种方法分别介绍如下。

1. 腰椎穿刺颈椎管造影 通过腰椎穿刺并注入造影对比剂,上行至颈椎,以显示颈椎部位病变。术前准备:造影前禁餐。检查穿刺部位皮肤,必要时剃毛。术前30~60min注入地西泮5mg。

操作技术:患者侧卧于略呈倾斜的X线摄片床上。选择腰3~4或腰4~5间隙。棘突间隙作为穿刺点。消毒及局部浸润麻醉后,选用20号或22号腰椎穿刺针做穿刺,证实针头完全进入蛛网膜下腔(抽出针芯后脑脊液流畅),留取脑脊液2份各3~4ml,备做常规和生化检查。将备用的Omnipaque抽取10ml(每毫升含碘量350mg或300mg)注入蛛网膜下腔(针头斜面向头侧),并要求10s内注射完毕。立即在X线电视荧光屏上观察造影剂分布状况,然后将摄片床迅速倾斜,使造影剂流向颈段,并准备摄片。造影剂先头抵上颈椎时即时摄片,更换体位摄取各种位置X线片。如果电视屏幕上显示不清晰时,待造影剂集中延髓池和上颈椎后,调整床位使造影剂自上而下再通过一次摄片。球管片距80~100cm,以75~85kV(千伏)和80~85mA(毫安)的条件进行摄片。

造影术后,肌内注射地西泮5mg,患者取半卧位和(或)头高卧位4~6小时。

2. 小脑延髓池穿刺造影术 属于下行性造影。通常适用于蛛网膜下腔完全梗阻,腰椎退变或畸形严重、腰椎穿刺失败者以及腰椎穿刺部位皮肤感染者须另辟造影途径。

(1) 术前准备:同腰椎。尚需剃去枕颈部头发和汗毛,至少头部后侧半部。

(2) 操作技术:患者侧卧位,颈椎略弯曲,头和侧面部下方垫以小枕头,使小脑延髓池与脊髓位于同一水平面。常规消毒皮肤,局部浸润麻醉。助手固定患者头部。术者以左手拇指触摸确定枕外粗隆与第二颈椎棘突之间凹陷;右手持针,于其间连线之下 2/5 上界刺入,沿眉弓与外耳门连线平行之正中方向缓缓刺入。通常在针尖刺入 3.5cm 之后,再每刺入 0.5cm 时,将针芯取出一次,看有无脑脊液流出,防止穿刺过深,避免伤及延髓。自皮肤至小脑延髓池距离,成年人为 3.5~5.0cm,小儿为 2.5~3.0cm。小脑延髓池深 1.0cm。如果穿刺相当深而无脑脊液流出,则应拔针矫正方向,重新穿刺。留取脑脊液,并注入造影剂(同腰椎穿刺造影)。

目前,多采用电视荧光屏监视穿刺,有很大方便,同时也便于观察造影剂在蛛网膜下腔流动,对掌握摄片时机极为有利。

3. 颈椎管造影的征象　颈椎管造影应在造影剂注入后,立即进行观察,在电视荧光屏上了解碘柱在蛛网膜下腔运动和流速,并能看到在正常和病变条件下造影剂通过或梗阻状况。在透视观察的同时作摄片。颈椎与腰椎管造影不一样,在造影剂注入后,很难较长时间保持相对稳定状态,随体位变化流动速度也会改变,摄片的瞬间至关重要,往往影响影像的质量。

(1) 颈椎椎管造影的正常表现:脊髓蛛网膜下腔上起于枕骨大孔区的小脑延髓池,下达骶 2~5 水平,形成盲端。在上端即枕骨大孔区呈漏斗状,下颈段和上胸段略宽些,中胸段最狭窄,下胸段又开始变宽,以腰段最宽。

1) 正位征象:正常正位造影 X 线与椎管结构相一致出现节段性变化,在椎弓根水平椎管腔横径最窄,在椎间隙水平管腔横径最宽,并向两侧突出,形若"峰状",这是由于脊神经根袖形成的突起,在颈椎接近水平横向,而腰椎则呈 30°~60°角。因此,在颈椎椎间盘水平碘柱显示较宽,呈现双峰状突起。

2) 侧位征象:造影对比剂在颈椎侧位蛛网膜下腔呈柱状影像,在椎体水平面略向前凸,而在椎间盘水平略向椎管内凹陷,但没有像正位那样的节段性增大或狭窄征象。

如果在电视荧光屏观察和 X 线摄片并非标准侧位,则造影的影像就会歪曲,甚至出现假象。因此,拍摄标准侧位(造影剂显示硬膜囊前缘与椎体后不相重叠)十分重要。

(2) 颈椎病的造影征象:颈椎病的造影征象与病变部位、严重程度有关,但多在病变节段表面充盈缺损或不全梗阻(在动力性摄片时也有完全梗阻征象)。正位征象:颈椎病是颈椎间盘变性,颈椎骨性增生并因此引起相关的临床症状,又称颈椎综合征。椎体后方突出物,多在椎体后部的上下缘,即相当于椎间盘水平,造影对比剂流至此处可形成短暂停留。造影剂滞留此处较多,影像较浓,椎体后面无或少有造影剂滞留,影像较淡,因而构成梯形征象或栏板;有时椎管边缘的一侧增生突起比另一侧明显,可呈现"L"形;有时出现"U"形阴影。侧位征象:由于椎体后方突出物(骨赘和退变膨出的椎间盘)突向椎管,对脊髓腹侧硬膜囊构成不同程度的压迫,造影对比剂形成小的充盈缺损。实际上,这种突出物与造影剂之间有一定距离,这段距离远比硬膜囊的囊壁要厚得多,系其间有软组织相隔所致。

(3) 颈椎椎间盘突出的造影征象:颈椎椎间盘突出在清晰的造影 X 线片上,可以提供相当肯定的证据。典型表现是椎管前壁椎间盘突出物突向椎管并形成压迹,是单峰状形态。正位可见压迹居中央,但多数还是偏离中央旁侧并伴有该侧神经根袖消失。

(4) 蛛网膜粘连:仅次于胸段。典型表现是造影对比剂流入此区后呈分散或片状影,但这种分布无规律可循。造影剂通过速度缓慢,也不易集中,粘连严重之处造影剂比较多;有时表现蛛网膜下腔狭窄。

(5) 颈椎骨折脱位:颈椎骨折脱位通常不需要造影检查。根据普通 X 线检查就可以判断损伤部位和类型。普通 X 线无明显骨折脱位的脊髓伤患者,需要做颈椎管造影,以显示脊髓压迫部位和隐匿的骨折损伤。研究颈椎骨折脱位,进行颈椎造影,以观察在这种损伤状态下,椎管的形态变化及其与脊髓关系。

(6) 椎管内肿瘤:椎管内肿瘤是属于神经外科范畴,并不常收入骨科。由于某些病例与颈椎病的病史、症状和体征相似,混淆而收骨科。经入院后仔细询问病史和体格检查,发现疑问而作造影检查。

(7) 脊髓肿瘤:①在正位和侧位都可以明显显示脊髓的柱状阴影,呈局限性梭形增粗。这种脊髓增粗呈对称性膨胀,也可能向一侧突出明显,有时突向脊髓外方。②脊髓内肿瘤可能占据并非一个节段并呈梭形膨大,因此造影征象不明显。蛛网膜下腔不完全梗阻,造影剂在肿瘤部位呈"分流"状态。③肿瘤较大者呈完全性梗阻,即不规则的阻塞,或非典型的杯口状充盈缺损。

(8) 硬膜下脊髓外肿瘤:这种肿瘤多为神经纤维瘤、脊膜瘤及神经鞘瘤,其造影表现:①病变节段呈现充盈缺损,造影对比剂环绕肿物边缘,脊髓受压可被推向另一侧。充盈缺损呈圆形或卵圆形——杯口状,压迹常在一侧。②造影阴性者并不能除外本病,在颈椎,尤其上颈椎,由于缓冲间隙大,时有因造影技术问题,造影剂充盈不良而疏漏。③硬膜外肿瘤:这种肿瘤多见于原发恶性和转移性肿瘤。从造影结果来看,早期不易与结核相区别,必须结合临床和病史。

4. 关于造影假阳性和假阴性的问题　病变的部位,造影剂的选择,剂量和造影技术,都可能导致颈椎椎管造影的失败,以致出现造影的假阳性和假阴性;对颈椎解剖特点和造影认识水平也是其中一个重要原因。

(1) 假阴性结果:颈椎椎管造影出现假阴性的结果比较少见,相反,在腰椎椎管造影的假阴性结果相对多些。其原因是后者蛛网膜下腔间隙大,造影剂少则使其充盈不足。此外,造影剂注入时,比较分散,不能在病变处形成一种典型征象。对于比较模糊或不太清晰的 X 线造影片,缺乏辨别能力的医生,可误把有阳性意义的征象看成为阴性造影结果。

(2) 假阳性结果:正常颈椎椎体后缘(椎管的前壁)有轻度后凹,而椎间隙(椎间盘)后方则向椎管方向轻度凸出,尤其在中年以后退变加速,这些病变更为明显。造影剂可在此处呈现圆滑的压迹和充盈不全征象。如果经验不足,常把这种征象误认为阳性征象。造影剂注入时太慢或断断续续,致蛛网膜下腔充盈不全,造影剂可出现节段性,酷似缺损,也有可能被误作占位性病变。为防止假阳性和假阴性结果,必须在技术上和认识水平上加以提高,重要一点还必须密切联系病史和体征;加强放射科和临床两个环节的联系,往往可以排除造影错误判断。

六、腰椎椎管造影

(一) 操作技术

患者侧卧于倾斜 15°~20°的 X 线摄片床上,头高位。选择腰 4~5;或腰 3~4 棘突间隙作为穿刺点。消毒及局部浸润麻醉后,选用 20 号或 22 号腰椎穿刺针做穿刺,证实针头完全进入蛛网膜下腔(抽出针芯后脑脊液流畅),留取脑脊液 2 份各 3~4ml,备作常规和生化检验。将备用 Omnipaque 抽取 10ml(每毫升含碘量 300mg 或 350mg),Amipaque3. 75g+9. 5ml 溶液,溶解后注入蛛网膜下腔(针头斜面向尾侧),并要求 10s 内注射完毕。立即在 X 线电视屏上观察造影剂分布情况。如果造影剂超过腰 1~2 水平,应再调高摄影床,使之倾斜 30°或 45°,便于造影剂集中于下腰椎及骶椎椎管内,并使其获得良好充盈。将患者仰卧和俯卧位分别拍摄前后位,仰卧和俯卧水平侧位,以及左右 45°斜位片。球管距体表 80~100cm;以 75~85kV 和 80~85mA 的条件进行摄片。在后期的病例中,在拍摄上述 X 线片后,使人体完全直立再拍摄正侧位片,以避免倾斜时碘液充盈不良而疏漏。造影术后,肌内注射地西泮 5mg,患者须取半卧位或头高卧位 4~6 小时。

(二) 腰椎椎管造影征象

1. 腰椎椎管狭窄症　腰椎椎管狭窄症主要病变来自后侧结构,黄韧带肥厚,小关节增生,下陷和增厚的椎板等,可自椎管后方向前突入形成压迫。因此:①在正位造影片可观察到造影剂呈节段性中断或狭窄;②有的表现为“宝葫芦”状或“蜂腰”状变化;③仰卧水平侧位片可清楚显示病变部位的硬膜囊背侧充盈缺损或凹陷,其变化程度与病变相一致。

2. 腰椎椎间盘突出症　腰椎椎间盘突出造影显示的特征性表现是相应节段水平的硬膜囊充盈缺损,神经根袖消失或变形,有少数患者呈不全梗阻状态。表现图像:①侧位造影片硬膜囊腹侧有充盈缺损,一种是不整齐的缺损边缘,一种是缺损的边缘较圆滑;②正位或斜位片显示神经根袖消失,并于根袖下方硬膜囊充盈缺损。

3. 肿瘤　位于腰椎肿瘤多属于硬膜内的神经鞘瘤。造影剂多呈偏偏心性部分梗阻,表现为杯口状充盈缺损。

七、胸椎椎管造影

操作技术和方法同腰椎。由于从下腰椎穿刺并注入造影剂,并以调整体位使造影剂上流,行程较长,分布较广泛,故造影剂用量可略增加。如在电视荧光屏上观察碘柱流动和形态变化,并随摄片更为有利。造影征象与颈椎和腰椎征象基本相似。

八、椎动脉造影术

椎动脉在其穿行过程中可能遭致退变的钩椎关节压迫,导致椎动脉供血不全并引起相关的临床表现。

(一)适应证

1. 临床检查难以确定的椎动脉型颈椎病,为了与头或耳科疾病、血管疾患相鉴别,宜采用椎动脉造影。

2. 为手术减压提供正确的病变部位和范围,应做椎动脉造影。

(二)造影途径和方法

动脉造影途径有动脉穿刺法和动脉插管法两种。动脉穿刺法即从肱动脉、腋动脉、锁骨下动脉和椎动脉直接穿刺,并快速注入造影剂以显示椎动脉;动脉插管法,即在无菌条件下,切开肱动脉或股动脉进行插管注入造影剂。以肱动脉逆行插管造影方法为优越。其优点在于肱动脉较表浅,容易暴露和插管;在插管时,由于临近椎动脉,其长度容易掌握。其缺点在双侧性病变仅能显示一侧,现以切开肱动脉插管造影法为例加以介绍。

1. 术前器材准备

(1) 动脉切开缝合包,内含蚊式钳4把和小血管缝合针线等。

(2) 医用塑料管,外径3mm和2mm各一根,其长度为60~70cm。

(3) 血管造影剂40ml。

(4) 无菌注射器10ml、20ml和50ml各一副。

(5) 0.5%~10% procain 100ml,注射用生理盐水500ml和必备的急救药品。

2. 术前患者准备　常规碘过敏试验和procain过敏试验。术前备皮。造影前禁餐,术前半小时注射或口服苯巴比妥0.1g。

3. 操作方法　患者仰卧在X线检查台,造影侧的上肢外展位。局部麻醉后于肱二头肌内侧缘做纵行切口,长5~6cm。止血并向深侧分离。牵开肱二头肌,即可暴露肱动脉,并仔细将动脉游离2~3cm,用两条橡皮片将其提起,防止损伤伴行的正中神经和静脉。收紧橡皮片两端,阻断血流后用尖刀将肱动脉壁全层作纵行切开。选择较动脉直径略细的塑料管或心导管,充盈生理盐水，从动脉的切口插入至预定部位并作固定。通常从体外测量，动脉切开口至胸锁关节的长度为 32～36cm。先以生理盐水冲洗后，再注入造影剂 2ml，立即摄片，观察插入的导管口部位并可调整。连续摄片。由于血流速度快，造影剂注射后瞬间即逝，故必须应用快速的连续摄片。将预部置于快速摄片机的中央，做好摄片准备。加压持续推入造影剂，至 10ml 时开始连续摄片，每张间隔 0.5～0.7 分钟，共 4～6 张。然后将头转向同侧 45°，同法摄片一次，以观察在转颈条件下椎动脉形态变化。摄片结束后，再以生理盐水冲洗导管，并缓慢拔出。收紧两条橡皮片，在无出血条件下缝合动脉切口，放松橡皮片，检查有无出血。依次关闭切口。

4. 术后处理　造影术后需卧床休息 1～2 天，患肢抬高。注意观察血运，如有缺血性表现宜对症处理。

（三）并发症

经肱动脉插管椎动脉造影可能出现的并发症有以下几种：

1. 桡动脉搏动减弱或消失，可由于血管痉挛或血栓形成所致。
2. 假性动脉瘤或动静脉瘘，系由术中误或缝合不佳所引起。
3. 出血、感染及正中神经根损伤。
4. 暂时性脑缺氧和运动障碍。

（四）椎动脉造影的征象

钩椎关节病，椎体侧后的钩突或横突孔的骨质增生与关节松动，可压迫椎动脉第二段（自颈 6 横突孔入口至颈 1 出口之前），当然，还必须除外非椎钩关节病所引起的椎动脉压迫，如肿瘤、畸形等。

1. 主要的征象是椎动脉狭窄，即在病变节段，椎动脉丧失原来形态，较相邻节段为扭曲，并可有移位。

2. 动脉受压部位弯曲，迂回或阻塞。

第三篇　胸外系统

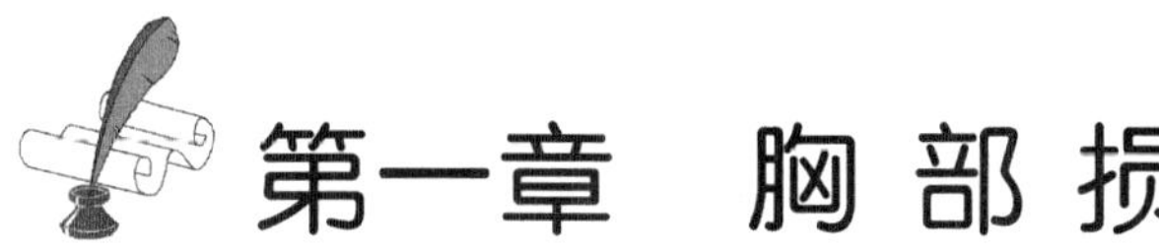

第一章　胸部损伤

案例 3-1-1

患者,男,23 岁。因左前胸刀刺伤伴呼吸困难半小时急诊入院,入院时患者烦躁不安,面色苍白,查体:口唇发绀,颈静脉怒张,气管右移,左前胸锁中线第四肋间有一 2cm 大小伤口,随呼吸有气体逸出,左上胸部叩诊鼓音,下胸部叩诊浊音,听诊右侧呼吸音粗糙,左侧呼吸音消失,心率 130 次/分,律齐,血压 10.6/8kPa(80/60mmHg)。

问题

◆最有可能的诊断是什么?

◆诊断依据是什么?

◆进一步做哪些检查明确诊断?

◆治疗方案?

参考答案和提示

◆初步诊断　左侧开放性胸部损伤(刀刺伤),左侧血气胸,失血性休克。

◆诊断依据　有左胸刀刺伤伴呼吸困难病史。查体:口唇发绀,颈静脉怒张,气管右移,左前胸锁中线第四肋间有一 2cm 大小伤口,随呼吸有气体逸出,叩诊左上胸叩诊鼓音,下胸部叩诊浊音,听诊右侧呼吸音粗糙,左侧呼吸音消失。患者烦躁不安,面色苍白,心率快(130 次/分),血压下降 10.6/8kPa(80/60mmHg)。

◆急救处理

1. 急查血常规、定血型。

2. 保持呼吸道通畅。

3. 将开放性胸部损伤变为闭合性　清创缝合或无菌敷料包扎胸部伤口。

◆同时输血补液抗休克治疗。

◆进一步检查

1. 胸部 X 线检查　明确有无血气胸及程度如何,纵隔移位和肺压缩情况等。

2. 诊断性胸腔穿刺　取左胸锁骨中线第 2 肋间和(或)腋中线第 6~8 肋间用 5ml 注射器进行穿刺,抽出空气和(或)不凝固血液即可明确诊断,必要时做胸腔 B 超检查定位。

3. 查看血常规结果　了解红细胞计数和血细胞比容。

◆进一步治疗　在抗休克治疗的前提下,取左胸第 6~8 肋间行胸腔闭式引流术,引流干净后观察每小时的引流量。同时给与止血治疗:静脉输注酚磺乙胺等,必要时可输注纤维蛋白原和第八因子等。密切观察血压、脉搏等生命体征。

经输血补液等抗休克治疗后,血压不能回升或一度回升后再度下降或胸腔闭式引流量连续 3 小时每小时超过 200ml;复查血常规,红细胞计数和血细胞比容呈持续下降,应考虑进行性血胸,需紧急开胸探查止血治疗。静脉应用抗生素预防感染。肌注破伤风抗毒素 1500 单位预防破伤风的发生。

案例 3-1-2

患者,男,41 岁,汉族,被车撞伤 2 小时伴进行性呼吸困难、痰中带血为主诉急诊送入院,入院时呼吸急促,呈端坐呼吸,查体:口唇及面部发绀,三凹征明显,颈静脉怒张,右胸廓饱满,触诊右胸腋后线第 5~7 肋骨处压痛明显,可闻及骨擦音,颈部、右胸部及上腹部可触及皮下气肿;气管向左侧移位,叩诊右胸部鼓音,听诊心率 130 次/分,血压 110/75mmHg。左肺呼吸音粗糙,右侧呼吸音消失。四肢活动正常,腹平软,无压痛。

问题

◆最有可能的诊断是什么?

◆诊断依据是什么?

◆进一步做哪些检查明确诊断?

◆治疗方案?

参考答案和提示

◆初步诊断

1. 右胸部外伤。

2. 右胸多根肋骨骨折。

3. 右肺挫裂伤或支气管断裂。

4. 右侧张力性气胸。

◆诊断依据

1. 有胸部外伤病史,伴进行性呼吸困难、痰中带血。

2. 查体 口唇及面部发绀,三凹征明显,颈静脉怒张,右胸廓饱满,触诊右胸腋后线第 5~7 肋骨处压痛明显,可闻及骨擦音,颈部、右胸部及上腹部可触及皮下气肿;气管向左侧移位,叩诊右胸部鼓音,听诊心率 130 次/分,血压 110/75mmHg。左肺呼吸音粗糙,右侧呼吸音消失。

◆急救处理

1. 取右胸锁骨中线第二肋间用 5ml 注射器进行诊断性胸腔穿刺,若有高压气体排出,张力性气胸之诊断可以确定。即可行胸腔闭式引流术。

2. 保持呼吸道通畅,吸氧。

◆进一步检查

1. 胸部 X 线检查 了解骨折情况、气胸及程度如何,纵隔移位和肺压缩情况等。

2. 纤维支气管镜检查 了解有无支气管断裂,部位及程度如何。

◆进一步治疗 胸腔闭式引流若有持续大量漏气,呼吸困难症状改善不明显,可考虑负压吸引,促使肺膨胀。

经上述处理,胸腔闭式引流仍有持续大量漏气,应考虑可能有较大支气管断裂或肺广泛而严重的挫裂伤,须做好必要的术前准备后,及时剖胸探查,行支气管修补或肺叶切除术。

预防性应用抗生素抗感染。

待引流管停止漏气 24 小时后,X 线检查证实肺已膨胀,可拔除闭式引流管。

临床思维:胸部损伤

胸部损伤是常见的疾病,在中国大城市,约占全部外伤患者的 10%。近年来,胸部损伤的急救处理有了很大提高,但患者的死亡率仍高达 25%~50%。胸部损伤的病因大多属交通事故(55%)和坠落(15%)。

【分类】 胸部损伤分类:可根据损伤的暴力性质不同分为钝性伤和穿透伤;以及闭合性损伤和开放性损伤。钝性伤多由挤压性、撞击性暴力所致,损伤程度较轻,多有肋骨或胸骨骨折、肺组织顿挫伤或心脏顿挫伤,多数患者不需要开胸手术治疗。穿透伤多由火器或锐器暴力所致,早期诊断较容易,但程度较重,多有器官组织裂伤和进行性出血,伤情进展快,多数需要剖胸手术治疗。

【临床表现】 其临床表现主要有胸痛、呼吸困难、血痰、咯血甚至休克。体征主要有胸壁挫裂伤、胸廓畸形、胸壁反常呼吸运动、皮下气肿、局部压痛、骨擦音、气管移位、叩诊鼓音(气胸)或浊音(血胸)、患侧呼吸音减弱或消失等。

【诊断】 诊断主要通过外伤史、症状及其体征,胸部 X 线检查和诊断性胸膜腔穿刺大多可以明确诊断,必要时可行 CT、内镜检查或 B 超检查。

【治疗】 胸部损伤的急救处理包括院前急救和入院后的急诊处理两部分。院前急救的原则是维持呼吸通畅、吸氧、控制出血、补充血容量、镇痛、穿刺减压、胸廓固定、封闭伤口、加压包扎,并迅速转运等。院内急诊处理包括保持呼吸道通畅,必要时气管插管或气管切开;胸膜腔穿刺或胸膜腔闭式引流以及剖胸探查等。

复 习 题

一、名词解释

1. 多根多处肋骨骨折
2. 开放性胸部损伤
3. 胸壁反常呼吸运动

二、填空题

1. 闭合性单处肋骨骨折治疗的重点是______、______和______。
2. 胸膜腔穿刺抽出的血液作涂片检查,红细胞与白细胞的正常比例约为______,如比例达到______则提示感染。
3. 纵隔扑动常见于______和______。

三、单项选择题

1. 胸部损伤后咯血或痰中带血提示( )
   A. 气胸 B. 血胸
   C. 肺或支气管损伤 D. 食管损伤
   E. 损伤性窒息
2. 损伤性血胸其出血可自行停止者多为( )
   A. 肋间动脉出血 B. 肺破裂
   C. 胸廓内动脉出血 D. 腔静脉出血
   E. 心脏大血管出血
3. 开放性气胸的病理生理改变,下列哪项是错误的( )
   A. 伤侧负压消失 B. 伤侧肺萎陷
   C. 肺内部分气体对流 D. 纵隔扑动
   E. 伤侧有反常呼吸
4. 中等量的外伤性血胸,治疗应选( )
   A. 反复多次穿刺 B. 输血
   C. 止血剂 D. 抗生素
   E. 胸膜腔闭式引流
5. 开放性气胸引起休克的可能原因是( )
   A. 同侧肺萎陷 B. 对侧肺被压缩
   C. 心脏受压 D. 创伤性或神经源性
   E. 静脉回流受阻,或肺门神经受到刺激
6. 创伤性窒息临床表现特点是( )
   A. 头、颈、胸皮肤广泛发绀瘀斑
   B. 全身皮肤散在出血瘀斑
   C. 呼吸困难
   D. 颈静脉怒张
   E. 面色苍白,口唇发绀
7. 下列哪项不是胸膜腔闭式引流的指征( )
   A. 开胸术后 B. 结核性胸膜炎
   C. 血胸 D. 气胸
   E. 脓气胸
8. 外伤性血胸并发感染者,其胸穿液涂片检查相符的结果是( )
   A. 红细胞 :白细胞 = 100 :1
   B. 红细胞 :白细胞 = 200 :1
   C. 红细胞 :白细胞 = 300 :1
   D. 红细胞 :白细胞 = 400 :1
   E. 红细胞 :白细胞 = 500 :1
9. 开放性气胸的现场救治为( )
   A. 胸腔穿刺或闭式引流术
   B. 清创术
   C. 面罩加压给氧
   D. 呼吸机辅助通气
   E. 用无菌或清洁物品封盖包扎伤口
10. 下列哪种情况需剖胸探查( )
    A. 皮下气肿 B. 纵隔气肿

C. 胸腹联合伤　　D. 损伤性窒息
E. 胸部爆震伤

四、简答题

1. 诊断肋骨骨折最有价值的症状、体征和检查方法有哪些?
2. 气胸闭式引流的拔管指征是什么?
3. 血胸的出血来源有哪些?
4. 简述为什么第4~7肋以外的肋骨发生骨折较少。
5. 进行性血胸的诊断标准是什么?

五、问答题

1. 胸部损伤开胸探查指征是什么?
2. 胸部损伤胸腔闭式引流术的适应证是什么?

复习题参考答案

一、名词解释

1. 多根多处肋骨骨折　两根肋骨以上,每根肋骨在两处以上部位发生骨折。
2. 开放性胸部损伤　胸部损伤造成胸膜腔与外界相通。
3. 胸壁反常呼吸运动　吸气时软化区胸壁内陷,呼气时外凸。

二、填空题

1. 止痛　固定　防止并发症
2. 500∶1　100∶1
3. 开放性胸部损伤　多根多处肋骨骨折

三、单项选择题

1. C　2. B　3. E　4. E　5. E　6. A　7. B　8. A　9. E　10. C

四、简答题

略

五、问答题

略

胸部损伤诊疗常规

(一) 胸部损伤分类

1. 根据损伤暴力的性质不同可分
(1) 钝性伤:①减速性暴力;②挤压性暴力;③撞击性暴力;④冲击性暴力。
(2) 穿透伤:①火器伤;②锐器伤。
2. 根据损伤是否造成胸膜腔与外界沟通分为
(1) 闭合性损伤:挤压、坠落、撞击、钝器打击等。
(2) 开放性损伤:利器伤、火器伤、严重撞伤等。

(二) 病史及临床表现

1. 症状　①胸痛;②呼吸困难;③血痰;④咯血;⑤休克。

2. 体征　①胸壁挫裂伤;②胸廓畸形;③反常呼吸;④皮下气肿;⑤局部压痛,骨擦音;⑥气管移位;⑦叩诊鼓音(气胸),浊音(血胸);⑧呼吸音减弱或消失。

(三) 诊断

1. 病史　外伤史,临床表现及体征。
2. 诊断性穿刺　疑有气胸,血胸,血心包者。
3. X线检查　判定有无肋骨骨折,骨折部位和性质及有无血气胸。

(四) 胸部损伤的处理规程

1. 急救措施(图1-1)

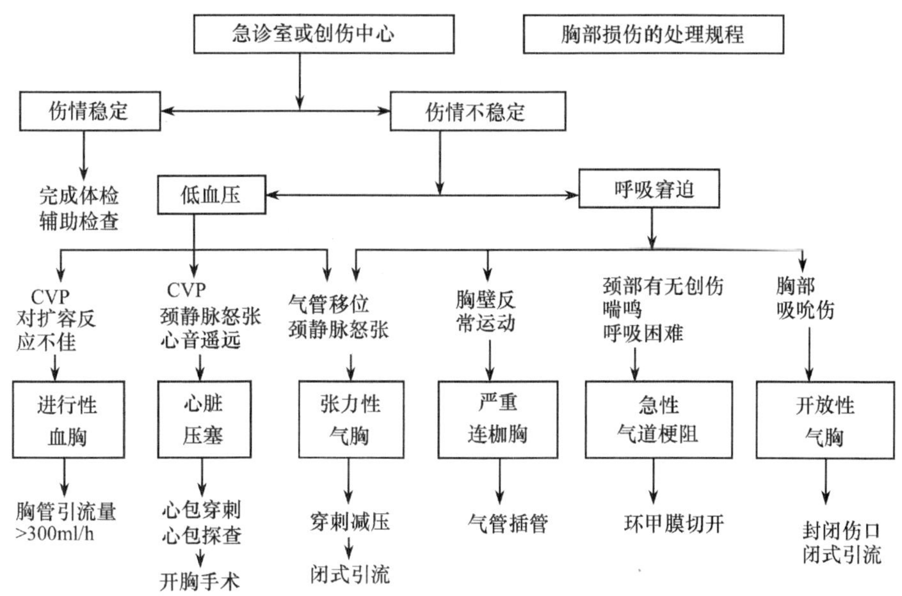

图 1-1　胸部损伤急救措施

2. 手术指征　急诊开胸探查的指征：①胸膜腔内进行出血；②心脏大血管损伤；③严重的肺裂伤和气管食管损伤；④食管破裂；⑤胸腹联合伤；⑥胸壁大块缺损；⑦胸内存有较大的异物。

肋骨骨折处理：①闭合性肋骨骨折的治疗：固定胸廓（宽胶布、弹力胸带），镇痛。②开放性肋骨骨折的治疗：彻底清创，固定肋骨，抗感染治疗。③连枷胸的治疗：首先纠正反常呼吸：（用厚敷料加压包扎胸壁软化区），胸壁牵引外固定。呼吸机正压通气：适用于伴呼吸功能不全损伤。手术内固定：适用于合并胸内脏其损伤需开胸手术者。

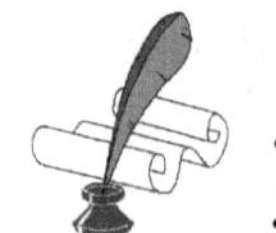

第二章　脓　　胸

案例 3-2-1

张某，男，56 岁，以食管中段癌收住入院，完善检查后行食管癌切除食管胃弓上吻合术，手术顺利。手术后第 6 天突然发热，体温 39. 3℃，伴有咳嗽、咳痰。自感左胸痛、心悸、全身乏力、胸闷、呼吸急促。体格检查：T 39. 3℃，P 110 次/分，R 30 次/分，BP 130/80mmHg，左侧语颤减弱，叩诊浊音，听诊呼吸音减弱，未闻及干湿性啰音。急诊拍胸片：左侧胸膜腔积液（中量）。

问题

◆最有可能的诊断是什么？

◆诊断依据是什么？

◆如何进一步明确诊断？

◆处理原则是什么？

参考答案和提示

◆初步诊断

1. 食管癌术后吻合口瘘。

2. 急性脓胸。

◆诊断依据

1. 食管癌切除食管胃弓上吻合术后 6 天，突然出现胸痛、胸闷、呼吸急促、咳嗽、咳痰等呼吸道症状，同时出现高热、全身乏力等全身症状。

2. 查体　左侧语颤减弱，叩诊浊音，听诊呼吸音减弱等体征。

3. 急诊胸片示　左侧胸腔中量积液。

◆进一步的诊断

1. 急查血象以明确是否有急性感染征象。

2. 行胸片检查以了解胸腔内的情况，如果条件允许，可行 B 超定位。

3. 根据胸片和 B 超定位的情况进行胸膜腔穿刺明确诊断，同时做胸液常规、培养和药物敏感试验。

4. 透视下口服泛影葡胺造影剂了解吻合口有无造影剂外溢或口服亚甲兰再行胸穿，胸液是否蓝染，以确定是否有吻合口瘘。

◆进一步处理

1. 立即行胸腔闭式引流，排除胸腔积脓，并保证引流管的通畅。

2. 禁食水，同时胃肠减压。

3. 置十二指肠营养管或空肠造瘘肠内营养支持治疗，给予足量维生素和液体，注意及时纠正水电解质紊乱。

4. 对于体质衰竭及贫血患者，可少量多次输注新鲜血，不仅可矫正贫血，亦可增加机体抵抗力。

5. 控制感染：选用敏感有效抗生素控制感染，并根据细菌培养及药物敏感试验及时调整抗生素。

6. 如果患者的一般情况允许，早期可考虑二次手术。

案例 3-2-2

患者,男,53 岁,汉族。"在外院因肺癌行左肺上叶切除术,术后并发支气管胸膜瘘 3 月"为主诉前来就诊,咳嗽、咳脓性痰,胸闷,气短,乏力,纳差同时伴有低热。入院查体:T 37.8℃,P 97 次/分,R 23 次/分,BP 130/80mmHg,一般情况较差,扶入病房,神志清楚,体态消瘦,营养差,全身浅表淋巴结未触及肿大,心率 97 次/分,律齐,心脏各瓣膜区未闻及杂音,腹部平软,肝脾未及,专科情况:左侧胸廓塌陷,肋间隙变窄,左侧腋中线第 6 肋间可见一内径 0.5cm 胸腔引流管,内有脓性液体,左侧语颤减弱,叩诊浊音,听诊呼吸音减弱,未闻及干湿性啰音。门诊拍胸片显示左侧胸膜增厚,左侧胸腔积液伴有气液平。

问题

◆最有可能的诊断是什么?

◆诊断依据是什么?

◆进一步确诊的方法是什么?

◆治疗方案和治疗措施包括哪些?

参考答案和提示

◆初步诊断

1. 左肺上叶癌左肺上叶切除术后支气管胸膜瘘。

2. 左侧慢性脓胸。

◆诊断依据

1. 患者因肺癌行左肺上叶切除术,术后并发支气管胸膜瘘 3 月,咳嗽、咳脓性痰,胸闷,气短,乏力,纳差同时伴有低热。

2. 左侧胸廓塌陷,肋间隙变窄,左侧腋中线第 6 肋间可见一胸腔引流管,内有脓性液体,左侧语颤减弱,叩诊浊音,听诊呼吸音减弱。

3. 拍胸片显示左侧胸膜增厚,左侧胸腔积液伴有气液平。

◆进一步确诊

胸腔内注入亚甲兰,嘱患者咳嗽,如咳出的痰液蓝染,则可确诊支气管胸膜瘘。胸膜腔穿刺,抽出脓液可确诊脓胸。

◆治疗方案和措施

1. 全身治疗 鼓励活动,改善心肺功能,补充营养,纠正低蛋白血症和贫血。

2. 改进脓腔引流 目前,患者的情况存在脓腔引流不畅,需要在 B 超引导下重新置胸管引流。

3. 脓液细菌培养和药物敏感试验。

4. 选用敏感有效抗生素控制感染,并根据细菌培养及药物敏感试验及时调整抗生素。

5. 如果患者情况改善,可以考虑二次手术修补并行胸膜纤维板剥脱术。

临床思维:脓胸

【分类】 胸膜腔内感染导致脓液积聚称为脓胸,根据病原菌的不同,脓胸有化脓性,结核性和特异病原性脓胸之分;按胸膜受累的范围,可分为全脓胸和包裹性脓胸,后者可分为叶间脓胸、纵隔脓胸、膈上脓胸和胸壁间脓胸。按病理过程,脓胸分为急性脓胸和慢性脓胸。

【病因】 常见病因:

1. 肺脓肿破溃入胸膜腔,约占脓胸的 60%。

2. 邻近组织的脓肿破裂,脓性液体流入胸膜腔。

3. 外伤后引起的脓胸约占 10%。

4. 胸腔手术并发症引起脓胸约占 5%。

5. 全身败血症和脓毒血症通过血源性感染胸膜并发脓胸。通常把渗出期和纤维素化脓期称为急性脓胸,而机化期称为慢性脓胸。

【急性脓胸】

1. 临床表现 ①全身中毒症状:多有弛张热型的高烧,全身乏力,食欲不振,精神萎靡,白细胞增高等炎症指征。②随着胸液的增多,患者出现咳嗽、胸痛,胸闷和呼吸困难。

2. 临床诊断包括 ①血常规检查。②胸部 X 线检查。③B 超检查。④胸膜腔穿刺。

3. 治疗原则 ①控制感染,控制原发病灶。②清除脓液,消灭脓腔,尽早促使肺复张,恢复肺功能。

【慢性脓胸】

1. 病因 ①急性脓胸治疗不及时或治疗不当;②慢性特异性感染。

2. 临床表现 患者常有慢性全身中毒症状,表现为低烧,气短、咳嗽、咳脓痰,食欲不振、营养不良、低蛋白血症、贫血、消瘦甚至恶病质。查体可见患者呼吸运动消失、肋间隙变窄、胸廓塌陷、脊柱侧弯。不少病例有杵状指。

3. 诊断 根据病史、体征和 X 线表现多可做出诊断,血常规检查常有贫血、白细胞升高或减少、肝功能异常、血清蛋白含量降低、A/G 倒置、水电解质紊乱及酸碱失衡。

4. 处理原则 ①改善患者全身情况,提高抗病能力;②消除病因,消灭脓腔,争取恢复肺功能。

5. 手术治疗方法 ①胸腔闭式引流术;②脓胸纤维板剥脱术;③胸廓成形术;④胸膜肺切除术。

复 习 题

一、名词解释

1. 急性脓胸
2. 纤维板剥脱术

二、填空题

1. 脓胸按照病理分期可分为:______、______和______。
2. 按胸膜受累的范围可分为______、______,其中后者可分为______、______、______、______。

三、单项选择题

1. 目前脓胸最常见的致病菌是(　　)
   A. 肺炎球菌　B. 链球菌
   C. 结核杆菌　D. 阿米巴原虫
   E. 金黄色葡萄球菌
2. 下列哪项不是慢性脓胸的症状和体征(　　)
   A. 长期低热,气短,营养不良,低蛋白血症
   B. 气管向健侧移位
   C. 肋间隙变窄
   D. 患侧胸廓塌陷
   E. 患侧呼吸音减弱或消失
3. 全脓胸是指脓液积聚在下述哪个部位(　　)
   A. 肺叶之间
   B. 占据一侧胸膜腔
   C. 肺与纵隔之间
   D. 肺与膈肌之间
   E. 肺与局部胸壁之间

四、多项选择题

1. 急性脓胸的治疗原则(　　)
   A. 控制感染,控制原发病灶
   B. 清楚脓液,消灭脓腔
   C. 尽早促使肺复张以保存肺功能
   D. 使用大剂量敏感抗生素控制感染
2. 纤维素性脓胸的病理特点包括(　　)
   A. 大量白细胞沉积
   B. 大量纤维素沉积
   C. 肺膨胀受限
   D. 脓腔有局限化倾向
   E. 胸壁活动受限

五、简答题

1. 简述慢性脓胸治疗原则。
2. 试述脓胸的发展过程。

六、问答题

1. 试述脓胸闭式引流应注意哪些事项。
2. 试述慢性脓胸的成因。

复习题参考答案

一、名词解释

1. 通常把渗出期和纤维素化脓期称为急性脓胸。
2. 慢性脓胸需要将其脏层和壁层纤维板剥离切除,促使肺复张。

二、填空题

1. 渗出期、纤维素期、机化期。
2. 全脓胸 包裹性脓胸 叶间脓胸 纵隔脓胸 膈上脓胸 胸壁间脓胸

三、单项选择题

1. E 2. B 3. B.

四、多项选择题

1. ABCD 2. ABCD

五、简答题

1. 答题要点:改善患者一般状况,消除中毒症状及营养不良,消除脓腔,尽量保存肺的功能。
2. 答题要点:①胸膜被细菌感染后,首先引起充血及渗液,渗液内含白细胞及纤维蛋白,初为稀清液,逐步为脓性液体;②纤维蛋白沉着在胸膜表面,形成纤维素膜,随机化韧性增强;③发展过程中,肺受压萎陷,将纵隔推向对侧,造成呼吸循环紊乱。如并有支气管或食管胸膜瘘可形成张力性脓气胸;④局限则形成局限性脓胸。

六、问答题

1. 答题要点:

(1) 脓胸并发支气管胸膜瘘者,手术时应采取半坐位,以免造成窒息。

(2) 闭式引流手术应采用局麻,引流脓液时要慢,以免发生胸膜肺休克或复张性肺水肿。

(3) 尽量低位引流,腋后线第 7~8 肋间为佳。

(4) 保持引流管通畅。

2. 答题要点:慢性脓胸的主要成因有以下几点。①急性脓胸就诊过迟,延误了治疗;②急性脓胸处理不当;③脓腔内有异物存留,感染无法控制;④合并有支气管或食管瘘未及时处理,或邻近的感染灶未清除;⑤合并特殊的致病菌感染,如结核杆菌。

脓胸的诊疗常规

一、急性脓胸的诊疗常规

1. 病史采集及临床表现 ①全身中毒症状:多有弛张热型的高烧,全身乏力,食欲不振,精神委靡,白细胞增高等指征。②随着胸液的增多,患者出现咳嗽、胸痛,胸闷和呼吸困难。

2. 专科检查 患侧语颤减弱,叩诊呈浊音,听诊呼吸音减弱或消失。

3. 辅助检查 ①胸部 X 线检查示:患侧有积液之征象。②B 超检查:能明确范围和准确定位,有助于胸膜腔穿刺。③胸膜腔穿刺抽出脓液即可明确诊断。首先观察其外观性状,稀稠,有无异味。④脓液涂片检查、细菌培养和药敏试验,以指导临床工作。⑤血常规、肝肾功能等生化检查。

4. 治疗原则 ①根据致病菌和药物的敏感性,选用有效的抗生素。②彻底排净脓液,促使肺早日复张。③控制原发感染,全身支持治疗。

5. 具体术式 ①胸膜腔闭式引流术:(经肋间或经肋床引流)。②扩清术。

二、慢性脓胸的诊疗常规

1. 病史及病因 ①急性脓胸就诊过迟,未经及时治疗,渐进入慢性期。②急性脓胸处理不当,如引流太迟,引流管拔除过早,引流管过细,引流位置不恰当或插入太深,致排脓不畅。③脓腔内有异物存留。④合并支气管或食管瘘而未及时处理。⑤有特殊病原菌存在。

2. 病史采集及临床表现 患者常有慢性全身中毒症状,表现为低烧,气短、咳嗽、咳脓痰,食欲不振、营养不良、低蛋白血症、贫血、消瘦甚至恶病质。

3. 专科检查 呼吸运动消失、肋间隙变窄、胸部塌陷、脊柱侧弯。不少病例有杵状指。

4. 辅助检查 ①胸部X线检查示:患侧有积液所致的致密影。②B超检查:能明确范围和准确定位。③脓液涂片检查、细菌培养和药敏试验,以指导临床用药。④脓腔造影和瘘管造影可明确脓腔范围和部位,若已有支气管胸膜瘘宜慎用或禁忌。⑤自瘘口内注入美蓝,若有咳出蓝色痰液,即可证实有支气管胸膜瘘。

5. 治疗原则 ①改善患者全身情况,消除中毒症状和营养不良。②排除病因,消灭脓腔。③尽量使受压的肺组织复张,恢复肺功能。

6. 具体术式 ①改进引流手术:针对引流不良的原因,如引流管过细、引流位置不在脓腔最低位等予以改进。②纤维板剥脱术:剥除脓腔脏层胸膜上的纤维板,使肺得以复张,最大限度的恢复肺功能。③胸廓成形术:目的是除去胸廓局部的坚硬纤维组织,以消灭两层胸膜间的死腔。④胸膜肺切除术:当慢性脓胸合并有严重的肺内病变,可将纤维板加病变肺叶一并切除。

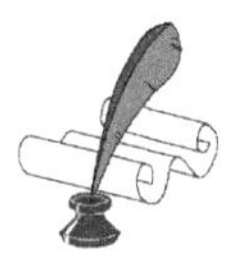

第三章　原发性纵隔肿瘤

案例 3-3-1

患者,女,40 岁。“胸闷,气憋伴颈前区肿物 5 个月”为主诉前来就诊,门诊拍胸片示左上纵隔增宽,侧位片示左前上纵隔椭圆形阴影,上缘可伸入颈部,气管向右侧轻度移位。入院查体:T 36.8℃,P 80 次/分,R 20 次/分,BP 120/70mmHg,神志清楚,呼吸平稳,浅表淋巴结未触及肿大。头颅无畸形。颈软,气管稍向右偏,胸骨上窝可触及 5cm×4cm 肿物,肿物下极延伸至胸内未扪及,质地中等,无压痛,可随吞咽动作上下活动。胸廓无畸形,双肺呼吸音清,未闻及干湿性啰音。心率 80 次/分,律齐,无杂音。

问题

◆最有可能的诊断是什么?

◆诊断依据是什么?

◆进一步确诊的方法是什么?

◆治疗方案和治疗措施包括哪些?

参考答案和提示

◆初步诊断　胸内甲状腺肿。

◆诊断依据

1. 患者,女性,40 岁。
2. 胸闷,气憋伴颈前区肿物 5 个月。
3. 拍胸片示左上纵隔增宽,侧位片示前上纵隔椭圆形阴影,上缘可伸入颈部,气管向右侧轻度移位。

◆鉴别诊断

1. 畸胎瘤。
2. 畸胎皮样囊肿。
3. 胸腺瘤。

◆进一步确诊

1. CT 或 MRI 可以更加详细了解肿块的大小、部位及周围的毗邻关系。
2. 甲状腺功能检查,如 T_3、T_4 等。
3. 放射性 ^{131}I 同位素扫描可明确甲状腺的功能状态、性质和部位。
4. 体表超声或食管超声可鉴别肿瘤实性还是囊性,血管受压的程度。
5. 肿物穿刺活检可明确诊断。

◆治疗方案

手术治疗(经颈部切口胸内甲状腺肿瘤切除术)。

案例 3-3-2

患者,男,35 岁。间断性四肢无力两年,加重伴胸闷气短一年为主诉入院。患者两年前无明显诱因出现活动后四肢疲乏无力,休息后减轻,近一年症状加重,并伴有胸闷、气短。无发热、咳嗽或胸背部疼痛,饮食及二便正常。入院查体:神清,呼吸略费力,浅表淋巴结未触及,双肺呼吸音清,未闻及干湿性啰音,心率 96 次/分,律齐,无杂音,四肢肌力轻度减退,四肢肌疲劳试验阳性。辅助检查:胸片及胸部 CT 均示:右前上纵隔 5cm×6cm 实性占位病变,边缘光滑,密度均匀。

问题

◆最有可能的诊断是什么?

◆诊断依据是什么?

◆进一步确诊的方法是什么?

◆治疗方案和治疗措施包括哪些?

参考答案和提示

◆初步诊断 胸腺瘤伴重症肌无力。

◆诊断依据

1. 患者,男性,35岁。

2. 间断性四肢无力两年,加重伴胸闷气短一年,休息后减轻。

3. 四肢肌力轻度减退,四肢肌疲劳试验阳性。

4. 胸片及胸部CT均示:右前上纵隔5cm×6cm实性占位病变,边缘光滑,密度均匀。

◆进一步确诊 新斯的明实验,同时行肌电图检查进一步明确诊断。必要时可采用经皮穿刺活检、胸腔镜或纵隔镜活检以明确诊断。

◆鉴别诊断

1. 畸胎瘤。

2. 畸胎皮样囊肿。

3. 胸骨后甲状腺肿。

◆处理原则 手术切除肿瘤及前纵隔的脂肪组织。术前准备包括:①术前可根据神经内科医师意见使用抗胆碱酯酶和糖皮质激素;②术前尽量避免灌肠;③抑制乙酰胆碱产生和释放的药物要慎用,如:链霉素、卡那霉素等;④术前30分钟肌内注射阿托品以对抗毒蕈碱样作用。

术后严密观察病情变化,以防重症肌无力危象和胆碱能危象的发生。

临床思维:原发性纵隔肿瘤

纵隔是位于两侧胸膜之间的一个间隙,上连颈部,其底为膈肌,前有胸骨,后靠胸椎脊柱。纵隔内有心脏、心包、胸内大血管、气管、支气管、食管、胸腺、迷走神经、交感神经、膈神经、淋巴结、淋巴管、胸导管和结缔脂肪组织等。为便于诊断,按临床及放射学诊断需要,从胸骨角向后划一横线,连接第四胸椎下缘,将纵隔划分为上、下纵隔,此横线上区域为上纵隔,其下者为下纵隔。在侧面定位时,上纵隔以气管为界,其前为前上纵隔,其后为后上纵隔。下纵隔又分为前、中、后纵隔:心包前为前纵隔,中纵隔为心包和心脏所在部位,在心包后的区域称为后纵隔。

【病理】 原发纵隔肿瘤种类很多,但大部分属于良性,恶性者只占10%左右。最常见的原发纵隔肿瘤是为位于后纵隔的神经源性肿瘤,其次为畸胎瘤及囊肿,多位于前纵隔。胸腺瘤占第三位,也位于前上纵隔内。

【临床表现】 ①胸闷、胸痛。②呼吸道症状。③神经受压或被侵症状。④食管受压症状。⑤纵隔内大静脉受压症状。⑥特异性症状。

【诊断方法】 ①X线胸部透视。②体表超声或食管超声可鉴别诊断肿瘤是实性还是囊性,受压大血管受压程度。③放射性同位素点扫描可诊断胸内甲状腺肿。④纤维光导支气管镜或食管镜可判断食管、支气管和食管受压程度和受侵情况。⑤诊断性放疗。⑥对难以做出诊断的纵隔肿瘤,可以考虑经前胸壁相应部位穿刺活检。

【治疗原则】 原发前纵隔肿瘤无论是良性或是囊肿,一旦诊断成立,无手术禁忌者,应尽早择期手术。恶性淋巴源性肿瘤和生殖细胞瘤可以考虑化疗和放疗。

复 习 题

一、名词解释

中纵隔

二、填空题

1. 按组织学分类,胸腺瘤可分为______,______和______三类。
2. 源于胚胎期的纵隔内前肠囊肿包括______和______。
3. 常见的纵隔肿瘤有______、______、______、______、______等。

三、单项选择题

1. 纵隔肿瘤产生症状或体征的主要原因是( )
   A. 压迫邻近器官或组织
   B. 直接侵犯邻近器官或组织
   C. 穿破邻近器官或组织
   D. 神经反射
   E. 内分泌失调
2. "内脏器官纵隔"指以往的( )
   A. 上纵隔 B. 下纵隔
   C. 前纵隔 D. 中纵隔
   E. 后纵隔
3. 发生于纵隔的神经纤维瘤多位于( )
   A. 前纵隔 B. 中纵隔
   C. 后纵隔 D. 前上纵隔
   E. 全纵隔
4. 发生在纵隔的皮样囊肿多位于( )
   A. 前纵隔 B. 中纵隔
   C. 后纵隔 D. 上纵隔
   E. 全纵隔
5. 胸腺瘤患者合并重症肌无力约占多少( )
   A. 15% B. 25%
   C. 50% D. 75%
   E. 90%
6. 关于胸腺瘤的描述,正确的是( )
   A. 约50%的患者合并重症无肌力
   B. 与自身免疫机制无关
   C. 多位于前上纵隔
   D. 无恶变倾向
   E. 外科手术可完全治愈重症肌无力
7. 对胸骨后甲状腺肿诊断意义较大的检查方法是( )
   A. 胸部正侧位片
   B. 胸部透视
   C. 胸部CT
   D. 核素^{131}I扫描
   E. 诊断性放射治疗
8. 关于原发性纵隔肿瘤的治疗,下列哪项是正确的( )
   A. 只要无禁忌证,均应手术
   B. 无恶变者暂缓手术
   C. 无症状者暂不手术
   D. 恶性者均不手术
   E. 淋巴肉瘤者放疗后手术

四、简答题

1. 简述在病理学上胸腺瘤分为哪几型。
2. 试述临床上对纵隔的划分。
3. 试述下纵隔的划分。

五、问答题

1. 试述纵隔肿瘤应与哪些疾病相鉴别。
2. 试述常见的原发性纵隔肿瘤。

复习题参考答案

一、名词解释

近年来,将含有许多重要器官的纵隔间隙称为中纵隔。

二、填空题

1. 上皮细胞型 淋巴细胞型 混合型
2. 支气管囊肿 食管囊肿
3. 神经源性肿瘤 畸胎瘤与皮样囊肿 胸腺瘤 纵隔囊肿 胸内异位组织肿瘤

三、单项选择题

1. A 2. D 3. C 4. A 5. A 6. C 7. D 8. A

四、简答题

1. 答题要点:分为3型:①上皮细胞型:以形成哈氏(Hassal)小体的网状细胞为主;②淋巴细胞型:以淋巴细胞,亦即胸腺细胞为主;③混合型:兼有以上两种细胞。

2. 答题要点：上、下纵隔表明，胸骨柄下缘（胸骨角）与第 4 胸椎下缘的水平连线为界，以上为上纵隔，以下为下纵隔；上纵隔又以气管为界划分为前、后纵隔；在下纵隔，心包心脏、气管分叉所占部位为中纵隔，其前为前纵隔，后为后纵隔。
3. 答题要点：下纵隔：心包心脏、气管分叉所占部位为中纵隔，其前为前纵隔，后为后纵隔。

五、问答题

1. 答题要点：①纵隔淋巴结核；②胸椎结核并发椎旁脓肿；③中心型或纵隔型肺癌；④胸主动脉瘤；⑤纵隔淋巴类恶性肿瘤；⑥其他：有膈疝、贲门失弛症引起的食管扩张、包裹性胸腔积液、纵隔型肺内囊肿、肋骨或肋软骨肿瘤以及胸部脊髓膨出等。
2. 答题要点：①神经源性肿瘤：多来源于交感神经或脊髓神经，多位于后纵隔脊椎旁沟内；②畸胎瘤与皮样囊肿：多位于前纵隔，接近心底部的心脏大血管前方；③胸腺瘤：多位于前上纵隔，部分伴有重症肌无力；④纵隔囊肿：较常见有支气管囊肿，食管囊肿和心包囊肿；⑤胸内异位组织肿瘤：包括胸骨后甲状腺肿，甲状旁腺瘤，淋巴性肿瘤；⑥其他肿瘤：包括血管源性，脂肪组织性等。

原发性纵隔肿瘤诊疗常规

1. 病史采集及临床表现　纵隔肿瘤的阳性体征不多。其症状与肿瘤的大小、部位、生长方向和速度、质地、性质有关。常见的症状有胸痛、胸闷、刺激和压迫呼吸系统、神经系统、大血管食管的症状。

（1）压迫神经系统：如压迫交感干时，出现 Horner 综合征；压迫喉返神经出现声音嘶哑；压迫臂丛神经出现上肢麻木、肩胛区疼痛即上肢放射性疼痛。哑铃状神经源性肿瘤有时可压迫脊髓引起截瘫。

（2）刺激或压迫呼吸系统：可引起剧烈咳嗽、呼吸困难甚至发绀。

（3）压迫大血管：压迫无名静脉可致单侧上肢及静静脉压增高。

（4）压迫食管：可引起吞咽困难。

（5）特异性症状：对诊断意义较大，如随吞咽运动上下为胸骨后甲状腺肿。咳出头发样细毛或豆腐渣样皮脂为破入肺内的畸胎瘤；伴有重症肌无力为胸腺瘤。

2. 辅助检查

（1）胸部影像学检查：X 线观察肿块是否随吞咽上下移动、是否随呼吸有形态改变以及有无波动等。断层摄片、CT 或磁共振更能进一步显示肿瘤邻近组织器官的关系。必要时做心血管造影和支气管造影。

（2）超声扫描有助鉴别实质性、血管性或囊性肿瘤。

（3）放射性核素扫描可协助与诊断胸骨后甲状腺肿。

（4）颈部肿大淋巴结活检有助于诊断淋巴源性肿瘤和其他恶性肿瘤。

（5）支气管镜、食管镜，纵隔镜等检查有助于鉴别诊断，但应用少。

（6）诊断性放疗（小剂量 10～30Gy），在短期内能否缩小，有助于鉴别对放射性敏感的肿瘤，如恶性淋巴瘤。

3. 鉴别诊断

（1）神经源性肿瘤：多起源于交感神经，少数起源于周围神经。多位于后纵隔。

（2）畸胎瘤和皮样囊肿：多位于前纵隔，接近心底部大血管的前方。畸胎瘤多为实质性，内含大小不等、数目不等囊肿。囊壁常有钙化片，内除有结缔组织外还含有表皮、真皮，皮脂腺。

（3）胸腺瘤：多位于前上纵隔。分为上皮细胞性、淋巴细胞性和混合型，呈椭圆形阴影或分叶状，边界清楚。多为良性，包膜完整。约15%合并有重症肌无力。

(4) 纵隔囊肿较常见的有支气管囊肿、食管囊肿，呈圆形或椭圆形，壁薄，边界清楚。

(5) 胸内异位组织肿瘤和淋巴源性肿瘤：前者有胸骨后甲状腺肿、甲状旁腺瘤；后者多系恶性，如淋巴肉瘤，肿块多呈双侧性且不规则。不宜手术治疗，多采用放射治疗或化学治疗。

4. 治疗原则　除恶性淋巴源性肿瘤适用于放射治疗外，绝大多数原发纵隔肿瘤只要无其他禁忌证，均应外科治疗。

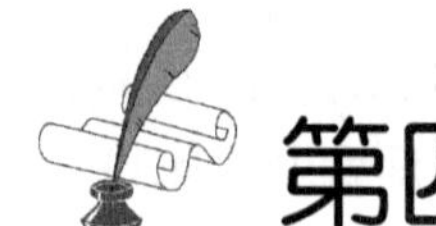

第四章　肺　　癌

案例 3-4-1

患者,男,65 岁,已婚,汉族,农民。以“刺激性干咳 3 个月、痰中带血 4 天”为主诉。3 个月来常刺激性干咳、痰少、有胸闷、气短、但无明显呼吸困难,近 4 天痰中带血、无大咯血,体重减轻约 4 公斤。门诊拍胸片示:右肺上叶倒“S”型阴影,故以“右肺块影待查”为诊断收住我科。既往吸烟史 35 年,30 支/日。

入院查体:T 36.4℃,P 80 次/分,R 20 次/分,BP 100/60 mmHg,体重 64 kg。一般状况良好,全身浅表淋巴结无肿大。专科检查:阴性。

辅助检查:门诊拍胸片示:右肺上叶倒“S”型阴影、上叶肺不张。

进一步检查:纤维支气管镜检查:右肺上叶口见新生物,管腔明显阻塞。病理活检示:中度分化鳞癌。痰细胞学检查:发现散在核异质细胞。

问题

◆该患者诊断是什么病?

◆诊断依据是什么?

◆诊疗计划?

◆该患者进一步还应该做那些项目检查?是否有手术适应证?

参考答案和提示

◆诊断　右肺上叶中央型肺癌伴右肺上叶不张。

◆诊断依据

1. 患者,男性、55 岁、已婚、汉族、既往吸烟史 35 年,30 支/日。

2. 以“刺激性干咳 3 个月、痰中带血 4 天”为主诉。

3. 辅助检查

(1) 胸片示　右肺上叶倒“S”形阴影。

(2) 纤维支气管镜检查右肺上叶口见新生物,管腔明显阻塞。

(3) 病理活检示　中度分化鳞癌。

◆诊疗计划

1. 完善相关检查。

2. 限期手术治疗(手术方式:右肺上叶袖状切除术)。

◆进一步该患者是否有手术适应证,还应该检查:头颅和胸部 CT,血气,肺功能,腹部 B 超,ECT,心电图或心脏 B 超等。

案例 3-4-2

患者,女,44 岁,已婚,汉族,干部。以“体检时发现肺部阴影 5 天”为主诉入院。患者述 10 天前单位体检行胸透时发现肺部阴影,后拍胸片示“右肺下叶肿块阴影”故患者为进一步诊治来我院就诊,门诊以“右肺下叶肿块阴影待查”收住我科。病程中偶无咳嗽、咳痰、胸闷、气短、无明显消化道症状,饮食、睡眠、二便正常、体重无明显减轻。

入院查体:T 36.4℃,P 80 次/分,R 22 次/分,BP 110/70 mmHg,体重 54 kg。患者发育正常,营养状况良好,神志清,查体合作。全身浅表淋巴结无肿大。胸廓无畸形,双肺呼吸音清,心率 80 次/分,余阴性。

辅助检查:外院胸部平片示右肺下叶类圆形、密度均匀、边缘锐利阴影。

问题

◆该患者可能的诊断是什么病?

◆诊断依据是什么?

◆鉴别诊断?

◆进一步明确诊断,需要检查哪些项目?

参考答案和提示

◆诊断　该患者的诊断可能是右肺下叶肿瘤。

◆诊断依据

1. 患者女性、44 岁、已婚、汉族、干部。

2. 以“体检时发现肺部阴影 5 天”为主诉。

3. 辅助检查　外院胸部平片示:右肺下叶类圆形、密度均匀、边缘锐利阴影。

◆鉴别诊断

1. 肺结核病　常发生与年轻人, 可有轻度结核中毒症状, 如午后低热, 易疲劳,食欲减退,消瘦等症状,CT 检查密度增高影、结核菌素检查有助鉴别。

2. 肺部炎症

(1) 肺炎:约 1/4 的肺癌早期以肺炎形式出现,肺癌阻塞性肺炎起病缓,无毒性症状,抗炎治疗吸收缓慢。

(2) 肺脓肿:有明显感染症状,痰多,脓性,抗痨无效,X 线示空洞壁较薄,内壁光滑,常有出血。

3. 肺部其他肿瘤

(1) 良性肿瘤:错构瘤、纤维瘤、软骨瘤,病程长,生长缓慢,临床大多无症状,X 线密度均匀,多无分叶。

(2) 支气管腺瘤:发病年龄轻,女性多见,但临床表现、X 线表现与肺癌相似,鉴别困难,常开胸探查。

◆进一步明确诊断,需要检查:①痰细胞学检查;②纤维支气管镜;③经皮 CT 引导穿刺活检。

临床思维:肺癌

近 50 年来肺癌的发病率明显增高,大多数为男性,男 :女 4~8 :1(但女性肺癌的比例有增加的趋势)。年龄大多数在 40 岁以上。吸烟是肺癌一个重要的重要致病因素。肺鳞癌和小细胞癌发病率比不吸烟者 4~10 倍。肺癌主要分为非小细胞肺癌和小细胞肺癌。淋巴转移是常见的扩散途径。刺激性咳嗽(干咳),痰中带血是肺癌的主要临床表现,有少数病例以肺外症状为首发症状。

【诊断】 肺癌的诊断主要依靠胸部 X 线、CT、痰细胞学检查和支气管镜检查。主要的诊断方法有: X 线检查:(胸透、胸片、断层),CT(电子计算机体层扫描)、MRI(磁共振)可发现 X 线检查隐藏区, 如心包后,纵隔处, 脊柱旁等。

1. 痰细胞学检查　中央型肺癌,特别是血痰,阳性率高(80%),多数可判别癌的病理类型。肺癌可疑者,须连续数日重复送痰检。

2. 支气管镜检查　中央型阳性率高 80%~90%,直接看到支气管内新生物,明确其部位。

3. 纵隔镜检查　主要明确肺癌有无肺门、纵隔淋巴结转移活检。

4. 放射性核素肺扫描检查　肺癌与枸橼酸镓 67、汞 197 等放射性元素具有亲和性,静脉注射后癌变区积聚影像。

5. 经胸壁穿刺活组织检查 周围型肺癌阳性率高,但易发生气胸、血胸和感染,以及癌细胞沿针道播散,故慎重选择适应证。转移病灶活检,胸水检查,开胸探查。肺癌的术前TNM分期对肺癌的治疗意义重大。肺癌需要与肺结核、肺部炎症、肺部其他肿瘤、纵隔淋巴瘤和肺部包虫等疾病鉴别。

【治疗】 目前对Ⅰ~Ⅲa的非小细胞肺癌治疗的首选方案是手术。手术目的是:

1. 彻底切除肺部原发癌肿和局部转移淋巴结。
2. 尽可能保留健康肺组织。
3. 其他治疗:放疗、化疗、免疫治疗以及综合治疗,对缓解肺癌的症状和提高肺癌患者的生存率也有较好的作用。

思 考 题

1. 肺癌的病理分型?
2. 肺癌的临床表现有哪些?
3. 肺癌的TNM分期?
4. 肺癌的鉴别诊断有哪些?
5. 肺癌的外科治疗原则是什么?

复 习 题

一、名词解释

1. Pancoast癌
2. Horner's syndrome
3. 周围性肺癌 中心型肺癌

二、填空题

1. 肺癌临床上分为______和______两类。
2. 肺癌病理上分为______,______,______和______四种细胞类型。
3. 肺癌最常见的转移途径是______。
4. 肺癌临床上最常见的症状是______。
5. 肺癌患者发生Horner综合征的原因是肿瘤压迫了______神经。

三、单项选择题

1. 男性,55岁,X线胸片示,左肺上叶球形阴影,直径3cm,边缘模糊,痰中查见鳞癌细胞,支气管镜在左上叶段口见新生物,治疗首选是( )
   A. 左肺上叶切除、淋巴结清扫
   B. 左肺上叶肿块楔形切除
   C. 化疗
   D. 放疗
   E. 放、化疗联合应用
2. 诊断肺癌最可靠的依据是( )
   A. 胸片中有肿块阴影
   B. 支气管镜见支气管狭窄
   C. 同位素肺扫描阳性
   D. 痰中找到癌细胞
   E. 大量胸腔积液
3. 在肺癌诊断的方法中,哪一项是最常用的检查手段( )
   A. 支气管镜检查
   B. 痰细胞学检查
   C. X线胸部摄片
   D. 转移病灶活检
   E. 胸水检查
4. 在肺癌中最为多见的细胞类型是( )
   A. 小细胞癌 B. 鳞状细胞癌
   C. 腺癌 D. 大细胞癌
   E. 支气管肺泡癌
5. 关于肺癌,下列哪项是正确的( )
   A. 鳞癌对放疗和化疗不敏感
   B. 鳞癌通常首先经血行转移
   C. 腺癌在晚期才发生血行转移
   D. 小细胞癌对放疗和化疗较敏感
   E. 未分化癌淋巴和血行转移较晚
6. 肺癌的早期症状,下列哪一项最常见( )

A. 食欲不振　　B. 持续性胸痛
C. 咳嗽、痰中带血　　D. 大咯血
E. 出现 Horner 综合征

7. 下列哪项表示肺癌已有全身转移,且不宜手术治疗(　　)
A. 手和脚的小关节严重肿痛
B. Cushing 综合征
C. 肌无力样综合征
D. 局限性胸壁受累
E. 腰痛、腰椎局部破坏

8. 肺癌各病理类型的好发部分特点是(　　)
A. 磷癌多为周围型或中央型
B. 腺癌多为周围型
C. 小细胞癌一般为周围型
D. 细支气管肺泡细胞癌部位在肺门
E. 大细胞癌多起源于小支气管

9. 肺癌患者的手术治疗,下列哪一项是正确的(　　)
A. 肺楔形切除术
B. 段切除术
C. 肺叶切除术
D. 肺叶切除+肺萎陷疗法
E. 肺叶切除+淋巴结清扫术

10. 早期支气管肺癌首选的治疗方法是(　　)
A. 药物疗法、化学疗法、中医中药
B. 手术切除癌肿病灶
C. 放疗
D. 免疫疗法
E. 放疗及化疗联合应用

四、简答题

1. 肺癌外科治疗的原则?
2. 简述肺癌的鉴别诊断?
3. 简述肺癌的手术禁忌证有哪些?
4. 简述肺癌的转移途径?
5. 诊断肺癌的主要方法有哪些?

五、问答题

1. 肺癌的病理分型有哪些?各型的特点是什么?
2. 晚期肺癌的临床表现有哪些?

复习题参考答案

一、名词解释

1. Pancoast 癌　发生在肺尖部的肺部恶性肿瘤。
2. Horner's syndrome　交感神经受压迫:造成同侧瞳孔缩小,上睑下垂,眼球内陷,额部少汗
3. 中心型肺癌　是指起源于主支气管,叶支气管的肺癌位置靠近肺门者
周围型肺癌　是指起源于肺段支气管以下的肺癌位置在肺周边者

二、填空题

1. 中央型　周围型
2. 鳞状细胞癌　腺癌　小细胞癌　大细胞癌
3. 淋巴途径　4. 刺激性咳嗽　5. 颈交感

三、单项选择题

1. A　2. D　3. C　4. B　5. D　6. C　7. E
8. B　9. E　10. B

四、简答题

1. 答题要点:
(1) 彻底切除肺部原发癌肿和局部转移淋巴结。
(2) 尽可能保留健康肺组织
2. 答题要点:
①肺结核;②肺部炎症;③结核性胸膜炎;④肺部其他肿瘤;⑤纵隔淋巴肉瘤。
3. 答题要点:
(1) 远处转移:如脑,肾,肝转移(M)。
(2) 心,肺,肝,肾功能不全,全身情况差或内有心绞痛、心肌梗死、心衰及脑血管意外病史。
(3) 广泛肺门,纵隔淋巴结转移,无法清除者。
(4) 严重侵犯周围器官及组织,切除困难者。
(5) 胸外淋巴结转移,如锁骨上(N3)。
4. 答题要点:
(1) 直接扩散。
(2) 淋巴途径。
(3) 血行播散。
5. 答题要点:①胸部 X 线片,CT 检查;②痰细

胞学检查;③支气管镜;④纵隔镜;⑤放射性核素肺扫描;⑥经胸壁穿刺活组织检查;⑦转移病灶活检;⑧胸水查癌细胞;⑨剖胸探查;⑩ ECT;⑪ PET。

五、问答题

1. (1) 答题要点:鳞状细胞癌:最多见,约 50%+,多见于老年人(50±),男性居大多数,与吸烟有关系密切,常见于中央型,生长速度较缓慢,病程较长,对放疗化疗较敏感,手术切除率高,一般先淋巴结转移,血行转移晚,5 年生存率高。

(2) 小细胞癌:(未分化细胞癌)——燕麦细胞癌发病率仅次于鳞癌,年龄较轻,40 岁左右,男性多,与吸烟有关,大多为中央型,恶性程度高,生长快,较早出现淋巴(为主),血行广泛转移,对放疗,化疗较敏感,但预后较差。

(3) 腺癌:发病率居第三位,年龄较小,女性多见,多为周边型、早期一般没有症状,多为 X 线发现(球型病变)、生长较缓慢、可早期发生血行转移,淋巴转移晚。

(4) 泡细胞癌:是腺癌的一种类型、肿瘤起源于肺泡黏膜上皮或支气管黏膜上皮、较少见、常位于肺周边、分化程度较高,生长缓慢,淋巴、血行转移晚、但可直接播散。

分型:①结节型:呈单个或多个结节灶;②弥漫型:形态类似支气管肺炎。

(4) 大细胞型癌:甚少见:多数起源于大支气管,细胞大胞浆丰富胞核形态多样,细胞排列不规则,分化程度低,预后很差。长发生脑转移后才被发现。

此外有混合细胞型:腺癌内有鳞癌组织等。

2. 答题要点:

感染、疼痛、肿瘤毒素引起消耗体质—晚期。

晚期肺癌压迫周围器官引起症状:

(1) 压迫侵犯膈神经—同侧膈肌麻痹(矛盾运动)。

(2) 压迫或侵犯喉返神经—声带麻痹—声音嘶哑。

(3) 压迫上腔静脉:面、颈、上肢和上胸部静脉怒张,皮下组织水肿。上肢静脉压升高。

(4) 侵犯胸膜—胸腔积液(血性胸水)。

(5) 侵犯纵隔,压迫食管—吞咽困难。

(6) 肺上沟癌(Pancoast 癌,或肺尖癌)。

(7) 压迫交感神经:同侧瞳孔缩小,上睑下垂,眼球内陷,额部少汗—Horner's syndrome。

(8) 压迫臂丛神经:同侧肩关节,上肢内侧剧痛和感觉异常。

(9) 肺癌血行转移之不同器官—可产生相应的不同症状。

肺癌诊疗常规

肺癌的诊断包括肺内病变的定位诊断和肿瘤分期两大步骤。肺癌的临床诊断必须依据临床表现和各种影像学结果进行综合分析,但最后的确诊必须取得细胞学和病理组织学的证据。任何没有细胞学和病理组织学的诊断,都不能视为最后诊断。在综合选择使用各种诊断手段时,应依据先简单到复杂,先无创到有创的原则进行。

【肺癌的基本诊断步骤】 肺癌的基本诊断措施,包括病史和体检、胸部正侧位片、全血细胞检查和生化检查。

年龄在 45 岁以上、吸烟指数大于 400 的男性,为肺癌的高危人群。吸烟指数 = 每天吸烟的支数×吸烟的年数。咳嗽伴血丝痰的患者,应高度怀疑肺癌的可能。凡是超过两周经治不愈的呼吸道症状尤其是血痰、干咳,或原有的呼吸症状发生改变,要高度警惕肺癌存在的可能性。每年体检如发现胸片异常,如肺结核痊愈后的纤维增殖性病灶,应每年追踪检查,如病灶增大应进一步排除瘢痕癌的存在。肺癌出现声嘶、头面部浮肿提示局部晚期的可能。5%~ 10% 的原发肺癌患者以上腔静脉阻塞综合征为首发症状。肺癌患者近期出现的头痛、恶心或其他的神经系统症状和体征应考虑脑转移的可能。

1. 胸部正侧位片检查 临床怀疑为肺癌的患者,应常规进行胸部正侧位片检查。胸部正侧位片检查是发现、诊断肺癌和提供治疗参考的重要基本方法。约5%~15%的肺癌患者可无任何症状,单凭X线检查发现肺部病灶。需强调的是:肺癌的X线检查,必须是同时行胸部正位片和胸部侧位片检查,有统计提示,加做胸部侧位片,肺癌的检出率增加了7%。

2. 痰细胞学检查 临床怀疑肺癌病例,常规进行痰细胞学检查。痰细胞学检查是目前诊断肺癌简单方便的非创伤性诊断方法之一。其最大优点是可在影像学发现病变以前便得到细胞学阳性结果。痰细胞学检查阳性、影像学和支气管纤维镜检查未发现病变的肺癌称为隐性肺癌。

3. 纤维支气管镜检查 临床怀疑Ⅰ~ⅢA期的肺癌病例,应常规进行纤维支气管镜检查。这是肺癌诊断中最重要的手段。支气管显微镜检查可直接观察到气管和支气管中的病变,并可在直视下钳取并擦拭以获取病理组织学和细胞学的诊断。对位于更周边的病变,还可利用支气管冲洗液进行细胞学检查。经纤维镜行气管支气管纵隔或肺穿刺的技术也得到发展。支气管显微镜检查在肺癌诊治方面的另一个重要作用是对肺癌的定位和对支气管壁侵犯范围的确定,这对手术治疗方案的设计有极为重要的指导作用。

4. 经胸针吸细胞学检查对于肺部的病变,经常规的痰细胞学或纤维支气管镜等非创伤性检查仍不能确诊的病例,可考虑行经胸针吸细胞学检查(transthoracic needle aspiration, TTNA)。TTNA可在CT或B超引导下进行,所有的穿刺工具可为细针或为特制的穿刺活检枪,但通常所用的为细针穿刺以获取细胞学标本。这项检查为创伤性检查,有引起气胸、出血的可能,特别是可引起针道种植转移,因此不主张常规应用。TTNA应限于不愿意接受外科手术或有外科手术禁忌证者。肺部孤立的结节病变,如果没有手术禁忌证,应选择胸腔镜下楔形切除术或剖胸探察术+术中快速冷冻切片检查,诊断与治疗同步进行,而不应做经胸肺穿刺活检检查。

3cm以下位于肺外周的结节性病变称为肺部孤立的结节性病变(solitary pulmonary nodule, SPN)。1990年代的研究显示,当患者年龄大于45岁时,60%以上的SPN为恶性,当结节的直径>1cm时,80%以上的SPN为恶性。

5. 穿刺细胞学检查怀疑转移的体表淋巴结或皮下结节,如果不能切除活检的,应先行细针穿刺细胞学检查而不要做部分切除的组织学检查。其他的细胞学检查还包括锁骨上肿大淋巴结或皮下结节的穿刺涂片细胞学检查,当然,锁骨上肿大淋巴结或皮下结节也可行切除或切取活检,这应根据不同的情况做不同的选择。一般情况下,不能整个淋巴结切除活检的,先行细针穿刺细胞学检查而不要做部分切除的组织学检查。

【肺癌的分期诊断】

1. 经胸部正侧位片疑诊肺癌的病例,常规进行胸部CT检查。胸部CT检查目前已成为估计肺癌胸内侵犯程度及范围的常规方法,尤其在肺癌的分期上,更有其无可替代的作用。与X线检查比较,胸部CT检查的优点在于能发现小于1cm和常规胸片难于发现的位于重叠解剖部位的肺部病变,容易判断肺癌与周围组织器官的关系,对肺门尤其是纵隔淋巴结的显示也比常规X线检查要好。肺底与肾上腺位置相邻近,而肾上腺又为肺癌的常见转移部位,因此在肺癌的胸部CT检查时,建议常规下扫几层包括肾上腺部位,这样可减少医疗资源的浪费。其他部位包括脑、肝、肾上腺的CT检查,主要目的是排除肺癌的远处转移,一般是在临床有怀疑转移时或术前才进行检查。临床诊断为肺上沟瘤,建议行脊柱+胸廓入口的MRI检查,以了解锁骨下动脉和椎动脉与肿瘤的解剖关系。

2. 纵隔镜检查 对影像学上最小径>1cm的纵隔淋巴结,建议行经颈纵隔镜检查。以纵隔淋巴结大小作为判断淋巴结转移与否,仍然是目前CT诊断的主要方法。

局部晚期SCLC的影像学分期检查项目,应常规包括胸部CT、颅脑MRI、上腹部CT或B超和骨核素扫描。SCLC最常见的4个转移部位是脑、骨、肝和肾上腺,而且随着肺癌分期的升高,这些部位转移的发生率也随着增加。

3. 胸腔镜检查 临床ⅢB期肺癌,在其他检查未能取得病理诊断时,可考虑胸腔镜检查。

电视辅助胸腔镜外科(video-assisted thoracic surgery VATS)是近年发展相当迅速的微创外科技术之一,在肺癌的诊断、鉴别诊断、分期和治疗上发挥着越来越重要的作用。其在诊断上的适应证主要是:胸膜病变,恶性胸水;肺的弥漫性病变或肺外周孤立小结节的切除活检等。

4. PET 临床分期为局部晚期 NSCLC,在有条件的医院,建议开展 PET 全身的检查研究。正电子发射体层扫描(Positron emission tomography, PET)检查是 1990 年代发展起来的一项新的检查技术,其机理是利用正常细胞和肺癌细胞对荧光脱氧葡萄糖(fluoro-2-deoxy-Dglucose)的代谢不同而有不同的显像。属于基本既能定位又能定性的检查,主要用于排除胸内淋巴结和远处转移,也十分适合放化疗后肿瘤未控和瘢痕组织的鉴别诊断。但该检查相当昂贵,目前还不能广泛应用。

5. 胸水找癌细胞 有胸水的病例,可行胸腔穿刺,抽出新鲜胸水,经离心处理,取沉淀物涂片找癌细胞。

6. 骨 ECT 临床Ⅳ期肺癌,骨的 ECT 检查只在怀疑有骨转移时才进行。

7. CEA 有条件的医院,可检测血 CEA 水平作为估计疾病分期、预后以及对治疗应答的肿瘤标记物。

在开始治疗前,肺癌的诊断应明确是小细胞肺癌还是非小细胞肺癌,同时也应明确分期。

【肺癌的治疗】 肺癌的治疗应"根据患者的身心状态、肿瘤的具体部位、病理类型、侵犯范围(病期)"和发展趋向,结合细胞分子生物学的改变,有计划地、合理地应用现有的多学科各种有效治疗手段,以最适当的经济费用取得最好的治疗效果,同时最大限度地改善患者的生活质量。

肺癌的外科治疗:

1. 最适宜进行手术治疗的肺癌 是Ⅰ、Ⅱ期的非小细胞肺癌和部分经过选择的ⅢA 期如 T3N1M0 肺癌。影像学上已有明确纵隔淋巴结转移的 N2 患者,不宜马上进行手术切除。至于ⅢB、Ⅳ期肺癌,手术不应列为主要的治疗手段。

2. 根据手术的彻底程度和性质 肺癌的手术可分为完全性切除,不完全性切除和剖胸探察三种。完全性切除(completely resection)指的是将肺原发癌及其转移淋巴结完全切除干净,无肉眼或显微镜下癌残留的手术;不完全性切除(incompletely resection)指的是大部分病灶已被切除,但有肉眼或显微镜下癌残留的手术,有的学者还认为,最高纵隔淋巴结一旦证实为癌转移,不管该淋巴结是否切除,这样的肺癌手术应列为不完全性切除。剖胸探察术(explore thoractomy open 或 and close operation)指的是仅切开胸廓但癌瘤没有切除的手术或进行活检的手术。

完全性切除代号为 R0,镜下癌残留的手术为 R1,肉眼癌残留的手术为 R2。

3. 肺癌术后最常见的并发症为心脏并发症 心肌梗死是肺切除围术期死亡的第二常见原因。肺癌患者术前均应进行心电图检查。

(1) 有心脏杂音的肺癌患者术前应行超声心动图检查。

(2) 6 周内的心肌梗死不宜行肺切除术。

(3) 6 个月内的心肌梗死可考虑肺切除术,但应仔细评价心功能情况。

(4) 冠状动脉旁路手术后的患者并非肺切除手术的禁忌证,但应仔细评价心功能情况。

(5) 冠状动脉造影如果发现有意义的病变,肺切除前应先行冠状动脉旁路手术。

4. 肺癌手术方式的选择。

(1) 肺癌切除的首选术式为肺叶切除术。

(2) 肿瘤位于或侵犯叶支气管开口处时需行支气管、肺血管成形肺叶切除术。

(3) 局部切除术是指切除范围小于一个肺叶的术式,包括了肺段切除术,楔形切除术和准确切除术三种。与肺叶切除相比,局部切除术的复发率高,长期生存率减少 5%~10%。

(4) 电视辅助胸腔镜外科(video-assisted thoracoscopic surgery VATS)切除:对诊断未明的肺部周围性结节,特别适合胸腔镜下的楔形切除。目前在肺癌的外科治疗中,VATS 尚不能代替常规开胸术。它主要用于早期周围型肺癌伴有心肺功能不良，不能耐受常规开胸术等患者。

5. 肺癌手术死亡率平均为4%

肺癌肺切除的手术死亡指的是术后30天内死亡或术后住院期间死亡的病例。肺切除的手术死亡率在1%~7%，平均为4%，死因按顺序排位分别为呼吸衰竭41%，心肌梗死14%，肺脓肿和支气管胸膜瘘11%，出血7%，肺栓塞6%，休克3%。

肺癌手术的近期并发症发生率平均为34%。将并发症分为两类，严重并发症和轻度并发症。

(1) 严重发症发生的顺序依次为肺炎6%，呼吸衰竭5%，脓胸/支气管胸膜瘘4%，心衰4%，出血2%，心肌梗死和肺栓塞分别为1%。

(2) 轻度并发症发生的顺序依次为心律失常12%，肺不张6%，漏气延长5%，喉返神经损伤4%，伤口感染2%。

【肺癌的放射治疗】 放射治疗是肺癌治疗的一个重要手段，对40%有纵隔淋巴结转移的肺癌来说，放射治疗是主要的治疗手段，对50%有远处转移的肺癌而言，放射治疗是有效的姑息治疗方法。在一些早期肺癌，放射治疗有时会用于处理术后的阳性切缘，最后，放射治疗也可用于控制肺癌的症状。

放射治疗根据治疗的目的可分为根治性放疗、姑息性放疗、术前放疗、术后放疗及近距离放疗等。

肺癌的治愈性放射治疗剂量为1.8~2.0Gy/次，每周5次，总剂量60~66Gy。

放射治疗的并发症：严重的放射治疗并发症包括严重、威胁生命和致死性三个级别。发生在放疗开始后90天内的毒副作用为急性放射性损伤，往往呈自限性特点。后期放射损伤多发生在放疗结束后6到18个月，多为不可逆的组织损害。

【肺癌的化学药物治疗】

1. 肺癌的化疗可分为全身化疗、辅助化疗、局部化疗和作为放疗增敏剂的化疗。

2. KPS<60或ECOG>2的肺癌患者不宜进行化疗。

3. 白细胞少于$3.0\times10^9/L$，血小板少于$6\times10^{10}/L$，红细胞少于$2\times10^{12}/L$的肺癌患者不宜进行化疗。肺癌患者伴有心肝肾功能严重障碍或有严重并发症和感染发热，出血倾向者不宜化疗。

4. 在化疗中如出现以下情况应考虑减药，停药或换药：

(1) 治疗两周期后病变仍进展，或在化疗周期的休息期中再度恶化者。

(2) 化疗不良反应达4级，对患者生命有明显威胁时。

(3) 出现严重的并发症。

5. 化疗是小细胞肺癌的主要治疗手段。

6. 非小细胞肺癌的化疗 目前，是Ⅳ期非小细胞肺癌主要的治疗手段。肺癌对化疗的有效反应，即所谓的完全缓解和部分缓解，但绝大部分患者所表现的仅是部分缓解，目前顺铂是被公认为唯一可以提高Ⅲb期非小细胞肺癌10%的1年生存率的化疗药物，铂类是NSCLC有效联合化疗方案的基础。

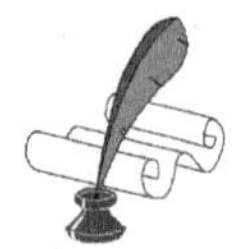

第五章　肺棘球蚴病

案例 3-5-1

患者，女，41 岁，牧民，哈族。以“咳出大量透明黏液 5 天”为主诉入院。患者述 5 天前突然剧烈咳嗽，继而咳出大量透明黏液，可见白色粉皮样物质，后出现发热、出汗等症状就诊于当地医院给予相应对症处理，并拍胸片示：右肺下叶圆形阴影、内见液平面、顶部可见弧形透亮带。患者为进一步诊治来我院就诊，门诊以“右肺棘球蚴病”收住我科。

入院查体：T 36.4℃，P 76 次/分，R 22 次/分，BP 100/70 mmHg，体重 52 kg。患者发育正常，营养状况良好，步入病房，神志清，查体合作。皮肤色泽正常，无皮疹，无皮下出血，全身浅表淋巴结无肿大。胸廓无畸形，双肺呼吸运动对称，叩诊双肺呈清音，双肺呼吸音清，心率 76 次/分，与脉搏一致，心率规整，余阴性。

辅助检查：外院胸部 X 线平片示右肺下叶圆形阴影、内见液平面、顶部可见弧形透亮带。考虑包虫壁破裂部分囊液排除。

问题

◆该患者可能的诊断是什么病？

◆诊断依据是什么？

◆鉴别诊断？

参考答案和提示

◆该患者可能的诊断是右肺棘球蚴病。

◆诊断依据

1. 患者，男性、14 岁、牧民、哈族。有狗羊接触史。

2. 突然剧烈咳嗽，继而咳出大量透明黏液，可见白色粉皮样物质。

3. 辅助检查　外院胸部平片示右肺下叶圆形阴影、内见液平面、顶部可见弧形透亮带。考虑包虫壁破裂部分囊液排除。

◆鉴别诊断

1. 肺结核病　常发生与年轻人，可有轻度结核中毒症状，如午后低热，易疲劳，食欲减退，消瘦等症状，CT 检查以及结核菌素检查有助鉴别。

2. 肺囊肿　如继发性肺脓肿，可出现反复咳嗽、咳痰、黄色脓痰或血痰、可出现贫血消瘦等。X 线检查：慢性脓胸空洞壁增厚，内壁不规则，CT 有助鉴别诊断。

案例 3-5-2

患者，男，13 岁，学生，哈族，父母为牧民。以“胸闷，气短 2 个月伴活动后加重”为主诉入院。患者述近 2 个月无明显咳诱因出现胸闷，气短，活动后加重。病史中无刺激性咳嗽，无咳出白色粉条状物质，无发热、出汗等症状就诊于当地医院给予相应对症处理，症状无明显改善。为进一步诊治来我院，门诊拍胸片示：左肺多发圆形阴影，大小约 5cm×4cm，密度均匀，边缘光滑。卡松尼试验：阳性。故门诊以“左肺多发球形阴影性质待查”收住我科。

入院查体：T 36.4℃，P 76 次/分，R 22 次/分，BP 100/70 mmHg，体重 42 kg。患者发育正常，营养状况良好，步入病房，神志清，查体合作。皮肤色泽正常，无皮疹，无皮下出血，全身浅表淋巴结无肿大。胸廓无畸形，双肺呼吸运动对称，叩诊双肺呈清音，双肺呼吸音清，心率 76 次/分，与脉搏一致，心率规整，余阴性。

胸部平片示：左肺多发圆形阴影，大小约 5cm×4cm，密度均匀，边缘光滑。卡松尼试验：阳性。

问题

◆该患者可能的诊断是什么病？

◆诊断依据是什么？

◆在该患者的诊断中，能否进行穿刺明确诊断，为什么？

参考答案和提示

◆该患者可能的诊断是左肺多发棘球蚴病。

◆诊断依据

1. 患者，男性、学生、牧民、哈族。有狗羊接触史。

2. 以"胸闷，气短 2 个月伴活动后加重"为主诉入院。

3. 辅助检查

(1) 胸部平片示：左肺多发圆形阴影，大小约 5cm×4cm，密度均匀，边缘光滑。

(2) 卡松尼试验：阳性。

◆不能进行穿刺明确诊断。因为肺包虫穿刺容易发生囊液外渗产生过敏反应和棘球蚴播散等严重并发症。

临床思维：肺棘球蚴病

【病因】 肺棘球蚴病是新疆的一种常见寄生虫病，人体是细粒棘球绦虫的中间宿主。传染途径主要是经消化道传染。肺棘球蚴病的发病率占棘球蚴病的 10%~15%，是仅次于肝脏棘球蚴病的第二个常见脏器。

【临床表现】 临床上肺棘球蚴病由于生长缓慢，可多年无症状。并发感染时可出现：发热、咳脓痰和咯血等类似肺脓肿的症状。

【诊断】 肺棘球蚴病的诊断主要依据接触史，和 X 线胸片或 CT，典型的 X 线胸片或 CT 表现是椭圆形阴影、新月体、双弧影、水上浮莲、张力性空泡。肺包虫囊肿穿刺容易发生囊液外渗产生过敏反应和棘球蚴播散等严重并发症，故禁忌穿刺。棘球蚴病目前尚无特效治疗药物。

【治疗】 是肺棘球蚴病唯一有效的治疗方法。

附：肺棘球蚴病的生活史

1. 肺棘球蚴病的生活史　细粒棘球绦虫虫卵随宿主的粪便排除体外，通常污染皮毛、牧场、畜舍、蔬菜、土壤、水源等。虫卵经污染水或食物被人、羊、牛或其他中间宿主吞食后，进入胃。

虫卵经胃内消化液作用，在十二指肠孵化成六钩蚴，穿入肠壁进入门静脉，大多数六钩蚴停留在肝脏，引起肝包虫囊肿。少数六钩蚴随血流进入并停留在肺脏，发育成肺包虫囊肿。六钩蚴也可以通过肺脏进入体循环，引起其他器官组织的棘球蚴病。

2. 肺棘球蚴病的传染途径

(1) 经消化道传染：

1) 虫卵经胃液消化 → 六钩蚴穿入肠壁 → 门静脉 → 肝脏→ 右心→全身。

2) 蚴虫穿入食管静脉→奇静脉→上腔静脉→ 右心→ 肺脏→ 左心 →全身。

3) 蚴虫穿入肠壁经淋巴管→胸导管→无名静脉→上腔静脉 → 右心→ 肺脏→ 左心 →全身。

(2) 其他途径：

1) 经呼吸道传染：虫卵经呼吸道吸入传染。将虫卵直接注入兔的气管内，9 个月在肺部发现典型的包虫囊肿。

2) 胎内感染：有人曾发现 7 个月的胎儿脐带及胎盘有多发包虫囊肿。临床上很少见。

思 考 题

1. 棘球蚴病的感染途径?
2. 肺棘球蚴病的诊断要点?
3. 肺棘球蚴病的影像学特点?
4. 为什么肺棘球蚴病在临床上禁忌穿刺?
5. 肺棘球蚴病的手术治疗方法有哪些?

复 习 题

一、名词解释

1. 肺棘球蚴病
2. 水上浮莲

二、填空题

1. 肺棘球蚴病的传染途径以______为主。
2. 肺棘球蚴病的发病率占棘球蚴病的______。
3. 人是棘球绦虫的______宿主。
4. 狗是棘球绦虫的______宿主。
5. 目前,肺棘球蚴病最有效的治疗是______。

三、单项选择题

1. 肺棘球蚴病的诊断下列哪一项是错误的( )
   A. X 线胸片检查
   B. CT 检查
   C. Casoni 试验
   D. 血清补体结合试验
   E. 包虫穿刺检查
2. 下列哪个是棘球绦虫的终宿主( )
   A. 狗 B. 人 C. 羊 D. 牛 E. 马
3. 患者咳出白色粉皮样物,临床上应考虑的疾病是哪一个( )
   A. 肺炎 B. 肺棘球蚴病
   C. 肺癌 D. 肺脓肿
   E. 肺结核
4. X 线胸片出现典型的水上浮莲症,临床上应考虑的疾病是哪一个( )
   A. 肺炎 B. 支气管扩张症
   C. 肺癌 D. 淋巴瘤
   E. 肺棘球蚴病
5. 目前肺棘球蚴病最有效的治疗是( )
   A. 外科手术治疗 B. 药物
   C. 放射治疗 D. 免疫治疗
   E. 基因治疗

四、简答题

1. 试述肺棘球蚴病的生活史?
2. 简述肺棘球蚴病诊断根据有哪几点?
3. 简述肺棘球蚴病为什么禁忌穿刺?
4. 简述肺棘球蚴病常见的传染途径有哪些?

五、问答题

1. 试述肺棘球蚴病典型的 X 线胸片表现?
2. 试述肺棘球蚴病常用的手术方法?

复习题参考答案

一、名词解释

1. 肺棘球蚴病 棘球蚴病(Echinococcosis disease)人类感染棘球绦虫的蚴虫所致的疾病,又叫棘球蚴病(hydatid disease)。它是一种人畜共患的流行性寄生虫病。
2. 水上浮莲 外囊、内囊都破裂,且内囊陷落漂浮于囊液表层,则在液平面上呈现不规则的内囊阴影,犹如水上浮莲。

二、填空题

1. 经消化道传染
2. 10%~15%
3. 中间
4. 终
5. 手术治疗

三、单项选择题

1. E 2. A 3. B 4. E 5. A

四、简答题

1. 答题要点：细粒棘球绦虫虫卵随宿主的粪便排除体外，通常污染皮毛、牧场、畜舍、蔬菜、土壤、水源等。虫卵经污染水或食物被人、羊、牛或其他中间宿主吞食后，进入胃。虫卵经胃内消化液作用，在十二指肠孵化成六钩蚴，穿入肠壁进入门静脉，大多数六钩蚴停留在肝脏，形成肝包虫囊肿。少数六钩蚴随血流进入并停留在肺脏，发育成肺包虫囊肿。六钩蚴也可以通过肺脏进入体循环，引起其他器官组织的棘球蚴病。
2. 答题要点：

(1) 居住或到过流行区，有犬羊接触史。

(2) X线胸片：

1) 表现边界清楚，密度均匀圆形或椭圆形阴影。

2)囊肿破裂后：

A. 外囊破裂："新月形"。

B. 内外囊破裂："两弧影"。C. 内囊陷落漂浮于囊液表层"水上浮莲"。D. 囊状透亮影"张力性囊肿"。

(3) 超声波：肺内囊性病变。

(4) 包虫试验：Casoni皮内试验阳性。

3. 答题要点：因为肺包虫穿刺容易发生囊液外渗产生过敏反应和棘球蚴播散等严重并发症。
4. 答题要点：肺棘球蚴病常见的传染途径有消化道途径，呼吸道和胎内感染。

五、问答题

1. 答题要点：

(1) 椭圆形阴影：完整的包虫囊肿，表现为密度均匀、边界清楚的圆形或椭圆形阴影。

(2) 新月体：外囊肿破裂，少量空气进入外囊与内囊之间，在囊肿顶部呈现新月形透亮区。

(3) 双弧影：外囊、内囊都破裂，囊液部分排出，空气同时进入外囊与内囊，则囊内呈现液平面，其上方有两层弧形透亮区。

(4) 水上浮莲：外囊、内囊都破裂，且内囊陷落漂浮于囊液表层，则在液平面上呈现不规则的内囊阴影，犹如水上浮莲。

(5) 张力性空疱：囊壁破裂，内容物全部排出，则呈现囊状透亮区，类似肺大疱。

2. 答题要点：

(1) 内囊摘除术：适用于无并发症的肺棘球蚴囊肿。

(2) 囊肿摘除术(楔切)：适用于较小的肺棘球囊肿。

(3)肺叶或肺段切除术：适用于并发感染病例。

肺棘球蚴病诊疗常规

棘球蚴病(hydatid disease) 人类感染棘球绦虫的幼虫所致的疾病，又叫棘球蚴病(Echinococcosis disease)。它是一种人畜共患的流行性寄生虫病。本病是一种比较常见的疾病，几乎遍布全球。在我国：常见于甘肃、宁夏、青海、新疆、陕西、内蒙古、西藏、四川等西部地区。

(一) 常规需要做的检查项目

1. 血常规、凝血酶原时间等检查(血常规：嗜酸粒细胞比例增高，可达到25%~30%)。
2. 生化检查 肝肾功能、血糖、电解质等。
3. 免疫学检查 ABO血型，肝炎病毒、艾滋病病毒等。
4. 痰寄生虫检查 包虫破裂时，有时在患者咳出的痰液中可以找到原头蚴。
5. 大小便检查。
6. 血气、心电图、心脏超声 评价心脏功能。

(二) 对诊断有重要意义的检查项目

1. 胸部X线片或CT检查 了解肺部的情况，肺包虫是否破裂，是否有感染，哪侧肺病变严重。

2. 超声检查 显示肺内有囊性病变。

3. 实验室检查 血清学:全血快速诊断包虫试剂盒;间接血凝试验(IHA);酶联免疫吸附试验(ELISA);棘球蚴液皮内试验(Casoni)。

(三) 禁忌做的检查项目

1. 肺通气、换气功能检查 该检查容易导致肺部包虫的破裂。

2. 胸膜腔穿刺检查 怀疑肺棘球蚴病时,禁忌用穿刺术作为诊断方法,以避免发生囊液外渗产生过敏反应和棘球蚴播散等严重并发症。

(四) 临床表现

1. 肺棘球蚴病由于生长缓慢,如无并发症,可多年无症状。

2. 囊肿逐渐长大,可以产生压迫症状 咳嗽、胸痛、咯血、气急等。

3. 囊肿破入支气管 患者出现阵发性咳嗽,可咳出大量的透明黏液,以及白色粉皮样物(内囊),在痰液中可找到头节。

(1) 并发感时染可出现:发热、咳脓痰和咯血等类似肺脓肿的症状。囊肿破入胸膜腔,则形成液气胸,继而成为脓胸。有些患者可出现皮疹、发热、恶心、呕吐、腹痛、支气管痉挛和休克等过敏反应,严重者可死亡。

(2) 体征:在肺的病变区叩诊呈浊音,呼吸音减低或消失。

巨大的囊肿可压迫纵隔,使气管及心脏移位。

(五) 诊断

1. 接触史 患者居住或到过棘球蚴病流行区,有牧羊犬接触史。如包虫破裂,有时在患者咳出的痰液中可以找到原头蚴。

2. X线胸片或CT 包虫囊肿呼吸征:完整的包虫囊肿,X线胸片表现为密度均匀、边界清楚的圆形或椭圆形阴影,随呼吸伸缩变形。

(1) 新月体(镰刀征):外囊肿破裂,少量空气进入外囊与内囊之间,在囊肿顶部呈现新月形透亮区。

(2) 双弧影(双弓征):外囊、内囊都破裂,囊液部分排出,空气同时进入外囊与内囊,则囊内呈现液平面,其上方有两层弧形透亮区。

(3) 水上浮莲:外囊、内囊都破裂,且内囊陷落漂浮于囊液表层,则在液平面上呈现不规则的内囊阴影,犹如水上浮莲。

(4) 张力性空疱:囊壁破裂,内容物全部排出,呈现囊状透亮区,类似肺大疱。

3. 超声检查 显示肺内有囊性病变。

4. 实验室检查

(1) 血清学:全血快速诊断包虫试剂盒;间接血凝试验(IHA);酶联免疫吸附试验(ELISA);棘球蚴液皮内试验(Casoni)。

(2) 血常规:嗜酸粒细胞比例增高,可达到25%~30%。

(六) 治疗

1. 手术 是肺棘球蚴病唯一有效的治疗方法。

2. 手术原则 全部摘除内囊,并防止囊液外溢,以免引起过敏反应和棘球蚴头节的播散。

3. 手术适应证

(1) 单纯肺棘球蚴病。

(2) 破裂感染的肺棘球蚴病。

(3) 双肺多发肺棘球蚴病(先处理破裂感染威胁较大一侧,如果两侧包虫囊肿均位于肺的前段,可正中切口一期手术)。

(4) 肝顶棘球蚴病。

(5) 右肺棘球蚴病和并肝顶棘球蚴病一期手术。

(6) 左肺肺包并和并脾脏、或肝左叶棘球蚴病一期手术。

(7) 患者心肺功能可以耐受开胸手术者。

4. 手术方法

(1) 内囊穿刺摘除法:此法易掌握,操作简单,多用于摘除深部囊肿及破裂感染囊肿。

(2) 内囊完整摘除术:1949 年,Barret 首次采用此术式,此法手术技术条件要求高,难度较大,仅选择包虫囊肿无破裂感染者,囊肿表浅且直径在 3~15cm 左右的单纯性的包虫囊肿。术中要求麻醉平稳,严格防止患者咳嗽,以防肺内压力突然增加,导致内囊破裂。在切开包虫外囊壁前,首先用多块纱垫保护好包虫囊肿周围的肺组织、胸膜腔和切口非常重要,以防内囊不慎破裂污染胸腔,造成术后复发。内囊完整摘除术操作手法,要求术者手术小心、细腻、平稳,由于内囊壁很薄,加之外囊壁被切开后,内囊突然减压,这时内囊自然沿着外囊壁的切口疝出,稍有不慎即会造成内囊破裂。只要细心操作,术中内囊不破裂,完全可以避免复发。

(3) 包虫囊肿摘除术(楔切):适用于靠近肺边缘,较小的包虫囊肿,将其连同周围部分肺组织一并做楔形切除,同样做到了包虫囊肿完整摘除。

(4) 肺叶或肺段切除术:多适用于肺包虫囊肿破裂合并感染,合并咯血者,以及多发性复杂性肺包虫局限在一个肺段或一个肺叶内者。

肺包虫囊肿液氮冷冻摘除术,采用液氮将肺包虫冷冻成冰球,将包虫囊肿整块摘除,也能做到完整摘除包虫囊肿,并预防术中囊液漏所致的过敏性休克及囊液污染所致的复发。肺包虫外囊残腔的处理:

(1) 外囊残腔冲洗干净。

(2) 小支气管瘘修复确定。

(3) 缝闭残腔:

1) 受包虫液污染的外囊腔:应用高渗盐水反复冲洗,由于小支气管瘘的存在,盐水冲洗时必须用纱布遮住支气管瘘口,并请麻醉医师及时吸尽气管,支气管内的分泌物。

2) 修复小支气管瘘:几乎所有的病例均有大小不等的支气管瘘,为保证术后肺膨胀,防止继发感染,用小针 4 号丝线严密缝合支气管瘘口。

3) 缝闭残腔:沿支气管树对拢缝合 从残腔的底部开始,沿支气管树方向,从内向外,由深向浅,逐步缝闭残腔,外囊边缘“U”字包埋缝合。

5. 药物治疗

(1) 阿苯哒唑脂质体。

(2) 吡喹酮。

(3) 麦苯哒唑。

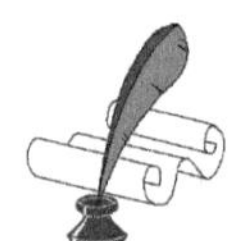

第六章　食　管　癌

案例 3-6-1

患者，男，65 岁，哈族，牧民。主诉：进行性吞咽困难 3 个月余入院。患者 3 个月前无明显诱因出现进食（干硬食物）时有哽噎感，用水冲服症状有所减轻，未作特殊处理。1 个月后症状逐渐加重，进半流食时也出现哽噎感，同时伴针刺样疼痛感。在当地医院检查，考虑"食管炎"，给与抗炎治疗，效果不佳。现患者仅能进全流饮食，体重较 3 个月前下降 6 公斤。为进一步诊治来我院，门诊以"吞咽困难待查"收入我科，否认进食困难与精神情绪有关。否认有误服强酸强碱史。病程中饮食差，睡眠欠佳，常有头痛、头晕。大小便正常。

体格检查：T 36.8℃，P 80 次/分，R 20 次/分，BP 170/110mmHg，神志清楚，面色苍白，呼吸平稳，浅表淋巴结未触及肿大。双肺呼吸音清，未闻及干湿性啰音。心率 80 次/分，律齐，心音响，无杂音。腹平软，全腹无压痛，无反跳痛，移浊阴性，肠鸣音 4~5 次/分。余无特殊。

上消化道钡餐：主动脉弓水平以下见长约 6cm 食管黏膜乱、中断，并有充盈缺损，管腔狭窄，上段食管扩张。胃镜：进镜 28cm 处，见新生物凸向管腔，管腔狭窄镜身无法进入。

问题

◆该患者诊断考虑是什么病？

◆诊断依据是什么？

◆鉴别诊断？

◆诊疗计划？

◆食管癌主要的检查方法有哪些？

参考答案和提示

◆诊断

1. 食管中段癌（进展期）。

2. 高血压病。

◆诊断依据　食管中段癌（进展期）诊断依据：

1. 男性，65 岁，哈族。

2. 临床表现　进行性吞咽困难 3 个月余。

3. 辅助检查

（1）上消化道钡餐显示：主动脉弓水平以下见长约 6cm 食管黏膜乱、中断，并有充盈缺损，管腔狭窄，上段食管扩张。

（2）纤维食管镜：进镜 28cm 处，见新生物凸向管腔，管腔狭窄镜身无法进入。

4. 病理活检　食管鳞状细胞癌。

◆高血压病诊断依据

1. 男性，65 岁，哈族。

2. 临床表现　头晕、头痛。

3. 体格检查　血压 170/110mmHg。

◆鉴别诊断

1. 贲门失弛缓症。

2. 食管良性狭窄。

3. 食管良性肿瘤。

◆诊疗计划

1. 完善术前检查,明确有无手术禁忌证。

2. 限期手术。

◆食管癌主要的诊断方法

1. X线食管钡餐。

2. 内镜检查。

3. 食管拉网。

4. CT检查。

5. 食管超声内镜检查(EUS)。

6. 正电子发射断层扫描(PET)。

案例3-6-2

患者,男,61岁,汉族,已婚,干部。主诉:进食后胸骨后烧灼感2个月余,加重1个月伴进食哽噎感入院。患者自诉2个月前无明显诱因,出现进食后胸骨后烧灼感,无进食哽噎感,自服胃药,症状未见明显好转。因工作繁忙,一直未到医院就诊。1个月前患者症状有所加重,同时伴有进食时出现哽噎感,能进普通饮食,故为明确诊断特来我院就诊。在门诊行上消化道钡餐检查示:食管中段可见食管黏膜皱襞增粗、断裂,局部管壁僵硬,可见小的充盈缺损。故门诊以“食管中段癌待查”收住我科。患者病程中,无胸痛、无发热、咳嗽咳痰、恶心呕吐、呕血黑便等,入眠尚可,二便正常。

体格检查:T 36.3℃,P 72次/分,R 20次/分,BP 130/80mmHg,神志清楚,浅表淋巴结未触及肿大。头颅无畸形。颈软,气管居中,甲状腺无肿大。胸廓无畸形,双肺呼吸音清,未闻及干湿性罗音。心率72次/分,律齐,心音响,无杂音。腹平软,肝脾肋下未触及,全腹无压痛,无反跳痛,移浊阴性,肠鸣音4~5次/分。脊柱四肢无畸形,肛门外生殖器未见异常。生理反射存在,病理反射未引出。辅检:门诊行上消化道钡餐检查如前述。

问题

◆该患者诊断考虑是什么病?

◆诊断依据是什么?

◆进一步确诊需要的检查项目?

◆主要的鉴别诊断

参考答案和提示

◆诊断考虑 食管中段癌。

◆诊断依据

1. 男性,65岁,汉族。

2. 临床表现 进食后胸骨后烧灼感2个月余,加重1个月伴进食哽噎感。

3. 辅助检查 食管中段钡餐检查可见食管黏膜皱襞增粗、断裂,局部管壁僵硬,可见小的充盈缺损。

◆进一步确诊需要的检查项目

1. 内镜检查。

2. 食管拉网。

3. 食管内超声检查(EUS)。

◆主要的鉴别诊断

1. 食管炎 胸骨后烧灼感或刺痛,症状时好时坏。X线无黏膜紊乱、破坏。治疗可口服抗生素。鉴别困难者可行食管镜或脱落细胞检查。

2. 食管中段牵引型憩室 有胸闷和胸骨后灼痛。X线可见憩室。

3. 食管静脉曲张 患者有慢性肝病、门脉高压的病史(肝大、腹水)。X线检查示:食管黏膜呈串珠样改变,食管蠕动良好。

临床思维:食管癌

食管癌是一种较常见的恶性肿瘤。全世界每年约30万人死于食管癌疾病,男性多于女性,年龄多在40岁以上。我国河南省林县食管癌发病率居全国之首,478.87/10万人口。新疆托里县哈族发病率为155.9/10万人口。食管癌的病因目前仍不清楚,食管癌的病理分为髓质型、伞型、溃疡型、缩窄型。

【临床表现】 临床上食管癌好发在食管中段,多为鳞状细胞癌。食管癌在早期多无明显症状,部分患者可能出现:哽噎感、胸骨后烧灼感、异物感等,在进展期,多数患者会出现进行性吞咽困难(典型症状)、呕吐、胸背疼痛、体重下降等症状。晚期则会出现(手术的禁忌证)压迫周围脏器和组织,持续胸背部疼痛。如侵犯气管致食管气管瘘或由于高度梗阻致食物反流入呼吸道引起呛咳,肺部感染,侵犯胸主动脉致大呕血。侵犯喉返神经发生声音嘶哑。

【诊断】 X线食管钡餐和内窥镜检查是诊断食管癌的主要手段。早期X线食管钡餐表现为:

1. 局限性黏膜皱襞增粗、断裂。
2. 局限性管壁僵硬。
3. 局限性小的充盈缺损。
4. 小的龛影。早期食管癌的诊断率74.7%。

在进展期或晚期X线食管钡餐表现为:

1. 管腔明显狭窄,黏膜中断、破坏。
2. 较大的充盈缺损。
3. 较大的龛影。
4. 管壁僵硬,蠕动波消失。

内镜检查:可以了解有无黏膜红肿、糜烂、隆起、凹陷、颗粒样斑块及新生物。

【内镜特点】 ①直观;②可以活检;③早期癌阳性率高83.8%,采用Lugol液对食管癌进行双重染色,阳性率高达90%。食管癌需要和食管炎、食管中段牵引型憩室、食管静脉曲张、食管良性肿瘤、食管良性狭窄、贲门失弛缓症相鉴别。目前,食管癌的治疗首选手术治疗。手术后五年生存率18.1%~40.8%,早期可达90%。

思 考 题

1. 从流行病学的角度谈谈食管癌的发病特点?
2. 在临床上如何去诊断食管癌?
3. 对有哽噎感或吞咽困难的患者在临床上首先要考虑什么疾病?需要和哪些疾病相鉴别?
4. 对一位食管癌的患者应如何治疗?

复 习 题

一、名词解释

早期食管癌

二、填空题

1. 食管癌最好发的部位是______段。
2. 食管癌最常见的细胞类型是______。
3. 食管癌最常见的转移途径是______。
4. 确诊食管癌的方法有______,______,和______。
5. 食管癌治疗首选的治疗方案是______。

三、单项选择题

1. 临床上食管癌的典型症状是下列哪一项( )

A. 进食哽噎感　B. 食管内异物感
C. 胸骨后疼痛不适　D. 进行性吞咽困难
E. 滴水不入

2. 男性,50 岁,哈族,以进行性吞咽困难 2 月为主诉入院,下列哪项检查对明确诊断最有帮助(　　)
A. 食管吞稀钡 X 线双重对比造影
B. CT 检查
C. 食管 B 超检查
D. 间接喉镜检查
E. 胸部 X 线检查

3. 食管癌手术切除率最高者是(　　)
A. 颈段食管癌　B. 上段食管癌
C. 中段食管癌　D. 下段食管癌
E. 食管癌侵及贲门

4. 食管癌术后最严重的特有并发症是(　　)
A. 乳糜胸　B. 肺炎,肺不张
C. 吻合口瘘　D. 吻合口狭窄
E. 反流性食管炎

5. 食管癌中段 (<4cm 长)局部无外侵,远处无转移者首选的治疗方法是(　　)
A. 单纯性放疗
B. 化学治疗
C. 食管癌切除,胃食管弓上吻合术
D. 食管胃转流手术
E. 免疫治疗

6. 对早期食管癌最常用的首选治疗方法是(　　)
A. 食管癌切除,胃食管吻合术
B. 食管腔内放疗
C. 化学治疗
D. 放射治疗
E. 放化疗加免疫治疗

7. 男性,59 岁,进食哽噎感 2 个月余,伴胸骨后灼痛不适,食管钡餐片示:食管中段有 3.5cm 的黏膜中断,狭窄,管壁缰硬,符合下列其诊断是(　　)
A. 食管炎　B. 食管中段憩室
C. 食管中段良性肿瘤　D. 食管良性狭窄
E. 食管中段癌

8. 食管癌最好发于下列哪一段(　　)
A. 上段食管　B. 中段食管
C. 下段食管　D. 颈段食管
E. 腹段食管

9. 女性,38 岁,进食后半小时呕吐已 10 年,近半年加重,吐出物为酸臭食物,钡餐检查示:食管明显扩张,食管下端光滑呈鸟嘴状狭窄,可诊断为(　　)
A. 贲门癌　B. 食管下段癌
C. 食管良性肿瘤　D. 贲门失弛症
E. 食管良性狭窄

10. 下列哪项 X 线表现不能作为早期食管癌诊断依据(　　)
A. 局限性黏膜破壁中断
B. 小的充盈缺损
C. 小的龛影
D. 黏膜呈串珠样改变
E. 局限性管壁僵硬

四、简答题

1. 食管癌常见的转移途径有哪些?
2. 中晚期食管癌的病理分型有哪些?
3. 中晚期食管癌典型的临床表现是什么?
4. 诊断食管癌常用的检查方法有哪些?
5. 按病理形态,临床上中晚期食管癌可分哪几型?
6. 食管癌的主要治疗方法有哪些?

五、问答题

1. 试述中晚期食管癌(有吞咽困难)需与哪些疾病鉴别及鉴别要点?
2. 食管癌手术治疗方法有哪些?
3. 食管癌外科治疗的适应证。
4. 简述中晚期食管癌临床病理分型及其病理特点。

复习题参考答案

一、名词解释

早期食管癌:肿瘤细胞仅仅局限在食管黏膜和黏膜内层,未侵及食管的黏膜下层和肌层。

二、填空题

1. 中
2. 鳞状细胞癌

3. 淋巴途径
4. 食管镜+活检 食管拉网+涂片 食管超声内镜+细针穿刺活检
5. 手术治疗

三、单项选择题

1. D 2. A 3. D 4. C 5. C 6. A 7. E 8. B 9. D 10. D

四、简答题

1. 答题要点:食管癌常见的转移途径有直接扩散,淋巴途径和血行转移。
2. 答题要点:中晚期食管癌的病理分型有髓质型、伞型、溃疡型、缩窄型。
3. 答题要点:中晚期食管癌典型的临床表现是进行性吞咽困难。
4. 答题要点:
①食管钡餐检查;②食管拉网检查;③纤维食管镜检查;④ CT;⑤超声内镜检查
5. 答题要点:
①髓质型;②蕈伞型;③溃疡型;④缩窄型;⑤腔内型。
6. 答题要点:
①手术治疗;②放射治疗;③化学治疗;④综合治疗。

五、问答题

1. 答题要点:
(1) 贲门失弛症:一般年龄较轻,病史长,症状时好时重,X线钡餐:食管下段呈光滑的鸟嘴状狭窄。
(2)食管良性狭窄:多有明确误服强酸碱病史,口唇,咽部,口腔,亦有灼伤,剧烈疼痛。X线钡餐示食管呈不规则细线状梗阻。
(3)食管良性肿瘤:病史长,X线钡餐:食管腔外压性“半月状”充盈缺损,食管镜黏膜光滑完整。
2. 答题要点:
(1) 食管癌根治术(胃、空肠、结肠代食管)。
(2) 姑息术(转流术、胃造瘘术、腔内置管术)。
3. 答题要点:
(1) 0、Ⅰ、ⅡA、ⅡB、ⅢA期病例。
(2) 放疗后未能控制或复发者。
(3) 食管癌长度,估计可切除者。
(4) 高龄(80岁以下),病变短,全身情况较好,无严重并发症者。
4. 答题要点:
(1) 髓质型:管壁明显厚,向腔内外扩展,累及食管全部,切面呈灰白色,为均匀致密实体肿块。
(2) 蕈伞型:临床呈卵圆形扁平肿块,向腔内蘑菇样突起,瘤体边缘与其周围的黏膜境界清楚。
(3) 溃疡型:瘤体黏膜面呈深陷边缘清楚的溃疡,深入肌层,阻塞程度较轻。
(4) 缩窄型:瘤体形成明显的环行狭窄,累及食管全部周径,较早出现阻塞。
(5) 腔内型:肿瘤呈息肉状突入腔内,有短蒂,病变食管扩张,可见椭圆形阴影。

食管癌诊疗常规

(一) 食管癌疑似患者的检查项目

1. 常规检查项目

(1) 食管胃钡餐检查(Levine MS 1997):定位、病灶大小、分型。

(2) 食管内窥镜检查+活检(Witzel,1976;Graham,1982;Lal,1992; Prolla,1977):定位、定性,了解有无多中心癌。

2. 参考检查项目

(1) 食管拉网检查:早期病例筛选和因心肺功能不全或不适宜行食管内窥镜检查者。

(2) 食管超声内镜检查(ECG)+细针穿刺活检 Faigel,1998;定位、定性。

(3) 正电子发射断层摄影(术) PET(Flanagan,1997;Rankin,1998):定位、定性。

（二）食管癌患者的检查项目

1. 常规检查项目

（1）三大常规：(包括血型，出、凝血时间)。

（2）血液生化检查：肝肾功能、血糖、电解质。

（3）血清学检查：肝炎十项，乙肝、丙肝，艾滋病。

（4）肿瘤标志物检查：TGSF。

（5）ECG。

（6）影像学检查：①胸部正侧位片，了解肺、肺门、纵隔淋巴结有无转移；②上消化道造影：了解食管病变的部位和范围以及胃部的情况；③钡灌肠：需结肠代食管时了解结肠有无病变；④腹部 B 超：了解有无肝脏、胰腺、肾脏、肾上腺等器官的转移和腹腔淋巴结的肿大；⑤胸部 CT：了解肺、肺门、纵隔淋巴结和病灶外侵的情况，提供分期依据。

（7）肺功能、血气检查。

2. 参考检查项目

（1）胸部磁共振检查：了解全食管与周围脏器关系，肿瘤外侵程度，远隔器官是否转移。

（2）全身骨 ECT：了解有无骨转移的情况。

（3）腹部 CT：了解有无肝脏、胰腺、肾脏、肾上腺等器官的转移和腹腔淋巴结的肿大。

（4）纤维支气管镜检查：颈段及胸中、上段食管癌，了解气道受侵的情况。

（5）锁骨上淋巴结穿刺或活检。

（三）食管癌的分段和分期

1. 参见国际抗癌联盟 1997(UICC，1997)标准。

2. 参见 1976 年“阳泉会议标准”。

（四）诊疗规范

1. 术前食管癌的临床诊断　应包括食管癌所在的解剖部位、病理类型、临床病理分期。如：胸上段食管鳞癌 $cT_3N_0M_0$(ⅡA 期)。

2. 术后食管癌的病理诊断　应包括食管癌所在的解剖部位、病理类型、临床病理分期。如：胸中段食管鳞癌 $pT_3N_1M_0$(Ⅲ期)。

3. 食管癌治疗原则　首先需要说明：因多数患者诊断时已属中晚期，故手术的目的不仅是为了治疗，也是为缓解进食困难，即使有远处淋巴结转移，仍需为缓解进食状况而手术。为进一步治疗创造有利的条件。食管癌一旦明确诊断，病变属 0、I、IIA、IIB 及部分 III 期者，在患者周身情况许可时，应争取外科治疗(Wrong，1987；Muller et al，1990；Person et al，surgery of esophageal)。

（1）颈段食管癌：以放疗及化疗为主，手术仅限于放疗失败者，颈段食管癌行全喉全食管切除咽胃吻合术。

（2）胸段食管癌：①胸下段食管癌，部分食管切除食管胃吻合术，清扫腹腔、胸腔淋巴结；②胸中上段食管癌，食管次全切除食管胃颈部吻合术，清扫颈部、胸腔、腹腔三野淋巴结。

Stage0 ……………………………… 手术治疗(Rusch，1994；Heitmiller，1996)

StageⅠ ……………………………… 手术治疗

StageⅡ ……………………………… 手术治疗+放/化疗

化疗+放疗+手术或放疗+手术在临床试验中

(Cooper，1999；Herskovic，1997；Ajani，2001)

Stage Ⅲ …………………………………………………………………………………… T3 手术切除

化疗+放疗+手术或放疗+手术在临床试验中

(Cooper,1999; Herskovic,1997)

Stage Ⅳ ………………………………………………………………… 姑息治疗(Enzinger,1999)

内镜介入支架(Baron,2001)

放疗+腔内置管、扩张

化疗

不能手术者 ………………………………………………………… 放疗+化疗及支持对症治疗。

拒绝手术者、能耐受放/化疗者

不能耐受放/化疗者 ……………………………………………… 支持对症治疗。

支持对症治疗:

1) 梗阻——支架、激光、光动力治疗、放疗(同位素)。

2) 营养。

3) 疼痛——减状放疗或止痛药。

4) 出血——放疗、手术或内镜治疗。

随访:

如果没有症状,第一年内每 4 月一次随访,第二年内每 6 月一次,以后,每年一次。

内容:病史、胸片;食管钡餐;胃镜;腹部 B 超,CT。

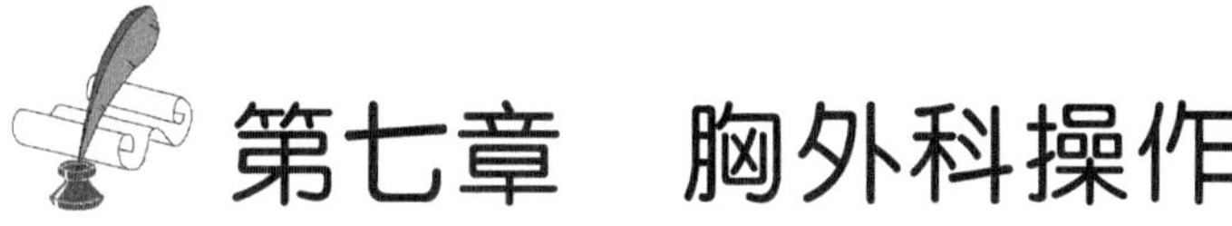

第七章 胸外科操作

一、胸膜腔穿刺术

（一）适应证

诊断性穿刺,以确定积液的性质。穿刺抽液或抽气以减轻对肺脏的压迫或抽吸脓液治疗脓胸。胸腔内注射药物。

（二）禁忌证

出血性疾病及体质衰弱、病情危重,难以耐受治疗者应慎重。

（三）准备工作

1. 向患者说明穿刺的目的。
2. 有药物过敏史者,需要做普鲁卡因皮肤试验。
3. 器械准备 胸腔穿刺包、手套、治疗盘(碘酒、乙醇、棉签、胶布、局部麻醉药)、椅子、痰盂。如需胸腔内注药,应准备好所需的药品。

（四）操作方法

1. 患者的体位 坐位,半卧位。
2. 穿刺点定位

(1) 液胸穿刺定位:①胸部叩诊,选择实音明显的部位进行穿刺;②胸部 X 线透视下定位;③胸部 B 超下定位。

(2) 液胸抽液常选择的部位:①肩胛下角线 7~9 肋间;②腋后线 7、8 肋间;③腋中线 6、7 肋间;④腋前线 5、6 肋间气胸抽气穿刺:一般选择患侧锁骨中线第二肋间

3. 消毒 碘酒、乙醇,自内向外消毒的范围 15cm,带手套,铺洞巾
4. 局部麻醉 2% 的普鲁卡因在肋骨上缘于穿刺点作自皮肤到胸膜壁层的局部麻醉。注意边进针边、边回抽,观察无气、血、胸水后,方可推注麻醉药。
5. 穿刺 左手固定穿刺的部位,右手持穿刺针,沿肋骨上缘垂直缓慢刺入,当针锋的抵抗感突然消失后表明针尖已进入胸膜腔,接 50ml 注射器抽吸胸腔的液体。穿刺液计量并送化验检查。
6. 术后处理

(1) 抽液完毕拔除针头,覆盖无菌纱布,稍压迫,胶布固定,嘱患者静卧休息,

(2) 观察术后反应,注意并发症,如气胸、肺水肿等。

二、胸腔闭式引流术

（一）适应证

1. 气胸、血胸,需持续排气。
2. 脓胸 需持续排脓者。
3. 切开胸膜腔者。

(二) 准备工作

1. 器械准备 静脉切开包、胸腔引流瓶和引流管、手套、治疗盘(碘酒、乙醇、棉签、胶布、局部麻醉药)、盐水。

2. 确定引流部位 根据病情选定穿刺点。

3. 体位 依患者的情况采取坐位或半卧位。

(三) 操作方法

1. 肋间切开插管法 多用于病情较危重或小儿脓胸患者。

(1) 消毒铺巾后,2%的普鲁卡因在肋骨上缘于穿刺点做自皮肤到胸膜壁层的局部麻醉。

(2) 皮肤上做一约3cm长的小切口。

(3) 用中号血管钳逐渐分离皮下、肌层,最后穿入胸腔。

(4) 用血管钳夹住引流管的末段,经胸壁切口插入胸腔。

(5) 缝合切口,固定胸管。引流管末段连接水封瓶。

2. 套管针置管法 方法基本同前。

3. 肋床插管法 常用于慢性脓胸;手术室内实施。

(四) 置管位置

1. 排气 锁骨中线第二肋间(伤侧)。

2. 排液 腋中或后线7、8肋间。

(五) 拔管指征

1. 24小时引流量少于50ml。

2. X线检查肺膨胀良好。

3. 停止漏气24小时以后。

(六) 闭式引流注意事项

1. 引流管内径>1cm(排液)。

2. 引流瓶口不能全封闭。

3. 距胸壁切口60cm。

4. 引流管要求被水封闭,不能开放。

第四篇　泌尿系统

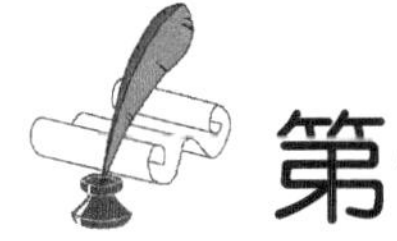

第一章　泌尿系统损伤

第一节　肾　损　伤

案例 4-1-1

患者，男，23 岁，以“被车撞至左腰腹部疼痛 3 小时”为主诉步行入院。入院后血尿一次，不伴血块。查体：T 37.2℃，P 88 次/分，R 22 次/分，BP 120/80mmHg。患者发育良好，营养可，神志清，精神差，痛苦表情。对答切题，查体可合作。皮肤、黏膜无黄染，全身浅表淋巴结未触及肿大。头颅外观无畸形，两侧瞳孔等大、正圆。颈部无强直，气管居中，胸廓对称，呼吸运动正常，胸廓挤压痛阴性。肝脾未触及。余见专科情况。专科检查：左腰腹部皮肤可见撞击后皮肤青紫；左肾区未触及明显肿块，左上腹部压痛；左肾区压痛及叩痛明显；右肾区无明显压痛及叩痛；膀胱区叩诊浊音。尿常规 RBC 3+/Hp，B 超提示“左肾包膜下血肿，大小约 2.0cm×5.0cm”。

问题

◆最可能的诊断？

◆诊断依据有哪些？

◆进一步确诊尚需的检查项目？

◆鉴别诊断？

◆治疗方案？

参考答案和提示

◆诊断　左肾挫伤。

◆诊断依据

1. 病史　被车撞伤左腰腹部 3 小时主诉入院，有外伤史。入院后血尿一次、不伴血块。

2. 体格检查　左腰腹部皮肤可见撞击后皮肤瘀斑；左上腹部压痛；左肾区压痛及叩痛明显；右肾区无明显压痛及叩痛。

3. 辅助检查　尿常规 RBC 3+/Hp，B 超提示“左肾包膜下血肿，大小约 2cm×5cm”。

◆进一步确诊尚需的检查项目　CT 检查。

◆鉴别诊断　脾破裂。

◆治疗　先采用观察非手术治疗：绝对卧床休息，至少 14 天。必要时输液或输血，止痛及止血药物，抗生素以预防感染。密切观察病情变化，生命体征、血红蛋白、血细胞比容、尿中血量及腹部包块大小的改变。但在观察期间出现下列情况之一，应及时改用手术治疗。

1. 休克出现或经纠正后再度出现者。

2. 24 小时内血尿进行性加重，或血红蛋白，红细胞比容进行性下降者。

3. 腰腹部包块渐进性增大。

4. 3~5 天后局部疼痛加重、体温升高、血白细胞增高，确定有肾周围感染积脓时。

5. 胸或腹部合并伤同时需要探查时。

案例 4-1-2

患者,男,30 岁,汉族。半小时前与人发生口角打架,被人用尖刀刺伤左侧腰部,急诊入院。体格检查:T 37.5℃,P 115 次/分,R 33 次/分,BP 99/58mmHg。患者发育良好,营养可。神志清,精神差,痛苦表情。对答切题,查体欠合作。皮肤、黏膜无黄染,全身浅表淋巴结未触及肿大。两侧瞳孔等大、正圆。颈部无强直,气管居中。胸廓对称,心肺未查及异常。左上腹部有压痛,无反跳痛及肌紧张。腹部移动性浊音阳性,左腰部可见一长约 2 厘米刀刺伤口,有鲜血流出,伤口包扎。导尿引出血性尿液 230ml 左右。

问题

◆最可能的诊断?

◆此患者处理原则是什么?

◆还需进一步做何检查?

参考答案和提示

◆最可能的诊断　考虑左肾开放性外伤。

◆此患者处理原则　首先应该绝对卧床,避免活动或者过多搬动,输液,必要时输血。同时给予止痛及止血药物,抗生素预防感染。密切观察生命体征、血红蛋白、血细胞比容、尿中血量及腹部包块大小的改变。同时行急诊 CT,显示肾实质损伤程度、尿外渗、肾周血肿范围及其他脏器有无损伤。如生命体征稳定,可严密观察或出血较多可选择肾分支血管栓塞术,或采用手术治疗,探查肾及其他脏器创伤,给以适当的处理,术后伤处引流。

◆还需进一步做的检查　急诊行 CT 检查。

临床思维:肾损伤

肾创伤多见于青壮年男性,有腰腹部受直接或间接暴力的外伤史。伤后出现血尿时,则高度提示有肾损伤。

【辅助检查】　辅助检查包括①尿液检查;②影像学检查。

1. X 线平片　可见肾影增大,边缘模糊,腰大肌阴影消失提示肾周血肿或尿外渗。

2. 静脉尿路造影　大多采用大剂量静脉肾盂造影,对肾损伤伤情分类很重要,对轻度肾损伤,病情平稳着适用。

3. CT　可显示肾实质损伤,肾周出血,尿外渗及肾蒂血管损伤。

4. B 超　是无损伤检查,为首选的检查方法,可了解肾损伤情况及肾周围血、尿外渗,肾动、静脉有无栓塞等。

【治疗】　治疗原则包括

1. 紧急处理　休克时迅速输血、补液,积极纠正休克。密切观察脉搏、血压、尿量变化,尽快定位、定性确定肾损伤程度、范围。

2. 保守治疗　适合非穿透性外伤,无休克症状或休克容易纠正的轻度肾挫伤和肾裂伤。

(1)安静卧床,观察血压、脉搏变化,观察血尿颜色,注意肾区肿块是否增大。

(2)应用止血药物,镇静止痛药物,抗生素。

3. 经输血、输液休克不易纠正,血尿进行性加重,伤侧腹部肿块明显或逐渐增大,影像学有尿外渗情况,合并有其他脏器损伤,开放性穿通伤,应考虑手术治疗。肾脏损伤处理原则是止血并尽可能保留肾单位。手术方法:修复损伤肾、肾部分切除术或必要时肾切除,肾周引流。

第二节 输尿管损伤

案例 4-1-3

患者,女,45 岁,因子宫多发肌瘤行子宫全切术,术后 8 小时无尿,患者诉双侧腰疼。体格检查:P 80 次/分,HR 25 次/分,R 22 次/分,BP 120/80mmHg,双肾区有压痛,双肾区叩痛明显。急查肾功:肌酐 235umol/L,尿素 32mmol/L ;床旁 B 超提示双肾积水,双侧输尿管上段、中段扩张,下段显示不清。

问题

◆最可能的诊断?

◆诊断依据有哪些?

◆进一步确诊尚需的检查项目?

◆鉴别诊断?

◆治疗方案?

参考答案和提示

◆最可能的诊断 双侧输尿管损伤。

◆诊断依据

1. 病史 有盆腔手术史,术后 8 小时无尿,诉双侧腰疼。

2. 体格检查 双肾区有压痛,双肾区叩痛明显

3. 辅助检查 急查肾功:肌酐 235μmol/L,尿素 32mmol/L,床旁 B 超提示双肾积水,双侧输尿管上段、中段扩张,下段显示不清。

◆进一步确诊尚需的检查项目 静脉、逆行尿路造影,CTU 或 MRU。

◆鉴别诊断 急性肾衰。

◆治疗 急诊行逆行双侧输尿管置管,如失败则行剖腹探察术,争取一期修复损伤的输尿管。

案例 4-1-4

患者,男,69 岁,汉族。直肠癌根治术后两天左侧腹部疼痛。体格检查:T 39.2℃,P 90 次/分,R 20 次/分,BP 120/70mmHg,切口有淡红色液体渗出,左侧腹部压痛和肌紧张,并可扪及大小约 7.0cm×8.0cm 的包块,质软,边界不清。行静脉尿路造影示:右肾盂及输尿管显影正常,左肾盂积水,左输尿管下段显影中断,腹膜后可见尿液聚集。

问题

◆最可能的诊断?

◆此患者处理原则是什么?

◆还需进一步做何检查?

参考答案和提示

◆最可能的诊断 左侧输尿管损伤。

◆处理原则 先试行伤侧输尿管插管,插入后保留至少两周。如失败则急诊行剖腹探察术,争取一期修复损伤的输尿管,恢复输尿管通畅,保护肾功能。充分引流尿外渗,防止继发感染。若损伤超过 24 小时,只做肾造瘘并肾周引流。3 个月后再行手术治疗,恢复输尿管通畅。

◆需进一步做的检查 静脉、逆行尿路造影,有条件的医院可以行泌尿系统 CT 三维成像或者 MRU。

临床思维:输尿管损伤

输尿管位于腹膜后,前有腹腔脏器,后有强大的背部肌肉,细长、位置深且有弹性,极少见外来暴力损伤者。

【病因】 盆腔段输尿管与直肠及子宫附件关系密切,临床上多见手术创伤,其中以盆腔手术尤其全子宫切除术发生率最高。随着腔内泌尿外科发展,因器械操作不熟练、粗暴等因素导致的输尿管医源性损伤发病数有明显上升。此两例病例均在术后出现急性上尿路梗阻症状,首先应想到与手术有关。

【临床表现】 输尿管损伤后常见的症状有:

1. 输尿管黏膜裂伤仅有血尿　可自行缓解和消失。

2. 尿外渗　可以发生于损伤伊始,或术后4~5天,因误伤(嵌夹、缝扎或外膜剥离后缺血)使输尿管壁血供障碍、坏死而发生迟发性尿外渗。尿液外渗至后腹膜间隙,引起局部肿胀和疼痛,腹胀,患侧明显压痛。尿液漏入腹腔会出现腹膜刺激症状。如继发感染,可出现脓毒血症如寒战、高热。

3. 尿瘘　尿路损伤部位与阴道、肠道相通,发生尿瘘。

4. 输尿管结扎可引起患侧肾区胀痛、叩击痛,体检时可触及肿大肾脏　结扎一侧输尿管可以仅有腰疼,容易被忽视,常导致一侧肾脏的丢失。孤立肾或双侧输尿管结扎后出现无尿。所以,盆腔或腹部手术后数小时仍无尿者,应怀疑输尿管损伤。①腹腔穿刺:了解有无尿液;②腹部超声波检查:可发现肾积水和术区积液;③膀胱镜检查:输尿管逆行插管或进一步造影,可了解损伤部位;④静脉尿路造影,可了解结扎侧肾功能情况。

输尿管受损伤时应尽早修复,恢复通畅,保护肾脏功能。尿外渗应彻底引流,避免继发感染。输尿管黏膜损伤、小的穿孔保留输尿管内支架管可自行愈合。

第三节 膀胱损伤

案例 4-1-5

患者,男,23岁。诉1小时前在马路边被农机车正面撞伤,感下腹部疼痛并放射至会阴部,有频繁的排尿感。来我院诊治。体格检查:T 37.1℃,P 101次/分,R 22次/分,BP 100/75mmHg。患者发育良好,营养可,神志清,痛苦表情。对答切题,查体合作。皮肤、黏膜无黄染,全身浅表淋巴结未触及肿大。头颅外观无畸形,两侧瞳孔等大、正圆。颈部无强直,气管居中,胸廓对称,心肺未查及异常。骨盆分离挤压试验阴性。余见专科情况。专科检查:双肾区无压痛及叩击痛,下腹部有肌紧张和压痛,膀胱区叩诊浊音。肛诊:直肠前壁饱满,前列腺正常位置。导尿:尿管插入顺利,有100ml血性性尿液流出。注入250ml的无菌盐水5分钟后回抽,抽出260ml淡红色血性液。

问题

◆最可能的诊断?

◆诊断依据有哪些?

◆进一步确诊尚需的检查项目?

◆鉴别诊断?

◆治疗方案?

参考答案和提示

◆诊断　腹膜外型膀胱损伤。

◆诊断依据

1. 病史　有外伤史,下腹部疼痛并放射至会阴部。

2. 体格检查　下腹部有肌紧张和压痛，膀胱区叩诊浊音。肛诊：直肠前壁饱满，前列腺正常大小。

3. 其他检查　给予患者导尿，尿管插入顺利，有血性尿液流出。注入250ml的无菌盐水5分钟后，回抽，抽出260ml淡红色血性液。

◆进一步确诊尚需的检查项目　X线检查：行膀胱造影可见有造影剂外溢。拍片要注意从不同角度拍摄，以免外溢的造影剂为膀胱影所掩盖而漏诊。

◆鉴别诊断　尿道损伤。

◆治疗　X线检查可明确膀胱破裂位置，如果膀胱破口小，伤后12小时内就诊者，插入导尿管，保持尿液引流通畅，应用抗生素药物防治感染，大多数患者可以自愈。闭合性膀胱损伤严重时则应尽早行膀胱修补术。术中吸出膀胱外血性尿液，对尿外渗作充分引流。找出膀胱破口进行修补。对破口一期全层缝合黏膜和肌层。留置导尿管引流尿液，术后7～14天拔管恢复排尿。

案例4-1-6

患者，男性，35岁，汉族。患者半小时前和朋友喝啤酒和白酒后，在路边摔倒，下腹部撞击到石凳后感腹部疼痛，伴恶心呕吐。急诊入院。体格检查：T 37.5℃，P 110次/分，R 32次/分，BP 100/60mmHg。患者发育良好，营养可。神志清，烦躁。对答切题，查体欠合作。皮肤、黏膜无黄染，全身浅表淋巴结未触及肿大。头颅外观无畸形，两侧瞳孔等大、正圆。颈部无强直，气管居中，胸廓对称，心肺未查及异常。下腹部有压痛、反跳痛及肌紧张。骨盆分离挤压试验阴性，余见专科情况。专科检查：患者双肾区无压痛及叩击痛，全腹部有压痛、反跳痛及肌紧张，下腹明显，腹部移动性浊音阳性。肛诊：直肠前壁饱满，前列腺固定不动。辅助检查：膀胱造影可见膀胱呈梨状，造影剂外渗至腹腔。给予患者导尿，插管顺利，可见少量血尿流出。注入250ml的无菌盐水后，再回抽，抽出100ml淡红色血性液。

问题

◆最可能的诊断？

◆还需进一步做何检查？

◆此患者处理原则是什么？

参考答案和提示

◆可能的诊断　考虑腹膜内型膀胱损伤。

◆需进一步做的检查　无。

◆处理原则　应选择手术修补膀胱和引流腹腔尿液。闭合性膀胱损伤严重或并发其他脏器损伤、开放性膀胱损伤应尽早行膀胱修补术。轻度闭合性膀胱破裂，不论是腹膜外还是腹膜内破裂，尿外渗少，不是绝对的手术指征，可插入导尿管，保持尿液引流通畅，用抗生素药物防治感染，约半数患者可以治愈。

临床思维：膀胱损伤

膀胱空虚时完全位于骨盆腔内，在充盈时其顶部高于耻骨联合，若此时下腹部受到暴力作用，膀胱易受创伤。骨盆骨折时，骨折断端可刺伤膀胱，也发生在膀胱充盈时。

【分型】　致伤类型：①闭合伤；②开放伤；③医源性创伤；④自发性破裂。

【检查】

1. 耻骨上有明显压痛，腹肌紧张。

2. 尿常规检查　可发现红细胞。

3. 导尿试验　导尿后的膀胱内注入一定量的盐水，再抽出，若注入量与抽出量相同，表明膀胱完整;若抽出量明显减少或增多均提示膀胱破裂。

4. 膀胱造影 观察造影剂有否外溢,做侧位片及排空后拍片。

【治疗】 治疗包括:

1. 膀胱挫伤 抗感染、休息,无须特殊处理。

2. 膀胱小裂口 使用抗生素,保留尿管持续引流尿液。

3. 严重膀胱破裂 积极手术探查、修补裂口、引流尿外渗、膀胱造口或留置导尿管,积极防治感染。

第四节 尿道损伤

一、前尿道损伤

案例 4-1-7

患者,男,24岁,因“骑跨伤后致尿道滴血3小时”为主诉入院。3小时前与人玩耍骑飞车,不慎坐骑于车横杆上,当时会阴疼痛、肿胀,逐渐青紫,继而发现尿道外口不断有鲜血滴出,内裤血染。入院前半小时欲排尿,未成功,反觉会阴部和阴囊肿胀更甚。急诊入院。体格检查:T 37.5℃,P 95次/分,R 22次/分,BP 120/80mmHg。尿道外口不断有鲜血滴出,阴囊明显肿大,阴囊会阴青紫。严格无菌操作下软尿管试行导尿,不能插入膀胱。

问题

◆最可能的诊断?

◆诊断依据有哪些?

◆进一步确诊尚需的检查项目?

◆鉴别诊断?

◆治疗方案?

参考答案和提示

◆最可能的诊断 尿道球部损伤。

◆诊断依据

1. 病史 有骑跨伤史。伤后会阴疼痛、肿胀,逐渐青紫,继而尿道外口不断有鲜血滴出。入院前半小时欲解小便,但未解出,反觉会阴部和阴囊肿胀更甚。

2. 体格检查 阴囊会阴青紫,阴囊明显肿大。

3. 其他检查 在无菌操作下用尿管试行导尿,不能插入膀胱。

◆进一步确诊尚需的检查项目 尿道造影:在无菌条件下,通过尿道外口向尿道内注入造影剂摄片,以了解尿道受损的部位和损伤的程度。

◆鉴别诊断 与后尿道损伤鉴别。

◆治疗 急诊行经会阴尿道修补术或断端吻合术。

案例 4-1-8

患者,男,19岁,汉族。半小时前玩耍时不小心骑跨于单杠上,感会阴部疼痛,并发现尿道口有鲜血滴出,故急诊入院。体格检查:T 37.2℃,P 110次/分,R 20次/分,BP 120/70mmHg,患者发育良好,营养可。神志清,痛苦表情。对答切题,查体欠合作。皮肤、黏膜无黄染,全身浅表淋巴结未触及肿大。头颅外观无畸形,两侧瞳孔等大、正圆。颈部无强直,气管居中,胸廓对称,心肺无异常。阴囊会阴青紫,尿道外口不断有鲜血滴出,在无菌操作下用尿管试行导尿,顺利插入膀胱。

问题

◆最可能的诊断？

◆此患者处理措施是什么？

参考答案和提示

◆最可能的诊断　病史和临床表现均比较典型考虑前尿道损伤。

◆处理措施　留置尿管3周，拔管后定期扩张，防止尿道狭窄。

二、后尿道损伤

案例4-1-9

患者，男，34岁，以"高处摔伤半小时"为主诉入院，患者朋友述半小时前在3楼安装玻璃时，不慎从楼上摔下，左髋部先着地，然后感会阴部及骨盆剧烈疼痛，活动下肢时加重。膀胱有胀感和欲尿感，但不能排出尿液。故来我院诊治。体格检查：T 37.5℃，P 110次/分，R 32次/分，BP 85/50mmHg。患者发育良好，营养可。神志清，烦躁。对答切题，查体欠合作。皮肤、黏膜无黄染，全身浅表淋巴结未触及。头颅外观无畸形，两侧瞳孔等大、正圆。颈部无强直，气管居中，胸廓对称，心肺未查及异常。腹部无肌紧张和压痛，移动性浊音阴性。在会阴部、耻骨联合处可见皮下瘀斑，压痛明显，尿道口溢血，骨盆分离挤压试验阳性。肛指检查直肠前壁饱满，有波动感和漂浮感，未触及前列腺。

问题

◆最可能的诊断？

◆诊断依据有哪些？

◆进一步确诊尚需的检查项目？

◆鉴别诊断？

◆治疗方案？

参考答案和提示

◆最可能的诊断　骨盆骨折；后尿道损伤。

◆诊断依据

1. 病史　有高处摔伤史。伤后患者会阴部及骨盆剧烈疼痛，活动下肢时加重，有膀胱胀感和欲尿感，不能排出尿液。

2. 体格检查　在会阴部、耻骨联合处可见皮下瘀斑，压痛明显，尿道口溢血，骨盆分离挤压试验阳性。肛指检查直肠前壁饱满，有波动感，前列腺未触及。

◆进一步确诊尚需的检查项目　尿道造影：在无菌条件下，通过尿道外口向尿道内注入造影剂摄片，以了解尿道受损的部位和损伤的程度。同时可拍骨盆平片了解骨盆骨折情况。

◆鉴别诊断　球部尿道创伤 膀胱损伤。

◆治疗

1. 首先纠正休克　补液，必要时输血，待一般情况稳定后再处理尿道损伤。

2. 镇静止痛、应用抗生素预防感染。

3. 待血压平稳后急诊行尿道会师牵引术。

4. 若一般情况较差，可先考虑造瘘术。

案例4-1-10

患者，男，35岁，因车祸致不能排尿，在外院行耻骨上膀胱造瘘3个月而入院。患者受伤时情景：前进中的拖拉机失控，将患者撞压于土墙之间，经人救出后不能行走，不能排尿，面色苍白，生命垂危。后经当地医院输血输液挽救了生命，治疗过程中因不能排尿，紧急手术作耻骨上膀胱造瘘，因技术条件有限未作其他处理，带管至今，每日强制性饮水3000ml以上，尿管引流通畅。

入院后检查:KUB 证实泌尿系无阳性结石,骨盆变形,耻骨双骨折。膀胱尿道造影显示膜部尿道狭窄长达 3cm,试行尿扩,尿道探子在膜部受阻。

问题

◆此患者处理原则是什么?

◆还需进一步做何检查?

参考答案和提示

◆处理原则 可用金属尿道探条进行探查,尿道狭窄不重者可定期尿道扩张。扩张失败或多次扩张不能改善时,应考虑经会阴部行尿道吻合术。

◆还需进一步做何检查 X 线尿道造影。

临床思维:尿道损伤

男性尿道分为前、后尿道。前尿道创伤多在球部尿道,后尿道创伤则多在膜部尿道。尿道创伤可根据受伤程度分为挫伤、部分断裂和完全断裂伤。

【诊断分析】

1. 外伤史 如为骑跨伤常造成球部尿道损伤。膜部尿道损伤常为骨盆骨折时的撕裂伤。

2. 临床表现

(1) 休克:球部尿道损伤一般不伴有休克。膜部尿道损伤因伴有骨盆骨折,出血量较多,约半数伤者出现休克。接诊时要注意生命体征的观察。

(2) 尿道流血。

(3) 排尿障碍:接诊时不可强令伤者排尿,以免导致或加重尿外渗。

(4) 尿外渗及血肿形成部位:球部尿道损伤形成的血肿和外渗尿的部位均在会阴部,可漫延至阴囊及阴茎或至下腹壁,但不向股部延伸。膜部尿道损伤范围均在尿生殖膈以上膀胱周围。肛指检查可发现直肠前壁饱满,有波动感。若为完全断裂伤,前列腺可浮动或移位。

3. 诊断性导尿 导尿管在伤处受阻并有血液流出。部分断裂伤时,导尿管受阻后仍能插入,且出现前段血尿而后段为清澄的尿液。若导尿管能导入膀胱,则留置,作为尿道创伤治疗措施之一。

4. X 线检查 平片可诊断骨盆骨折。由尿道口注入造影剂行尿道造影,可见造影剂由破损处外溢,从而可知损伤的部位和血肿范围。

【治疗原则】

1. 尿道创伤治疗的原则 纠正休克、引流尿液、恢复尿道连续性、引流外渗尿、预防和减少尿道狭窄程度。

2. 具体方法 进行诊断性导尿时,如尿道有损伤而导尿管又能放入膀胱,则留置 3 周,拔管后定期行尿道扩张。球部尿道断裂伤:首选尿道修补吻合术,外翻褥式缝合,效果满意。若伤员来诊较晚,应只做膀胱造瘘,尿外渗处做多处切开引流,待后期处理。膜部尿道创伤:休克纠正后,手术主要有以下三种:

(1) 尿道会师牵引术:气囊导尿管呈 45 度方向牵引,牵引重置约 500 克,三天后减轻重量,一周后停止牵引,3 周后拔管,行尿扩。

(2) 立即行一期尿道断端吻合术及膀胱造瘘。

(3) 伤后先行膀胱造瘘,三个月后如有排尿困难,行狭窄段切除再吻合。

复　习　题

一、名词解释

1. 肾挫伤
2. 后尿道损伤
3. 前尿道损伤

二、填空题

1. 肾损伤分为______和______损伤，肾损伤患者在保守治疗期间发生______，______，______，______，______需手术治疗。
2. 泌尿系统损伤的主要表现为______和______。
3. 外伤病因不同，尿道损伤常见类型______和______。
4. 输尿管损伤病因常为______。
5. 膀胱损伤分为______和______两种类型。

三、单项选择题

1. 后尿道断裂出血和尿外渗在(　　)
   A. 盆腔腹膜外，尿生殖隔以上
   B. 会阴部
   C. 阴茎部
   D. 阴囊
   E. 下腹前壁
2. 肾挫伤出现哪些表现时需手术治疗(　　)
   A. 经积极抗休克后症状有所好转
   B. 腰部巨块无明显变化
   C. 血尿逐渐加重，血色素继续下降
   D. 静脉肾盂造影见伤肾显影良好，造影剂无外渗
   E. 血尿减轻，仍有腰痛
3. 男性，患者，25 岁，被人用木棍暴力击打右侧腰部后，感右侧腰部疼痛，有血尿，检查右侧腰部触及肿块，血压为 70/40mmHg 考虑为右肾损伤失血性休克，为预防急性肾功衰竭，首先采取的治疗措施(　　)
   A. 及时清除尿路中的血块
   B. 及早使用止血剂
   C. 及早使用抗菌药物
   D. 及早补充血容量
   E. 及早使用利尿剂
4. 闭和性肾损伤抗生素的应用是(　　)
   A. 一般不使用
   B. 有感染症状时用
   C. 早期使用
   D. 继发出血时使用
   E. 根据全身情况使用
5. 肾挫伤是指(　　)
   A. 肾实质部分裂伤伴包膜破裂
   B. 肾实质深度裂伤
   C. 肾包膜破裂
   D. 局限于部分肾实质，肾包膜，肾盂黏膜完整
   E. 肾段血管的部分或全部撕裂
6. 泌尿系损伤最多见部位的是(　　)
   A. 肾脏损伤　　B. 膀胱损伤
   C. 输尿管损伤　　D. 尿道损伤
   E. 肾上腺损伤
7. 骨盆骨折致后尿道断裂，常用的术式是(　　)
   A. 尿道会师术　　B. 尿道断裂吻合术
   C. 尿道扩张术　　D. 局部加压
   E. 以上都不是
8. 某患者，男，32 岁，在施工中，不慎从高处摔下，骑跨至一钢管上，感会阴部胀痛，2 小时后感排尿困难，就诊检查，会阴部皮下青紫，耻骨联合有压痛，挤压阴部，有少量鲜血从尿道外口流出，插尿管，不能插入膀胱内其诊断为(　　)
   A. 后尿道裂伤　　B. 闭合性膀胱损伤
   C. 尿道膜部损伤　　D. 尿道阴茎部损伤
   E. 球部尿道损伤
9. 男性，患者，28 岁，外力撞至骨盆后感下腹部疼痛，同时伴胸闷气短。检查血压进行性下降，下腹部肌紧张不能自行排尿，尿道外口有少量鲜血。导尿管不能插入膀胱内，同时导尿管内有鲜血引出。X 片示骨盆骨折，泌尿系损伤的诊断应为(　　)
   A. 球部尿道损伤
   B. 闭合性膀胱损伤
   C. 膜部尿道损伤
   D. 尿道前列腺部损伤
   E. 尿道阴茎部损伤
10. 后尿道指(　　)
    A. 悬垂部，前列腺部

B. 前列腺部,膜部
C. 球部,阴茎部
D. 球部,膜部
E. 前列腺部,悬垂部

四、简答题

1. 肾脏闭合性损伤在保守治疗期间发生哪些情况为有手术指征?
2. 输尿管损伤的临床表现是什么?
3. 输尿管损伤的主要病因是什么?
4. 膀胱损伤的病因?
5. 膀胱破裂的处理原则是什么?
6. 后尿道损伤的临床表现?

五、问答题

1. 膀胱破裂病理分类及其特点。
2. 骨盆骨折后尿道断裂常见的处理方法。

复习题参考答案

一、名词解释

1. 肾挫伤 损伤仅局限于部分肾实质,肾包膜和肾盂黏膜完整。一般可自愈
2. 后尿道损伤 尿道膜部和前列腺部尿道损伤,常为骨盆骨折引起。
3. 前尿道损伤 前尿道创伤多在尿道球部,常有骑跨外伤史。

二、填空题

1. 开放性损伤和闭和性损伤;闭合性损伤;经积极抗休克后生命体征仍未见好转;血尿逐渐加重;血红蛋白和血红细胞比容继续降低;腰腹部肿块明显增大;前腹腔脏器损伤的可能
2. 出血 尿外渗
3. 前尿道损伤 后尿道损伤
4. 医源性损伤
5. 腹膜内型 腹膜外型

三、单项选择题

1. A 2. C 3. D 4. C 5. D 6. D 7. A 8. C 9. C 10. B

四、简答题

1. 答题要点:
(1) 经积极抗休克治疗后,生命体征未改善,提示有内出血。
(2) 血尿逐渐加重,血红蛋白和血红细胞比容继续降低。
(3) 腰腹部肿块明显增大。
(4) 疑有腹腔内脏器损伤可能。
2. 答题要点:血尿,尿外渗,尿瘘,及输出尿管梗阻症状。
3. 答题要点:主要原因为医源性损伤。包括开放性手术过程中的损伤及腔内器械操作时造成的损伤。
4. 答题要点:
(1) 开放性损伤:由弹片,子弹及锐器所致。
(2) 闭合性损伤。
(3) 医源性损伤。
5. 答题要点:
(1) 持续膀胱引流。
(2) 膀胱周围及其他尿外渗充分引流。
(3) 闭合膀胱壁缺损。
(4) 应用抗生素,预防感染。
6. 答题要点:
(1) 休克。
(2) 疼痛:下腹部疼痛。
(3) 排尿困难。
(4) 尿道出血。
(5) 尿外渗及血肿。

五、问答题

1. 答题要点:
(1) 腹膜外型:腹膜完整,尿外渗在膀胱周围组织及耻骨后间隙。沿骨盆筋膜到盆底,沿输尿管周围疏松组织蔓延到肾周。
(2) 腹膜内型:腹膜破裂,尿液流入腹腔,引起腹膜炎。
2. 答题要点:后尿道损伤的紧急处理方法:包括平卧,制动,抗休克。尿潴留可行耻骨上膀胱穿刺。手术治疗有耻骨上膀胱造瘘,后期修补尿道或行尿道会师术。

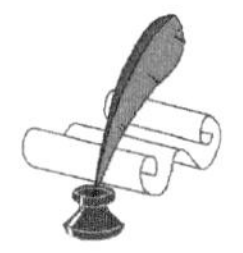

第二章　泌尿系统感染

案例 4-2-1

患者，女，29 岁，已婚，职员。患者昨日突然出现全程血尿，有细小血沉渣。随后尿急，尿频，每小时 1~2 次，排尿时尿道有烧灼感。今日来我科就诊，尿常规检查示：红细胞满视野/HP，白细胞 10~15 个/HP，血常规未见异常。病程中无发热、腰痛等症状。平素体健，三年前有类似发作史，应用抗生素后痊愈。

体格查体：T 37.1℃，P 84 次/分，R 22 次/分，BP 120/70mmHg。神志清，精神稍差，发育良好，对答切题，查体合作。皮肤、黏膜无黄染，全身浅表淋巴结未触及肿大。头颅外观无畸形，两侧瞳孔等大、正圆，颈部无强直，气管居中。胸廓对称，心肺未见明显异常。腹部平软。

专科检查：双肾区平坦，无压痛及反跳痛，双肾未及。耻骨上膀胱区无隆起及压痛，外生殖器未查。

问题

◆最可能的诊断？

◆诊断依据有哪些？

◆进一步确诊尚需的检查项目？

◆鉴别诊断？

◆治疗方案和治疗措施？

参考答案和提示

◆诊断　急性细菌性膀胱炎。

◆诊断依据

1. 病史　患者为已婚年轻女性。以“尿频，尿急，尿痛伴血尿一天”为主诉来我科就诊。

2. 辅助检查　尿常规示：红细胞满视野/HP，白细胞 10~15 个/HP。

◆鉴别诊断

1. 急性肾盂肾炎。

2. 性传播性尿道炎。

◆进一步确诊尚需的检查项目　尿液培养+药敏。

◆治疗

1. 治疗原则　消除细菌，缓解症状。

2. 治疗方案

(1) 在获得尿培养+药敏结果前，给予针对革兰阴性杆菌有效的抗生素，疗程 3~5 天。应注意选用在尿液内浓度高，对肾脏损伤小的药物。

(2) 如果 3 天后症状及尿液检查结果无改善，需根据药敏试验结果更换抗生素。

(3) 对膀胱刺激症状较重的患者，给予膀胱解痉药物对症治疗。

(4) 注意休息，多饮水，避免吃辛辣食物。

临床思维：急性细菌性膀胱炎

【病因】　婚育女性，突发下尿路症状伴血尿，无发热及肾区疼痛，首先想到急性细菌性膀胱炎。如有既往类似病史更支持诊断。此病多见成年女性，且 25%~30% 的患者年龄在 20~40 岁，因女性尿道短而直，开口在会阴部。经期、性交、导尿、个人卫生不洁及个体对细菌抵抗力降低等感染诱因存在都可导致上行感染。致病菌多数为大肠埃希菌。

【临床表现】 起病突然,尿道烧灼痛、尿频、尿急为典型症状,常伴全程血尿。可发生急迫性尿失禁。单纯性膀胱炎几乎无全身症状,并发急性肾盂肾炎时才有高热和腰痛。中段尿镜检,尿中红细胞满视野,也可有白细胞增多。为明确细菌,可行尿细菌培养和抗生素敏感实验,为以后的治疗提供更准确的依据。急性期禁忌行膀胱镜检查。

【治疗】 治疗分为一般治疗和抗生素治疗。

1. 一般治疗 注意休息,多饮水,口服碳酸氢钠片碱化尿液,减少对尿路的刺激,对膀胱刺激症状较重的患者,给予膀胱解痉药物对症治疗。

2. 抗生素治疗 经验治疗为给与偏重革兰阴性菌抗生素,3~5 天即可治愈。疗效不佳可做尿培养+药敏试验。对于绝经后妇女经常发生尿路感染可给予雌激素代替治疗可减少雌激素缺乏有关的复发性感染。

复 习 题

一、名词解释

1. 泌尿系感染
2. 肾盂肾炎
3. 肾周脓肿

二、填空题

1. 肾盂肾炎是指______和______的感染。
2. 肾盂肾炎可分______和______,大部分为______性感染。
3. 急性细菌性膀胱炎临床症状多为______、______、______。
4. 急性附睾炎需与______相鉴别,______试验有助于鉴别。
5. 膀胱炎分为______和______膀胱炎。

三、单项选择题

1. 泌尿系非特异性细菌感染下列哪种细菌最常见( )
   A. 链球菌 B. 大肠埃希菌
   C. 葡萄球菌 D. 变形杆菌
   E. 肺炎链球菌
2. 泌尿系感染的抗生素应用,应避免( )
   A. 选用从尿液排出的药物
   B. 症状好转后不宜马上可停用
   C. 细菌培养转阴后两周停药
   D. 避免耐药菌株的产生,可以同时使用多种抗生素
   E. 急性期可根据尿液涂片革兰氏染色选用抗生素
3. 男性,32 岁,突发高热寒战,会阴部疼痛,排尿痛。尿道有炎性分泌物,肛诊前列腺肿胀,无波动感压痛,局部温度升高,诊断急性前列腺炎,治疗方法下列哪项不正确( )
   A. 卧床休息 B. 大量饮水
   C. 解热止痛 D. 立即穿刺引流前列腺
   E. 应用抗生素
4. 需行手术治疗的肾脏感染是( )
   A. 急性肾盂肾炎 B. 慢性肾盂肾炎
   C. 急性肾皮质炎 D. 肾脓肿
   E. 肾周围炎
5. 上尿路感染区别于下尿路感染的主要表现是( )
   A. 尿频、尿急、尿痛 B. 腰痛
   C. 血尿 D. 畏寒高热
   E. 颜面水肿
6. 男性,27 岁,闹热寒战 5 日,会阴部疼痛,排尿痛。尿道有脓性分泌物,肛诊前列腺肿胀,波动感有压痛,局部温度升高,诊断急性前列腺炎并脓肿形成,下列哪项治疗方法见效快( )
   A. 卧床休息 B. 大量饮水
   C. 止痛 D. 立即穿刺引流前列腺
   E. 应用抗生素
7. 下尿路感染的主要表现是( )
   A. 尿频,尿急,尿痛 B. 腰痛
   C. 血尿 D. 畏寒高热
   E. 颜面水肿
8. 男性,30 岁,尿频,尿不尽感,腰痛,前列腺液内白细胞 30 个/HP,应考虑( )
   A. 前列腺炎 B. 慢性膀胱炎
   C. 精囊炎 D. 附睾炎

E. 尿道炎

四、简答题

1. 什么叫肾周脓肿?
2. 肾盂肾炎的致病菌主要是什么?
3. 急性膀胱炎的临床症状。
4. 急性膀胱炎的治疗原则。
5. 急性膀胱炎应与哪些疾病相鉴别?

五、问答题

1. 肾盂肾炎的治疗原则。
2. 急性膀胱炎的临床表现和治疗原则。

复习题参考答案

一、名词解释

1. 泌尿系感染是指尿道、膀胱、肾盂、肾盏的感染。
2. 肾盂肾炎是由于肾盂和肾实质受细菌侵袭所引起的炎症性病变。
3. 肾周脓肿主要由肾内脓肿破入肾周而成,致病菌与引起肾内脓肿的相同。

二、填空题

1. 肾盂　肾实质
2. 急性　慢性　逆行
3. 尿频　尿急　尿痛
4. 睾丸扭转　睾丸托举试验
5. 急性　慢性

三、单项选择题

1. B　2. D　3. D　4. D　5. A　6. D　7. A
8. A

四、简答题

1. 答题要点:肾周脓肿主要由肾内脓肿破入肾周而成,致病菌与引起肾内脓肿的相同。
2. 答题要点:大肠埃希菌。
3. 答题要点:尿频、尿急、尿痛,尿不尽。
4. 答题要点:注意休息,多饮水,口服碳酸氢钠片碱化尿液,减少对尿路的刺激,对膀胱刺激症状较重的患者,给予酒石酸托妥罗定等膀胱解痉药物对症治疗。抗生素治疗。
5. 答题要点:间质性膀胱炎、肾盂肾炎、细菌性前列腺炎

五、问答题

1. 答题要点:

(1) 一般治疗:目的在于缓解症状,防止复发,减少肾实质的损害。应鼓励患者多饮水,勤排尿,以降低髓质渗透压,提高机体吞噬细胞功能,冲洗掉膀胱内的细胞。

(2) 抗感染治疗:

1) 急性肾盂肾炎:因引起尿路感染的主要细菌是革兰阴性菌,其中以大肠埃希菌为主。初发的急性肾盂肾炎可选用复方甲基磺胺异噁唑(SMZco)2 片,日 2 次,或氟喹诺酮类,疗程 7~14 天。

2) 慢性肾盂肾炎:急性发作者按急性肾盂肾炎治疗,反复发作者应通过尿细菌培养并确定菌型,明确此次再发是复发或重新感染。

2. 答题要点:急性膀胱炎常表现为尿频、尿急、尿痛,尿不尽。治疗:①应注意休息,多饮水,口服碳酸氢钠片碱化尿液,减少对尿路的刺激,对膀胱刺激症状较重的患者,给予酒石酸托妥罗定等膀胱解痉药物对症治疗;②抗生素治疗。

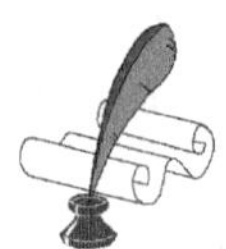

第三章　泌尿系统结核

案例 4-3-1

患者,男,55岁,农民,以"尿频、尿急、尿痛3年,加重伴米汤样尿2个月"为主诉入院。患者自诉3年前开始无明显诱因出现尿频7~8次/天,夜尿2~3次,尿急,尿痛。在当地医院就诊,诊断为"膀胱炎"给予抗感染对症治疗(具体不详),症状稍微缓解。随后上述症状逐步加重,偶伴有终末肉眼血尿,多次就诊抗感染(氧氟沙星,阿莫西林等药物),效果不明显。近两个月上述症状明显加重,排尿1~2次/小时,尿液呈米汤样伴有絮状物。为明确诊治到我院。尿常规:尿浑浊,红细胞5~8/HP,白细胞20~25/HP,有成堆现象。病程中未感低热、盗汗,消瘦,常觉乏力,食欲可。曾有肺结核病史。

体格检查:T 36.6℃,P 86次/分,R 20次/分,BP 100/70mmHg 神志清,精神差,发育正常,营养尚可,双肺呼吸音清,未闻及干湿啰音,心律齐,未闻及杂音,腹部平软,无压痛及反跳痛,肝脾未触及。脊柱四肢活动自如,无畸形。专科情况 双肾区平坦,右肾区叩痛阳性。双侧输尿管走行区无压痛,耻骨上膀胱区无隆起及压痛,外生殖器发育正常。

问题

◆最可能的诊断?

◆诊断依据有哪些?

◆进一步确诊尚需的检查项目?

◆鉴别诊断?

◆治疗方案?

参考答案和提示

◆诊断　泌尿系结核。

◆诊断依据

1. 病史　患者,男性,55岁,农民,尿频,尿急3年,加重伴米汤样尿2个月,抗炎治疗无效。既往曾有肺结核病史。

2. 查体　右肾区扣痛阳性。

3. 辅助检查　尿常规:尿浑浊,红细胞5~8/HP,白细胞20~25/HP。

◆进一步确诊尚需的检查项目:

1. 24小时尿找抗酸杆菌。

2. 尿路造影。

3. 泌尿系统CT或MRI检查。

4. 膀胱镜+活检。

◆鉴别诊断　①慢性肾盂肾炎;②急性肾盂肾炎;③急性膀胱炎;④急性前列腺炎;⑤泌尿系肿瘤;⑥泌尿系结石。

◆治疗方案

1. 一般支持治疗　注意休息,保持生活规律,避免劳累,丰富的营养,适当的运动。

2. 药物治疗　诊断肯定,病变范围明确,肾功能情况以及是否存在尿路梗阻等情况已查明的患者应尽早给予抗结核药物治疗。用药原则为早诊断,早用药,联合运用,持续足够疗程。应切忌以下两点:①无任何诊断依据,随意试验性用药;②确诊为肾结核患者,不严格按照治疗方案用药,从而诱导结核杆菌产生耐药性,给进一步治疗带来困难。结核治疗目前常用一线药物有异烟肼、利福平、吡嗪酰胺、乙胺丁醇和链霉素。

3. 手术治疗　①肾切除术;②肾部分切除术;③肾结核病灶清除术;④整形手术。

◆预后　临床肾结核为进行性发展疾病,如果不予治疗,从临床病症出现时起,生存5年者不足30%,生存10年者不足10%,如果能获得早期诊断并进行及时充分的现代抗结核治疗,则肾结核应当能全部治愈,且多可不必采用手术治疗。

临床思维:泌尿系统结核

青壮年,久治不愈的慢性膀胱炎,症状进行性加重,尿中红白细胞,白细胞成堆出现,首先应考虑泌尿系结核。目前影像学特征是临床诊断的金标准。泌尿系结核继发于全身其他部位的结核病灶。在泌尿系结核中肾结核是最为常见、最先发生,以后由肾脏蔓延至整个泌尿系统。因此,肾结核实际上代表着泌尿系结核。

【临床表现】　膀胱刺激症状是肾结核的最重要、最主要也是最早出现的症状。血尿是肾结核的第二个重要症状,发生率约70%~80%。血尿多数为终末血尿,是膀胱的结核性炎症和溃疡在排尿时膀胱收缩引起出血。肾结核较严重时,或因其他器官结核可出现如食欲减退、消瘦、乏力、盗汗、低热等。肾结核的病变过程非常缓慢,在临床表现以膀胱刺激症状为主。在大多数患者显微镜下可见到有少量或中等量的红细胞和大量的白细胞或脓球。24小时尿液浓缩作直接涂片抗酸染色后作抗酸杆菌检查,方法简单,结果迅速,阳性率可达50%~70%。膀胱镜检查是肾结核的重要诊断手段,可以直接看到膀胱内的典型结核变化而确立诊断。静脉尿路造影可以明确肾脏病变外,还可以了解肾脏功能。典型的结核表现可见肾实质破坏,局限在肾乳头和肾小盏的病变为边缘毛糙,不整齐,如虫蛀样变,或其漏斗部由于炎症病变或瘢痕收缩,使小盏变形、缩小或消失。如病变广泛,可见肾盏完全破坏,干酪坏死呈现边缘不齐的"棉桃样"结核性空洞。若全肾破坏,形成脓肾,肾功能丧失,则静脉肾盂造影检查时患肾不显影。输尿管结核显示管壁不规则,管腔粗细不匀,失去正常的柔软弯曲度,呈现僵直索状管道。对不显影的肾行逆行肾盂造影或穿刺造影检查。B超检查可以看到肾积水和肾实质钙化、破坏等表现,无痛苦、快速,可作为筛查手段。CT:肾盏肾盂扩大,肾皮质可见空洞形成,钙化,也可见到增厚的肾盂及输尿管壁,常伴有肾积水。CT及磁共振检查图像清晰,已成为临床诊断肾结核有最好手段。

肾结核继发于全身性结核病,因此,在治疗上必须重视全身治疗并结合局部病变情况全面考虑,才能收到比较满意的效果。

【治疗】

1. 全身治疗　全身治疗包括适当的休息和医疗体育活动以及充分的营养和必要的药物治疗。

2. 药物治疗　由于肾结核局部病变的范围和破坏的程度有很大差别,因此,各个病例亦有所不同。

3. 手术治疗　虽然抗结核药治疗在目前可以使大部分肾结核患者得以控制和治愈,但是仍有一部分患者药物不能奏效,而仍需进行手术治疗。手术包括全肾切除、部分肾切除、肾病灶清除等几种方式,需视病变的范围、破坏程度和药物治疗的效应而选定。

(1) 全肾切除术。

(2) 部分肾切除术。

(3) 肾病灶清除术。

复　习　题

一、名词解释

1. 自截肾
2. 临床型肾结核
3. 挛缩膀胱

二、填空题

1. 肾结核的晚期并发症是______，______，______。
2. 肾结核合并输尿管狭窄，狭窄部为最多见于______，其次为______。
3. 泌尿系结核的鉴别诊断有______，______，______，______。
4. 泌尿系结核的治疗方法有______，______，______。

三、单项选择题

1. 肾结核的感染途径(　　)
   A. 尿道上行感染
   B. 邻近器官结核扩散
   C. 淋巴循环感染
   D. 血行播散感染
   E. 呼吸道直接感染
2. 有关泌尿男性生殖系结核的叙述中，下列哪项正确(　　)
   A. 肾结核男女发病率相似
   B. 肾结核多经血行感染
   C. 男生殖系结核最易发生于附睾和睾丸
   D. 手术是主要的治疗方法
   E. 血尿是最主要的症状
3. 肾结核早期重要的阳性发现是(　　)
   A. 静脉肾盂造影有破坏性病灶
   B. 大量血尿和脓尿
   C. 肾区疼痛
   D. 全身慢性消耗症状
   E. 尿常规有少数红细胞和脓细胞
4. 双侧肾结核患者，最好的治疗方法是(　　)
   A. 选择较严重的一侧作肾切除
   B. 先给予抗结核药物治疗，再切除严重的一侧肾
   C. 结肠代膀胱术
   D. 肾造瘘术
   E. 空洞引流术
5. 患者有多年慢性膀胱炎病史，抗炎治疗无明显效果，尿 pH4.5，尿镜检：脓细胞成堆出现，尿普通培养无细菌生长，应想到下列哪些疾病(　　)
   A. 慢性膀胱炎
   B. 慢性肾盂肾炎
   C. 膀胱结石合并感染
   D. 泌尿系结核
   E. 慢性前列腺炎
6. 泌尿系结核最早受到感染的是(　　)
   A. 输尿管　　B. 膀胱
   C. 尿道　　D. 一侧肾
   E. 双侧肾
7. 泌尿系结核早期最主要的治疗方法是(　　)
   A. 患肾切除术　　B. 抗结核药物治疗
   C. 患肾造瘘术　　D. 膀胱扩大术
   E. 解除输尿管梗阻
8. 患者，男，32 岁，反复尿频，尿急，尿痛 3 年，IVP 示：右肾不显影，左肾正常，CT 示：右肾巨大脓肾，应采取最佳的治疗方案(　　)
   A. 抗结核药物治疗+右肾切除术
   B. 右肾造瘘术
   C. 右肾切除术
   D. 抗结核药物治疗
   E. 膀胱扩大术
9. 肾切除后抗结核治疗过程中，如果多次结核菌检查阴性，如此时患者尿频程度较术前明显加重，最可能原因是(　　)
   A. 尿路结核病复发　　B. 大肠埃希菌感染
   C. 交原体感染　　D. 精神性尿频
   E. 膀胱挛缩
10. 诊断肾结核最可靠的依据是(　　)
   A. 尿中找到抗酸杆菌
   B. 尿培养结核菌阳性
   C. 尿中有大量脓细胞
   D. 附睾扪及结节
   E. 膀胱镜见到膀胱黏膜有溃疡形成

四、简答题

1. 肾结核尿路造影的主要 X 线表现有哪些？
2. 简述泌尿系结核的临床表现。
3. 肾结核患者因在什么情况下行肾切除？
4. 泌尿系结核的诊断方法有哪些？
5. 泌尿系结核治疗前应该注意哪些？

五、问答题

男性，28 岁。尿频，尿急，尿痛 3 年余，间歇性血尿，多种抗生素治疗无明显效果，腹平片见左肾区数个斑片状致密阴影，静脉肾盂造影：右肾中度积水，右输尿管扩张，左肾不显影，膀胱容量 50ml，血 BUN7.5mmol/L，肌酐 198μmol/L，尿常规检查白细胞(+)，红细胞(+)，蛋白(+)

1. 最可能的诊断是什么?

2. 抗结核药物的用法及用量。

复习题参考答案

一、名词解释

1. 患者免疫力较强时,受侵犯的肾发生广泛的纤维组织增生和钙化,将病变局限在肾内,输尿管闭锁,患肾产生的尿液不能进入膀胱,膀胱炎症愈合,临床症状消失。但在X线片上可看到患肾不同程度的钙化,肾功能全部消失,既自截肾。
2. 结核菌在髓质部位继续增殖,形成新的结核结节,结核结节相互融合,中心形成干酪样坏死,并可继续向肾盏肾盂发展,引起临床症状。
3. 膀胱结核最早发生在患侧输尿管开口的周围,形成结核性溃疡,然后向其他部位扩展,最后累及整个膀胱,炎症引起膀胱广泛纤维化,造成膀胱壁肌肉失去弹力,膀胱容量减少,形成挛缩膀胱。

二、填空题

1. 膀胱挛缩　对侧输尿管狭窄　并肾积水
2. 输尿管膀胱连接部的膀胱壁段　肾盂输尿管连接部
3. 膀胱非特异性炎症　膀胱肿瘤　慢性前列腺炎　膀胱结石
4. 一般支持治疗　药物治疗　手术治疗

三、单项选择题

1.D　2.B　3.E　4.B　5.D　6.E　7.B　8.A　9.E　10.B

四、简答题

1. 答题要点:早期肾结核引起的肾乳头破坏表现为肾小盏边缘不整齐,如虫蛀样改变,以后肾盏呈不规则地扩大或模糊变形,或因肾盏闭塞使一个或几个肾盏消失,有时可见与肾盏连接的空洞。病变严重者肾功能丧失,肾盂肾盏完全不显影。输尿管僵硬,狭窄和节段的边缘不整。
2. 答题要点:

   (1) 膀胱刺激症。

   (2) 血尿及脓尿。

   (3) 疼痛及腹部包块。

   (4) 全身结核中毒症状。
3. 答题要点:

   (1) 广泛破坏,功能丧失的肾结核。

   (2) 肾结核伴有肾盂输尿管梗阻,继发感染。

   (3) 肾结核合并大出血。

   (4) 肾结核合并难以控制的高血压。

   (5) 钙化的无功能肾结核。

   (6) 双侧肾结核一侧广泛破坏,对侧病变较轻时,可将重病侧肾切除。

   (7) 结核菌耐药,药物治疗效果不佳者。

   前提:健侧肾功能正常
4. 答题要点:

   (1) 临床表现。

   (2) 尿细菌学检查。

   (3) 膀胱镜检查。

   (4) X线检查。

   (5) 免疫学检查。
5. 答题要点:

   (1) 身体其他部位器官有无结核病。

   (2) 肾结核是否引起泌尿、男生殖系统其他部位的结核。

   (3) 病变部位以下有无尿路梗阻。

   (4) 对侧肾情况。

五、问答题

1. 答题要点:左肾结核,膀胱挛缩,右肾积水,肾功能不全。
2. 答题要点:包括异烟肼　利福平　吡嗪酰胺　已胺丁醇　链霉素　目前常用异烟肼利福平吡嗪酰胺三种药物联合,推荐剂量异烟肼300mg/d 利福平 450～600mg/d 吡嗪酰胺 1.0～1.5 mg/d,均为餐前半小时一次性顿服。用药时间为六个月。吡嗪酰胺仅用在前两个月,以后四个月则用异烟肼和利福平。

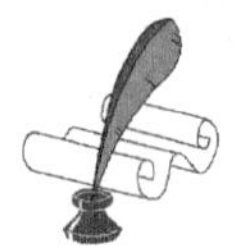

第四章 泌尿系统梗阻

第一节 肾积水

案例 4-4-1

患儿,女,2岁。其母代诉患儿近1个月发现左上腹逐渐隆起,似乎可触及一肿物。无发热及腹泻;无恶心、呕吐;无尿频、尿急、尿痛。故来院就诊,B超检查示:“左肾形态饱满,肾盂、肾盏明显扩张,最宽处4.5cm”。患儿平素体健,系足月顺产儿,母乳喂养。否认外伤及手术史。

体格检查:T 36.6℃,体重7kg。发育正常,营养一般。皮肤、黏膜无黄染,全身浅表淋巴结未触及肿大。心肺未查及异常。左上腹较对侧略膨隆,未见肠型及胃肠蠕动波。腹软,肝于肋下1cm可扪及,质地柔软,无压痛。左上腹可扪及一肿块,大小约9cm×6cm×5cm,界清,质软,有张力及囊性感,随呼吸上下活动,拒按。移动性浊音阴性。肠鸣音5、6次/分。辅助检查:血、尿、便常规检查正常。腹部平片示:左肾轮廓增大。静脉尿路造影示:左肾显影迟缓。

问题

◆最可能的诊断?

◆诊断依据有哪些?

◆鉴别诊断?

◆进一步诊治尚需的检查项目?

◆治疗方案?

参考答案和提示

◆最可能的诊断　先天性左肾盂输尿管连接处狭窄,左肾积水。

◆诊断依据

1. 病史　幼儿,近1个月发现左上腹逐渐隆起,似乎可触及一肿物。

2. 体格检查　左上腹可扪及一肿块,大小约9cm×6cm×5cm,质软,有张力及囊性感,随呼吸上下活动,拒按。

3. 辅助检查　B超检查示:“左肾形态饱满,肾盂、肾盏明显扩张,最宽处4.5cm”。腹部平片示:左肾轮廓增大。静脉尿路造影示:左肾显影迟缓。

◆进一步确诊尚需的检查项目　CT,必要时行MRI尿路成像。

◆鉴别诊断　肾肿瘤。

◆治疗　早期手术,Anderson-Hynes成形术。

案例 4-4-2

患儿,男,4岁。其母亲代诉患儿一周以来常无诱因感左侧腰部隐痛不适,伴恶心、干呕,持续约数分钟可自行缓解。无发热及腹泻;无尿频、尿急、尿痛。初以为与饮食不当有关,未在意。但鉴于患儿上述症状反复多次出现,故来院就诊。

B超检查示:“左肾形态饱满,肾盂、肾盏扩张,最宽处3.5cm”。既往患儿体健。无外伤及手术史。

体格检查:T 36.6℃,体重17 kg。发育正常,营养良好。皮肤、黏膜无黄染,全身浅表淋巴结未触及肿大。心肺未查及异常。左上腹较对侧略膨隆。未见肠型及胃肠蠕动波。腹软,无压痛及反跳痛。肝于肋下 1cm 可扪及,质地柔软,无压痛。左上腹可扪及一肿块,大小约 10cm×5cm×5cm,界清,质软,有囊性感,随呼吸上下活动。左肾区有叩痛。移动性浊音阴性。肠鸣音 4~5 次/分。辅助检查:血、尿常规检查正常。

问题

◆最可能的诊断?

◆诊断依据有哪些?

◆进一步确诊尚需的检查项目?

◆治疗方案?

参考答案和提示

◆诊断　左肾积水,先天性左肾盂输尿管连接处狭窄。

◆诊断依据及分析

1. 病史　幼儿,反复左侧腰部隐痛。

2. 体格检查　左上腹可扪及一肿块,大小约 10cm×5cm×5cm,界清,质软,有波动感,随呼吸上下活动,左肾区有叩痛。

3. 辅助检查　B 超检查示:"左肾形态饱满,肾盂、肾盏扩张,最宽处 3.5cm"等。

◆进一步确诊尚需的检查项目　泌尿系统平片、静脉尿路造影、CT 等。

影像学检查对肾积水的诊断及明确梗阻病因非常重要。B 超可以明确增大的肾是实性肿块还是肾积水,并可确定肾积水的程度及肾皮质萎缩情况。泌尿系统平片可见肾积水增大的轮廓及是否系结石所致。确诊肾积水,静脉尿路造影是必须的,同时可以帮助明确梗阻部位。CT 则可以清楚地显示肾积水的程度及肾皮质萎缩情况,且可以确定梗阻部位及病因。

◆治疗

1. 治疗原则　解除梗阻、通畅尿路、保护肾脏功能。

2. 治疗方案　手术治疗。考虑行盂管成形术。手术要点是:尽量切除受累的肾盂与输尿管组织,在顺位处行肾盂与输尿管吻合,输尿管腔内置双 J 管,保持吻合口的通畅。

临床思维:肾积水

临床上肾积水常以引起尿路梗阻原发病的症状为主要表现,腹部 B 超可以准确诊断。

【病因及临床表现】　肾积水的病因在不同年龄和性别有一定差异。儿童以先天性疾病,如肾盂输尿管连接处狭窄较多见,常无症状或表现为间歇性一侧腰腹疼痛伴呕吐;青壮年以结石、损伤、炎性狭窄常见;妇女可能与盆腔内疾病有关;老年男性以良性前列腺增生最常见,其次为肿瘤。梗阻发生在输尿管膀胱开口以上称为上尿路梗阻。上尿路梗阻后积水发展较快,对肾功能影响也较大。临床上单侧多见,也可为双侧。梗阻发生在膀胱及以下者称为下尿路梗阻。由于膀胱的缓冲作用,梗阻后对肾功能的影响较缓慢,但最终可造成双侧肾积水。B 超可以明确增大的肾是实性肿块还是肾积水,并可确定肾积水的程度及肾皮质萎缩情况,简便无创伤,首选。X 线检查对肾积水的诊断有重要价值。尿路平片可见肾积水增大的轮廓及是否系结石所致。而肾积水一般须经过静脉尿路造影确诊,或可行膀胱镜检查及逆行插管造影,或可经皮肾脏穿刺造影。CT 可以清楚地显示肾积水的程度及肾皮质萎缩情况,且可以确定梗阻部位及病因。MRI 检查可以替代逆行插管造影和肾脏穿刺造影,无创。放射性核素肾扫描和肾图,可了解肾实质损害程度及分侧肾功能测定。

【治疗】　肾积水的治疗方法多种多样,应根据造成积水的梗阻病因,发病缓急及肾脏损害的程度等综合考虑手术还是非手术治疗。其原则是解除梗阻、恢复尿路通畅、保护肾脏功能。

第二节 良性前列腺增生

案例 4-4-3

患者，男，72 岁。“进行性排尿困难 10 年余，加重 1 个月”为主诉入院。10 年前无诱因开始出现尿频，以夜间为主，常起夜 2~3 次；排尿迟缓、尿线变细无力、排尿时间延长、滴沥不尽。以后逐年加重，起夜多达 7~8 次，影响睡眠，且排尿时经常淋湿裤腿。曾多次在社区保健站就诊，拟诊：前列腺增生。曾分别予以口服前列康、保列治、特拉唑嗪等治疗，效果均不理想。近 1 个月上述症状加重，偶尔出现无痛性血尿，故来院就诊。病程中无发热、恶心、呕吐；无腰痛；大便正常；体重无明显改变。患者既往体健。无明显外伤及手术史。体格检查：T 36.6℃，P 67 次/分，BP 145/85mmHg，体重 72kg。发育正常，营养良好。皮肤、黏膜无黄染，全身浅表淋巴结未触及肿大。心肺未查及异常。腹部平坦，对称，未见肠型及胃肠蠕动波。腹软，无压痛及反跳痛。肝脾未扪及。肾区无叩痛。移动性浊音阴性。肠鸣音 4~5 次/分。脊柱及四肢无畸形，活动自如。肛诊：前列腺明显增大，未扪及前列腺上缘，质韧，光滑，中间沟消失，无压痛，肛门括约肌张力正常。

问题

◆最可能的诊断？

◆诊断依据有哪些？

◆进一步确诊尚需的检查项目？

◆鉴别诊断？

◆治疗方案？

参考答案和提示

◆诊断　良性前列腺增生。

◆诊断依据

1. 病史　老年男性，进行性排尿困难 10 年余。
2. 体格检查　肛诊：前列腺明显增大，未触及前列腺上缘，质韧，光滑，中间沟消失等。

◆鉴别诊断

1. 神经源性膀胱功能障碍。
2. 糖尿病周围神经病变。
3. 膀胱颈纤维性挛缩。
4. 前列腺癌。
5. 包茎、尿道狭窄。
6. 逼尿肌病变需配合尿流动力学检查以鉴别。

◆进一步确诊尚需的检查项目

1. 泌尿系 B 超。
2. 尿流率检查。
3. PSA 测定。
4. 膀胱镜检。

◆治疗　考虑到患者药物治疗后病情仍在进展，症状严重影响工作和生活，全身状况良好，首选手术治疗。

案例 4-4-4

患者,男,62 岁。以"尿频、尿急、夜尿增多 1 年"就诊。1 年前无诱因开始出现尿频、尿急,无尿痛,以夜间为主,常起夜 2~3 次,影响睡眠。曾多次在社区保健站就诊,怀疑糖尿病,但多次查空腹血糖均正常。即按尿路感染治疗,给予三金片,氟派酸口服,但无效。故来院就诊。病程中无发热;无恶心、呕吐;无腰痛;大便正常;体重无明显改变。患者既往体健;否认糖尿病、高血压病史;否认冶游史;无明显外伤及手术史。体格检查:T 36.6℃,P 77 次/分,BP 135/80mmHg,体重 62kg。发育正常,营养良好。皮肤、黏膜无黄染,全身浅表淋巴结未触及肿大。心肺腹未查及异常。脊柱及四肢无畸形,活动自如。肛诊:前列腺轻度增大,质韧,光滑,中间沟变浅,无压痛,肛门括约肌张力正常。辅助检查:血、尿、便常规检查正常。前列腺 B 超提示:前列腺大小约 4cm×4cm×3cm,包膜光整,回声均匀,部分腺体突向膀胱。残余尿阴性。

问题

◆最可能的诊断?

◆诊断依据有哪些?

◆进一步确诊尚需的检查项目?

◆治疗方案?

参考答案和提示

◆诊断及分析　良性前列腺增生。

该患者男性,62 岁;症状以尿频为主;查体前列腺虽无明显增大,但中间沟变浅;B 超提示:部分腺体突向膀胱。首先应考虑是良性前列腺增生。要知前列腺增生最早出现的症状是尿频,前列腺增生的症状与前列腺体积大小不成比例,与增生腺体的位置和形态有关。该患者前列腺中间沟变浅和部分腺体突向膀胱,均提示以前列腺中叶增生为主,易造成膀胱出口梗阻。伴尿急则考虑与梗阻诱发逼尿肌功能失常、不稳定或膀胱顺应性差有关。

诊断依据　男性,62 岁;症状以尿频为主;查体前列腺中间沟变浅;B 超提示:部分腺体突向膀胱等。

◆进一步确诊尚需的检查项目

1. 尿流率检查。

2. 尿流动力学检查,了解有无逼尿肌功能失常。

3. PSA 测定。

◆治疗　考虑到患者症状不重,前列腺体积不大,首先选用药物治疗。

临床思维:良性前列腺增生

老年男性,出现渐进性排尿次数增多,排尿困难,应该初步诊断为良性前列腺增生。直肠指诊和腹部 B 超证实前列腺增大的诊断。良性前列腺增生也称前列腺增生症,是人类最常见的良性肿瘤。有关前列腺增生的发病机制至今仍不完全清楚。目前,一致公认老龄和有功能的睾丸是前列腺增生发病的两个重要因素,缺一不可。前列腺增生主要是前列腺尿道周围移行带的腺体结缔组织和平滑肌的增生。

【临床表现】　前列腺增生症状与前列腺体积大小不成比例,排尿困难决定于引起梗阻的程度、病变发展速度及是否合并感染等。症状可时轻时重。包括:

1. 梗阻症状　排尿踌躇、尿线中断、终末滴尿、尿线无力、排尿时间延长、排尿不尽感、充溢性尿失禁等。

2. 刺激症状　如尿频、尿急、夜尿多(此为下尿路梗阻的最早期表现)、尿量少、急迫性尿失禁。

3. 血尿。

4. 泌尿系感染。

5. 慢性肾功能减退。

6. 并发腹股沟疝、脱肛、内外痔等。

【诊断与鉴别诊断】 前列腺增生症的诊断:主要依靠病史及直肠指诊。辅助检查包括:

1. 泌尿系B超可清晰的显示前列腺体积大小,增生腺体是否突入膀胱,还可以测定膀胱残余尿量,帮助确定有无手术指征。并且可以帮助排除泌尿系肿瘤的可能。

2. 尿流率检查以确定患者排尿的梗阻程度,帮助判定有无手术指征。

3. PSA测定 对排除前列腺癌有意义。

4. 膀胱镜检主要针对患者伴有血尿,以排除泌尿系肿瘤的可能。

主要与以下疾病鉴别:

1. 膀胱颈纤维性挛缩。

2. 前列腺癌。

3. 尿道狭窄。

4. 神经源性膀胱功能障碍。

【治疗】

1. 等待观察 症状很轻,没有手术指征的前列腺增生的患者不进行治疗,但每年应查一次尿流率、直肠指诊,以及前列腺症状评分,必要检查血PSA(疑有前列腺癌时)。

2. 药物治疗 ①肾上腺素受体阻滞剂:如酚苄明、哌唑嗪、特拉唑嗪等,其不良反应是体位性血压降低。②5α-还原酶抑制剂:目前应用最广的是非那雄胺,该药起效缓慢且需终身服用。

3. 手术治疗

(1) 适应证:①药物治疗后经随访病程仍在进展,尿流动力学有明显改变或残余尿经常在50ml以上。②虽然尿流力学改变不明显,但症状严重影响工作和生活。③已引起上尿路积水和肾功能损害。④反复发生急性尿潴留、尿路感染、肉眼血尿和膀胱结石、巨大憩室等。

(2) 术前准备完善各项检查:但如发现以下情况者,选择前列腺增生手术需格外慎重:①年龄<50岁者。②以往治疗前列腺增生失败者。③伴前列腺癌。④难以控制的糖尿病及其神经病变。⑤体检发现神经系统病变。⑥骨盆手术和外伤史。⑦服用可能影响膀胱功能的药物。

手术方法包括:①经尿道前列腺切除术(TURP)。②开放手术:耻骨上经膀胱或耻骨后前列腺切除术。膀胱内有结石、憩室宜经膀胱手术。③经尿道前列腺切开术,适用于前列腺增生不严重或正常大小者。④高强度超声聚焦。⑤经尿道前列腺热疗术(TUHP)。⑥球囊扩张术。⑦前列腺支架。

第三节 尿潴留

案例4-4-5

患者,男,69岁。8小时前,在骶丛麻醉下行痔疮切除术,手术顺利,麻醉满意,术后暂禁食水,已输液约2000ml,但一直未排尿,患者虽有尿意,但不强烈,也未能自解。请值班医师解决。患者既往体健。体格检查:T 36.6℃,P 97次/分,BP 145/85mmHg。神志清,精神可。心肺未查及异常。下腹部隆起,未见肠型及胃肠蠕动波。耻骨上区可扪到胀满的膀胱,压之有尿意,叩诊为浊音。肝脾未扪及。肾区无叩痛。移动性浊音阴性。肠鸣音4、5次/分。脊柱及四肢无畸形,活动自如。肛门处敷料有少许渗血。

问题

◆最可能的诊断?

◆诊断依据有哪些?

◆鉴别诊断?

◆进一步确诊尚需的检查项目?

◆治疗?

参考答案和提示

◆诊断及分析　急性尿潴留。

根据病史及典型的临床体征,首先考虑急性尿潴留。因全麻或腰麻后排尿反射受抑制,切口疼痛引起膀胱和后尿道括约肌反射性痉挛,以及患者不习惯床上排尿等原因,术后尿潴留较为多见,尤其老年人。但应与术后血容量不足导致的无尿、少尿鉴别,我们看到患者生命体征平稳,已输液约2000ml,肛门处敷料仅有少许渗血,故可以排除。

◆诊断依据

1. 病史　男性,69岁;痔疮术后未排尿10小时。

2. 体格检查　耻骨上区可扪到胀满的膀胱,压之有尿意,叩诊为浊音。

◆鉴别诊断　应与无尿、少尿鉴别,后者指肾衰或上尿路完全梗阻,膀胱内空虚无尿。

◆进一步确诊尚需的检查项目　必要时超声检查可明确。

◆治疗　导尿。

案例4-4-6

患者,男,72岁。以“进行性排尿困难10年余,不能排尿8小时”就诊。10年前无诱因开始出现尿频,以夜间为主,常起夜1~2次;排尿迟缓、尿线变细无力、排尿时间延长、滴沥不尽。以后逐年加重,起夜最多达6、7次。曾在多家医院就诊,确诊:前列腺增生。予以口服保列治、特拉唑嗪等治疗,效果尚可,起夜及排尿困难均有所缓解。今因外出晨练,忘带零钱,欲解小便时被拒绝如厕,无奈强忍至家中后,却无法排尿,下腹胀痛难忍,故急来院就诊。患者既往体健。体格检查:T 36.6℃,P 97次/分,BP 145/85mmHg,体重62kg,急性痛苦貌。心肺未查及异常。下腹部隆起,未见肠型及胃肠蠕动波。耻骨上区可扪到胀满的膀胱,压之有尿意,叩诊为浊音。肝脾未扪及。肾区无叩痛。移动性浊音阴性。肠鸣音4、5次/分。脊柱及四肢无畸形,活动自如。

问题

◆目前最可能的诊断?

◆治疗?

参考答案和提示

◆诊断　急性尿潴留。

根据病史及典型的临床表现,急性尿潴留比较明确,且是由于前列腺增生导致。任何使前列腺突然充血、水肿的因素,如气候变化、劳累、饮酒、便秘、久坐等,均可导致前列腺增生患者的病情加重,以至于发生急性尿潴留。

◆治疗　导尿是急性尿潴留时最常用的方法。如不能插入导尿管者,可在无菌操作下用粗针头耻骨上穿刺膀胱,抽出尿液,暂缓痛苦。或行膀胱造瘘术。

临床思维:尿潴留

膀胱内尿液充满而不能排出,称为尿潴留,常见麻醉和手术后,尤其下腹会阴部术后,老年男性前列腺增生是另一常见原因。这是临床急症,首先应行导尿解除病态。然后仔细询问病史,尿潴留以梗阻性和神经源性居多。检查外阴有无尿道口狭窄、包茎等,同时进行肛门检查,以了解前列腺、直肠及盆腔的情况,注意应检查肛门括约肌的张力及会阴部感觉。对疑有神经源性尿潴留者应行神经系统检查。另外,还可检查肾功能、血电解质、尿常规、尿培养及药敏试验,必要时可进一步做泌尿系统平片,B型超声,尿道及膀胱造影检查。

【治疗】 急性尿潴留的治疗原则是解除病因、恢复排尿。包括:①病因明确并有条件即时解除者,应立即解除病因,恢复排尿。②导尿是急性尿潴留时最常用的方法。③不能插入导尿管者,耻骨上穿刺膀胱抽出尿液,如需长期引流,行膀胱造瘘术。

【注意事项】 这里需特别注意:①急性尿潴留导尿后,应缓慢排空膀胱,膀胱内压骤然降低可引起膀胱出血。②导尿时尿量超过 500ml 者,应留置尿管 1~2 天,有利于膀胱壁逼尿肌收缩力恢复。

复 习 题

一、名词解释

1. 肾积水
2. 良性前列腺增生
3. 急性尿潴留

二、填空题

1. 泌尿系梗阻引起的基本病理改变是______。
2. 前列腺增生最主要的临床表现______。
3. 诊断前列腺增生简单可靠的方法是______,______。
4. 肾积水的治疗方法______、______、______。
5. 急性尿潴留的病因有______、______。

三、单项选择题

1. 前列腺增生患者需手术时应切除( )
   A. 受压迫而狭窄的后尿道
   B. 精阜
   C. 前列腺
   D. 前列腺增生部分
   E. 前列腺增生部分加前列腺包膜
2. 前列腺增生最主要的症状是( )
   A. 尿频 B. 尿潴留
   C. 血尿 D. 进行性排尿困难
   E. 尿失禁
3. 男性,65 岁,多年来排尿困难,便秘,查体:前列腺稍大,肛门括约肌松弛,会阴部感觉异常,残余尿 350ml,应考虑( )
   A. 前列腺增生
   B. 前列腺癌
   C. 神经性膀胱功能障碍
   D. 尿道狭窄
   E. 膀胱颈挛缩
4. 女性,25 岁,右腰痛 1 个月,B 超发现右肾大量积水,IVP 右肾不显影,左肾正常,下一步不宜选用的诊断手段是( )
   A. 右侧逆行插管造影
   B. 右侧肾盂穿刺造影
   C. CT
   D. MRU
   E. 膀胱造影
5. 女性,30 岁,右腰部疼痛 2 个月,B 超发现右肾大量积水,IVP 右肾不显影,左肾正常,行右侧逆行造影,诊断,右肾盂输尿管连接部狭窄,其最佳的治疗方案是( )
   A. 肾盂输尿管连接部成形
   B. 肾造瘘术
   C. 肾切除术
   D. 密切观察
   E. 输尿管扩张术
6. 女性,50 岁,因子宫颈癌行全子宫切除术,术后当日无尿,术中出血不多,术前肾功正常,最大的可能为( )
   A. 急性肾前性肾功能衰竭
   B. 术中误扎双侧输尿管
   C. 盆腔肿瘤侵犯双侧输尿管
   D. 肿瘤转移
   E. 慢性肾功能衰竭
7. 老年男性引起急性尿潴留最常见的疾病是( )
   A. 尿道狭窄 B. 膀胱颈部挛缩
   C. 前列腺增生症 D. 膀胱结石
   E. 前列腺癌
8. 男性,67 岁,进行性排尿困难 7 年伴有尿频、尿急、尿痛等尿路刺激症状 1 周,应考虑( )
   A. 前列腺增生症
   B. 急性膀胱炎
   C. 前列腺增生并尿路感染
   D. 泌尿系结核
   E. 以上都不对

9. 泌尿系梗阻不会导致(　　)
   A. 尿路感染　　B. 尿石形成
   C. 肾功能损害　　D. 肾功能衰竭
   E. 泌尿系恶变
10. 关于泌尿系梗阻以后肾脏功能变化的早期表现,下列哪项是错误的(　　)
   A. 肾小球滤过率降低
   B. 肾血流量减少
   C. 尿浓缩功能下降
   D. 尿稀释能力受到严重影响
   E. 尿的酸化功能受到损害

四、简答题

1. 前列腺增生症有哪些临床表现。
2. 前列腺增生的手术治疗途径有哪些?
3. 前列腺增生症的鉴别诊断?
4. 女性,31 岁,感右腰部胀痛不适 2 周,伴低热乏力。无尿急、尿频、尿痛。查体:右肾区叩击痛明显,查 B 超右肾中度积水,静脉肾盂造影:右肾不显影,为进一步确诊需采取什么检查方法。
5. 急性尿潴留的治疗原则。

五、问答题

1. 泌尿系梗阻的诊断重点及常用的检查方法。
2. 引起泌尿系各部位梗阻的主要原因。

复习题参考答案

一、名词解释

1. 尿液从肾盂排出受阻,造成肾内压力增高,肾盂肾盏扩张,肾实质萎缩,功能减退。
2. 是以下尿路症状为主要的临床表现的老年男性常见病,其组织学表现为前列腺上皮细胞和间质细胞的增多,而非细胞个体的增大。
3. 膀胱内充满尿液而不能排出,称为尿潴留。分为急性与慢性,前者发病突然,膀胱胀满尿液不能排出,十分痛苦,常需急症处理。

二、填空题

1. 梗阻以上的尿路扩张
2. 进行性排尿困难
3. 直肠指诊　直肠 B 超
4. 病因治疗　肾造瘘术　肾切除术。
5. 机械性梗阻　动力性梗阻

三、单项选择题

1. D　2. D　3. C　4. E　5. A　6. B　7. C　8. C　9. E　10. D

四、简答题

1. 答题要点:尿频,夜尿次数多,尿线变细,排尿困难,尿潴留,合并感染时出现尿频,尿急,尿痛等膀胱刺激症状。
2. 答题要点:
   (1)耻骨上经膀胱前列腺摘除术。
   (2) 耻骨后前列腺摘除术
   (3) 经尿道前列腺切除术
   (4) 经会阴前列腺切除术
3. 答题要点:前列腺增生症应与其他膀胱颈部梗阻病变相鉴别:
   (1) 膀胱颈硬化症(膀胱颈挛缩)。由慢性炎症引起,以发病年龄较轻,40～50 岁出现症状,临床症状与前列腺增生相似,但前列腺不增大。
   (2) 前列腺癌:前列腺坚硬,结节状,鉴别须行活检或针吸细胞学检查。
   (3) 膀胱癌:膀胱颈附近的肿瘤,堵塞颈口,造成梗阻,常有血尿,膀胱镜检查容易鉴别。
   (4) 神经源性膀胱功能障碍:有明显神经系统损害病史和体征。往往同时存在有下肢感觉和运动障碍。有时伴有肛管括约肌松弛和反射消失。
   (5) 尿道狭窄:多有尿道损伤,感染等病史。
4. 答题要点:右肾盂输尿管逆行插管造影术或肾穿刺造影术,以了解梗阻部位。
5. 答题要点:处理原则是解降病因,恢复排尿。具体方法:
   (1) 病因明确并有条件解除病因,应立即解除病因,恢复排尿。
   (2) 腰麻和肛管直肠本合尿潴留,可使用针灸治疗。
   (3) 任何原因引起膀胱极度膨胀时应立即导尿,以免膀胱极度膨胀后成为无张力膀胱。

(4) 不能插入导尿管者,可在无菌操作下自耻骨上膀胱穿刺,抽出尿液,如需长期引流,应行膀胱造瘘术。

五、问答题

1. 答题要点:梗阻是否存在、梗阻的程度以及原发病因的诊断。常用检查方法有:超声检查、腹平片及静脉尿路造影、逆行尿路造影及经皮肾盂穿刺造影、放射性同位素检查、CT 及 MRI 检查。

2. 答题要点:

(1) 肾:包括:肾的结石、各种肿瘤、炎症、结核等。

(2) 输尿管:先天性盂管连接部梗阻,结石,肿瘤等机械性梗阻(腔内及腔外梗阻),输尿管邻近病变造成梗阻。

(3) 膀胱:神经肌肉病变引起逼尿肌无力。

(4) 尿道:BPH, 外伤性狭窄等。

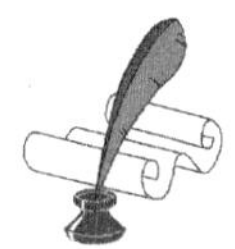

第五章　泌尿系统结石

第一节　上尿路结石

案例 4-5-1

患者，男，30 岁，已婚，工人。于半小时前无明显诱因出现右腰部阵发性绞痛，放射至右侧睾丸及右大腿内侧，无肩背部放射痛，疼痛剧烈难忍，同时伴有面色苍白、大汗淋漓、恶心、非喷射性呕吐，辗转不安。无尿频、尿急、尿痛，肉眼血尿，无寒战发热。立即到我院就诊，拍腹部平片示第三腰椎右侧可见一绿豆大小的高密度影，边缘光滑。B 超示右肾盂轻度积水，右输尿管上段可见一大小约 0. 5cm×0. 3cm 强光团，后伴声影。尿液常规检查示红细胞 15 个/HP。

体格检查：T 37. 1℃，P 108 次/分，R 26 次/分，BP 120/70mmHg。发育良好，营养中等。神志清，精神差，急性病容，辗转体位。对答切题，查体合作。皮肤、黏膜无黄染，全身浅表淋巴结未触及肿大。头颅外观无畸形，两侧瞳孔等大、正圆。颈部无强直，气管居中，胸廓对称，双肺呼吸音清，心律齐。墨菲征阴性，右腹直肌外缘平脐处腹肌略紧，有深压痛，无反跳痛。余见专科情况。

专科检查：双肾区平坦，右侧肾区压痛，有叩击痛，左侧肾区无压痛及叩击痛，右上输尿管点有深压痛，腹肌略紧，无反跳痛，左侧输尿管走行区无异常，膀胱区无隆起及压痛，外生殖器发育正常。

问题

◆最可能的诊断？

◆诊断依据有哪些？

◆进一步确诊尚需的检查项目？

◆鉴别诊断？

◆治疗方案？

◆主要预防措施？

参考答案和提示

◆诊断　右输尿管结石。

◆诊断依据

1. 病史　有典型的肾绞痛史。右腰部阵发性绞痛，放射至右侧睾丸及右大腿内侧，疼痛剧烈难忍，同时伴有面色苍白、大汗淋漓，恶心、呕吐，辗转不安。

2. 体格检查　右侧肾区有叩击痛，右上输尿管点有深压痛，腹肌略紧，无反跳痛。

3. 辅助检查　尿常规：红细胞 15 个/HP；X 线检查：腹部平片示第三腰椎右侧旁可见一绿豆大小的高密度影，边缘光滑；B 超示：右肾盂轻度积水，右输尿管上段可见一大小约 0. 5cm×0. 3cm 强光团，后伴声影。

◆进一步确诊尚需的检查项目　静脉尿路造影和（或）CT。

◆鉴别诊断

1. 胆石症或胆道感染。

2. 急性阑尾炎。

3. 胃十二指肠溃疡急性穿孔。

4. 急性胰腺炎。

◆治疗　由于该患者结石大小约 0. 5cm×0. 3cm ，小于 0. 6cm，光滑，估计有排出可能。故先行保守疗法，如保守治疗无效，可行体外冲击波碎石术（ESWL）或输尿管镜取石术 。

1. 保守疗法

(1) 大量饮水:使尿量>2000ml/日。如果无法做到大量饮水,可考虑输液补足液量。

(2) 处理肾绞痛:阿托品、哌替啶、黄体酮等。

(3) 中草药/中成药排石。

(4) 特殊病因结石对因治疗:碱化或酸化尿液。

2. 体外冲击波碎石(ESWL)。

3. 腔内或微创泌尿外科手术。

案例 4-5-2

患者,男,26岁,未婚,学生。于2小时前无明显诱因出现左上腹钝痛,持续发作。无肩背部放射痛;无恶心及呕吐;无尿频、尿急、尿痛及血尿;无腹泻;无寒战及发热。立即到我院就诊。尿液常规检查示:红细胞5个/HP,腹部平片未见明显异常,B超示:左肾盂可见一大小约1.5 cm×0.8cm的强光团,后伴声影。

体格检查:T 37.2℃,P 112次/分,R 27次/分,BP 136/75mmHg。发育良好,营养可。神志清,精神差,急性病容。对答切题,查体合作。皮肤、黏膜无黄染,全身浅表淋巴结未触及肿大。头颅外观无畸形,两侧瞳孔等大、正圆。颈部无强直,气管居中,胸廓对称,双肺呼吸音清,心律齐。左上腹腹肌略紧,无压痛及反跳痛。余见专科情况。

专科检查:双肾区平坦,左肾区有压痛及叩击痛,双侧输尿管走行区无压痛。膀胱区无隆起及压痛,外生殖器发育正常。

问题

◆最可能的诊断?

◆诊断依据有哪些?

◆进一步确诊尚需的检查项目是什么?

◆鉴别诊断?

◆治疗方案?

参考答案和提示

◆诊断　左肾结石。

◆诊断依据

1. 病史　有左上腹钝痛。

2. 体格检查　左上腹腹肌略紧,无压痛及反跳痛,左肾区有压痛及叩击痛。

3. 辅助检查　尿液常规:红细胞5个/HP; B超示:左肾盂一大小约1.5cm×0.8cm强光团,后伴声影。

◆进一步确诊尚需的检查项目　静脉尿路造影和(或)CT。

◆鉴别诊断

1. 胃十二指肠溃疡急性穿孔。

2. 急性胰腺炎。

3. 结肠炎。

◆治疗　由于此患者结石位于肾盂,大小为1.5cm×0.8cm,小于2.5cm,故可考虑行体外冲击波碎石术。

◆主要预防措施　尿路结石复发率高,因而预防或延迟结石复发十分重要。但目前尚无十分有效的预防方法。自然排出或取出之结石应进行分析,作为预防和进一步治疗的依据。治疗后应定期行X线或B超检查,观察有无复发。解除同时存在的尿路梗阻、感染、异物等因素,对预防结石复发具有十分重要的意义。根据结石成分、代谢状态及流行病学因素决定预防方法。

临床思维：上尿路结石（肾输尿管结石）

【临床表现】 青壮年，发作性一侧腰腹剧烈疼痛，向同侧小腹和会阴区放射，尿中有红细胞，首先应想到上尿路结石。腹部B超、尿路X线及造影有诊断意义。尿路结石是最常见的泌尿外科疾病之一。男性多于女性，约3∶1，多发生在青壮年。上尿路结石的主要表现是疼痛和血尿。体检可发现患侧肾区有叩击痛，肾积水较重者可触及肿大的肾脏。X线检查是诊断肾及输尿管结石的重要方法，约90%以上的尿路结石可在X线平片上显影，相对纯的尿酸结石可不显示。应鉴别腹内其他钙化影。排泄性尿路造影（IVU）可了解上尿路形态（结石部位、肾功能损害程度、积水程度等）和分侧肾功能，有助于确定治疗方案。逆行性肾盂输尿管造影为有创检查，给患者带来痛苦，而且容易造成逆行感染，仅用于IVU不显影或禁忌时。B超能发现平片不能显示的小结石和阴性结石，亦能显示肾结构改变和积水程度；核磁水成像可了解梗阻时肾积水的影像，对结石的诊断帮助不大。非增强螺旋CT对任何成分和任何部位的结石均敏感，而且可以行冠状位及矢状位的重建，价格低廉，无创，目前已成为泌尿系结石临床诊断的金标准。

【治疗】 肾及输尿管结石的治疗要根据结石大小、部位、数目、形状、一侧或两侧，有无尿流梗阻、伴发感染、肾功能受损程度、全身情况以及治疗条件等进行具体分析，全面考虑。但当绞痛发作时，首先应该使症状缓解，而后再选择治疗方案。

1. 保守疗法　体外冲击波碎石。

2. 手术疗法

（1）非开放手术治疗：

1）输尿管肾镜取石或碎石术。

2）经皮肾镜取石或碎石术。

（2）开放手术治疗：

1）肾盂或肾窦切开取石术。

2）肾实质切开取石术。

3）肾部分切除术。

4）无萎缩性肾切开取石术。

5）肾切除术。

6）输尿管切开取石术。

7）套石术。

第二节　膀胱结石

案例 4-5-3

患儿，男，1.5岁。20分钟前小便时无诱因排尿突然中断，哭闹不止。翻滚体位后，又可排出尿液。无寒战及发热；无恶心及呕吐。故立即来我院就诊。B超示：膀胱内可见1.5cm×2.0cm强回声伴声影，并随体位而改变。腹部平片示膀胱区高密度影。

体格检查：T 36.5℃，P 124次/分，R 28次/分，BP 110/75mmHg。发育可，营养不良。神志清，精神差，急性病容，大汗淋漓，大声哭闹，用手牵拉阴茎。查体不合作。皮肤、黏膜无黄染，全身浅表淋巴结未触及肿大。头颅外观无畸形，两侧瞳孔等大、正圆。颈部无强直，气管居中，胸廓对称，双肺呼吸音清，心律齐。下腹部耻骨上区腹肌略紧，无压痛及反跳痛。余见专科情况。

专科检查：双肾区平坦，未及包块，下腹部耻骨上区无隆起，外生殖器发育正常。

问题

◆可能的诊断?

◆诊断依据有哪些?

◆进一步确诊尚需的检查项目?

◆鉴别诊断?

◆治疗方案?

参考答案和提示

◆诊断 膀胱结石。

◆诊断依据

1. 病史 根据典型症状排尿突然中断,并感疼痛,放射至阴茎头部和会阴部,伴有尿频、尿急、尿痛,排尿困难。改变体位后,又可排出尿液。

2. 查体 下腹部耻骨上区腹肌略紧,无压痛及反跳痛。

3. 辅助检查 X线检查:拍腹部平片示膀胱区高密度影;B超示:膀胱内可见1.5cm×2.0cm强回声伴声影,并随体位而改变。

◆进一步确诊尚需的检查项目 无。

◆鉴别诊断 膀胱横纹肌肉瘤。

◆治疗 开放手术治疗。

临床思维:膀胱结石

【临床表现与诊断】 小儿原发膀胱结石多见于10岁以下的男孩,与营养状况有关。近年来,随着我国人民生活水平的不断提高,膀胱结石的发病率已有减少趋势。膀胱结石患者的主要症状为排尿困难和尿路刺激症状,典型症状为尿流突然中断伴剧烈疼痛且放射至会阴部或阴茎头,改变体位后又能继续排尿或重复出现尿流中断。终末血尿为结石损伤膀胱黏膜引起,合并感染时出现脓尿。X线检查结合B超是诊断膀胱结石的可靠手段。B超检查能显示结石强回声伴声影,并随体位而改变,以此可与膀胱憩室内结石相鉴别。为无创性检查,可作为首选。膀胱镜检查是诊断膀胱结石最准确、最可靠的方法,不仅能直接观察到膀胱内有无结石及结石的大小、数目、形状。在无条件做B超、X线和膀胱镜检查时,金属尿道探子经尿道插至膀胱,可探出金属撞击结石的特殊感觉和声响。

【治疗】 膀胱结石治疗的最主要原则是将结石取出,同时进行病因治疗。

第三节 尿道结石

案例4-5-4

患者,男,48岁,已婚,农民。三小时前无明确诱因出现排尿不畅、尿线无力、滴沥,伴下腹胀痛及会阴剧痛。无腰部胀痛;无恶心及呕吐;无血尿;无寒战及发热。故来我院就诊,骨盆平片示前尿道高密度阴影,大小约1.0cm×0.8cm患者平素体健,否认肝炎、伤寒、肺结核等传染病史,否认食物、药物过敏史,否认其他外伤史及手术史。系统回顾无特殊。

体格检查:T 36.5℃,P 92次/分,R 23次/分,BP 105/80mmHg。发育良好,营养中等。神志清,精神差。急性病容,对答切题,查体合作。皮肤、黏膜无黄染,全身浅表淋巴结未触及肿大。头颅外观无畸形,两侧瞳孔等大、正圆。颈部无强直,气管居中,胸廓对称,双肺呼吸音清,心律齐。腹软,下腹部隆起,有压痛,无反跳痛。余见专科情况。

专科检查:下腹部隆起,于脐下可触及充盈的膀胱,叩呈浊音。前尿道可触及结石,质硬,边缘尚光滑。

问题

◆最可能的诊断?

◆诊断依据有哪些?

◆进一步确诊尚需的检查项目?

◆鉴别诊断?

◆治疗方案?

参考答案和提示

◆诊断 前尿道结石。

◆诊断依据

1. 病史 排尿不畅、尿线无力、滴沥,伴下腹胀痛及会阴剧痛。

2. 体格检查 下腹部隆起,于脐下可触及充盈的膀胱,叩呈浊音。前尿道可触及结石,质硬,边缘尚光滑。

3. 辅助检查 X线检查示骨盆平片示前尿道高密度阴影,大小约1.0cm×0.8cm。

◆进一步确诊尚需的检查项目 尿道金属探条及尿道镜

◆鉴别诊断

1. 尿道异物。

2. 尿道瓣膜。

3. 尿道狭窄。

4. 膀胱颈梗阻。

◆治疗 可在麻醉下,压迫结石近端尿道后,注入无菌石蜡油后,再轻轻向远端挤出结石,切忌粗暴。若不能挤出,可钩取或钳出结石,或应用腔内器械碎石,尽量不做尿道切开。

案例4-5-5

患者,男,35岁,已婚,干部。6小时前无明确诱因突然出现排尿困难,下腹部胀痛,伴会阴及阴囊部疼痛。无寒战发热;无恶心呕吐;无腰部胀痛及血尿。为进一步明确病情,故来我院就诊。B超示:后尿道有一0.8cm×1.0cm强光团,后伴声影。

体格检查:T 37.2℃,P 102次/分,R 25次/分,BP 122/74mmHg。发育良好,营养中等。神志清,精神差。急性病容,对答切题,查体合作。皮肤、黏膜无黄染,全身浅表淋巴结未触及肿大。头颅外观无畸形,两侧瞳孔等大、正圆。颈部无强直,气管居中,胸廓对称,双肺呼吸音清,心律齐。腹软,下腹部隆起,有压痛,无反跳痛。余见专科情况。

专科检查:下腹部隆起,于脐下可触及充盈的膀胱,叩呈浊音。有压痛,无反跳痛。

问题

◆最可能的诊断?

◆诊断依据有哪些?

◆进一步确诊尚需的检查项目?

◆鉴别诊断?

◆治疗方案?

参考答案和提示

◆诊断 后尿道结石。

◆诊断依据

1. 病史 排尿困难,下腹部肿痛,伴会阴及阴囊部疼痛。下腹部隆起,于脐下可触及充盈的膀胱,叩呈浊音。有压痛,无反跳痛。

2. B超示 后尿道可见一0.8cm×1.0cm强回声,后伴声影。

◆进一步确诊尚需的检查项目 骨盆平片、尿道金属探条及尿道镜。

◆鉴别诊断

1. 尿道异物。

2. 尿道瓣膜。

3. 尿道狭窄。

4. 膀胱颈硬化。

◆治疗 可在麻醉下,用尿道探条将结石轻轻推入膀胱,再按膀胱结石处理。

临床思维:尿道结石

【临床表现与诊断】 尿道结石较为少见。大多数为男性,女性罕见。多数尿道结石是肾、输尿管、膀胱结石排出时嵌顿于尿道所致。尿道结石好发于尿道前列腺部、球部、舟状窝及尿道外口处。尿道结石的主要症状是疼痛、排尿困难和感染。前尿道结石常在相应的阴茎体表部位触及,后尿道结石可经直肠指检触及。用金属尿道探子探查常可感到金属触及结石的撞击声,注意勿将可经尿道取出的结石推向尿道深处。X线摄片大部分结石可显示,必要时可行尿道造影进一步明确其位置,同时可发现有无尿道狭窄和尿道憩室。X线摄片应包括全泌尿系统以了解有无其他尿路结石。B超对尿道结石诊断有帮助,B超检查可发现尿道内有强光团,有时可伴声影。尿道镜可直接观察到结石,并作进一步的处理。

【治疗】 尿道结石的治疗原则是:尽快取出结石,迅速解除痛苦,防止尿潴留,进而进行结石形成的病因治疗。原则上尿道外口及舟状窝结石可用细钳直接取出,避免损伤尿道。阴茎部尿道结石要避免在原位尿道切开取石,要推至球部尿道处切开取石,以免形成尿瘘。尔后尿道结石可用金属尿道探子将结石推入膀胱后,按膀胱结石处理。另外,继发于尿道病变的结石应同时去除原发病。

复 习 题

一、名词解释

1. 肾绞痛
2. ESWL
3. 石街

二、填空题

1. 肾和输尿管结石的主要表现是______和______。
2. 体外冲击波碎石最适于<______ cm的结石。
3. 小男孩原发膀胱结石的病因多为______,______。典型症状为______。常用诊断方法为______,常用手术方式为______。
4. 尿路结石常见的结石成分有______,______,______,______。其中上尿路常见的结石为______。
5. 输尿管的生理狭窄部位是______,______,______。

三、单项选择题

1. 男孩,6岁,发现后尿道一粒直径为0.8cm结石,其处理方法应为( )
   A. 将结石推回膀胱,按膀胱结石处理
   B. 多饮水,多活动
   C. 切开尿道取石
   D. 位尿道外口钳取结石
   E. 以上都对
2. 尿道结石多位于( )
   A. 前列腺部 B. 膜部
   C. 球部 D. 阴茎部
   E. 舟状窝
3. 儿童上尿路结石常表现为( )
   A. 绞痛 B. 血尿
   C. 感染 D. 体重减轻
   E. 乏力
4. 肾内较小结石自行排出时最易嵌顿在( )
   A. 盂管交界处
   B. 输尿管跨过髂血管处

C. 输尿管的膀胱壁段
D. 后尿道
E. 尿道外口处

5. 膀胱结石多见于(　　)
A. 男孩　　B. 营养不良
C. 低蛋白饮食　　D. 下尿路梗阻
E. 以上都对

6. X 线不显影的尿路结石是(　　)
A. 磷酸盐结石　　B. 草酸钙结石
C. 混合性结石　　D. 尿酸结石
E. 以上都不对

7. 伴肾盂肾炎结石的非手术治疗(　　)
A. 大量饮水　　B. 用敏感抗生素
C. 酸化尿液　　D. 排石药物
E. 以上都对

8. 治疗肾绞痛的方法(　　)
A. 阿托品　　B. 钙离子阻滞剂
C. 哌替啶+阿托品　　D. 黄体酮
E. 以上都对

9. 上尿路结石的主要表现为:
A. 下腹部痛
B. 腹膜刺激症
C. 压痛,反跳痛
D. 与活动有关的血尿,绞痛
E. 脓尿,膀胱刺激症状

10. 男性,中年以“右腰区阵发性绞痛伴尿闭 1 天”为主诉,腹平片示:双侧输尿管中段处各有一枚结石,约长 1cm 大小,左肾内鹿角形结石一枚,如手术取石应:
A. 先取左肾盂内结石
B. 先取左输尿管结石
C. 先取右输尿管结石
D. 先取左肾和左输尿管结石
E. 同时取双侧所有结石

四、简答题

1. 患者经检查诊断为双上尿路结石,请问该患者的治疗原则?
2. 泌尿系结石与腹膜内钙化点的鉴别。
3. 泌尿系结石造成的病理损害有哪些?
4. 小儿膀胱结石典型的临床表现有哪些?
5. 34 岁,女性,某日工作中突感左侧腰部绞痛向下腹部放射疼痛剧烈,难以忍受,持续约 20 分钟,可自行缓解,尿液检查,红细胞++++/HP,患者首先考虑什么病?

五、问答题

1. 男性青年,近 2 个月来常感排尿费力,尿痛,呈点滴状排尿,经拍片证实为尿道结石,请问如何治疗?
2. 上尿路结石的临床表现。

复习题参考答案

一、名词解释

1. 结石引起肾盂输尿管连接处或输尿管完全性梗阻时,疼痛剧烈难忍,为阵发性,患者辗转不安,大汗,恶心呕吐。
2. 通过 X 线、B 超对结石进行定位,将冲击波聚焦于结石,从而击碎结石。
3. 体外冲击波击碎之结石碎块堆积于输尿管,形成“石街”。

二、填空题

1. 与活动有关的血尿　疼痛
2. 2.5
3. 营养不良　蛋白质摄入少　排尿中断伴剧烈疼痛　X 线检查　耻前上膀胱切开取石术
4. 草酸钙结石　尿酸结石　磷酸盐结石　胱胺酸结石　草酸钙结石
5. 盂管交界处　输尿管越髂血管处　输尿管膀胱壁间段

三、单项选择题

1. A　2. E　3. C　4. C　5. E　6. D　7. E
8. E　9. D　10. C

四、简答题

1. 答题要点:
(1) 双侧输尿管结石:先处理梗阻严重侧。条件许可,可同时取出双侧结石。
(2) 一侧输尿管结石,对侧肾结石:先处理输尿管结石。
(3) 双肾结石:根据结石情况及肾功能决定,先处理易于取出和安全的一侧。若肾功能极坏,梗阻严重,全身情况差,宜先经皮肾造瘘。待情况改善后再处理结石。

(4) 双侧上尿路结石或孤立肾上尿路结石引起梗阻无尿时,在明确诊断,及时施行手术。若病情严重不能耐受手术,亦可行输尿管插管。若能通过结石,可留置导管引流或行经皮肾造瘘,待病情好转后再行治疗。

2. 答题要点:腹平片及侧位片:尿路结石位于椎体前缘之后,腹腔内钙化及结石位于椎体前缘之前。
3. 答题要点:损伤,梗阻,感染,恶性变。
4. 答题要点:排尿突然中断并感疼痛,向阴茎头和远端尿道放射。伴排尿困难和膀胱刺激症状。
5. 答题要点:左上尿路结石。

五、问答题

1. 答题要点:

(1) 舟状窝结石,注入无菌石蜡油,推挤出或钩取或钳出。

(2) 前尿道结石,麻醉下压迫结石近端尿道后注入无菌石蜡油,轻轻挤出,若失败可钩取钳取或腔内器械取石。

(3) 后尿道结石,麻醉下用尿道探条将结石轻轻推入膀胱,再按膀胱结石处理。

2. 答题要点:与活动有关的血尿和疼痛,结石越小症状越明显。肾盂内及肾盏内结石较大,可无临床症状,仅表现为活动后镜下血尿。结石引起输尿管完全梗阻时,出现肾绞痛,恶心,呕吐,大汗。上段结石向睾丸,阴唇及大腿内侧放射;中段结石向中下腹放射;下段结石及壁内段结石,常有膀胱刺激症状。

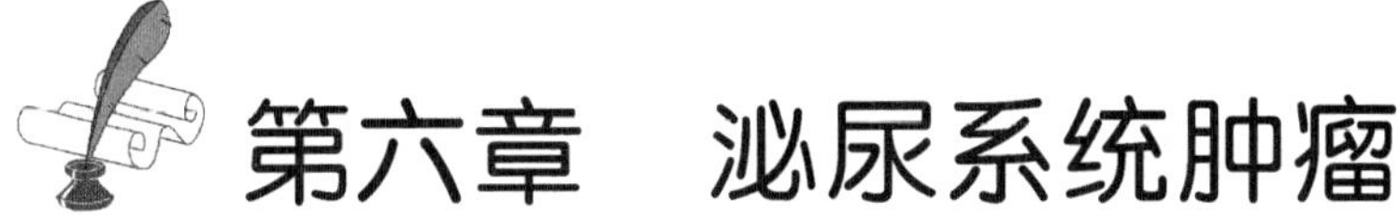

第六章　泌尿系统肿瘤

第一节　肾　肿　瘤

案例 4-6-1

患者，男，56 岁，已婚，农民。以“右侧腰背部胀痛 2 年，间歇性无痛性肉眼血尿 2 个月”为主诉入院。患者自诉两年前无明显诱因出现右侧腰背部胀痛，劳累时加重。2 个月前出现血尿，尿色为暗红色，为全程无痛性肉眼血尿，有时可自行消失。2 天前在当地医院行腹部 B 超检查发现右侧肾区有一实性占位性病变，大小约 7.0cm×8.5cm，来我院就诊。

体格检查：T 37.1℃，P 82 次/分，R 22 次/分，BP 120/70mmHg。发育良好，营养可。神志清，精神可。对答切题，查体合作。皮肤、黏膜无黄染，全身浅表淋巴结未触及肿大。头颅外观无畸形，两侧瞳孔等大、正圆，颈部无强直，气管居中，胸廓对称，腹部平软，无压痛、反跳痛及肌紧张。

专科检查：双肾区无隆起，右侧肾可触及明显增大，质地较硬。左侧肾区未触及包块。右侧肾区叩击痛阳性，左侧肾区叩击痛阴性。双侧肾区未闻及血管杂音。

辅助检查：尿常规示红细胞满视野。血常规：血红蛋白 85g/L，红细胞计数 3.4×10^{12}/L。

问题

◆最可能的诊断？

◆诊断依据有哪些？

◆进一步确诊尚需的检查项目？

◆鉴别诊断？

◆治疗方案？

参考答案和提示

◆诊断　右肾细胞癌。

◆诊断依据

1. 病史　右侧腰背部疼痛，间歇性无痛全程肉眼血尿。

2. 查体　右侧肾区触及一实性肿块，右肾区叩击痛阳性。

3. 辅助检查　尿常规：红细胞满视野；血常规：血红蛋白：85g/L，红细胞计数：3.4×10^{12}/L；B 超发现右肾区实性占位性病灶，大小约 7.0cm×8.5cm。

◆进一步确诊尚需的检查项目　CT 或 MRI 检查

◆鉴别诊断　①肾囊肿；②肾错构瘤；③肾脏淋巴瘤。

◆治疗

1. 手术治疗　肾癌一经确诊，应尽早行手术根治性肾切除。目前对于较小的肾癌，没有侵犯到集合系统，可采取保留肾单位的肾部分切除术。

2. 放疗　放射对肾癌的治疗作用尚无定论。

3. 化疗　化疗对肾细胞癌的效果较差。

4. 免疫治疗　卡介苗、干扰素、白介素等对预防复发或缓解病情发展有一定用处。

案例 4-6-2

患者,男,45 岁,已婚,干部。半年前出现左侧腰背部不适,未在意。一周前单位体检行腹部 B 超检查发现左侧肾脏上极有一 3.0cm×4.0cm 实性占位性病灶。CT 检查发现:左肾上极可见一 3.2cm×4.5cm 混合密度灶,平扫 CT 值为 18~36Hu,增强扫描 CT 至 57~96Hu。患者病程中无血尿、发热、体重下降等伴随症状。

体格检查:T 37.1℃,P 82 次/分,R 22 次/分,BP 120/70mmHg。发育良好,营养可。神志清,精神可。对答切题,查体合作。皮肤、黏膜无黄染,全身浅表淋巴结未触及肿大。头颅外观无畸形,两侧瞳孔等大、正圆,颈部无强直,气管居中,胸廓对称,腹部平软,无压痛、反跳痛及肌紧张。

专科检查:双肾区无隆起,双肾区叩击痛阴性。双侧肾区未闻及血管杂音,辅助检查:尿常规示尿潜血阳性,红细胞:4~5 个/HP。

问题

◆最可能的诊断?

◆治疗原则是什么?

参考答案和提示

◆诊断 肾细胞癌。

◆治疗原则 以手术治疗为主。

临床思维:肾细胞癌

【临床表现与诊断】 血尿、腰痛、腹部肿块为典型的“肾癌三联征”,配合影像学检查肾癌诊断容易确立。目前随着人群常规体检率增加,B 超发现无症状肾肿瘤的几率快速上升,已达肾癌临床诊断几率的 30%~50% 以上。我国,肾脏肿瘤在泌尿男生殖系肿瘤中发病率仅次于膀胱肿瘤。肾细胞癌病理分型为:肾透明细胞癌,肾乳头状癌,肾集合管癌,嫌色细胞癌,肾髓样癌,未分类的肾癌。

在常规体检或因其他腹内疾患进行 B 超或 CT 检查时,许多无症状的肾肿瘤包括恶性肿瘤,被发现。既往经典血尿、腰痛、腹部肿块“肾癌三联征”临床出现率不到 15%,这些患者诊断时往往已为晚期。肾癌的临床诊断主要依靠影像学检查(包括:腹部 B 超,胸部 X 线片、腹部 CT 平扫和增强扫描。腹部 CT 平扫和增强扫描是术前临床诊断的金标准),实验室检查作为对患者术前一般状况、肝肾功能以及预后判定的评价指标(必需的实验室检查项目:尿素氮、肌酐、肝功能、全血细胞计数、血红蛋白、血钙、血糖、血沉、碱性磷酸酶和乳酸脱氢酶),确诊则需依靠病理学检查。

【治疗】 外科手术是局限性肾癌首选治疗方法。

1. 根治性肾切除手术 是唯一治愈肾癌的方法。根治性肾切除范围包括:肾周筋膜、肾周脂肪、患肾、同侧肾上腺、肾门淋巴结及髂血管分叉以上输尿管。

2. 保留肾单位手术 肾癌发生于解剖性或功能性的孤立肾,双侧肾癌。另,临床 T1a 期(肿瘤≤4cm),肿瘤肾脏外生性生长,单发,对侧肾功能正常者,临床证据显示与根治性手术效果相同。

3. 腹腔镜手术 手术方式包括腹腔镜根治性肾切除术和腹腔镜肾部分切除术。

4. 肾动脉栓塞 对于不能耐受手术治疗的患者可作为缓解症状的一种姑息性治疗方法。

5. 放疗 肾癌属于对放射线不敏感的肿瘤,单纯放疗不能取得较好效果。术前放疗一般较少采用,对未能彻底切除干净的Ⅲ期肾癌可选择术中或术后放疗。

手术治疗肾癌均有可能发生出血、感染、肾周脏器损伤(肝、脾、胰腺、胃肠道)、胸膜损伤、肺栓塞、肾功能衰竭、肝功能衰竭、尿漏等并发症,应注意预防和适当处理。严重者可因手术导致患者死亡,术前应向患者及家属告知手术风险及可能发生的并发症。

【预后】 影响肾癌预后的最主要因素是病理分期,其次为组织学类型。乳头状肾细胞癌和嫌色细胞癌的预后好于透明细胞癌;乳头状肾细胞癌Ⅰ型的预后好于Ⅱ型;集合管癌预后较透明细胞癌差。此外肾癌预后与组织学分级、患者的行为状态评分、症状、肿瘤中是否有组织坏死等因素有关。

第二节　肾盂输尿管肿瘤

案例 4-6-3

患者,女,60 岁,汉族,退休。以“间歇性无痛全程肉眼血尿 3 个月”为主诉入院。患者 3 个月前无诱因出现全程肉眼血尿,尿液呈洗肉水样,无血块。在当地医院就诊,给予抗炎止血处理,血尿消失,今日再次出现肉眼血尿,B 超检查发现左肾盂内实性占位,大小约 1.5cm×2cm,为求进一步诊治来我院。病程中患者无尿频、尿痛,无腰痛,无发热。

体格检查:T 36.1℃,P 72 次/分,R 19 次/分,BP 120/70mmHg,发育良好,营养可,神志清,精神可,对答切题,查体合作,全身浅表淋巴结未触及肿大,心肺腹阴性。

专科检查:双肾区无隆起,双肾未触及,左肾区轻微叩痛,沿输尿管走行区无压痛,耻骨上区无压痛,未触及包块。辅助检查:血常规示 Hb:120g/L。尿常规示 RBC 满视野/HP。B 超:左肾盂内实性占位,大小约 1.5 cm×2.0cm,双输尿管及膀胱未见异常。膀胱镜:左输尿管口喷血。

问题

◆最可能的诊断?

◆诊断依据有哪些?

◆进一步诊断尚需的检查项目及阳性表现?

◆鉴别诊断?

◆治疗?

参考答案和提示

◆诊断　左肾盂肿瘤。

◆诊断依据

1. 病史　患者女性,60 岁,汉族,离退休。以“间歇性无痛全程肉眼血尿 3 月”为主诉入院。

2. 查体　双肾区无隆起,双肾未触及,左肾区轻微叩痛,沿输尿管走行区无压痛,耻骨上区无压痛,未触及包块。

3. 辅助检查　尿常规示:RBC 满视野/HP。B 超:左肾盂内实性占位,约 1.5 cm×2.0cm,双输尿管及膀胱未见异常。膀胱镜检查:左输尿管口喷血。

◆进一步诊断尚需的检查项目及阳性表现　①尿脱落细胞学;② IVP;③ CT。

◆鉴别诊断　①多囊肾;②肾盂积水;③肾结核;④膀胱癌。

◆治疗　肾盂肿瘤的治疗仍以手术为主,切除病肾及全段输尿管包括输尿管开口旁的部分膀胱壁,以防止残留的输尿管内再发生肿瘤。

案例 4-6-4

患者,男,55 岁,汉族,干部。因“间歇性全程肉眼血尿伴左侧腰痛 2 天”为主诉入院。患者自诉 2 天前无诱因出现全程肉眼血尿,小便中有条状血块,伴左侧腰部胀痛。在当地医院就诊,B 超检查:左肾积水,肾窦分离约 3cm,输尿管上段扩张,内径约 1.2cm ,显示长度约 9cm,中下段显示不清,拟诊“泌尿系结石”,给予抗炎止血处理,血尿无好转,左侧腰部胀痛,来我院住院。病程中患者无尿痛、尿急,无发热,无排尿困难,无恶心呕吐。

体格检查：T 36.5℃，P 62 次/分，R 19 次/分，BP 130/70mmHg，发育良好，营养可。神志清，精神可。对答切题，查体合作，全身浅表淋巴结未触及肿大。心肺腹阴性。

专科检查：双肾区无隆起，双肾未触及，左肾区叩痛阳性，沿输尿管走行区无压痛，耻骨上区无压痛，未触及包块。血常规示 Hb：130g/L。尿常规示：RBC 满视野，WBC 3 个/HP。B 超：左肾积水，肾窦分离约 3cm，输尿管上段扩张，内径约 1.2cm，显示长度约 9cm，中下段显示不清。

问题

◆提出可能的诊断？

◆诊断依据有哪些？

◆诊断尚需的检查项目？

◆如 MRU 显示左输尿管下段截断性梗阻病变，CT 显示：输尿管下段管壁增厚，管腔内软组织肿块，最可能的诊断是什么？

◆鉴别诊断？

◆手术方法？

参考答案和提示

◆可能的诊断 左侧上尿路积水；输尿管中下段结石；输尿管中下段肿瘤。

◆诊断依据

1. 病史 女性，55 岁，汉族，干部。因"全程肉眼血尿伴左侧腰痛 2 天"为主诉入院。

2. 查体 双肾区无隆起，双肾未触及，左肾区轻微叩痛，沿输尿管走行区无压痛，耻骨上区无压痛，未触及包块。

3. 辅助检查 B 超检查：左肾积水，肾窦分离约 3cm，输尿管上段扩张，内径约 1.2cm，显示长度约 9cm，中下段显示不清。

◆诊断尚需的检查项目 静脉尿路造影（或 MRU），尿脱落细胞学检查，膀胱镜，泌尿系 CT，必要时逆行造影及输尿管镜检查。

◆最可能的诊断是 输尿管中下段肿瘤。

◆鉴别诊断 输尿管结石；输尿管息肉；膀胱癌。

◆手术方法 输尿管癌的手术范围应依据患者的身体状况、健肾功能以及肿瘤生长方式、分期、分级等来确定，对高期高级别浸润性癌，应行根治性切除，切除病肾及全段输尿管包括输尿管开口旁的部分膀胱；而对低期低级的肿瘤可行肿瘤切除或输尿管部分切除，应做冷冻切片检查以确定手术范围，术后应密切随访。

临床思维：肾盂输尿管肿瘤

间歇无痛肉眼全程血尿是泌尿系肿瘤的常见表现。肾盂肿瘤与输尿管肿瘤均属于尿路上皮肿瘤的范畴。其发病率较膀胱癌要低得多，肾盂肿瘤的发病率较输尿管稍高一些。平均发病年龄 64 岁，男女之比 1∶2。肾盂肿瘤的患者极易继发膀胱肿瘤，发生率近 50%。肿瘤种植是肿瘤继发的重要因素。

【诊断分析】

1. 临床表现 约 70%~90% 的患者临床表现早期为无痛性肉眼血尿，少数患者因肿瘤阻塞可引起腰部不适、隐痛及胀痛，偶可因凝血块或肿瘤脱落物引起肾绞痛。晚期患者出现贫血及恶病质。

2. 辅助检查 反复肉眼血尿，血尿严重时可见输尿管管型血块，血尿发作时膀胱镜检查可见患侧输尿管口喷血，尿液细胞学检查容易见肿瘤细胞。B 超、CT 检查可见肾盂输尿管内实质占位性病变，CT 有增强表现，静脉尿路造影或逆行尿路造影可见肾盂、肾盏或输尿管内有不规则的充盈缺损。

【鉴别诊断】

1. 肾盂内血块。
2. 输尿管结石。
3. 输尿管息肉。
4. 膀胱癌。

【治疗原则】 盂输尿管肿瘤的治疗仍以手术为主。手术范围应依据患者的身体状况、健肾功能以及肿瘤生长方式、分期、分级等来确定,标准的手术方法应切除病肾及全段输尿管包括输尿管开口旁的部分膀胱,以防止残留的输尿管内再发生肿瘤。由于癌细胞的分化和基底的浸润程度差异较大,预后亦很悬殊。分化良好,无浸润的肾盂肿瘤,手术后5年生存率在60%以上,但肾盂癌手术后生存率一般低于肾癌。有报道指出,术后加用放疗对提高生存率有一定作用。

第三节 膀 胱 肿 瘤

案例 4-6-5

患者,男,67岁,退休。患者自诉于一年前无明显诱因出现肉眼全程血尿,为淡红色,当时患者自服抗菌药物一周后,血尿症状消失,因此患者亦未到医院就诊。此后患者间歇性出现无痛性全程肉眼血尿,近两个月来出现持续性肉眼血尿,并在尿液中可见有不规则血块,尿中有血块排出时往往合并有排尿费力,昨日患者自觉血尿明显加重,且出现下腹部胀痛,故急诊入住我院。当时行B超提示:膀胱占位。外院CT提示:膀胱左侧壁占位。

体格检查 T 36.6℃,P 82次/分,R 22次/分,BP 120/70mmHg 发育正常,营养中等,自动体位,扶入病房,贫血貌,慢性病容,神志清楚,应答切题。全身浅表淋巴结未触及肿大。头颅外观无畸形,两侧瞳孔等大、正圆,颈部无强直,气管居中,胸廓对称,腹部平软,无压痛、反跳痛及肌紧张。

专科检查:双侧肋脊角对称,无隆起,肾脏未触及,双肾区未及压痛及叩击痛,双侧输尿管走行区未及压痛。耻骨上区有隆起,有压痛,叩诊浊音。尿常规:红细胞满视野;血常规:红细胞计数 3.29×10^{12}L,血细胞比容0.27,血红蛋白79g/L;血肌酐189μmol/L;B超提示:膀胱占位;外院CT提示:膀胱左侧壁占位。

问题

◆最可能的诊断?

◆诊断依据有哪些?

◆进一步确诊尚需的检查项目?

◆鉴别诊断?

◆此类疾病的治疗方法及预后?

参考答案和提示

◆最可能的诊断 膀胱肿瘤;失血性贫血;肾功能不全。

◆诊断依据

1. 病史 一年前无明显诱因出现肉眼全程血尿。近两个月来患者出现持续性肉眼血尿,并在尿液中可见有不规则血块。

2. 体格检查 耻骨上区有明显隆起,有压痛,叩诊浊音。

3. 辅助检查 尿常规:红细胞满视野;血常规:红细胞计数 3.29×10^{12}L,血细胞比容0.27,血红蛋白79g/L;血肌酐189μmol/L,B超提示:膀胱占位;外院CT提示:膀胱左侧壁占位。

◆进一步确诊尚需的检查项目 膀胱镜检及病理活检。

◆鉴别诊断 肾、输尿管肿瘤;尿石症;前列腺增生;前列腺癌;肾结核;非特异性膀胱炎;腺性膀胱炎等。

◆治疗 膀胱癌的生物学特性差异很大,治疗方法很多,但仍以手术治疗为主,化疗、放射治疗和免疫治疗为辅。预后取决于肿瘤的分级、分期及手术方式。

案例 4-6-6

患者,男,47 岁,以"间歇性肉眼血尿三年,加重两周"为主诉入院, 患者自诉于 2003 年 8 月无明显诱因出现无痛性肉眼全程血尿一次,为洗肉水样,不伴有血块,当时患者来我院就诊,建议行膀胱镜检,被拒,故在我院门诊给予对症止血处理后,血尿症状消失。2004 年患者再次出现肉眼血尿,在当地医院就诊,行 CT 检查,诊断"膀胱肿瘤",建议手术治疗,但患者要求中药治疗(具体用药剂量不详),自觉疗效尚可。两周前患者再次出现肉眼血尿并出现血块及排尿困难等症状,在当地医院给予导尿处理,此次为进一步治疗而入住我科。

问题

◆就目前现有的资料,你的初步诊断是什么?

◆如果患者膀胱镜检提示:膀胱肿瘤,基底部较宽,表面有坏死出血。CT 示:膀胱肿瘤突出膀胱壁外,侵犯前列腺,盆腔可见数个肿大淋巴结,最大者直径约 2cm。这时你认为这位患者的确切诊断及临床分期是什么,你的诊断及治疗思路是什么?

参考答案和提示

◆诊断 ①膀胱癌;②膀胱癌:T4bN2MX 。

本病例的诊断分析:病史:男 47 岁 以"间歇性肉眼血尿三年,加重两周"为主诉入院。

◆临床症状 无痛性肉眼血尿。

◆行膀胱镜检查 了解膀胱肿瘤的数目及大小,CT 检查了解肿瘤与周围脏器的关系,从而了解临床分期,制定治疗方案。

◆此患者属晚期膀胱癌,应该采取切除膀胱手术辅助以化疗和放疗的综合治疗。

临床思维:膀胱肿瘤

凡 40 岁以上出现无痛性肉眼血尿者都应想到泌尿系肿瘤的可能。而在泌尿系肿瘤中往往以膀胱肿瘤多见。膀胱癌的主要症状为血尿。膀胱癌的诊断不仅要诊断膀胱癌的存在,还应明确癌肿的大小、数目、位置,并对癌肿的性质、病理分级、临床分期等情况做出判断。

膀胱癌的早期诊断非常重要。所有死于膀胱癌的患者都是由于远处转移引致的,而出现远处转移的患者均伴有或已有膀胱肌层浸润。早期诊断是提高膀胱癌治疗效果的关键。血尿为无痛性,呈间歇发作,患者容易忽视;另外医师对血尿伴有泌尿系感染、结石而出现膀胱刺激症状者,满足于上述疾病的诊断,未能进一步检查。弥漫性膀胱原位癌及广泛性浸润性膀胱癌的患者常表现为血尿、膀胱刺激症状,应进行全面检查,力争早期诊断。在深入了解病史的基础上可选择性的行下列辅助检查:细胞学检查(尿脱落细胞学检查或流式细胞术)、光动力学检查、膀胱双合诊、静脉尿路造影、膀胱造影、B 超检查 、CT 检查、MRI 检查、膀胱镜检查、肿瘤标记物检查。

【临床分期】

TNM 分期

(1) TX:无法估计原发肿瘤。

(2) T0:无原发肿瘤。

（3）Tis:原位癌。

（4）Ta:非浸润性乳头状癌。

（5）T1:肿瘤侵犯黏膜固有层。

（6）T2 :肿瘤侵犯肌层<1/2。

（7）T3a:肿瘤侵犯肌层 1/2 以上。

（8）T3b:肿瘤侵犯膀胱周围脂肪。

（9）T4:肿瘤侵犯邻近器官。

（10）T4a:肿瘤侵犯前列腺或子宫、阴道。

（11）T4b:肿瘤侵犯盆壁、腹壁。

（12）Nx:无法估计区域淋巴结转移。

（13）N0:无区域淋巴结转移。

（14）N1:单个淋巴结转移,最大直径<2cm。

（15）N2:单个直径 2~5cm 的淋巴结转移或多个直径<5cm 的淋巴结转移。

（16）N3:直径>5cm 的单个淋巴结转移。

（17）Mx:无法估计远处转移。

（18）M0:无远处转移。

（19）M1:有远处转移。

【治疗原则】 基本治疗方法为手术治疗,辅以放疗、化疗和免疫治疗等综合治疗。治疗的基本

1. 原位癌的治疗　首先使用膀胱灌注,以 BCG 效果最好。但对已出现浸润性表现或浸润性膀胱癌旁发现继发性原位癌时,需施行膀胱部分切除或全切。

2. 浅表性膀胱癌的治疗

（1）经尿道电切或电灼。

（2）膀胱部分切除:仅适用于经尿道电切或电灼困难或患者不接受及全身情况差不能耐受膀胱全切等情况。

（3）化疗:膀胱内灌注化疗可用于治疗和预防复发,常用药物有噻替哌、丝裂霉素、多柔比星、乙依托格鲁等,

（4）免疫治疗:膀胱灌注 BCG 治疗膀胱癌是人类癌肿免疫治疗最成功的范例。

（5）膀胱全切:弥散性、复发性不能切除的浅表性膀胱癌。

3. 浸润性膀胱癌的治疗

（1）膀胱部分切除:较简单、创伤小,能保留膀胱功能、不影响性功能,易为患者接受,但复发率高。

（2）膀胱全切除术:手术范围是切除整个膀胱,男性包括精囊腺和前列腺,输尿管下段受累侧一并切除,同时做尿流改道术。

（3）根治性膀胱全切术:适应证基本与膀胱全切相同,目的是扩大切除范围,清除盆腔淋巴和脂肪组织,以提高治愈率。

（4）放疗:放射治疗的治愈率为 20%~30%,放疗后常规定期复查,对癌肿残留或复发者仍应积极采用其他治疗措施作补充治疗,若病变及全身情况允许,做挽救性膀胱切除,5 年生存率仍可达到 40%~50%。

（5）化疗:膀胱癌已发生转移者预后很差,目前对这类患者主要应用全身化疗。比较有效的化疗方案有 M-VAC,GC 等。

4. 膀胱鳞癌的治疗方法主要为手术切除。

5. 膀胱腺癌的治疗以手术治疗为主,化疗效果不佳,放疗可与手术联合使用。

6. 晚期膀胱癌的姑息性治疗。

第四节 前列腺癌

案例 4-6-7

患者,男,70岁,汉族,离退休。以"进行性排尿困难2年,急性尿潴留半天"为主诉入院。患者2年前出现排尿费力,尿线变细,尿流时有中断,有尿不尽感、尿频,夜尿每晚4~5次,口服非那雄胺片及多沙唑嗪片症状有改善,一直口服药物治疗。今日无明显诱因出现排尿困难加重,小便呈滴沥状,感下腹部胀痛,来我院就诊,给予留置导尿管后收住院。病程中无尿急,尿痛,无血尿,无腰痛,无血尿,无发热。

体格检查:T 36.1℃,P 82次/分,R 22次/分,BP 150/90mmHg,发育良好,营养中等,神志清,精神可,对答切题,查体合作,全身浅表淋巴结未触及。头颅外观无畸形,两侧瞳孔等大、正圆,颈部无强直,气管居中,胸廓对称,心肺未见异常,腹部平软,无压痛、反跳痛及肌紧张。

专科检查:前列腺Ⅱ度大小,中央沟变浅,左侧叶表面可触及结节,质硬,无压痛。

辅助检查:经直肠B超:前列腺大小约5.2cm×4.8cm×5.8cm,包膜光滑完整,实质回声欠均匀,左侧叶可见一大小约2cm×1.5cm低回声区。血PSA:19ng/ml。

问题

◆最可能的诊断?

◆诊断依据有哪些?

◆进一步确诊尚需的检查项目?

◆鉴别诊断?

◆治疗原则?

◆若患者前列腺穿刺活检诊断前列腺癌,骨扫描无骨转移,盆腔CT显示:无前列腺外侵犯,请问该患者应采取哪种手术方式?

参考答案和提示

◆诊断 前列腺癌。

◆诊断依据

1. 病史 患者男性,70岁,汉族,离退休。以"进行性排尿困难2年,急性尿潴留半天"为主诉入院。

2. 查体 肛诊前列腺Ⅱ度大小,中央沟变浅,左侧叶表面可触及结节,质硬,无压痛。

3. 辅助检查 经直肠B超:前列腺大小约5.2 cm×4.8cm ×5.8cm,包膜光滑完整,实质回声欠均匀,左侧叶可见一大小约2cm×1.5 cm低回声区。PSA:19ng/ml。

◆进一步确诊尚需的检查项目 前列腺穿刺活检可确诊。放射性同位素骨扫描检查和CT检查有助于前列腺癌的分期。

◆鉴别诊断

1. 前列腺增生症。

2. 前列腺肉瘤。

◆治疗原则

1. 局限病灶 早期前列腺癌一般病灶较小,肿瘤细胞分化较好。由于这类患者年岁较大,肿瘤生长慢,因此多数学者认为观察等待是更理智的治疗方法。在T2期以内的前列腺癌,如果没有远处转移,前列腺癌根治术能够使患者获得满意的10年无肿瘤生存期。

2. 局部进展性前列腺癌 对于T3期的前列腺目前主张先给予新辅助激素治疗,然后进行外照射,其结果要好于单纯外照射。

3. 复发性前列腺癌　前列腺癌根治术后肿瘤是否复发取决于肿瘤的分期，分级及肿瘤穿破前列腺被膜的范围。如果血清 PSA 水平在前列腺癌根治术后持续升高，或开始低，但很快升高，提示前列腺癌已经有全身转移。如果血清 PSA 水平在前列腺癌根治术后很长一段时间后才缓慢升高，提示前列腺癌局部复发。

4. 转移性前列腺癌　大多数前列腺癌为激素依赖性的，约 70%~80% 的转移性前列腺癌对各种雄激素阻断治疗有效。LHRH 类似物和去势术是阻断雄激素治疗的主要方法，尽管睾丸产生绝大多数的体内循环雄激素，但肾上腺也分泌一些雄激素，一般认为抑制睾丸雄激素和肾上腺雄激素比单纯阻断睾丸雄激素的临床效果更好些。

案例 4-6-8

患者，男，75 岁，汉族，离退。以"腰痛两月"为主诉入院。患者两月前无明显原因出现腰痛，活动受限，并感乏力，食欲差，在当地医院就诊，怀疑腰椎间盘突出，腰椎 CT 检查发现腰 4、5 椎间盘突出，腰 2 腰 5 椎体骨质破坏，肿瘤骨转移不除外，建议进一步检查。行核素全身骨扫描显示全身多发骨转移，为求进一步诊治来我院，检查 PSA100ng/ml，收入我科。病程中患者体重下降近 5 公斤，尿频，夜尿 3~4 次，自觉无排尿困难，无尿急尿痛，饮食睡眠差。

体格检查：T 36.4℃，P 78 次/分，R 21 次/分，BP 150/80mmHz，发育正常，营养中等。神志清，精神差。对答切题，查体合作。皮肤、黏膜无黄染，全身浅表淋巴结未触及，心肺未见异常，腹部平软，无压痛、反跳痛及肌紧张。专科检查：肛诊前列腺Ⅲ度大小，中央沟变浅，左侧叶表面可触及结节，质硬如石，无压痛，活动度差。辅助检查 腰椎 CT 检查示：腰 4、5 椎间盘突出，腰 2 腰 5 椎体骨质破坏，肿瘤骨转移不除外，建议进一步检查。ECT 示：全身多发骨转移。PSA：100ng/ml。

问题

◆最可能的诊断？

◆诊断依据？

◆确诊需做哪些检查，本病例如何治疗？

◆本病例需随访哪些检查项目？

参考答案和提示

◆诊断　前列腺癌全身多发骨转移。

◆诊断依据

1. 病史　患者男性，75 岁，汉族，离退。以"腰痛两月"为主诉入院。

2. 查体　前列腺Ⅲ度大小，中央沟变浅，左侧叶表面可触及结节，质硬如石，无压痛，活动度差。

3. 辅助检查　ECT 示：全身多发骨转移。PSA：100ng/ml。腰椎 CT 检查，发现腰 4~5 椎间盘突出，腰 2 腰 5 椎体骨质破坏，肿瘤骨转移不除外。

◆治疗　此患者需进一步行前列腺穿刺活检确诊，治疗方法为手术去势（双侧睾丸切除术）或药物去势（LHRH）加抗雄激素治疗，也可辅助性放疗。

◆本病例随访项目　PSA，肾功能，肝功能，血红蛋白，碱性磷酸酶，超声，胸片，骨扫描。

临床思维：前列腺癌

前列腺癌在欧美是男性癌死亡的主要原因之一。我国老年男性发病率也逐年上升。

【诊断分析】

1. 临床表现　前列腺癌缺乏特征性症状，症状随病情发展而异。

(1) 因前列腺癌多发生于远离尿道的外周腺体，早期可无任何症状。

(2) 排尿梗阻症状和排尿刺激症状　当肿瘤发展，侵犯尿道或膀胱颈时，可出现排尿梗阻症状和排尿刺激症状。症状进行性进展较快,与前列腺增生时较缓慢的病程形成对照。前列腺癌的最先症状,通常并不是尿道阻塞,更为常见的却是局部扩散和骨转移。

(3) 肿瘤压迫直肠发生大便变细及排便困难,甚至血便。骨转移时,可出现腰痛,盆骶部疼痛;肺部转移可出现咳嗽、呼吸困难及咯血;肝脏转移可出现黄疸、腹水等。肿瘤压迫髂外静脉或下腔静脉可出现下肢水肿;压迫脊髓可发生下肢瘫痪。

(4) 晚期病例出现食欲不振、消瘦、贫血及全身乏力等症状及体征。

2. 实验室检查

(1) 前列腺特异性抗原。

(2) 血清碱性磷酸酶。

3. 辅助检查

(1) 超声检查:早期前列腺内出现低回声结节,晚期为不规则增大前列腺内多结节。

(2) 胸部及骨骼的X线检查:骨转移性典型征象是成骨性表现。骨盆和腰椎是早期转移最常见的部位。X线检查来判断有无骨转移是不敏感的,当骨密度的50%被肿瘤占据时才会有影像表现。

(3) CT或MRI:早期前列腺内出现低密度结节,晚期为不规则增大前列腺内多结节,有血供。

(4) 同位素骨扫描:同位素骨扫描判断有无骨转移最敏感。

4. 组织学检查　前列腺穿刺活检。直肠指诊、血清PSA和经直肠超声引导下的前列腺穿刺活检是前列腺早期诊断的主要手段。前列腺癌的诊断有两方面内容:①确定前列腺癌;②进行分级、分期。

【鉴别诊断】

1. 前列腺结核。
2. 前列腺结石。
3. 非特异性肉芽肿性前列腺炎。
4. 前列腺结节性增生。
5. 前列腺肉瘤。

【治疗原则】

1. 手术治疗

(1) 根治性前列腺切除术:前列腺癌根治手术的范围包括前列腺体及前列腺包膜。术中可同时探查膀胱底部的后方和精囊附近的肿瘤浸润程度以及盆腔区有无淋巴结转移。目前有学者主张对C期甚至D0期前列腺癌可作睾丸去势术或雄性激素全阻断,加服内分泌药物治疗,在局部病变缩小后(降级治疗)再行前列腺根治手术。

(2) 双侧睾丸切除术:男子的雄性激素95%来源于睾丸。切除睾丸去除了睾酮的产生来源,使雄激素依赖性前列癌生长缓慢或消退。

2. 内分泌治疗　由于大多数前列腺癌生长依赖于雄性激素,因此,通过下述任何一种途径均可减低体内雄激素的作用取得对前列腺癌的治疗效果。

(1) 促性腺释放激素类似物(LHRH-A)。

(2) 雌激素类药物:常用药物有己烯雌酚。

(3) 抗雄激素类:①类固醇抗雄激素。②非类固醇类抗雄激素。

3. 放射治疗　适用于前列腺癌局限,无远处转移的病例,也可作为TURP手术后的辅助治疗。已成为A2期、B期和C期前列腺癌肯定有效的方法。其中最常用的为外照射疗法和近距放射性离子植入法。

4. 化学疗法　在前列腺癌的治疗中化疗的作用是作为晚期前列腺癌的辅助治疗。化疗药物单独应用不可能治愈原发病灶,可以延长患者术后的生存期。

复 习 题

一、名词解释

1. 肾癌三联征
2. PSA
3. TURBt

二、填空题

1. 膀胱肿瘤手术治疗分为______,______,______,______。
2. 膀胱肿瘤分布在膀胱______和______最多,其次为______和______。
3. 肾癌的常见症状______,______,______。
4. 膀胱肿瘤按生长方式可分为______,______,______。
5. 肾癌穿透假包膜后,可经______和______转移。

三、单项选择题

1. 男性,46 岁,血尿 1 周就诊,B 超发现右肾 3cm×4cm 实性肿瘤,一般情况良好,为进一步临床诊断,应选择(　　)
   A. 尿路平片和排泄性尿路造影
   B. CT
   C. 尿红细胞显微镜检查
   D. 肾动脉造影
   E. 尿脱落细胞学检查
2. 在尿脱落细胞中发现移行上皮癌细胞,下列哪种情况可不考虑(　　)
   A. 肾盂癌　　B. 输尿管癌
   C. 膀胱癌　　D. 尿道癌
   E. 肾细胞癌
3. 下列关于阴茎癌不正确的是(　　)
   A. 阴茎癌诊断不困难,但多数因忽略害羞原因造成延误诊断和治疗
   B. 大多发生于包茎或包皮过长的患者
   C. 腹股沟淋巴结肿大说明癌转移
   D. 病理主要是鳞癌
   E. 治疗以手术为主,辅以放疗及化疗
4. 膀胱肿瘤所致的血尿,哪项是不正确的(　　)
   A. 大多数为无痛性
   B. 一般为间歇性出现
   C. 多数为全程性血尿
   D. 血尿程度与肿瘤大小不一致
   E. 血尿程度与肿瘤恶性程度相平行
5. 关于膀胱肿瘤中,哪项是错误的(　　)
   A. 绝大多数以无痛肉眼血尿就诊
   B. 女性多见
   C. 以表浅的乳头状肿瘤最为常见
   D. 预后取决于肿瘤的病理分级
   E. 目前病因不明确
6. 下列哪项不是肾癌晚期的临床表现:
   A. 血尿　　B. 疼痛
   C. 排尿困难　　D. 肿块
   E. 同侧阴囊内精索静脉曲张
7. 肾癌的不典型肾外表现多种多样,哪一种不是(　　)
   A. 低热
   B. 血沉快,高血压
   C. 精索静脉曲张
   D. 红细胞增多症,高血钙
   E. 高血钾
8. 关于膀胱鳞癌,哪项说法是错误的(　　)
   A. 膀胱鳞癌常可并发于炎症,结石等慢性刺激
   B. 可继发于膀胱血吸虫病
   C. 预后较好
   D. 应行根治性膀胱全切术
   E. 可合并移行细胞癌
9. CT 检查膀胱左侧壁肿块,髂血管处可见肿大的淋巴结(　　)
   A. Tis　　B. Ta~T1N2
   C. T2~T3N1　　D. T4N0
   E. T1~T2N1
10. 经尿道膀胱肿瘤电切术的最佳指征(　　)
    A. Tis　　B. Ta~T1
    C. T2~T3　　D. T4
    E. T1~T2

四、简答题

1. 晚期肾癌的典型症状是什么?
2. 膀胱肿瘤最直接最有效的诊断性检查是

什么?

3. 膀胱肿瘤手术治疗分为哪几种?
4. 男性,50 岁,突发全程肉眼血尿,呈洗肉水样。静脉尿路造影,左肾盂发现一 1.2cm×2cm 充盈缺损,临床可能诊断是什么? 应采取什么治疗措施?
5. 肾盂上皮细胞肿瘤手术切除的原则是什么?

五、问答题

1. 膀胱肿瘤的临床表现是什么?
2. 肾癌的诊断依据?

复习题参考答案

一、名词解释

1. 血尿,疼痛,肿块。
2. 前列腺特异性抗原,是前列腺癌血清标记物之一。
3. 经尿道膀胱肿瘤电切术

二、填空题

1. 经尿道手术　膀胱肿瘤切除术　膀胱部分切除术　膀胱全切除术
2. 侧壁　后壁　三角区　顶部
3. 血尿　疼痛　肿块
4. 原位癌　乳头状癌　浸润性癌
5. 血液　淋巴

三、单项选择题

1. B　2. E　3. C　4. E　5. B　6. C　7. E　8. C
9. D　10. B

四、简答题

1. 答题要点:血尿,疼痛,肿块。
2. 答题要点:膀胱镜+取活检。
3. 答题要点:经尿道膀胱肿瘤切除术、膀胱肿瘤切除术、膀胱部分切除术、膀胱全切除术
4. 答题要点:最可能的诊断为左肾盂癌。治疗应切除左肾,全长左输尿管,包括周围部分膀胱壁。
5. 答题要点:切除全肾、全段输尿管,包括部分膀胱壁。

五、问答题

1. 答题要点:

(1) 高发于 50~70 岁。

(2) 绝大多数以无痛性肉眼血尿就医,一般表现为全程血尿,终末加重。

(3) 部分患者因肿瘤坏死、溃疡和合并感染表现为膀胱刺激症状;肿瘤大或堵塞膀胱出口,可发生排尿困难,尿潴留。

2. 答题要点:

(1) 典型的三大症状:血尿、疼痛和肿块。

(2) X 线检查,平片可见肾外形增大不规则,偶有点状,絮状或不完整的壳状钙化,造影可见肾盏,肾盂因受肿瘤挤压有不规则变形狭窄、拉长或充盈缺损。

(3) B 超,CT 等有助于早期发现肾实质内肿瘤。

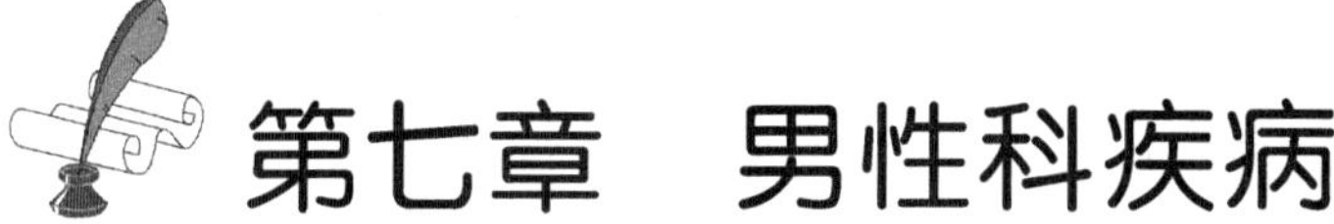

第七章 男性科疾病

第一节 附 睾 炎

案例 4-7-1

患者,男,28岁,汉族。因"右阴囊肿痛16小时"就诊,患者自述昨晚突然出现右阴囊疼痛不适,平卧时疼痛稍减轻,清晨发现右阴囊肿大、疼痛加剧不敢触摸。故来我院就诊,追问病史患者一周前曾患有感冒,目前症状已缓解,无尿痛、尿频症状,饮食睡眠尚好。体格检查:T 37.6℃。发育正常,营养中等。神志清,表情较痛苦。全身皮肤黏膜无黄染,浅表淋巴结未触及肿大。心肺未见异常。腹软,无压痛及反跳痛,双肾叩击痛阴性。专科情况:外生殖器发育正常,包皮环切术后,尿道外口无红肿及分泌物,右阴囊肿大明显约10cm×6cm×7cm,阴囊皮肤发红触痛(++),右附睾与睾丸明显肿大,界线尚清,附睾约4cm×3cm大小,质硬,触痛(++),右侧精索正常,左侧睾丸附睾未见异常。实验室检查:血常规示WBC $12.1\times10^9/L$,中性粒细胞0.79。尿常规正常。

问题

◆最可能诊断?

◆诊断依据有哪些?

◆进一步确诊尚需的检查项目?

◆鉴别诊断?

◆治疗原则?

参考答案和提示

◆最可能诊断　急性附睾炎。

◆诊断依据

1. 病史　男性,28岁。右阴囊肿大疼痛16小时。

2. 体格检查　右阴囊红肿约10cm×6cm×7cm大小,触痛(++),右附睾明显肿大约4cm×3cm大小,与睾丸界线尚清晰。

3. 辅助检查　血常规:WBC $12.1\times10^9/L$,中性粒细胞0.79。

◆进一步确诊尚需的检查项目　超声检查。

◆鉴别诊断

1. 精索扭转。

2. 睾丸附件扭转。

3. 睾丸肿瘤。

◆治疗原则

1. 一般处理　卧床休息,抬高阴囊,早期可进行精索封闭治疗有助于缓解疼痛(1%利多卡因5ml+庆大霉素8万单位+地塞米松5mg)。

2. 抗生素治疗　附睾炎常见病因为细菌感染,根据细菌培养来选用抗生素,常用药物有头孢类、喹诺酮类、大环内酯类静脉用药1~2周。

3. 手术治疗　急性附睾炎治疗不佳或形成脓肿因及时手术探查。

临床思维:急性附睾炎

附睾炎是男性生殖系统非特异性感染的常见疾病,常见于中青年。病因致病菌主要是大肠埃希菌。长期留置尿管或经尿道腔内手术和检查可使细菌经精道逆行进入附睾,淋巴途径也较多见。近年来性传播性非淋菌性附睾炎在青中年男性中有明显增多,仔细询问病史可以明确病因。

【临床表现】 起病急骤附睾突发疼痛,体积成倍增大,触痛明显,体温可升高,后期睾丸附睾融合界线不清。诊断分析:在诊断急性附睾炎同时应与睾丸扭转,腮腺炎性睾丸炎相鉴别。超声检查有助于急性附睾炎的检查

【治疗要领】 抗生素的治疗对大多数急性附睾炎有效,亦选用广谱抗生素,辅以卧床休息托睾止痛。

第二节 无精子症

案例 4-7-2

患者,男,26岁。因“婚后不育三年”就诊。患者自述结婚三年未采取任何避孕措施,爱人一直未怀孕。爱人在当地医院检查未发现明显异常。患者自述性生活一般精液量少,性欲较低,阴茎勃起能力有所减弱,本人曾在当地医院化验精液示无精子。为进一步诊治来我院门诊就诊。既往否认有泌尿系统手术史及外伤史;否认有放射线等接触史;否认有腮腺炎病史;否认有肝病肾病结核病史。体格检查:T 36.4℃。一般状态尚可。神志清,精神可。身材修长,营养中等。皮肤细腻,眼距稍宽,无明显胡须,喉结低。平甲状腺不大。心肺正常。腹软,无压痛、反跳痛。四肢关节活动正常。专科检查:阴毛稀少,阴茎发育偏小,约3cm,包皮不长,双侧睾丸质韧,约8ml,无触痛,双侧附睾未触及,双侧精索未触及曲张/肛诊前列腺大小正常,质地中等,中间沟存在,光滑,双侧精囊未触及。

辅助检查:精液分析

	量(2~6ml)	密度(>20×10^6/ml)	活动率(>60%)	果糖定性
精液分析1	0.5	0	0	(+)
精液分析2	0.8	0	0	(+)

注:内分泌激素水平:FSH32.6mU/ml;LH 21.4;mU/ml;PRL 5.6ng/ml;T 4.0ng/ml。

问题

◆最可能的诊断?

◆诊断依据有哪些?

◆进一步确诊尚需的检查项目?

◆鉴别诊断?

◆治疗方案?

参考答案和提示

◆最可能的诊断 考虑为原发性睾丸功能低下克氏综合征。

◆诊断依据

1. 病史 婚后不育三年,精液分析示无精子同时伴性功能减退,性欲低下。

2. 体格检查 第二性征不明显,双睾丸小质韧容积8ml。

3. 辅助检查 内分泌示FSH明显偏高,T水平偏低。

◆进一步确诊尚需的检查项目 染色体分析;睾丸活检。

◆鉴别诊断 梗阻性无精子症。

◆治疗方案 睾丸活检中可以找到少量精子可行ICSI(卵泡浆内单精子注射)获得生育机会。

临床思维:无精子症

【临床特点及病因】 无精子症一般分为两大类型,即梗阻性无精子症与非梗阻性无精子症。克氏综合征(Klineferter 综合征)的特点。克氏征也称原发性小睾症,是原发性睾丸功能低下常见的性染色体异常疾病,发病率为 0.1%~0.2%,临床特点主要表现为雄激素缺乏的临床特点,包括性欲性功能低下,第二性征发育不明显,阴茎发育欠佳,双睾丸发育差,染色体核型,表现为 47XXY 约占 80%,少数表现为 48XXXY 及嵌合体 46XY/47XXXY,FSH 明显偏高 T 水平低为本病典型的激素变化特点,精液常表现为无精子。

梗阻性无精子症主要指睾丸有正常的造精功能,但因输精管梗阻输出障碍形成无精子,附睾至射精管之间均可发生梗阻,原因包括先天性输精管精囊发育缺陷,附睾输精管阻塞,附睾发育不良。射精管梗阻,外科手术及创伤。梗阻性无精子症患者主要由于精子输出道梗阻造成,而睾丸功能基本正常,因此此类患者在第二性征,体形体态发育基本正常,睾丸容积正常,质地正常,内分泌测定 FSH,LH,T 基本正常。

【治疗】

1. 对有明显影响睾丸生精功能原因 如精索静脉曲张隐睾外伤接触重金属等,影响睾丸生精功能的药物,首先针对病因进行治疗。

2. 严重睾丸生精功能障碍患者 目前无有效恢复睾丸生精功能的措施,仅对同时合并雄激素水平低下的患者,采取雄激素替代治疗,可以改善性欲,性功能维持第二性征,对生育能力恢复无明显作用。

3. 对生育要求强烈患者 可采取 AID(供精者人工授精)。

4. 部分克氏症及非梗阻性无精子患者 在睾丸活检中可以找到少量精子可行 ICSI(卵泡浆内单精子注射)获得生育机会。

第三节 精索静脉曲张

案例 4-7-3

患者,男,28 岁。患者于 3 年前结婚,同居未育,平时有时左侧阴囊坠胀痛,活动、劳累后加重。既往体健,无特殊嗜好,父母健在,无不育家族史。门诊查精液常规:数量 23×10^6/ml,精子活动度 32%,精子正常形态 45%。

体格检查:T 36.8℃。发育正常,营养中等。全身皮肤无黄染,浅表淋巴结不大。头颅五官无异常。颈软,颈静脉无怒张,甲状腺不大,气管居中。胸廓对称无畸形,胸骨无压痛,心肺未查及异常。腹平软,全腹无压痛,肝脾未触及,无包块,无移动性浊音,肠鸣音存在,双肾区无叩击痛,肋脊角无压痛,双肾未触及,输尿管行程无压痛,膀胱不胀。脊柱四肢无异常,下肢无浮肿,神经系统检查无异常。专科情况:外阴发育正常,双睾丸大小、质地正常,双附睾触诊正常,双输精管存在,左侧精索增粗,外表可见曲张血管,站立位可扪及蚯蚓样软性肿物,卧位肿物可渐消退。

问题

◆最可能的诊断?

◆诊断依据有哪些?

◆进一步确诊尚需的检查项目?

◆鉴别诊断?

◆治疗方案?

◆预后?

参考答案和提示

◆最可能的诊断 原发性左侧精索静脉曲张并发不育症。

◆诊断依据

1. 病史 男性,28岁。患者于3年前结婚,同居未育,平时有时左侧阴囊坠胀痛,活动、劳累后加重。

2. 体格检查 外阴发育正常,双睾丸大小、质地正常,双附睾触诊正常,双输精管存在,左侧精索增粗,外表可见曲张血管,站立位可扪及蚯蚓样软性肿物,卧位肿物可渐消退。

3. 辅助检查 精液常规:数量 23×10^6/ml,精子活动度32%,精子正常形态45%。

进一步确诊尚需的检查项目:彩色多普勒超声检查。

◆鉴别诊断 症状性精索静脉曲张。

◆治疗方案 手术治疗,行精索静脉高位结扎术。

◆预后 精索静脉曲张术后精液的改善率可达到50%~80%。

临床思维:精索静脉曲张

精索静脉曲张是阴囊内精索蔓状静脉丛的异常扩张。发病率在男性青壮年人群中为11%~15%。在男性不育人群中占15%~20%。分为原发性精索静脉曲张和症状性精索静脉曲张或继发性精索静脉曲张。

【病因】 原发性精索静脉曲张:主要是由于原发性精索静脉血液淤积而引起。症状性精索静脉曲张:肾肿瘤有肾静脉、下腔静脉形成癌栓或后腹膜肿瘤压迫、肾积水或血管异位均可引起。

【临床表现】 症状性精索静脉曲张可有肾脏肿瘤、肾积水等原发病史;原发性精索静脉曲张可有男性不育史。患者站立位时阴囊胀大,有沉重感,可向下腹部、腹股沟或腰部放射,行走及劳动时加重,平卧休息后缓解。精索静脉曲张程度与症状可不一致。有时有神经衰弱症状或性功能紊乱的症状。可伴有睾丸萎缩、腹股沟疝、下肢静脉曲张和鞘膜积液。

【诊断】 临床上根据患者的症状、体征,精索静脉曲张不难诊断。一部分不育患者虽无精索静脉曲张的体征,但通过多普勒超声检查、红外线或接触性阴囊测温、实时B超检查、放射性同位素阴囊血池扫描及精索内静脉造影等进一步确诊。

原发性精索静脉曲张在平卧位时可完全消失,如不消失应考虑为症状性精索静脉曲张。两者鉴别可用以下方法:鞠躬征:弯腰时血液回流通畅,曲张的静脉团块缩小为鞠躬征阳性。挤空征:立位触及蚯蚓样团块后,两手前后轻挤,由于血液回流改善,团块缩小,为挤空征阳性。上述阳性体征为原发性精索静脉曲张的表现。

【治疗】 原发性精索静脉曲张无明显症状并有正常生育者一般无须治疗。非手术方法:穿紧身内裤并观察。原发性精索静脉曲张伴有以下情况者需手术治疗:①有严重症状,经非手术治疗无效者。②有睾丸生精功能障碍,伴有睾丸萎缩,引起不育者。③同时伴有腹股沟疝或鞘膜积液者。

【预后】 精索静脉曲张术后精液的改善率可达到50%~80%。无精子症术后恢复生育的可能性极微。

第四节 慢性前列腺炎

案例 4-7-4

患者,男,38岁,因"反复会阴部隐痛、排尿困难、尿急2年"就诊。在既往两年中有数次类似症状发生,未行尿培养。患者有性生活,常感射精后不适。无发热,无肾区疼痛。平素体健,无服药史。体格检查:T 36.6℃,P 67次/分,BP 145/85mmHg,体重72kg。发育正常,营养良好。皮肤、黏膜无黄染，全身浅表淋巴结未触及肿大。心肺未查及异常。腹部平坦，对称，未见肠型及胃肠蠕动波。腹软，无压痛及反跳痛。肝脾未扪及。肾区无叩痛。移动性浊音阴性。肠鸣音4、5次/分。脊柱及四肢无畸形，活动自如。肛诊：前列腺不大，质韧，光滑，中间沟存在，轻压痛，肛门括约肌张力正常。前列腺液常规示WBC：10～15个/HP，卵磷脂小体+/HP。

问题

◆最可能的诊断？

◆诊断依据有哪些？

◆进一步确诊尚需的检查项目？

◆鉴别诊断？

◆治疗方案？

参考答案和提示

◆最可能的诊断　慢性前列腺炎。

◆诊断依据

1. 病史　男性，38岁，因"会阴部隐痛、排尿困难、尿急2年"就诊。在既往两年中有数次类似症状发生，未行尿培养。患者有性生活，常感射精后不适。

2. 体格检查　肛诊：前列腺不大，质韧，光滑，中间沟存在，轻压痛，肛门括约肌张力正常。

3. 辅助检查　前列腺液常规示WBC：10～15个/HP，卵磷脂小体+/HP。

◆进一步确诊尚需的检查项目　前列腺液培养。

◆鉴别诊断　尿道炎；慢性膀胱炎。

◆治疗方案

1. 一般治疗　健康教育、心理和行为辅导有积极作用。患者应戒酒，忌辛辣刺激食物；避免憋尿、久坐，注意保暖，加强体育锻炼。热水坐浴有助于缓解疼痛症状。

2. 药物治疗　最常用的三种药物是抗生素、α-受体阻滞剂和非甾体抗炎镇痛药，其他药物对缓解症状也有不同程度的疗效。

3. 定期前列腺按摩等。

临床思维：慢性前列腺炎

【临床表现】　尽管在临床实践中已有很好的认识，慢性非细菌性前列腺炎还没有标准的临床定义。它以多种症状为特征，多见有外生殖器疼痛，这些症状包括：会阴痛，腰骶痛，阴茎痛（尤其是阴茎头），睾丸痛，射精不适或疼痛，直肠或骶部疼痛，排尿困难，尝试对慢性前列腺炎的症状评估后提示前5个症状最有鉴别性。

【分类】　通过应用下尿路定量定位程序（见检查部分），前列腺炎可分为（NIH分类）：

Ⅰ型前列腺炎：病原体感染为主要因素。由于机体抵抗力低下，毒力较强的细菌或其他病原菌感染前列腺并迅速繁殖所引起，多经血运感染或经尿道逆行感染。

Ⅱ型（慢性细菌性前列腺炎CBP）：以发现致病菌为特征，多数情况下，这些细菌来自排除了泌尿道感染的前列腺液。大肠埃希菌最常见。

Ⅲ型A（慢性非细菌性前列腺炎/慢性感染性盆腔疼痛综合征）：慢性无菌性前列腺炎。

Ⅲ型B（慢性非细菌性前列腺炎/慢性非感染性盆腔疼痛综合征）：前列腺痛。

Ⅳ型（无症状前列腺炎）：无临床症状，但有前列腺炎性改变的证据。"四杯法"（Meares-Stamey试验）诊断前列腺炎结果分析：

类型	标本	VB1	VB2	EPS	VP3
Ⅱ型	WBC	−	+/−	+	+
	细菌培养	−	+/−	+	+
ⅢA 型	WBC	−	−	+	+
	细菌培养	−	−	−	−
ⅢB 型	WBC	−	−	−	−
	细菌培养	−	−	−	−

“两杯法”是通过获取前列腺按摩前、后的尿液，进行显微镜检查和细菌培养。

类型	标本	按摩前尿液	按摩后尿液
Ⅱ型	WBC	+/−	+
	细菌培养	+/−	+
ⅢA 型	WBC	−	+
	细菌培养	−	−
ⅢB 型	WBC	−	−
	细菌培养	−	−

【治疗方案】　Ⅱ型和Ⅲ型

1. 一般治疗　健康教育、心理和行为辅导有积极作用。患者应戒酒，忌辛辣刺激食物；避免憋尿、久坐，注意保暖，加强体育锻炼。热水坐浴有助于缓解疼痛症状。

2. 药物治疗　最常用的三种药物是抗生素、α-受体阻滞剂和非甾体抗炎镇痛药，其他药物对缓解症状也有不同程度的疗效。

(1) 抗生素：

Ⅱ型：根据细菌培养结果和药物穿透前列腺包膜的能力选择抗生素。常用的抗生素是氟喹诺酮类药物，如环丙沙星、左氧氟沙星和洛美沙星等。前列腺炎确诊后，抗生素治疗至少维持4～6周，其间应对患者进行阶段性的疗效评价。疗效不满意者，可改用其他敏感抗生素。不推荐前列腺内注射抗生素的治疗方法。

ⅢA 型：抗生素治疗大多为经验性治疗，理论基础是推测某些常规培养阴性的病原体导致了该型炎症的发生。因此，推荐先口服氟喹诺酮等抗生素 2～4 周，然后根据疗效反馈决定是否继续抗生素治疗。只在患者的临床症状确有减轻时，才建议继续应用抗生素。推荐的总疗程为4～6周。部分此型患者可能存在沙眼衣原体、溶脲脲原体或人型支原体等细胞内病原体感染，可以口服大环内酯类等抗生素治疗。

ⅢB 型：不推荐使用抗生素治疗。

(2) α-受体阻滞剂：α-受体阻滞剂能松弛前列腺和膀胱等部位的平滑肌而改善下尿路症状和疼痛，因而成为治疗Ⅱ型/Ⅲ型前列腺炎的基本药物。可根据患者的个体差异选择不同的α-受体阻滞剂。推荐使用的α-受体阻滞剂主要有：阿夫唑嗪(alfuzosin)、多沙唑嗪(doxazosin)、萘哌地尔(naftopidil)、坦索罗辛(tamsulosin)和特拉唑嗪(terazosin)等，对照研究结果显示上述药物对患者的排尿症状、疼痛及生活质量指数等有不同程度的改善。治疗中应注意该类药物导致的眩晕和体位性低血压等不良反应。α-受体阻滞剂的疗程至少应在 12 周以上。α-受体阻滞剂可与抗生素合用治疗 IIIA 型前列腺炎，合用疗程应在 6 周以上。

(3) 非甾体抗炎镇痛药：非甾体抗炎镇痛药是治疗Ⅲ型前列腺炎相关症状的经验性用药。其主要目的是缓解疼痛和不适。

(4) 植物制剂:植物制剂在Ⅱ型和Ⅲ型前列腺炎中的治疗作用日益受到重视,为可选择性的治疗方法。植物制剂主要指花粉类制剂与植物提取物,其药理作用较为广泛,如非特异性抗炎、抗水肿、促进膀胱逼尿肌收缩与尿道平滑肌松弛等作用。

最近完成的一项多中心对照研究结果显示,普适泰与左氧氟沙星合用治疗Ⅲ型前列腺炎效果显著优于左氧氟沙星单一治疗。另一项随机、双盲、安慰剂对照研究结果显示,与安慰剂比较,普适泰长期(6个月)治疗可以显著减轻Ⅲ型前列腺炎患者的疼痛和排尿症状。

(5) M受体阻滞剂:对伴有膀胱过度活动症(overactive bladder, OAB)表现如尿急、尿频和夜尿但无尿路梗阻的前列腺炎患者,可以使用M受体阻滞剂托特罗定治疗。

(6) 抗抑郁药及抗焦虑药:对合并抑郁、焦虑的慢性前列腺炎患者,根据病情,在治疗前列腺炎的同时,可选择使用抗抑郁药及抗焦虑药。

(7) 别嘌醇:别嘌醇为可选择的治疗ⅢA型前列腺炎药物。小规模的随机对照临床试验证实,别嘌醇对ⅢA型前列腺炎有一定的疗效。

(8) 中医中药:推荐按照中医药学会或中西医结合学会有关规范进行前列腺炎的中医中药治疗,采取辨证论治予以清热利湿、活血化瘀和排尿通淋等方法。

3. 其他治疗

(1) 前列腺按摩:前列腺按摩是传统的治疗方法之一,研究显示适当的前列腺按摩可促进前列腺腺管排空并增加局部的药物浓度,进而缓解慢性前列腺炎患者的症状,故推荐为III型前列腺炎的辅助疗法。联合其他治疗可有效缩短病程。推荐疗程为4~6周,每周2~3次。急性前列腺炎患者禁用。

(2) 生物反馈治疗:研究表明慢性前列腺炎患者存在盆底肌的协同失调或尿道外括约肌的紧张。生物反馈合并电刺激治疗可使盆底肌疲劳性松弛,并使之趋于协调,同时松弛外括约肌,从而缓解慢性前列腺炎的会阴部不适及排尿症状。生物反馈治疗要求患者通过生物反馈治疗仪主动参与治疗。该疗法无创伤性,为可选择性治疗方法。

(3) 热疗:主要利用多种物理手段所产生的热力作用,增加前列腺组织血液循环,加速新陈代谢,有利于消炎和消除组织水肿、缓解盆底肌肉痉挛等。

Ⅳ型:一般无需治疗。

【预后】 该病经预后良好,主要危害是患者因忧虑带来的精神症状,因此除治疗前列腺炎外,心理疏导很重要。

附:国立卫生研究院慢性前列腺炎症状指数(NIH-CPSI)疼痛或不适

1. 在过去1周,下诉部位有过疼痛或不适吗?

a. 直肠(肛门)和睾丸(阴囊)之间即会阴部

是( )1 否( )0

b. 睾丸

是( )1 否( )0

c. 阴茎的头部(与排尿无相关性)

是( )1 否( )0

d. 腰部以下,膀胱或耻骨区

是( )1 否( )0

2. 在过去1周,你是否经历过以下事件

a. 排尿时有尿道烧灼感或疼痛

是( )1 否( )0

b. 在性高潮后(射精)或性交期间有疼痛或不适

是(　)1　否(　)0

3. 在过去1周是否总是感觉到这些部位疼痛或不适

(　)　0　a. 从不

(　)　1　b. 少数几次

(　)　2　c. 有时

(　)　3　d. 多数时候

(　)　4　e. 几乎总是

(　)　5　f. 总是

4. 下列哪一个数字是可以描述你过去1周发生疼痛或不适时的"平均程度"

(　)	(　)	(　)	(　)	(　)	(　)	(　)	(　)	(　)	(　)
1	2	3	4	5	6	7	8	9	10

注:"0"表示无疼痛,2~9依次增加,"10"表示可以想象到严重疼痛

5. 在过去1周,排尿结束后,是否经常有排尿不尽感

(　)　0. a. 根本没有

(　)　1. b. 5次中少于1次

(　)　2. c. 少于一半时间

(　)　3. d. 大约一半时间

(　)　4. e. 超过一半时间

(　)　5. f. 几乎总是

6. 在过去1周,是否在排尿后少于2小时内经常感到又要排尿

(　)　0. a. 根本没有

(　)　1. b.5次中少于1次

(　)　2. c. 少于一半时间

(　)　3. d. 大约一半时间

(　)　4. e. 超过一半时间

(　)　5. f. 几乎总是

症状的影响

7. 在过去的1周里, 你的症状是否总是影响你的日常工作

(　)　0. a. 没有

(　)　1. b. 几乎不

(　)　2. c. 有时

(　)　3. d. 许多时候

8. 在过去的1周里,你是否总是想到你的症状

(　)　0. a. 没有

(　)　1. b. 几乎不

(　)　2. c. 有时

(　)　3. d. 许多时候

生活质量

9. 如果在你以后的日常生活中,过去1周出现的症状总是伴随着你,你的感觉怎么样

(　)　0. a. 快乐

(　)　1. b. 高兴

(　) 2. c. 大多数时候满意
(　) 3. d. 满意和不满意各占一半
(　) 4. e. 大多数时候不满意
(　) 5. f. 不高兴
(　) 6. g. 难受

积分评定：
疼痛：1a+1b+1c+1d+2a+2b+3+4 =
尿路症状：5+6 =
对生活质量影响：7+8+9 =
合计：
总分0~43，降低4~6分被公认为有显著差异的治疗。

复　习　题

一、名词解释

1. 弱精子症
2. 精索静脉曲张
3. 阴茎勃起功能障碍(ED)

二、填空题

1. 附睾炎的感染途径：______、______、______。
2. 按精液来源人工授精分为：______、______。
3. 性功能障碍分：______、______、______、______。
4. 男子性反应周期：______、______、______、______。
5. 慢性前列腺症状指数按照______、______、__，三个重要症状共提出______个问题。

三、单项选择题

1. 患者刘某，男性，30岁，以“左阴囊坠胀不适两年”为主诉，查体左阴囊下垂稍大，触诊可触及精索增粗团状迂曲蚯蚓状肿物。平卧位消失，最可能的疾病是(　　)
A. 左精索鞘膜积液　B. 左斜疝
C. 左精索静脉曲张　D. 左睾丸肿瘤
2. 患者，男，29岁，发现“右阴囊肿块两个月”为主诉。查体右附睾肿大约2.0cm×3.5cm大小，与睾丸边界欠清晰，与阴囊皮肤有粘连，输精管增粗可触及串珠样改变最可能的疾病是(　　)
A. 慢性附睾炎　B. 附睾结核
C. 精液囊肿　D. 精子肉芽肿
3. 患者，男，37岁，以“腰骶部酸痛伴会阴不适反复发作两年”为主诉就诊，查体外生殖器正常，肛诊前列腺一度肿大，质硬，有压痛，光滑，该患者可能的疾病诊断(　　)
A. 慢性前列腺炎　B. 急性前列腺炎
C. 慢性尿道炎　D. 膀胱炎
4. 患者，男性，24岁，因“右阴囊肿痛两天，进行性加重一天”就诊，查体右阴囊红肿，触痛(++)右附睾肿大4cm×3cm大小，与睾丸界线清晰，考虑为急性附睾炎，首先采取的处理措施(　　)
A. 抗生素治疗　B. 精索封闭
C. 手术探查　D. 保守治疗
5. 慢性细菌性前列腺炎诊断的金标准(　　)
A. 前列腺液常规
B. 前列腺B超
C. 前列腺液细菌培养
D. 四杯法测定
6. 前列腺痛指下列哪种前列腺炎(　　)
A. 急性细菌性前列腺炎
B. 慢性细菌性前列腺炎
C. 慢性非细菌性前列腺炎Ⅲa
D. 慢性非细菌性前列腺炎Ⅲb
7. 精液质量分析报告精液果糖实验阴性，常见于下列哪几种病(　　)
A. 前列腺炎　B. 射精管梗阻
C. 精囊缺失　D. 附睾炎
8. 根据WHO规定不育患者精液化验常规检测几次(　　)

A. 1次　B. 2次　C. 3次　D. 4次

9. 正常精液下列哪项除外(　　)

A. 密度>20×10^6/ml

B. a级活动力精子>25%或a+b活动力精子>50%

C. 正常精子形态>70%

D. 无精子凝集

10. 下列哪项不是睾丸性不育原因之一(　　)

A. 隐睾　B. 睾丸炎

C. 精索静脉曲张　D 克氏综合征

E. 低促性腺型性腺功能低下

复习题参考答案

一、名词解释

1. 弱精子症:精子密度≥=20×10^6/ml且A级活动力精子≤25%并且A+B级活动力精子<50%。
2. 精索静脉曲张:精索内睾丸静脉形成的蔓状丛发生扩张增粗或迂回弯曲称为精索静脉曲张。
3. 阴茎勃起功能障碍(ED):指阴茎不能达到和维持足以进行满意性交的勃起。

二、填空题

1. 精道逆行感染　淋巴蔓延　血行感染
2. 丈夫精液人工授精　供精精液人工授精
3. 性欲障碍　勃起障碍　射精障碍　感觉障碍
4. 性兴奋期　性持续期　性高潮期　性减退期
5. 疼痛　排尿异常　对生活质量的影响　9

三、单项选择题

1 . E　2. B　3. A　4. A　5. C　6. D　7. B　8. B　9. C　10. E

第五篇　神经外科导论

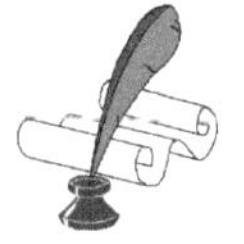

第一章　颅内压增高和脑疝

第一节　颅内压增高

案例 5-1-1

患者，女，10 岁，以“反复头痛、呕吐三个月，伴视力下降半月余”为主诉入院，患者母亲代述患者于三个月前无明显诱因出现头痛，初为发作性枕部和双颞部钝痛，晨起较重，并伴有恶心、呕吐，为喷射性呕吐，呕吐物为胃内容物，饭后更易发生呕吐。休息后头痛可缓解。到当地医院以感冒治疗效果不佳，后头痛、呕吐逐渐加重，半月前始逐渐出现视物不清，视力下降，并呈进行性加重，为进一步诊治来我院。入院查体：BP 100/60mmHg，R 90 次/分，神志清楚，问答切题，自动体位，双瞳孔等大等圆，对光反射存在，双眼视力 0.4，双侧视乳头高度水肿，颈软，无抵抗，胸腹未见明显异常，四肢肌张力正常，肌力 5 级，二头肌、三头肌及膝反射对称存在，双侧巴宾斯基征阴性。

问题

◆最可能的诊断？

◆还应该做哪些检查？

◆诊断依据有哪些？

◆鉴别诊断？

◆进一步如何处理？

参考答案和提示

◆最可能的诊断　颅内压增高。

◆应该进行头颅 CT 增强扫描，必要时行 MRI 检查。

◆诊断依据　10 岁儿童，无明显诱因起病；有头痛呕吐病史，查体有视乳头水肿。

◆鉴别诊断　①近视；②上呼吸道感染。

◆进一步处理包括

1. 一般处理　卧床休息，观察神志、瞳孔、血压、呼吸、脉搏、体温。半流质饮食，保持大便通畅。频繁呕吐者禁食、补液，防止吸入性肺炎。

2. 对症治疗　采取措施减低颅内压，可以使用 20% 甘露醇或速尿脱水治疗；如 CT 检查显示患者有脑积水，可以行侧脑室穿刺外引流。

3. 病因治疗　尽早查明病因，明确诊断，实施去除病因的治疗。

临床思维：颅内压增高（increased intracranial pressure）

侧卧位测量成年人平均脑脊液压力超过 1.96kPa（相当 200mmH_2O）时，称为颅内压增高。颅内压增高是临床常见的许多疾病共有的一组症候群。颅内压增高有两种类型，即弥漫性颅内压增高和局灶性颅内压增高,再通过扩散波及全脑。弥漫性颅内压增高由于颅腔狭小或脑实质的体积增大而引起,其特点是颅腔内各部位及各分腔之间压力均匀升高,不存在明显的压力差,因此脑组织无明显的移位。而局灶性颅内压增高因颅内有局限的扩张性病变,病变部位压力首先增高,使附近的脑组织受到挤压而发生移位,并把压力传向远处,造成颅内各腔隙间的压力差,这种压力差导致脑室,脑干及中线结构移位,引起脑疝。

【病因】 引起颅内压增高的原因甚多,概括起来有五大类:

1. 颅腔容积缩小　如狭颅症,及颅骨大面积凹陷骨折等。
2. 脑组织体积增加　如各种原因导致的脑水肿。
3. 脑血流量增加　如颅内血管性疾病、高碳酸血症等。
4. 脑脊液量增多　如梗阻性和交通性脑积水。
5. 颅内占位性病变使颅内空间相对变小　如脑出血、脑脓肿、脑寄生虫及颅内肿瘤等。

在疾病情况下,通过生理调节作用以取代颅内压的代偿能力是有限度的,当颅内病变的发展超过了这一调节的限度时,就可以产生颅内压增高。

【临床表现】 头痛、呕吐、视乳头水肿是颅内压增高的三主征。

1. 头痛　头痛是颅内高压的常见症状,发生率约为 80%~90%,初时较轻,以后加重,并呈持续性、阵发性加剧,清晨时加重是其特点,头痛与病变部位常不相关,多在前额及双颞,后颅窝占位性病变的头痛可位于后枕部。

2. 呕吐　呕吐不如头痛常见,但可能成为慢性颅内压增高患者的唯一的主诉。其典型表现为喷射性呕吐,与饮食关系不大而与头痛剧烈程度有关。位于后颅窝及第四脑室的病变较易引起呕吐。

3. 视神经乳头水肿　是颅内压增高最客观的重要体征,发生率约为 60%~70%。可表现为视力减退,甚至失明。

4. 其他症状　可有头昏、耳鸣、烦躁不安、嗜睡、癫痫发作、外展神经麻痹、复视等症状。颅内高压严重时有生命体征变化:血压升高、脉搏及呼吸变慢,血压升高是调节机制的代偿作用,以维持脑血液供应,呼吸慢可能是延髓呼吸中枢功能紊乱所致,生命体征变化是颅内压增高的危险征兆,要警惕脑疝的发生。

第二节 脑　疝

案例 5-1-2

患者,男,25 岁,以"头部摔伤后头痛、呕吐 3 小时,意识不清 1 小时"为主诉入院。家属代述患者于 3 小时前不慎跌倒,摔伤右颞部,当即昏迷,约 10 分钟后清醒,诉剧烈头痛,呈持续性胀痛,伴有恶心,呕吐三次,呕吐物为胃内容物,约 1 小时前患者逐渐出现意识不清,呼之不应。急送入我院急诊科。神经系统查体:BP 140/90mmHg,R 75 次/分,神志浅昏迷,呼之不应,右侧瞳孔大于左侧,右侧直径 5mm,左侧 3mm,双侧光反应均迟钝,右颞顶部头皮有一头皮下血肿,颈软,无抵抗,胸腹未见明显异常,四肢肌张力低,刺痛,左侧肢体少动,左侧二头肌、三头肌及膝反射较右侧减弱,右侧巴宾斯基征阴性,左侧巴宾斯基征阳性。

问题

◆最可能的诊断?

◆还应该做哪些检查?

◆诊断依据有哪些?

◆鉴别诊断?

◆治疗方案?

参考答案和提示

◆可能的诊断 ①右颞部硬膜外血肿;②小脑幕切迹疝。

◆需进一步行头颅 CT 检查。

◆诊断依据 患者有头部外伤史,剧烈头痛病史及中间清醒期。查体:有意识障碍,瞳孔变化和病理征。

◆鉴别诊断 ①外伤性瞳孔改变;②原发性脑干损伤。

◆治疗方案 快速给予20%甘露醇250ml静脉滴注,硬膜外血肿应急诊行开颅血肿清除术。

临床思维:脑疝(brain herniation)

颅腔内某一分腔有占位性病变时,该分腔的压力比邻近分腔的压力高,脑组织从高压区向低压区移位,从而引起一系列临床综合征,称为脑疝。幕上的脑组织(颞叶的海马回、沟回)通过小脑幕切迹被挤向幕下,称为小脑幕切迹疝、天幕裂孔疝或颞叶钩回疝。幕下的小脑扁桃体及延髓经枕骨大孔被挤向椎管内,称为枕骨大孔疝或小脑扁桃体疝。引起颅内压增高的各种病变发展到一定阶段都可引起脑疝。同时一些医源性因素,例如颅内高压时作腰椎穿刺释放过多的脑脊液,使颅腔与椎管之间、幕上分腔与幕下分腔之间的压力差增大,可促使脑疝的形成。

【小脑幕切迹疝临床表现】

1. 颅内压增高的症状 表现为剧烈头痛及频繁呕吐,其程度较脑疝前加剧,并有烦躁不安。

2. 意识改变 表现为嗜睡、浅昏迷以至昏迷,对外界的刺激反应迟钝或消失,是中脑网状上、下行激活系统受损伤的结果。

3. 瞳孔改变 两侧瞳孔不等大,初起时病侧瞳孔略缩小,光反应稍迟钝,以后病侧瞳孔逐渐散大,略不规则,直接及间接光反应消失,但对侧瞳孔仍可正常,这是由于患侧动眼神经受到压迫牵拉之故。此外,患侧还可有眼睑下垂、眼球外斜等。如脑疝继续发展,则可出现双侧瞳孔散大,光反应消失,这是脑干内动眼神经核受压损伤所引起。

4. 运动障碍 大多发生于瞳孔散大侧的对侧,表现为肢体的自主活动减少或消失。

5. 生命体征的紊乱 表现为血压、脉搏、呼吸、体温的改变。严重时血压忽高忽低,呼吸忽快忽慢,有时面色潮红、大汗淋漓,有时转为苍白、汗闭,体温可高达41℃以上,也可低至35℃以下而不升,最后呼吸停止,终于血压下降、心脏停搏而死亡。

【枕骨大孔疝】 患者常只有剧烈头痛,反复呕吐,生命体征紊乱和颈项强直、疼痛,意识改变出现较晚,没有瞳孔的改变而呼吸骤停发生较早。

【治疗】 脑疝是颅内压增高引起的严重状况,必须作紧急处理。除必要的病史询问与体格检查外,应立即静脉输注高渗降颅压药物,以暂时缓解病情。然后迅速进行必要的诊断性检查以明确病变的性质及部位,根据具体情况行手术,去除病因。如病因一时不能明确或虽已查明病因但尚缺乏有效疗法时,可行姑息性手术部分缓解颅内高压:

1. 脑室外引流术 可在短期内有效地降低颅内压,暂时缓解病情。对有脑积水的病例效果特别显著。

2. 脑脊液分流术 适用于有脑积水的病例,有如下几种术式①脑室腹腔分流术;②脑室脑池分流术;③脑室心房分流术等,目前世界上应用最广泛的是脑室腹腔分流术。

3. 外减压术 切除部分脑叶以达到减压的目的。常常是在术中遇到脑组织大量膨出,无法关闭颅腔时的最后一种手段。

4. 外减压术 将部分颅骨切除,使硬脑膜敞开,使脑组织向颅外膨出,来达到降低颅压的目的。最常用的为颞肌下减压术。

复 习 题

一、名词解释

1. 颅内压增高
2. 脑疝
3. Cushing 反应

二、填空题

1. 成人正常颅内压是______到______ mmH_2O。
2. 颅内压增高一般分为______,______,______,______期。
3. 常见的脑疝有______,______。
4. 正常颅内容物包括______,______,______。
5. 颅内压增高三主征是______,______,______。

三、单项选择题

1. 颅内压增高的重要客观体征是( )
   A. 视力减退
   B. 视野向心性缩小
   C. 视神经乳头水肿
   D. 双侧展神经麻痹
   E. 视物不清
2. 下列 Cushing 反应的典型临床表现中哪一项是错误的( )
   A. 血压升高　B. 心率减慢
   C. 呼吸浅快　D. 脉搏徐缓
   E. 呼吸变慢
3. 颅内压增高时颅内压的调节主要通过( )
   A. 脑组织从高压区向低压区移位
   B. 脑静脉血被排挤到颅腔外
   C. 颅腔内脑脊液量的减少
   D. 脑血管的自动调节
   E. 脑组织被压缩
4. 引起颅内压增高的局灶性病变是( )
   A. 狭颅症　B. 颅底蛛网膜粘连
   C. 蛛网膜下腔出血　D. 额叶肿瘤
   E. 矢状窦栓塞
5. 枕骨大孔疝可早期导致( )
   A. 颅内压增高　B. 硬脑膜下血肿
   C. 患者昏迷　D. 呼吸骤停
   E. 一侧瞳孔先缩小后散大
6. 左侧小脑幕切迹疝的典型临床表现是( )
   A. 昏迷、右侧瞳孔散大,左侧肢体瘫痪
   B. 昏迷、左侧瞳孔散大,左侧肢体瘫痪
   C. 昏迷、左侧瞳孔散大,右侧肢体瘫痪
   D. 昏迷、双侧瞳孔散大,右侧肢体瘫痪
   E. 昏迷、右侧瞳孔散大,右侧肢体瘫痪
7. 临床上用 20% 甘露醇溶液降低颅内压正确的输液方法是( )
   A. 每日一次滴注
   B. 缓慢静滴,防止高渗液产生静脉炎
   C. 1~2 小时内静脉滴注 250ml
   D. 125~250ml,半小时内静脉快速滴注
   E. 输液速度控制在 20~30 滴/分
8. 抢救枕骨大孔疝(脑室系统扩大者)最有效的急救措施首选( )
   A. 20% 甘露醇 250ml 快速静脉滴注
   B. 尽快行去骨瓣减压术
   C. 侧脑室穿刺外引流术
   D. 快速静脉滴注地塞米松 20mg
   E. 气管切开保持呼吸道通畅
9. 关于颅内压增高头颅 X 线摄片的征象,下列叙述中哪项是错误的( )
   A. 颅缝裂开
   B. 脑回压迹增多
   C. 颅骨的局部破坏或增生
   D. 蛛网膜颗粒压迹增大加深
   E. 蝶鞍骨质吸收
10. 对颅内压增高患者,下列治疗措施哪项不正确( )
    A. 症状较重者采用静脉快速滴注 20% 甘露醇溶液
    B. 症状较轻的老年患者可采用口服利尿剂
    C. 症状明显者可行腰椎穿刺放液减压术
    D. 脑水肿明显者可使用冬眠低温疗法
    E. 补液量控制在 1500~2000ml/24 小时

四、简答题

1. 颅内压增高的常见病因有哪些?
2. 颅内容物包括哪几项?
3. 常见的脑疝有哪些?
4. 颅内压增高三主征是什么?
5. 脱水治疗常用的药物有哪些?

五、问答题

1. 颅内压增高的典型临床表现是什么?

2. 小脑幕切迹疝的典型临床表现是什么？

复习题参考答案

一、名词解释

1. 颅内压增高：在病理情况下，成年人颅内压力持续超过 1.96kPa（相当 200mmH_2O）时，称为颅内压增高。
2. 脑疝：颅内病变所致的颅内压增高达到一定程度时，可使一部分脑组织移位，通过一些孔隙，被挤至压力较低的部位，称之为脑疝。
3. Cushing 反应：是动脉压升高，并伴有心律减慢，心输出量增加和呼吸深慢的三联反应。

二、填空题

1. 80　180
2. 代偿期　早期　高峰期，衰竭期
3. 小脑幕切迹疝　枕骨大孔疝
4. 脑　血液　脑脊液
5. 头痛　呕吐　视神经乳头水肿

三、单项选择题

1. C　2. C　3. C　4. D　5. D　6. C　7. D　8. C　9. C　10. C

四、简答题

略

五、问答题

略

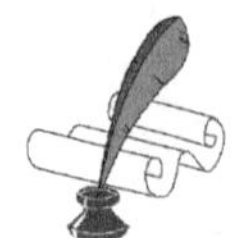

第二章 颅脑损伤

案例 5-2-1

患者,女,38 岁,以“外伤后头痛,右耳流血水 5 小时”为主诉入院,患者 5 小时前不慎摔倒,右颞部着地,无昏迷,自觉头疼并右耳流血性液。来我院就诊,查体:血压 140/90 mmHg,心率 88 次/分,意识清楚,双瞳孔等大等圆,对光反射灵敏,右耳外耳道可见血性液流出,右耳后乳突区见皮下青紫,瘀斑。四肢肌力、肌张力正常,病理征未引出。

问题

◆最可能的诊断?

◆该患者的诊断主要依据什么?

◆诊断依据有哪些?

◆鉴别诊断?

◆治疗方案?

参考答案和提示

◆最可能的诊断　右侧中颅窝底骨折,脑脊液耳漏。

◆主要依据病史和查体。

诊断依据:

1. 外伤史。

2. 查体　右耳流血性液,右耳乳突区皮下瘀斑。

◆鉴别诊断　①耳外伤;②颅内血肿;③头皮外伤。

◆治疗方案

1. 保守治疗　取头高位,注意外耳道清洁,不可堵塞和冲洗。避免擤鼻,用力咳嗽,屏气和打喷嚏,以防逆行感染和颅内积气。一般不做腰穿,应用抗生素。

2. 手术治疗　如果脑脊液漏持续 4 周以上,需手术治疗。

临床思维:颅底骨折

颅底骨折大多由颅盖骨折延伸而来,少数可因头部挤压或着力部位于颅底水平的外伤所造成,绝大多数为线形骨折。由于颅底结构上的特点,横行骨折线在颅前窝可由眶顶达到筛板甚至伸延到对侧,在颅中窝常沿岩骨前缘走形甚至将蝶鞍横断。

【临床表现】　耳、鼻出血和脑脊液漏;脑神经损伤;皮下或黏膜下瘀斑。

1. 颅前窝骨折主要表现　“熊猫眼”,脑脊液鼻漏,颅内积气及嗅神经损伤。

2. 颅中窝骨折主要表现　脑脊液耳漏,脑脊液鼻漏,另可有面听神经损伤。

3. 颅后窝骨折主要表现　乳突和枕下部见皮下瘀斑。

【诊断】　主要依据临床表现,其他检查的价值有限。

【治疗】　骨折本身无需特殊处理,如有脑脊液鼻漏和耳漏,取头高位,注意外耳道清洁,不可堵塞和冲洗。避免擤鼻、用力咳嗽、屏气和打喷嚏,以防逆行感染和颅内积气。一般不做腰穿,应用抗生素。手术治疗:如果脑脊液漏持续 4 周以上,需手术治疗。

案例 5-2-2

患者,男,20岁,以"头部打伤后头痛3小时,意识不清30分钟"为主诉入院,患者3小时前被人用木棒击打头右侧颞部,当即昏倒在地,约10分钟后清醒,醒后诉头痛剧烈,感恶心,呕吐两次,吐出为胃内容物,自行走路到当地医院摄头颅X线片示:右颞线形骨折,给予脱水留观处理。患者头痛逐渐加重,30分钟前患者再次出现意识不清,急转我院急诊科诊治。病程中无抽搐及大、小便失禁。既往体健。体格检查:BP 150/90mmHg,R 85次/分,呈浅昏迷状,右颞部头皮肿胀明显,右侧瞳孔直径6mm,对光反射消失,左侧瞳孔直径3mm,对光反射迟钝,疼痛刺激左侧肢体无活动,左侧肢体肌张力增高。左侧二头肌、三头肌和膝腱反射略活跃,左侧巴宾斯基征阳性,右侧阴性。

问题

◆最可能的诊断?

◆还应该做哪些检查?

◆诊断依据有哪些?

◆鉴别诊断?

◆治疗方案?

参考答案和提示

◆最可能的诊断　右颞硬膜外血肿,小脑幕切迹疝。

◆需进一步急诊行头颅CT检查,尽快完善术前准备。

◆诊断依据　结合患者有头部外伤史,伤后出现有中间清醒期的意识障碍过程,随后病情急剧恶化,出现瞳孔变化、意识障碍、锥体束征等。结合X线摄片示颞骨骨折。随后查头颅CT示:右颞双凸透镜高密度影。

◆鉴别诊断

1. 硬膜下血肿　原发脑损害较重,多为进行性意识障碍,多为对冲伤,在头颅CT表现为新月形的高密度影。

2. 脑内血肿　原发脑损害较重,多为进行性意识障碍,多为对冲伤,脑实质内的高密度影,较容易鉴别。

◆治疗方案　硬膜外血肿的治疗原则为急诊行血肿清除手术。

临床思维:硬膜外血肿

多发生在头部直接损伤部位,是因颅骨骨折(约90%)或颅骨局部暂时变形血管破裂,血液聚积于硬膜外间隙所致。发生率为各种颅脑损伤的1%~3%,占颅内血肿25%~30%,多数单发,少数可在大脑半球的一侧或两侧,或在小脑幕上下同时发生,或与其他类型血肿同时存在。出血来源为硬脑膜中动脉和静脉,板障血管、静脉窦等损伤。因此,血肿多位于颞部、额顶部和颞顶部。随着血肿扩大,可使硬脑膜自颅骨内板剥离,继续撕破一些小血管,使出血越来越多,结果形成更大血肿。

【临床表现】　典型的颞部硬脑膜外血肿具有下列特征:

1. 有急性颅脑损伤病史;颞部可有伤痕、有骨折线跨过脑膜中动脉沟。

2. 受伤时曾有短暂意识障碍　意识好转后,因颅内出血使颅内压迅速上升,出现急性颅内压增高症状、头痛进行性加重、烦躁不安、频繁呕吐等。血肿继续增大则患者再次昏迷。两次昏迷之间的时间称为"中间清醒期"或"意识好转期",短者为2~3小时或更短,大多为6~12小时或稍长,24小时或更长者则少见。原发性脑损伤很轻者,伤后无明显意识障碍,到血肿形成后才陷入昏迷。

3. 随血肿增大及颅内压增高,逐渐出现脑疝症状　一般表现为意识障碍加重,血肿侧瞳孔先缩小,后散大,光反应也随之减弱而消失,血肿对侧明显的锥体束征及偏瘫。继之对侧瞳孔也散大,脑干功能随之衰竭,终因呼吸首先停止而死亡。尽早诊断和快速手术清除能最大限度地减少病残和死亡率。硬膜外血肿的典型 CT 表现:颅骨下梭形或双凸透镜形高密度影,偶尔为等密度或混杂密度。

复　习　题

一、名词解释

1. 加速性损伤
2. 对冲伤
3. 中间清醒期

二、填空题

1. 颅底骨折分为______,______,______三种。
2. 脑损伤根据其发生机制可分为:______损伤和______损伤。
3. 脑损伤根据脑与外界是否相通可分为:______,______。
4. 中间清醒期的意识变化过程为:______。
5. 硬膜外血肿的最常见出血来源为:______。

三、单项选择题

1. 头皮血肿的处理原则,正确的是(　　)
   A. 均需用切开引流
   B. 均需用穿刺抽除积血加压包扎
   C. 采用局部适当加压包扎
   D. 巨大头皮血肿易引起中线移位故脱水治疗
   E. 均需静脉输血抢救休克
2. 诊断颅盖骨折通常依据是(　　)
   A. 头颅 X 线摄片
   B. 头皮伤痕
   C. 局部触诊闻及骨擦音
   D. 剧烈头痛伴呕吐
   E. 对侧肢体偏瘫
3. 诊断颅底骨折最确切的依据是(　　)
   A. 头面部受暴力史
   B. 眼睑青紫
   C. X 线片示额骨线形骨折
   D. 鼻出血
   E. 脑脊液鼻漏
4. 下列颅脑损伤最急需处理的是(　　)
   A. 脑震荡
   B. 顶部的凹陷骨折,深度达 1.5cm
   C. 颅底骨折引起外耳道出血
   D. 脑挫裂伤
   E. 颅内血肿并脑疝形成
5. 抢救颅内血肿患者,最根本措施是(　　)
   A. 20% 甘露醇 250ml 快速静脉滴注
   B. 气管切开,减轻脑水肿
   C. 清除血肿
   D. 人工冬眠及物理降温
   E. 去骨瓣减压
6. 外伤性颅内血肿形成后,其严重性在于(　　)
   A. 由对冲性脑损伤所致广泛的额颞部受累
   B. 血肿位于白质深部,功能损失大
   C. 脑膜中动脉受损,出血速度快
   D. 引起颅内压增高而导致脑疝
   E. 伴发严重脑水肿
7. 脑挫裂伤的临床表现中,下列哪项不相符合(　　)
   A. 伤后昏迷持续时间长
   B. 迟发性瞳孔散大而无脑疝表现
   C. 常有生命体征改变
   D. 可有肢体瘫痪,失语等
   E. 腰椎穿刺脑脊液有血液
8. 急性硬膜外血肿,最具特征性的表现是(　　)
   A. 中间清醒期
   B. 两侧瞳孔不对称
   C. 颅骨骨折线跨过脑膜中动脉沟
   D. 进行性意识障碍
   E. 对侧肢体瘫痪或锥体束征阳性
9. 男患,50 岁。2 小时前木棒击伤左颞部,伤后头痛,呕吐,1 小时前意识不清,查体中度昏迷,左瞳散大,右侧肢体病理征(+),诊断考虑为(　　)
   A. 颅骨凹陷骨折伴脑疝
   B. 硬膜下血肿伴脑疝
   C. 硬膜外血肿伴脑疝

D. 脑损伤伴脑疝
E. 原发脑干损伤

10. 有一外伤后4小时患者，头痛呕吐，下列哪项检查结果能确定诊断(　　)
A. 颞部外伤局部有头皮血肿
B. 枕部受伤，有软组织肿胀
C. 伤后立即出现神经功能障碍
D. 意识障碍进行性加深
E. 头颅CT检查结果

四、简答题

1. 脑震荡患者应如何处理？
2. 简述硬膜外血肿的典型意识变化过程及其发生机制。
3. 急性硬膜外血肿常见的出血来源有哪些？
4. 简述Glasgow昏迷评分法？
5. 颅底骨折的处理原则？

五、问答题

1. 颅内血肿的治疗原则是什么？
2. 脑震荡的诊断和处理原则是什么？

复习题参考答案

一、名词解释

1. 加速性损伤：相对静止的头部突然遭受外力打击，头部沿外力作用方向呈加速运动而造成的损伤，称为加速性损伤。
2. 对冲伤：运动着的头部突然撞于静止的物体所引起的损伤，不仅发生于着力部位，也常发生于着力部位的对侧，即对冲伤。
3. 中间清醒期：原发脑损伤略重，伤后一度昏迷，随后完全清醒或好转，但不久又陷入昏迷。这种典型的昏迷—清醒—昏迷的临床过程称为中间清醒期。

二、填空题

1. 颅前窝骨折　颅中窝骨折　颅后窝骨折
2. 原发性脑损伤　继发性脑损伤
3. 闭合性脑损伤　开放性脑损伤
4. 昏迷—中间清醒—昏迷
5. 脑膜中动脉

三、单项选择题

1. C　2. A　3. E　4. E　5. C　6. D　7. B　8. A　9. C　10. E

四、简答题

略

五、问答题

略

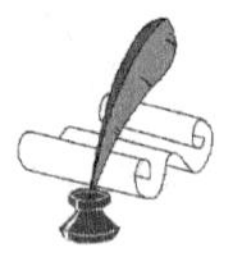

第三章　颅内和椎管内肿瘤

案例 5-3-1

患者，男，41 岁，以"间断头痛四个月，左侧肢体无力 10 余天"为主诉入院。患者诉四个月前始无明显诱因出现间断头痛，为双颞部胀痛，持续数小时，休息可缓解，自服"止痛药"效果不佳。后头痛发作越来越频繁，程度也加重，10 天前开始发现左侧肢体无力，行走时易摔倒，左手持物无力，抓不住筷子。为进一步诊治来我院就诊。患者既往体健。

体格检查：BP 130/80 mmHg，R 78 次/分，意识清楚，双瞳孔等大等圆，对光反射灵敏，视力：左 1.2 ，右 1.0；右眼鼻侧和左眼颞侧视野缺损，眼底检查正常。心、肺、腹部检查未见明显异常，左侧上下肢肌张力减弱，上肢肌力 3 级，下肢肌力 4 级，左侧二头肌、三头肌及膝腱反射较右侧减弱，左侧巴宾斯基征阳性；右侧肢体肌张力、肌力正常，病理征未引出。

问题

◆最可能的诊断？

◆还应该做哪些检查？

◆诊断依据有哪些？

◆鉴别诊断？

◆治疗方案？

参考答案和提示

◆最可能的诊断　颅内占位病变；颅内肿瘤。

◆还应该进一步行头颅 CT 和 MRI 平扫加增强扫描检查。

◆诊断依据

1. 男性，41 岁，逐渐加重的头痛病史，近期出现一侧肢体无力。
2. 查体有左侧肢体肌力下降，腱反射减弱和病理征阳性，并有双眼同向偏盲。

◆鉴别诊断　颅脑外伤；脑血管意外；颅内寄生虫；颅内炎性病变。

◆治疗方案　完善 CT、MRI 等检查，明确诊断；外科手术治疗，切除肿瘤或取活检，以明确病变的病理性质；如为恶性肿瘤，术后考虑进行放疗和化疗。

临床思维：颅内肿瘤（intracranial tumors）

颅内肿瘤习称脑瘤，分原发性与继发性。原发性脑瘤来源于颅内各种组织成分如脑膜、脑组织、脑神经、脑血管、垂体腺与胚胎残余组织等。继发性者由身体其他部位如肺、子宫、乳腺、消化道、肝脏等的恶性肿瘤转移至脑部，或由邻近器官的恶性肿瘤由颅底侵入颅内。

【病因】　脑瘤和其他肿瘤一样，病因尚不完全清楚。有一些相关的因素如病毒感染、致癌物质、放射线、遗传、胚胎残余等，被认为与脑瘤发生有联系。

【发病率】　脑瘤可发生于任何年龄。发生部位幕上者多于幕下者，二者发病率之比约为 3∶1。幕上的脑瘤位于额叶、颞叶者居多，幕下者多见于小脑半球与蚓部，四脑室、桥脑小脑角等。

脑胶质细胞瘤（简称胶质瘤）是颅内肿瘤中最多的一类，接近颅内肿瘤的半数，依次多见的为脑膜瘤、垂体腺瘤及神经纤维瘤，其他类肿瘤较少。

【分类】　按脑瘤的组织来源分类 分为胶质瘤、脑膜瘤、垂体腺瘤、神经纤维瘤（含神经鞘瘤）、先天性肿瘤（或称胚胎残余，如颅咽管瘤、畸胎瘤等）、血管性肿瘤（血管网状细胞瘤等）、转移瘤与侵入瘤和其他肿瘤（包括少见的肿瘤如肉瘤和难以分型的肿瘤）等八个类型。

【临床表现】 颅内肿瘤是生长在密闭的颅腔内的新生物,其体积逐渐增大而产生相应的临床症状。颅内肿瘤的临床表现多式多样,早期症状有时不典型,甚至出现“例外”情况,而当颅内肿瘤的基本特征均已具备时,病情往往已属晚期。通常将颅内肿瘤的症状归纳为颅内压增高和神经定位症状两方面,有时尚可出现内分泌与周身症状。

1. 颅内压增高 约有80%的颅内肿瘤患者出现颅内压增高。这一类症状具有共性,是脑瘤扩张生长的结果。头痛、恶心呕吐、视乳头水肿与视力减退是脑瘤引起颅内压增高的三种主要表现,尚可引起精神障碍、癫痫、头昏与眩晕、复视或斜视和生命体征的变化。

2. 定位症状与体征 是肿瘤所在部位的脑、神经、血管受损害的表现。这一类症状与体征可反映脑瘤的部位所在,因此称为定位症状,各部位脑瘤的定位症状,具有其特点,可联系该部与神经的解剖结构和生理功能求得了解。

(1) 额叶肿瘤:常见的症状为精神障碍与运动障碍。

(2) 顶叶肿瘤:常出现感觉性癫痫,对侧肢体、躯干感觉减退,失用等。

(3) 颞叶肿瘤:可有轻微的对侧肢体肌力减弱,颞叶钩回发作性癫痫,表现为幻嗅幻味,继之嘴唇出现吸吮动作与对侧肢体抽搐(称为钩回发作)以及幻听。尚可引起命名性失语。

(4) 枕叶肿瘤:可出现幻视与病变对侧同向偏盲,而顶叶与颞叶后部病变,只出现对侧下1/4或上1/4视野缺损。

(5) 蝶鞍区肿瘤:包括鞍内、鞍上与鞍旁肿瘤。以垂体腺内分泌障碍,视觉障碍(视力减退、视野缺损、失明等)较常见。还可出现丘脑下部症状与海绵窦受累的表现,如第3、4、6以及第5脑神经损害的症状。

(6) 小脑肿瘤:小脑半球受累表现为水平性眼球震颤,同侧上下肢共济失调,向病变侧倾倒。蚓体病变出现下肢与躯干运动失调、暴发性语言。

【诊断】 颅内肿瘤早期诊断十分重要,诊断上要求明确三个问题:

1. 究竟有无颅内肿瘤,需要与其他颅内疾病鉴别。

2. 肿瘤生长的部位以及与周围结构的关系,准确的定位对于开颅手术治疗是十分重要的。

3. 肿瘤的病理性质,如能做到定性诊断,对确定治疗方案与估计预后皆有参考价值,一般应按照一定的程序进行检诊,避免漏诊与误诊。

【鉴别诊断】 颅内肿瘤常需与颅内炎症如脑蛛网膜炎、化脓性与结核性脑膜炎、结核球、脑脓肿、慢性硬膜下血肿、脑内血肿、高血压脑病与脑梗死、颅内寄生虫病、肉芽肿、霉菌病、视神经乳头炎与球后视神经炎等相鉴别。

【治疗】 早期诊断、早期治疗是颅内肿瘤的治疗原则。治疗方法包括:手术治疗、放射治疗、化学治疗、激素治疗、中医中药治疗和免疫治疗等。

复 习 题

一、填空题

最常见的神经上皮组织肿瘤是______。

二、单项选择题

1. 颅内肿瘤包括以下几类,但______除外( )

A. 神经上皮组织肿瘤 B. 脑膜瘤
C. 淋巴瘤 D. 动脉瘤
E. 转移瘤

2. 老年患者临床及CT诊断为脑转移瘤,其最常见的原发癌来源于哪个部位( )

A. 皮肤 B. 结肠
C. 前列腺 D. 肺脏
E. 肾脏

3. 男,18岁,头痛、视力减退、全身乏力3个月。体查:精神委靡,眼底见双侧视神经乳头边清,色苍白,第二性征发育差,头颅X线摄片发现蝶鞍扩大,鞍上部可见钙化斑。最可能的诊断是( )

A. 垂体腺瘤
B. 鞍结节脑膜瘤
C. 少突胶质细胞瘤
D. 松果体区肿瘤
E. 颅咽管瘤

4. 颅内最常见的肿瘤是( )
A. 神经上皮组织肿瘤 B. 脑膜瘤
C. 淋巴瘤 D. 垂体瘤
E. 转移瘤

5. 下列哪项不属于来自神经上皮的脑肿瘤( )
A. 星形细胞瘤
B. 少枝胶质瘤
C. 上皮样囊肿
D. 室管膜瘤
E. 髓母细胞瘤

三、简答题

1. 椎管内肿瘤按部位分为哪几类？
2. 鞍区常见的肿瘤有哪些？
3. 神经上皮组织肿瘤包括哪些？

四、问答题

1. 简述颅内肿瘤的主要临床表现。
2. 椎管内肿瘤的治疗方法有哪些？

复习题参考答案

一、填空题

星形细胞瘤

二、单项选择题

1. D 2. D 3. E 4. A 5. C

三、简答题

略

四、问答题

略

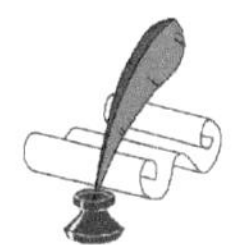

第四章　颅内和椎管内血管性疾病

案例 5-4-1

患者，男，50 岁，以“突发剧烈头痛，伴恶心、呕吐 3 小时”为主诉入院。自诉于 3 小时前洗澡时突发剧烈头痛，持续性加重，性质难以形容。伴有恶心、呕吐(呕吐物为胃内容物)，无意识障碍。急送入我院急诊科头颅 CT：鞍上池、环池为高密度影。神经系统查体：神志清，双侧瞳孔等大等圆，直径 3mm，直接、间接光反应存在。四肢肌力 5 级，肌张力正常。颈有抵抗，克氏征、布氏征均为阳性。双侧二头肌、三头肌和膝反射对称存在，双侧巴宾斯基征未引出。

问题

◆最可能的诊断？

◆还应该做哪些检查？

◆诊断依据有哪些？

◆鉴别诊断？

◆治疗方案？

参考答案和提示

◆可能的诊断　自发性蛛网膜下腔出血，颅内动脉瘤。

◆进一步需行头颅 CTA 或脑 DSA 检查。

◆诊断依据　结合无明显诱因剧烈头痛病史及头颅 CT 检查结果。

◆鉴别诊断　①脑动静脉畸形；②高血压脑出血；③肿瘤卒中。

◆治疗　首先头颅 CTA 检查，若有动脉瘤行开颅动脉瘤夹闭术或介入栓塞术。若头颅 CTA 阴性需进一步全脑血管造影检查以排除颅内动脉瘤。

临床思维：自发性蛛网膜下腔出血

自发性蛛网膜下腔出血(subarachnoid hemorrhage，SAH)是指脑表面血管破裂后，血液流入蛛网膜下腔的总称。年发病率为(5～20)/10 万。

病因：常见病因为颅内动脉瘤，其次为脑血管畸形，还有高血压性动脉硬化，也可见于动脉炎、脑底异常血管网、结缔组织病、血液病、抗凝治疗并发症等。

【临床表现】

1. 主要症状　突发剧烈头痛，持续不能缓解或进行性加重；多伴有恶心、呕吐。

2. 主要体征　脑膜刺激征明显，眼底可见玻璃膜下出血，少数可有局灶性神经功能缺损的征象，如轻偏瘫、失语、动眼神经麻痹等。

3. 临床分级　一般采用 Hunt 和 Hess 分级法(表 4-1)对动脉瘤性 SAH 的临床状态进行分级以选择手术时机和判断预后。

4. 主要并发症　包括再出血、脑血管痉挛、脑积水等。

表 4-1　Hunt 和 Hess 分级法

分类	标准
0 级	未破裂动脉瘤
Ⅰ级	无症状或轻微头痛

续表

分类	标准
Ⅱ级	中至重度头痛、脑膜刺激征、脑神经麻痹
Ⅲ级	嗜睡、意识浑浊、轻度局灶神经体征
Ⅳ级	昏迷、中或重度偏瘫、有早期去脑强直或自主神经功能紊乱
Ⅴ级	深昏迷、去大脑强直、濒死状态

【辅助检查】

1. 头颅CT 是诊断SAH的首选方法，CT显示蛛网膜下腔内高密度影可以确诊SAH。动态CT检查还有助于了解出血的吸收情况，有无再出血、继发脑梗死、脑积水及其程度等。

2. 脑脊液(CSF)检查 通常CT检查已确诊者，腰穿不作为临床常规检查。如果出血量少或者距起病时间较长，CT检查可无阳性发现，而临床可疑下腔出血需要行腰穿检查CSF。

3. 脑血管影像学检查 有助于发现颅内的异常血管，包括脑血管造影、CT血管成像和MR血管成像。

【治疗】

1. 保持生命体征稳定 SAH确诊后有条件应争取监护治疗，密切监测生命体征和神经系统体征的变化；保持气道通畅，维持稳定的呼吸、循环系统功能。

2. 降低颅内压 主要是用脱水剂，若伴发的脑内血肿体积较大时，应尽早手术清除血肿，降低颅内压以抢救生命。

3. 纠正水、电解质平衡紊乱。

4. 加强护理 就地诊治，卧床休息，减少探视，避免声光刺激。给予高纤维、高能量饮食，保持尿便通畅。意识障碍者可予鼻胃管。采取勤翻身、肢体被动活动、气垫床等措施预防压疮、肺不张和深静脉血栓形成等并发症。

5. 手术治疗 包括手术夹闭和动脉内介入栓塞。

复 习 题

一、名词解释

1. 蛛网膜下腔出血
2. 颅内动脉瘤

二、填空题

1. 依颅内动脉瘤位置将其分为______动脉瘤和______动脉瘤
2. ______是自发性蛛网膜下腔出血的主要原因
3. 动脉瘤依据形态分为：______，______，______。
4. 自发性蛛网膜下腔出血的最常见病因是：______，______。

三、单项选择题

1. 蛛网膜下腔出血后出现一侧动眼神经麻痹，首先考虑病变部位在(　　)
   A. 大脑前动脉　B. 后交通动脉
   C. 椎动脉　D. 大脑中动脉
   E. 前交通动脉
2. 自发性蛛网膜下腔出血的最常见病因是(　　)
   A. 动静脉畸形
   B. 血管炎
   C. 动脉瘤
   D. 脑血管肌纤维发育不良
   E. 凝血系统异常

四、简答题

1. 简述Hunt-Hess五级分类法。
2. 自发性蛛网膜下腔出血的常见病因有哪些？
3. 颅内动脉瘤的手术方法有哪些？

五、问答题

1. 试述自发性蛛网膜下腔出血的临床表现。

2. 自发性蛛网膜下腔出血的治疗原则是什么？

复习题参考答案

一、名词解释

1. 蛛网膜下腔出血：是各种原因引起的脑血管突然破裂，血液流至蛛网膜下腔的统称。
2. 颅内动脉瘤：颅内动脉壁的囊性膨出，是造成蛛网膜下腔出血的首位病因。

二、填空题

1. 颈内动脉系统　椎基底动脉系统
2. 颅内动脉瘤破裂
3. 囊性　梭形　壁间
4. 颅内动脉瘤　脑脊髓血管畸形

三、单项选择题

1. B　2. C

四、简答题

略

五、问答题

略

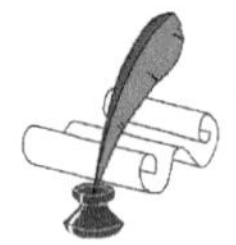

第五章　颅脑外伤诊疗常规

一、体　　检

颅脑损伤患者入院后,常规做全身常规体检和神经系统专科体检,然后依据病史、体检结果和 GCS 评分结果进行分类和分型(分类和分型方法见附表 1、2)。然后完善下列检查:

1. 常规检查　所有的化验或检查有异常时,需要复查,必要时请相关科室会诊及做相应处理。

(1) 血、尿、粪三大常规。

(2) 生化(必须包括肝功、肾功、电解质、血糖)。

(3) 免疫(甲肝、乙肝、丙肝、抗-HIV)。

(4) 凝血常规。

(5) 血型。

(6) 胸片。

(7) 心电图。

2. 特殊检查

(1) 头颅 CT 平扫。

(2) 必要时 MRI 检查。

二、诊　　断

根据检查结果,做出诊断,按分类及分型结果给予相应处理。

三、颅脑损伤处理原则

1. 轻型(Ⅰ级)

(1) CT 检查。

(2) 急诊科留观 24 小时。

(3) 观察意识、瞳孔、神经系统体征变化。

(4) 对症处理。

(5) 向家属交待有迟发性颅内血肿的可能。

2. 中型(Ⅱ级)

(1) CT 检查。

(2) 意识清楚者急诊科留观 24~72 小时,有意识障碍者须住院。

(3) 观察意识、瞳孔、神经系统体征变化。

(4) 对症处理。

(5) 有病情变化时,复查 CT,做好手术准备。

3. 重型(Ⅲ级)

(1) 须住院或在重症监护病房。

(2) 观察意识、瞳孔、神经系统体征变化。

（3）定期复查 CT（7 天内 2～3 次）直至病情稳定。

（4）保证呼吸道通畅。

（5）有手术指征者，尽早手术。

（6）积极处理高热、癫痫，有颅内压增高表现者，给予脱水等治疗，维持良好的周围循环和脑灌注压。

四、术前特殊准备

1. 脱水剂　脑水肿明显或颅内压增高、中线结构移位患者使用脱水剂——20% 甘露醇静脉滴注或呋塞米静脉给药，根据具体情况决定用量。其中 20% 甘露醇用量：1～2g/（kg · 次），应于半小时内快速静脉滴注。

2. 如患者出现梗阻性脑积水，头痛加剧，出现频繁呕吐、意识障碍者，提示有严重颅内压增高，应立即行脑室穿刺外引流或脑室分流术，以缓解颅内压增高，改善病情后尽快手术。

3. 脑疝患者的准备　患者出现脑疝时，除急行脱水、利尿外，有脑积水者，应立即脑室穿刺，缓解病情。若效果不明显，而病变部位明确，应考虑急诊行开颅手术，解除危及生命的病变。

五、术后处理

（一）术后一般处理

1. 体位　术后患者上身常规抬高 15°～30°。

2. 术后严密观察患者神志、瞳孔及生命体征变化。

3. 饮食　清醒患者术后第一天可进流质。不能正常进食者给鼻饲流质。

4. 液体和电解质　术后每日入液量原则上≤1000～1500ml，定期监测电解质。

5. 术后经常检查术区引流管是否通畅　根据引流情况，皮下引流管及硬膜外引流管术后 24～48 小时内拔除。脑室引流一般在术后 7 天内拔除，引流袋高度位于外耳道连线上17～18cm。

6. 切口拆线　幕上切口缝线 7 天拆除，幕下及脊髓者 10～12 天拆除，糖尿病、营养不良者应酌情推迟拆线。

（二）术后检查

1. 术后第一天常规复查 CT（了解有无出血，严重脑肿胀等）及血常规、肾功、糖、电解质等。

2. 术后如无明显颅内高压应常规行腰穿检查，并尽可能清除血性脑脊液。

3. 术后大剂量使用甘露醇者、老龄患者或术前肾功能不良患者以及术后不能正常进食者需监测肾功、电解质。

（三）术后用药

1. 抗生素　无特殊情况，术后 7 天内使用抗生素，怀疑颅内感染或有证据表明颅内感染者，可鞘内给药或脑室内给药，根据临床表现及血常规和脑脊液检查做相应调整。

2. 脱水剂　酌情使用脱水药物。

3. 止血药　手术当日及术后 3 天内使用，原则上使用抗纤溶药物。

4. 抑酸药　颅内手术常规使用，预防消化道出血。

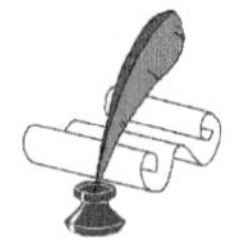

第六章 常见颅脑损伤的诊治

一、头皮损伤

(一) 诊断

1. 头皮挫裂伤 局部可有肿胀、压痛、淤血及裂伤。

2. 头皮血肿 按部位分三型,见表6-1。

表6-1 头皮血肿分型

血肿类型	发病数	血肿范围	软硬度
皮下	较多见	在头皮挫伤中心	较硬、挫伤区压痛
帽状腱膜下	最常见	可蔓及全头	明显波动
骨膜下	婴幼儿常见	较局限在两骨缝间	张力大

3. 头皮撕脱伤 多见于留有长发被机器卷入者,严重者可有全层头皮连额、颞肌、骨膜一起撕脱。因创伤性剧痛和出血,易致休克。

(二) 治疗

1. 广泛帽状腱膜下血肿者需穿刺抽血后加压包扎,有时需反复穿刺,注意患者有无凝血障碍。

2. 头皮裂伤、撕脱伤者及时清创、缝合,有大片头皮缺损者应行植皮,6小时内缝合者存活率较高。

3. 注射破伤风抗毒血清1500单位,适当用抗菌药物。

二、颅骨骨折

(一) 诊断

1. 颅盖骨骨折

(1) 线形骨折:X线检查可确诊。

(2) 凹陷骨折:程度较重在运动区者,可出现癫痫、瘫痪、失语,骨折在静脉窦上可出现颅内压增高或致命性大出血。X线切线位检查可明确诊断。

(3) 粉碎骨折:常伴有头皮挫裂伤或血肿,骨折片刺入脑组织可出现相应脑部病征。触诊及X线切线位检查可确诊。

2. 颅底骨折 临床表现见表6-2。

表6-2 颅底骨折临床表现

骨折部位	软组织淤血	脑神经损伤	脑脊液或出血
前颅窝	眼睑青紫肿胀,球结膜下出血	嗅神经损伤 视神经损伤	经鼻或口腔咽部流出
中颅窝	耳后乳突区皮下淤血,青紫肿胀	蝶骨大翼损伤可致第Ⅱ~Ⅵ对脑神经损伤,岩骨骨折可致Ⅴ、Ⅶ、Ⅷ对脑神经损伤	经伤侧外耳道流出
后颅窝	耳后及颈枕部皮下淤血,颈项强直	少见,偶有第Ⅸ~Ⅻ对脑神经损伤	外漏至胸锁乳突肌或乳突后皮下,该区淤血、压痛

（二）治疗

1. 单纯线形骨折不需特殊治疗　如骨折线跨越血管沟者,应注意观察病情,警惕颅内血肿的发生。

2. 凹陷骨折手术适应证

（1）大面积陷入颅腔或合并脑损伤,致颅内压增高,中线移位,有脑疝可能者。

（2）骨折片压迫脑重要部位引起神经功能障碍者。

（3）颅骨内板凹陷超过 1cm 者。

（4）开放性骨折碎骨片易致感染,须全部取除,硬脑膜应缝合。

（5）位于大静脉窦处的凹陷骨折,术前、术中需作好处理大出血的准备。

3. 开放性粉碎骨折应及早行清创术。

4. 颅底骨折有脑脊液漏或出血时,严禁堵塞,漏期间应给予抗生素,脑脊液漏超过 1 个月者,应考虑手术修补。

三、脑　震　荡

（一）诊断

1. 头部外伤史、短暂意识障碍,时间不超过半小时。

2. 逆行性遗忘。

3. 有头痛、头晕、恶心、呕吐等症状。

4. 神经系统及脑脊液检查正常。

（二）处理

1. CT 检查,以免遗漏继发病变。

2. 对症治疗。

四、脑挫裂伤

（一）诊断

1. 外伤病史。

2. 临床表现

（1）意识障碍:有轻有重,重者可达数天至数月。

（2）有颅内压增高表现。

（3）可有癫痫发作。

（4）神经系统体征:如偏瘫、失语等,可有可无,取决于脑损伤部位,如有,多在受伤即出现,数天内加重。

（5）脑膜刺激征:蛛网膜下腔出血所致。

（6）瞳孔改变。

（7）生命体征变化。

3. 辅助检查

（1）头颅 X 线片:有无颅骨骨折。

（2）头颅 CT 检查:脑实质内局部或散在的点状高密度影,常伴有脑组织水肿,蛛网膜下腔出血影像,中线移位。

(二) 处理

一般保守治疗,对严重而广泛的脑挫裂伤可行大骨瓣减压、颞肌下减压术。

五、颅 内 血 肿

分类

1. 按部位分为
(1) 硬膜外血肿。
(2) 硬膜下血肿。
(3) 脑内血肿。
(4) 脑室内血肿。
(5) 特殊部位血肿。
2. 按时间分为
(1) 急性血肿。
(2) 亚急性血肿(3 天~3 周)。
(3) 慢性血肿(3 周以上)。

附表 1 颅脑损伤分类

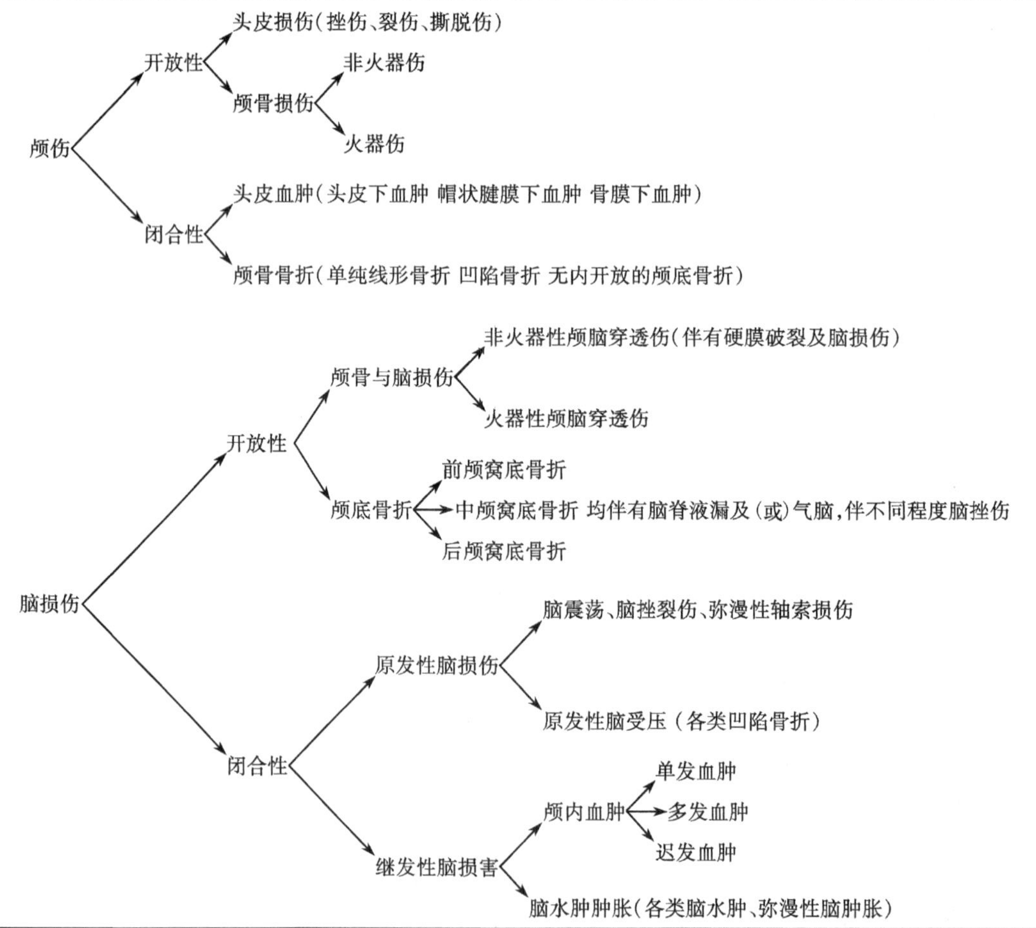

附表 2 格拉斯哥昏迷分级(GCS)

睁眼反应	计分	言语反应	计分	运动反应	计分
自动睁眼	4	回答正确	5	遵嘱活动	6
呼唤睁眼	3	回答错误	4	刺痛定位	5
刺痛睁眼	2	语无伦次	3	躲避刺痛	4
不能睁眼	1	只能发声	2	刺痛肢屈	3
		不能发声	1	刺痛肢伸	2
				不能活动	1

注:·轻度头部外伤:GCS 13~15 分
·中度头部外伤:GCS 9~12 分
·重度头部外伤:GCS 3~8 分

第六篇 烧　　伤

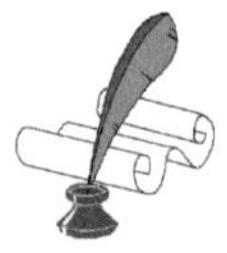

第一章 烧伤的现场急救与转送

案例 6-1-1

患者，男，40岁，工作时不慎被火焰烧伤面颈部、胸腹部、双上肢、双臀部、左大腿、双小腿、会阴部；面颈部肿胀较明显，左大腿前面及脐周创面呈现有多处散在片状白蜡样病变区，痛觉消失，隐约可见粗大血管网；双上肢大部分创面红白相间，痛觉较迟钝；其余大部创面均有大小不等的水泡，疼痛明显。

问题

◆如何进行烧伤患者的现场急救与转送？

◆如何估算烧伤创面面积？

◆如何判断烧伤创面深度？

参考答案和提示

◆现场急救　迅速脱离热源、去除致伤原因。保护受伤部位，尽量避免进一步污染。创面不能涂擦有色外用药物以避免影响烧伤创面深度的判断。迅速处置危及生命的紧急情况。合并CO中毒者应尽快移至通风处。转送：轻度烧伤患者现场急救后即可转送，大面积严重烧伤患者原则上应在当地医疗机构就地展开救治，早期避免长途转送，必须转送者也要在休克被控制、全身状况较为稳定之后进行。

确定转送的患者要建立稳妥可靠的静脉输液通道、留置导尿管；在转送途中根据患者口渴、烦躁等症状和尿量调整输液速度。转送过程中要保证呼吸道畅通，大面积烧伤患者最好完成气管切开后转送。转送过程中还应注意复合外伤伤情的观察与处理。为稳定患者情绪可适量应用镇静、镇痛药物。

◆烧伤创面面积估算

(1) 中国新九分法：将人体全身体表面积划分为11个9%，另加1%构成100%的体表面积。成人头面颈部占体表面积9%（1×9%）；双上肢各占9%（2×9%）；躯干前后各占13%及会阴占1%（3×9%）；臀部及双下肢占46%（5×9%+1%）（表1-1）。儿童一般按下述方法计算儿童头颈部与双下肢烧伤面积：头颈部面积=[9+(12−年龄)]%，双下肢面积=[46−(12−年龄)]%。

(2) 手掌法：患者一个手掌面积约为体表面积的1%，用于测算小面积烧伤，作为九分法的辅助估算方法。病例1患者为成年男性，面颈部计烧伤面积6%、胸腹部13%、双臀部5%、双上肢18%、左大腿11%、双小腿13%、会阴1%，估算烧伤总面积应为67% TBSA（体表总面积）。

◆烧伤创面深度判断　采用三度四分法，即将烧伤深度分为Ⅰ°烧伤、浅Ⅱ°烧伤、深Ⅱ°烧伤和Ⅲ°烧伤。Ⅰ°烧伤和浅Ⅱ°烧伤又称为浅度烧伤；深Ⅱ°烧伤和Ⅲ°烧伤称为深度烧伤。

1. Ⅰ°烧伤　仅损伤表皮浅层，生发层健在，创面再生能力强。创面表面红斑、干燥，有烧灼感，3~7天脱屑痊愈，短期内可有色素沉着。

表 1-1　中国新九分法

部位		占成人体表%		占儿童体表%
头颈	发部	3	9	9+(12-年龄)
	面部	3		
	颈部	3		
双上肢	双上臂	7	9×2	9×2
	双前臂	6		
	双手	5		
躯干	躯干前	13	9×3	9×3
	躯干后	13		
	会阴	1		
双下脚	双臀	5*	9×5+1	9×5+1-(12-年龄)
	双大腿	21		
	双小腿	13		
	双足	7*		

*成年女性双臀和双足各占 6%

2. 浅Ⅱ°烧伤　损伤累及表皮生发层和真皮乳头层。烧伤红肿明显、形成大小不一的水疱，内含淡黄色澄清液体，水疱皮剥脱后创面红润、潮湿、疼痛明显。创面上皮再生依靠残存表皮生发层和皮肤附件(汗腺、毛囊)上皮增生，一般 1~2 周内愈合，创面愈合通常不留有瘢痕，但多数有不同程度的色素沉着。

3. 深Ⅱ°烧伤　损伤伤及皮肤真皮层，介于Ⅱ°和Ⅲ°之间，深浅不一，也可有水疱，水疱皮剥脱后创面微红，红白相间，痛觉较迟钝。由于真皮内尚有皮肤附件残存，其增殖后可形成上皮小岛，如无感染发生可于 3~2 周内融合修复，创面愈合后常出现瘢痕增生。

4. Ⅲ°烧伤　损伤全层皮肤，甚至可深达肌肉甚至骨骼等。创面无水疱形成，呈现蜡白或焦黄色甚至碳化，痛觉消失，局部温度低，皮层凝固性坏死后形成焦痂，触之如皮革，痂下可见树枝状栓塞的血管。由于皮肤及其附件全部烧毁，无上皮再生来源，创面必须依靠皮肤移植修复。局限的小面积Ⅲ°烧伤可依靠周围健康皮肤上皮爬行而收缩愈合。病例 1 患者为成年男性，面颈、胸腹、双臀、双上肢、左大腿、双小腿、会阴部烧伤。双大腿前面及脐周创面呈现有多处散在片状白蜡样病变区，痛觉消失，隐约可见粗大血管网，考虑为Ⅲ°烧伤，多处散在片状白蜡样病变区可用手掌法估算；双上肢大部分疱皮脱落，创面微红，红白相间，痛觉较迟钝，考虑为深Ⅱ°烧伤；其余大部创面均有大小不等的水疱，疼痛明显考虑为浅Ⅱ°烧伤；如手掌法估算Ⅲ°烧伤面积为 9%，则深Ⅱ°烧伤面积 18%，浅Ⅱ°烧伤面积 50%，烧伤总面积为 67%，即占全身体表面积(total body surface area，TBSA)的 67%。

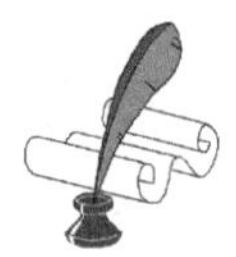

第二章 烧伤伤情判断

案例 6-2-1

患者，男，27 岁，在陈旧三层办公楼三楼内办公，因楼内电源线老化而引发楼内多处起火，火势扩散迅速；患者在设法自三楼下至一楼脱离火灾现场过程中，被火焰烧伤面颈、肩胸、四肢等多处，造成总面积为 77% TBSA 烧伤，且吸入较多燃烧烟雾，脱离火灾现场后即被送入医院。

体格检查：T 37.9℃，P 120 次/分，R 26 次/分，BP 75/50mmHg，体重 74kg。神志清楚，精神差，意识淡漠，口渴，肢端湿冷；发育正常，营养中等。面颈、胸腹部、双上肢、双臀部、双大腿、双小腿、会阴部烧伤；头发及眉毛烧焦，鼻毛烧焦缺如鼻腔有黑色焦炭样物，声音嘶哑，干咳并咳出少量炭末痰，咽部充血红肿明显，面颈部肿胀较明显；双大腿前面及腹部脐周创面呈现有多处散在片状白蜡样病变区，痛觉消失，隐约可见粗大血管网；双上肢大部分疱皮脱落，创面微红，红白相间，痛觉较迟钝；其余大部创面均有大小不等的水疱，疼痛明显；心率增快，心音低弱，呼吸急促，双肺呼吸音明显增粗，余未见异常。

辅助检查：血常规检查血红蛋白 178g/L、白细胞 14.4×10^9/L、中性粒细胞 0.889。尿常规颗粒管型+，尿红细胞计数 45 个/μl，尿白细胞计数 20/μl；血生化检查 K^+ 3.8mmol/L、Na^+ 134mmol/L、Cl^- 104mmol/L、Ca^{2+} 2.2mmol/L。

心电图(ECG)检查：HR 120 次/分，心音低弱，窦性心动过速。

问题

◆如何估算烧伤严重程度？

◆如何诊断吸入性损伤？

◆如何判断有无烧伤休克？

◆如何制定烧伤休克的早期补液方案？

参考答案和提示

◆烧伤严重程度判断　国内通常采用下列分度方法：

1. 轻度烧伤　总面积在 9% 以下的Ⅱ°烧伤。

2. 中度烧伤　总面积在 10%~29% 之间，或Ⅲ°烧伤面积不足 10%。

3. 重度烧伤　总面积 30%~49% 之间；或Ⅲ°烧伤面积在 10%~19% 之间；或Ⅱ°、Ⅲ°烧伤面积不足上述百分比，但已发生烧伤休克等并发症，或伴有呼吸道烧伤和其他较严重的复合伤。

4. 特重烧伤　烧伤总面积 50% 以上；或Ⅲ°烧伤面积 20% 以上或已有严重并发症。病例 1 患者为成年男性，面颈、胸腹、双臀、双上肢、双大腿、双小腿、会阴部烧伤。经估算Ⅲ°烧伤面积为 9%，则深Ⅱ°烧伤面积 18%，浅Ⅱ°烧伤面积 50%，烧伤总面积为 77% TBSA，伴有吸入性损伤，属特重烧伤。

◆吸入性损伤的诊断　诊断依据为：①烧伤现场相对密闭；②有呼吸道刺激症状，咳出炭末痰，呼吸困难，肺部可能有哮鸣音；③面、颈、口鼻周常有深度烧伤，鼻毛烧焦、声音嘶哑。病例 2 患者办公楼内起火致伤，火灾现场相对密闭；面颈部烧伤，并吸入较多燃烧烟雾；体格检查：呼吸急促 26 次/分，鼻毛烧焦缺如鼻腔有黑色焦炭样物，声音嘶哑，干咳并咳出少量炭末痰，咽部充血红肿明显，双肺闻及干性啰音，诊断为吸入性损伤。

◆烧伤休克的诊断临床表现与诊断　①心率增快、脉搏细弱、听诊心音低弱；②测量血压早期脉压变小、随后血压下降；③呼吸浅、快。④成人尿量低于 20ml/小时；⑤口渴难忍，小儿尤其明显；⑥烦躁不安，脑组织缺血缺氧所致；⑦周围静脉充盈不良、肢端凉，患者述畏冷；⑧实验室检查血液浓缩、低血钠、低蛋白、酸中毒。病例2患者属特重烧伤,P 120次/分、R 26次/分、BP 75/50mmHg、口渴,心率增快,心音低弱,呼吸急促,肢端湿冷,心电图(ECG)检查:心率120次/分,窦性心动过速,Na^+ 134mmol/L;诊断为烧伤休克。

◆烧伤休克的早期补液方案 早期补液方案:按照烧伤患者的烧伤面积和体重计算补液量。在烧伤后第一个24小时内,每1%烧伤面积(Ⅱ°、Ⅲ°)每公斤体重应补胶体和电解质液量共1.5ml(小儿2.0ml);胶体(血浆)和电解质(平衡盐液)的比例为0.5∶1;广泛深度烧伤或特重烧伤其比例可改为0.75∶0.75;另加以5%葡萄糖溶液补充需要水分量2000ml(小儿另按年龄、体重计算);总量的一半应于伤后8小时内输入,另一半于以后16小时输入。烧伤后第二个24小时内补胶体和电解质液的量为第一个24小时的一半,补充水分仍为5%葡萄糖溶液2000ml。病例2患者属特重烧伤,烧伤总面积为77%TBSA、体重74kg,烧伤后第一个24小时应补充液体总量为:77×74×1.5+2000=10547ml,因属于特重烧伤,其胶体输入量为77×74×0.75=4273.5ml,电解质77×74×0.75=4273.5 ml,水分为5%葡萄糖溶液2000ml,输入速度先快后慢。第二个24小时胶体减半为2136ml、电解质减半为2136ml,水分仍然为5%葡萄糖溶液2000ml。

复 习 题

一、名词解释

1. 热力烧伤
2. 中国新九分法
3. 烧伤Ⅲ度四分法

二、填空题

1. 根据烧伤病理生理和临床特点,将烧伤的临床病程分为:
__________;__________;__________三期。
2. 烧伤伤情判断的基本依据是:
________;________;________及________。

三、单项选择题

1. 烧伤一般是指( )
   A. 由热力所引起的组织损伤
   B. 由电力所引起的组织损伤
   C. 由化学物质所致的组织损伤
   D. 由酸碱物质所致的组织损伤
   E. 由热金属物质所致的组织损伤
2. 判断烧伤伤情最基本的要求为( )
   A. 明确致伤的原因
   B. 了解烧伤物质的性能和温度
   C. 准确计算烧伤的面积
   D. 尽快判断烧伤的深度
   E. 尽快估算烧伤创面的面积和深度
3. 目前我国常用烧伤面积的估算方法是( )
   A. 九分法 B. 手掌法
   C. 十分法 D. 实测法
   E. 中国新九分法和手掌法
4. 按中国新九分法估算双上肢烧伤面积占成人体表面积%是( )
   A. 10% B. 14%
   C. 16% D. 18%
   E. 20%
5. 按中国新九分法估算儿童头颈部烧伤面积哪项是正确是( )
   A. 13+(12-年龄)
   B. 12+(12-年龄)
   C. 11+(12-年龄)
   D. 10+(12-年龄)
   E. 9+(12-年龄)
6. 我国采用深度判断分类方法是( )
   A. Ⅲ度二分法 B. Ⅲ度三分法
   C. Ⅲ度四分法 D. Ⅲ度五分法
   E. Ⅲ度六分法
7. 深度烧伤是指( )
   A. 浅Ⅱ度烧伤 B. Ⅱ度烧伤
   C. Ⅱ度和Ⅲ度烧伤 D. Ⅳ度烧伤
   E. 深Ⅱ度和Ⅲ度烧伤
8. 我国常用的烧伤严重性分度法判断特重烧伤依据是( )
   A. 烧伤总面积50%以上;或Ⅲ度烧伤20%以上;或已有严重并发症者

B. 烧伤总面积 45%;Ⅲ度烧伤 20%;或已有严重并发症者
C. 烧伤总面积 60%;Ⅲ度烧伤 25%者
D. 烧伤总面积 40%;Ⅲ度 40%者
E. 烧伤总面积 30%;Ⅲ度 20%;或已有严重并发症者

9. 吸入性损伤从急救开始就应密切关注患者( )
A. 适当增加补液量
B. 呼吸道是否通畅
C. 有无合并 CO 中毒
D. 密切每小时尿量
E. 有无其他合并伤

10. 吸入性损伤的诊断,下列哪些是不正确的( )
A. 烧伤现场相对密闭
B. 有呼吸道刺激症状、咳出炭末样痰
C. 呼吸困难、肺部听诊闻及哮鸣音
D. 面部、颈部、口周常有深度烧伤
E. 烧伤面积较大、有深度烧伤存在

11. 烧伤休克期反应补液量成功的最好指标是( )
A. 呼吸平稳、脉搏减慢
B. 尿量增加
C. 血细胞比容升高、血红蛋白上升
D. 口渴减轻、渗出减少
E. 较安静、应答切题

四、简答题

1. 简述深Ⅱ度烧伤创面的临床特点。
2. 简述Ⅲ度烧伤创面的临床特点。
3. 简述烧伤现场急救的原则。
4. 简述大面积烧伤伤后第 1 个 24 小时补液方案。
5. 简述浅Ⅱ度烧伤创面的临床特点。

五、问答题

1. 试述烧伤休克的临床表现与诊断。
2. 依据哪些临床观察项目来调整烧伤休克补液方案?

复习题参考答案

一、名词解释

1. 由于热力(火焰、灼热气体、液体或固体等)引起的组织损伤。
2. 将人体全身体表面积划分为 11 个 9%,另加 1%构成 100%的体表面积。成人头面颈部占体表面积 9%(1×9%);双上肢各占 9%(2×9%);躯干前后各占 13%及会阴占 1%(3×9%);臀部及双下肢占 46%(5×9%+1%)。
3. 将烧伤深度分为Ⅰ°烧伤、浅Ⅱ°烧伤、深Ⅱ°烧伤和Ⅲ°烧伤。Ⅰ°烧伤和浅Ⅱ°烧伤又称为浅度烧伤;深Ⅱ°烧伤和Ⅲ°烧伤称为深度烧伤。

二、填空题

1. 急性体液渗出期(休克期) 感染期 修复期
2. 烧伤创面面积 烧伤创面深度 是否存在吸入性损伤 吸入性损伤的严重程度

三、单项选择题

1. A 2. E 3. E 4. D 5. E 6. C 7. E 8. A 9. B 10. E 11. B

四、简答题

1. 答题要点:损伤伤及皮肤真皮层,可有水疱,水疱皮剥脱后创面微红,红白相间,痛觉较迟钝。残存于真皮内的皮肤附件增殖后可形成上皮小岛,如无感染发生可于 3~2 周内融合修复,创面愈合后常出现瘢痕增生。
2. 答题要点:损伤全层皮肤,可深达肌肉甚至骨骼等;创面无水疱,呈现蜡白或焦黄色甚至碳化,痛觉消失,局部温度低,皮层凝固性坏死后形成焦痂,触之如皮革,痂下可见树枝状栓赛的血管。皮肤及其附件全部烧毁无上皮再生来源,创面必须依靠皮肤移植修复。局限的小面积Ⅲ°烧伤可依靠周围健康皮肤上皮爬行而收缩愈合。
3. 答题要点:①迅速脱离热原、去除致伤原因;②保护受伤部位不再受损和污染;③迅速处置危及生命的紧急情况;④妥善处理复合伤;⑤稳定伤员情绪。
4. 答题要点:烧伤后第一个 24 小时内,每 1%烧伤面积(Ⅱ°、Ⅲ°)每公斤体重应补胶体和电解质液量共 1.5ml(小儿 2.0ml);胶体(血浆)和电解质(平衡盐液)的比例为0.5∶1;广泛深度烧伤或特重烧伤其比例可改为

0. 75 ∶0. 75；另加以 5% 葡萄糖溶液补充需要水分量 2000ml（小儿另按年龄、体重计算）；总量的一半应于伤后 8 小时内输入，另一半于以后 16 小时输入。

5. 答题要点：损伤累及表皮生发层和真皮乳头层，局部红肿明显、形成大小不一的水疱，内含淡黄色澄清液体，水疱皮剥脱后创面红润、潮湿、疼痛明显。创面上皮再生依靠残存表皮生发层和皮肤附件（汗腺、毛囊）上皮增生，一般 1~2 周内愈合，创面愈合通常不留有瘢痕，但多数有不同程度的色素沉着。

五、问答题

1. 答题要点：①心率增快、脉搏细弱、听诊心音低弱；②测量血压早期脉压变小、随后血压下降；③呼吸浅、快；④成人尿量低于 20ml/小时；⑤口渴难忍，小儿尤其明显；⑥烦躁不安，脑组织缺血缺氧所致；⑦周围静脉充盈不良、肢端凉，患者述畏冷；⑧实验室检查血液浓缩、低血钠、低蛋白、酸中毒。
2. 答题要点：①尿量；②神志；③末梢循环；④血压、心率；⑤呼吸；⑥有无烦渴；⑦血液浓缩；⑧中心静脉压。

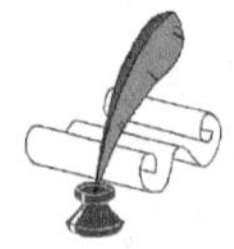

第三章　烧伤诊疗常规

一、热力烧伤操作诊疗常规

(一) 现场急救、转运

1. 迅速脱离热源、去除致伤原因。
2. 检查有无复合伤、迅速处置危及生命的紧急情况。
3. 保护受伤部位、避免进一步污染。
4. 创面不涂抹有色药物、禁用大剂量镇静止痛药。
5、根据伤情选择恰当时机、方式转运。

(二) 院内处理

1. 快速做出初步伤情判断。
2. 快速静脉穿刺或切开,建立静脉输液通道。
3. 留置尿管、建立特护。
4. 制定早期液体复苏计划。
5. 进行交叉配血等全面实验室检查。
6. 根据病情需要及时行支气管镜检查、紧急气管切开、切开减张。
7. 应用抗生素、注射破伤风抗毒素。
8. 病情稳定后进行创面初期处理。
9. 选择创面处理方法、制定手术治疗计划。

二、热力烧伤疾病诊疗常规

(一) 诊断常规

1. 热力致伤史。
2. 伤情判断

(1) 烧伤创面深度:Ⅰ° 烧伤
浅Ⅱ°烧伤
深Ⅱ°烧伤
Ⅲ° 烧伤

(2) 烧伤面积估算:中国新九分法、手掌法。

(3) 烧伤严重性分度:
轻度烧伤
中度烧伤
重度烧伤
特重烧伤

(4) 吸入性损伤。

3. 烧伤休克临床表现与诊断。

4. 烧伤全身性感染临床表现与诊断。

（二）治疗常规

1. 早期现场急救、转运。
2. 早期处理、液体复苏。
3. 创面处理　烧伤清创、暴露或包扎疗法。
4. 手术治疗　皮肤移植。
5. 支持治疗。
6. 防治并发症。
7. 应用抗生素。
8. 预防破伤风。
9. 烧伤后期功能锻炼。
10. 烧伤晚期整形修复治疗。

第七篇 麻 醉

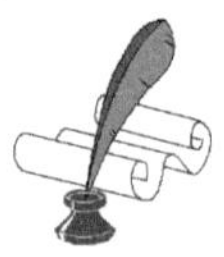

第一章 麻醉前准备和麻醉用药

案例 7-1-1

患者,男,50 岁,术前诊断:右肺上叶肺癌。拟行右肺上叶切除术。既往史有吸烟史 31 年,现每天一包,有慢支炎、肺气肿史。6 年前因心前区不适在某三甲医院确诊为冠心病。现生活不能自理,只能休息。体格检查:BP 150/95mmHg,HR:98 次/min,实验室检查示 Hb:70g/L,余未见异常

问题

◆麻醉前准备的注意事项?

◆麻醉前用药的种类及目的?

◆阐明该患者的 ASA 分级及依据?

参考答案和提示

◆停止吸烟+治疗肺部感染+纠正贫血,术前午夜后禁食,术前 8 小时禁水。做好精神方面的准备。

◆镇定催眠类药物 如:地西泮 5mg,术前晚口服,术前 2 小时口服。麻醉前 30 分钟肌内注射抗胆碱类药物如:东莨菪碱 0.3mg。目的在于:①使患者情绪安定、合作,减少恐惧,解除焦虑;②减少某些麻醉药的副作用,如呼吸道分泌物增加,局麻药的毒性作用等;③调整自主神经功能,消除或减弱一些不利的神经反射活动,特别是迷走神经反射;④缓解术前疼痛。

◆该患者的 ASA 分级是四级、依据下列标准

1. ASAI 患者无器质性疾病,发育正常,营养良好,能耐受麻醉和手术。

2. ASAⅡ 患者的心、肺、肝、肾等实质器官虽然有轻度病变。但代偿健全,能耐受一般麻醉和手术。

3. ASAⅢ 患者的心、肺、肝、肾等实质器官病变严重,功能减低,尚在代偿范围内,对麻醉和手术的耐受稍差。

4. ASAIV 患者的上述实质器官病变严重,功能代偿不全. 威胁着生命安全,施行麻醉和手术需冒很大风险。

5. ASAV 患者的病情危重,随时有死亡的威胁,麻醉和手术非常危险。

临床思维:麻醉前准备

麻醉前准备的目的在于使患者在体格和精神两方面均处于可能达到的最佳状态,以增强患者对麻醉和手术的耐受能力,提高患者在麻醉中的安全性,避免麻醉意外的发生,减少麻醉后的并发症。

1. 做好患者体格和精神方面的准备,这是首要的任务。
2. 给予患者恰当的麻醉前用药。
3. 做好麻醉用具、设备、监测仪器和药品(包括急救药品)等的准备。

【体格方面的准备】

1. 改善患者的营养状况 例如纠正严重贫血、低蛋白血症等。

2. 纠正紊乱的生理功能与治疗并发症

(1) 术前患者存在的生理功能紊乱与并存症可能涉及多个系统、器官,应根据其轻、重、缓、急的程度精心予以处理。

(2) 在进行麻醉前准备的过程中有可能出现意见分歧,应该按照"最有利于患者"的原则协商一致,这点在处理急症手术时显得特别重要。

3. 及时停用在术前应停用的药物 如单胺氧化酶抑制药和三环类抗抑郁药。如因急症手术不能按要求停用,则施行麻醉以及术中处理要非常慎重。如患者在应用阿司匹林等抗凝药物,如无必须继续使用的理由,一般情况下术前至少停药1周,以免术中可能出现难以控制的出血。

4. 严格执行麻醉前禁食、禁饮的原则

(1) 目的:为了保证呼吸道不受误吸或窒息的威胁。

(2) 成人择期性手术患者应在麻醉前12小时内禁食,在4小时内禁饮。如末餐进食为脂肪含量很低的食物,亦至少应禁食8小时,禁饮2小时。对严重创伤患者、急腹症和产妇,虽距末餐进食已超过8小时,由于其胃排空延迟,亦应视作"饱胃"患者对待。

(3) 小儿不耐饥饿,其禁食、禁饮时间可以较短。小儿一般应禁食固体食物并禁奶8小时。1~5岁的小儿可在临麻醉前6小时进少量清淡液体。新生儿~1岁婴儿可在临麻醉前4小时进少量清淡液体。

5. 其他准备 如对于某种手术体位的适应性锻炼,肠道和膀胱的准备等。

6. 对急症手术患者 在不耽误手术治疗的前提下,亦应抓紧时间作较充分的准备。

【精神方面的准备】

1. 精神方面准备应解除患者对麻醉和手术的恐惧、顾虑和增强患者的信心。

2. 适当介绍所选麻醉用于该患者的优点、麻醉过程、可靠的安全性和安全措施,回答并合理解释患者提出的问题,指导患者如何配合,尽量满足患者对麻醉方面提出的要求,对患者多加鼓励,取得患者的信任。

3. 麻醉医师在接触患者时应注意自己的仪表、举止、态度,言谈必须得体,有时不慎的言词可使患者更为紧张和失望。

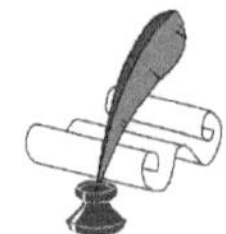

第二章　全身麻醉

案例 7-2-1

患者,男,30 岁,体重 60kg,因晚饭后出门散步遭遇车祸入院。入院查体患者面色苍白,痛苦面容,BP 100/80mmHg,脉搏细速,90 次/min。腹肌紧张,全腹压痛反跳痛明显,右下腹穿刺抽出不凝血。初步诊断:肝脾破裂?拟在急诊下行开腹探查术。

问题

◆制订麻醉方案并说明依据是什么?麻醉用药是什么?麻醉管理要点?

◆该患者在麻醉前存在哪些麻醉与手术的风险因素?在麻醉手术期间易发生哪些问题?如何预防和处理?

参考答案和提示

◆拟选用气管插管全身麻醉。

1. 麻醉方案　静脉-吸入复合全身麻醉。

2. 依据　饱胃、可能为休克代偿期、诊断尚不完全明确,手术方式为剖腹探查术。

3. 诱导用药　芬太尼、丙泊酚或依托咪酯(氯胺酮)和非去极化类肌松药。麻醉维持(静吸复合麻醉):芬太尼、非去极化肌松药及低浓度吸入麻醉。

麻醉管理:建立 1~2 条静脉通道,以保证麻醉手术期间可以快速输血输液。加强麻醉监测:脉率与动脉压(无创,必要时有创)、尿量、中心静脉压及动脉血气分析等。

4. 管理要点　①维持良好的血压、心率水平;②预防心律失常;③支持心脏功能;④改善微循环;⑤加强呼吸管理,保持呼吸道通畅,避免麻醉手术期间缺氧和二氧化碳蓄积;⑥保护重要生命器官。

◆该患者麻醉前存在的风险因素有

1. 饱胃　在麻醉手术期间可引起反流误吸。预防处理措施有:

(1) 术前放置粗胃管吸引;也可刺激咽喉部诱发呕吐,但该患者处于休克代偿期,不宜施行。

(2) 使用 H_2 受体阻滞剂,以降低胃液酸度,减少胃液分泌,减轻酸性液误吸综合征严重程度。

(3) 表面麻醉清醒气管插管是保证呼吸道通畅、避免误吸最安全的方法。静脉诱导插管应结合压迫环状软骨法进行,并由技术熟练者操作。使用氯琥珀胆碱诱导插管时,可先用小剂量非去极化肌松药,以预防氯琥珀胆碱引起胃内压升高。插管后将导管套囊充气。患者清醒期也可发呕吐误吸,因此手术结束时,必须待患者咳嗽、吞咽反射恢复后再谨慎拔管。

2. 低血容量(休克代偿期)　麻醉过程中可因麻醉药物对循环的抑制而出现低血压;也可因手术操作不当导致血压骤降。预防处理:麻醉手术前积极抗休克处理、备血等;麻醉前用药、麻醉诱导用药及麻醉维持用药避免选用对循环可能造成抑制的药物;保持适度的应激反应;术中积极扩容(平衡液、代血浆,必要时输全血);若腹腔内出血量大,可行血液回收。

临床思维:麻醉选择的原则

麻醉选择:包括麻醉方法的选择和麻醉药物(包括辅助用药)的选择。原则要在能满足手术要求的前提下尽量选择对患者最为有利的麻醉方法和药物,但在有些危重患者却只能在麻醉允许的前提下进行最简单的手术。

要根据患者的情况包括年龄、拟手术治疗的疾病与并存症及其严重程度、重要脏器功能、情绪与合作程度、肥胖程度、患者意愿等选择。注意各种麻醉方法的适应证及禁忌证。还要根据手术情况选择,手术方面的考虑包括手术部位、手术方式、术者的特殊要求与技术水平等。腹部手术需要良好的肌肉松弛,可以考虑全身麻醉。如果作胸腔镜胸内手术,需要术侧肺萎陷以便于操作,则宜插双腔导管、支气管导管做单肺通气。术者可由于手术上的需要或手术习惯而提出某些要求,只要不违反原则而又可能做到,宜尽量予以满足。对估计技术难度较大、术时较长的手术,选择全麻可能较为合适。

麻醉方面的考虑包括麻醉者的业务水平、经验或习惯,麻醉设备和药品方面的条件等选择。不能将麻醉选择绝对化,同一种手术可在不同的麻醉方法下进行,同一种麻醉方法也可用于多种手术。麻醉医师应根据多方面的因素来选择最合适的麻醉方法和药物,在这方面没有硬性的规定可循。但保证患者安全是首要问题。

急诊患者重要的问题就是饱胃,易发生呕吐反流,误吸。因此控制呼吸道是首要问题,实施气管内插管较为安全。

饱胃患者的术前处理

1. 术前准备要充分　最好诱发患者呕吐,将胃内容物吐出;插入较粗的胃管;将胃内容物吸出。

2. 有效地预防麻醉诱导时胃内压升高　近年来,主张用甲氧氯普胺术前肌内注射 10mg。甲氧氯普胺通过抑制延髓呕吐化学感受器而发挥镇吐作用,同时作用于胃肠壁胆碱能神经促进胃排空。

3. 尽可能选用清醒插管　用少量的镇静药,喉喷或环甲膜注射局麻药,充分表面麻醉后进行清醒插管,并用吸引力量强的粗导管进行吸引。

4. 掌握全麻诱导的关键技术

(1) 饱胃患者插管的体位,视患者和诱导方法而异:无呕吐的患者选用头高脚底位,喉头高于贲门 40cm。胃内容物很少反流至咽喉部;已有过呕吐者取头低位,胃内容物随重力到咽部,或取平卧位。

(2) 选用诱导平稳,作用迅速的静脉用药:如硫喷妥钠、咪达唑仑、丙泊酚、阿曲库铵和维库溴铵等药物应稀释缓慢静注,慎用乙醚开放点滴诱导,避免肌肉颤动,使诱导平稳。

(3) 面罩给氧时:托起下颌,轻轻的加压给氧,切勿过度加压,避免大量空气进入胃内,勿压胃部或腹部;暴露咽喉部时动作要轻柔,若发现咽部有胃内容物或分泌物应吸引干净再进行气管内插管,插管后立即将气囊充气,避免异物沿管壁进入气管内;或采用近年来生产的带囊胃管,带气囊的气管,食管双导管,将气管和食管内的气囊同时充气,避免胃内容物呕出或反流,防止误吸。

5. 麻醉维持应避免应用对胃肠道有刺激作用的药物　宜选静脉复合麻醉。术后待患者完全清醒后再拔管,并采取头底脚高位,头偏向一侧,尽量使呕吐物流出口外,用吸引器彻底吸出呕吐物,预防误吸。

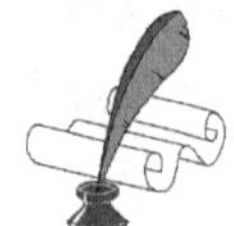

第三章 局部麻醉

案例 7-3-1

患者,女,26 岁,体重 46kg。因肱骨中段开放性骨折,拟在右臂丛麻醉下行肱骨骨折内固定术。采用右肌间沟入路,在注入 1%利多卡因 40ml,20 分钟后手术开始,患者自诉疼痛,遂又注入 12 ml。5 分钟后该患者出现心慌、气促等,很快出现呼吸困难、血压下降、抽搐和昏迷。

问题

◆病情诊断是什么?依据是什么?

◆局麻药中毒的常见原因?

◆早期局麻药中毒的临床表现?

◆处理原则?

参考答案和提示

◆局麻药过量产生毒性反应,依据:注入 1%利多卡因 40ml,20 分钟后又注入 12 ml 超过利多卡因一次剂量的最大剂量为 400mg。患者逐渐出现心慌、气促等,呼吸困难、血压下降、抽搐和昏迷,符合局麻药中毒反应表现。

◆常见原因有:①一次用量超过患者的耐量;②误注入血管内;③注药部位血供丰富,未酌情减量,或局麻药药液内未加肾上腺素;④患者因体质衰弱等原因而导致耐受力降低。

◆早期局麻药中毒的临床表现为中枢神经系统兴奋或抑制。初始症状包括口周发麻、局部肌肉抽搐,患者表现烦躁、紧张不安、头晕、目眩、耳鸣等;血药浓度更高可引起四肢震颤和惊厥。也可能表现嗜睡、言语不清、寒战、定向和意识障碍等;严重时能引起整个中枢神经抑制,出现惊厥、呼吸抑制。全身效应突出表现在对中枢神经系统和心血管系统的影响,且中枢神经系统对局麻药更为敏感。

◆应立即停止给药,同时采取以下治疗措施:吸氧、静脉注射硫喷妥钠或咪达唑仑解痉;建立人工呼吸纠正缺氧和呼吸抑制;静脉注射血管活性药(如升压药)、治疗心搏骤停等。

临床思维:局麻药的不良反应

【临床表现】 局麻药的不良反应主要表现为:

1. 全身不良反应 局麻药的全身不良反应主要因用药量过大,或使用方法不当引起血药浓度升高所致。

(1) 中枢神经系统毒性反应:局麻药能透过血-脑屏障,中毒剂量的局麻药可引起中枢神经系统兴奋或抑制。初始症状包括口周发麻、局部肌肉抽搐,患者表现烦躁、紧张不安、头晕、目眩、耳鸣等;血药浓度更高可引起四肢震颤和惊厥。也可能表现嗜睡、言语不清、寒战、定向和意识障碍等;严重时能引起整个中枢神经抑制,出现惊厥、呼吸抑制等。若局麻药血浓度骤然升高,或已服用其他中枢抑制药,可能不表现早期症状,而即刻出现惊厥等严重的中枢症状。

(2) 心血管系统毒性:局麻药的心血管毒性反应既是药物直接作用于心脏和周围血管的缘故,也是间接作用于中枢神经或自主神经系统所致。局麻药抑制心脏收缩力和扩张外周血管,致使心排血量、心指数下降,血压下降,直至循环虚脱。局麻药也抑制心脏传导系统,心电图表现 P—R 间期延长,QRS 波增宽,出现窦性心动过缓、高度房室传导阻滞和室性心动过速、室颤。

2. 神经毒性 临床上局麻药本身引起的局部神经组织损害并不常见,而局麻药浓度过高,使用不合适的防腐剂均可造成神经损害。

3. 局麻药过敏 极少发生。酯类局麻药的降解产物——对氨基苯甲酸可形成半抗原,这些致敏物质可能引发过敏反应。酰胺类局麻药引起的过敏反应更为罕见。局麻药引起的不良反应大多可通过采取以下措施预防:

(1) 掌握所选局麻药的浓度和最大剂量。

(2) 局麻药中加血管收缩药,常用的肾上腺素浓度为1/40万~1/20万,但血管末梢部位(如指端)忌用,以防组织坏死。

(3) 注射局麻药时应先用注射器回抽,确认无回血或其他组织液,才可注射药液。

(4) 持续注入局麻药,同时注意有无中毒表现。

(5) 一旦出现毒性反应,应立即停止给药,同时采取以下治疗措施:静脉注射硫喷妥钠或咪达唑仑解痉;吸氧、建立人工呼吸纠正缺氧和呼吸抑制;静脉注射血管活性药(如升压药)、治疗心搏骤停等。

(6) 手术室或诊疗室内必须配备一切抢救用品和药物。

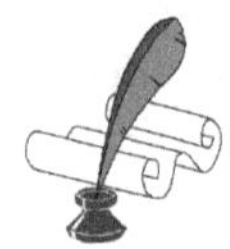

第四章 椎管内麻醉

案例 7-4-1

患者,男,57 岁,诊断为股骨头无菌性坏死,行全髋置换术。采用硬膜外麻醉,用 2% 利多卡因 5ml 后 5 分钟,患者出现面色苍白,意识模糊,监测显示血氧饱和度迅速下降,血压下降,查四肢无自主活动。回抽见有脑脊液外溢。

问题

◆此患者发生的麻醉并发症是什么,依据是什么?

◆此患者发生麻醉并发症后,应如何处理?

◆如何预防此麻醉并发症?

参考答案和提示

◆该患者发生了全脊髓麻醉　理由:患者用药后出现面色苍白,意识模糊、血氧饱和度迅速下降、血压下降、四肢无自主活动。回抽可见有脑脊液外溢,表明已经进入蛛网膜下腔。

◆处理原则　应及时供氧和通过面罩做辅助呼吸保证有效和足够的通气量。呼吸停止应及时在维持气道通畅的情况下,做人工或机械通气。补充液体量或用血管活性药,使相对血容量不足得到纠正。血管活性药首选麻黄碱,如果单次静注效果不理想或作用持续时间不长,则应在补液的同时,静滴血管活性药。如有心动过缓可静注阿托品。

◆防治此类问题的发生重在预防　给药前应仔细回抽,排除误入蛛网膜下腔的可能。一旦发生迅速处理。控制呼吸道,保证通畅,维持循环稳定。

临床思维:椎管内麻醉

硬膜外阻滞范围相对较易控制,血流动力学改变相应较轻,且起效较慢,有利于机体代偿,因此硬膜外阻滞的适应证较广。但应明确掌握硬膜外阻滞的禁忌证:

【禁忌证】

1. 患者不能合作。
2. 全身严重感染或穿刺部位感染。
3. 出凝血功能障碍性疾病或应用抗凝治疗。
4. 中枢神经系统疾病或有外周神经感觉和运动异常。
5. 脊柱严重畸形。脊椎外伤和慢性腰背痛。
6. 严重心血管病和呼吸功能不全。
7. 未得到纠正的休克。

行硬膜外阻滞时,如穿刺针或硬膜外导管误入蛛网膜下腔而未能及时发现,超过脊麻数倍量的局麻药注入蛛网膜下隙,可产生异常广泛的阻滞,称为全脊麻。临床表现为全部脊神经支配的区域均无痛觉、低血压、意识丧失及呼吸停止。全脊麻的症状及体征多在注药后数分钟内出现,若处理不及时可能发生心脏停搏。

因阻滞平面过高,阻滞肋间神经致呼吸肌麻痹而影响通气功能。蛛网膜下腔阻滞后血压下降系交感神经节前纤维被阻滞,使阻滞范围内的小动脉和静脉扩张,外周阻力下降,回心血量减少,心排血量降低,血容量相对不足所致血压下降,心率减慢。如果阻滞平面过高,超过胸 4,可出现心动过缓。低血压和心动过缓的发生率和严重程度与阻滞范围和阻滞平面有关,如果患者病理生理变化损伤了其代偿能力,则血流动力学改变更严重。

【预防措施】 预防全脊麻的措施包括：①提高穿刺技术，防止穿破硬膜；②强调注入全量局麻药前先注入试验剂量，观察5~10min有无脊麻表现；改变体位后若需再次注药，还应再次注入试验剂量，首次实验剂量不应大于3~5ml。③妥善管理导管，防止术中导管刺破硬膜。

思　考　题

1. 麻醉前的禁食、禁饮的目的及要求是什么？
2. 预防局麻药不良反应的措施有哪些？

思考题答案

1. 目的是为了保证呼吸道不受误吸或窒息的威胁。成人择期性手术患者应在麻醉前12h内禁食，在4h内禁饮。如末餐进食为脂肪含量很低的食物，亦至少应禁食8h，禁饮2h。对严重创伤患者、急腹症和产妇，虽距末餐进食已超过8h，由于其胃排空延迟，亦应视作"饱胃"患者对待。小儿不耐饥饿，其禁食、禁饮时间可以较短。小儿一般应禁食固体食物并禁奶8h。1~5岁的小儿可在临麻醉前6h进少量清淡液体。新生儿~1岁婴儿可在临麻醉前4h进少量清淡液体。
2. ①掌握所选局麻药的浓度和最大剂量。②局麻药中加血管收缩药，常用的肾上腺素浓度为1/40万~1/20万，但血管末梢部位（如指端）忌用，以防组织坏死。③注射局麻药时应先用注射器回抽，确认无回血或其他组织液，才可注射药液。④持续注入局麻药，同时注意有无中毒表现。⑤一旦出现毒性反应，应立即停止给药，同时采取以下治疗措施：静脉注射硫喷妥钠或咪达唑仑解痉；吸氧、建立人工呼吸纠正缺氧和呼吸抑制；静脉注射血管活性药（如升压药）、治疗心搏骤停等。⑥手术室或诊疗室内必须配备一切抢救用品和药物。

复　习　题

一、名词解释

1. 全身麻醉
2. MAC
3. 肌松药
4. 气管插管术
5. 控制通气

二、填空题

1. 麻醉医师的工作已不仅局限于手术室的临床麻醉；手术室外需要______、______、______等工作，也成为麻醉医师的重要任务。
2. 无论实施何种麻醉，为防止任何意外事件的发生，都必须准备______、______和______。
3. 麻醉前应用抗胆碱类药物或阿片类药物用药一般在麻醉前______分钟肌内注射，或皮下注射。
4. 吸入麻醉药的强度是以______来衡量的。
5. 吸入麻醉药的药理性能主要受______分配系数______分配系数影响。

三、单项选择题

1. 患者手术麻醉前合并有高血压者，为了手术麻醉前后的安全，应经过内科治疗以控制血压稳定在（　　）
   A. 收缩压低于21.2kPa（160mmHg），舒张压低于10.6kPa（80mmHg）
   B. 收缩压低于23.9kPa（180mmHg），舒张压低于10.6kPa（80mmHg）
   C. 收缩压低于21.2kPa（160mmHg），舒张压低于11.9kPa（90mmHg）
   D. 收缩压低于23.9kPa（180mmHg），舒张压低于13.3kPa（100mmHg）
   E. 收缩压低于21.2kPa（160mmHg），舒张压低于13.3kPa（100mmHg）
2. 择期手术前应常规排空胃，或择期手术前禁食，禁饮时间（　　）
   A. 禁食8小时，禁饮6小时
   B. 禁食6小时，禁饮4小时
   C. 禁食12小时，禁饮4小时

D. 禁食12小时,禁饮6小时
E. 禁食8小时,禁饮4小时

3. 下列有关最低肺泡有效浓度(MAC)的描述,正确的是( )
A. 吸入麻醉药的MAC越大,其麻醉效能越强
B. 吸入麻醉药的MAC越小,其麻醉效能越强
C. 吸入麻醉药的油/气分配系数越低,MAC越小
D. MAC不可以作为衡量麻醉深度的指标
E. MAC是所有全麻药物的药理特性指标

4. 下列哪种静脉麻醉药镇痛作用最强( )
A. 丙泊酚 B. 氯胺酮
C. 依托咪酯 D. 羟丁酸钠
E. 咪达唑仑

5. 去极化肌松药的代表药物是( )
A. 筒箭毒碱 B. 泮库溴铵
C. 阿曲库铵 D. 氯琥珀胆碱
E. 维库溴铵

6. 常用于治疗左心衰所致的急性肺水肿的药物是( )
A. 吗啡 B. 芬太尼
C. 哌替啶 D. 氟哌利多
E. 咪达唑仑

7. 截瘫患者不宜选用下列哪种肌松药( )
A. 筒箭毒碱 B. 泮库溴铵
C. 阿曲库铵 D. 氯琥珀胆碱
E. 维库溴铵

8. 关于反流与误吸,下列描述哪项不正确( )
A. 吸入物pH越低,临床表现越严重
B. 吸入物的量越大,临床表现越严重
C. 误吸入大量胃内容物死亡率可高达50%
D. 全麻时反流误吸以产妇和小儿发生率高
E. 急症饱胃患者不宜用全麻

9. 氯琥珀胆碱不能应用于烧伤患者的原因是( )
A. 眼内压升高 B. 血钾升高
C. 术后肌痛 D. 颅内压升高
E. 胃内压升高

10. 成人门齿至声门的距离约为( )
A. 8~10cm B. 10~12cm
C. 13~15cm D. 6~8cm
E. 7~9cm

11. 气管插管的绝对禁忌证( )
A. 主动脉瘤压迫气管者
B. 呼吸道不全梗阻者
C. 喉水肿
D. 鼻道不通畅
E. 麻醉者对气管插管术不熟练

12. 局部麻醉药中弥散性能最好的是( )
A. 普鲁卡因 B. 利多卡因
C. 丁卡因 D. 丁哌卡因
E. 罗哌卡因

13. 硬膜外麻醉时下列最严重的并发症是( )
A. 血压下降 B. 恶心呕吐
C. 神经损伤 D. 全脊椎麻醉
E. 呼吸困难

14. 指(趾)神经阻滞应注意( )
A. 局麻药当中只能加入少许肾上腺素,可延长麻醉时效
B. 不可加肾上腺素,以免血管收缩而致手指坏疽
C. 注入麻醉药量可以较大,从而阻滞更趋完善
D. 不可在手指根部和掌骨间进行
E. 只能用利多卡因

15. 下面哪种情况不能采用硬膜外麻醉( )
A. 低热 B. 肺叶切除
C. 腹部手术 D. 下肢手术
E. 乳腺手术

16. 麻醉时最容易和最先受到影响的器官功能是( )
A. 心功能 B. 肾脏功能
C. 呼吸功能 D. 肝脏功能
E. 免疫功能

四、简答题

1. 简述麻醉前用药的目的。
2. 简述临床麻醉方法的分类。
3. 简述静脉全麻相对于吸入全麻的优点。
4. 简述气管插管的主要优点。
5. 简述围手术期预防反流和误吸的重要措施。

五、问答题

1. 试述腰麻后头痛的原因、临床表现及治疗方法。
2. 试述局麻毒性反应的防治。

复习题参考答案

一、名词解释

1. 麻醉药经呼吸道吸入或静脉、肌内注射入人体内,产生中枢神经系统的抑制,临床表现为神志消失,全身痛觉丧失,遗忘,反射抑制和一定的肌肉松弛,这种方法称为全身麻醉。
2. MAC 即最低肺泡有效浓度,是指吸入麻醉药在一个大气压下与纯氧同时吸入时,能使 50% 患者在切皮时不发生摇头、四肢运动等反应时的最低肺泡浓度。是反映吸入麻醉药强度的指标。
3. 肌松药是骨骼肌松弛药的简称,这类药选择性地作用于神经肌肉接头,暂时干扰了正常神经肌肉兴奋传递,从而使肌肉松弛。
4. 是通过口腔或鼻孔经喉把特制的气管导管插入气管内,这一操作过程称为气管插管术。
5. 不允许患者自主呼吸,呼吸作功完全由呼吸器承担。

二、填空题

1. 镇静镇痛　重症监测　急救复苏
2. 麻醉机　急救设备　药品
3. 30~60
4. 最低肺泡有效浓度(MAC)
5. 血/气　油/气

三、单项选择题

1. D　2. C　3. B　4. B　5. D　6. A
7. D　8. C　9. B　10. C　11. C　12. B
13. D　14. B　15. B　16. C

四、简答题

1. 答题要点:①消除患者紧张,焦虑及恐惧的心情。②提高患者的痛阈。③抑制呼吸道腺体的分泌功能。④消除因手术或麻醉引起的不良反射。
2. 答题要点:分为①全身麻醉;②局部麻醉;③椎管内麻醉;④复合麻醉;⑤基础麻醉。
3. 答题要点:诱导快,对呼吸道无刺激,无环境污染,使用时无需特殊设备。
4. 答题要点:保证呼吸道通畅,防止误吸;便于呼吸管理,保证通气,麻醉安全性显著提高,遇头部手术便于远距离控制麻醉和通气;便于控制自发呼吸动作,稳定手术野,利于精细的手术操作;降低呼吸阻力,减少呼吸作功。
5. 答题要点:术前严格禁食禁饮,肠梗阻或肠功能未恢复者插胃管持续吸引。应用抗酸药提高胃液 pH,饱胃患者需全麻时,首先选择清醒气管内插管。

五、问答题

1. 答题要点:腰麻后头痛主要是低压性头痛。其发生原因是腰椎穿刺时刺破了硬脊膜和蛛网膜,由于硬脊髓膜血供较差,穿刺孔不易愈合,故脑脊液不断从穿刺孔漏入硬膜外腔,致颅内压下降,颅内血管扩张而引起血管性头痛。其表现特点为患者术后第一次抬头或起床活动时发生,平卧后减轻或消失。预防采用细穿刺针,避免多次穿刺,术中、术后输入足够多量的液体,防止脱水,嘱患者平卧,可服用止痛片或镇静药,针刺太阳、印堂等穴位或用腹带捆紧腹部,经上述治疗无效,可于硬膜外腔内注入生理盐水或右旋糖酐15~30ml。
2. 答题要点:①一次用药量不超过限量;②注药前先回抽有无血液;③根据患者具体情况或用药部位酌减剂量,④如无禁忌,药液内加入少量肾上腺素;⑤地西泮或巴比妥类药物作为麻醉前用药。

   毒性反应治疗:①立即停止用药,吸入氧气。②轻度者,可用地西泮 0.1mg/kg 肌内注射或静注;③中、重度中毒者,可用硫喷妥钠 1~2mg/kg,也可用氯琥珀胆碱 1mg/kg,但需行气管内插管及人工呼吸;④支持呼吸循环,维持正常血压、心率、呼吸。

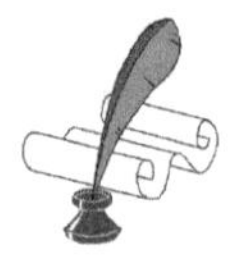

第五章　麻醉诊疗常规

一、高血压患者的准备常规

1. 对高血压患者首先应明确为原发性高血压(高血压病)或继发性高血压(症状性高血压)。应清楚患者近期服药情况,血压控制水平。

2. 特别要警惕是否为未经诊断的嗜铬细胞瘤,以免在无准备的情况下于麻醉中出现高血压危象导致严重后果。

3. 麻醉危险性主要决定于重要器官是否受累以及其受累的严重程度。现认为收缩压升高比舒张压升高危害更大,故更重视对收缩压的控制。对多年的高血压,不要求很快降至正常,应缓慢平稳降压。

二、冠心病患者的准备常规

1. 心肌梗死　过去认为在心肌梗死后 6 个月内不宜行择期性手术,否则围手术期出现再梗死或死亡的机会增多。由于对心肌梗死治疗方面的进步,并考虑到不同患者心肌梗死的范围和对心功能的影响不一,现在认为不宜硬性规定非一律间隔 6 个月不可,主要应评价患者目前的心肌缺血和心功能情况。

1996 年,美国心脏学会认为心肌梗死后 30 天内为最高危患者,30 天以后对危险的评估则视患者的疾病表现和运动耐量而定。如果患者原来心肌梗死的范围较小,心功能未受明显影响,或经溶栓或 PTCA 治疗后目前心功能较好,手术又属限期,虽未达到一般认为需间隔的时间,应亦可考虑手术。对急症手术,麻醉处理要注意对心功能的维护、支持,尽可能保持氧供~氧需的平衡。

2. 不稳定型心绞痛,近期有发作,心电图有明显心肌缺血表现,麻醉的风险增大,有报道其围手术期心肌梗死发生率为 26%,应加强术前准备。

3. 对心脏明显扩大或心胸比值>0.7 的患者应视为高危患者,注意对其心功能的维护、支持,因为心脏扩大与死亡率的增加有关。

4. 左室肥厚与术后死亡率之间无明显关系,但肥厚性心肌病(一般有左室流出道梗阻、心肌缺血)的麻醉危险性却比较大。

对近期(2 个月内)有充血性心力衰竭以及正处于心力衰竭中的患者,不宜行择期手术;急症手术当属例外,有的急症手术本身即是为了改善患者的心衰而进行的,例如对有心衰的妊娠高血压综合征孕妇施行终止妊娠的手术便属于这种情况。

三、术前访视常规

执业医师和住院医师应尽量争取同时访视术前患者。时机不允许时也可分别对第二天手术患者常规访视。探视患者时必须仪表端庄,衣着整洁,态度和蔼。住院医师必须在访视中携带听诊器、麻醉同意书和麻醉前探视单依次进行下列工作:

1. 仔细全面阅读病历,包括血常规、出凝血时间及与本手术相关的必要检查,对病情、诊断和手术麻醉风险有一个总体了解。

2. 了解手术方案和对麻醉的特殊要求。

3. 探视患者

(1) 首先向患者行自我介绍,建立密切和谐的医患关系。

(2) 与患者交谈,进一步了解病情及重要过去史。

(3) 按照一定顺序全面询问病史:必须包括主述、要求手术原因、现病史、过去史、手术麻醉史、外伤史、个人史、家族史、家族麻醉史、用药史及过敏史。逐项填写麻醉前探视单。

(4) 体格检查:应对与麻醉有关的各部位进行全面仔细的有顺序的体检并在麻醉前探视单做记录。

(5) 对患者进行亲切和蔼的安慰,消除其紧张与焦虑的情绪。

(6) 交代术前禁食、禁水,术前用药及相关准备事项等。

(7) 与患者说明麻醉的基本过程和入室后将要进行的各种操作,术后与麻醉相关的感觉和注意事项。特别要强调具体麻醉方法是麻醉科医师根据病情和手术的要求决定,而且术中可能根据病情和手术变化而改变麻醉方法。

(8) 向患者家属讲述真实的病情、治疗、麻醉方案、可能的并发症、可能使用的麻醉方法。

(9) 讲明术后镇痛的必要性、优缺点、价格。

(10) 住院医师应请家属签署麻醉同意书(详见麻醉同意书签写规定)。

4. 住院医师如对手术方案或其他外科有关问题有疑问应与外科医师讨论和询问,必要时写下病史记录。住院医师应仔细填写麻醉探视单,对每项都应填写(阴性者填写负号),不得遗漏。根据病情开术前用药,中文、英文或拉丁文均可,每种药只占一行。制定麻醉计划。并应将每位患者的情况于当晚9时前通过面谈或电话按下列顺序汇报给自己所属的上级医师:病史、体检、实验室检查、术前用药,并请示第二天的麻醉方案和特殊准备措施,执业医师应借此机会对住院医师进行教学。

5. 执业医师必须在第二天实施麻醉前确认麻醉同意书已签字,认真检查探视单并签字,执业医师应借此机会对住院医师进行教学。任何麻醉与手术必须具备麻醉同意书和手术同意书,缺乏任何一种均不能进行麻醉与手术操作。

四、手术室内麻醉前准备常规

每日晨住院医师必须于9:30分准时到达手术室进行麻醉前准备工作,麻醉科医师在任何地点实施任何麻醉(包括局麻镇静监测),应在每次麻醉前按下列顺序依次完成麻醉前准备工作。

1. 住院医师入室后与患者亲切交谈,了解睡眠情况并消除其顾虑和紧张。麻醉科医师于诱导前接触患者时,可通过问候致意,听取主诉和具体要求等方式使患者获得安全感,对手术和麻醉树立起信心。对紧张不能自控的患者可经静脉滴注少量镇静药。检查患者有无将义齿、助听器、人造眼球、隐形镜片、首饰、手表等物品 带入手术室,明确有无缺牙或松动牙,并做好记录。

2. 连通各监护设备、麻醉机电源。

3. 依次接好并监测经皮血氧饱和度、心电图、无创血压,必须调出心率或脉搏的声音。记录患者入室后首次心率、血压、血氧饱和度及呼吸数值。

4. 一般而言按下列标准设置各仪器报警界限,见表5-1。

表5-1　各种仪器报警界限

年龄	心率		收缩压		舒张压	
	上限	下限	上限	下限	上限	下限
<1岁	180	100	95	55	60	45
1~3岁	160	100	110	70	70	45

续表

年龄	心率		收缩压		舒张压	
	上限	下限	上限	下限	上限	下限
4~7岁	130	80	120	80	75	50
8~14岁	120	70	130	90	80	50
14~60岁	120	60	150	80	90	50
>60岁	120	60	170	100	100	70

5. 复习最近一次病程记录　包括:①手术当日的体温脉搏;②术前用药的执行情况及效果;③最后一次进食进饮的时间、内容和数量;④已静脉输入的液体种类和数量;⑤最近一次实验室检查结果;⑥手术及麻醉协议书的签署意见。此外,还应根据病情及手术需要,开放合适的静脉通路。

6. 检查麻醉车内的药品及物资,插管喉镜是否电源充足。如果药品消耗后未补足,应查对处方,并予以记录。

7. 检查麻醉机　检查麻醉机的气源、电源,呼吸回路有无漏气、钠石灰是否失效。设置呼吸机通气模式、呼吸频率、压力限制,设置潮气量、分钟通气量的报警界限。准备好呼吸急救管理器械(简易呼吸囊等)和检查急救药品是否齐备,以备紧急时使用。

8. 实施所有的麻醉和镇静前必须准备麻醉机　麻醉机的准备一定要从上到下,从左到右逐项检查。以 Ohmeda210~7900 麻醉呼吸机为例:

(1) 根据患者具体情况设定潮气量、每分通气量、气道压报警上下限(一般为预定目标值的±30%,如设计潮气量为500ml,呼吸频率为8次时,潮气量报警下限定为350ml,上限为650ml,呼吸分钟通气量报警下限2.8L,上限为5.2L)。

(2) 设定潮气量(如10~15ml/kg),如使用限压通气,压力限制一般先设定为20cmH_2O,不应超过40cmH_2O。

(3) 设定呼吸频率(6~12次/分)。

(4) 设定吸:呼比(1/2.5~1/2)。

(5) 选定通气模式(容量控制或压力控制)。

(6) 检查吸入麻醉药挥发罐是否有药,

(7) 打开麻醉机电源,应有低氧压报警。打开中心氧气,低氧压报警消失。

(8) 检查O_2流量表。旋钮开至最大时,O_2流量应能大于10L/min,旋钮关至最小时O_2流量应>150ml/min。

(9) 检查快冲氧是否工作。检查快充氧后氧压表应回升至0.4或更高。

(10) 检查钠石灰罐,每两周常规更换钠石灰。如发现钠石灰失效应随时更换;做神经外科麻醉的住院医师更应特别注意钠石灰的使用情况。

(11) 连接螺旋管和呼吸囊。

(12) 手堵螺纹管出口,将O_2流量关至最小用快充O_2将呼吸道压力冲至40cmH_2O,此时应有连续高压报警,同时在15秒内压力应仍高于30cmH_2O。

(13) 放开螺纹管出口,开动呼吸机,风箱上下空打,麻醉机应有脱机报警。

(14) 手堵螺纹管出口,用快充氧将呼吸囊充气,检查手控通气是否有效。

(15) 选择与患者面部相匹配的面罩,并检查面罩气垫是否充气。

(16) 对其他任何型号的麻醉机,检查都应遵循从左到右,从上到下的原则全面检查。

9. 麻醉器械护士应检查除颤监护仪是否充电,工作是否正常。

10. 对所有拟接受麻醉的患者，应开放静脉通路（原则上要求手术室护士在上肢建立静脉通路，并在将给药三通安在麻醉科医师座位附近，便于麻醉管理）。

11. 全身麻醉前，应接好和打开吸引器。并准备

（1）检查气管插管用的物品（喉镜、气管导管、牙垫、胃管、吸痰管、丝带胶布）是否齐全、合适，确保气管插管套囊不漏气。如拟行鼻插管应准备好石蜡油、棉签、特殊固定胶布和插管钳，传染患者应准备一次性气管插管包。

（2）拟行降温麻醉应准备好鼻温和肛温探头。

（3）检查麻醉药物、急救药品和注射器是否齐全，抽吸拟用的麻醉药物和抢救药（麻黄碱、阿托品）。

（4）必要时准备动、静脉穿刺用品。

（5）再次记录患者各生命体征。

12. 心血管外科患者和危重、大手术患者的动静脉通路建立和管理的规定：动、静脉通路是患者的生命线，对其建立和管理应给予高度重视。一般情况下，动、静脉穿刺都应坚持先外周后中心，先远后近，先活动部位后固定部位的原则。

（1）清醒下建立动脉和大静脉通路时应先用局麻药。

（2）若患者条件许可，应尽量在麻醉诱导前局麻下行动脉穿刺。这样，可在密切监视动脉压的条件下行麻醉诱导，指导合理用药。

（3）除非常特殊的情况下，严禁从动脉给任何药物。

（4）一般应建立三条静脉通路。大出血的可能性较大的患者（如大血管手术）应另加备一条快速静脉输血通路。

（5）常规三条静脉通路的用途为：①供麻醉诱导和体外循环后快速输血的外周静脉；②供中心静脉压测定、补钾和单次给药的中心静脉；③供微量泵连续给药的静脉（最好也是一条中心静脉）。上述三条通路应各司其职，一般不要将它们混用。

13. 硬膜外或神经阻滞麻醉的患者，应在首次血压、脉搏心电图监测后再准备进行硬膜外穿刺，危重患者应在建立静脉通路后才能翻动体位。如果因导线干扰患者摆体位，至少必须监测脉搏氧饱和度。

一般而言，上述工作由住院医师在早上 10:00 执业医师上班之前完成。执业医师来后应及时向其汇报患者入室后的特殊情况，麻醉前的准备工作及有何不足，拟实施的麻醉计划请主治医师做指示。在上述工作和汇报均结束之后，执业医师再次确认患者家属已签看了麻醉和手术同意书后，经执业医师检查并同意后方能开始麻醉。

执业医师和住院医师都必须完全掌握麻醉前准备工作常规。新到住院医师或进修医师进入临床后每月常规考试一次，连续三个月，直至合格。连续三次考试均不能达标者的进修医师应退回，住院医师不准进入下一站轮转。科室还将举行不定期检查。

五、吸入麻醉常规

【适应证和禁忌证】

1. 适应证　适用于各类手术患者。

2. 禁忌证

（1）对吸入性全麻药过敏者。

（2）呼吸道有急性炎症患者慎用。

（3）严重肝肾功能不全者慎用。

（4）无合格的吸入性全麻药专用蒸发器。

【麻醉前准备】

1. 术前访视 了解现病史、过去史及各项检查,进行病情评估和ASA评级。

2. 向患者或家属交代麻醉方法及可能发生的并发症等。

3. 麻醉前禁饮、禁食6~8小时,急诊患者例外。

4. 麻醉前用药 选择镇静安定、镇痛和抗胆碱能药,特殊手术患者应酌情使用抗生素等药物。

5. 备齐麻醉机、监测仪、气管插管用具及必要的药品。

【麻醉诱导前准备】

1. 诱导前使患者获得安全感,对手术麻醉树立起信心。

2. 检查患者有无假牙、缺牙或松动牙,并做好记录。

3. 复习最近一次病程记录 包括:手术当日体温脉搏、术前用药的执行情况、最后一次进餐时间、内容和数量、最近一次实验室检查结果、手术及麻醉协议书的签署情况等)还应根据病情开放合适的静脉通路。

4. 麻醉器械用具的准备 包括:检查氧源、麻醉气体源、流量表、快速充气阀、麻醉机的密闭程度、吸气及呼气导向活瓣、麻醉机呼吸机和监护仪的电源及功能完好无损、喉镜、气管插管、牙垫、口咽通气道、吸引装置等的准备。

【操作方法】 根据氧气流量和患者每分钟通气量的比率,吸入全麻方法分三种:①开放法。通常需在麻醉面罩下输氧,300~500ml/min。此法麻醉不容易加深,多用于小儿;②部分复吸入(半开放或半紧闭)法。临床常用Bain回路,控制呼吸期氧流量应大于70ml/(kg · min)(最低流量应大于3.5L/min);③全复吸入(紧闭)法。氧气流量小于10ml/(kg · min)。麻醉易加深,用于成人和无排污装置的手术间。此法必须有性能良好的二氧化碳吸收装置,并要警惕麻醉过深。

【注意事项】

1. 手术时间长和创伤大的复杂手术应选用气管内插管半紧闭或全紧闭吸入性全麻。肝、肾功能不全者避免应用乙醚、氟烷或甲氧氟烷。有空气栓塞可能的手术(如坐位手术),禁用氧化亚氮吸入。

2. 使用合格的专用蒸发器 实施吸入性全麻需持续监测呼吸气体的麻醉药浓度,根据病情和手术需要适当调节麻醉深度,严防麻醉过深。

3. 维持呼吸道通畅,保证适当的通气量和足够的吸氧浓度,不用失效或效能低下的二氧化碳吸收剂和呼吸活瓣失灵的麻醉机,持续监测SpO_2,力求常规监测呼气末二氧化碳浓度,严防缺氧和(或)二氧化碳蓄积。

4. 加强心血管功能监测,合理安排补液、输血,维持循环功能和内环境稳定。

5. 乙醚麻醉期间禁忌明火和使用电灼器,严防燃烧、爆炸等。

六、静脉麻醉常规

【适应证和禁忌证】 不需气管插管静脉麻醉,一般仅用于不需肌肉松弛的短小手术。

【麻醉前准备】 参见第一节“吸入麻醉”。

【常用药物】 参见第三节“静脉复合麻醉”。

【操作方法】

1. 记忆缺失和基础麻醉药多半采用咪达唑仑(首次剂量0.15~0.2mg/kg)、地西泮(首次剂量0.2~0.4mg/kg)。硫贲妥钠主要用于全麻诱导和维持麻醉期睡眠。常配成2%~2.5%浓度。诱导用剂量4~8mg/kg,维持期每次追注2mg/kg。该药无镇痛作用,不能作为麻醉药单独使用。

硫贲妥钠或丙泊酚(1~4 mg/kg·min 为维持睡眠剂量,4~12mg/(kg·min)为麻醉剂量)。

2. 镇痛药以氯胺酮为首选。

【注意事项】

1. 根据患者的具体情况选择麻醉用药。

2. 静脉缓慢注射(最好采用输注泵给药),谨防呼吸抑制。

3. 常规吸氧。

4. 加强呼吸和循环功能监测,备好人工呼吸和气管插管器材。

七、静脉复合麻醉常规

【适应证和禁忌证】 适用于各类手术患者,无绝对禁忌证,实施时只需根据病情选择无禁忌证的药物组合进行复合麻醉。

【麻醉前准备】 参见第一节“吸入麻醉”。

【常用药物】

1. 记忆缺失药(镇静药)

(1) 硫贲妥钠:为超短效巴比妥类催眠药,主要通过增强中枢 γ-氨基丁酸的作用而迅速产生中枢抑制作用。该药有选择性呼吸中枢抑制作用,对心血管系统的抑制随剂量增大而增强;能降低颅内压;但可使副交感神经相对兴奋,易发生喉痉挛和呼吸道分泌物增多。硫贲妥钠主要用于全麻诱导和维持麻醉期睡眠。常配成 2%~2.5% 浓度。诱导用剂量 4~8mg/kg,维持期每次追注 2mg/kg。该药无镇痛作用,不能作为麻醉药单独使用。

(2) 羟丁酸钠:系 γ-氨基丁酸的中间代谢产物,可阻抑中枢乙酰胆碱受体而产生长时间睡眠。亦无镇痛作用。该药可使咽喉反射迟钝,下颌松弛,便于气管内插管。有心率减慢和心脏传导延缓作用。并可有一过性血钾降低反应。它不抑制网状激活系统,易有肌肉震颤和锥体外束征。羟丁酸钠主要用于全麻诱导和维持麻醉期睡眠。首次用量 50~100mg/kg。避免用于有癫痫、惊厥史、心动过缓、心脏传导阻滞或低血钾患者。

(3) 依托咪酯:属速、短效催眠药,诱导和苏醒平和,无明显呼吸及循环抑制作用,可降低颅内压。常用剂量 0.2~0.4mg/kg。慎用于服用抗高血压药、利尿药、钙通道阻滞药、单胺氧化酶抑制药或硫酸镁者,以免发生血压骤降。

(4) 丙泊酚:系速、短效催眠新药。苏醒迅速而完全,无兴奋和蓄积作用。对心血管抑制作用与硫贲妥钠相仿;但对呼吸抑制略重。常用剂量 1~4 mg/kg·min 为维持睡眠剂量,4~12mg/(kg·min)为麻醉剂量。

(5) 氯胺酮:能抑制大脑联络径路和丘脑新皮质系统、兴奋边缘系统,临床表现为痛觉丧失,呈意识模糊浅睡状态。对心血管系统有间接兴奋和直接抑制作用。可使眼内压和颅内压升高;苏醒期留有不愉快的梦幻记忆,故不宜单独应用,以免导致精神伤害。多用于短小或体表、四肢手术的麻醉。首次静注 1~2mg/kg,或肌内注射 4~6mg/kg;维持期可以30~50μg/(kg·min)持续输注。禁用于高血压症、颅内高压或内眼手术的患者。

(6) 地西泮:为长效苯二氮䓬类中枢镇静催眠药,有良好的抗焦虑、顺行性遗忘和抗惊厥作用,少有呼吸、循环抑制。首次剂量 0.2~0.4 mg/kg。

(7) 咪达唑仑:为短效苯二氮䓬类镇静催眠药。水溶性,少有组织刺激。有良好的抗焦虑、顺行性遗忘和抗惊厥作用。首次剂量 0.15~0.2 mg/kg。

(8) 氟哌利多:为丁酰苯类中枢镇静药,有良好的中枢抑制和抗呕吐作用。常用剂量 0.1~0.2mg/kg,可持续 3~6 小时。

2. 麻醉镇痛药　静脉复合全麻中应用麻醉镇痛药旨在最大限度地提高患者的痛阈,并借此对一些伤害性刺激所致的反射活动起一定抑制作用，维持麻醉平稳。临床常用的麻醉镇痛药有吗啡、哌替啶和芬太尼。三者均有良好的镇痛和强烈的中枢性呼吸抑制作用；但各具特点，宜根据病情适当选择。由于哌替啶增快心率作用显著，且对心脏抑制远较吗啡、芬太尼明显，故不宜多用；吗啡和芬太尼虽对心脏功能抑制轻微，但也应注意其心率减慢和血管扩张作用。大剂量吗啡（0.5～3 mg/kg）或芬太尼（20～50μg/kg）适用于体外循环心内直视手术患者；一般手术时，芬太尼的用量宜控制在8～15μg/kg，以免导致术后长时间呼吸抑制。

3. 肌肉松弛药 常用的肌肉松弛药有去极化和非去极化两大类。氯琥珀胆碱是前者的代表药，临床应用广泛。它虽有作用快而完全、时间短暂、可控性强的特点，但其强烈而持久的去极化和自主神经节刺激作用易致颅内压、眼内压和胃内压升高及心律失常等副作用。在瘫痪、大面积烧伤或严重软组织损伤患者，氯琥珀胆碱可引起致命性高钾血症，应当忌用。非去极化型肌松药有箭毒、泮库溴铵、维库溴铵和阿曲库铵等。箭毒的组胺释放作用和交感神经节阻滞显著，忌用于哮喘患者；阿曲库铵亦有组胺释放作用，偶可致严重过敏反应，应予以注意；泮库溴铵有较强的心脏解迷走作用，易引起心率加快，对心动过速患者应慎用。维库溴铵几无心血管系统副作用，是各类患者的良好选择。临床上无论选用何种肌松药，均应重视其外周性呼吸抑制和呼吸支持。

【操作方法】

1. 麻醉诱导 例如：硫贲妥钠4～8mg/kg或丙泊酚1～2mg/kg静脉缓注，入睡后用咪达唑仑0.1 mg/kg，继之给予少量麻醉镇痛药（芬太尼2～6μg/kg）和足量肌松药，同时以纯氧面罩通气去氮，可做气管内表麻（小儿丁卡因0.5mg/kg）后，气管内插管，人工通气。

2. 麻醉维持

(1) 给予预定量的麻醉镇痛药维持镇痛效果。

(2) 适时追加硫贲妥钠或持续输注丙泊酚，保持一定的麻醉深度。

(3) 维持应用肌松药，保持肌肉松弛，方便人工通气，维持麻醉平稳。

(4) 若静滴普鲁卡因，则宜将其用量控制在1 mg/(kg·min)以内，且随麻醉时间延长而适当减少其输入量。

(5) 人工通气，保持呼气末二氧化碳分压于30～40mmHg(4～5.3 kPa)。

3. 麻醉恢复

(1) 手术结束前即停用麻醉药，适时拮抗非去极化型肌松剂等药的残余作用。

(2) 维持循环功能稳定。

(3) 继续人工辅助呼吸，至自主呼吸和保护性反射恢复正常。吸净呼吸道分泌物后拔除气管导管。

(4) 继续给氧，监测生命指征。待神志恢复和生命指征稳定后护送患者回病房。

【并发症及其防治】

1. 参见第一节“吸入麻醉”。

2. 普鲁卡因中毒反应

(1) 在合并应用硫贲妥钠、咪达唑仑和肌松药的情况下，普鲁卡因逾量中毒并无中枢兴奋的明显反应，但其直接对心脏抑制和神经节阻滞可致严重循环抑制。初期表现为脉搏细弱、脉压变窄，继之出现血压下降、心动过缓和心脏传导阻滞。及早减量或停用普鲁卡因后能自行恢复。

(2) 高铁血红蛋白血症：系普鲁卡因的代谢产物抑制高铁血红蛋白还原酶所致，血中还原型血红蛋白含量异常增高。当高铁血红蛋白含量达30%时，患者即可出现发绀。静脉滴注普鲁卡因麻醉期必须持续监测SpO_2。当其持续低于93%时即应停用普鲁卡因，并给予亚甲蓝0.5～2mg/kg静脉缓注或滴注，数分钟内即可恢复正常。

【注意事项】

1. 根据"记忆缺失"、"麻醉镇痛"和"肌肉松弛"三种作用复合的概念选择三类药物实施麻醉。

2. 静脉复合全麻期麻醉深浅不易识别。虽然多数患者麻醉偏浅,但也不宜盲目大量应用麻醉镇痛药和记忆缺失药,以免术后长时间呼吸抑制和苏醒延迟。若麻醉过浅,可复合应用吸入麻醉药行静—吸互补全麻,也可适量应用血管扩张药控制血压;但不宜随意应用β受体阻断药减缓心率,以免发生严重循环抑制。

3. 应用足量镇静催眠药物,避免麻醉期间患者知晓。

4. 加强麻醉管理和监测,防止缺氧和(或)二氧化碳蓄积。

5. 硫贲妥钠或羟丁酸钠均为强碱性溶液,以防血管外注射或误入动脉。

6. 当与硬膜下隙阻滞联合应用时,应减少全麻药用量,以防循环抑制。

八、硬膜外隙阻滞常规

【适应证和禁忌证】

1. 适应证 无硬膜外隙阻滞禁忌证的胸壁、腹部、盆腔、肛门会阴及下肢手术患者。

2. 禁忌证 参见第八节"蛛网膜下隙阻滞"。忌用于凝血机制障碍性疾病或抗凝治疗期的患者。

【麻醉前准备】 参见第一节"吸入麻醉"。

【操作方法】

1. 体位 参见第八节"蛛网膜下隙阻滞"。

2. 选择穿刺点 一般可选择与手术切口中点相应的脊神经节段作为参考。胸壁手术选择$T_{4\sim5}$,椎间隙,上腹部手术选择$T_{8\sim10}$,下腹部、盆腔及下肢手术选择$L_{2\sim5}$。

3. 穿刺方法 常规消毒,铺无菌巾。穿刺前应仔细检查穿刺针及硬膜外隙导管是否完整通畅和匹配。直入法穿刺:在穿刺点作皮丘及皮下浸润麻醉,换粗针破皮,取16号或18号硬膜外隙穿刺针,刺入皮肤、皮下组织、棘上韧带和棘间韧带后,缓慢推进,突破黄韧带进入硬膜外隙,一般采用阻力消失法作为判断穿刺针进入硬膜外隙腔的指征。侧入法穿刺:穿刺点离中线1cm,经皮肤、皮下组织,斜向黄韧带推进,突破韧带进入硬膜外隙。完成穿刺后即可注入局麻液。若采用连续硬膜外隙阻滞,则经穿刺针插入硬膜外隙导管,一般是头向置管3~5cm。

4. 常用药物及浓度

(1) 高位硬膜外隙阻滞(穿刺点在T_6以上)可选择1%利多卡因和0.1%丁卡因混合液(内含1∶20万肾上腺素)或1%利多卡因和0.25%丁哌卡因混合液。

(2) 中位或低位硬膜外隙阻滞(穿刺点在$T_6\sim T_{12}$之间)可选择1%利多卡因和0.2~0.25%丁卡因混合液(内含1∶20万肾上腺素)或0.5%丁哌卡因液。

【辅助用药】

1. 神经安定镇痛 哌替啶1 mg/kg和氟哌利多0.05 mg/kg,宜在手术进腹前静脉滴注。

2. 咪达唑仑 推荐剂量1~2mg(成人),静脉滴注。

3. 也可适量应用其他安定镇静药和镇痛药。

【注意事项】

1. 严格掌握硬膜外隙阻滞的适应证 不要勉强选择甚至滥用此技术。例如,在病情危重(休克、血容量不足、腹内脏器破裂出血等),手术复杂而创伤大,出凝血功能障碍或老年患者宜慎用或不用。

2. 初次经穿刺针或导管注入预定量局麻药液前均需行试验量注射 3~5ml,谨防全脊麻。

3. 按椎间隙解剖学径路仔细穿刺硬膜外隙,切忌粗暴,以免损伤脊髓。

4. 严禁从穿刺针内向外拔管,避免断管。

5. 严格掌握局麻药安全用量,谨防愈量中毒。

6. 严格无菌操作。

7. 适当应用辅助药,加强生命指征监测,谨防呼吸循环抑制。

【并发症及其防治】

1. 全脊麻 系多量麻醉药误入蛛网膜下隙所致,即刻呼吸抑制,血压骤降,意识亦可消失,不及时处理可导致心搏骤停。处理:立即人工呼吸支持,先行面罩加压人工通气,必要时气管内插管,人工呼吸,同时支持循环。心搏骤停时即应行心肺复苏术。

2. 局麻药中毒反应。

3. 低血压、心率减慢 处理同蛛网膜下隙阻滞,以扩容加快输液为主,应用麻黄素及阿托品可纠正。

4. 脊髓、脊神经根损伤 多因穿刺损伤所致。脊髓横贯性损伤可致截瘫,神经根损伤可致相应分布区域麻木、痛觉异常、运动障碍。一般给予对症处理。

5. 硬膜外隙血肿 多发生于凝血功能障碍者。重者可因血肿压迫脊髓而出现截瘫。对反复穿刺或有出血者术后应加强随访。若术后脊神经功能未能恢复正常,即应警惕。必要时应尽早做 CT 或 MRI 检查。一旦确诊,尽快手术减压。

6. 硬膜外隙脓肿 可因局部污染或脓毒血症血行播散致硬膜外隙感染。患者多伴有高热、白细胞升高、背部剧痛和进行加重的脊髓压迫症状。CT 检查可帮助诊断。处理原则:应用足量敏感的抗生素和手术引流减压。

7. 断针、断管 重在预防,必须使用合格的穿刺针和硬膜外隙导管,勿从针内抽拔导管。

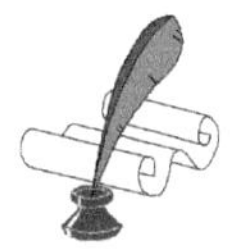

第六章　重症监测治疗与复苏

案例 7-6-1

患者，男，30 岁，既往身体健康，因腹部外伤拟行剖腹探查术，从肇事现场紧急向手术室转运，入室即刻患者挣扎、测不出血压、脉搏 120 次/分钟，随后神志消失，未触及颈动脉搏动，呼吸停止。

问题

◆最可能的诊断是什么？

◆诊断依据有哪些？

◆进一步确诊需要的检查项目？

◆治疗方案和治疗措施？

参考答案和提示

◆最可能的诊断　心跳呼吸骤停。

◆诊断依据　患者神志突然消失，大动脉搏动消失、自主呼吸停止和血压测不出。

◆进一步确诊需要的检查项目

1. 临床征象　瞳孔散大，心音消失，皮肤黏膜发绀。

2. 心电图特征　心室停顿、心室纤颤和电机械分离 3 种心电图表现之一均可诊断。

◆治疗方案和治疗措施　心跳呼吸骤停的诊断一旦确定，应立即采取一切措施对心跳和呼吸进行复苏。通常心肺复苏包括初期复苏、后期复苏和复苏后治疗三个阶段，每一个阶段的目标和侧重点不一样，但又是连续的过程，前一阶段目标的实现是达到下一个阶段目标的基础，但总体目标是恢复患者的自主呼吸、自主循环和中枢神经系统的功能。

1. 初期复苏　是呼吸、心跳骤停的现场急救措施，主要目标是迅速有效地恢复生命器官的血液灌流。

(1) 消除呼吸道梗阻，保持呼吸道通畅：首先清除呼吸道内的异物和分泌物，采用托下颌法、提颏法或抬颈法解除舌下坠造成的呼吸道梗阻，有条件时可借助于口咽、鼻咽通气道、气管插管等维持呼吸道通畅。

(2) 建立有效的人工呼吸：现场急救采用口对口(鼻)人工呼吸，术者一手将患者的下颌向上、后方钩起，另一手压迫患者前额保持头后仰，同时以拇指、示指将患者鼻孔捏闭。然后术者深吸一口气，对准患者的口或鼻部用力吹入，持续时间超过 1 秒，观察有胸廓起伏运动为人工呼吸有效的标志。有条件时可借助器械进行人工呼吸。

(3) 建立有效的人工循环：现场急救通常采用胸外心脏按压。将患者平卧于地板或木板床上，术者手掌部置于患者双乳头连线以下胸骨处，另一手跟部置于前者之上，手指向上翘起，两臂伸直。然后术者借自身重力向胸骨下半部加压，使胸骨下陷 4～5cm 后放开。按压频率 100 次/分钟，单人或双人进行复苏时胸外按压与人工通气比率为 30∶2。按压有效的标志为能够触及大动脉搏动，瞳孔缩小有时恢复对光反应。

2. 后期复苏　是初期复苏的继续，是借助于器械和设备、先进的复苏技术和知识以争取最佳疗效的复苏阶段。

(1) 呼吸管理：借助于口咽或鼻咽通气道、气管插管等保证呼吸道通畅，利用简易呼吸器、多功能呼吸器或呼吸机实施有效的人工呼吸或机械通气。

(2) 后期复苏期间监测：尽快监测心电图明确心跳骤停的类型，诊断心律失常指导进一步的治疗,监测血压或直接动脉压、中心静脉压,留置导尿管监测尿量、尿比重判断肾灌注和肾功能,维持氧分压和二氧化碳分压在正常范围或氧分压不低于60mmHg,二氧化碳分压36~40mmHg。

(3) 药物治疗:药物治疗的目的是为了激发心脏复跳并增强心肌收缩力,防治心律失常,调整急性酸碱平衡失衡,给药途径首选开放的上肢静脉,其次为气管内,在前两种均为建立时,才考虑心内注射。常用药物如下:

1) 肾上腺素:有助于自主心律恢复,增加重要器官的灌注压,使心室纤颤由细颤转变为粗颤,增强心肌收缩力,是心肺复苏中的首选药物。每次0.5~1.0mg或0.01~0.02mg/kg,必要时每5分钟可重复一次。

2) 阿托品:适用于严重窦性心动过缓合并低血压、低组织灌注或合并频发室性期前收缩。每次0.5~1.0mg,必要时5分钟可重复一次。

3) 氯化钙:适用于高血钾或低血钙引起的心跳骤停。剂量10%氯化钙2.5~5ml,缓慢静脉注射。

4) 利多卡因:适用于室性期前收缩或阵发性心动过速。首次剂量1mg/kg静脉推注,必要时以2~4mg/min的速度静脉输注。

5) 碳酸氢钠:是复苏时纠正急性代谢性酸中毒的主要药物。应当参照动脉血气分析的结果,当碱剩余(SBE)达到-10mmol/L以上时,才用碳酸氢钠来纠正。没有血气分析时,首次剂量可按1mmol/kg给予,然后每10分钟给予0.5mmol/min。在用碳酸氢钠的同时,应进行过渡通气以免二氧化碳蓄积。

(4) 电除颤:心跳骤停中以心室颤动的发生率最高,而电除颤是目前治疗室颤的唯一有效方法,尤其是粗颤。行胸外除颤所需要电能成人为150J,小儿为2J/kg。成人胸内除颤用20~80J,小儿用5~50J。对一次除颤未成功者,应当立即施行胸外按压和人工呼吸,再次除颤时应适当加大电能,成人可加大到200J,小儿为4J/kg,选用单向波除颤仪,则所有电击均应选则360J。

3. 复苏后治疗　加强重要器官功能监测,去除引起呼吸心跳骤停的原因,保证呼吸循环等重要器官功能稳定,防治缺氧性脑损伤。

(1) 维持良好的呼吸功能:去除进一步影响肺通气和换气功能的因素如气管插管的位置、有无肋骨骨折、血气胸和肺水肿等,并根据血气分析的结果决定是否保留自主呼吸和进行呼吸机治疗,维持正常的氧分压和pH,二氧化碳分压保持在25~35mmHg之间。

(2) 确保循环功能的稳定:监测心电图、血压、中心静脉压和放置肺动脉导管,判断有效循环血量和左心功能状况,有针对性地进行扩容、强心及适当的血管活性药物治疗。

(3) 防治肾功能衰竭:最有效的方法是维持循环稳定,保证肾脏的灌注压,同时需要纠正酸中毒,使用肾血管扩张药物等保护肾功能。

(4) 脑复苏:到目前为止尚没有治疗缺氧性脑损害的可靠方法,因此脑复苏的重点应是防止脑组织的水肿及肿胀,避免和减轻脑组织的继发性损伤,保护尚未坏死的脑组织再次经历缺氧性损害的打击。

1) 低温治疗:低温能够明显降低脑组织耗氧量,减轻脑水肿,提高脑细胞对缺氧的耐受力,有效降低颅内压。降温时,应迅速将体温降到35~33℃,为避免降温过程中寒战引起的氧耗增加,可以适当应用镇静及肌松药物,并维持到患者神志开始恢复或好转为止。

2) 脱水治疗:以渗透性利尿药为主,快速利尿药为辅。常用20%甘露醇0.5~1.0/kg静脉注射,每日4~6次,必要时加用呋塞米20~40mg。脱水治疗应持续5~7天,脑水肿的高峰期开始消退。

3) 肾上腺皮质激素治疗:尽管肾上腺皮质激素在理论上有很多优点,但临床应用的效果仍有争议。激素的应用宜尽早开始,初期复苏中可用氢化可的松100~200mg,以后用地塞米松20~30mg/24h,使用3~4天即可全部停药。

案例 7-6-2

患者，男，60 岁，体重 70kg，既往身体健康，因股骨颈骨折拟在连续硬膜外麻醉下施行股骨颈内固定术，术前检查未见心血管和呼吸系统异常，血电介质正常。患者入手术室测 BP 140/85mmHg、P 80 次/分、律齐、脉搏氧饱和度 95%，并开放上肢静脉。侧卧位选择胸 12-腰 1 椎体间隙穿刺，穿刺过程困难，经反复穿刺后方出现落空感，判断穿刺针进入硬膜外腔并放置硬膜外导管。改仰卧位后经硬膜外导管注入 2% 利多卡因 5ml，3 分钟后测试麻醉平面时发现患者神志消失，未触及颈动脉搏动，呼吸停止。立即开始心肺复苏，胸外心脏按压，气管插管人工通气，静脉注射肾上腺素，8 分钟后心脏出现粗大室颤，电击除颤三次（200、300、360）心脏恢复自主搏动，但心律不规则，出现频发室性期前收缩，静脉注射利多卡因后期前收缩消失。心脏复跳 10 分钟后患者自主呼吸恢复，同时出现抽搐等脑缺氧表现，给予头部降温，静脉注射地西泮，快速静脉输入甘露醇脱水等综合处理，3 小时后呼吸循环稳定功能，12 小时后意识逐渐恢复，28 小时后完全清醒。

临床思维：心肺脑复苏

【心跳呼吸骤停的原因】 引起循环骤停的原因及诱因很多，其发生机制也相当复杂，多数情况下为数种因素共同作用的结果，但归纳起来主要有以下几点。

1. 神经反射因素　在缺氧、二氧化碳蓄积的基础上，迷走神经的兴奋性增加，刺激迷走神经可引起窦房结和其他室上起搏点的抑制，并使心脏传导系统功能发生障碍，往往直接导致循环骤停。

2. 血流动力学的急剧变化　各种原因引起的血压急剧下降，特别是原有严重冠状动脉供血不足或高血压者，严重的血压骤降导致急性心肌缺血、心肌收缩无力、心室颤动或心跳骤停。

3. 心肌局部电变化致心脏电生理紊乱　常见于器质性心脏病，急性心肌梗死、缺血变性或坏死的心肌与正常心肌存在电位差，导致心室纤颤或心跳停止。

4. 其他　各种原因的缺氧、电介质和酸碱平衡紊乱、麻醉过深、麻醉阻滞平面过广、全脊髓麻醉、麻醉药物过量等。

本例患者循环骤停的可能原因是硬膜外穿刺困难，将硬膜外导管误入蛛网膜下腔，局部麻醉药给药之前未反复回抽检查，直接将药物注入蛛网膜下腔造成全脊髓麻醉，呼吸和循环系统严重抑制，导致循环骤停。但在临床工作中，遇到突发事件，一般很难在极短时间内明确原因，也来不及迅速消除，应当立即采取措施恢复呼吸和循环功能，保证重要器官的氧供和血供。

【心跳呼吸骤停的诊断】 快速准确地做出心跳骤停的诊断，是复苏成功的关键，延误时间常使复苏失败。对于意识消失、无心电监测的患者，大动脉搏动（颈动脉或股动脉）消失即应诊断心跳骤停。有心电监测的患者，心电图显示心搏停止、心室纤颤、电机械分离也是心跳停止的征象。呼吸停止和瞳孔散大不是心跳骤停后立即出现的征象，而心音、脉搏、血压、皮肤黏膜发绀或苍白、手术野出血停止等不应作为诊断的必备条件。

【心跳呼吸骤停的处理】 心跳骤停的诊断确定后，就应立即开始实施心肺复苏。初期复苏开始的早晚直接影响着后期复苏的最终结果，但初期复苏常受到场地和医疗条件的限制复苏效果不好，且不能持续时间过长，如有条件应该尽快过渡到后期复苏或复苏后治疗，提高生存率和减轻重要器官的缺氧性损害。因此初期复苏、后期复苏和复苏后治疗并不是一定要按部就班的实施，而要根据当时的场地和医疗条件灵活执行。

在实施心肺复苏时，需要注意呼吸道通畅和有效的人工呼吸是循环及脑复苏的先决条件，否则即便心跳恢复也是暂时的，不可能长时间维持。呼吸道管理中气管插管是最有效的快速建立气道的方法，并能够与呼吸器或麻醉机连接进行有效的人工通气。肾上腺素是目前心肺复苏中首选药物，它能够促进自主心律恢复，增加重要器官的灌注压，使心室纤颤由细颤转变为粗颤，为电击除颤的成功创造条件。复苏期间首选的给药途径是上腔静脉系统通路,注射药物后应迅速用液体冲进去,期待尽快起效。由于80%的心跳骤停是心室纤颤,然后才转变成心室停顿,早期电击除颤往往能够受到较好的复苏效果。

本例患者在发现意识和大动脉波动消失后快速确立了心跳骤停的诊断,并开始初期复苏胸外心脏按压。同时借助于手术室的便利条件迅速实施后期复苏的措施,如气管插管人工通气,并通过已经开放的上肢静脉注射肾上腺素,使心室纤颤转变成粗颤,随后电击除颤成功,建立了自主循环,为脑复苏创造了良好的基础。鉴于患者已经出现了缺氧性脑损害的征象——抽搐,又采取了以头部降温为主,镇静、脱水等综合措施,使患者最终脑功能得以恢复。

思 考 题

1. 如何选择电除颤的能量?
2. 为什么在心肺复苏中首选肾上腺素?

思考题答案

1. 心跳骤停中以心室纤颤的发生率最高,而电除颤是目前治疗室颤的唯一有效方法,尤其是粗颤。选用双向方波形除颤仪,胸外除颤所需要电能成人为200J,小儿为2J/kg。选用单向波形除颤仪,成人所有电击均应选则360J,成人胸内除颤用20~80J,小儿用5~50J。
2. 有助于自主心律恢复,增加重要器官的灌注压,使心室颤动由细颤转变为粗颤,增强心肌收缩力,是心肺复苏中的首选药物。每次0.5~1.0mg或0.01~0.02mg/kg,必要时每5分钟可重复一次。

复 习 题

一、名词解释

1. 心跳骤停
2. 脑复苏

二、填空题

1. 容易发生室颤的体温为______。
2. 电击除颤包括______和______两种方法。
3. 复苏三个阶段分为______、______、______。
4. 心脏按压分为______和______两种方法。
5. 心脏按压有______和______两种机制
6. 复苏的主要任务是______、______、______。
7. 心脏按压的有效指标是______。
8. 造成呼吸道梗阻的主要原因是______和______。
9. 心肺复苏时给药的途径首选______。
10. 胸外心脏按压点选择在胸骨______交接处。

三、单项选择题

1. 当患者神志消失,诊断心跳停止的指标是( )
   A. 大动脉无搏动　B. 呼吸停止
   C. 脉搏扪不清　D. 血压测不到
   E. 瞳孔散大
2. 胸外心脏挤压正确操作时,动脉压可达( )
   A. 40~60mmHg　B. 60~70mmHg
   C. 70~80mmHg　D. 80~100mmHg
   E. >100mmHg
3. 心跳停止后,在多长时间内必须建立有效的人工循环( )
   A. 4~6min　B. 6~8min
   C. 8~9min　D. 9~10min
   E. 10~12min
4. 胸外心脏挤压时,挤压点应选择在( )
   A. 胸骨上半部　B. 心前区
   C. 胸骨中部　D. 胸骨下半部
   E. 以上都对
5. 胸外心脏挤压时,应使胸骨下陷( )
   A. 2~3cm　B. 3~4cm
   C. 4~5cm　D. 5~6cm
   E. >6cm

6. 胸外除颤时,电极板应置于(　　)
   A. 心尖区
   B. 胸骨左缘第二肋间,心尖区
   C. 胸骨右缘第二肋间,心尖区
   D. 胸骨右缘第三肋间,心尖区
   E. 以上都不对
7. 复苏时纠正急性代谢性酸中毒的主要药物是(　　)
   A. 碳酸氢钠　　B. 氯化钙
   C. 利多卡因　　D. 氯化钠
   E. 5%葡萄糖液
8. 治疗室性期前收缩和室上性阵速的首选药物是(　　)
   A. 普罗帕酮　　B. 亚甲兰
   C. 利多卡因　　D. 肾上腺素
   E. 毛花苷 C
9. CPCR 的基础生命支持中,保持呼吸道通畅的常用方法下列哪项最准确(　　)
   A. 仰头抬颏法、口对口人工呼吸、清洁呼吸道
   B. 仰头抬颏法、清洁呼吸道、气管插管
   C. 仰头抬颏法、下颌前推法、清洁呼吸道
   D. 口对口人工呼吸、气管插管、胸外心脏按压
   E. 口对口人工呼吸、气管插管、开胸心脏按压
10. 循环骤停进行复苏时最有效的药物是(　　)
   A. 肾上腺素　　B. 异丙肾上腺素
   C. 去甲肾上腺素　　D. 间羟胺
   E. 多巴胺

四、简答题

1. 复苏时药物治疗的目的是什么?
2. 如何快速诊断心跳骤停?
3. 基础生命支持包括哪些方面?
4. 何谓仰头抬额法?
5. 胸外心脏按压术的机制有哪些?

五、问答题

1. 脑复苏时为什么要采用低温疗法?
2. 试述脑死亡的概念及判断指标?

复习题参考答案

一、名词解释

1. 心跳骤停　指因急性原因导致心脏突然丧失有效的排血功能而致循环和呼吸停顿的病理生理状态。
2. 脑复苏　为防止心跳骤停后缺血缺氧性脑损伤所采取的措施称为脑复苏。

二、填空题

1. 26~24℃
2. 直流　交流
3. 初期复苏　后期复苏　复苏后处理
4. 胸外　胸内
5. 心泵　胸泵
6. 抢救患者生命　防止伤残后遗症　康复痊愈出院
7. 触及动脉搏动
8. 舌根后坠　异物阻塞
9. 静脉
10. 中下 1/3

三、单项选择题

1. A　2. D　3. A　4. D　5. C　6. C　7. A　8. C　9. C　10. A

四、简答题

1. 答题要点:CPR 给药的目的是提高心脏按压效果,激发心脏复跳,增强心肌收缩力;提高外周血管阻力,增加心脑灌注压;降低除颤阈值,利于除颤和防止 VF 复发;纠正酸血症和电解质紊乱。
2. 答题要点:
   (1) 原来清醒的患者神志突然丧失,呼之不应。
   (2) 确认大动脉(颈动脉和股动脉)搏动消失。
   (3) 自主呼吸在挣扎一两次后随即停止。
   (4) 瞳孔散大,对光反射消失。
   其中(1)、(2)两条标准最为重要,凭此即可确诊心跳骤停的发生。
3. 答题要点:①(airway)呼吸道通畅;②(breathing)人工呼吸;③(circulation)循环支持。

4. 答题要点:解除舌后坠效果最佳。操作者一手置于患者前额,向后加压使头后仰。另一手的示指、中指置于患者额部的下颌角处,将额上抬,但应避免压迫颈前部及额下软组织,且抬高程度以患者唇齿未完全闭合为限。
5. 答题要点:心泵机制和胸泵机制。

五、问答题

1. 答题要点:脑复苏时采用低温疗法的原因如下:低温可明显地降低组织耗氧量,减轻脑水肿,提高脑细胞对缺氧的耐受力,并能有效地降低颅内压力,改善脑细胞通透性和控制脑缺血及缺氧后引起的中枢性高热反应,减慢和终止脑细胞病变的发展。降温时,应迅速将体温降到34~32℃之间,并维持到患者神志开始恢复为止。
2. 答题要点:脑死亡(brain death)是包括脑干在内的全脑功能丧失的不可逆转的状态。凡具备以下征象者可初步判定为脑死亡:①自主呼吸迟迟不恢复。②瞳孔持续散大、无脑干反射。③在补足血容量及其他支持循环措施后,仍需升压药,甚至加量方能勉强维持血压。④肌肉软瘫无抽搐。⑤未经物理降温而体温自行下降至35℃以下。以上情况持续24~48小时才能诊断。

第八篇 ICU

第一章 休 克

第一节 低血容量性休克

案例 8-1-1

患者,男,36 岁。2 小时前在人行道上行走时被身后行驶的汽车撞伤,伤后感左季肋部疼痛,逐渐扩散至全腹,伴有口渴、心慌、气促,被他人急送入院。伤后患者未解大小便。体格检查:T 36.4℃,P 112 次/分,R 23 次/分,BP 70/50mmHg。急性病容,表情淡漠,面色苍白,全身冷汗,四肢发凉。左季肋区可见瘀斑,全腹压痛、轻度反跳痛及肌紧张,移动性浊音阳性,肠鸣音减弱。血常规:血红蛋白 80g/L,白细胞 8.5×10^9/L。右下腹腹腔穿刺抽出不凝固血液。

问题

◆本病例的诊断和诊断依据?

◆还应该做哪些检查?

◆治疗方案?

参考答案和提示

◆诊断和诊断依据

1. 低血容量性休克 ①面色苍白、全身冷汗、四肢发凉;②脉搏增快(112 次/分),血压下降(70/50mmHg);③血红蛋白低(80g/L)。

2. 腹部闭合性损伤,脾破裂,其依据 ①明确的外伤史,有腹痛、口渴、心慌、气短的症状;②左季肋区可见瘀斑;③存在腹膜刺激征:压痛、反跳痛及肌紧张;④右下腹腹腔穿刺抽出不凝固血液。

◆患者病情较重,不宜搬动,应尽量避免不必要的检查。除血常规外,还应急查血型和交叉配血试验,以便及时输血,并为手术探查做好准备。尿常规会显示尿比重增高。行床头 B 超检查可发现腹腔内积液、脾脏增大及破裂。

◆治疗方案

1. 建立静脉通道,快速补液输血。有条件者尽可能行中心静脉穿刺置管,一方面可以经此输液,另一方面监测中心静脉压,应用 Swan-Ganz 漂浮导管尚可测得肺动脉压和肺毛细血管楔压,以判定病情,指导输液。

2. 积极术前准备,尽快剖腹探查,控制出血。若为脾破裂,根据伤情,行单纯缝合修补、部分切除、全脾切除及脾条移植术。手术结束前,还应探查其他脏器有无损伤,并作相应的处理。

临床思维:低血容量性休克

【定义】 由于大量出血、体液丢失或存积于第三间隙,导致体内有效循环血容量降低而引起的休克称低血容量性休克(hypovolemic shock)。其特点为血压低、中心静脉压低、外周阻力高和心动过速。

【分类】 低血容量性休克通常分为两类。一为失血失液性休克，多见于腹部损伤引起的肝脾破裂、胃十二指肠溃疡出血、门静脉高压症致食管胃底曲张静脉破裂以及大血管破裂等。短时间内失血超过血容量的20%时，即可发生休克。严重的体液丢失，如剧烈呕吐、腹泻等，也可造成大量的细胞外液和血浆的丧失，致循环血量减少，引起休克。二为创伤性休克，见于严重外伤和大手术等。除直接引起血液丢失外，创伤还可引起微血管扩张及通透性增加，液体转移至组织间隙，循环血量进一步减少。机体创伤后，恐惧、疼痛、缺氧、组织损伤等也可引起神经-内分泌系统的反应，从而影响心血管功能。有的创伤如胸部损伤直接影响心肺功能，颅脑损伤可使血压下降。损伤继发感染时更使休克恶化。

【中心静脉压】 中心静脉压的临床意义见表1-1。

表1-1　中心静脉压的临床意义

中心静脉压	血压	原因	处理
低	低	血容量严重不足	充分补液
低	正常	血容量不足	适当补液
高	低	心功能不全或血容量相对过多	强心、纠酸、扩血管
高	正常	容量血管过度收缩	扩血管
正常	低	心功能不全或血容量不足	补液试验

【治疗】 失血失液性休克的治疗主要包括及时补充血容量和积极处理原发病、阻止继续出血失液两个方面。创伤性休克的治疗还应该包括：适当的镇静镇痛；妥善固定受伤部位、加压包扎伤口或用止血带暂时止血；手术疗法（非紧急手术可待休克纠正后进行，紧急手术应一面纠正休克，一面进行手术）；纠正酸碱平衡失调；使用抗生素预防感染。

第二节　感染性休克

案例8-1-2

患者，女，37岁。6年前无明显诱因出现上腹部疼痛，伴有反酸、嗳气，常于进食后不久发生。近1年来，每次疼痛发作时间延长，发作次数明显增多。2天前突发上腹部刀割样疼痛，很快波及全腹。在个体诊所输液后疼痛仍不见缓解而急诊入院。体格检查：T 39.4℃，P 117次/分，R 21次/分，BP 80/50mmHg。急性痛苦病容，面色苍白，全身冷汗，四肢发凉。全腹压痛，以上腹部最为明显，有反跳痛，腹肌紧张呈“木板样”，肝浊音界缩小，移动性浊音阳性，肠鸣音消失。血常规：血红蛋白87g/L，白细胞16.3×10^9/L，中性粒细胞0.90。

问题

◆该患者的诊断是什么？

◆还应该做哪些检查？

◆最合适的治疗方法？

参考答案和提示

◆该患者最有可能的诊断　感染性休克、胃穿孔、急性弥漫性化脓性腹膜炎。其依据有：

1. 上腹部疼痛病史6年，进食后加重。

2. 发作特点　突发上腹部剧烈刀割样疼痛，很快波及全腹。

3. 腹膜炎的体征　全腹压痛以上腹部最为明显，有反跳痛，腹肌明显紧张。

4. 感染性休克表现　①有引起休克的原始动因；②高热、脉搏快，呼吸急促，血压下降；③表情淡漠，面色苍白，全身冷汗，四肢发凉；④白细胞16.3×10^9/L，中性粒细胞0.90。

◆检查

1. 留置尿管,密切观察尿量。

2. 中心静脉穿刺置管以监测中心静脉压。

3. 急查血型和交叉配血。

4. 急查血电解质及动脉血气分析,以明确水、电解质及酸碱平衡失调的程度和性质。

5. 立位腹部摄片可见膈下半月形游离气体。

6. 腹腔穿刺 根据穿刺液的性状可辨别病变性质。

◆治疗方案

1. 禁饮食,胃肠减压。

2. 补充血容量 以输注平衡盐溶液为主,配合适当的胶体液、血浆或全血,恢复足够的循环血量。

3. 运用有效的抗菌药物。

4. 经治疗休克不见好转时应及时行剖腹探查术,行穿孔缝合,并放置腹腔引流管,术后继续抗休克、抗感染治疗。

临床思维:感染性休克

【定义】 感染性休克(infectious shock)是发生在严重感染的基础上,由致病微生物及其产物引起的急性微循环障碍,有效循环血容量减少,组织血液灌流不足而致的复杂综合病症。

【临床表现】 感染性休克继发于胆道感染、绞窄性肠梗阻、大面积烧伤、尿路感染、急性弥漫性腹膜炎等。当感染患者的体温突然上升达39℃或突然降到36℃以下,或有寒战、面色苍白、烦躁不安、脉搏细速、脉压变小等,往往预示休克将要发生。一些感染性休克的患者,也可能无明显感染病灶,但具有全身炎症反应综合征(SIRS)的表现:体温>38℃或<36℃;心率>90次/分;呼吸>20次/分或过度通气,$PaCO_2$<30mmHg;白细胞计数>12×10^9/L或<4×10^9/L,或未成熟白细胞>10%。

感染性休克的临床表现见表1-2

表1-2 感染性休克的临床表现

	冷休克	暖休克
类型	低排高阻型	高排低阻型
发病率	多见	少见
致病菌	革兰阴性菌	革兰阳性菌
脉搏	细速	慢、有力
脉压	<30mmHg	>30mmHg
神志	淡漠、嗜睡	清醒
皮肤色泽	苍白、发绀	红润
皮肤温度	湿冷	干燥
毛细血管充盈时间	延长	1~2秒
尿量	<25ml/h	>30ml/h

【治疗】 感染性休克的治疗,一是纠正血流动力学异常;二是迅速控制感染。在休克尚未纠正以前,着重治疗休克,同时抗感染;休克纠正后,以抗感染为主。

复 习 题

一、名词解释

1. 休克
2. 有效循环血量
3. 中心静脉压
4. 休克指数
5. 内毒素性休克

二、填空题

1. 按微循环的改变，休克可分为______、______和______三个时期。
2. 休克按发病过程可分为______期和______期。
3. 通常认为收缩压______ mmHg、脉压______ mmHg 是休克存在的表现。
4. 休克的监测中，尿量能反映肾的灌注情况，如尿量<25ml/h，比重 1.030 表示______。
5. 当急性失血达到血容量的______%时，就将发生失血性休克。

三、选择题

【A 型题】

1. 休克的根本问题是(　　)
   A. 组织、细胞缺氧　B. 低血压
   C. 心功能不全　D. 尿少
   E. 以上都不是
2. 心源性休克发病的中心环节是(　　)
   A. 回心血量减少
   B. 心率过快
   C. 心输出量降低
   D. 心肌收缩力减弱
   E. 心律失常
3. 下列哪项不是引起低血容量性休克的病因(　　)
   A. 烧伤　B. 肠梗阻
   C. 感染　D. 腹泻
   E. 脱水
4. 在休克早期临床表现中哪项是错误的(　　)
   A. 面色苍白　B. 四肢湿冷
   C. 尿量减少　D. 脉压增大
   E. 脉搏细速
5. 休克的下列临床表现哪一项是错误的(　　)
   A. 烦躁不安或表情淡漠甚至昏迷
   B. 呼吸急促、脉搏细速
   C. 血压均下降
   D. 面色苍白或潮红、发绀
   E. 尿少或无尿
6. 休克患者补液监测的最佳指标是(　　)
   A. 血压　B. 脉压
   C. 尿量　D. 中心静脉压
   E. 表浅静脉充盈度
7. 休克的监测中，下列哪项对患者预后的判断最具临床意义(　　)
   A. 直接动脉压　B. 中心静脉压
   C. 肺动脉楔压　D. 动脉血气分析
   E. 动脉血乳酸盐测定
8. 治疗休克首要的措施是(　　)
   A. 补充血容量　B. 去除休克病因
   C. 纠正酸中毒　D. 升压药的使用
   E. 输血
9. 下列对休克患者的紧急抢救中，那种不适宜(　　)
   A. 患者的体位采取头和躯干抬高 15°~20°、下肢抬高 20°~30°
   B. 控制活动性大出血，可使用休克服(裤、袜)
   C. 保持呼吸道通畅，必要时气管插管或气管切开
   D. 保持患者安静，避免过多搬动
   E. 间歇吸氧，给氧量每分钟 6~8L
10. 休克时正确的补液原则是(　　)
    A. 血压正常不必补液
    B. “需多少，补多少”
    C. 补充丧失的部分液体
    D. “失多少，补多少”
    E. 补液宁多勿少
11. 休克时最常出现的酸碱失衡是(　　)
    A. AG 正常性代谢性酸中毒
    B. AG 升高性代谢性酸中毒
    C. 呼吸性酸中毒
    D. 代谢性碱中毒
    E. 呼吸性碱中毒
12. 纠正休克所并发的酸中毒关键在于(　　)

A. 过度换气
B. 提高血压
C. 改善组织灌流
D. 补充碱性药物
E. 应用激素

13. 休克并发急性肾衰竭时，下列哪一项临床表现是错误的( )
A. 尿量减少
B. 血尿素氮升高
C. 血肌酐减少
D. 高血钾
E. 代谢性酸中毒

14. 造成休克死亡最主要的原因是( )
A. 急性呼吸窘迫综合征
B. 急性心肌梗死
C. 急性肝衰竭
D. 急性肾衰竭
E. 脑疝

15. 抗休克治疗用多巴胺主要是取其( )
A. 强心作用
B. 收缩血管作用
C. 增加外周血管阻力作用
D. 扩张肾血管作用
E. 强心和扩张内脏血管作用

【B 型题】

A. 低血容量性休克
B. 感染性休克
C. 过敏性休克
D. 心源性休克
E. 神经源性休克

16. 高位脊髓麻醉可发生
17. 严重烧伤早期可发生
18. 严重烧伤晚期可发生
19. 大面积心肌梗死可发生
20. 变态反应可发生

【C 型题】

A. 高阻力型休克
B. 低阻力型休克
C. 两者均有
D. 两者均无

21. 失血性休克为
22. 感染性休克为

A. 神经调节　　B. 体液调节
C. 两者均有　　D. 两者均无

23. 微动脉舒缩受
24. 毛细血管前括约肌舒缩受
25. 微静脉舒缩受

【E 型题】

26. 休克期患者的临床表现是：
A. 动脉血压进行性降低
B. 皮肤发绀并出现花纹
C. 四肢湿冷
D. 神志淡漠，甚至昏迷
E. 少尿或无尿

27. 休克时酸中毒对机体的影响：
A. 呼吸功能障碍
B. 心肌收缩力下降
C. 血钾升高
D. 促使 DIC 发生
E. 少尿或无尿

28. 全身炎症反应综合征的表现：
A. 体温>38℃或<36℃
B. 心率>90 次/分
C. 呼吸>20 次/分，或过度通气
D. 白细胞计数$>12\times10^9/L$或$<4\times10^9/L$
E. 尿量<25ml/h

29. 扩血管药物适用于
A. 低血容量性休克
B. 低动力型感染性休克
C. 高动力型感染性休克
D. 过敏性休克
E. 神经源性休克

30. 休克诊断 DIC 的标准包括
A. 血小板计数$<80\times10^9/L$
B. 凝血酶原时间比对照组延长 3 秒以上
C. 血浆纤维蛋白原<1.5g/L
D. 3P 试验阳性
E. 血涂片中破碎红细胞>2%

四、简答题

1. 如何早期诊断休克？
2. 休克患者如何观察尿量？
3. 低血容量性休克时如何补充血容量？
4. 糖皮质激素治疗感染性休克的机制是什么？
5. 休克的治疗中如何合理运用血管活性药物？

五、问答题

1. 休克的特殊监测有哪些？有何临床意义？

2. 感染性休克的治疗原则是什么？

复习题参考答案

一、名词解释

1. 休克是由多种病因引起机体有效循环血量减少，导致组织灌注不足，所引起的以细胞代谢紊乱和功能受损为主要病理生理改变的综合征。
2. 有效循环血量指单位时间内通过心血管进行循环的血量，但不包括储存于肝、脾和淋巴血窦或停滞于毛细血管中的血量。
3. 中心静脉压是指胸腔内上、下腔静脉及右心房内流动血液的压力，正常值为5~10cmH_2O。
4. 休克指数指其计算方法是脉率/收缩期血压(mmHg)，可以帮助判定有无休克及其程度。指数为0.5多提示无休克；>1.0~1.5提示有休克；2.0以上为严重休克。
5. 内毒素性休克是继发于以释放内毒素的革兰阴性杆菌为主的感染，如急性腹膜炎、胆道感染、绞窄性肠梗阻及泌尿系感染等而引起的休克。

二、填空题

1. 微循环收缩期 微循环扩张期 微循环衰竭期
2. 休克代偿 休克抑制
3. <90 <20
4. 肾血供不足
5. 20

三、选择题

【A型题】

1. A 2. C 3. C 4. D 5. C 6. D 7. E 8. A 9. A 10. B 11. B 12. C 13. C 14. A 15. E

【B型题】

16. E 17. A 18. B 19. D 20. C

【C型题】

21. A 22. C 23. C 24. B 25. C

【E型题】

26. ABCDE 27. BCD 28. ABCD 29. ABC 30. ABCDE

四、简答题

略

五、问答题

略

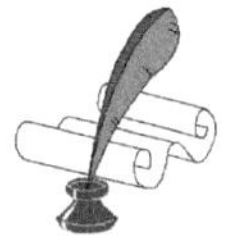

第二章　多器官功能障碍综合征

案例 8-2-1

患者，男，19 岁，因腹部刀刺伤后 2 小时入院。入院时血压 65/30mmHg，脉搏 130 次/分。入院后在全麻下急诊行“剖腹探查、肠系膜修补术、下腔静脉修补术”，探查见腹腔内积血约 2500ml，术中出血 1500ml，输血 3000ml。患者术后一直尿少，尿量小于 30ml/h，予输血、补液、利尿等治疗，效果不佳。术后第 2 天查血尿素 22.7mmol/L，肌酐 398μmol/L。术后第 3 天出现呼吸困难，并咳出少量的血性痰。体格检查：R 39 次/分，BP 135/85mmHg，面罩吸氧（氧流量 5 升/分）血氧饱和度 80%，神志清楚，口唇微绀，呼吸急促，双肺呼吸音粗，可闻及细小湿啰音。心界不大，心率 96 次/分，各瓣膜区未闻及病理性杂音。动脉血气分析：pH 7.40，$PaCO_2$ 33.6mmHg，PaO_2 51.3mmHg。床头 X 线胸片示双肺弥散性斑片状浸润。

问题

◆本病例目前的诊断是什么？

◆应该采取哪些紧急治疗措施？

◆预后如何？

参考答案和提示

◆本病例目前的诊断　多器官功能障碍综合征（急性呼吸窘迫综合征+急性肾衰竭少尿期）。

本例的原始起因为腹部损伤，大量失血。在随后的过程中，患者出现尿少，血尿素、肌酐增高，此为出血引起血容量不足，导致肾血流灌注减少，肾小球滤过率降低而引起少尿，初为功能性改变，后发展为急性肾小管坏死，出现了急性肾衰竭。与此同时，患者出现呼吸困难和低氧血症，氧合指数（动脉血氧分压/吸入氧浓度，PaO_2/FiO_2）小于 200mmHg，X 线胸片示双肺弥漫性斑片状浸润，考虑诊断急性呼吸窘迫综合征。其发病为损伤及休克诱发机体形成全身性炎症反应综合征，机体产生了大量炎性因子，同时又失去对这些因子的调控，引起组织细胞功能广泛破坏，在肺部表现为急性呼吸窘迫综合征（ARDS）。

◆患者目前最突出的表现是缺氧，应紧急行气管插管或气管切开呼吸机辅助呼吸，可选用呼气末正压通气。患者有急性肾功能不全，少尿，应及早行血液净化治疗，尤其是连续性肾替代治疗，并根据动脉血气分析及血电解质结果，及时纠正水、电解质、酸碱失衡。其他治疗包括抗生素、血管活性药物的使用以及营养支持等。

◆据统计，多器官功能障碍综合征累及两个器官的死亡率为 56%，其中累及肺肾大于 80%；累及 3 个以上器官死亡率为 100%。因此，在病变未发生到多器官功能障碍综合征前，采取有效的预防措施非常重要。

临床思维：多器官功能障碍综合征

【定义】　多器官功能障碍综合征（multiple organ dysfunction syndrome，MODS）是指急性病过程中同时或顺序出现 2 个以上器官或系统的损伤和功能障碍。其病变发展的终末阶段又称为多器官功能衰竭（MOSF）。

【病因】　各种外科疾病病情进展过程中，均可发生多器官功能障碍综合征。其高危因素有：各种外科感染引起的脓毒血症；严重的创伤、烧伤、冻伤、大手术；各种原因的休克，心肺脑复苏后；合并脏器坏死或感染的急腹症；输血、输液；合并冠心病、糖尿病、肝硬化、慢性肾炎、营养不良等。

【临床表现】 多器官功能障碍综合征的临床表现见表 2-1。

表 2-1 多器官功能障碍综合征的临床表现

心	急性心功能不全	心动过速、心律失常
血管	休克	低血压、少尿、微循环障碍
肺	急性呼吸窘迫综合征	呼吸窘迫、呼吸急促、低氧血症、口唇肢端发紫
肾	急性肾衰竭	尿少,或尿量持续增多,但尿比重持续在 1.010 左右,血肌酐大于 177μmol/L
胃肠	应激性溃疡	消化道出血或穿孔
肝	急性肝衰竭	进行性黄疸、神志异常、血胆红素及转氨酶升高
脑	急性脑功能衰竭	意识障碍、对各种刺激无反应
血液	弥散性血管内凝血	皮肤出血、胃肠出血、咯血、血小板减少、凝血酶原时间和部分凝血活酶时间延长

【预防】 多器官功能障碍综合征死亡率高,在临床工作中,要时刻警惕引起多器官功能障碍综合征的高危因素。多器官功能障碍综合征多从一个器官功能障碍开始,宜及早进行干预。当某一器官出现功能障碍时,要注意观察其他器官的变化。

复 习 题

一、名词解释

1. ARDS
2. 氧合指数
3. Cushing 溃疡

二、填空题

1. 成人 24 小时尿量<______ ml 称为少尿,尿量<______ ml 称为无尿。
2. 急性肾衰竭患者进入多尿期,仍有一定危险性,临床上约有______的患者死于多尿期,其常致命的并发症有______和______。
3. 急性肾衰竭的发病机制主要涉及______和______两方面。
4. 常用的血液净化分为三种:______、______和______。
5. 在急性肺损伤的诊断标准上,只要氧合指数≤______ mmHg 即可诊断急性呼吸窘迫综合征,其特征性病理改变是______。

三、选择题

【A 型题】

1. 多器官功能障碍综合征( )
   A. 是任何疾病出现的两个以上的器官或系统功能障碍的综合征
   B. 是在严重创伤或感染后短时间内出现的两个以上的器官或系统功能障碍的综合征
   C. 见于充血性心力衰竭引起的肺、肝功能受损的患者
   D. 见于慢性肾衰尿毒症时
   E. 以上都正确
2. 以下哪项不是多器官功能障碍综合征的高危因素( )
   A. 创伤与大手术　B. 坏死性胰腺炎
   C. 脓毒血症　D. 心跳骤停复苏后
   E. 慢性胃炎
3. 多器官功能衰竭最常见的是( )
   A. 心、肺、胃肠　B. 脑、肺、血液
   C. 心、肺、肾　D. 肝、肾、胃肠
   E. 心、血液、胃肠
4. 最有可能导致急性肾衰竭的损伤是( )
   A. 广泛Ⅰ度烧伤　B. 尺桡骨骨折

C. 脊柱骨折伴截瘫 D. 股骨骨折
E. 挤压综合征

5. 引起肾前性急性肾衰竭的原因是( )
A. 挤压综合征
B. 感染性休克
C. 广泛烧伤
D. 盆腔手术误扎双侧输尿管
E. 缺水,血容量减少

6. 预防急性肾衰竭的措施中不当的是( )
A. 预防肾缺血
B. 术前充分纠正水电解质失衡
C. 误输异型血,用甘露醇利尿
D. 休克时用去甲肾上腺素
E. 不用肾毒性药物

7. 下列哪项是血液透析的禁忌证( )
A. 血尿素>30mmol/L
B. 血钾>6.5mmol/L
C. 血肌酐>908umol/L
D. 严重酸中毒
E. 休克

8. 急性肾衰竭少尿期时高血钾的治疗,下列哪项措施不正确( )
A. 严禁使用含钾药物
B. 处理感染坏死组织
C. 补充钙剂
D. 减少能量补充
E. 使用促进蛋白合成的药物

9. 高度怀疑急性呼吸窘迫综合征的患者应首先对其做以下哪项检查( )
A. 血气分析 B. 摄胸片
C. 心电图检查 D. 血常规
E. 电解质检查

10. 诊断急性呼吸窘迫综合征最重要的依据是( )
A. X线片有广泛斑片状阴影
B. 肺部听诊有啰音
C. 血气分析为低氧血症
D. 一般吸氧治疗无效
E. 呼吸频率逐渐加快

【B 型题】

A. 甘露醇 B. 脂肪乳
C. 地塞米松 D. 普通氨基酸
E. 呋塞米

11. 急性肾衰竭不用
12. 应激性溃疡不用

【C 型题】

A. 低氧血症 B. 高碳酸血症
C. 两者皆有 D. 两者皆无

13. 急性呼吸窘迫综合征早期
14. 急性呼吸窘迫综合征晚期

【X 型题】

15. 关于多器官功能障碍综合征的叙述中不正确的是:
A. 急性感染后并发肾功能衰竭可称为多器官功能障碍综合征
B. 多器官功能障碍综合征必须为2个器官同时发生功能障碍
C. 肝、胃肠和凝血系统的功能障碍大多明显,而心血管、肺、肾等功能障碍至较重时才有明显的临床表现。
D. 对急症患者出现呼吸加快,心率加速,尿量减少,神志失常等必须考虑多器官功能障碍综合征的可能。
E. 如发现出血倾向并怀疑为DIC时,还应考虑有急性呼吸窘迫综合征、急性肾衰竭或应激性溃疡的可能,并作相关的检查。

16. 关于急性肺损伤诊断标准哪项是正确的:
A. 急性起病
B. 氧合指数≤200mmHg,而无论 PaO_2 是否正常或无论是否应用PEEP
C. 胸部X线片示双肺浸润阴影
D. PCWP<18mmHg或无心源性肺水肿的临床证据
E. 存在诱发急性呼吸窘迫综合征的危险因素

四、简答题

1. 简述多器官功能障碍综合征发病的高危因素。
2. 多器官功能障碍综合征临床过程可分为哪两种类型?
3. 急性肺损伤的诊断标准是什么?
4. 多器官功能障碍综合征与慢性实质器官疾病合并其他器官功能障碍的主要区别是什么?
5. 多器官功能障碍综合征最常受累的器官是

哪一个？为什么？

五、问答题

1. 试述多器官功能障碍综合征发生的主要器官、临床表现和辅助检查结果。
2. 多器官功能障碍综合征的防治原则。

复习题参考答案

一、名词解释

1. ARDS 即急性呼吸窘迫综合征，是多种原因引起的急性缺氧性呼吸衰竭，临床表现以进行性呼吸困难和顽固性低氧血症为特征。
2. 氧合指数指动脉血氧分压/吸入氧浓度（PaO_2/FiO_2），急性呼吸窘迫综合征诊断和分期的重要指标。
3. Cushing 溃疡是颅脑损伤、颅内手术或脑病变，可继发食管、胃及十二指肠黏膜炎症或溃疡，又称为 Cushing 溃疡。

二、填空题

1. 400ml　100ml
2. 25%　低血钾　感染
3. 肾血流动力学改变　肾小管功能障碍
4. 血液透析　连续性肾替代　腹膜透析
5. 200mmHg　漏出性肺水肿

三、选择题

【A 型题】

1. B　2. E　3. C　4. E　5. E　6. D　7. E　8. D　9. A　10. C

【B 型题】

11. A　12. C

【C 型题】

13. A　14. C

【X 型题】

15. ABC　16. ACDE

四、简答题

略

五、问答题

略

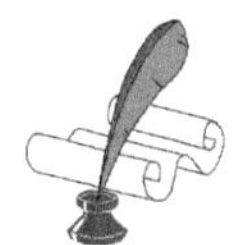

第三章　疾病诊疗常规

一、休　　克

（一）低血容量性休克

1. 病史采集

（1）有无创伤、出血、大面积烧伤及呕吐腹泻史，育龄妇女有无停经史。

（2）注意患者神志及尿量改变。

2. 体格检查

（1）休克代偿期：精神紧张、兴奋或烦躁不安，面色苍白，手足湿冷，心率加快，脉压差减小，呼吸浅快、尿量减少。

（2）休克抑制期：神志淡漠，甚至出现意识模糊或昏迷，口唇肢端发绀，四肢厥冷，脉搏细速，血压进行性下降，严重时血压测不出，尿少甚至无尿。

3. 辅助检查

（1）实验室检查：三大常规，血型，动脉血气分析，动脉血乳酸盐测定，凝血功能。

（2）影像学检查：根据具体情况选用超声波、X 线、CT、MRI 等检查。

（3）特殊检查：若疑及胸腹腔出血时应行胸腹腔穿刺。

4. 治疗

（1）一般处理：平卧位或头和躯干抬高 20°～30°下肢抬高 15°～20°的体位；保持呼吸道通畅，吸氧；保持患者安静，注意保暖；纠正电解质和酸碱失衡。

（2）迅速建立静脉通道，积极扩充血容量，以胶体为主，估计失血量大于 20% 应进行成分输血。

（3）积极治疗原发病，迅速有效控制出血，有手术指征者应在补充血容量的同时积极手术准备，及早施行手术止血。

（4）建立有效的监测措施，包括精神状态、血压、脉率、尿量，有条件时还应监测心电图、血氧饱和度、中心静脉压、肺毛细血管楔压、心输出量和心脏指数等。

（5）预防和治疗感染。

（二）感染性休克

1. 病史采集

（1）有严重感染的病史。

（2）注意有无发热及发热的程度。

2. 体格检查

（1）冷休克：神志淡漠或嗜睡，皮肤苍白发绀，可伴有花斑，四肢湿冷，脉搏细速或触不清，脉压小于 30mmHg，毛细血管充盈时间延长，尿量小于 30ml/h。

（2）暖休克：神志清楚，皮肤发红，脉搏慢而搏动清楚，脉压大于 30mmHg，毛细血管充盈时间小于 2 秒，尿量超过 30ml/h。

3. 辅助检查

（1）实验室检查：三大常规，血型，动脉血气分析，凝血功能。

(2) 影像学检查:应用 B 超、CT、X 线摄片等方法有利于体内感染灶的定位。

(3) 细菌学检查:应做血培养,并根据情况做痰培养、尿液培养等检查寻找微生物感染证据。

4. 治疗

(1) 补充血容量:以输注平衡盐溶液为主,配合适量的胶体液、血浆或全血。

(2) 控制感染:早期应用广谱抗生素,而后根据细菌培养和药敏试验结果进行调整;及早处理原发感染病灶,彻清除病变坏死的组织,充分引流。

(3) 纠正电解质和酸碱失衡。

(4) 维持呼吸功能:保持呼吸道通畅,吸氧,必要时机械通气辅助呼吸。

(5) 合理应用血管活性药物,将收缩压维持在 90mmHg 以上。

(6) 早期、大剂量、短时间使用糖皮质激素。

(7) 营养支持。

二、多器官功能障碍综合征

1. 病史采集

(1) 存在发病的高危因素:如创伤、休克、严重感染等。

(2) 同时或相继发生两个或两个以上的器官或系统功能障碍,表现出相应的症状。

2. 体格检查

(1) 可有或无原发疾病的表现。

(2) 受累脏器功能不全的表现。

3. 辅助检查

(1) 实验室检查:三大常规,血型,动脉血气分析,凝血功能,肝肾功能等。

(2) 影像学检查:根据情况采用 B 超、X 线摄片、CT 等方法明确诊断。

(3) 细菌学检查:常规做血培养,并适当选用其他方法。

4. 治疗

(1) 病因治疗:及时有效处理原发疾病;使用抗氧化剂如别嘌醇、维生素 E 等;采用血液滤过或血浆交换法,清除体内毒素和过多的炎症介质。

(2) 各衰竭脏器的功能支持治疗。

(3) 合理应用抗生素以预防和控制感染。

(4) 纠正水电解质失衡,维持内环境稳定。

(5) 营养支持:无论肠内或肠外途径,都应在病后 1~2 天实施。

(6) 中医药治疗。

第九篇　外科感染

常见感染

案例 9-1

患者,女,54 岁,项背部肿块疼痛 8 天,伴有畏寒、纳差、全身不适,明显加重并出现寒战、高热 1 天。体格检查:T 38.9℃,项背部偏左侧局部皮肤呈现 6cm×5cm 片状红色炎性肿块,高出皮面,界限不清,触之较硬,压痛明显,表面有多个脓点,中央部位皮肤色深并有点状坏死破溃,破口溢出少许脓液。血常规检查白细胞计数 10×10^9/L。

问题

◆最可能的诊断?

◆诊断依据有哪些?

◆鉴别诊断?

◆治疗方案?

参考答案和提示

◆诊断　痈

◆诊断依据　根据局部临床表现易于做出诊断。患者 54 岁,发生于项背部炎性肿块浸润范围较大界限不清、质地较硬压痛明显、表面多个脓点已有破溃流脓、血常规白细胞计数增高。

◆鉴别诊断　主要与体表良性肿物相鉴别如脂肪瘤、皮脂腺囊肿等。

◆治疗方案:

1. 尽早全身应用抗生素,如患有慢性消耗性疾病应给予积极治疗与护理。
2. 局部手术切开引流,具体要求为切口要足够大、要足够深、要打断多个脓腔之间间隔。

临床思维:痈

痈的局部炎性病理改变累及范围较广,致病菌以金黄色葡萄球菌为主,局部病理改变较重,局部皮肤血液循环受影响可发生坏死、破溃,脓液可自行溢出;项背部为好发部位且局部皮肤厚韧,脓肿形成后自行破溃较晚,如临床检查已有波动感应及时给与切开引流。痈临床中年以上发病,老年人多见,应注意追问病史,做全面的体检,尤其注意检查患者是否伴有糖尿病、肝硬化、低蛋白血症等慢性疾患,并做出相应的处理,如发现患者有糖尿病时应给予胰岛素治疗及控制饮食。

案例 9-2

患者,女,22 岁。因下颌僵硬、肢体抽搐 3 天入院。患者约 10 天前细长铁钉刺伤右足底,伤口自愈。近 3 天以来,患者出现下颌僵硬、张口困难,四肢僵硬且有抽搐,每日发作 2~3 次,每次持续约 2 分钟,自觉颈项部僵硬活动困难;1 天前抽搐发作次数增加时间延长,约 3~4 小时发作 1 次;抽搐发作时咬肌痉挛、张口困难,头颈后仰,但患者神志清楚,无高热和感觉异常。既往体健,否认传染、动物咬伤等病史。体格检查:T 38.6℃,P 87 次/分,R 22 次/分,BP 145/95mmHg。神志清、颈项抵抗阳性、腹背肌和四肢肌张力亢进。抽搐发作时苦笑面容、言语困难、颈项强直,腰部前凸,四肢屈膝、弯肘、半握拳为角弓反张状态,无深浅感觉障碍。每次抽搐持续约 3~4 分钟。右足底伤口已愈合,略有肿胀,于最明显处切开后有少许分泌物流出。

实验室检查：

1. 血常规检查 白细胞计数 9×10^9/L，血色素 120g/L。

2. 血生化检查 K^+ 4.1mmol/L、Na^+ 141mmol/L、Cl^- 102mmol/L、Ca^{2+} 2.1mmol/L，血糖 4.12mmol/L，肝肾功能无异常。

3. 心电图 心率 90 次/分，窦性心律。

4. 颅脑 CT 平扫正常。

问题

◆最可能的诊断？

◆诊断依据有哪些？

◆鉴别诊断？

◆治疗方案？

参考答案和提示

◆诊断 破伤风。

◆诊断依据 ①2 周前右足底部铁钉刺伤病史；②随意肌紧张性收缩、阵发性加剧的临床表现较为典型。

◆鉴别诊断 ①化脓性脑膜炎：颈项强直不伴有阵发性痉挛，有颅内压增高临床表现，脑脊液压力增大、白细胞计数升高；②狂犬病：有疯狗或疯猫咬伤病史，主要为吞咽肌抽搐，听见水声或看见水后出现痉挛；③其他：如颞下颌关节炎、子痫、癔病等。

◆治疗方案 ①彻底清创、局部用药，清除致病菌毒素来源；②注射较大剂量破伤风抗毒素，中和已进入血液中的游离毒素；③应用镇惊和解痉等药物抑制和解除痉挛；④大剂量静脉滴注青霉素抑制破伤风梭菌生长；⑤加强全身支持疗法；⑥加强护理。

临床思维：破伤风

破伤风的发生多与创伤密切相关，对于创伤伤口应给与仔细检查和正确处理，尤其对于深部伤口要彻底清创、充分敞开引流，消除缺氧环境；对于外科所有创伤患者，特别是创伤伤口有明显污染、伤口较深的患者应尽早给与 1500～3000U 的破伤风抗毒素皮下注射，以预防破伤风的发生。外伤史为诊断破伤风的依据之一，如患者外伤史不明确不能除外破伤风，诊断的主要依据为临床表现。

案例 9-3

患者，女，23 岁。车祸致伤右小腿。因高热、右下肢疼痛难忍于伤后 16 小时入院。体格检查：T 39.9℃，P 112 次/分，R 23 次/分，BP 116/80mmHg。抬入病房，急性病容，面色蜡黄，口唇苍白，头颈正常，五官端正；胸廓无畸形，心率增快，呼吸急促，腹部未见异常。右小腿后外侧皮肤软组织及肌肉组织广泛严重挤压捻挫，有 22cm×8cm 大小皮肤软组织片状缺损；右小腿后侧肌肉大部外露、毁损呈暗紫色，刺激不收缩不出血，肌肉组织间隙内有气泡溢出；创口沙土污染严重，有较多淡红色渗出液，有明显腐臭味。右小腿及右足肿胀明显。辅助检查：白细胞计数 11×10^9/L，X 线平片显示肌肉组织间有积气，伤口渗出液涂片检查发现较多革兰染色阳性粗短杆菌。

问题

◆最可能的诊断？

◆诊断依据有哪些？

◆鉴别诊断？

◆治疗方案？

参考答案和提示

◆诊断　气性坏疽。

◆诊断依据　①右小腿严重外伤病史；②突然出现高热、右下肢剧痛，全身情况差；③右小腿后外侧皮肤软组织缺损及肌肉组织广泛严重挤压捻挫后外露、毁损，创口沙土污染严重；④肌肉暗紫色不收缩不出血，肌肉组织间隙气泡溢出及积气；创口血性渗出液，腐臭味明显。左小腿及左足明显肿胀；⑤渗出液中有大量革兰染色阳性粗短杆菌。

◆鉴别诊断：①食管、气管手术损伤或病变所致皮下气肿；②梭状芽孢杆菌性蜂窝织炎；③兼性需氧菌感染如大肠埃希菌；④厌氧性链球菌感染。

◆治疗方案：①急症清创，果断实施右小腿截肢手术，挽救生命；②大剂量应用抗生素；③高压氧治疗；④全身支持疗法。

临床思维：气性坏疽

气性坏疽是梭状芽孢杆菌引起的肌肉坏死或肌肉炎症，主要由产气荚膜杆菌、恶性水肿杆菌、腐败血杆菌及溶组织杆菌等引起。气性坏疽发生后病情进展迅速、预后较差，应高度重视易于发生此类感染的创伤如开放性骨折伴有血管损伤、挤压伤合并有深部肌肉损伤、肢体止血带绑扎时间过长或石膏固定过紧、存在肌肉毁损的创伤等，采取积极的预防措施，关键措施为尽早彻底清创，清除所有失活组织、去除异物、伤口充分敞开引流。肢体感染广泛的患者为挽救生命应果断进行截肢手术。

复　习　题

一、名词解释

1. 脓毒症
2. 气性坏疽
3. 医院内感染

二、填空题

1. 非特异性感染常见的病原菌有：______；______；______；______；______。
2. 病程在______以内的外科感染为急性感染，超过______或更久的感染为慢性感染，病程介于______之间的为亚急性感染。

三、单项选择题

1. 可以引起外科特异性感染的细菌为(　　)
   A. 金黄色葡萄球菌
   B. 变形杆菌
   C. 铜绿假单胞菌
   D. 溶血性链球菌
   E. 破伤风梭菌
2. 确诊浅部脓肿的主要依据是(　　)
   A. 全身乏力、纳差、体温升高
   B. 发热、局部肿胀明显
   C. 局部红肿、功能障碍
   D. 局部红肿、白细胞计数增加
   E. 局部触及波动感
3. 上唇疖挤压后有可能并发(　　)
   A. 鼻炎　　B. 眼睑炎
   C. 口腔炎　　D. 牙龈炎
   E. 化脓性海绵状静脉窦炎
4. 脓性指头炎如不及时治疗最易并发(　　)
   A. 腱鞘炎
   B. 鱼际间隙脓肿
   C. 末端指骨骨髓炎
   D. 脓毒血症
   E. 掌中间隙感染
5. 治疗下肢急性丹毒，首选抗生素是(　　)
   A. 四环素　　B. 红霉素
   C. 庆大霉素　　D. 氯霉素
   E. 青霉素
6. 预防破伤风发生的关键措施为(　　)
   A. 彻底清创
   B. 应用青霉素
   C. 注射 TAT
   D. 注射人体破伤风免疫球蛋白
   E. 注射破伤风类毒素
7. 破伤风患者静脉滴注大量 TAT 的目的是

(　　)

A. 控制和解除痉挛

B. 抑制破伤风杆菌生长

C. 减少毒素的产生

D. 中和血液中游离毒素

E. 中和血液中游离和结合的毒素

8. 在感染部位近心侧表皮下出现红色线条,有触痛,通常是(　　)

A. 急性网状淋巴管炎

B. 急性淋巴结炎

C. 深层管状淋巴管炎

D. 浅层管状淋巴管炎

E. 新生儿皮下坏疽

9. 关于气性坏疽的诊断,下列哪项是错误的(　　)

A. 伤口疼痛剧烈,局部明显肿胀

B. 全身中毒症状明显

C. 伤口周围可扪到捻发音

D. X线检查伤口肌群间有气体

E. 伤口分泌物涂片发现革兰染色阴性细菌

10. 预防切口感染,下列哪项措施不正确(　　)

A. 严格遵守无菌操作原则

B. 术中严密止血

C. 术前纠正贫血及低蛋白血症

D. 术后有可能发生感染时应放置引流物

E. 手术患者围手术期均应静脉使用抗生素

四、简答题

1. 简述外科感染的特点。
2. 简述痈手术切开的要点。
3. 简述外科感染病原体的实验室检测方法。
4. 简述破伤风的预防。
5. 简述气性坏疽的鉴别诊断。

五、问答题

1. 试述全身性外科感染的治疗。
2. 试述破伤风的治疗。

复习题参考答案

一、名词解释

1. 脓毒症是指有全身性炎症反应表现(如体温、循环、呼吸等明显改变)的感染。
2. 气性坏疽是梭状芽孢杆菌引起的肌肉坏死或肌肉炎症,主要由产气荚膜杆菌、恶性水肿杆菌、腐败血杆菌及溶组织杆菌等引起。
3. 医院内感染是指在住入医院48小时后(在医治疾病过程中)发生的感染,主要由条件致病菌引起。

二、填空题

1. 金黄色葡萄球菌　溶血性链球菌　大肠埃希菌　铜绿假单胞菌　变形杆菌
2. 2周　2个月　急性与慢性感染

三、单项选择题

1. E　2. E　3. E　4. C　5. E　6. A　7. D　8. D　9. E　10. E

四、简答题

1. 答题要点:①多为混合性感染;②局部症状明显;③受累组织或器官愈合后形成瘢痕组织,影响功能。
2. 答题要点:①切口要足够大,一般要超出病变皮肤边缘至正常皮肤;②切口要足够深,一般达深筋膜浅层;③打断多个脓腔之间的间隔,清除所有化脓或未化脓已失活的组织。
3. 答题要点:①对脓液、渗出液等显微镜涂片检查初步判断致病菌是革兰阴性菌或阳性菌、球菌或杆菌等。②对脓液、渗出液等进行细菌培养加药物敏感试验可确定引起感染的致病菌极其敏感抗生素,③其他特殊检测手段明确病因。
4. 答题要点:①自动免疫法:即注射破伤风类毒素,前后共3次,每次0.5ml,第1次皮下注射后,间隔4~8周后再注射第2次,“基础免疫力”再过0.5~1年后注射第3次,可获得稳定的免疫力。②被动免疫:对伤前未接受自动免疫的伤员,应于伤后尽早注射破伤风抗毒素(TAT)1500~3000U,对深部创伤患者,可在1周后加注射1次。
5. 答题要点:①芽孢菌性蜂窝织炎;②厌氧性链球菌性蜂窝织炎;③大肠埃希菌性蜂窝织炎;④食管、气管手术损伤或病变所致皮下气肿。

五、问答题

1. 答题要点：①在诊断明确的基础上积极处理原发感染病灶：根据病情需要实施手术治疗、加强换药清除坏死组织和异物、确保引流通畅、消除死腔、解除梗阻、恢复供血等。已感染的静脉置管应立即拔出。②应早期、联合、足量应用抗菌药物，依据细菌培养结果再做适当的调整。真菌性脓毒症应全身性应用抗真菌药物。③支持疗法：根据需要补充血容量，输注新鲜血液，纠正低蛋白血症，静脉输注高营养液体等，以增强机体的抗感染能力。积极处理原有的慢性疾患如糖尿病、肝硬化、尿毒症等。④对症治疗：高体温者应给予降温，低体温者应注意保温；针对出现的酸中毒、低血钾等各种酸碱平衡紊乱和电解质紊乱采取积极的措施予以纠正；加强重症患者的监护和护理非常有益于患者的治疗和恢复。
2. 答题要点：彻底清创，消除毒素来源；用3%过氧化氢溶液冲洗伤口，敞开伤口引流。应用TAT 2万～5万U，加入5%葡萄糖溶液500～1000ml中静脉滴注中和血液中的游离毒素，每日1次，共3～5天。应用镇静剂和解痉药物控制和解除痉挛。保持呼吸道通畅，如抽搐频繁应行气管切开。防治并发症，应用青霉素可抑制破伤风杆菌，预防肺部并发症。补充水、电解质及营养支持。